总主编 赵定麟 陈德玉 赵 杰

现代骨科学·骨病卷

第2版

主 编 蔡郑东 侯春林 王义生 邵增务

科 学 出 版 社

北 京

内 容 简 介

本书内容涵盖先天发育性、遗传性、内分泌及营养代谢性疾病，骨肿瘤，骨软骨病，周围神经卡压症，其他骨关节及腱鞘滑囊疾病；详细阐述了骨相关疾病的病因、病理、临床表现、诊断与鉴别诊断、治疗原则等，同时结合骨与软组织肿瘤的国内外研究进展，在重点介绍骨相关疾病的基本理论、基本诊治原则的同时，力求展示骨相关疾病的最新进展与动态。本书可供各级医院骨科及相关科室医师及研究生参考使用。

图书在版编目（CIP）数据

现代骨科学 · 骨病卷 / 赵定麟，陈德玉，赵杰总主编；蔡郑东等主编. —2版. —北京：科学出版社，2014.9

ISBN 978-7-03-041729-9

Ⅰ.现… Ⅱ. ①赵… ②陈… ③赵… ④蔡… Ⅲ. ①骨科学 ②骨疾病-诊疗 Ⅳ. R68

中国版本图书馆CIP数据核字(2014)第193376号

责任编辑：刘丽英 戚东桂 / 责任校对：胡小洁
责任印制：肖 兴 / 封面设计：范璧合

科学出版社 出版
北京东黄城根北街16号
邮政编码：100717
http://www. sciencep. com
中国科学院印刷厂 印刷
科学出版社发行 各地新华书店经销
*

2004年2月第 一 版　开本：787×1092　1/16
2014年9月第 二 版　印张：25
2014年9月第二次印刷　字数：608 000

定价：118.00元
(如有印装质量问题，我社负责调换)

《现代骨科学》（第2版）编写人员

总 主 编 赵定麟 陈德玉 赵 杰

副总主编 袁 文 倪 斌 严力生 沈 强

特约编者 （按姓氏汉语拼音排序）

戴尅戎 党耕町 顾玉东 洪光祥 李起鸿 李也白 李主一
吕厚山 吕士才 于仲嘉 张光铂 张光健 张文明 周天建
川原范夫 富田胜郎 花井谦次（Kenji Hannai）

编　　者 （按姓氏汉语拼音排序）

鲍宏玮 蔡俊丰 蔡宣松 蔡郑东 曹新峰 陈 诚 陈 健
陈 宇 陈德松 陈德玉 陈泉池 陈华江 陈建生 陈利宁
陈世昌 陈世益 陈天国 陈永强 陈峥嵘 程国良 池永龙
丁 伟 杜伟中 范存义 范善均 丰建民 符培亮 付 东
傅泽泽 龚冲丞 顾冬云 顾庆国 关 明 关振鹏 郭群峰
郭永飞 韩 宁 郝永强 何大为 何志敏 侯春林 侯铁胜
胡玉华 胡志琦 胡志前 黄 权 黄宇峰 黄玉池 季伟琴
姜 宏 姜东杰 蒋家耀 金根洋 康 皓 匡 勇 李 兵
李 博 李 德 李 国 李 华 李 雷 李 侠 李 旭
李 悦 李慧武 李国栋 李国风 李立钧 李临齐 李开成
李铁锋 李盈科 李云霞 李增春 梁 磊 廖心远 廖宇昕
林 研 林浩东 林在俊 刘 炬 刘 岩 刘 洋 刘 玉
刘大雄 刘宏建 刘洪奎 刘立峰 刘晓光 刘晓伟 刘志诚
刘忠汉 刘祖德 卢旭华 罗旭耀 马 敏 马小军 梅 炯
缪锦浩 倪 斌 倪春鸿 牛惠燕 钮心刚 欧阳强 欧阳跃平
潘玉涛 彭 庄 亓东铎 钱齐荣 邱 勇 饶志涛 沙 轲
单连成 邵 钦 邵增务 沈 强 沈海敏 石学银 时述山
孙 伟 孙梦熊 孙荣华 孙书龙 孙陶陶 孙晓江 孙钰岭
孙月华 谭红略 汤亭亭 唐伦先 陶晓峰 田万成 涂 兵
万年宇 王 亮 王 霆 王成才 王长纯 王海滨 王继芳
王良意 王文良 王向阳 王新华 王新伟 王义生 王予彬
王占超 翁龙江 翁瑛霞 吴德升 吴海山 吴晓峰 吴宇黎
吴志鹏 席秉勇 肖 华 肖建如 谢幼专 徐 燕 徐成福
徐华梓 许硕贵 严力生 杨 华 杨 军 杨海松 杨惠林

《现代骨科学·骨病卷》编写人员

主　　编　蔡郑东　侯春林　王义生　邵增务
副 主 编　张长青　张世民　钱齐荣　刘宏建
编　　者　（按姓氏汉语拼音排序）

鲍宏玮　蔡宣松　蔡郑东　陈　健　陈　宇
陈德松　陈泉池　陈峥嵘　付　东　傅泽泽
侯春林　李　国　李起鸿　廖宇昕　刘大雄
刘宏建　刘志诚　马小军　梅　炯　钱齐荣
沙　轲　单连成　邵增务　沈　强　孙　伟
孙梦熊　孙荣华　王海滨　王义生　吴晓峰
张长青　张世民　张志才　赵定麟　周呈文

主编助理　李　国　鲍宏玮　马小军

第2版序言一

《现代骨科学》第1版是2003年年初定稿，2004年1月正式出版，至今已近10年。在这漫长的岁月中，由于时代的进步、学科的发展、专业技术的日新月异和临床外科医师们对不断提高专业知识水平的要求与渴望，为使本书能够继续保持先进性和新颖性，必然要定期予以修正，并通过再版增删相关内容，以求达到紧跟学科发展的步伐而不负众望。

另一方面，新一代的专家正不断涌出，他们除了不断强化临床一线工作外，作为老一代学者也期望他们能够全面发展，尤其是在著书立说方面也应邀请他们参与并发挥主导作用，以求为社会、为后人多做贡献，并在实践中全方位地发展壮大。因此，本书增加了两位主编。一位是从医30余年的陈德玉教授，他自医科大学本科毕业后，先在大外科范围内诸专业轮转，学习各个专科的基本理论，掌握诊断要领，并熟悉基本治疗技能以确保具有大外科的坚实基础而有利于其后专科学术水平的深入发展；进入骨科专业后再着重学习和掌握骨科各个分支学科的基本知识和技能，包括创伤急救和四肢、关节、脊柱伤患与矫形等专业；陈教授在获得博士学位后又赴美国跟随名师深造，归国后长年从事骨科临床工作，对脊柱外科尤为专长，特别是对各种疑难杂症的诊断、治疗和手术，并于2011年以第一副主编名义参加《现代骨科手术学》编写工作（已于2012年6月正式出版）。另一位是从医30年的赵杰教授，医学本科毕业后在临床一线全天候（包括周末）跌打滚爬十余年后自费到美国进行骨科临床深造（自费生可直接进入临床从事Fellow工作，而无需用90%的时间为导师在实验室“打工”），师从纽约州立大学Hansen A.Yuan教授；回国后继续钻研骨科临床前沿，并先后获得临床硕士与博士学位；于2000年晋升副教授和硕士研究生导师；2004年破格提升为教授及博士生导师；近年又担任中国骨科学会（COA）委员及国际矫形与创伤外科学会（SICOT）中国分会秘书长等职。应该说，这两位都是青出于蓝而胜于蓝的年轻一代，也是从实践中成长、在本土化的基础上再国际化，力争与世界先进水平接轨、并与国际一流专家同台主持学术会议，显示中国医师实力与话语权的学者。当然，还有许多年轻的专家学者不断涌现，并参与本书各章节专题的撰写。总之，学科的发展正如世界的进步一样需要依靠年轻的一代不断推进，从一个高潮奔向另一个高潮。

谢谢各位同道多年来对本人的帮助、支持和关怀！谢谢各位作者为本书所作的努力与付出，更感谢你们的家人默默无闻的奉献。

赵定麟

2013年11月11日于上海

第2版序言二

《现代骨科学》自2004年1月第1版正式出版以来，至今已近10年，一直深受广大骨科同道的欢迎,成为年轻骨科医师重要的专业参考书籍之一。随着医学技术的不断革新和日渐成熟，骨科伤病的诊断和治疗也取得了长足发展，各类新理念、新技术、新方法及新材料不断涌现。因此，适时再版《现代骨科学》显得十分必要。在同道们的积极倡导和全力推动下，经过各方努力，新版《现代骨科学》终于与读者见面了。

再版的《现代骨科学》除保留第1版的精华，继续强调基本理论、基本技能和基本功的培养等主要内容外，还涵盖了与骨科临床密切相关的规范化病史采集、查体和影像检查方法等内容，在培养全面型骨科人才的同时也着重于精尖的亚学科（脊柱外科、骨肿瘤、骨创伤、关节外科等）人才发展。在常见临床疾病方面，力求严谨、全面、准确地为临床实践提供依据；为临床医师判断病情、选择治疗策略、达到良好的治疗效果提供帮助和参考意见。在此基础上，新版进一步扩充和更新了相关内容，对于出现的新设计、新进展和当代各种新材料进行了详细、客观的阐述。如以人工椎间盘和脊柱侧凸三维矫形为代表的脊柱疾病治疗方法的进步，严重脊柱韧带骨化疾病直接切除致压物减压的手术方式与术后重建技术的变化，严重寰枢椎脱位复位的新工具和新方法的应用，提倡重建简便的通道及内镜技术等骨科微创治疗方法的开展和推广，各类骨及软骨组织移植、新型合成材料及各种新型内植物的发展等，均力争在本书中加以表述。更加难能可贵的是，本书提供了许多宝贵的临床长期随访资料，有的甚至长达30年之久。

本书的出版，期望能够进一步提高年轻医师的临床诊疗技巧和思维能力，并期待能对年轻医师的临床实践具有一定的帮助。

本书由赵定麟教授倡导并领衔，一批长期在临床一线工作、从事骨科伤病基础和临床研究的骨科医生，在繁忙的临床、科研和教学工作之余，汇集各自智慧及心血，贡献精湛的专业知识与丰富的临床经验才成就了此书。在此谨表示衷心的感谢，感谢各位作者为本书所作的付出，更感谢你们家人的支持和默默无闻的奉献。

限于编者水平，书中难免存在一些不足，敬请各位同道及广大读者不吝赐教、批评、指正。

陈德玉

2013年11月于上海

第2版序言三

《现代骨科学》第1版出版至今已经九载有余，随着现代分子生物学、影像学、材料学等的飞速发展，骨科学的诸多理论也出现了革命性的进展。同时，由于国际、国内同行之间交流的不断增进，许多新技术和新方法在临床上得到了推广和应用，极大地推动了现代骨科、创伤外科，尤其是关节外科和脊柱、脊髓损伤学科诊断和治疗水平的不断提高和发展。

本书第2版是在第1版基础上进行了修改和补充，进一步汇总近年来骨科学各个专科基础研究及临床实践的新进展，以期为临床病例的诊断、治疗及预防提供依据，为我国现代骨科学的理论推广和技术传播贡献一份力量。

本书的作者多为从事骨科专业数十年、在国内外享有盛誉的专家，他们有着丰厚的基础理论知识和丰富的临床实践经验，各有侧重地从骨科临床实践出发，结合自己丰富的临床经验和最新的学术进展编著相关章节内容。本书再版过程中，在内容上力求全面、注重新颖性和科学性；全书共分为6卷、131章，内容涵盖骨科基础、创伤骨科、关节外科、脊柱外科及骨病等。本书除了详尽阐述骨科学相关的基础理论知识外，在临床实践部分还汇集了大量第一手临床资料，以骨科临床常见伤病为重点，侧重早期诊断及早期治疗，阐述了其发病机制、临床特点、诊断依据、鉴别诊断、治疗原则、治疗进展、手术技巧及并发症的防治等内容。此外，作者根据自己多年的临床实践经验对诊疗过程中可能出现的问题加以强调。希望本书可以成为骨科年轻医师们的案边书，以备随时翻阅查询。

本书的作者为再版倾注了大量的时间和精力，尤其是本书另外两位总主编赵定麟和陈德玉教授，作为我国骨科学具有极高造诣的先行者，在本书再版之际，精益求精、一丝不苟地逐页审阅和修改书稿。正是得益于各位作者的支持和不懈努力，本书才得以顺利付梓，在此表示衷心的感谢！

本书中如存在疏漏与不足之处，敬请各位同道不吝指正！

赵　杰

2013年7月底于上海

第1版前言

本人于20世纪50年代中期从母校哈尔滨医科大学毕业后，首先被分配至军事医学科学院拟进行基础研究，但由于种种原因转至上海急症外科医院，在临床一线从事骨科及普通外科诊治工作，并师从骨科泰斗屠开元教授及普通外科专家盛志勇院士，从而为我以后的临床外科生涯奠定了基础。在60年代初期以前，我对普通外科更感兴趣，并可单独完成许多较为疑难的病例诊断与手术治疗。但师命难违，后来只好改为主攻骨科专业。早年不太喜欢骨科的原因之一是骨科的伤病种类太多，且同一类损伤病例，可因年龄、来院时机及伤情等诸多条件不同而在处理上截然有别，深感难度较大。之后，随着时间的推移，此种千变万化的骨科临床病例在使我感到束手无策的同时，也反过来更加促使我去探索与学习，以求能够解决每天面对的各种难题。就这样，在不断遇到新病例、不断探索未知数和不断进取中，已度过了四十多个春秋。时至今日，虽已不像年轻时每天都要遇到各种各样的新问题，但也仍不轻松。因为，随着人均寿命的延长，各种退变性疾患日益增多，加之近年来我国高速公路和高层建筑，以及大型工业、矿业的迅速发展，各种新的、更加复杂的伤患又在增加，尤其是脊柱和关节方面退变性疾患的发生率成倍增长，这又使我们面临新的挑战，当然，也为促使骨科整体水平更上一层楼提供了新的机遇。在全国骨科医师学术水平普遍提高和各种手术疗法广泛开展的同时，各种疗法的后遗症、手术并发症及术后疗效欠理想甚至需要再手术的病例也随之逐年递增，从而又为矫形外科带来了一系列新问题，并构成矫形外科继续发展的新动力；真是活到老要学到老。因此，当前在我们深深感到矫形外科范围更加扩大、难度日益增加及面对每年不断涌现的新课题的同时，也更激励我们要在总结过去认知的基础上，针对现实新的要求提供一本既有理论，又富有临床实践经验，且能与国际水平相接轨的专著，当然这也是老一代骨科专业工作者别无旁贷的责任。身处一线工作的骨科医师，尤其是低年资的骨科医师，正如我们年轻时一样，手头上急需这样一本能够帮助他们思考的专著。因此，长期在教学医院一线工作的我们愿与国内外同道们共担此重任。这是促使我们撰写本书的首要目的。

骨科是随着科学的全面发展而同时向前推进的，并借助于其他专业的飞跃而更上一个台阶，尤其是和与骨科直接相关的诸边缘学科的关系更为直接，包括材料学、影像学、生物化学、基因工程技术、光纤通信技术及工艺学等，从而使多年来相对沉寂的骨科又获得了新的前进动力。一方面，近20年来，CT、MRI及DSA等新影像技术的出现，不仅提高了诊断水平及早期诊断率，而且为诊疗技术的发展与疗效判定等提供了客观依据，使责任医师增加了对自己所诊治病例概况了解的深度与范围，从而在防止漏诊和误诊的同时，也使治疗更具针对性，尤其是在外科手术干预的定位与定性方面意义更大。另一方面，材料学的进展与开拓，为骨科手术疗法开创了新的局面，钛合金、记忆合金、生物材料及其他人工复合材料的出现，为骨科内固定技术的完美要求提供了可能，同样，生物组织工程及基因工程的进展也为许多骨科伤患的治疗指示了新的方向。在此前提下，为了使当前新的进展能够与当前的骨科诊断和治疗更好地融为一体，必须通过专著全面地加以归纳、概括和综合，并加以阐述，以求新颖、科学和实用的内容也能为广大同道们所熟悉和掌握，共同造福于患者。这是本书出版的第二个目的。

恩师屠开元教授的教诲使数代人获益匪浅，不仅在做人、做学问和对待每例患者的认真态度上教化了数以千计的弟子，而且他所倡导的“青出于蓝而胜于蓝”的崇高精神更促进了骨科的发展和进步。屠老喜欢向青年人压担子，记得在我离校第五个年头，他就将“离断肢体再植术实验研究”这一探索未知数的课题交给我去完成。在他的指点下，我仅用了半年时间就基本解决了断肢再植术的可行性、手术程序及术后处理等一系列难题，从而为临床病例的成功提供了实验性依据及相关资料，包括缩短骨骼、血管套接和术后肢体水肿的处理等。屠开元教授的科学、民主学风还表现在：凡是有利于学科发展的新成果和新技术，他都全力支持，包括后来成为第二军医大学骨科另一支撑点的脊柱外科，也同样是在屠老的指教与支持下不断发展与壮大的，最后成为上海市医学领先专业学科之一。但对于伪科学的所谓“新生事物”，他不仅能够剥去其伪装，辨清是非，而且予以坚决抵制，包括20世纪50年代后期的“柳枝接骨”，这在当时的特定环境下是需要胆量的。这种老一代科学家实事求是的学者风范直接影响着我们，使我们能够在前进的道路上不会偏离方向，在继承屠老所开创的有关创伤与矫形骨科基本理论与技术前提下，先后在脊柱外科、关节外科及修复外科等方面获得进展与突破，今天亦有必要加以总结，以求更好地继承和发扬，并将这种精神和认识介绍给全国读者。这是本书出版的第三个目的。

尽管我们在创伤骨科、矫形外科、脊柱外科、关节外科及修复重建等领域做了些工作，并获得同道们的认可。但天外有天，我们深感自己仍有许多不足之处，今后将继续向同道们学习。为了共同的事业，为了保证与提高本书的质量，也为了使我们有更多的学习机会，我们特别邀请了骨科及与骨科相关诸领域中具有国际或国内领先水平的专家、学者撰写了许多高水平的篇章以飨读者。这也可以说是本书出版的第四个目的。

由于当前知识更新的速度加快，一本数百万字的巨著要赶在新一轮知识换代之前出版真是困难重重；尽管我们有一套能文善武的班子，但500多万字毕竟非同小可。在此前提下，只好“笨鸟早飞”，每天趁早赶晚撰写与打印书稿（参编者们在正式上班时间还需处理临床问题），好在我们早已习惯三无精神(即no Sunday，no holiday and no birthday)，并分三个设备齐全的办公室同步进行，终于在将近一年的时间内完稿。在这里，首先要感谢各位作者的大力支持，尤其是各位特邀作者，他们能在百忙之中按时脱稿实非易事；谨向他们的家人表示感谢，没有他们和他们家人的支持，要想按时完成撰稿任务几乎是不可能的。同时，应该感谢日夜连续奋战为本书绘图的宋石清画师，感谢一切为本书完稿做出贡献的各位同道和朋友们。再次谢谢大家的帮助、支持和理解。

由于本书面广，加之作者水平有限，尚未涉及的内容和不当之处在所难免，在表示歉意的同时，尚请各位同道予以指正和谅解。

赵定麟

2003年1月2日于上海

目　录

第一篇　先天发育性、遗传性、内分泌及营养代谢性疾病

第二篇　骨　肿　瘤

第三篇　骨软骨病

第四篇　周围神经卡压症

第五篇　其他骨关节及腱鞘滑囊疾病

第一篇　先天发育性、遗传性、内分泌及营养代谢性疾病

第一章　先天发育性畸形

第一节　先天发育性和遗传性畸形概论

一、先天性畸形的概述

（一）概述

形态发生是一个复杂的过程，受发育调节基因的控制和环境因素的影响。先天性畸形是指出生时或出生前存在异常，或存在潜在异常因素。人类个体在解剖结构上可以有一定的差异，但一般不会造成不良后果。若这种异常对形态和（或）功能产生了一定的影响，即属先天性畸形。先天性畸形可以涉及一个或几个器官或系统乃至全身，可以包括形态结构方面和（或）生物化学代谢方面。畸形学（teratology）是研究先天性缺陷的发生原因和形成过程，找出规律并提供预防和早期检测的方法，为优生优育、提高民族素质服务。需注意，中文“畸形”在表示先天性异常时，有广义与狭义两种含义。广义的畸形是指所有的先天性结构和功能异常，而狭义的畸形仅指胚胎发生中涉及遗传缺陷的一种。本章所指畸形，除非特别指明，都是用其广义的概念。

肌肉骨骼系统的先天性畸形较常见。骨科领域的先天性畸形，多是指形态、大小、数量和位置的异常。统计发现，约5%的新生儿有不同程度的缺陷，当然不是所有的缺陷都足以严重到有功能或外观缺陷的畸形程度。

（二）先天性畸形的胚胎发生学分类

世界卫生组织（WHO）颁发的疾病分类第九版（ICD-9）在我国已广泛应用。该分类共有17个类别，其中的第14类称为先天性异常（congenital anomaly），而不用容易引起误解的先天性畸形（congenital malformation）。现代胚胎发生学认为，按先天性异常形成的病因基础，可将其分为4类（图1-1-1-1）。

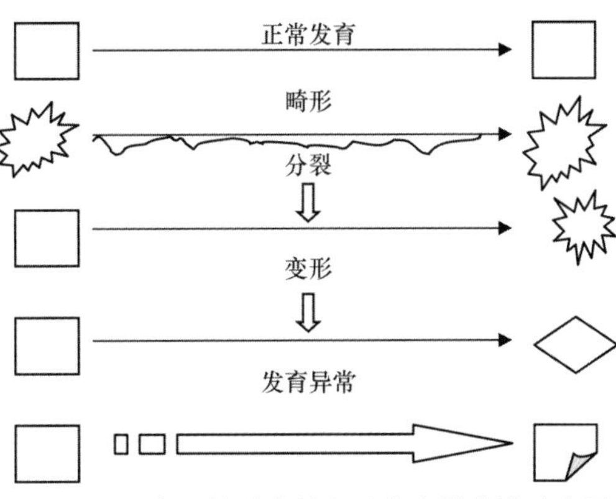

图1-1-1-1　先天性异常的胚胎发生学分类示意图

1. **畸形**（malformation）　是胚胎在母体内的异常发育所致，往往与遗传因素有关，或者是原始胚胎即有缺陷。

2. **分裂**（cleft）　是妊娠早期的外来伤害因子作用的结果，而在外来因子干涉之前，胚胎发育可正常进行。

3. **变形**（deformation）　是妊娠后期的外源性机械压抑因素作用的结果，多影响人体的支持结构（骨骼关节），很少有内脏器官受累。

机械压抑因素包括子宫内、子宫本身、子宫外　三方面（图1-1-1-2）。

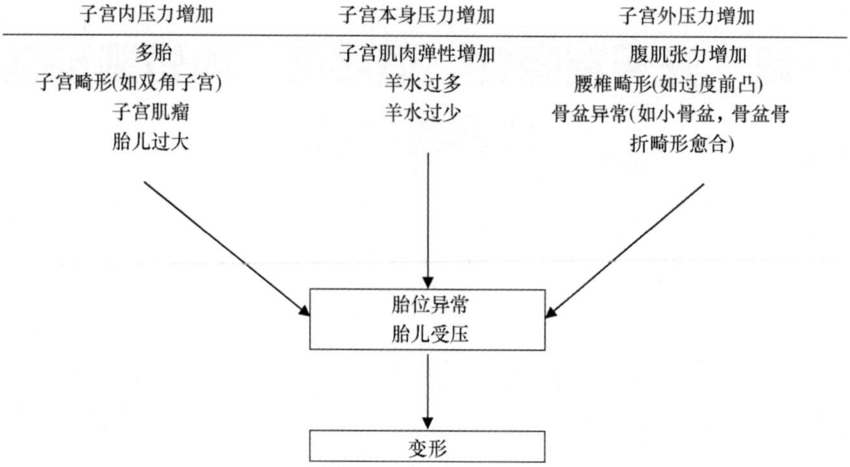

子宫内压力增加	子宫本身压力增加	子宫外压力增加
多胎 子宫畸形(如双角子宫) 子宫肌瘤 胎儿过大	子宫肌肉弹性增加 羊水过多 羊水过少	腹肌张力增加 腰椎畸形(如过度前凸) 骨盆异常(如小骨盆，骨盆骨折畸形愈合)

→ 胎位异常
胎儿受压 → 变形

图1-1-1-2　导致变形的机械压抑因素示意图

4. **发育异常（dysplasia）**　是组织分化和（或）融合异常所致。有人认为发育异常与外源因子有关，但内源性的遗传因素起决定性的作用。发育异常多数是细胞功能和（或）形态结构方面的缺陷。多数发育异常是单基因突变的结果。

（三）先天性畸形分类与治疗和预后的关系

先天性异常的病因发生学类别与治疗效果和预后的好坏有密切关系。由于先天性异常的种类和发生机制不同，因此在治疗上也不能等同对待。

1. **变形**　通常意味着器官发育未受影响和功能近乎正常，患者在遗传方面正常，医学治疗难度不大。有的在后天发育中可自行矫正而归于正常，预后较好。

2. **分裂**　是出生缺陷（出生时即有缺陷）的最常见原因，这说明处于胚胎发育中的个体易受外来因子的伤害。分裂所致的异常十分复杂，治疗难度大，也很难达到“正常”的程度，但分裂所致的先天性心脏病经手术矫治修复后，预后尚好。

3. **畸形**　常为多发，有的形成特定的综合征。畸形因有遗传方面的缺陷，无论外观还是功能，矫正均很困难，预后不佳。

4. **发育异常**　许多发育异常（发育不良）在新生儿时不容易确认，待到以后才表现出来，但其缺陷的“潜质”或“根源”在胚胎期即已存在。发育不良在早期多不影响功能，但发育不良的结构在后天容易受到环境因素的伤害，较早出现退行性改变。

二、先天性畸形的发生

（一）概述

先天性畸形与遗传性疾病有密切关系，因为二者都有胎生性和先天性的特点。虽然有些遗传性疾病要延迟到生后某一阶段才表现出来，但毕竟是在胚胎早期获得的致病基因和（或）环境致畸因子的致畸作用。一般认为，个体发生基因突变产生畸形后，该基因可遗传至下一代而出现遗传性疾病。现代胚胎发生学认为，先天性畸形大多是遗传因素、环境因素或遗传与环境共同作用三方面因素造成的。

妊娠前或妊娠中母体、父体或环境存在致畸原（teratogen）是导致先天性畸形的主要原因。致畸原可能是突变的基因、畸变的染色体和各种环境伤害因素。严重的畸形或重要器官的畸形（如心、脑、肝、肺）将导致发育终止而流产。据研究，流产胎儿中畸形占30%以上。如果畸形不是很严重，或未累及重要器官，则胎儿仍可继续发育，但可有代谢障碍、组织发生障碍、器官形成障碍或变形障碍等异常表现，出生后即成为先天性畸形。

流行病学显示，先天性肢体畸形的总发病率在5/10 000~9.7/10 000活产儿。上肢的畸形率要远比下肢畸形率高，其发病率为3∶1。除外肢体的先天性畸形，患儿常合并有非骨骼肌肉系统的异常。因此，对于先天性肢体畸形的患儿，要注意检查其是否还伴有中枢神经系统、心血管系统、泌尿生殖系统等其他脏器的畸形。

（二）先天性畸形的发生机制

胚胎发育的全部过程都是在发育基因的调控下进行的。各组织细胞的发生，按照一定的遗传信息在分化发育中相互制约。通过组织细胞的繁殖、分化、局部的生长和退化、吸收、融合等不同机制，形成各个器官的原基。目前对先天性畸形的发生机制仍有不同看法，主要有以下几种：

【在致畸机制方面】

1. 依实验性结果分类　Wilson根据大量的实验研究资料，从理论上把致畸作用的机制归纳为9大类。

（1）基因突变。

（2）染色体畸变。

（3）有丝分裂受干扰。

（4）核酸功能与合成过程改变。

（5）蛋白质和酶的生物合成前体物质缺乏。

（6）能量供应受阻。

（7）酶活性抑制。

（8）自稳功能紊乱。

（9）细胞特性改变。

2. 临床分类　Beckman和Brent从临床角度出发，将人类致畸原的作用机制分为：

（1）细胞死亡。

（2）有丝分裂延迟和细胞周期延长。

（3）分化迟缓。

（4）强迫体位和血液供应不足。

（5）组织发生障碍。

（6）细胞迁移抑制等方面。

【在胚胎发育方面】

1. Patton分类　Patton根据胚胎发育的规律和不同发育方式产生的各种畸形，提出6种机制。

（1）组织或结构的过度生长。

（2）生长过少。

（3）在异常的位置上正常生长。

（4）吸收过少。

（5）吸收过多。

（6）在错误的部位吸收。

2. Arey分类　Arey提出类似的9种方式。

（1）不发育。

（2）发育不全。

（3）发育受阻。

（4）相邻原基粘连。

（5）生长过度。

（6）错位。

（7）错误迁移。

（8）不典型分化。

（9）返祖现象。

3. Cohen分类　Cohen将先天性畸形简单地分为4类。

（1）形态发育不全。

（2）形态发育过多。

（3）形态发生迷乱。

（4）返祖。

（三）先天性畸形的发病原因

【遗传因素】　约25%的先天性畸形是单由遗传因素引起的，主要是单基因缺陷和染色体异常，少部分是多基因遗传病。染色体遗传病包括其数目和（或）结构的异常；单基因遗传病通常有常染色体显性遗传、常染色体隐性遗传、X连锁显性遗传和X连锁隐性遗传4种方式；多基因遗传病的遗传方式较复杂，且受环境因素的影响较大。遗传物质的改变包括基因突变和染色体畸变，可由父系或母系而来。一般而言，这些突变常可遗传数代，引起子代的各种畸形。有的遗传病在出生时即有表现，有的需要到一定的年龄才表现出来。分子遗传学和人类基因图谱的发展已明确了不少遗传病的本质，为临床治疗提供了基础。近来运用转基因技术，对基因遗传病也有了较多的认识。

【环境因素】 流行病学研究已证明了许多环境因素可以干扰胚胎的发育，影响先天性畸形的发生率。环境因素可分为三方面：①母体所处的周围外环境，这是距胚胎最远，也是最复杂的外环境，大部分致畸因子都来源于这一环境（表1-1-1-1）；②母体自身的内环境，包括母体的营养状况、代谢类型、是否患有某些重要疾病等；③胚胎所处的微环境，包括胎膜、胎盘、羊水等，这是直接作用于胚胎的微环境。外环境中的致畸因子，有的可穿过内环境和微环境直接作用于胚胎，有的则通过影响和改变内环境和（或）微环境，间接作用于胚胎。环境致畸因子是否导致畸形的发生，与以下五种因素相关：

（1）孕妇及胚胎对致畸因子的敏感性。

（2）致畸因子的性质。

（3）致畸因子的作用时间。

（4）致畸因子的作用时机。

（5）致畸因子的剂量。

表1-1-1-1　环境致畸原的种类

分类	举例
生物致畸因子	病毒（巨细胞病毒、单纯疱疹病毒、风疹病毒、水痘病毒、柯萨奇病毒、Aids病毒、人乳头瘤病毒、人细小病毒B19），其他病原体（细菌、弓形体、支原体、立克次体等）
物理致畸因子	电离辐射（X线，α、β、δ射线）、太阳黑子活动机械性压迫损伤、微波辐射、高温环境、噪声
药物致畸因子	某些抗生素、镇静药、抗癫痫药物、抗精神病药物、激素类药物、抗肿瘤药物、口服抗凝药、抗甲状腺药物、海洛因等毒品
化学致畸因子	工业“三废”（重金属铅、汞、镉，非金属的砷、硒等，有机化合物的苯类），农药（有机磷类、有机氯类、有机汞类等），某些食品添加剂和防腐剂
其他因素	季节、居住环境、职业、社会经济地位、父母年龄过高、母亲妊娠期间酗酒、大量吸烟（包括被动吸烟）、严重营养不良、缺乏某些维生素和微量元素

【发育因素】 现代胚胎发育生物学研究认为，大多数的出生缺陷是由遗传因素与环境因素相互作用和干扰而引起的。发育从基因的有序表达开始，基因类型、位点及基因的构成对发育均有重要的影响作用。在胚胎和胎儿的发育过程中，各系统器官各有其形成的关键时期或称畸形易发期，如骨骼系统为妊娠第5~9周，这个时期受到外来干扰，容易出现肌肉骨骼系统的先天性畸形（malformation）。在胚胎发育的后期，则可因机械压抑因素的作用，出现程度较轻的先天性变形（deformation）。

三、先天性畸形的预防和治疗原则

（一）遗传咨询

【概况】 遗传咨询（genetic consulting）是由咨询医师对寻求咨询的夫妇，就其家庭中遗传病的诊断、预后、复发风险、防治等问题，进行解答讨论。遗传咨询是一个教育过程。咨询医师需用遗传学的原理，向子代有潜在风险的夫妇，通俗易懂地阐明其遗传病的性质；用医学统计概率论的方法，深入浅出地说明复发风险；并了解其生育计划，提出各种可能的对策，衡量利弊，有效地预防遗传病的发生。

【具体步骤】 遗传咨询的步骤包括：

（1）确定先证者或现患者的病情、病因，绘制家族遗传图谱。

（2）依据这一疾病的遗传理论、遗传规律或以前的经验资料，或根据携带者的染色体或基因检出情况，推导出预期的比例数据，确定复发风险。

（3）向咨询者解说，并介绍对这一遗传病的各种对策及其优缺点，供咨询者及其家属考虑，选择拟采取的预防措施。

（二）产前诊断

【概况】 产前诊断（prenatal diagnosis）亦称出生前诊断（antenatal diagnosis），是对胎儿出生前是否患有遗传病或先天性畸形作出诊断，以便进行选择性流产。产前诊断是临床优生学的重大进展，对提高人口质量、实现优生目标有重要贡献。

【适应对象】产前诊断主要适用于下列情况：

（1）有遗传病家族史或近亲婚配史者。

（2）生育过先天性畸形患儿者。

（3）生育过代谢病患儿或夫妇之一有代谢病者。

（4）原因不明的习惯性流产者。

（5）35岁以上的高龄孕妇。

（6）夫妇之一或双方有致畸原接触史者。

【常见的异常】 据统计，产前诊断中遇到的遗传病，主要有4类。

1. 染色体病　指染色体结构或数目的异常，约占人群的5‰，占新生活婴的5‰~10‰，占产前诊断患者的30%左右；这类异常的产前诊断准确率最高，达90%以上。

2. 单基因病　多数为分子代谢病，占新生活婴的8‰，占产前诊断患儿的10%左右。

3. 多基因病　包括无脑儿脊柱裂、脑积水、先天性心脏病等，占产前诊断的40%~50%。

4. 各种常见的先天性结构畸形　如四肢、躯干、面部等异常，约占产前诊断的8%。

【产前诊断的步骤】 首先是采集家族史，绘出遗传系谱图，然后在适当的妊娠时机对胎儿羊水、母体血液、胚胎绒毛等进行染色体检测、基因检测、酶和蛋白质生化测定，或通过胎儿超声显像、胎儿镜宫内观察等方法，作出胎儿有否先天性畸形的诊断，决定是否终止妊娠。

（三）基因治疗

【基本概念】 随着分子遗传学的迅猛发展，人们对遗传因素对于疾病影响的认识越来越深入。许多先天性畸形、癌症甚至常见病，均发现了与遗传的关系。

人类的每个体细胞都包含2套完整复制的遗传学程序，称为"人类基因组"。基因是一段有功能的DNA片段，是遗传信息的功能单位。DNA呈双股螺旋结构，总共有约60亿个碱基对。DNA分为46个（23对）大片段，每个片段相对应的是一条常染色体或性染色体。在人类DNA上编码着约5万个基因，这个数目与大多数哺乳动物相似。在任一类型的细胞中，仅仅只有这些基因的一小部分（约10%）在起作用，控制、维持着细胞的存活力和特殊功能。

人类基因治疗（human gene therapy）是随着对遗传性疾病认识的深入和分子生物学技术的发展，于20世纪80年代提出的。90年代初，Blaese等报道了世界首例腺苷脱氨酶（adenosine deaminase，ADA）缺乏性重症免疫缺陷病用基因治疗获得成功。该病的病理基础是，由于缺乏ADA致脱氧腺苷不能进一步代谢，而脱氧腺苷对于T和B淋巴细胞是有毒性的，结果使患者丧失了细胞免疫和体液免疫能力，导致严重和复发感染，引起ADA缺乏的患儿在童年即死亡。这一疾病可以通过相同配型的异体骨髓移植来治疗，但并不是所有的患者均能寻找到适当配型的骨髓捐献者。基因治疗是将ADA患儿的自体骨髓采出，通过含有ADA的cDNA反转录病毒的体外转染，然后再输注回患儿体内。因为用的是自身的骨髓，治疗属于同源自体移植，从而避免了宿主的对抗反应。

【基因治疗的基本过程】可用图1-1-1-3表示。

【基因治疗的前景】目前，基因治疗的理论和方法已不仅应用于遗传病，其概念已扩大：将外源基因导入目的细胞并有效表达，以达到治疗疾病的目的。基因治疗在骨科领域的应用已扩大到促进骨折愈合、修复关节软骨、促进周围神经再生和防治肌肉萎缩、修复脊髓损伤和骨肿瘤治疗等方面。基因治疗前景广阔，但技术方法尚不成熟，有许多问题需要进一步研究，其确切效果尚需进一步观察。

（四）骨科治疗原则

【基本要求】 出生后先天性畸形应早发现、早诊断、早治疗，才能获得预期的良好效果。治疗医师对畸形的类型、性质和严重程度应有正确的估计；对病废的残留程度应有预见；在整个发育和生长过程中，对患儿的病情应密切监护；对严重或多发性畸形，应作长时期治疗的打算。

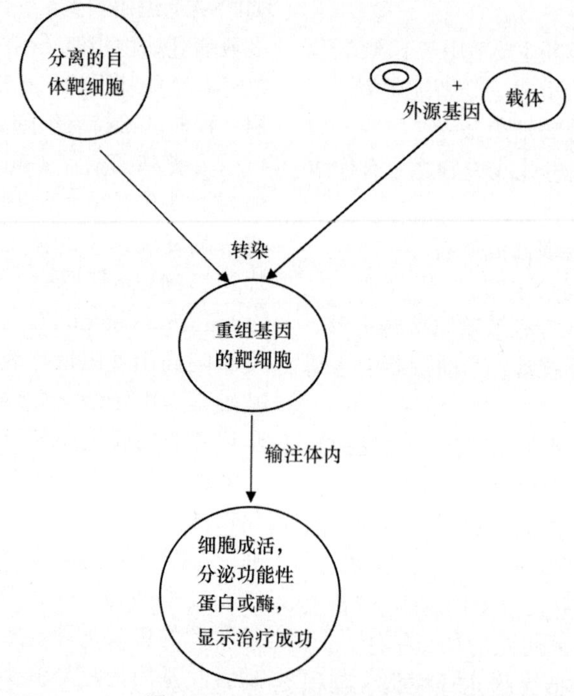

图1-1-1-3　基因治疗示意图

【明确骨科畸形所处地位，全面考虑治疗方案】 骨科领域的先天性畸形，多不影响生命，但对功能、外观和患者心理有重要影响。骨科先天性畸形的手术治疗非常重要，但也只能看成是整个综合治疗的一部分，必须配合手法、理疗、支架支具和训练等方法，结合患者的全身情况及其智力、体力、志趣、工作等方面，选择合适的治疗方案。

【骨科先天性畸形的手术治疗】 对于骨科先天性畸形，在决定手术治疗时，尤应重视以下几方面：

1. 功能与外观并重　治疗时应首先以改善功能为主，其次考虑改善外观。一些畸形仅有外观问题而无功能问题，如某些类型的多指和并指畸形，治疗比较容易，效果也较好。

2. 畸形与发育的关系　妨碍发育的畸形，随着机体的发育，畸形会逐渐加重，这类畸形需要及早治疗，如先天性髋关节脱位，早期治疗效果较好。对不妨碍发育的畸形，可推迟到学龄前治疗。对涉及骨骼矫形的手术，特别是影响骨骺发育的手术，最好推迟到骨骺发育基本停止再做。

3. 全面考虑疗效　手术矫正畸形时要慎密地考虑手术的预期功能效果，要考虑未矫正前患者已适应了畸形，考虑到先天性畸形往往涉及更多的结构发育不良（血管神经、肌肉肌腱、骨关节等），以免手术时估计不足，导致失败。要充分衡量得失，因为手术矫正本身也存在着功能改善与功能丧失的问题。

4. 环境影响　术前及术后，术者均应充分考虑到患者及其家属和周围人群对畸形在心理上和美学上的认识与态度，以求理解与配合。

5. 重视辅助治疗　先天性畸形在幼儿时期，随着生长发育，其功能代偿性很大，在此时期有意识地加以指导和训练，配合手法、支具、支架或石膏治疗，常可使畸形得到相当程度的矫正，后期手术就会收到良好的效果。

第二节　先天性上肢畸形

一、先天性高位肩胛骨

高位肩胛骨又名高位肩胛症畸形，是指肩胛骨处于高位，往往发育差，形态异常。本病首先由Eulenberg报道，以后Sprengel作了详细介绍，故又称Sprengel畸形。先天性高位肩胛骨较少见，发病多为单侧，左侧多见，双侧十分罕见。高位肩胛骨常伴有其他先天性异常，如颈肋、肋骨形成不良及颈椎异常等。

（一）先天性高位肩胛骨的病因

1. 胚胎期发育障碍　胚胎中肢芽出现的时期约在妊娠第3周，至第5周可见肩胛骨原基，相当于$C_{3\sim7}$和$T_{1\sim2}$水平。这个阶段正是脊柱发育的关键时期，亦是肩胛骨开始发育的时期。胚胎第6周时原始的肩胛部开始形成，至第9周肩胛骨开始下移，至第2个月，下降完成，位于第2~7胸椎棘突水平。由于某种原因而不能下降至正常位置，则可造成高位肩胛，亦常伴有颈椎和周围锁骨、肋骨等结构的畸形。

2. 引起发育障碍的因素　使肩胛骨不能下降到正常位置的原因，目前仍不明确。其原因可能有多种，Horwitz认为属于胚胎发育中的变形：

（1）羊水过多或过少，使子宫内压力加剧，从而影响肩胛骨下降。

（2）肩胛骨和脊柱棘突间有异常连接，多为纤维束带或软骨连接。

（3）肌肉欠缺，不足以拉下肩胛骨。

（4）肩胛骨发育停止，肩胛骨大小及形态异常，引起肌张力紊乱。

（5）Engel认为胚胎发育中第四脑室液体外溢，未被吸收而在肢芽内形成压力和炎症反应，引起肩胛骨下降困难。

（二）先天性高位肩胛骨的病理

病理变化包括骨骼和肌肉。肩胛骨的位置高，体积变小，保持胎儿状肩胛骨或早期脊椎动物的肩胛骨形态，即纵径小、横径大，冈上区向前倾斜，肩胛骨内上角和内缘增宽。在肩胛与脊柱之间，常有额外骨，称肩胛椎体骨，这是一条菱形的骨板或软骨板，称作“骨桥”。它从肩胛骨的上角开始，至棘突、椎板或一个或数个颈椎横突上。有时肩胛椎体骨和肩胛骨或椎体骨之间仅有纤维连接，形成良好的“关节”，因相连紧密，肩胛骨被束缚，无法旋转而上举受限。

肩胛带肌肉常有缺失，或发育欠佳或部分纤维化。此外，往往伴有其他先天性畸形，如肋骨缺如或融合、颈肋、颈椎异常（Klippel-Feil）综合征、半椎体、脊柱裂、锁骨发育不全等。

（三）先天性高位肩胛骨的临床表现

本症左侧多见，表现为耸肩和短颈（图1-1-2-1）。从背部观察，最突出的临床表现是肩关节不对称。患侧肩胛骨向前、向上移位，一般3~5cm。在锁骨上区偶可摸到肩胛骨的冈上部分，肩胛骨本身较正常侧短小，呈扁宽状，其下端旋转向胸椎棘突。锁骨向上、向外倾斜，患侧的颈部较饱满而缩短，有时可在肩胛骨与脊柱之间触及肩胛椎体骨的骨条或纤维束。正常上臂上举时，肩胛骨与肱骨同步向外旋转，称“肩-肱协同”。高位肩胛骨症时这种协同消失，肩肱关节运动一般正常，而肩胛骨的侧向活动和旋转活动受限。肩胛带肌肉系统常有肌力不足，胸锁乳突肌挛缩时可出现斜颈。其他常见的伴随畸形有颈段脊柱侧凸、先天性颈椎融合等。

1972年，Cavendish 把先天性高位肩胛骨的畸形程度分为4级。

Ⅰ级　轻微，患者有意识下降患肩时，双肩可在同一水平，此时畸形可几乎消失。

Ⅱ级　轻度，患者垂肩时，可发现颈部突出的肩胛骨内上角。

Ⅲ级　中度，患侧肩胛骨高于对侧2~3cm，畸形明显。

Ⅳ级　重度畸形，患侧肩部高耸，肩胛上角接近枕骨。

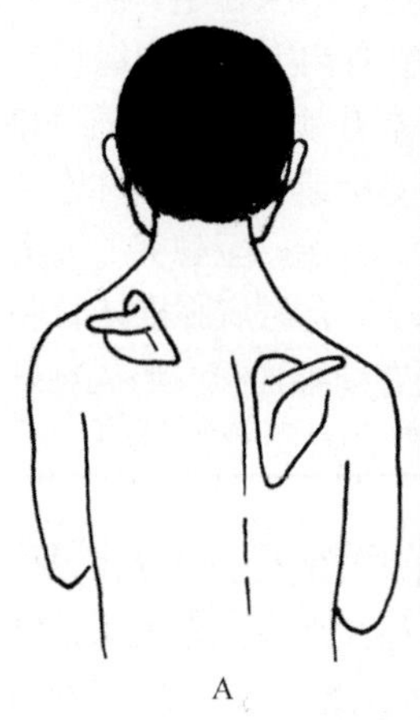
A

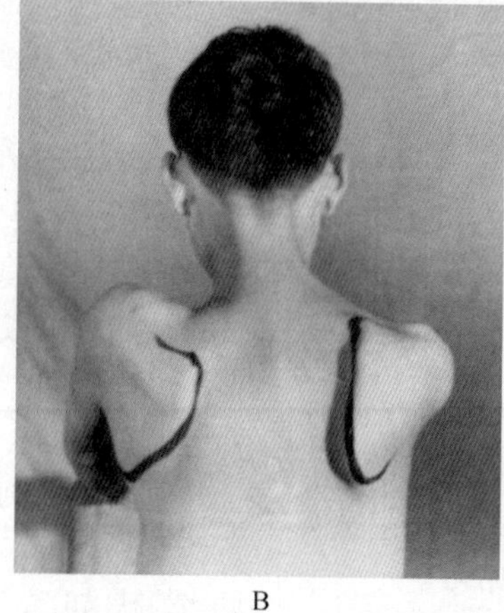
B

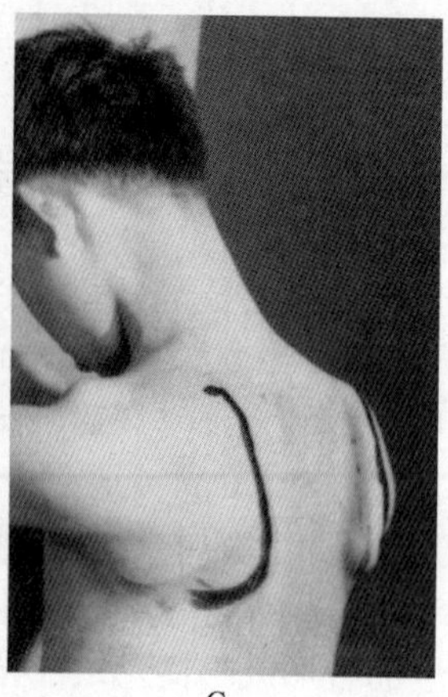
C

图1-1-2-1　临床举例：先天性高位肩胛的临床表现
A.短颈和耸肩示意图；B.背后观；C.侧方观

（四）先天性高位肩胛骨的影像学改变

主要为X线检查，应常规拍摄包括颈椎的胸片，可见患侧肩胛骨高于正常侧，斜位片上有时可看到肩胛椎体骨。对个别病例亦可选用CT扫描或MR检查。

（五）先天性高位肩胛骨的诊断

根据病史、临床表现和X线检查，诊断不难。

（六）先天性高位肩胛骨的鉴别诊断

本症的临床表现与翼状肩胛有相似之处，但后者可由进行性肌营养不良、胸长神经损伤所致的前锯肌麻痹及产瘫等多种因素引起，由于肩胛带肌肉无力、萎缩，在前伸双臂时多表现为双侧肩胛骨提升，酷似鸟翼，故而得名。治疗上与本症亦有类似，但须将两侧肩胛骨同时固定至棘突（图1-1-2-2）。

（七）先天性高位肩胛骨的治疗

【一般原则】 新生儿一般不易发觉，至2~3岁时畸形并不明显。倘若3岁以前发现，可以作手法牵引肩胛骨向外、向下，但一般不见好转而需手术治疗。手术目的是解决上肢畸形，恢复上举功能，改善肩背外观。手术最佳年龄为4~8岁，随着年龄的增长，将增加手术难度。若勉强将肩胛骨下拉，将造成臂丛神经牵拉伤。

【手术疗法】 众多手术方法均可矫正Sprengel畸形，以Green和Woodward两种术式最常用。手术要点如下：

（1）切除肩胛骨与棘突间的骨桥。

（2）切除肩胛骨内侧挛缩的肩胛提肌。

（3）切除肩胛骨内侧的尖角。

（4）拉下肩胛骨而固定于肌肉中或棘突上。

二、先天性锁骨假关节

（一）先天性锁骨假关节的病因

本病罕见，病因尚不明，可能有2种发病机制：①锁骨发育有内、外侧两个骨化中心，两个骨化中心的桥梁软骨未能连接而引起假关节；②锁骨下动脉位置较高，直接压迫于未成熟的右锁骨上，故本病几乎均发生在右侧。

（二）先天性锁骨假关节的临床表现

一般婴儿出生时就能发现假关节，常见部位是锁骨中1/3，局部为一无痛性的突起肿块，肩部活动时可见骨端有异常活动，一般无功能影响。

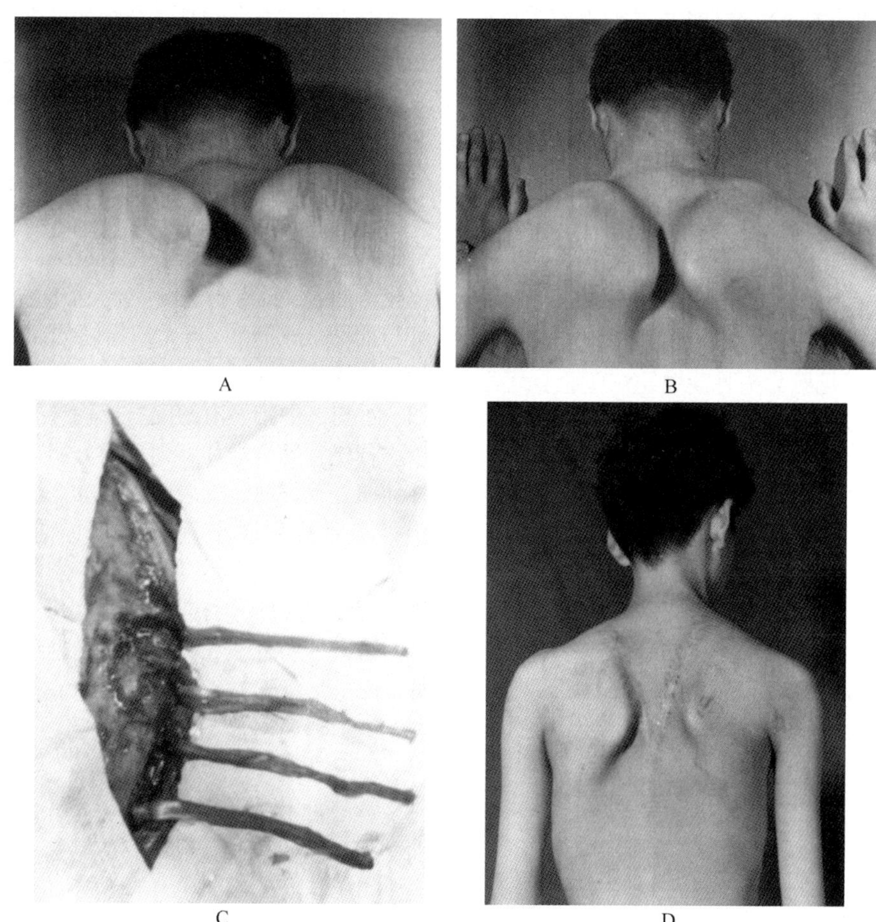

图1-1-2-2　临床举例：翼状肩胛外观及其治疗

A、B.术前外观；C.术中，取阔筋膜张肌将肩胛骨固定至棘突上；D.术后外观

（三）先天性锁骨假关节的X线检查

锁骨中段假关节，胸骨侧较大，向上突起，肩峰侧向下、向前移位，并向内重叠移位。

（四）先天性锁骨假关节的诊断及鉴别诊断

X线片可明确诊断，本病需与锁骨发育不全和婴幼儿锁骨骨折相鉴别。锁骨发育不全常伴有其他器官和骨骼异常。锁骨骨折患者则有外伤史，局部有肿痛、压痛及肩关节功能障碍。大龄儿童还需排除因锁骨感染所造成的假关节。

（五）先天性锁骨假关节的治疗

先天性锁骨假关节未见有自发连接，但肩关节功能往往无影响，因此手术治疗往往是由于影响美观而非改善功能。最合适的手术年龄为3~6岁。手术方法：切开整复植骨术，取全层髂骨骨片嵌入假关节中。术后肩人字石膏固定4~6个月，可获得满意的骨连接愈合。有学者单纯切除隆起的骨端，虽能改善美观，但可能引起疼痛等并发症。

三、先天性肩关节脱位

（一）先天性肩关节脱位的病因

先天性肩关节脱位是一罕见的胚胎生长发育性畸形，常有肩盂狭小，肱骨头发育不全，肩部肌肉缺如等，致肩关节完全松弛，可以上下前后移动。有学者认为是由于宫内压力致胎儿肩关节处于不良位置，使肩关节发育不良而致。另一种学说是肌肉发育不良或欠缺而引起。Greig则认为两个因素结合，更易造成脱位。本病常伴有上肢其他畸形，如肘关节融合、尺桡关节连接、上肢短小等。

（二）先天性肩关节脱位的诊断

这类患者常为脑瘫患者。诊断要点是：婴幼、小儿肩关节脱位，无外伤史，特别是产伤史。X线片可见肱骨头骨萎缩，关节盂小而浅。但应与产瘫进行鉴别：产瘫引起的臂丛神经损伤，肩关节骨性结构发育较正常。肩部肌肉明显萎缩，而手部肌肉多为正常。

（三）先天性肩关节脱位的治疗

本病尚无彻底的治疗方法。多主张予以整复后外固定。保守治疗无效者，则视病理改变决定手术方法，如关节囊折叠加固或肩峰突切除术，必要时行肩关节融合术。

四、先天性桡骨缺如

先天性桡骨缺如又称轴旁性桡侧半肢畸形或桡骨棒状手，是一种较少见的先天性畸形，但较尺骨缺如多见。发病常是双侧性，单侧亦不少见。男性较女性多，约为3∶2。在新生儿期就发现前臂向桡侧弯曲，大拇指转向内侧，与前臂成90°弯曲。

（一）先天性桡骨缺如的病因

正常胚胎发育时期，躯干旁出现肢芽后，是神经引导着骨骼生长。肢芽前端有扁平圆形膨大，其中形成一条主干与四条射线，大拇指、鱼际肌、第一掌骨、腕骨和桡骨都属于第一射线。任何因素干扰使上肢第一射线的发展受到压抑，将形成桡骨缺如，同时造成拇指、鱼际肌和舟状骨的缺如。近来认为与颈7神经根或桡神经的引导生长受抑有关。

（二）先天性桡骨缺如的临床表现

本病单双侧均可发病，右侧较多见。可分为桡骨发育不全、桡骨部分缺如、桡骨完全缺如3型。桡骨缺如中约有50%为全部缺如。部分缺如约2/3发生于远侧段，此时桡骨上端可能存在，但明显萎缩，常有尺骨合并或与肱骨融合。舟状骨、大多角骨、第一掌骨、拇指常伴缺如或发育畸形，肱骨、尺骨、肩胛骨比正常短小。尺骨短而粗，约为正常长度的60%，并渐渐向桡侧弯曲，凹面指向桡侧。腕关节向桡侧偏斜，可与前臂成90°角。当大拇指缺如时，第一掌骨、舟状骨、鱼际肌及拇指相应的肌肉亦将缺如，示指、中指亦有缺陷，握物主要靠环、小指。若桡骨完全缺如，则旋前方肌、桡侧腕长外伸肌、肱桡肌、旋后肌也缺如。这种畸形中桡神经常在肘关节附近终止，前臂桡神经缺如。

桡骨缺如常伴有其他畸形，畸形包括唇裂、腭裂、肋骨缺如、马蹄内翻足和严重贫血（Fanconi综合征）等。

（三）先天性桡骨缺如的X线检查

桡骨部分缺如或完全缺失，尺骨向桡侧弯曲，拇指腕骨可缺如。

（四）先天性桡骨缺如的诊断

根据临床表现与X线检查不难诊断。

（五）先天性桡骨缺如的治疗

【一般原则】 防止软组织挛缩，防止畸形发展是本病治疗的目的。一旦发现新生儿有此畸形，治疗应尽早进行，越早越好。先行纵向牵引，使手的纵轴与前臂成一直线，可采用夹板或支具固定，保持前臂处于良性对线（图1-1-2-3）。

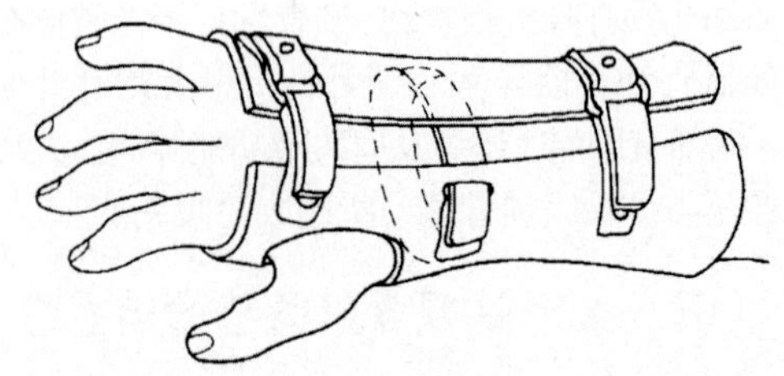

图1-1-2-3　用塑料夹板治疗桡骨的先天性缺如示意图

【手术疗法】

（1）对软组织已明显挛缩者，必须尽早进行松解术，通常最好在2岁左右。

（2）手术必须纠正：

1）尺骨弯曲畸形。

2）腕关节向桡侧偏斜。

3）大拇指功能的修复或重建。

（3）手术方法为中央置位术（图1-1-2-4），包括以下几方面：

1）松解桡侧挛缩偏斜的腕关节，将其正对尺骨下端。

2）腕关节中间开洞，将尺骨下端嵌入而融合。

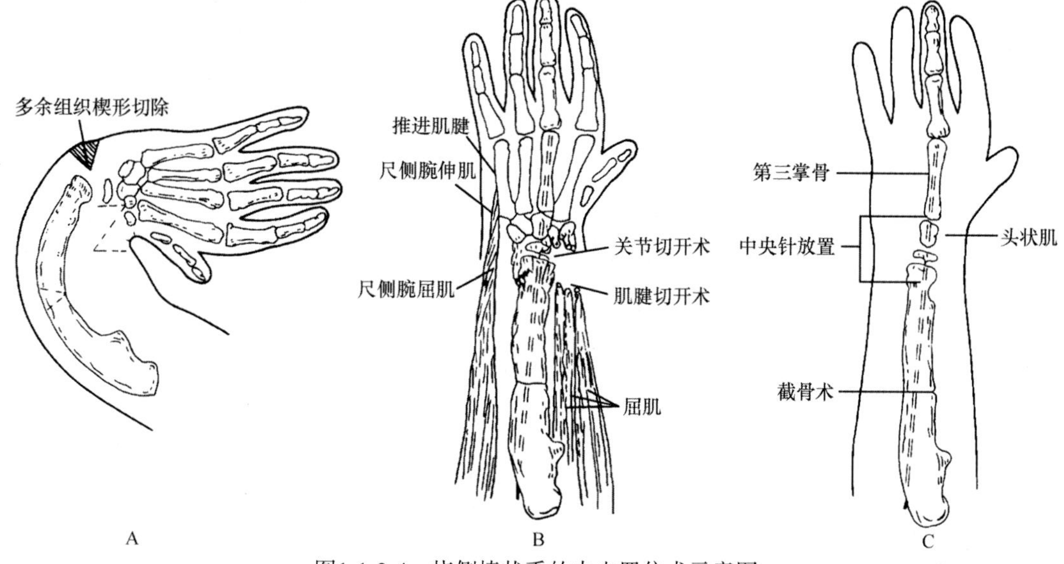

图1-1-2-4　桡侧棒状手的中央置位术示意图

3）尺骨弯曲在中段做截骨矫正。

保留功能性肌肉肌腱，日后可移植、再造大拇指以增加功能。

理论上，运用显微外科技术移植带血管腓骨到桡骨缺损处，可以修复桡骨缺损，但临床应用的实际效果不满意。

五、先天性尺骨缺如

1683年，Goller首先报道了这种少见的先天性畸形，又称尺骨棒状手，较桡骨棒状手少见。

（一）先天性尺骨缺如的病因

发病原因与桡骨缺如相同，尺骨完全缺如非常少见，而部分缺如则较多见。

（二）先天性尺骨缺如的临床表现

本病多为单侧，右侧居多，男性多于女性。患儿拇、手指存在，活动功能良好，但尺侧列缺如。病侧前臂细小、短缩并向尺侧倾斜，桡骨头脱位，前臂旋转功能受限，但腕、肘关节功能尚好。可同时有腕骨缺如，常见是豌豆骨、钩状骨、大多角骨和头状骨，有时第四、五掌骨也有缺如。桡骨向外弓状突出，随儿童生长更为明显。约20%患儿有并指畸形，全身其他伴随畸形有腓骨缺如、马蹄内翻足、脊椎裂等。

（三）先天性尺骨缺如的X线表现

尺骨仅为一条细长的软骨性纤维带实质阴影，与桡骨相比短缩，桡骨头脱位，桡骨正常弯曲弧度增大，向外侧凸出，腕掌尺侧肋骨可消失或融合成一片。

（四）先天性尺骨缺如的诊断

根据临床表现、伴随畸形及X线特征不难

诊断。临床应与婴儿尺骨骨髓炎引起的尺骨发育障碍相鉴别，后者有发热及局部红肿史，尺骨发育受限可致桡骨小头脱位，但无其他伴发畸形。

（五）先天性尺骨缺如的治疗

如果前臂稳定并有旋前旋后功能，可不行手术治疗，否则应手术治疗。手术方法：将桡骨下端与尺骨上端融合的“前臂一骨术”，以保持桡腕关节及肱尺关节（图1-1-2-5）。如此，尺桡骨连成一体，骨骼仍可生长，前臂肌肉更有力，拇指活动不受影响，但前臂的旋转功能丧失，因此术中应将前臂安放在正中位（右侧）或15°旋后位（左侧）以便最大限度地发挥手功能。术中需要注意切除桡骨近端时应将骨膜一起切除，否则将形成新的桡骨近端骨结构。

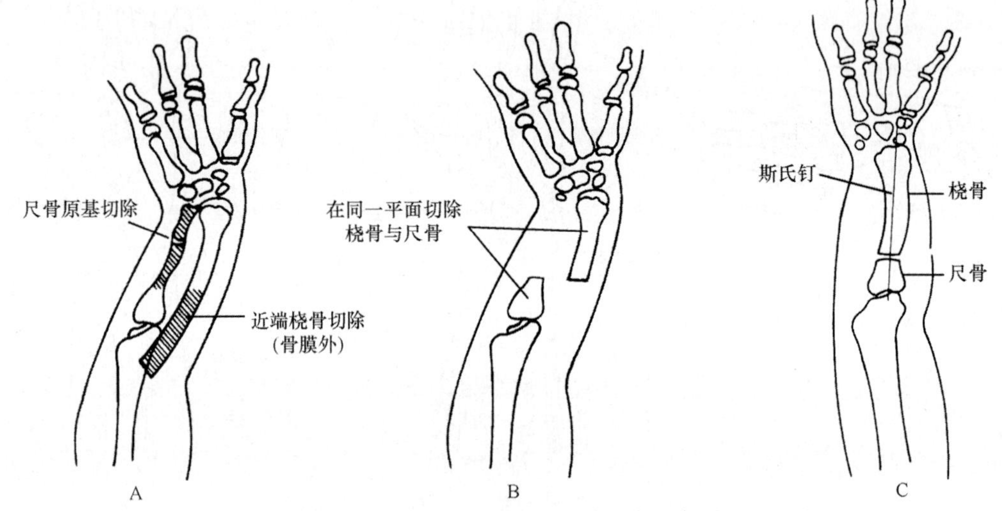

图1-1-2-5　“一骨”前臂的再形成术示意图

A.切除远端尺骨的原基和近侧桡骨（影区）；B.远侧桡骨与近侧尺骨对合；C.插钉延至腕骨用于稳定桡骨及尺骨段（引自Campbell）

六、先天性裂手

先天性裂手又称分裂手、龙虾钳手。一般发生在双侧，也可有裂脚，或伴发其他畸形。

（一）先天性裂手的分类

先天性裂手的临床表现多样，分类较为困难，目前常用的有Barsky（1964）分类法和Blauth（1976）分类法。

1. Barsky分类

（1）典型分裂手：表现为5指到单指不同程度畸形的分裂手，其中的2指分裂手，仅存有桡侧和尺侧边缘手指，外形如龙虾钳，又称为龙虾钳手。

（2）非典型分裂手：包括多指分裂手和并指分裂手。

2. Blauth分类

（1）中心型：由近中心轴线的发育缺陷所致，以第3列骨发育抑制最严重，手掌部中央有一深的纵裂，将手分成两部分。

（2）中间偏桡侧型：主要累及第2列或第1列的骨骼结构，纵裂的V形顶点指向第一掌骨，常有一横行骨位于第二和第三掌骨远端。

（二）先天性裂手的治疗

对中心型裂手，仅手的外形不好，但功能尚可，一般不必治疗。也可施行整形手术，一般在学龄前完成。手术切除手掌部裂口皮肤，去除横行骨块，将两侧掌骨靠拢固定，再缝合皮肤。对中间偏桡侧型裂手，由于拇指缺如，不能作对掌动作，严重影响手的功能，宜在成年后做拇指再造手术。

七、先天性尺桡骨性连接

（一）概述

这是一种比较多见的上肢先天性畸形，约60%是双侧性。由于小儿活动功能尚未健全发育，而且仅局限于前臂的旋转功能减少或消失，常不能及时发现，因此很少见到新生儿和婴儿病例。多在4~5岁的幼儿期，因动作的缺陷，手的旋前位固定，旋后活动消失，才被重视而发现。

（二）先天性尺桡骨性连接的病因

本病指上尺桡关节的缺陷并呈骨性连接，从而影响前臂的旋转。这种畸形属常染色体显性遗传。在胚胎形成过程中，桡尺两骨同源于肢芽的一个中胚层杆状组织，若正常分化过程受到抑制，常表现为两者近端不能完全分开，出现上尺桡关节的骨性连接。

（三）先天性尺桡骨性连接的分类

根据桡骨头的发育情况，分成3型（图1-1-2-6）。

1. 重度型　上尺桡关节完全融合成一片，两骨的髓腔亦融合成一个，桡骨小头完全不存在。

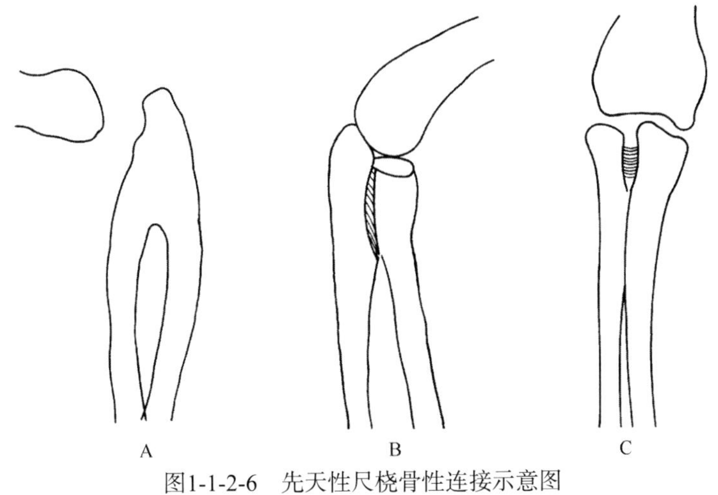

图1-1-2-6　先天性尺桡骨性连接示意图

A.重度型；B.中度型；C.轻度型

2. 中度型　桡骨头已出现，但发育不良，小、尖并外移，在桡骨颈处两骨连接，范围约1cm，可以看到尺桡骨的各自骨皮质存在，但紧紧连在一起。

3. 轻度型　桡骨头完全分化发育，在尺桡骨之间有一骨间韧带钙化成为一个骨桥，限制桡骨旋转。

（四）先天性尺桡骨性连接的临床表现

手指，腕、肘关节伸屈正常，但前臂固定于旋前80°~90°位，旋后功能消失。儿童往往以肩部外旋，肘关节屈曲90°内收到身旁，以代偿旋转活动，因此容易漏诊。

（五）先天性尺桡骨性连接的诊断

X线片可以明确诊断，但在儿童2~4岁前骨质未完全钙化，诊断不易。本病需与创伤性尺桡骨桥相区别：后者有外伤史，尺桡骨本身发育良好、不短缩，桡骨小头发育良好，骨连接多在骨间膜区。

（六）先天性尺桡骨性连接的治疗

对功能影响较小的畸形无需治疗。手术主要为恢复旋后功能，方法包括：切除尺桡骨间的骨连接，中间填塞嵌入肌肉、筋膜或脂肪等组织瓣予以阻隔，但多数因再次骨化而效果不佳。

对极度旋前畸形，手掌向后、仅手背能接近嘴，进食、梳头都有困难，功能丧失严重者，可在桡骨上1/3和尺骨做反旋截骨术。此时前臂虽然无旋转功能，但对写字、拿碗、饮水等动作有帮助，效果尚好。

八、先天性远端尺桡关节半脱位

1855年，Malgaigne首先描述了这种屈腕畸形，Madelung于1879年对这种畸形作了详细介绍，故本病又称为Madelung畸形。

（一）先天性远端尺桡关节半脱位的病因

虽然这种畸形绝大多数直至青春期才出现明显的表现，但目前仍认为是一种先天性异常。它是由桡骨远端骨骺生长紊乱所致，主要是内侧1/3骨骺生长减慢，过早闭合而致桡骨缩短，使下尺桡关节渐向掌侧脱位，手向掌侧和尺侧偏斜。因尺骨仍为直线方向生长，形成尺骨下端顶出于皮下，而桡骨下端相对缩短。

（二）先天性远端尺桡关节半脱位的类型

1. 典型畸形　桡骨远侧关节面向掌侧倾斜80°，向尺侧偏斜90°，腕骨排列呈高峰状，顶端为月骨，整个腕骨移向尺侧。

2. 反畸形　桡骨远端向背侧倾斜，尺骨远端向桡骨端前脱位。

（三）先天性远端尺桡关节半脱位的临床表现

无创伤性紊乱病史，多见于女性，发育期间显现症状，随着年龄增大畸形越来越严重，局部疼痛也将加剧。典型的畸形是尺骨茎突突起于腕背侧及尺侧，与桡骨茎突处于同一平面或更长一些，腕关节向掌侧、桡侧移位，活动受限，尤以背屈和尺偏为甚（图1-1-2-7）。前臂旋转功能可不同程度受限，但以旋后功能受限较为严重。

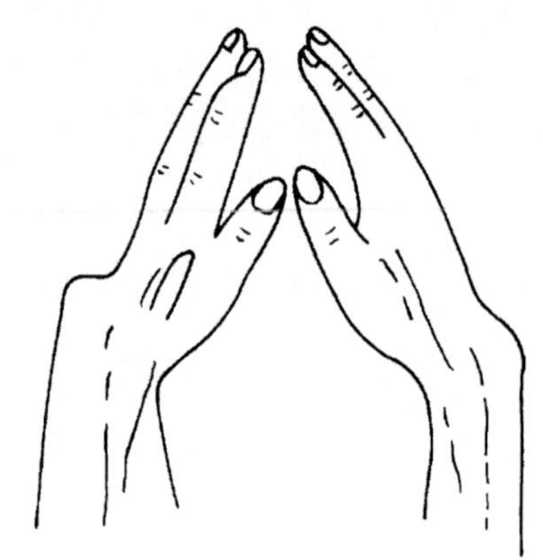

图1-1-2-7　先天性远端尺桡关节半脱位示意图

（四）先天性远端尺桡关节半脱位的X线检查

尺骨茎突反比桡骨茎突低，整个腕骨移向尺侧，排列的圆顶呈高峰状，顶端为月骨，整排腕骨向尺侧移位。

（五）先天性远端尺桡关节半脱位的鉴别诊断

严重的桡骨远端压缩骨折若治疗不当可造成桡骨短缩、掌屈畸形，尺骨茎突外突，但两者不难鉴别。

（六）先天性远端尺桡关节半脱位的治疗

对畸形较轻，疼痛及功能影响不严重者，不必处理。生长期儿童应加强功能锻炼或用支具保护，以免畸形进一步发展。矫形手术应在骨骺生长停止、畸形成型后进行。手术治疗可切除一段尺骨下端，桡骨下端截骨纠正关节面方向，内固定或外固定至截骨处融合。

九、先天性手部畸形

（一）概述

先天性手部畸形比较多见。1982年国际手外科学会总结英、美、日3国7个研究中心的资料，发病率为1.1‰。王炜（1985）总结上海市区35万新生儿的出生记录，上肢畸形的发生率为0.85‰。在畸形的种类方面，Flatt（1977）总结了2525例患儿，以并指最多见（占17.5%），其次是多指（占14.3%）。日本Yamaguchi（1973）总结了横滨227例患儿，最多见的是多指（占28.6%），其次是并指（占10.1%）。可见，由于人种的不同，畸形种类的分布亦有不同。

胚胎学研究发现，妊娠后第26天即在胚胎的体外侧壁出现上肢的肢芽，至第31天时出现鳍状手。上肢芽的形成仅比下肢芽早24小时。以后，通过程序化的细胞凋亡，至第36天鳍状手的中央裂隙完成，首先形成中指，再形成桡侧指和尺侧指。然后通过进一步的分化生长，在妊娠第8周时整个上肢全部形成。

目前，国际上通用Swanson（1983）按照特定的胚胎发育障碍进行分类，共7种类型（表1-1-2-1）。

先天性手部畸形的发生与遗传有明显关系，在有畸形家族史的后代中，畸形的发生率是正常人群的25倍。手部畸形多属于常染色体显性遗传，包括多指、并指、裂手、短指等。手部畸形中，以拇指畸形最多见。

表1-1-2-1　先天性上肢畸形的Swanson分类

Ⅰ	肢体形成障碍（发育停止） A. 横向性肢体缺损（先天性截肢） B. 纵向性肢体缺损
Ⅱ	肢体分化（分离）障碍 A. 累及软组织 B. 累及骨骼 C. 先天性肿瘤致畸
Ⅲ	重复（孪生）畸形
Ⅳ	生长过度（巨大畸形）
Ⅴ	生长不足（发育不全）
Ⅵ	先天性环状缩窄带综合征
Ⅶ	全身性骨骼异常（综合征型）

（二）拇指发育不良

【概况】 拇指发育不良的发病原因尚不明确，可能是由于胚胎肢芽形成缺陷所导致，其致病机制与桡侧缺损手相似，也可能是肢芽在发育过程中分化障碍所引起。遗传因素也起到重要作用。拇指发育不良的临床表现可从拇指短小畸形到拇指完全缺失，可作为单独的畸形存在，也可以是综合征的症状之一。

【分类】 王玮从病理和临床治疗的角度考虑，将拇指发育不良分为5类（图1-1-2-8）。

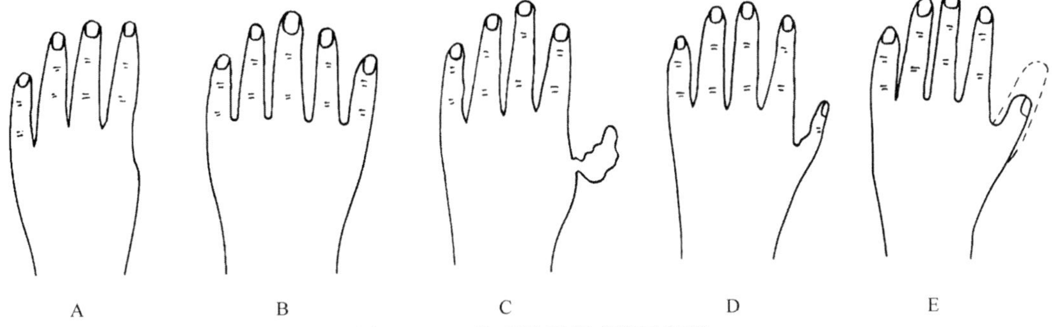

图1-1-2-8　先天性手部畸形示意图

A.拇指缺失；B.多指型拇指缺失；C.浮动拇指；D.无功能短拇指；E.功能不全短拇指

1. 拇指缺失　拇指完全缺失，包括拇指、第一掌骨、第一掌腕关节的缺失。

2. 多指型拇指缺失　拇指缺失，但患者有5个或6个手指，桡侧手指为3节型手指，第一掌骨为手指型掌骨，鱼际肌缺失。

3. 浮动拇指　拇指形同肉赘，仅以皮肤蒂悬于手的桡侧缘，其中含有血管、神经束；拇指内指骨细小，第一掌骨及掌腕关节缺失。

4. 无功能短拇指　介于浮动拇指与功能不全短拇指之间，有拇指及第一掌骨，但均细小，鱼际肌缺失，拇指没有功能活动。

5. 功能不全短拇指　以拇指短小为特征，拇指末端不能到达示指指间关节附近，其原因可能是掌骨短小，亦可能是指骨短小，往往是先天性综合征的表现之一。

此外，Manske（1995）的分类方法也具有一定参考性。

第1类：拇指短，且细小。

第2类：拇指虎口狭窄，鱼际肌发育不良，掌指关节不稳定。

第3类：除具备第2类的症状外，还具有掌腕关节稳定，伸肌腱发育不良，掌骨发育不良；或掌腕关节不稳定，伸肌腱发育不良，部分掌骨发育不良。

第4类：浮动型拇指。

第5类：拇指缺失。

【治疗】

1. 术式选择　治疗方法有多种。由于患儿年纪很小，多在1~3岁，因此手术都属于极其精细的显微修复外科手术。除了第5类功能不全短拇指外，其余4类都具有下列病理特点：

（1）第一掌骨缺如或严重发育不良，缺乏一个能在三个轴方向上活动的马鞍形第一腕掌关节。

（2）拇指指骨缺失或严重发育不良，缺少一个宽阔的第一指蹼。

（3）鱼际肌群缺失或严重发育不良，拇指的伸、屈和外展肌肉均缺失或严重发育不良。

（4）常伴有血管、神经的异常。

2. 常用术式

（1）示指拇指化（pollicization）：即将示指转化为拇指，发挥拇指功能（图1-1-2-9）。对多指型拇指缺失的患儿最为合适。手术主要步骤 包括：

1）皮瓣设计，重建虎口。

2）骨骼的拆减，包含掌骨的四节手指变为包含掌骨的三节拇指。

3）关节的旋转，达到对掌位重建，拇指与手指平面成135°角。

4）动力重建，包括伸、屈、外展、内收和对掌。

（2）吻合血管的游离足趾移植再造拇指：详见本书有关章节。

（3）皮瓣加髂骨植骨：顾玉东（1992）治疗36例先天性拇指发育不良，根据不同的类型采用自体髂骨移植重建掌骨法和游离足趾移植法，均获得满意效果。

（三）复拇畸形

【概况】　复拇畸形表现为拇指孪生，或拇指的桡侧或尺侧多指。属于孪生畸形或多指畸形的种类。在拇指的桡侧、尺侧或两侧有多指。复拇畸形的两个拇指常是不等大的，其中较大的拇指由于发育较好，形态功能近似正常，称为主干拇指，被作为存留拇指；而另一较为细小的拇指，称为赘生拇指，拟被切除。如两个孪生拇指的形态相似，称为镜影拇指。

【分类】　根据临床表现和X线片资料，以拇指指骨和掌骨的分裂程度为依据，将复拇畸形分为10类（图1-1-2-10）。

【治疗】　治疗方法可分为3种。

1. 单纯赘生拇指切除术　只切除赘生的拇指，无需作骨关节、肌腱的手术，适用于第7型。

2. 孪生拇指合并术　是将两个近似的拇指合二为一（图1-1-2-11）。适用于第1、2型复拇畸形，有时也适用于第3、4型。

3. 复拇畸形的综合整形手术（图1-1-2-12）　本术式包括赘生拇指的切除、掌指关节的成形、侧副韧带重建、利用切取的赘生拇指组织对存留拇指畸形修复等，如用赘生拇指的血管神经岛状皮瓣加大存留拇指的指腹、扩大虎口，利用其肌腱加强存留拇指的肌力等。

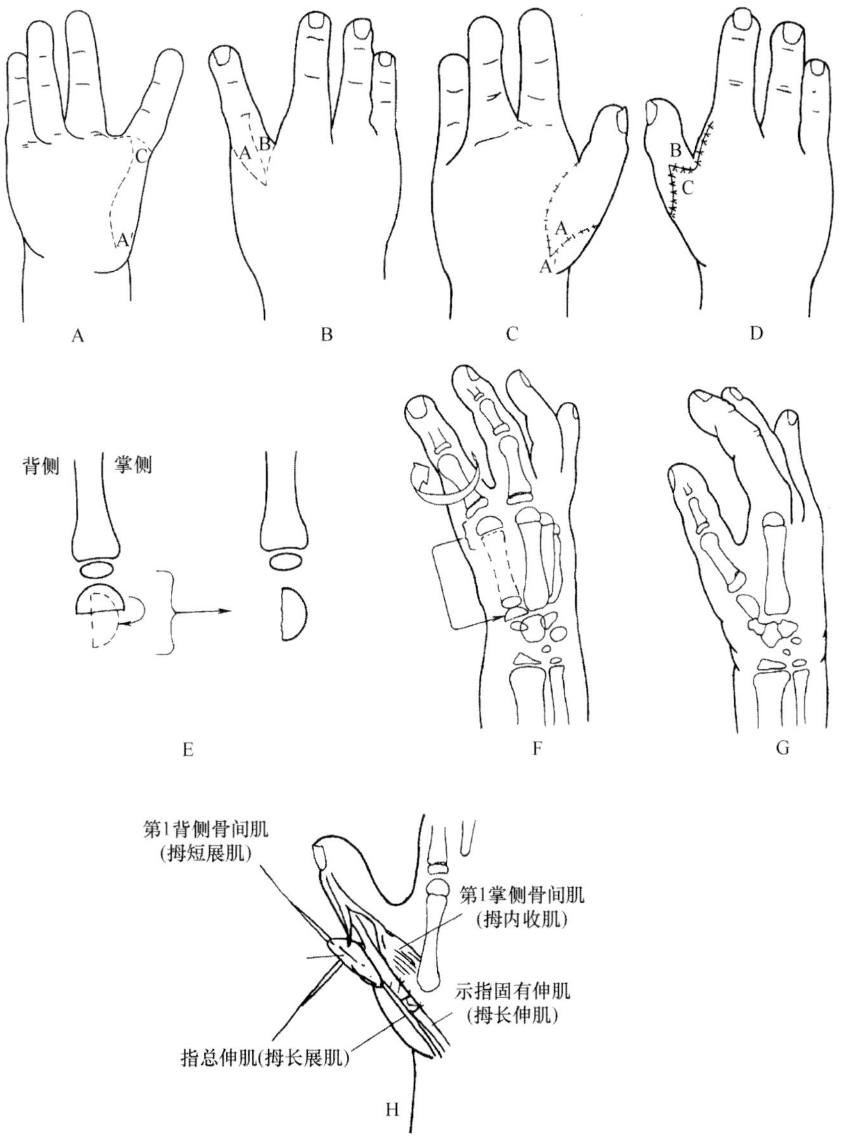

图1-1-2-9　示指拇指化示意图

A、B.掌侧与背侧皮肤切口；C、D.缝合后的形态；E.旋转掌骨头至屈曲位，以防术后过伸；F.示指沿纵轴旋转160°，置指肚于对掌位；G.骨骼的最后位置是在掌骨头向掌侧外展40°，固定于掌骨基底处或腕骨；H.肌腱再附着提供动力第1掌侧骨间肌（PI）的功能成为拇内收肌（AP）；第1背侧骨间肌（DI）成为拇短展肌（APB）；指总伸肌（EDC）成为拇长展肌（APL）；示指固有伸肌（EIP）成为拇长伸肌（EPL）（引自Campbell）

（四）多指畸形

【概况】 在手部的各种先天性畸形中，以多指最为常见，中国香港梁秉中（1982）报道约占上肢畸形的39.9%，发生率为新生儿1‰左右。多指畸形一般影响手的功能较轻，经整形治疗后常可同时达到改善功能和外形的目的。各指均可发生多指畸形，但以拇指多指畸形最为常见。

【分类】 多指畸形除了一些极简单的赘生体外，均应拍摄X线片观察骨骼和关节情况，从而明确诊断。Wassel（1969）将拇指多指畸形分为7型。其中Ⅰ、Ⅱ型为远节型，Ⅲ、Ⅳ型为近节型，Ⅴ、Ⅵ为掌骨型，Ⅶ型为三指节型。

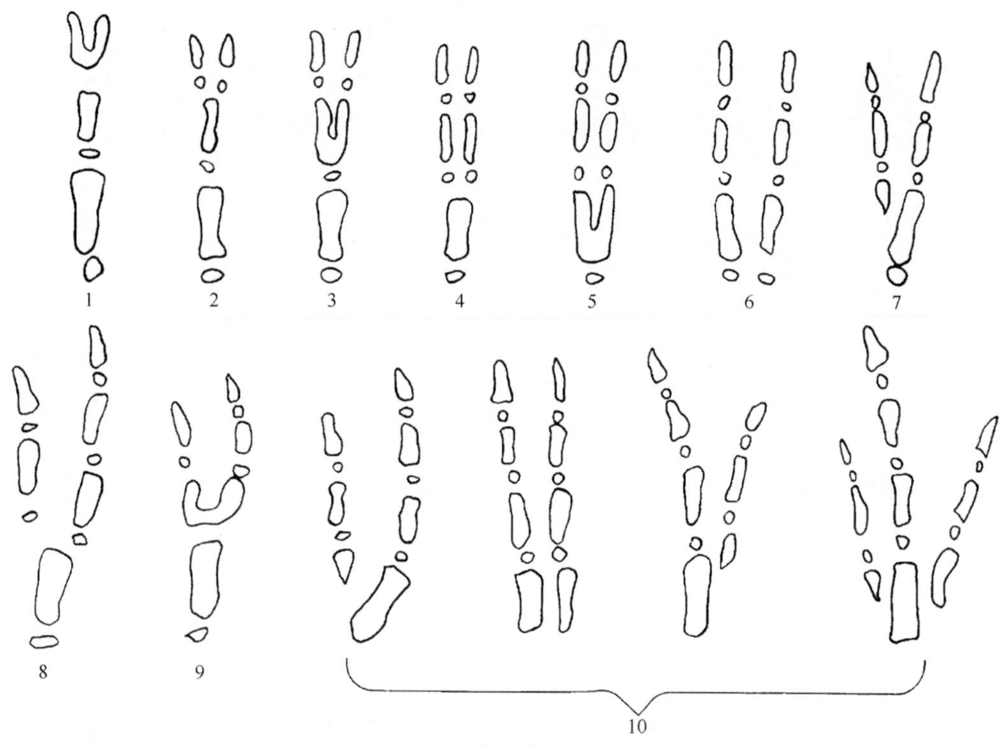

图1-1-2-10　复拇畸形X线投影表现的10种类型示意图

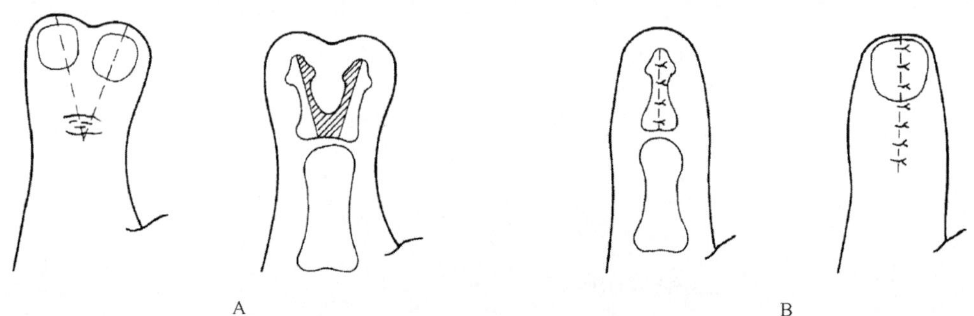

图1-1-2-11　拇指远节多指相等发育矫正术

A.切口设计及远节指骨切除范围（阴影部分）；B.切除中间部分指骨，并拢缝合固定

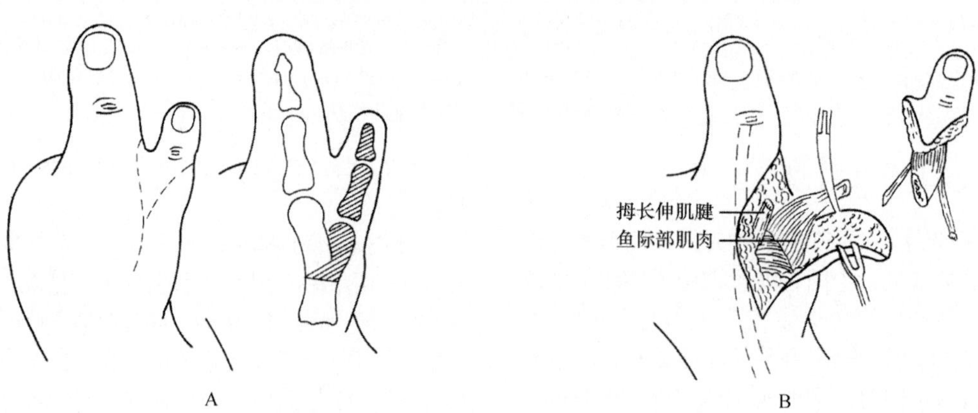

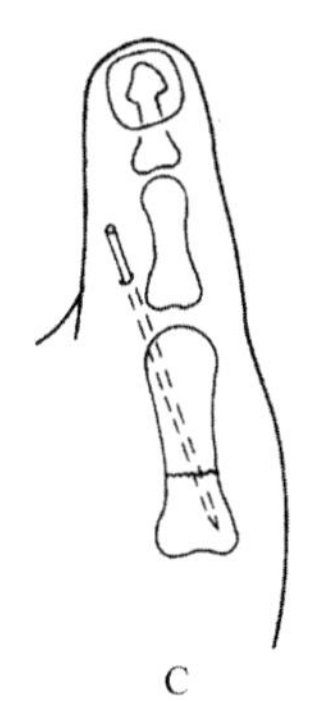
C

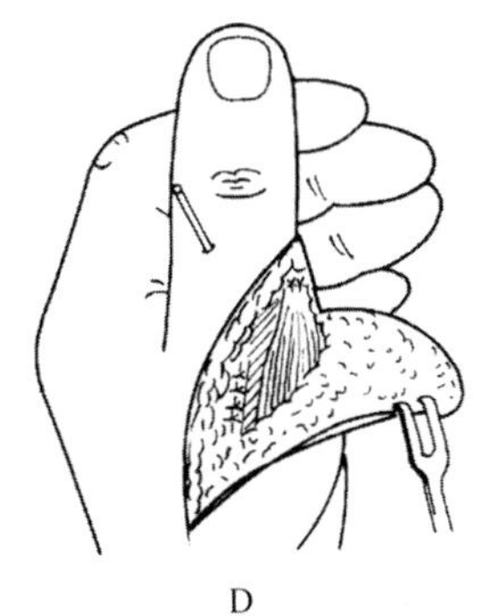
D

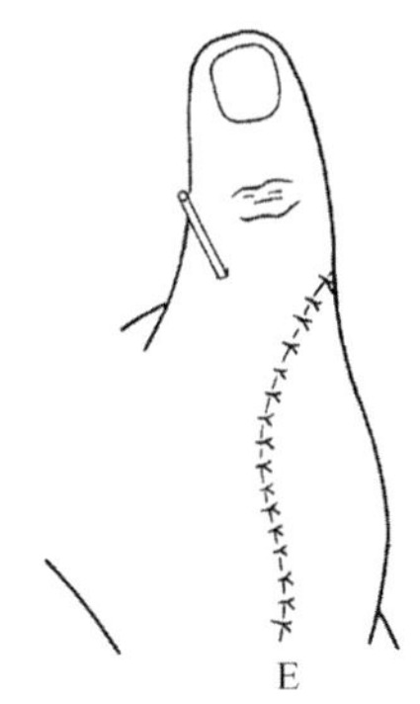
E

图1-1-2-12　复拇畸形的综合整形术示意图（引自顾玉东）

A.切口设计及切骨范围；B.在掌骨处截除外侧拇指；C.掌骨截骨矫正、固定；D.缝合鱼际部肌肉；E.缝合皮肤

Ⅰ型　远节指骨分叉，有共同的骨骺与指间关节，多数有两个独立的指甲，其间有沟，少数共用一个指甲，拇指末端扁宽。

Ⅱ型　远节指骨完全重复，各有其独立的骨骺，分别与近节指骨头相关节，近节指骨头轻度变宽，以适应与重复的远节指骨相关节。

Ⅲ型　远节指骨重复，近节指骨分叉，分别与重复的远节指骨形成关节，近节指骨与掌骨头之间有正常的关节，重复指可发育正常、退化或发育不良。

Ⅳ型　近节指骨完全重复，各有独立的骨骺，与轻度变宽的掌骨头相关节，重复指骨沿纵轴分叉。

Ⅴ型　第一掌骨分叉与重复指的近节指骨基底分别形成关节。

Ⅵ型　掌骨重复，拇指完全重复，其中之一可发育不良。

Ⅶ型　正常拇指呈3节指骨或部分3节指骨手指，3节指骨拇过度发育，而重复拇发育不良。

【治疗】包括多指切除，骨关节畸形矫正、韧带修复、皮肤整形等。拇指的各类多指畸形的手术方法分述如下：

1. 远节型（Wassel Ⅰ、Ⅱ型）　如双末节指骨关节基本相同，则可保末节指甲和指骨作楔状切除后再缝合。如果双侧末节不对称，在多数情况下将发育不良侧（多为桡侧）的指和指骨切除，保留部分皮肤以修复拇指侧方，其效果更好。

2. 近节型（WasselⅢ、Ⅳ型）　切除多余指，矫正异常的内在肌与外在肌附丽，必要时可利用切除指存在的肌腱移位，重建拇指功能。

3. 掌骨型（WasselⅤ、Ⅵ型）　多数情况下切除发育较差的桡侧指，然后将发育较好的尺侧指以带血管神经蒂的移植方法移位至桡侧。术前必须进行血管造影。手指移位后，应将拇短展肌的远端缝合固定于近节指骨上。最后修剪皮肤闭合创面。分叉型常需要作掌骨颈部截骨术。

4. 三指节型（WasselⅦ型）　将一侧指用带血管神经蒂的移植方法移位至切除指的残端。有时还需要作关节切除和固定术。若两指均发育不良，则可将二指合并成一指。

5. 小指多指畸形　比较少见，治疗上可参照上述方法处理。而示指、中指、环指多指畸形相当罕见，可根据不同的病例进行相应的处理。

（五）并指畸形

【概况】　并指畸形的发病率仅次于多指症。据Bunnell报道，发生率为1/3000~1/1000，男女比例为2：1。好发部位依次为中、环指间，环、小指间，中、环、小指间，而拇、示指间较少见。并指畸形常有手的生长发育方面的障碍，手术后难以完全恢复正常。

【分类】

1. 皮肤并指　单纯软组织相连，手指间皮肤相连呈蹼状软组织桥，可仅涉及两指，也可涉及多指。

2. 骨性并指　指骨融合，此时除皮肤软组织相连外，可同时有指甲、肌腱、指骨也相连，多数为末节指骨融合和指甲融合。

3. 复合性并指　指骨发育紊乱并指畸形，如短指并指畸形，周缘发育不良合并的桥状并指，拇、示指间部分并指，发育不全指并指，数目变异并指，裂手并指等。

【治疗】　并指矫正手术以在3岁左右进行较好。过早手术，手术操作和术后固定均较困难。只在少数病例中，如并联的手指因发育不均互相牵制，出现侧偏等倾向时，方可适当提早手术，以防止骨性畸形发展加重。

治疗主要是进行“Z”字皮瓣整形和游离植皮术（图1-1-2-13）。

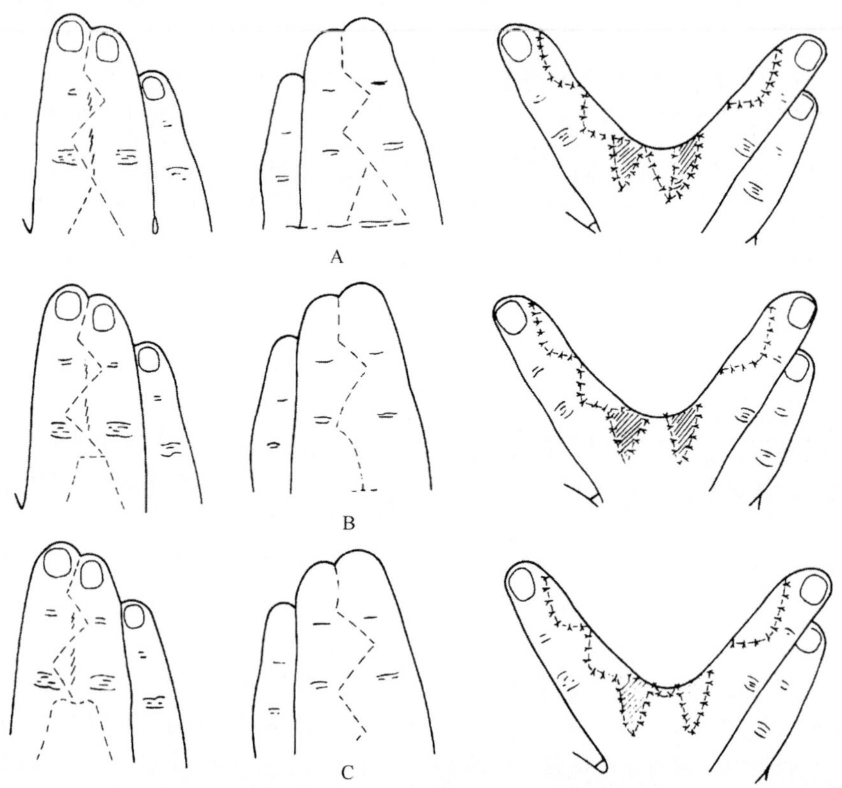

图1-1-2-13　并指的“Z”字整形术（引自顾玉东）

A.三角形皮瓣法；B.矩形皮瓣法；C.双叶状皮瓣法

（张世民　刘大雄）

第三节　先天性下肢畸形

一、先天性髋关节脱位及髋发育不全

本病过去称为CDH（congenital dislocation of the hip），考虑到“congenital”一词主要指出生时的状态，涵义较为局限，1991年北美小儿骨科学会提出将CDH更名为DDH（developmental dysplasia of the hip），不仅反映患儿出生时的髋关节状态，还包括出生后发育过程中的髋关节畸形演变过程，该病的病理状态包括髋关节发育不良、髋关节的半脱位和脱位。Hipkocsates早在公元前就曾描述本病，之后众多学者对其进行大量研究，但本病的早期诊断和治疗至今仍然是一个尚未完全解决的课题。

（一）流行病学

存活儿童发病率为1%。左侧多于右侧，双侧脱位者以右侧为重。脱位多见于女性，男与女之比为1∶5~1∶6。据统计，头胎特别是臀位产占较高的发病率，约有16%的臀位产并发先天性髋关节脱位。在不同地区发病率不同，在我国北方的发病率高于南方：据统计华北地区的发病率为3.8%，华东地区为1.1%，华南地区为0.7%。

（二）先天性髋关节脱位及髋发育不全的病因

有许多理论阐述先天性髋脱位的病因，如机械因素、内分泌诱导的关节松弛、原发性髋臼发育不良和遗传因素等。臀位产有异常屈髋的机械应力，可导致股骨头后脱位。韧带松弛曾被认为是重要发病因素，妊娠后期母亲雌激素分泌增多会使骨盆松弛，有利于分娩，也使子宫内胎儿韧带产生相应松弛，在新生儿期较易发生股骨头脱位。但很难以单一的因素来解释本病的原因，一般认为遗传和原发性胚质缺陷对发病可能起重要作用。胎儿的髋关节开始是间质性软骨形成的裂隙，先呈深凹圆形，然后逐渐变浅，呈半圆形。出生时髂骨、坐骨及耻骨仅部分融合，髋臼窝极浅，所以分娩时胎儿髋关节有很大的活动幅度，以使胎儿容易通过产道。因此，胎儿在出生前后这段时间内，最容易发生脱位。若胎儿下肢置于伸直内收位，股骨头不易置于髋臼的深处，极易脱位。

（三）先天性髋关节脱位及髋发育不全的病理

出生时以关节囊松弛为主要病理改变，随着年龄增大和脱位程度加重，特别是开始行走后，可逐渐出现下列病理变化：

（1）关节囊伸长，与髂骨粘连，中部狭窄呈驼铃状。

（2）髋臼盂唇增厚，开始为外翻，随行走增多而成内翻。圆韧带增长变粗，横韧带肥厚。髋臼因缺乏股骨头的正常压力刺激而发育不良，变浅并呈斜坡状。

（3）股骨头骨骺发育延迟，甚至缺血性坏死。股骨颈前倾角和颈干角增大。

（4）股内收肌挛缩，臀肌松弛。

（5）髂骨翼处形成假臼。骨盆倾斜和代偿性脊柱侧凸。

（四）先天性髋关节脱位及髋发育不全的分类

【根据股骨头与髋臼关系分类】 一般可将其分为以下3种类型。

（1）先天性发育不良：股骨头仅略向外移，Shenton线基本正常，但CE角可减小，髋臼变浅，Dunn称为先天性髋关节脱位Ⅰ级。

（2）先天性半脱位：股骨头向外上方移位，但仍与髋臼的外侧部分形成关节，Shenton线不连续，CE角小于20°，髋臼变浅，属Dunn分类Ⅱ级。

（3）先天性完全脱位：股骨头完全在真性髋臼以外，与髂骨的外侧面形成关节，逐渐形成假髋臼，原关节囊则嵌夹于股骨头与髂骨之间，属Dunn分类Ⅲ级。

【根据脱位的程度分类】 孙材康参照Zionts的标准，分为以下四度（图1-1-3-1）：

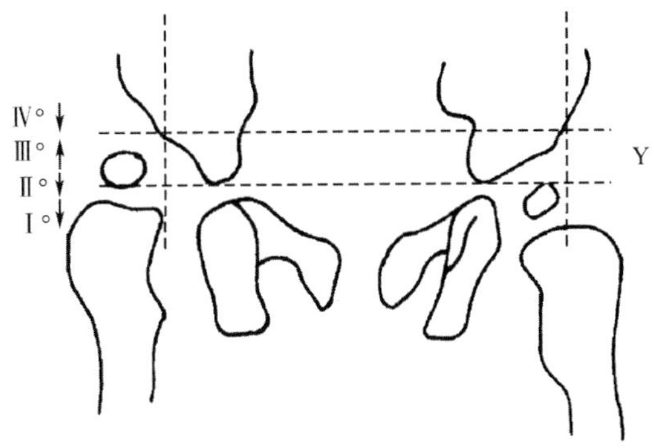

图1-1-3-1　先天性髋关节脱位四度分型示意图

（1）Ⅰ°脱位：股骨头骺核位于Y线以下，髋臼外上缘垂线之外。

（2）Ⅱ°脱位：股骨头骺核位于Y线与Y线的臼上缘平行线之间。

（3）Ⅲ°脱位：股骨头骺核位于臼上缘平行线高度。

（4）Ⅳ°脱位：股骨头骺核位于臼上缘平行线以上，并有假臼形成。

（五）先天性髋关节脱位及髋发育不全的临床表现

【新生儿和婴儿期的表现】

1. 症状

（1）关节活动障碍：患肢常呈屈曲状，活动较健侧差，蹬踩力量位于另一侧。髋关节外展受限。

（2）患肢短缩：患侧股骨头向后上方脱位，常见相应的下肢短缩。

（3）皮纹及会阴部的变化：臀部及大腿内侧皮肤皱褶不对称，患侧皮纹较健侧深陷，数目增加。女婴大阴唇不对称，会阴部加宽。

2. 检查

（1）Ortolani试验和Barlow试验：适用于自出生至3个月之间先天性髋关节脱位的，由Ortolani于1935年首先提出，Barlow加以改良。Ortolani的方法是将患儿两膝和两髋屈至90°，检查者将拇指放在大腿内侧，示指、中指则放在大转子处，将大腿逐渐外展、外旋。如有脱位，可感到股骨头嵌于髋臼缘而产生轻微的外展阻力，然后将示中指往上抬起大转子，拇指可感到股骨头滑入髋臼内时的弹动声音，即为Ortolani试验阳性。Barlow试验与Ortolani试验操作相反，检查者被动使大腿内收、内旋，将拇指向外上方推压股骨大转子，检查者可再次感到一个弹动声音。

（2）Allis征（Galezzi征，见图1-1-3-2）：新生儿平卧、屈膝85°~90°，两腿并拢，双足跟对齐，可见两膝高低不等。这是患侧股骨上移所致。

（3）套叠试验：患儿平卧位，患侧髋膝关节各屈曲90°，检查者一手握住股骨远端和膝关节，另一手压住腹股沟，在提推患肢膝部时，如感到大转子随之上下活动，称为套叠试验阳性。

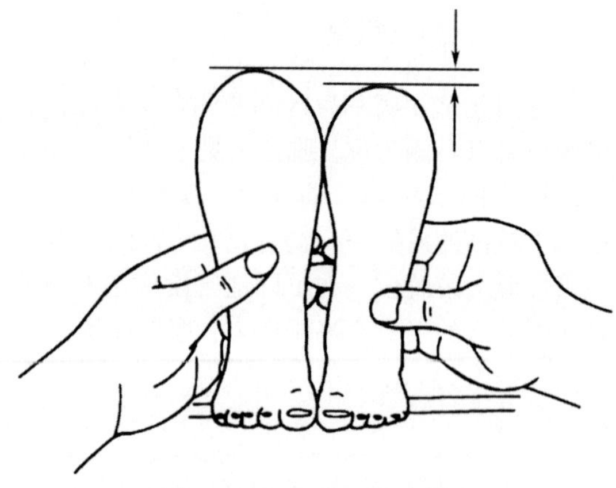

图1-1-3-2　Allis征示意图

（4）髋膝屈曲外展试验（图1-1-3-3）：患儿平卧位，髋膝关节屈曲，检查者双手握住患儿膝部，拇指在膝部内侧，其余的四指在膝部外侧，正常的婴儿一般可外展80°左右，若外展50°~60°称为阳性，如外展40°~50°为强阳性。

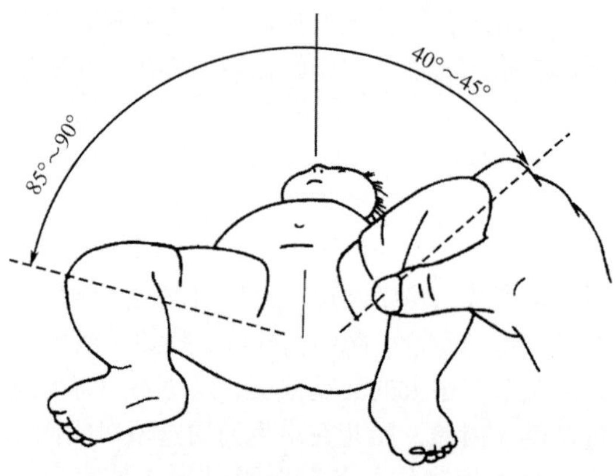

图1-1-3-3　髋膝屈曲外展试验示意图

【幼儿期的表现】

1. 症状

（1）跛行步态：跛行常是小儿就诊的唯一主诉。一侧脱位时跛行，双侧脱位表现为“鸭步”，臀部明显后突，腰前凸增大。

（2）患肢短缩畸形：除短缩外，同时有内收畸形。

2. 检查

（1）Nelaton线：髂前上棘与坐骨结节连线正常通过大转子顶点称为Nelaton线，脱位时大转子在此线之上。

（2）Trendelenburg试验（图1-1-3-4）：嘱小儿单腿站立，另一腿尽量屈髋、屈膝，使足离地。正常站立时对侧骨盆上升；脱位后股骨头不能托住髋臼，臀中肌无力，使对侧骨盆下降，从背后观察尤为清楚，称为Trendelenburg试验阳性，是髋关节不稳定的体征。

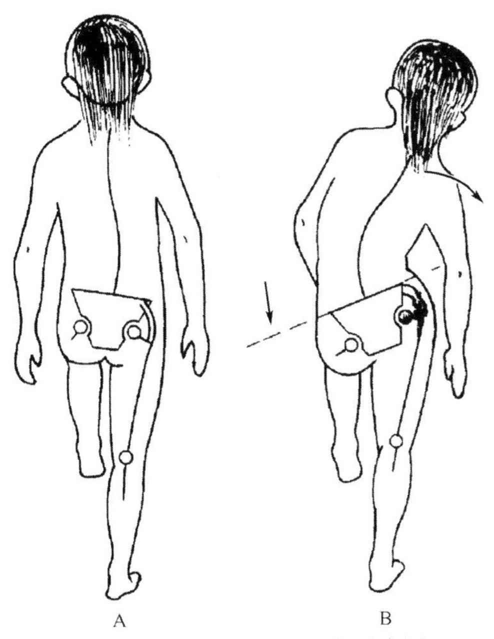

图1-1-3-4　Trendelenburg征示意图

A.正常；B.脱位

（六）先天性髋关节脱位及髋发育不全的影像学表现

【Von-Rosen（外展内旋位）摄片法（图1-1-3-5）】 婴儿仰卧位，两髋伸直并外展45°，尽力内旋位摄片。正常时股骨干轴线的向上延长线，经髋臼外缘相交于腰骶的平面以下。但脱位时此线则经髂前上棘相交于腰骶平面以上。然而个别患儿在外展、内旋位有自然复位的可能，结果表现正常。本法测量较为可靠，适用于新生儿期股骨头骨化中心尚未出现。

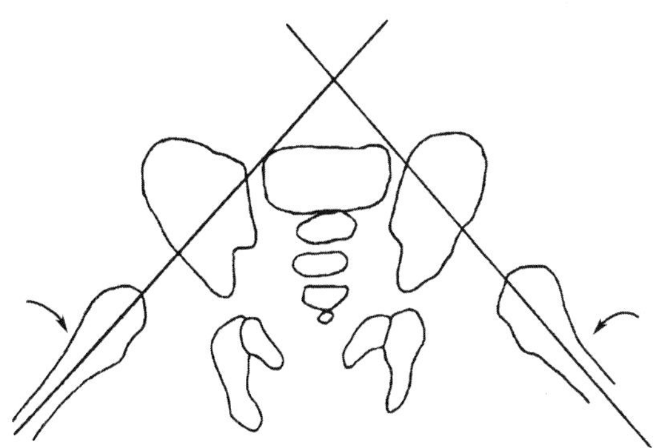

图1-1-3-5　Von-Rosen（外展内旋位）摄片法示意图

【Perkin象限（图1-1-3-6）】 当股骨头骨骺核骨化出现后可利用Perkin象限，即两侧髋臼中心连一直线称为H线，再从髋臼外缘向H线做一垂线（P），将髋关节划分为4个象限，正常股骨头骨骺位于内下象限内。若在外下象限为半脱位，在外上象限内为全脱位。

【髋臼指数（图1-1-3-6）】 从髋臼外缘向髋臼中心连线与H线相交所形成的锐角，称为髋臼指数，其正常值为20°~25°，当小儿步行后此角逐年减小，直到12岁时基本恒定于15°左右。髋脱位则明显增大，甚至在30°以上。

【CE角】 也称中心边缘角（center edge angle）（图1-1-3-7），即股骨头中心点与YY′线的垂线，髋臼外缘与股骨头中心点的连线所形成的夹角。其意义是检测髋臼与股骨头相对的位置，对髋臼发育不良或半脱位有价值。正常为20°以下。

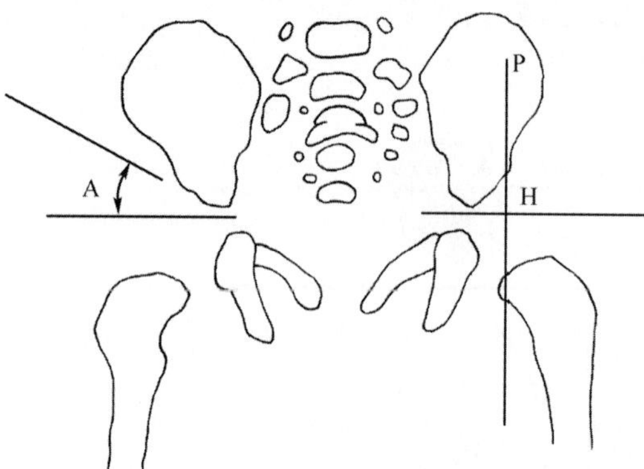

图1-1-3-6　Perkin象限和髋臼指数示意图

A. 髋臼指数；H.两髋臼中心连线；P.髋臼外缘与H线的垂线，HP形成Perkin象限

【Shenton线（图1-1-3-7）】 正常闭孔上缘弧形线与股骨颈内侧弧形线相连成一条连续的弧线为Shenton线，脱位时此线中断。

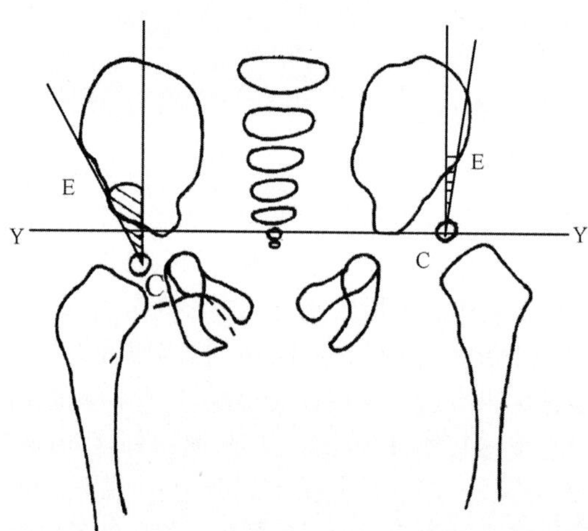

图1-1-3-7　CE角及Shenton线（虚线）示意图

【Simon线】 这是髂骨外侧缘至髋臼的外上缘，然后向下、向外，沿股骨颈外缘形成一条连续的纵弧线。脱位时，该弧线也中断。

【髋关节造影术（图1-1-3-8）】 髋关节在婴儿期股骨头尚未骨化，髋关节绝大部分属软骨，X线片不显影，故髋关节造影术有利于观察关节的透亮部分和软组织结构。方法是患儿平卧位，全身麻醉，在无菌操作下，自髂前上棘以下1.5~2cm插入18号带有针芯的穿刺针，进入皮肤后，向下、向内对准髋臼，直至触及髋臼，然后转向外进入关节囊，注入造影剂。正常髋关节可观察到：

（1）股骨头大小和形态。

（2）髋臼的软骨缘。

（3）环状区，即环绕关节囊的区域，可见透明区环绕股骨颈，将造影剂一分为二。

（4）横韧带，表现为造影剂内下的压迹。

（5）圆韧带。

先天性髋关节脱位时，如关节盂缘内翻，可在股骨头与髋臼间有充盈缺损，关节囊有明显收缩，髋臼内有带状阴影，表明为肥厚的圆韧带。

【CT扫描检查】 近来有些学者用CT扫描检查婴幼儿的先天性髋关节脱位，可看到骨的缺损、髋臼变形、引起脱位。并能看到骨的变化、软组织的嵌入、股骨颈的前倾及股骨头脱位的程度。

（七）先天性髋关节脱位及髋发育不全的治疗

本病的治疗原则是尽早诊断，及时治疗，如在出生后一旦确立先天性髋关节脱位的诊断，应立即开始治疗，可望获得一个功能接近正常的髋关节。而治疗开始时的年龄越大，效果越差。

【保守治疗】

1. 保守疗法的理论基础　保守疗法的理论基础是Harris定律，即头臼同心是髋关节发育的基本条件。为了实现复位后髋关节的稳定性，必须具备以下条件：

（1）选择一个维持髋关节稳定的姿势，传统的蛙式位是最理想的姿势，但它不利于股骨头的血液供应。

（2）根据不同年龄选择固定支具、夹板或石膏，要求稳定、舒适、方便、便于尿便管理，最好使髋关节保持适当活动。

（3）选择髋关节发育最适宜的年龄，年龄越小越好，一般以3岁以下为宜。

（4）头臼比例相称，如比例失调则不能维持髋关节稳定性，甚至失败。

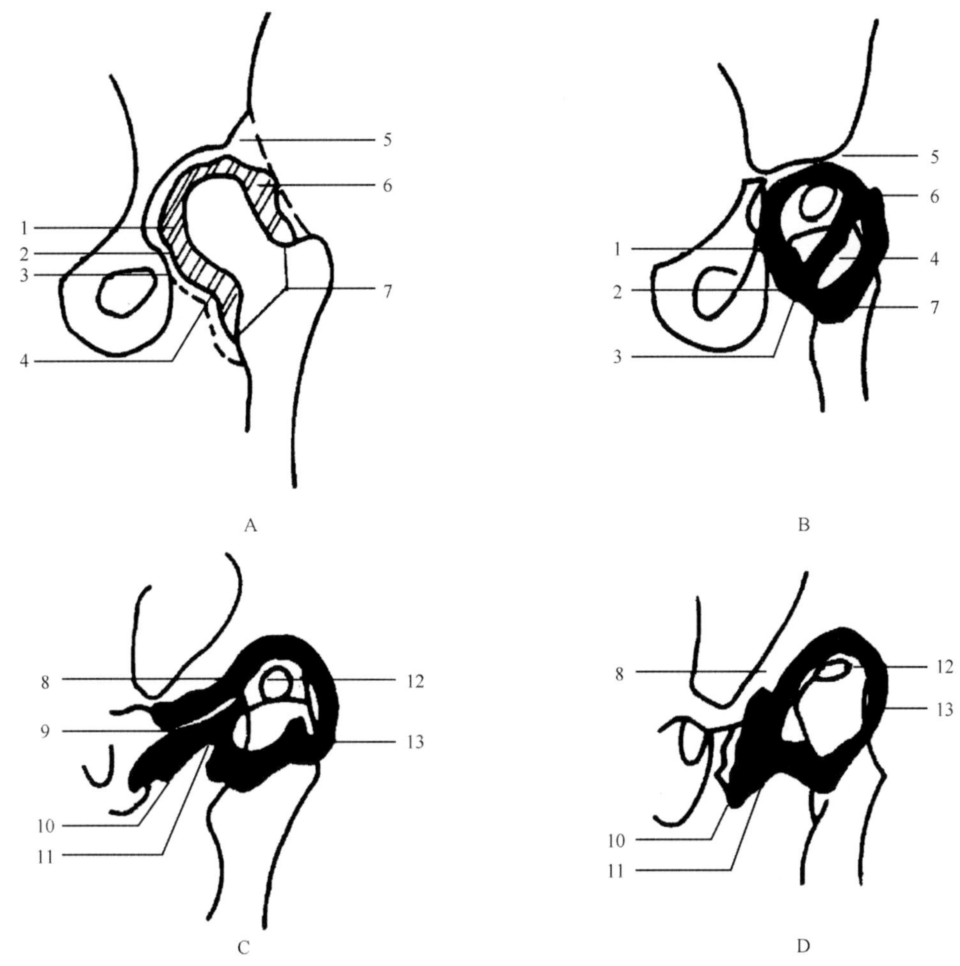

图1-1-3-8　髋关节造影投影图

A.正常髋关节冠状切面示意图；B.造影正常表现；C.先天性髋关节脱位之一；D.先天性髋关节脱位之二
1.髋臼隐窝；2.横韧带；3.髋臼下隐窝；4.环状韧带区；5.髋臼软骨缘；6.髋臼上隐窝；7.股骨颈隐窝；8.增厚内褶的髋臼缘；9.股圆韧带；10.关节囊髋臼部；11.关节囊中部；12.股骨头化骨核；13.关节囊头颈

（5）复位维持一定的时间，使其关节囊回缩至接近正常，去掉固定后可不再脱位，通常需3~6个月的时间，年龄越小，固定时间相应越短。以上原则应认真遵守。

2. 方法

（1）手法复位和各种夹板、石膏固定：手法复位后，年龄在1岁以下者可应用各种可调式夹板或支具。而1岁以上者由于年龄较大，复位易活动且力量较大，夹板与支具不稳而发生脱位，需用石膏固定2~3个月后再改用夹板或支具固定。若实现手法复位，为防止股骨头缺血坏死的发生，一般要采用以下各种措施加以预防。首先，要进行复位前牵引，以克服髋关节周围软组织挛缩，使肌肉松弛，以减轻复位后头臼间的压力。通常行悬吊皮牵引，若年龄2~3岁Ⅲ°脱位亦可选用骨牵引，一般牵引2~3周；其次，切断内收肌，旋股内动脉走行于内收肌与髂腰肌之间，当处于蛙式位时，此动脉受压而影响股骨头血供，因此内收肌切断不仅克服内收肌挛缩，对防止股骨头坏死有一定作用；第三，是全麻下轻柔手法，当全麻后肌肉松弛，有利于复位，手法要轻柔，采用一次复位的原则，即一次复位未获成功，切忌反复进行整复，这样会使股骨头反复创伤，所以一次复位未成功者，原则上应手术治疗。第四，用人位固定法，即从外展、外旋90°起，逐渐内收至发生脱位的角度，这两个角度间为安全范围，选择这个角度的中间值，如外展、外旋90°，内收至60°发生了脱位，其安全范围为30°，故人位为外展、外旋75°位，Ramsey指出其安全范围与内收肌挛缩程度有关，挛缩程度越重，安全范围越小，这个体位有利于预防股骨头缺血性坏死的发生。一般需固定6个月。

（2）影响复位因素：影响复位成功的因素较多，主要有：

1）髂腰肌挛缩横过关节囊前方，可使股骨头与髋臼分离，久而久之使关节囊粘连，甚至形成葫芦状关节囊或形成皮鼓状覆盖着髋臼口，因此复位难以实现。

2）盂唇过大，阻塞了髋臼，影响股骨头的复位。

3）头臼不相称，通常是髋臼过小过浅，包括圆韧带过长、增宽而影响了股骨头的回纳，造成复位失败。

（3）复位后髋关节发育的观察：股骨头与髋臼同心，创造了髋臼三角软骨与股骨头骨骺发育的基本条件，一般来说复位后股骨头发育较快，经观察复位后1~2年内两侧股骨头发育相等，达到正常水平。

【手术治疗】

1. Salter骨盆截骨术　Salter手术除了使股骨头复位之外，主要是使异常的髋臼方向变为正常的生理方向，相对增加了髋臼深度，使股骨头与髋臼达到同心（图1-1-3-9）。

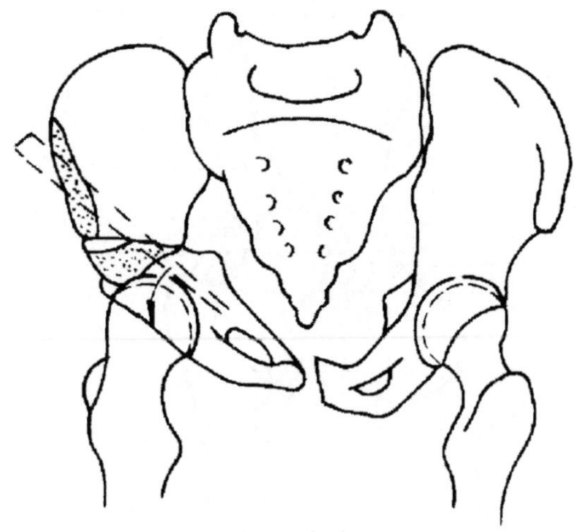

图1-1-3-9　Salter手术要点示意图

（1）适应证：年龄宜在1~6岁的髋关节脱位，包括手法复位失败者。髋臼指数应在45°以下，股骨头大小应与髋臼基本适应。

（2）术前准备：为了得到良好的手术效果，防止股骨头坏死并发症的发生，术前必须进行股骨髁骨牵引，小腿皮牵引，同时经皮内收肌切断，重量为每岁1kg牵引，一般以2周为宜，直至大转子达到Nelaton线上，床边X线片股骨头达到髋臼水平，如脱位过高，经大重量牵引而不到位者，应行股骨短缩术。

（3）手术步骤：选用全麻或硬膜外麻醉。仰卧位，患侧臀部垫高，取Smith-Peterson髋关节前外侧切口，注意保护好股外侧皮神经，于髂骨翼两侧切开至骨膜，行骨膜下分离，切断缝匠肌起点，分离切断股直肌起点，并向远侧游离，其下方即可见到旋股外侧动静脉，注意保护。切开髂腰肌筋膜，其内方为股神经，于髋关节屈曲外展位从小转子附着点切断髂腰肌，然后清除关节囊前方的脂肪组织，做“T”字形切开关节囊，检查髋臼及股骨头病理变化，切断圆韧带，切除部分增大的盂唇，清除髋臼脂肪、结缔组织和髋臼横韧带，使股骨头复位，头臼相适应，股骨颈部有粘连一并处理。此时游离关节囊，特别是前、上、后方，切除多余的关节囊，紧缩缝合，此步骤十分关键，是防止再脱位的重要措施，缝合后髋关节内收、屈曲不发生脱位为准。然后于髂骨翼两侧骨膜下分离，直达坐骨大孔，通过直角钳，引进线锯（图1-1-3-10），经坐骨大孔至髂前上、下棘之间截骨（图1-1-3-11），将截骨远端用敷布钳牵引向前、下、外方移位，取下髂骨翼一三角形骨块，嵌入截骨间隙（图1-1-3-12），用两枚克氏针将三角骨块与上、下截骨端固定（图1-1-3-13），置硅胶管密闭引流，逐层缝合。术后可用双髋外展位石膏支架固定。如术中前倾角过大（超过60°），应行股骨旋转截骨术。

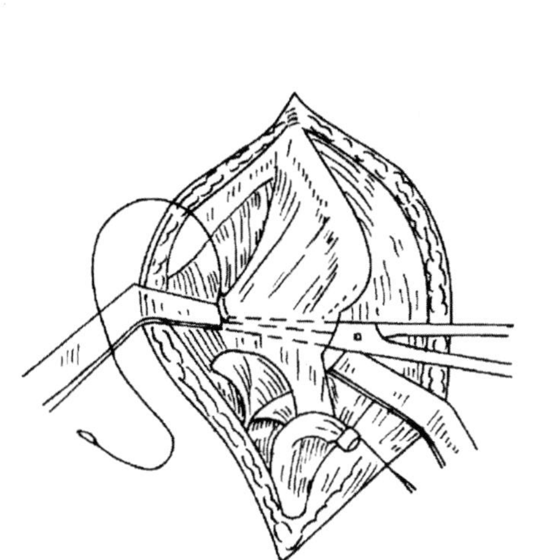

图1-1-3-10　经坐骨大孔穿入线锯示意图

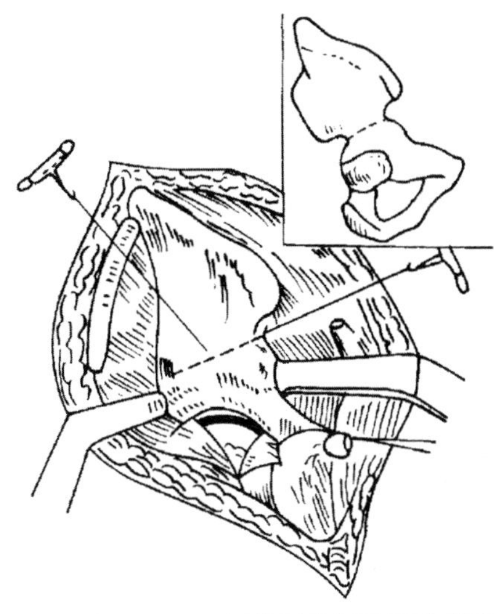

图1-1-3-11　用线锯截断髂骨示意图

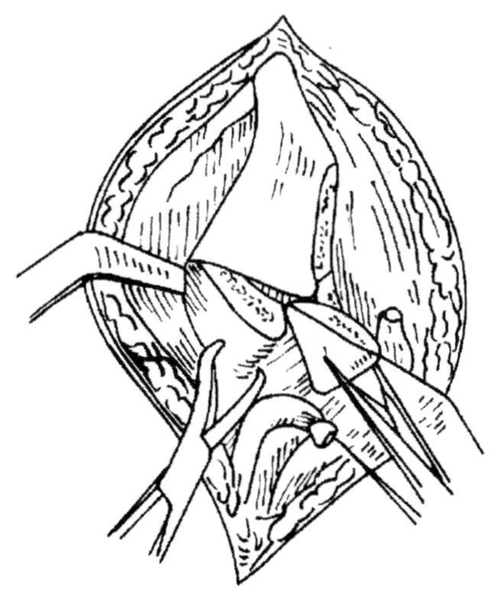

图1-1-3-12　取三角形髂骨块嵌入截骨端示意图

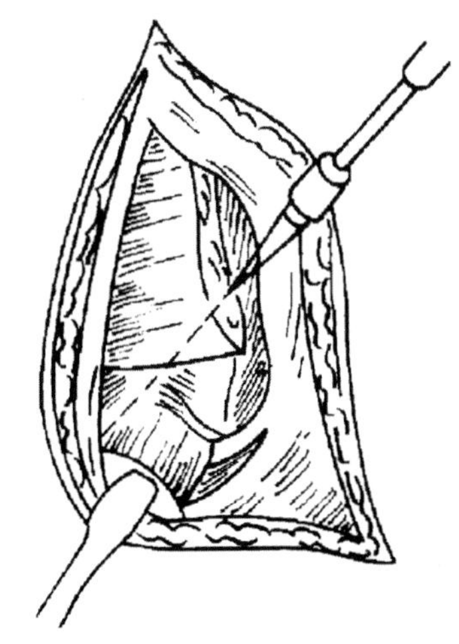

图1-1-3-13　克氏针固定嵌入骨块示意图

（4）术后治疗：应用全身抗生素1周，48小时后拔出引流管，1周可令患儿坐起，练习关节功能，4周拆除石膏，拔出克氏针，3个月内不能负重，3个月后如股骨头无无菌性坏死改变方可试行下地，练习功能。

2. Pemberton髋臼成形术　Pemberton髋臼成形术是通过髋臼上缘上1~1.5cm平行髋臼顶斜坡进行截骨，将髋臼端撬起，向下改变髋臼顶的倾斜度，使髋臼充分包容股骨头，达到髋臼形成正常形态（图1-1-3-14）。

（1）适应证：年龄超过7岁，或6岁以下髋臼指数超过46°者可选用本术式。

（2）术前准备：同Salter截骨术。

（3）手术步骤：麻醉及手术入路与Salter截骨术相同。于关节囊上方1cm处，用宽的弧形骨刀截开髂骨外侧皮质，从髂前下棘前方开始，向后方呈弧形截骨（图1-1-3-15），直至坐骨大切迹前方，当骨刀进入骨质内，立即使骨刀的方向沿髋臼向下，准确地凿至Y字形软骨的髋坐骨支的中心点，然后完全切开髂骨外侧骨皮质，于髂前下棘上方向髂骨内侧骨皮质凿一与髂骨外侧骨皮质相应的截骨线，并至后Y形软骨。截骨后矫正髋臼的方向是以髂骨截骨的后部内侧皮质的不同位置来控制，如截骨位置靠前时，髋臼顶向前旋转就少些，反之截骨部位偏后，髋臼顶向前旋转要多些，当双侧皮质完全截开后，在截骨端用宽弧形骨刀向下压，使上下两段髂骨前后缘至少有2~3cm距离，这取决于髋臼发育不良的程度。然后从髂骨面上凿一前后方向的沟，再从髂前上棘上方取2~3cm楔形骨块，将此骨块嵌入髂骨两粗糙面内的沟内，将髋臼保持矫正位置（图1-1-3-16）。使股骨头复位，缝合关节囊，置一引流管，逐层缝合。脱位高者多需短缩截骨。

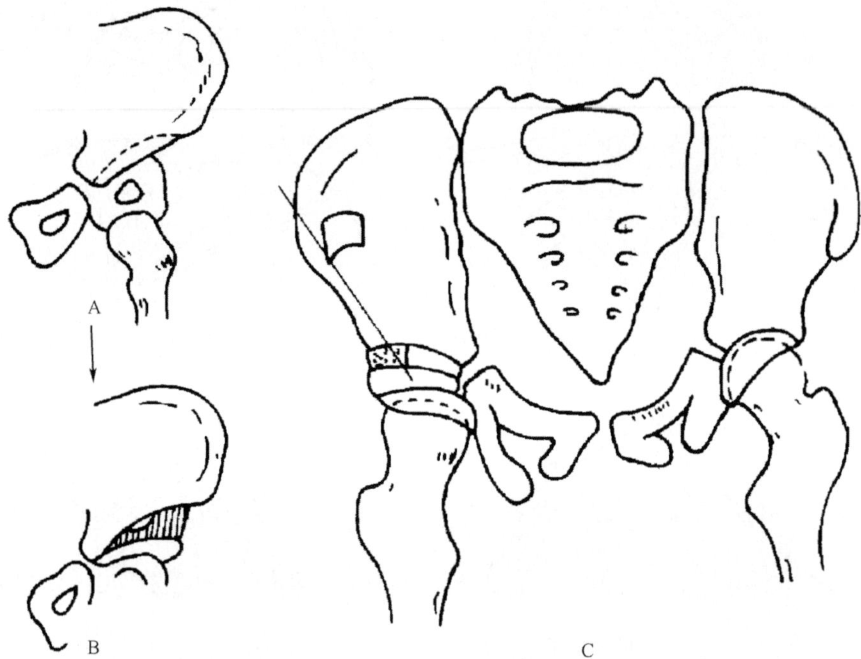

图1-1-3-14　Pemberton髋臼成形术示意图

A.截骨线；B.髋臼成形、植入骨块；C.术毕外观

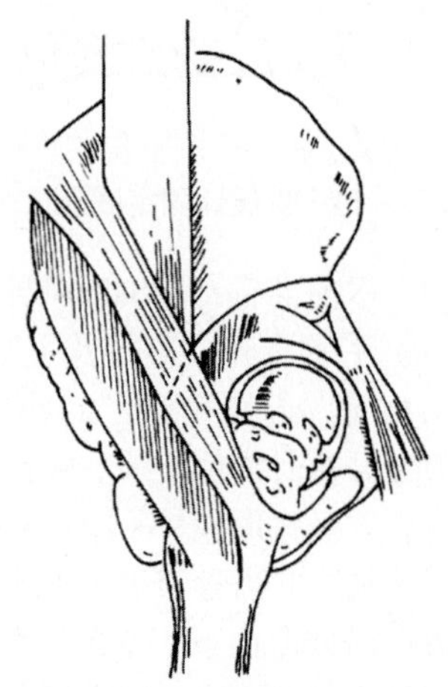
图1-1-3-15　髋臼截骨线外上方观示意图

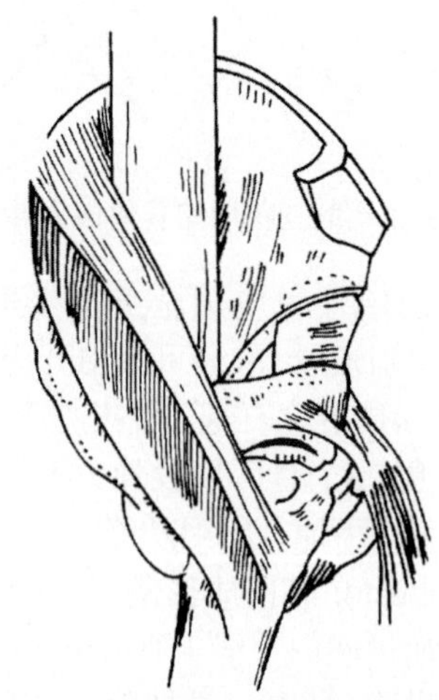
图1-1-3-16　截骨面嵌入楔形骨块外侧观示意图

（4）术后处理：也与Salter截骨术相同，石膏固定时间应为6~8周，负重时间应推迟至3~6个月。

3. 股骨旋转截骨术及股骨短缩截骨术　股骨旋转截骨术适用于前倾角在45°~60°或以上者，应与上述手术同时进行，一般于小转子下截骨，通常用线锯，截骨后近截骨端内旋或远截骨端外旋，用4孔钢板固定，但要注意矫正不要过度。

股骨短缩截骨术适用于年龄偏大，Ⅲ°脱位，特别是术前牵引未到位者，亦在小转子下截骨，短缩2cm左右，也可同时矫正前倾过大，然后也用4孔钢板固定。

（八）先天性髋关节脱位及髋发育不全治疗后并发症

无论保守疗法还是手术治疗均可并发股骨头缺血性坏死，而手术治疗还可发生再脱位和关节僵硬，需在治疗中注意预防。

【股骨头缺血性坏死】 此系医源性并发症，主要是机械性压力致动脉缺血所致。Salter提出5条诊断标准：

（1）复位后1年，股骨头骨骺核仍不出现。

（2）复位后1年，现存骨骺核生长停滞。

（3）复位后1年，颈部变宽。

（4）股骨头变扁，密度增加或出现碎裂现象。

（5）骨头残余畸形包括：头变扁变大、扁平髋、髋内翻、颈短宽等。

【术后再脱位】 术后再脱位虽然发病率不高，一旦发生则预后不良，可发生股骨头坏死和关节僵硬，应尽力预防。其产生的原因主要是关节囊紧缩不理想，这是最常见原因；其次为前倾角过大而未给予矫正；头、臼不对称，处理不好等原因。应加强预防，一旦发生应及早手术处理。

【髋关节运动受限或僵硬】 此并发症较为常见，年龄越大，发生率越高，脱位股骨头位置越高，髋关节周围挛缩越重，若未行矫正，极易发生髋关节运动受限或僵硬，特别是术后应用髋人字形石膏固定者更易发生，应加强术后的早期关节功能锻炼，采取髋关节外展石膏支架，术后1周应坐起练习活动。也可不用石膏固定，术后采用持续性被动活动（continous passive motion,CPM）进行关节功能锻炼。

二、先天性髋内翻

本病亦称发育性髋内翻，系幼儿时发生的股骨颈干角进行性减少所致畸形。正常颈干角为120°~140°，儿童为135°~145°。若颈干角小于120°，称为髋内翻。

（一）先天性髋内翻的病因

先天性髋内翻的原因不明，多种因素可能与其发病有关。有人认为它是一种生长性紊乱，属于股骨近侧段发育不完全病损的一种，有人认为是外伤所致，有人则强调与内分泌有关，也可能与家族遗传有关。

（二）先天性髋内翻的病理

在胎儿发育阶段，股骨近侧骺板伸展于股骨上端，表现为月牙形软骨柱，很快分成颈的骨骺部分和大转子的骨骺部分。颈的内侧部分成熟较早，使股骨颈变长，而股骨头的骨骺则将在出生后6个月出现骨化中心。当股骨头颈骺软骨出现病损时，其病变是形成纤维组织代替正常的软骨内骨化，结果导致骺板断裂和消失。常呈一分离的三角骨块。随着儿童行走负重，逐渐发展为髋内翻。

（三）先天性髋内翻的临床表现

本病最突出的表现是日益加重的跛行，婴儿时症状不明显。早期以髋痛为主，之后患肢无力易疲劳，行走时身体摇晃、跛行。站立时，患肢呈外旋及轻度内收位，骨盆斜向患侧，脊柱出现侧凸畸形，在腰段凸向患侧，在胸腰段凸向健侧。患侧臀肌萎缩，臀纹比健侧下降，Trendelenburg征阳性。患者仰卧位检查，腹股沟部可触及增生的股骨头颈。大粗隆顶点高出Nelaton线，患髋外展、内旋及后伸明显受限。套叠试验阴性。

（四）先天性髋内翻的X线表现

颈干角进行性减小，股骨头骨骺线由水平变为垂直，在颈部近股骨头处有一个被裂隙分开的三角骨块，有两条透亮带穿越股骨颈，形成Y形裂隙。随着骨的生长，内翻越来越明显，髋臼出现适应性改变。可通过测定HE角来评定髋内翻的程度。HE角即双髋臼Y形软骨连线与股骨头骺板的延长线相交的角度，正常为25°（图1-1-3-17），HE角能够量化反映骺板转向垂直的程度。

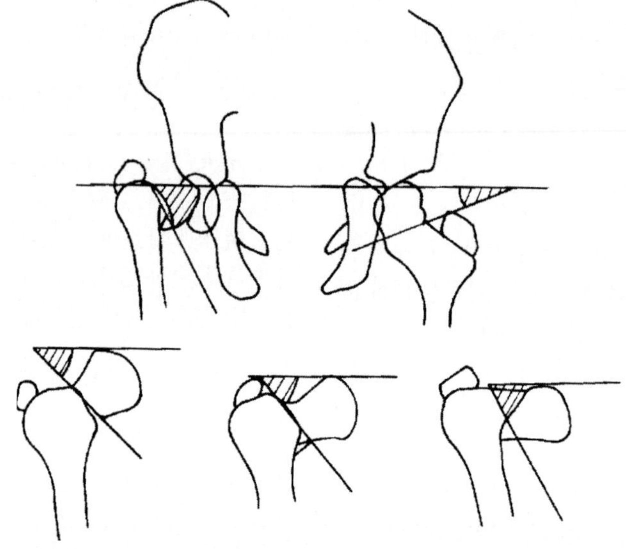

图1-1-3-17　HE角示意图

（五）先天性髋内翻的诊断与鉴别诊断

髋痛患儿，时有膝关节疼痛，下肢外展、内旋及后伸明显受限，应考虑本病。结合X线片上的特征所见，诊断并不困难。但本病应与骨软骨病及先天性髋关节脱位相鉴别。

【骨软骨病】 骨软骨病的病史、髋关节活动受限及肢体短缩等与轻度的先天性髋内翻相似，但在X线片上各有特点，骨软骨炎的股骨头颈无分离现象，头致密扁平，颈粗短。

【先天性髋关节脱位】 先天性髋关节脱位跛行出现较早，从幼儿学步时开始。检查股骨头在髋臼之外，大多数患者套叠试验阳性。

（六）先天性髋内翻的治疗

依据患儿年龄、髋内翻程度和影响功能的情况选择治疗方法。

【Y形截骨术】　适用于婴幼儿及小龄儿童，颈干角为80°~100°者。

采用股骨上端外侧切口，于大、小转子间做一Y形截骨，应根据髋内翻的程度设计好截骨量，长臂在上，位于大转子下与小转子上，短臂在下，根据设计好的截骨角度斜向长臂，短臂与长臂交叉处，要求距内侧骨皮质要有1/4直径长度距离，然后使截骨端对合，外侧皮质对齐，以预制的鸭嘴钢板或Blount尖形钢板行内固定术。术后可采用外展石膏支架，固定6~8周。该手术截骨后消除了纵行生长骺板的剪力，HE角明显缩小，是防止复发的力学基础。截骨后股骨短缩可随生长发育逐渐获得等长。

【Borden截骨术】 此方法适用于年龄较大儿童，且颈干角小于80°者。

通过股骨上端外侧切口暴露，于大转子下与小转子上截骨，切断髂腰肌，于大转子外侧面切除具有相应角度的骨皮质，将截骨的下端骨面与该处对合。将预制的Blount尖形钢板，其角度与预计矫正后的颈干角相一致，大转子顶端插入尖形钢板，远端与大转子截骨面对合好，用螺丝钉固定，术后采用髋外展位石膏支架，固定8周（图1-1-3-18）。

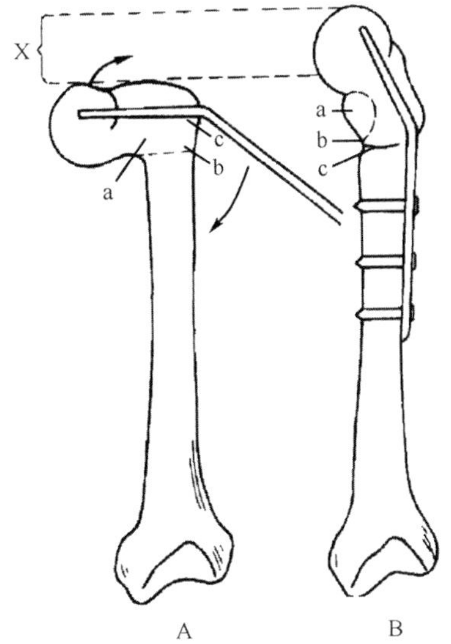

图1-1-3-18　Borden截骨示意图

A.截骨术前；B.截骨术后

a、b、c.标志点；X.截骨术后股骨头上升的距离

三、先天性髋关节外展挛缩和骨盆倾斜

本病在临床上较为多见，发病率高于先天性髋关节脱位，但由于症状较轻而常被忽视。

（一）先天性髋关节外展挛缩和骨盆倾斜的病理

由于胎儿在宫内位置异常，髋关节一直处于外展位，臀中肌及关节囊外侧部挛缩，臀大肌及外旋肌群有不同程度的挛缩，髋臼发育及骨化延迟，对侧髋关节常有半脱位。

（二）先天性髋关节外展挛缩和骨盆倾斜的临床表现

患儿多呈蛙式卧位，患侧下肢处于外展位，活动较少。骨盆固定时，髋不能内收、内旋，患侧髂前上棘、髂嵴较健侧低，双侧臀纹不对称。当双下肢并拢时，健侧骨盆向上，患侧骨盆下沉，腰椎弯向健侧，凸向患侧。只有当患侧肢体外展时，骨盆才能位于正常水平位，脊柱成一直线。年龄增大后走路笨拙，呈划圈状步态，下蹲困难。

（三）先天性髋关节外展挛缩和骨盆倾斜的X线表现

在外展45°位拍摄髋关节正位X线片，可见髋臼顶的骨化延迟，这是由于患髋外展畸形后健侧内收挛缩，内收侧的股骨头对髋臼发生的中心压力较少。有时内收侧可能出现半脱位。

（四）先天性髋关节外展挛缩和骨盆倾斜的诊断

依据以上症状和体征诊断并不困难，但因与先天性髋关节脱位相似，需注意鉴别。先天性髋关节脱位患儿Ortolani和Barlow试验阳性而Ober试验阴性。而本病Ortolani和Barlow试验阴性而Ober试验阳性。本病引起骨盆倾斜、脊柱代偿性侧弯，故需与先天性脊柱侧凸及半椎体鉴别。后者髋内收不受限，且X线可排除先天性脊柱畸形。

Ober试验：患儿侧卧，患侧在上，健侧髋、膝屈曲。检查者立于患儿背后，一手固定骨盆，一手握持患侧踝关节上方，使髋、膝在90°屈曲位充分外展，而使下肢过伸并内收大腿，若下肢能贴于床上即为正常（阴性），若不能则为不正常（阳性），此时保持的外展度数可表示挛缩的程度。

（五）先天性髋关节外展挛缩和骨盆倾斜的治疗

一旦确定诊断应早期治疗，保守疗法为俯卧位，患肢膝关节屈曲并抬起大腿伸髋，再使大腿内收内旋，每天进行10~20次，每次10~20回矫正，轻者1~2个月可基本矫正。病情严重者可住院行患侧水平皮牵引2~3周，然后用患髋内收、内旋、伸直位，健侧髋关节屈曲90°、外旋80°、外展90°剪式石膏固定，一般固定4~6周。当石膏治疗无效者可采用手术松解髂胫束及挛缩的臀肌，一般均能收到良好效果。

四、股骨扭转畸形

股骨颈与股骨干之间形成的股骨颈前倾角，被认为是正常的股骨扭转。当股骨发生向内或向外扭转超出正常的前倾角时，即为股骨扭转畸形。前倾角过大，小儿行走呈内八字足；前倾角过小，呈现外八字足。Mesweeney认为这种股骨扭转畸形可能与小儿长时间不正常的睡眠姿势有关。

（一）股骨扭转畸形的临床表现

早期表现行走步态笨拙，姿势异常，有内八字或外八字样步态，这决定于股骨前倾角的大小，内八字样步态者患侧髌骨指向内侧，足趾指向内侧，坐位时髋关节内旋，大腿内侧肌内着椅面，小腿转向外侧，髋关节伸直时大腿内旋幅度增加，甚至可达90°，外旋受限。外八字样步态与此相反。

（二）股骨扭转畸形的治疗

一般的股骨扭转所致的内、外八字足畸形在生长过程中，可由家长督促患儿注意纠正步态，通常5~7岁多数可自行矫正。支具治疗一般无明显效果。对于前倾角过大、8岁以后仍不能矫正者，可行截骨术矫正，均可收到良好效果。

五、先天性膝关节脱位

（一）先天性膝关节脱位的病因

对此病病因说法不一，有的认为在胎内股四头肌退化，胎儿期肌性营养不良；有的认为是膝关节位置异常所致。

（二）先天性膝关节脱位的病理

先天性膝关节脱位常合并有肢体骨骺发育异常，并伴有膝关节前方关节囊和股四头肌发生挛缩；可出现髌骨发育不良或缺如，股外侧肌有纤维性变等；髌骨向外侧移位，髂胫束和股外侧肌间隙增厚；膝十字韧带变细或缺如。

（三）先天性膝关节脱位的临床表现

患者有膝关节过伸，膝关节屈曲受限，股四头肌紧张呈挛缩状，髂胫束紧张，髌骨多移至膝关节外侧，胫骨平台位于股骨前方呈半脱位或全脱位。

（四）先天性膝关节脱位的X线表现（图1-1-3-19）

胫骨及股骨内外髁发育不良，髌骨移位至股骨髁的外侧，侧位可见胫骨向股骨前上方移位，重者胫股关节关系失去正常形态。

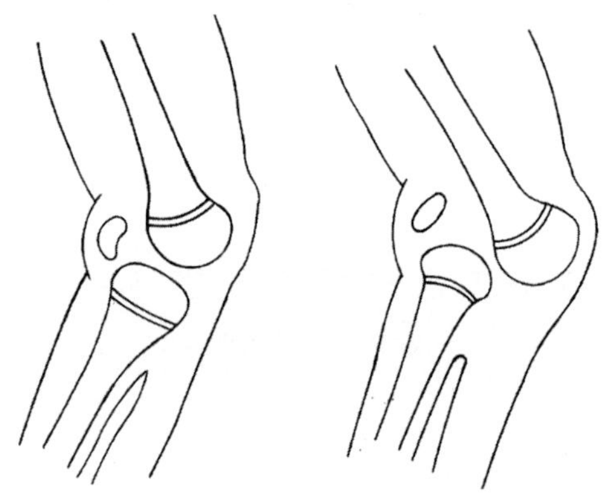

图1-1-3-19　先天性膝关节半脱位、脱位示意图
A.半脱位；B.全脱位

（五）先天性膝关节脱位的治疗

【保守治疗】 适用于新生儿和婴儿轻度或半脱位者，可用支具或石膏治疗，膝关节保持屈曲位，持续固定1年左右。对幼儿可先用骨牵引松弛挛缩的软组织，再采用支具或石膏固定。

【手术治疗】

1.软组织松解术

（1）适应证：年龄2岁前，病变较轻者应用此手术。

（2）手术方法：通过内前方切口显露出股四头肌、髌骨和髌韧带，Z形延长股四头肌腱，切断膝关节内粘连组织，将关节囊前侧给予切开，使膝关节尽量屈曲达90°，石膏固定8周（图1-1-3-20）。若关节形态异常，畸形不能矫正，软组织松解后活动仍受限，可同时做股骨远端或胫骨近端截骨术，选择截骨部位决定于股骨或胫骨畸形严重程度，然后用不过伸的石膏或支具保持膝关节的位置，至少需固定1年左右。

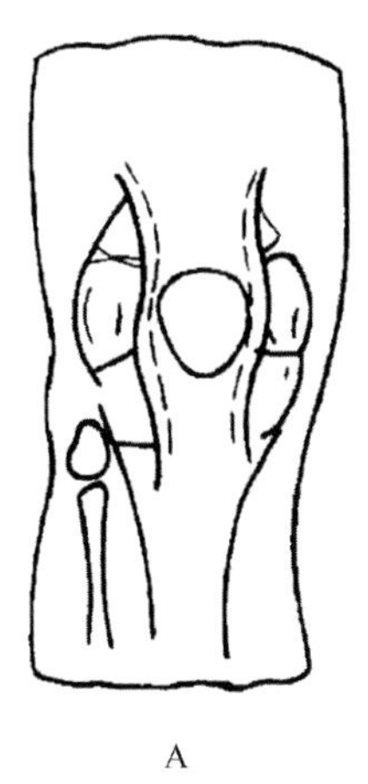

A

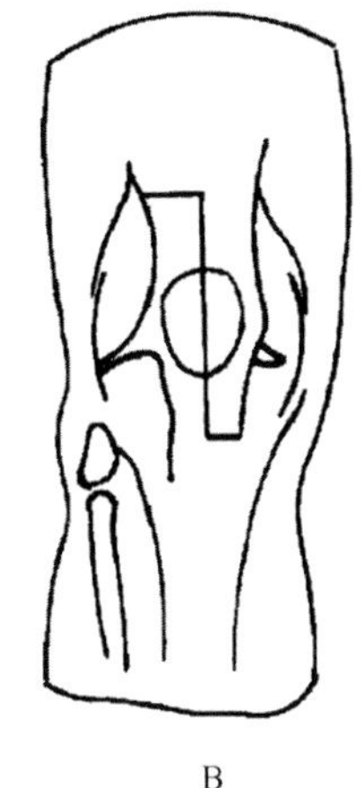

B

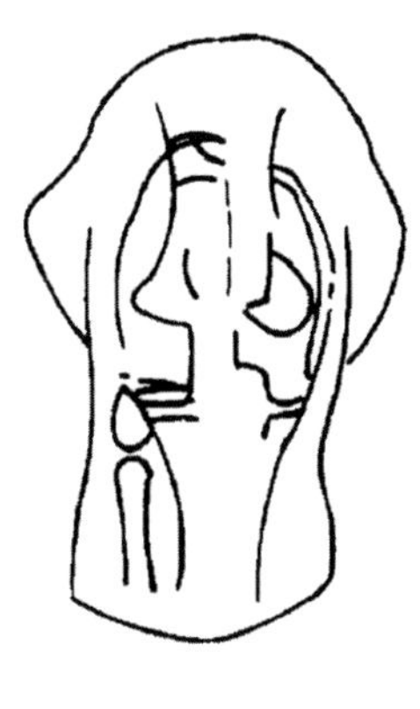

C

图1-1-3-20　软组织松解术示意图

A.膝关节内侧切口并显露髌韧带；B.髌韧带“Z”形切开；C.膝关节周围组织松解，延长髌韧带

2. Curtis和Fisher手术

（1）适应证：本术式适用于3岁以上膝关节全脱位者。

（2）手术方法：于大腿内侧上至股骨小转子，下至胫骨粗隆，显露前方大腿肌肉，于髌骨上方将股四头肌做倒V或Z形延长，横切开膝关节前方关节囊，向后伸延至内、外侧副韧带，松解髌韧带外侧部分，使髌骨移至髁间窝的正常位置上，若髂胫束和侧副韧带紧张亦同时做Z形延长术，以股骨长轴为准，使髌骨恢复到正常状态，再缝合延长的股四头肌等，保持膝关节在屈曲30°位置，用长腿管型石膏固定，术后6周拆除石膏，开始自动与被动相结合方式锻炼，10~12周可开始负重，年龄较大患儿，再坚持用支架1年左右（图1-1-3-21）。

六、先天性膝关节过伸

一般新生儿生后膝关节均过伸20°以下，当过伸超过20°即可称为过伸，当过伸合并有半脱位或全脱位，即为先天性膝关节脱位。

（一）先天性膝关节过伸的病因

少数有遗传史，有人认为是膝关节韧带发育不良而继发此畸形，也有人认为是胎儿在宫内位置不正而受压的结果。

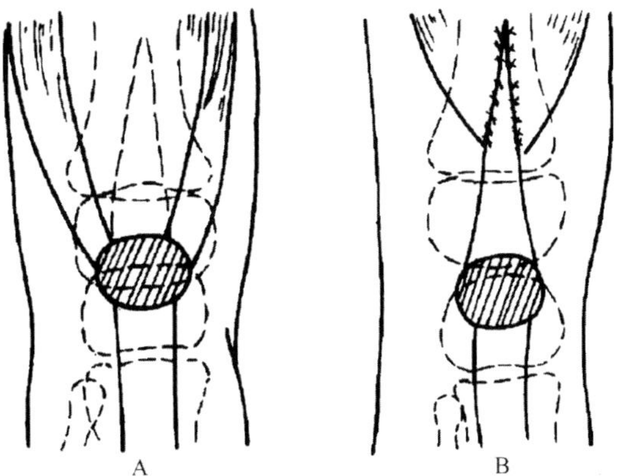

图1-1-3-21　Curtis和Fisher手术示意图

A.切口；B.延长缝合

（二）先天性膝关节过伸的病理

同先天性膝关节脱位。

（三）先天性膝关节过伸的临床表现

膝关节过伸位，是指其伸角度在20°~120°，膝关节屈曲0~90°，被动屈曲膝关节放松仍可弹回过伸位，股骨双髁向腘窝突起，胫骨内旋，侧副韧带被拉长，膝关节侧方运动范围增大。

X线表现：胫骨向前、向上及侧方移位，胫骨平台向后倾斜等改变（图1-1-3-22）。

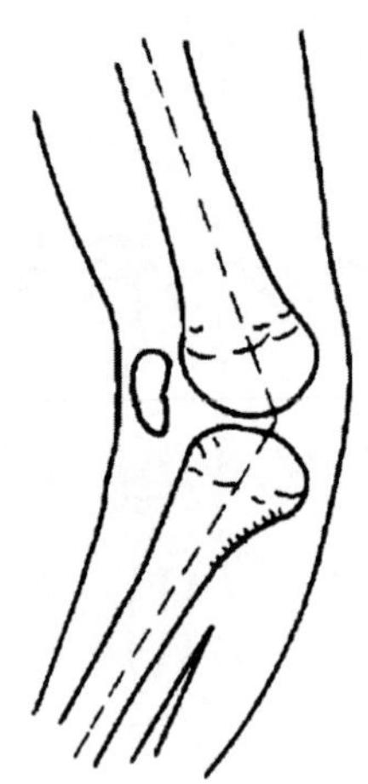

图1-1-3-22　先天性膝关节过伸示意图

（四）先天性膝关节过伸的治疗

1. 石膏矫正　新生儿期应用手法矫正，膝关节屈曲位，用石膏固定，2周换一次，待畸形矫正后，可改用矫形支具固定。一般可矫正畸形。

2. 手术治疗　确对合并膝关节脱位、半脱位者，宜在2岁以前采用手术治疗，常用的手术为将股四头肌行Z形延长，以使膝关节尽可能屈曲，关节囊缺损时，用筋膜、脂肪组织覆盖，术后膝关节屈曲90°，用石膏固定8周，后用支具固定，使关节完全伸直为止。

七、先天性胫骨假关节

先天性胫骨假关节是先天性胫骨形成不良或失败的总称，有多种特定的类型，各型有自己独立的病理、病程和预后。多见于胫骨中下1/3交界处，男性略高于女性，多为单侧，同侧腓骨也可累及。少数患者有遗传史。

（一）先天性胫骨假关节的病因

发病原因不明，很多学者认为此症与软组织内及骨内的神经纤维瘤有密切的联系。其他的假设如局部血供障碍、子宫内损伤、产伤骨折、全身性代谢紊乱、血管异常等，但都未能证实。由于先天性胫骨假关节与神经纤维瘤和纤维结构不良症有密切关系，有学者认为三者可能为同一病因，有不同的临床表现。

（二）先天性胫骨假关节的病理

很多学者认为先天性胫骨假关节与神经纤维瘤病有关，同时可在皮肤上有典型的神经纤维瘤性皮下结节。这些成纤维细胞性团块是由于该区域内神经径路的改变，产生生长异常，假关节处往往有增厚的骨膜和很厚的纤维组织袖。McElvenny认为这种错构瘤性的增殖软组织将阻碍骨的形成和正常骨痂生长，厚的纤维环卡压骨组织，减少血液供应，引起骨萎缩。按照Boyd的病理观察，认为Ⅱ型的病理变化是一种侵袭性的溶骨性纤维瘤病，年龄越小，侵袭性越大。随着年龄的增长，其侵袭性也减少；及至骨骺板闭合，纤维瘤病也丧失其侵袭性。所以在整个生长年龄中，即使出现骨性连接，也还会出现假关节，因此在青春期以前不要轻易得出治愈的结论。

（三）先天性胫骨假关节的分类

Van Nes将本症分为3型：

Ⅰ型　胫骨向前成角，假关节形成，伴有皮肤浅棕色素斑。

Ⅱ型　胫骨向前弓形弯曲，创伤或截骨矫形后出现假关节。

Ⅲ型　纤维异样增殖导致自发骨折，形成假关节。

在Van Nes分型基础上，Harding补充增加了第Ⅳ型：患儿开始无胫骨弓形弯曲、神经纤维瘤病和纤维结构不良症，后在儿童期出现胫骨假关节。

目前国际上较多采用Boyd分型。Boyd将本症分为6型：

Ⅰ型　前弯同时有假关节，出生时胫骨就有部分缺如，可有其他先天性畸形。

Ⅱ型　前弯同时有假关节，出生时胫骨有葫芦状狭窄，在2岁前可有自发性骨折或轻伤引起骨折，统称为高危胫骨，骨呈锥状、圆形和硬化，髓腔闭塞。此型最为多见，常伴有神经纤维瘤病，预后最坏，在生长期，骨折复发很常见，随着年龄增长，骨折次数将减少，至骨骺成熟，骨折也不再发生。

Ⅲ型　在先天性囊肿内发生假关节，一般在胫骨中1/3和下1/3交接处，可先有前弯，随后是骨折，治疗后再发生骨折的机会较Ⅱ型为少。

Ⅳ型　在胫骨中1/3和下1/3交接处有硬化段，并发生假关节，髓腔部分或完全闭塞，在胫骨皮质可发生“不全”或“行军”骨折，待折断后，不会再愈合，骨折处增宽而形成假关节，这类骨折预后较好，在骨折成熟不足之前治疗，效果较好。

Ⅴ型　在腓骨发育不良时，胫骨产生假关节，两骨的假关节可同时发生，若病损限于腓骨，预后较好，若病损发展至胫骨假关节，其发展过程类似Ⅱ型。

Ⅵ型　因骨内神经纤维瘤或施万瘤而引起假关节，这极少见，预后取决于骨内病损的侵袭性和治疗。

（四）先天性胫骨假关节的临床表现及影像学所见

【临床特点】 小腿短缩，瘦细，中下段呈成角畸形，容易发生骨折，经治疗不愈合而形成假关节。也可在出生时即骨折。患儿局部一般无肿胀疼痛不适感，全身皮肤常有散在浅棕色斑。

【影像学所见】 X线片见胫骨下1/3处向前外侧弯曲，凹侧骨皮质增厚，骨髓腔狭窄；腓骨可有相应的改变。X线片表现早期可与胫骨弯曲相同，或胫骨中、下1/3处有囊性变，骨质变薄，局部变细，髓腔狭窄或阻塞，发生骨折后久不愈合，逐渐两断端间骨质吸收、骨折端硬化，多数形成圆锥形，相当长的一段髓腔消失，腓骨多有相应的改变。必要时可选择CT扫描或MR检查作为补充。

（五）先天性胫骨假关节的诊断

主要根据单侧小腿中下1/3处有向前弯曲畸形，并无严重外伤史。多数患儿全身皮肤有散在性咖啡样色素斑或神经纤维结节，并结合X线表现即可确诊。

（六）先天性胫骨假关节的治疗

【治疗学概况】 本病的治疗至今仍是一个难题。可以采取的手术方法很多，如大块外置植骨、复合组织瓣移植、搭桥植骨、双外置植骨等，但效果均不满意，往往植骨被吸收而再骨折。随着显微外科的发展，开始采用吻合血管的腓骨移植或带血管蒂的腓骨转移，由于改善了局部的血液供应，使本病的疗效有了提高，但远期效果尚有待总结。

在治疗过程中有反复进行多次手术也达不到骨折愈合的效果，出现下肢短缩，以致造成残疾包括截肢的可能，这点必须充分向患儿家长说明。

尚未形成假关节而仅有胫骨弯曲者，进行手术矫正畸形是禁忌的，一旦手术必将形成假关节，造成不堪设想的后果。

对于未形成假关节者，胫骨内已形成囊样改变，应慎重进行囊肿切除搔刮植骨术，在骨组织完全修复前必须应用下肢支具保护，也许可避免假关节的发生。胫骨若有前外方弯曲，硬化严重者，应充分切除病变的骨膜，进行自家植骨固定，同时应用坚固的外固定可收到满意的效果。

对于已形成假关节者，手术年龄在6~7岁之后进行比较适宜，因年长儿骨骼较幼儿粗而坚硬，手术时可取足量的骨松质及足够长的骨板，对骨折愈合有保证。在等待手术时应用有确实作用的支具保护，防止弯曲加重及骨折发生，具有较好的骨愈合条件者也可尽早手术。

【几种常用的手术】

1. Boyd手术　此手术采用健侧胫骨骨板，剥去其上骨膜留有部分骨松质，用健侧的胫骨骨板固定于假关节处，再从髂骨取下骨松质植入固定。

手术于假关节处做一纵行切口，显露出假关节，切除所有增厚的骨膜和周围纤维组织，直至健康的肌肉和皮下组织，切除假关节病变骨质，直至出现骨髓腔为宜，必要时要钻通髓腔。此步骤是手术成功的关键。

此后在假关节胫骨内侧准备好植骨创面，修整成平面，最大限度地使植入骨板与胫骨紧密相接，植骨尽量多放于远侧端，但不可损伤骨骺板，整个骨板越长越好。为保持长度，胫骨上下端可有少许空隙，腓骨根据胫骨病变切除长度，可切除一部分或不切除，保持完整腓骨能增加胫骨的稳定性，然后上下端各用两枚螺钉固定胫骨植入骨板，在移植的骨板中间或胫骨上下端空隙中植入多量的骨松质（图1-1-3-23）。缝合皮下及皮肤，为保持局部血供，不要缝合深筋膜。术后用长腿石膏固定，对于肥胖儿可用单髋人字石膏固定，10~14天拆线再更换石膏固定4~6个月。拆除石膏后仍应用长腿支架，直至骨骼成熟。虽有骨性连接，但易产生再骨折，因此，外固定甚为重要，若发生再骨折应再次手术。

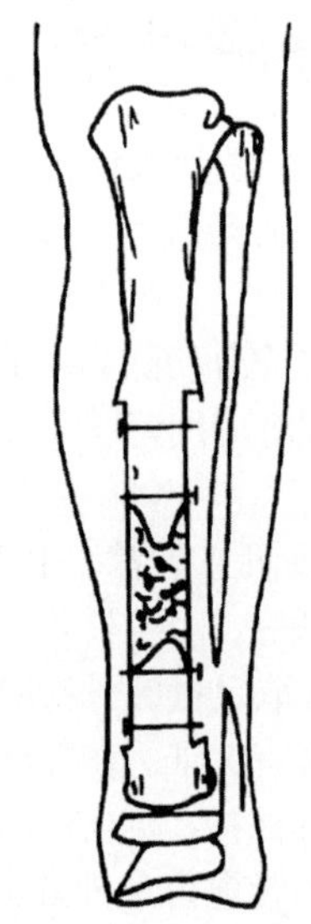

图1-1-3-23　Boyd 手术示意图

2. Sofield手术　此手术适应于胫骨假关节，远侧端胫骨过短者。于胫骨前方纵行切开，显露胫骨假关节上、下端，充分切除胫骨上、下端病变的软组织及骨质，应注意不应损伤胫骨下端的骨骺。扩大骨髓腔，于胫骨上端截断胫骨，将截下的胫骨颠倒，使其上端对准胫骨远侧端，用髓内针固定，若胫骨中间有空隙，可取对侧腓骨进行植骨，使上、下端紧密接触并应有一定的压力为佳（图1-1-3-24）。缝合骨膜、皮下及皮肤。术后应用长腿石膏固定3~6个月，但此期间可以负重以刺激骨生长。

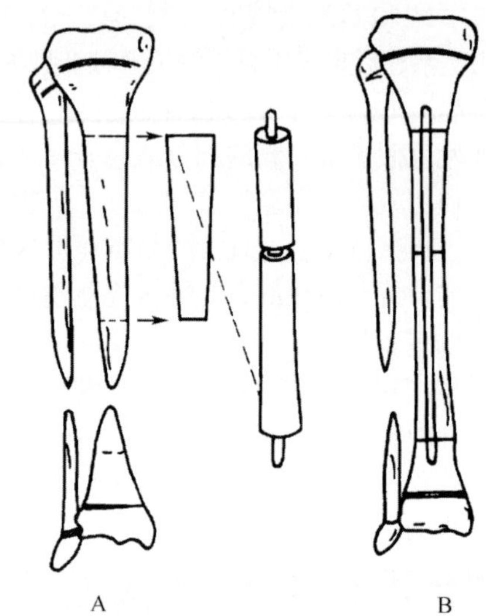

图1-1-3-24　Sofield手术示意图

A.设计与截骨；B.术毕正面观

3. 游离腓骨移植术　近年来由于显微外科的进展，应用健侧带血管蒂的腓骨移植取得了一定的效果，此手术要求在手术显微镜下进行，有专业的显微外科医生参加方可完成。手术年龄6~7岁，其成功率较高，对于年龄小者成功率较低，术后如何保持吻合血管的畅通是手术成功的关键。

4. Ilizarov一次加压一次延长术　彻底切除假关节病变部分，包括硬化骨、假关节之间纤维组织、病变骨膜，尽量使骨髓腔显露出来，从患儿髂骨取下松质骨块剪成骨柴及骨条，将骨条插入髓内，周围植入少许骨柴，应用Ilizarov外固定支架端加压固定，假关节上方再置以Ilizarov外固定支架，行干骺端骨皮质截骨，对短缩肢体进行延长（图1-1-3-25）。于术后第7天开始每天延长0.5~1mm，可分2~4次进行，每次延长0.25mm，不能过急，否则造成骨不愈合，一般可延长4~12mm，待延长长度达到要求后即停止延长，假关节完全愈合即可去除外固定支具。

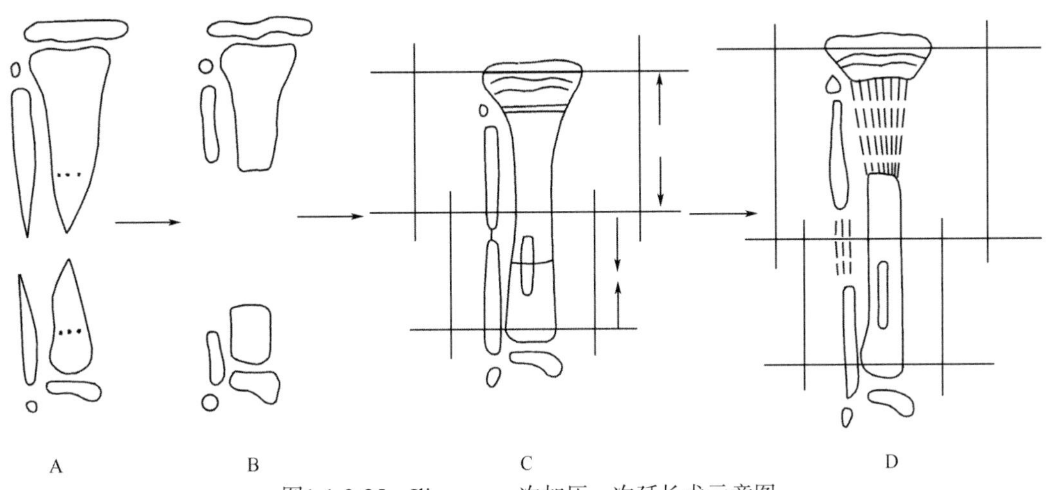

图1-1-3-25　Ilizarov 一次加压一次延长术示意图

A、B.截骨平面；C、D.分段延长与压（短）缩

八、先天性胫骨弯曲

先天性胫骨弯曲是指胫骨向前凸弯或向后凸弯，同时伴有向内或向外凸弯，腓骨也常出现同样的凸弯。

（一）先天性胫骨弯曲的病因

可能与胎儿在子宫内位置不正有关。有一些病例有遗传性。

（二）先天性胫骨弯曲的临床表现

一般发生在胫骨中、下1/3处，向前或向后凸弯是非常明显的，检查可见双侧下肢不等长。

（三）先天性胫骨弯曲的X线片所见

胫骨向前或向后凸弯，胫骨骨髓腔硬化、变窄或闭塞，其周围为增厚的软组织，弯曲部位还可见到囊性变，囊内多为发育不良的纤维组织。

（四）先天性胫骨弯曲的治疗

对胫骨向前凸弯畸形的患者，因与先天性胫骨假关节有联系，预后较差，对胫骨有正常髓腔，没有狭窄迹象或硬化高危胫骨，一般予支具保护，预防骨折。如发生骨折，应切除无血供、增厚的纤维组织和骨断端硬化组织，用自体双盖植骨螺丝钉固定，或外固定器加压固定。也可用电刺激促进骨折愈合，或腓骨带血管蒂移植治疗。而对胫骨向后凸弯畸形的患者，可采用手法被动松解前面紧张的软组织，晚间用支具固定，通常4岁前可矫正畸形，应经常检查。如肢体长度不能完全矫正或弯曲仍较严重，可行截骨手术或肢体延长术。

九、先天性胫骨缺如

先天性胫骨缺如要比腓骨为少，同侧可有其他异常，如髋关节发育不良、腓骨缺失、足骨缺失等。

（一）先天性胫骨缺如的分类

先天性胫骨缺损可分为3型（图1-1-3-26）。

Ⅰ型　完全缺失。

Ⅱ型　远侧胫骨发育不全。

Ⅲ型　远侧胫骨发育不良和远侧胫腓骨的骨性连接。

（二）先天性胫骨缺如的临床表现

患儿跛行或不能行走，小腿明显细而短缩，腓骨增厚，膝部不同程度挛缩。胫骨完全缺如时，胫骨嵴缺失，小腿明显内收，足内翻内旋畸形，足下垂，腓骨可代偿性增粗。胫骨髁后方可触及腓骨小头。当胫骨为部分缺损时，小腿向外侧弯曲畸形，腓骨移位少。

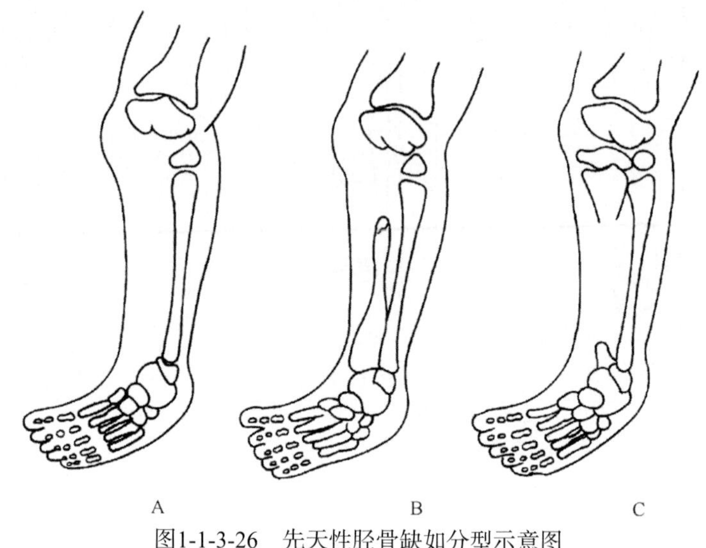

图1-1-3-26　先天性胫骨缺如分型示意图

A. Ⅰ型；B. Ⅱ型；C. Ⅲ型

（三）先天性胫骨缺如的治疗

【基本原则】 治疗以手术为主。对Ⅰ型病例，可采用Putti法治疗，或作膝关节解脱术，后者适用于明显膝关节屈曲挛缩或治疗后的屈曲挛缩复发。对Ⅱ型、Ⅲ型，治疗以胫腓骨融合为主，以稳定膝关节。对年龄较大的儿童，可作患侧胫腓骨骨性连接。若足不能放正，建议作踝关节解脱术或改良Boyd截肢术，将腓骨远端植入跟骨。不做膝以下截肢，以防止膝以下残端的骨过度生长。

【Putti手术方法】

1. 第一期手术　自股骨外髁外侧向下至小腿外侧中上1/3交界处做一纵行切口。解剖出腓总神经并保护。切开关节囊，暴露出股骨髁，分开位于股骨髁及腓骨上端间的关节囊组织。剥离腓骨上端股二头肌的止点，使腓骨上端进入股骨髁间凹。然后可选：

（1）股骨下端及腓骨上端的软骨面接触，形成活动关节。

（2）切除两者的关节面，达到骨性融合。由于膝关节后软组织短缩，硬性使膝关节伸直是不适宜的，故术后固定于30°~40°膝屈曲位。

术后髋人字石膏固定，每个月更换石膏时，同时逐步矫正膝屈曲及足下垂内翻畸形。6个月拆除石膏，改用支架，尽可能保持大腿与小腿轴线在一条线上，足在下垂位，垫高鞋垫，练习走路。

2. 第二期手术　在第一期手术后1年进行。经前外侧切口，显露出腓骨远端及与之形成关节的跗骨，解剖游离腓骨下端直至可置于跗骨上（多为距骨，无距骨时用跟骨），在跗骨上凿一骨槽，再将已做成新鲜创面的腓骨下端置入槽中，用钢板或螺钉固定。

术后足下垂位长腿石膏固定，3个月拆除石膏后换用支架，足底垫高。遗留膝关节屈曲畸形，可做股骨髁上截骨术。

手术后腓骨将生长肥大，可达到原大小的3~4倍，形似胫骨，可有部分功能，小腿短缩可采用延长术。

十、先天性腓骨缺如

在长骨先天性缺如中腓骨最为常见，但一般要到5岁以后，才能确定腓骨是否完全缺失。本病右侧较多见。

（一）先天性腓骨缺如的病因

在胚胎早期，肢体原基于8周前形成缺失，造成畸形。有人认为腓骨缺如继发于肢体肌肉的病变，腓骨肌和小腿三头肌的短缩将增强胫骨与足的应力，常引起小腿弓形和足下垂外翻。

（二）先天性腓骨缺如的分型

Coventry和Johnson把本病分为3型：

Ⅰ型　单侧部分缺失，小腿可中度短缩，一般无残疾。

Ⅱ型　腓骨几乎完全缺失，肢体极短，胫骨在中1/3和下1/3处全弓畸形，皮肤有微凹，但与弓端无粘连，足呈下垂和外翻，同侧股骨也短缩；即使治疗，功能较差。

Ⅲ型　可能单侧，也可能双侧，并伴有其他严重异常，如上肢或股骨畸形，脊柱裂等，这种病例较多，预后也差。

（三）先天性腓骨缺如的临床表现

跛行，小腿短缩。可见胫骨弓形畸形，足外翻，外髁消失，并伴发其他肢体的短缩畸形。

（四）先天性腓骨缺如的治疗

根据就诊时的年龄、畸形程度、软组织紧张情况及分型而定。Ⅰ型患儿，如肢体短缩小于1.5cm，可加高鞋底来代偿。Ⅱ型和Ⅲ型患儿往往出现踝关节不稳定，患足发生外翻畸形，治疗方法有：

（1）佩带支架保持足与胫骨的正常位置。

（2）在胫骨下端进行截骨术，保持距骨与胫骨间关节的正常水平位。

（3）将距骨与胫骨融合。

（4）腓骨部分缺如者，行腓骨延长术以恢复腓骨的全长。

十一、足部先天性畸形

（一）先天性马蹄内翻足

马蹄内翻足（talipes equinovarus）是一种最常见的先天性畸形足，约占先天性足部畸形的77%。马蹄内翻足包含4部分畸形：前足内收内旋、后足内翻、踝关节下垂和胫骨内旋。本病发病率约为1‰，男性比女性多，双侧多于单侧。患者可以伴有其他畸形，如先天性髋脱位、并指、肌性斜颈等。因患儿一出生就能发现，多数治疗及时，疗效较好。

【病因】　真正病因不明，许多因素和本病有关联，但没有一种因素能完全解释马蹄内翻畸形的起因。

1. 遗传因素　本病常有家族史，与遗传有一定的关系。如Wynne-Pavis等报道证明：有家族发病者占发病率的2.9%，另外同卵双胎的发病率远比异卵双胎为高，比例为33∶3。虽然遗传是一种重要因素，但尚不能确定显性、隐性或伴性基因遗传的规律。

2. 胚胎因素　Bohm认为自胎儿3个月之内，足是处于马蹄内翻的3个原始畸形状态，即下垂、内收和旋后（内翻）。自第4个月开始，足处于中和旋转位，跖骨轻度内收，足也开始沿长轴旋前，接近正常人的足的位置。任何发育障碍将保持足于胚胎早期的畸形位。

3. 宫内因素　胎儿在宫内体位不佳，足部受压长时间处于内收，后跟内翻，踝部于下垂位。相应的小腿后侧和内侧的肌肉缩短，内侧关节囊增厚，使足进一步处于畸形位。

4. 环境因素　许多学者研究发现本病与环境有关。如Duraswami注射胰岛素至发育中的鸡胚内。

【病理】

1. 软组织改变　足踝部内侧和后侧的软组织均缩短，包括皮肤、肌肉、肌腱、关节囊、韧带、神经和血管。足背部及足外侧软组织则延长松弛。踝关节及距跟关节的后侧关节囊，跟腓韧带、后距腓韧带及小腿三头肌都发生挛缩，在内侧的三角韧带、跟舟韧带、胫后肌、屈拇长肌以及跖腱膜、外展踇肌、屈趾短肌皆发生短缩。肌力不平衡是马蹄内翻足进一步发展的一个重要原因，胫前肌和胫后肌强于外翻的腓骨长短肌，足跖屈的小腿三头肌强于足背屈的胫前肌、伸趾肌。肌肉不平衡是外科手术矫形的病理基础之一。

2. 骨组织改变　足部骨骼病变主要在跗骨，尤以距骨的变化最为明显，重者距骨上关节面可脱出髁臼，下关节面扭曲，距骨窦增宽旋转。跟骨内翻、下垂，前足骨骼内收、外踝突出。初生儿以软组织改变为主，骨骼发育和位置改变较少，如果畸形继续发展，足部的发育畸形会增加。

【临床表现】患儿出生后即呈马蹄内翻足畸形，即足内收内翻、下垂或高弓足（图1-1-3-27）。患儿走路时间推迟、跛行，足外侧即足背负重，可见胼胝或溃疡。马蹄内翻足分松弛型和僵硬型。松弛型畸形较轻，皮肤柔韧，可用手法将畸形矫正，小腿肌肉多无萎缩。僵硬型畸形严重，足跟小，下垂内翻畸形顽固，距骨头在背外侧隆起，外踝比内踝更为突出，凹侧的皮肤绷得很紧，被动矫正时呈明显抵抗，多伴有小腿肌肉萎缩、畸形短缩、细小。学龄儿童可有胫骨内旋畸形。

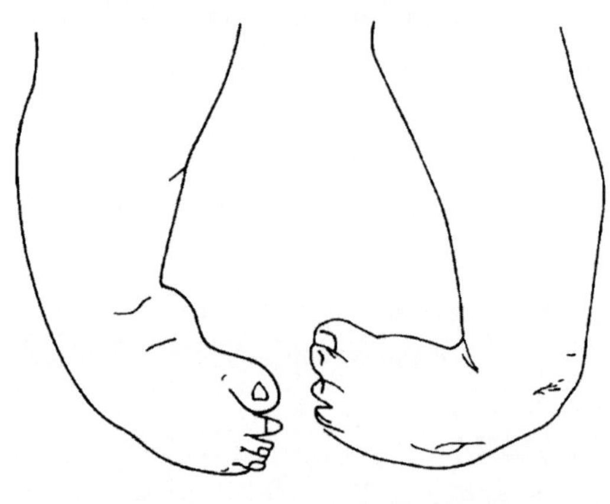

图1-1-3-27　先天性马蹄内翻足示意图
A.右足；B.左足

【X线表现】X线检查主要用于评估马蹄内翻足的畸形程度和评价治疗效果。

1. 正位片　正常足的距骨纵轴的延长线经舟骨和楔骨至第1跖骨，跟骨纵轴的延长线至第4跖骨，两轴之间有30°左右夹角（跟距角），马蹄内翻足的正位片显示距骨纵轴和跟骨纵轴平行或交角缩小。

2. 侧位片　正常足在侧位片上，距骨与第1跖骨平行，跟距角为35°~50°，马蹄内翻足的侧位片显示距骨与第1跖骨相交成角，跟距角小于35°。

【诊断】先天性马蹄内翻足依据病史和临床表现，诊断容易。但需注意与神经损伤引起的麻痹性内翻足及脑性瘫痪足内翻畸形鉴别。

【治疗】

1. 治疗原则　出生后应尽早开始治疗，最好在生后第1天就开始手法治疗。在患儿生长发育过程中，应根据患儿年龄、畸形程度选择治疗方法。开始可采用手法，要求坚持不懈，长期观察，并制订个体化的治疗计划。手术治疗应考虑到肢体的发育生长因素，手术矫正可分次进行，破坏性不宜太大。治疗方案可考虑以下几点：

（1）婴儿期：应采用单纯手法治疗，由家长学会操作。不宜在麻醉下强力扳正，否则可损伤胫骨下端骨骺。若效果不理想，6个月后可采用软组织松解术。

（2）1~3岁患儿：可在全身麻醉下手法扳正，或加用软组织松解术，然后在矫枉过正位给予石膏固定。少数矫正效果不理想或严重畸形者，可采用跟骨楔形截骨术等骨关节手术。

（3）3岁以上患儿：手法治疗已很难奏效，应根据畸形和僵硬程度选用软组织松解术、肌腱移位术、截骨矫形术等手术治疗。

（4）10岁以上患儿：一般骨骼畸形已比较明显，需要做跟骨截骨术、跗部三关节融合术、胫骨截骨术（纠正胫骨内旋畸形）等矫正手术，但往往需要同时加用软组织手术。

（5）成人患者：对于不是很严重的畸形，可以采用三关节融合术和软组织松解术，在30岁以前手术仍可获得满意效果。对畸形严重、疼痛、足外侧胼胝感染等患者，做Syme截肢后装配义肢，效果可能比勉强行矫形手术好。

2. 手法按摩矫正　一般应由家长在医师指导下，对婴儿患足进行按摩和几个方向的矫正活动，最好在喂奶时进行，也不要限制婴儿下肢活动蹬踏。待婴儿习惯、安静后，即可实施正规的手法操作。

操作手法：术者左手握持患儿小腿下段和踝关节以保护关节骨骺，屈膝90°，按顺序逐日进行手法扳正。一般先矫正前足内收和距下关节的内翻畸形，数周后开始矫正踝部跖屈与旋后畸形。在矫正足下垂时，应将后跟向下牵拉，使踝部背屈，而切忌强力将前足背屈。在对各种畸形作反方向扳正的过程中，同时对足外缘软组织进行按摩。在手法矫正期间和矫正后，应使用相应支具并鼓励患儿做主动的足外翻练习。

3. 手法矫正石膏固定 一般在全身麻醉下进行，由医师操作。矫正顺序同上述手法按摩矫正。本法往往需要结合跟腱切断延长和跖腱膜切断松解术。

操作方法：术者一手握持患儿前足，一手握持足跟部，将患足外侧凸出部置于有软衬垫的三角木嵴上，两手持续施压，以纠正前足内收和足内翻畸形；然后术者一手握持患儿小腿下段与踝部，一手握持前足，使足踝极度背伸以矫正跖屈畸形；最后再将患足外翻外展。手法矫正成功后，取患足矫枉过正位，屈膝90°石膏固定，每3个月更换一次石膏，共需固定9个月左右。在此过程中及解除固定后，需长期观察直至成年，如有畸形复发应及时采取相应治疗措施。

4. 软组织手术

（1）跟腱延长术：为应用最多的软组织手术，主要是纠正足跖屈下垂。具体手术方法可参阅本书有关章节。

（2）跖腱膜切断术：切断跖腱膜中段紧张部分，以纠正前足的跖屈与内收。

（3）关节囊和韧带松解术：常与跟腱延长术同时进行，视需要切断后踝、距下关节囊及部分三角韧带，在纠正前足内收畸形时，有时需切断内侧面跗骨间关节囊。

（4）胫前肌腱外移术：将胫前肌止点从第1楔骨处切断游离，移至第3楔骨或骰骨处，陆裕朴主张早期（6个月后）行此手术，以尽早建立肌力平衡。

5. 截骨矫形术 适用于重度患儿，骨骼已有较严重的畸形者。较常应用的为跟骨楔形截骨术（Dwyer手术，图1-1-3-28）纠正跟骨内翻畸形，也有采用骰骨楔形截骨术纠正前足内收畸形。对学龄前儿童的胫骨内旋畸形，可采用胫骨截骨术。

6. 关节融合术 多采用跗部三关节融合术，适用于10~12岁或以上畸形严重的患儿，以及部分成年患者。

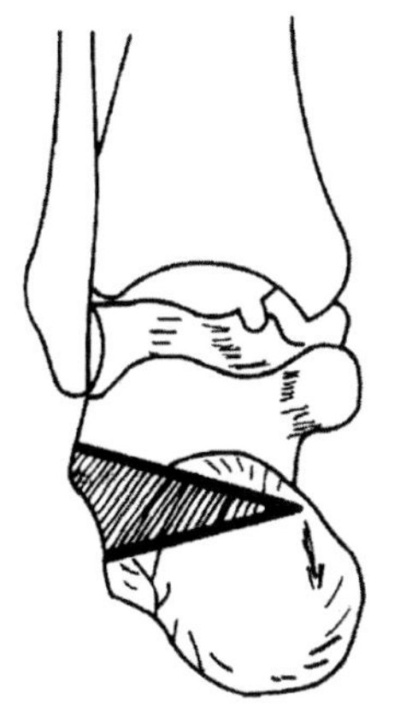

A

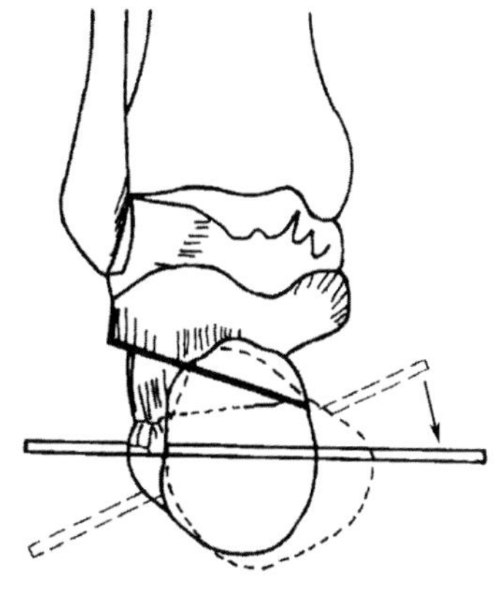

B

图1-1-3-28 跟骨楔形截骨术（Dwyer手术）示意图

A.切除的楔形骨块；B.跟骨中斯氏针移动的方向

（二）先天性马蹄外翻足、先天性内翻足与外翻足

【先天性马蹄外翻足】 先天性马蹄外翻足是一种极少见的畸形，见于先天性多关节挛缩症患儿。表现为足前部与后部均外翻，足前部还有外展，踝关节与距下关节跖屈畸形（图1-1-3-29）。治疗应尽早进行手法按摩扳正，但本症较顽固，治疗效果往往不理想，多需在12岁后行关节融合固定术。

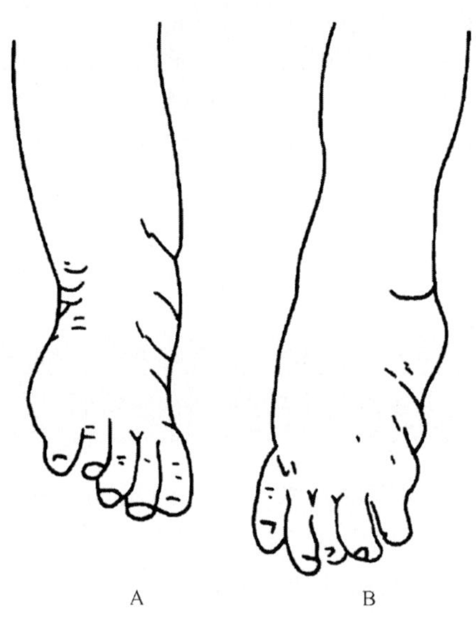

A　　B

图1-1-3-29　先天性马蹄外翻足示意图

A.右足；B.左足

【先天性内翻足】 先天性内翻足（congenital talipes varus）表现为足前部与后部均内翻，足前部还有内收，但背伸与跖屈正常（图1-1-3-30）。治疗应尽早行手法牵伸以逐步纠正畸形，配以石膏或支具固定维持正常位置，预后较好。治疗后应长期穿着矫正鞋。

【先天性外翻足】 先天性外翻足（congenital telipes valgus）表现为整个足外翻和背伸畸形，内翻与跖屈活动受限（图1-1-3-31）。一般认为与宫内因素（胎位不正、受压等）有关。诊断时需排除神经肌肉疾病（小腿后方肌肉瘫痪）。治疗以手法为主，每日牵伸足背和外侧轻度挛缩的软组织，数个月内可恢复正常位置，必要时配合石膏或支具固定。开始行走后穿着矫正鞋。

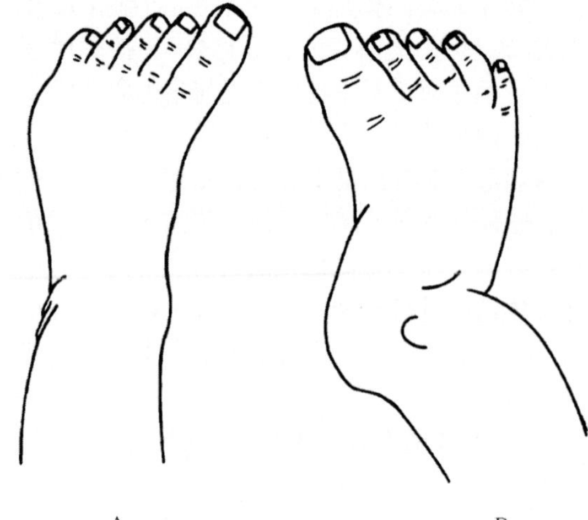

A　　B

图1-1-3-30　先天性内翻足示意图

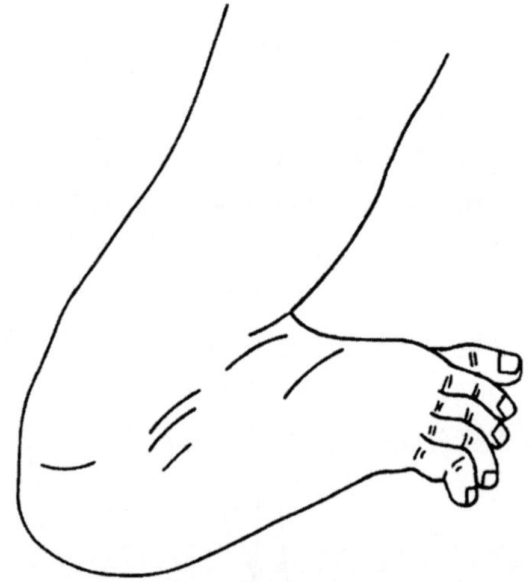

图1-1-3-31　先天性外翻足示意图

（三）先天性踇内翻

先天性踇内翻（congenital hallux varus）与踇外翻相反，表现为踇趾在跖趾关节处向内侧倾斜成角，导致踇趾与第2趾分开，同时伴有第1、2跖骨间角增大。

【病因】 多数学者认为畸形是在子宫内发生，1只足上出现两个踇趾原基，即在原踇趾的内侧又发生了1个副踇趾，此副踇趾发育不良，和纤维组织结合，形成一紧张的弓弦状挛缩组织，逐渐牵拉原踇趾成内翻畸形。

【临床表现和诊断】 内翻的踇趾内缘在鞋内易受到挤压而出现肿、痛等不适症状，严重者造成穿鞋困难、步态异常。X线片示：第一跖踇关节向内侧成角畸形，踇趾与第二趾分开，一般有第一、二跖骨间角增大，第一跖骨短而厚。先天性踇内翻应与后天性因素引起的踇内翻相鉴别：

（1）外伤、肌力不平衡（踇收肌力弱、踇展肌力强）或踇外翻畸形手术矫正过度。

（2）各种第一跖趾感染性或非感染性（无菌性）关节炎，如化脓关节炎、类风湿关节炎等，因关节破坏而导致踇趾内翻。

【治疗】 本病保守治疗效果不佳，一般均需行手术治疗。根据踇趾内翻的程度，实施不同的手术，如Farmer手术和McElvenny手术。如跖趾关节已发生骨性关节炎者，可采用McKeever手术。畸形严重的病例应考虑采用截趾术。

1. Farmer手术 在第一、二趾的背面趾蹼处作一带有皮下组织的带蒂皮片，其基底位于足背面第一、二跖骨间，不切断。自内侧切口，向内、向前至趾关节内侧，将此切口加深直至第一跖趾关节内侧，切除内侧纤维带，肥厚组织及多余的副踇趾骨。将踇趾转移向外靠近第二趾，缝合成并趾。再把带蒂皮瓣转至内侧，填充于踇趾外移后留下的创面。若皮片不够，任其二期愈合，也可用全厚皮片修补之。术后石膏固定3周（图1-1-3-32）。

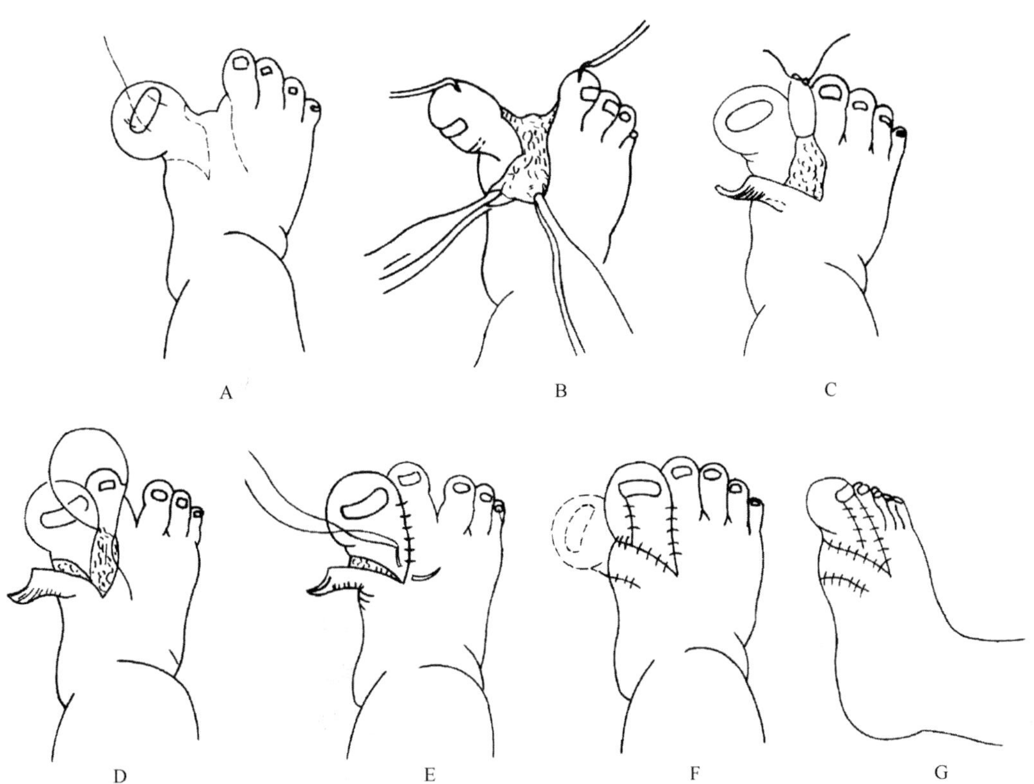

图1-1-3-32　先天性踇内翻的Farmer手术示意图

A.切口；B.掀起皮瓣；C.缝合皮肤；D.缝合皮下筋膜；E.皮瓣移至内侧；F.缝合后正面观；G.缝合后侧面观

2. McElvenny手术

（1）适应证：内翻畸形，X线片显示无跖趾关节骨性关节炎者。

（2）手术方法：一般采用硬膜外麻醉。在第一、二趾蹼间切除一小块皮肤，以利手术结束缝合时形成并趾。然后作2个纵行手术切口。第一切口位于踇趾背侧及内侧交界处，切除副骨，内侧孖骨及第一趾关节内侧坚硬的纤维带组织。解剖第一距骨头、颈背面及跖面关节囊，并行游离。当内翻之踇趾复位时，关节囊向外侧转移。自第一、二跖骨间作第二切口，将第一跖趾关节囊翻向远端，暴露第一跖骨头、颈，检查有无骨质增生，予以切除。在颈的近方跖骨干上作一横孔道。在本切口寻出踇短伸肌腱，在肌、腱交界处切断，把游离的肌腱由内向外穿入已做好的骨孔道。再将此腱在踇长伸肌腱下，向内侧，然后再在踇长伸肌腱的浅面向外，缝至本腱上。再将此腱自外向内，在踇长伸肌腱下，在关节囊背侧切两个裂隙，使此腱自外侧裂口进入，内侧裂口穿出。最后把腱越过踇长伸肌浅面，把残端缝合至跖骨上。将向上翻起的关节囊沿跖骨外侧向近端间断缝合。自趾尖通过跖趾关节再穿一克氏针进入跖骨。分别缝合各切口。术后克氏针固定2周取出，石膏托固定3周（图1-1-3-33）。

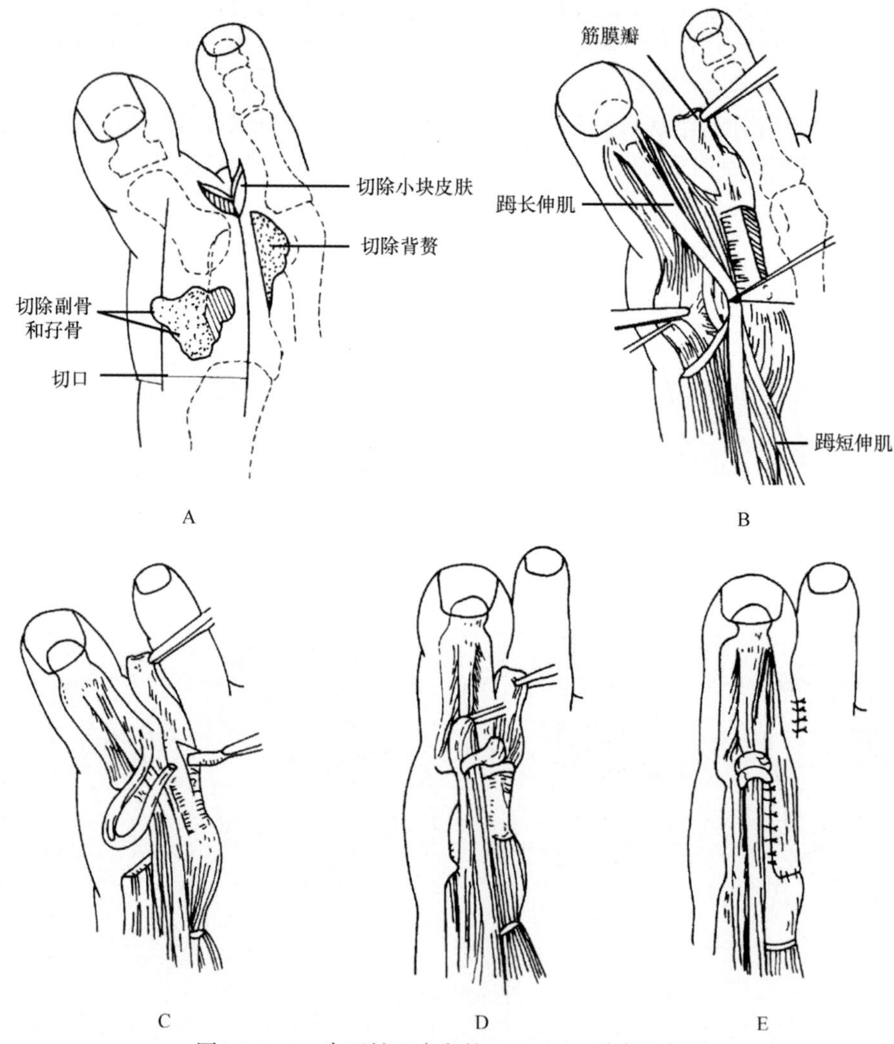

图1-1-3-33　先天性踇内翻的McElvenny手术示意图

A.切口；B.自背外侧切口掀起一片关节踇瓣，暴露出第一跖骨头，切除增生骨质；C.将切断的踇短伸肌腱穿入，在跖骨干上所做横孔；D.此腱经踇长伸肌腱下后，再返回，缝至本腱，再穿过关节囊，缝至跖骨；E.将掀起的关节囊瓣缝合至跖骨外侧

（四）先天性垂直距骨

先天性垂直距骨（congenital vertical talus）是一种少见的先天性畸形，又称畸形性距舟关节脱位、先天性凸形外翻足，是先天性扁平足的一种类型。由于距舟关节原发性脱位，跗舟

状骨与距骨背形成关节，使距骨处于垂直位。

【病因】 确切病因尚未明确，一般认为是多发性先天性畸形的一部分。距舟关节脱位可能自妊娠3个月内就在子宫内形成，而邻近的距骨下关节、跗骨间关节和踝关节半脱位都是继发性。本病可单发，也可是全身多发性畸形的一部分。

【病理】 跗舟状骨与距骨颈背侧形成关节，使距骨呈垂直状。距骨头变形，距骨颈缩短，距骨向后外侧变位，呈下垂状态。距骨在足底呈凸形。其他跗骨间关节也有相应变化。三角韧带的前束、背侧距舟韧带、跟骰韧带、距跟韧带和跟腓韧带均有不同程度的挛缩，同时踝关节和距骨下关节的后侧关节囊均缩短，跟舟韧带被拉伸松弛。小腿部肌肉（胫前肌、踇长伸肌、趾长伸肌、小腿三头肌等）均有挛缩；胫骨后肌、腓骨长肌均向前移位，变成背屈肌。

【临床表现】 患者常表现足弓消失或足底凸起，足内侧及跖侧由于距骨头在此处突出，显得非常明显。足前部有背伸和外展畸形，足背侧肌肉、胫舟韧带和距舟韧带常发生紧张、挛缩而影响足前部的跖屈和内翻；跟骨外翻畸形致足后部肌肉、肌腱、韧带短缩。因踝关节僵硬、活动受限，足部畸形较重，患者站立或行走时足跟不能着地，步态不稳，行走迟缓，患足易出现疲劳及疼痛（图1-1-3-34）。

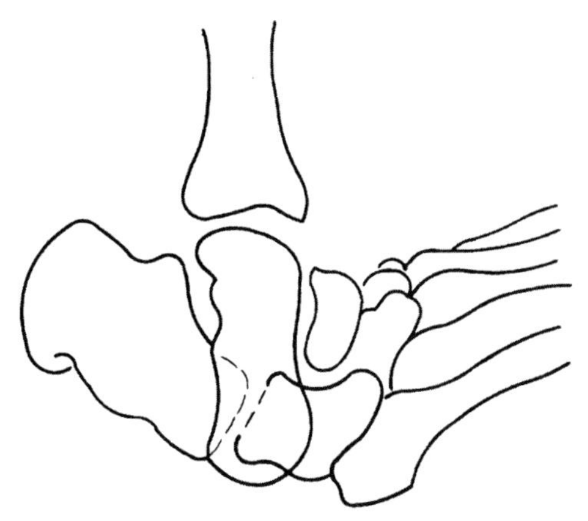

图1-1-3-34 先天性垂直距骨示意图

【X线片】 距骨按其横轴旋转成垂直位，腹端向下，距骨内翻和前足背屈。严重者距骨长轴同胫骨长轴一致。距舟骨分离。舟骨向上、向外移位，位于跖骨头颈的背面。在3岁前，虽看不到骨化的跗舟状骨，但它的正常位置应该是在跗骨与内侧楔骨之间，3岁以后，就可以见到跗舟状骨处于跖骨颈的背侧。

【诊断】 本病早期治疗可望纠正畸形，故早期诊断对预后较为重要。先天性垂直距骨依据病史、临床表现及X线片检查，诊断并不十分困难。但需注意与先天性痉挛性扁平足及特发获得性扁平足相鉴别，本病的特点是不论跖屈或背伸，距舟关节均不能恢复正常关系。

【治疗】

1. 治疗原则 治疗的目的是将垂直变形的距骨复位到正常的解剖位置，应在出生后尽早开始治疗。在患儿生长发育过程中，可根据患儿年龄、畸形程度选择治疗方法。开始可采用手法整位、石膏及克氏针固定术，手法整复失败可在3岁时行切开复位。也有学者主张3个月即可采用手术治疗。对4~6岁患儿易先行软组织手术后，再试行手法整复固定。6岁以上的患儿，一般不再做任何手术，因为距骨头易发生缺血性坏死，切开复位常失败，需待10~12岁以后做三关节融合术，切除挛缩组织，进行相应的楔形骨切除术，包括距骨头和舟状骨的切除术。

2. 手法矫正

（1）手法矫正石膏固定：每日按摩矫正2~3次，每次数分钟，先牵拉足前部，使足跖屈、内收及内翻，然后向下牵拉后跟，拉长跟腱，使距骨前端背伸。待皮肤及软组织松解后，婴儿生后3个月可用长腿石膏固定于矫正位。石膏每个月更换1次，更换石膏时可再做一次手法。

（2）手法复位克氏针固定：经上述6~8周手法治疗后，若复位成功，可自第一、二趾间向后穿一克氏针，贯穿距舟关节，将足固定于跖屈内翻位，并用管型石膏固定。2~3周后更换石膏，增加足背伸，石膏固定至少3个月。即使手法失败，也要坚持固定，以松弛软组织，为手术复位做准备。

3. 切开复位 一般采用全身麻醉。可先在足背外侧放置皮肤扩张器松弛皮肤。先延长跟腱，在外侧作一横切口，切断跟腓韧带，踝关节和距骨下关节的后关节囊切开，使距骨能内翻，认清距骨关节面，自其中心穿入一克氏针，自距骨体内侧面穿出。用此克氏针及一骨撬将距骨头向背侧撬起，同时前足内翻，使距骨头恢复与舟骨关节面的解剖关系。将已穿入距骨内的克氏针向前穿入舟骨、楔骨及第一跖骨，保持手术所获得的位置。年龄较大儿童，跟骰及距跟骨间韧带可能妨碍跗中关节及距跟关节的复位，可将其切断。若胫前肌、跗长伸肌、趾长伸肌及腓骨肌等肌腱过短，妨碍复位时，可予延长。在跟骨中部可横穿一粗克氏针，长腿石膏将患肢固定于屈膝45°、踝背伸10°~15°、足跟内翻10°、前足跖屈内翻位。并要注意将足弓及足跟部塑形。术后6周拔除克氏针，石膏固定需维持3~4个月。

（五）高弓足

高弓足（telipes cavus）又称爪形足，是一种以足纵弓较高为主要表现的常见畸形，表现为足纵弓隆起畸形、跖趾关节背伸，趾间关节跖屈。该病少部分为先天性发病，多数为3岁后发病，系神经系统疾患所致。

【病因】

（1）Bentzon认为病因是胫前肌无力，而腓骨肌力强，牵拉第一跖骨使足旋前。为了代偿胫前肌的功能，各伸肌收缩致跖趾关节背伸，继发趾屈肌收缩致趾间关节屈曲。他认为强有力的腓骨肌与软弱的胫前肌间的不平衡导致发生高弓足出现。但临床上多数高弓足患者并无胫前肌瘫软现象。

（2）Duchenne认为因足内在肌（骨间肌及蚓状肌）失去功能，足伸肌和屈肌出现挛缩，而发生爪形足畸形。最常见于脊髓灰质炎患者，开始足内、外在肌均瘫痪，以后外在肌力逐渐恢复，而足内在肌萎缩纤维化，虽神经的支配功能恢复，足内在肌因挛缩失去功能，导致高弓足形成。

（3）腓肠肌瘫痪时，行走起步由足底趾长屈肌等代偿其功能，致趾间关节屈曲，前足下垂，形成高弓足。

（4）肌肉因某些原因发生纤维化及挛缩，亦可继发爪形足畸形。

（5）一些原因不明的高弓足常有家族发病史，故认为有遗传因素，但缺乏遗传学证据。

总之，高弓足发病原因仍不明，有些病例前足下垂是原发畸形，有时先发生爪形趾，偶有并发足内翻者，故对每位患者都应详细检查，以期了解发病原因：

（1）询问家庭成员有无类似病史（包括父母、兄弟、姐妹等）。

（2）详细的神经系统及足的检查。

（3）检查肌肉，排除瘫痪。

（4）脊柱检查，包括X线片、CT或磁共振等检查。

（5）腰穿或脊髓造影。

【临床表现】 由于畸形的程度不同，出现轻重不等的症状和体征：

（1）典型的畸形表现为足纵弓较高，足长度变短，可见跖趾关节背伸，趾间关节跖屈，足底跖骨头部皮肤可有胼胝形成，甚至坏死。

（2）患者大多行走不能持久，足易疲劳，感觉酸痛。

（3）足部无弹性，踝背伸受限。

（4）足底接触地面的范围减少，但畸形轻者，站立负重时畸形减轻甚至消失，足印呈正常形态。

【X线表现】 站立时摄足的X线侧位片，高弓足畸形的表现最为典型。正常足第一楔骨前后两端的关节面几乎平行；高弓足时，因前足下垂的顶点多半在第一楔骨，故该骨上宽下窄，前后端关节面失去平行关系，向跖面成角。较少情况下，前足下垂顶点位于舟状骨，此时足背面常有一硬的骨性隆起。其次，正常足距骨与第一跖骨的轴线在一条直线上；高弓足则二者成角（图1-1-3-35）。

注意进行神经系统检查，拍摄脊柱X线、CT和MR或双下肢肌电图等检查。

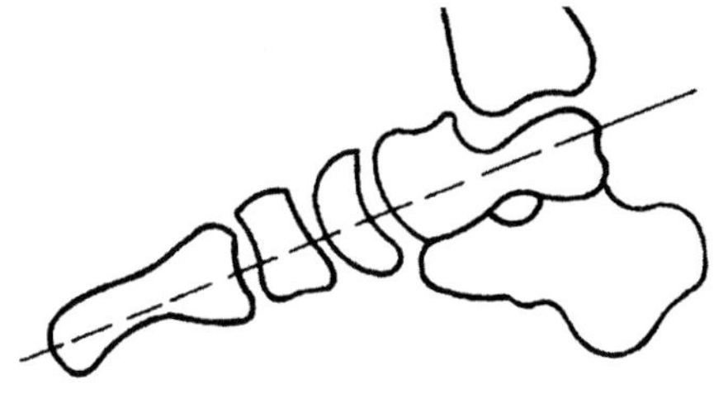
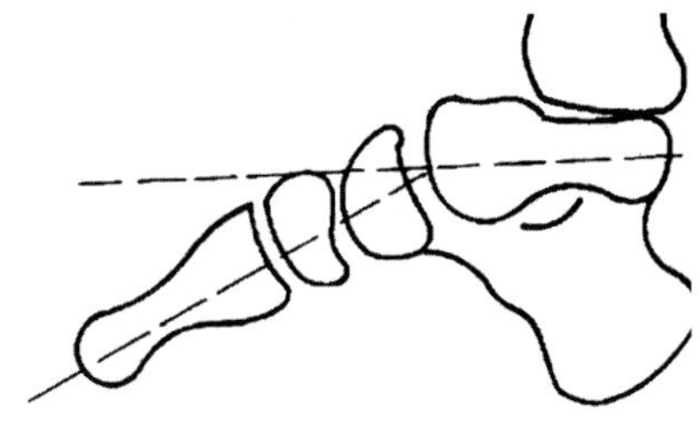

A　　B

图1-1-3-35　高弓足X线侧位片示意图

A.正常足；B.高弓足

【治疗】

1. 治疗目的　减轻症状，改善足行走功能，矫正并防止畸形加重。

2. 轻度畸形　对畸形程度轻者，足弹性较好，站立负重时高弓畸形可减轻或消失者，可穿着低跟矫形鞋，有胼胝者加用跖垫。

3. 中度和重度畸形　需采用手术治疗。

（1）跖腱膜切断术：适用于痉挛性高弓足，可在1岁以后进行。一般选择内踝下前方，于前足背伸时跖腱膜最紧张处切断，术后石膏固定4~6周。

（2）长伸肌腱后移术：适用于麻痹性高弓足。方法为将踇长伸肌止点后移至第一跖骨头后，使成为防止前足下垂的动力肌腱。必要时可同时后移伸趾肌腱，并松解足底已挛缩的软组织。术后石膏固定3个月。

（3）跗中关节截骨矫形术和三关节融合术：适用于畸形明显的较大患儿或成年患者。

（六）先天性跖骨内收畸形

先天性跖骨内收畸形（congenital metatarsus adductus）表现为前足在跗中关节处的内翻与内收。畸形完全在踝关节前方，而足跟与小腿仍保持正常关系。

【病因】 多为遗传因素引起，亦有学者认为是由于胎儿在子宫内位置不正所引起。畸形在出生时不一定明显，据Kite报道仅1/3在出生时被认出，其余在生后平均2.8个月方被确诊。先天性跖内翻畸形也可伴随其他先天性畸形发生。

【分型】

1. 第一型　最常见，前足内收、内翻、旋后，纵弓较高，足外缘凸出，内缘凹陷，足跟中立位或略外翻，踇趾与第2趾间隙加宽，趾单独活动度较大，提示有返祖现象。

2. 第二型　是经保守治疗后的畸形足，部分畸形已被矫正，但残留一些前足在跗中关节处的内翻与内收。

3. 第三型　主要表现前足外翻、旋后，跖骨内翻，及伴有固定的跟外翻畸形，多有遗传因素。

【治疗】

1. 治疗原则　第一型患儿首选手法矫正，一般疗效较好，无效时再选择手术治疗。手法矫正时医师一手拇指推骰骨向内，另一手持前足外展、外翻，然后穿矫形鞋即可；对畸形较重者可辅以石膏或支具治疗。第二型和第三型采用非手术疗法难以见效，需手术松解软组织才能矫正畸形，对畸形严重的较大儿童需行截骨矫正术。

2. 手术治疗方法

（1）软组织手术

1）Thomson手术：在足内侧做一纵切口，自跖骨中部至第一跖趾关节间，暴露踇展肌，自其在近节趾骨基底及踇短屈肌的止点，直至其在跟骨及跖腱膜的起点，彻底切除。观察踇短屈肌的内侧头，若其对第一跖趾关节有外展作用，也要完全切除。如果踇收肌能牵拉踇趾外展，则同时切断。

2）Heyman手术：在足背跖趾关节的近侧作一弧形切口，弧形凸向远端。游离出踇长伸肌腱及趾伸肌腱，并向两侧牵开。在第一跖骨基底处做“U”形切口，将第一跖骨基底部完全游离，同法游离出其他跖骨基底。将跖骨位置矫正后，用克氏针固定第一跖骨至内侧楔骨、第五跖骨至骰骨，缝合切口（图1-1-3-36）。术后长腿石膏固定前足于外展25°~30°位。术后2周肿胀消退后更换石膏，注意塑形。若仍有残留畸形，可在麻醉下矫正。石膏固定不少于3个月。

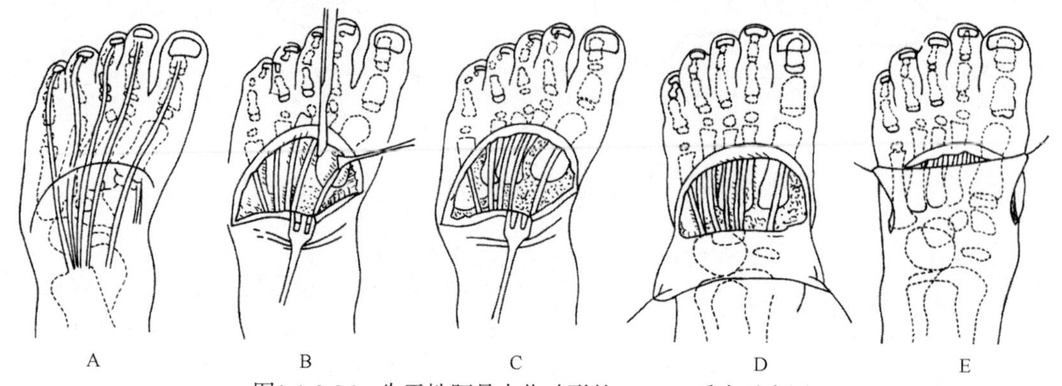

图1-1-3-36　先天性跖骨内收畸形的Heyman手术示意图

A.切口；B.游离第一跖骨基底；C.游离所有跖骨基底；D.前足外展至正常位置；E.缝合切开诸层

（2）截骨手术：Peabody主张切除中间3个跖骨的基底部，第五跖骨基底部施行截骨术，对第一跖骨楔状骨有半脱位者，经予复位，以恢复其活动度，矫正胫前肌不正常的抵止点。Lange主张对较小儿童采用第一跖楔关节囊切开术，切断踇外展肌，逐渐用石膏矫正畸形，对较大儿童在第1、2、3、4等4个跖骨基底进行截骨术（图1-1-3-37）。

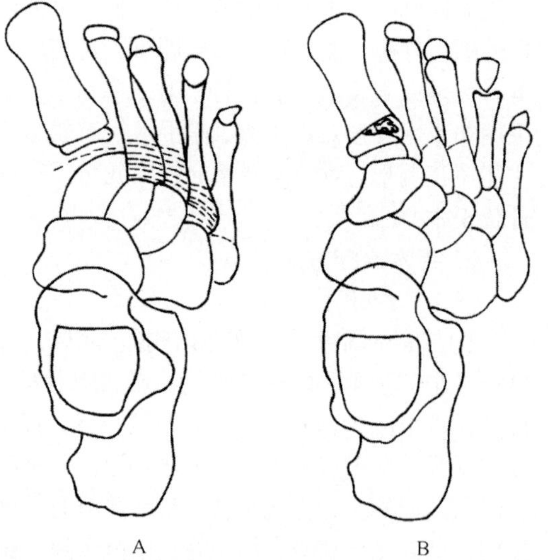

图1-1-3-37　先天性跖骨内收畸形截骨手术示意图

A.Peabody手术；B.Lange手术

（七）先天性平足症

平足症（tarsoptosia）又称扁平足，是一种足纵弓低平的畸形。其发病原因包括先天性因素和后天性因素。先天性平足症又分为结构性平足和姿势性平足。

关于足弓的解剖生理，先天性平足症的分类、诊断和治疗，请参阅本系列丛书其他分册相关内容。

（八）其他足部畸形

【龙虾足】 龙虾足（lobster foot）即先天性分裂足（congenital cleft foot），是一种罕见的足部畸形，病因与遗传有关，并可同时存在裂掌、裂唇、裂腭、耳聋等。足部呈分裂状，有的近端分裂至跗骨，通常为中间的二、三趾连同其跖骨缺如，跗骨亦常有异常（图1-1-3-38）。畸形在程度上及形状上各有不同，但第1、5两趾一般存留（图1-1-3-39）。

治疗目的主要是为了能适应穿鞋，恢复患足功能，其次才考虑外形。手术方法：在跟骨基底部作截骨术，使分离的跗骨靠近。分裂的足前部可作人工并趾术，将分裂的趾骨用肌腱绑扎在一起。若分裂向近端伸延至跖骨时，将两侧趾间皮肤切除，其跖侧及背侧皮肤进行缝合。若跖骨无相应趾骨，则将其切除，再进行缝合。

【**先天性副舟骨**】先天性副舟骨(congenital accessory navicular bone)是在足舟骨内侧结节处有一副骨，为常见的舟骨发育异常，双侧多同时对称发生。副舟骨是足部结构上的缺陷，影响足的稳定。

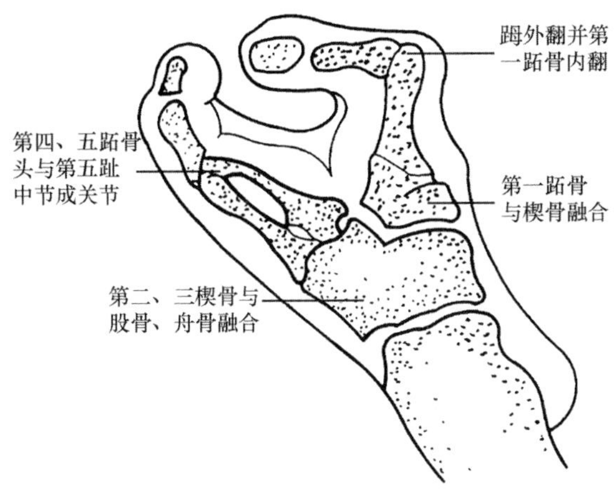

图1-1-3-38　龙虾足示意图

第二至四趾及第二、三跖骨缺如

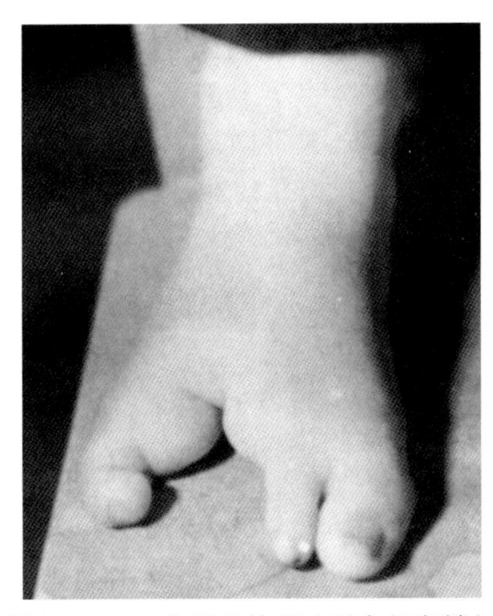

图1-1-3-39　分裂足外观（引自赵定麟）

1. **病理机制**

（1）本病患者胫后肌走行的方向与常人不同。正常胫后肌腱是经过舟状骨内端的“下面”，止于第二、三楔骨与第二、三跖骨底面。有副舟骨时，胫后肌腱走行于副舟骨内侧的“上面”，且比较牢固地止于副舟骨上。从而使胫后肌提起纵弓及使足内翻的作用丧失，结果极易引起平足，并引起相应症状。

（2）副舟骨易和内踝接触，妨碍足内翻。加上足外展肌反向收缩，久之发生足外翻和纵弓塌陷。

（3）行走时的摩擦，使局部发生滑囊炎及胫后肌腱鞘炎。

2. **临床表现**　舟骨结节部位（副舟骨处）有骨性凸起或饱满，压痛，可有滑囊炎。抗阻力足内翻检查阳性（足内侧痛加剧），长时间行走及站立后出现足内侧疼痛，也可伴有足底疼痛。部分患者无不适症状，仅在外伤等原因摄X线片时发现。

3. **X线片**　舟骨内后方有边缘整齐的小骨块，其密度和舟骨相同。有的在与舟骨结合处不规则，间或有囊性变，或结合部两侧骨质硬化。副舟骨可有散在的点状影或骨密度增高。先天性副舟骨可分为两种类型：

（1）与舟骨分界清楚，呈圆形或不规则形，体积小，呈游离状。

（2）副骨较大，与舟骨相连成钩状舟骨，但舟骨结节骨化中心仍在骨外，间有软骨连接。

4. **诊断**　依据病史、临床表现及X线片检查，可明确诊断。应注意与足舟状骨骨折相鉴别：先天性副舟骨畸形无明显外伤史，X线片示骨块边缘整齐。

5. 治疗　无症状者不需治疗。症状轻微者可减少活动量，穿着矫正鞋、或行走石膏或支具固定治疗。对滑囊炎和胫后肌腱鞘炎可行确炎舒松局部注射治疗。保守治疗效果欠佳者，可考虑手术治疗（Kidner手术）。手术方法：从内踝下至第一跖骨基底作一足内侧向跖面呈弧形切口，纵行切开筋膜、舟骨和内侧楔骨及跖骨颈的骨膜，并向上下方翻开。从副舟骨的背侧和跖侧分离胫后肌腱，使之能滑到舟骨的下方，可予先凿一骨沟，将胫后肌腱滑入沟内。胫后肌腱在舟状骨上的附着点要小心保留，尽量不予剥下。当胫后肌腱滑下后，显露副舟骨，再用骨刀切除。如骨膜完整，将胫后肌腱缝合在骨膜上，或在舟骨上钻孔，紧缩固定胫后肌腱。术后小腿石膏托固定患足于内收、内旋位6周，然后换穿矫正鞋。

【多趾症】多趾症（congenital polydactyly）类似于多指症，是具有家族遗传性的常见足部先天性畸形。多余趾可为单个或多个，以单个者较多，多为生长在踇趾或小趾旁，而第2、3、4足趾处少见。多余趾有时大小与正常足趾基本相同，以至难以区分（镜影多趾）；有时多余趾明显小于正常足趾，有的形似皮赘（赘生多趾）。多余趾一般与原有趾同接在一个跖骨上，有时附在跖骨头的侧面，亦有少数多余趾自身附有一跖骨。

治疗前应摄X线片检查，了解多余趾与正常趾及跖骨之间的关系，是否有多余跖骨，便于制定手术方案。治疗原则：主要采取截趾术，目的是改善外形，适合穿鞋。手术应注意以下几点：

（1）外形较小的多趾畸形可在新生儿期局麻下切除。

（2）注意保留附着在趾骨基底的侧副韧带，以稳定跖趾关节，防止保留趾进行性侧偏畸形。

（3）设计皮瓣时跖侧应比背侧长，缝合后的切口在足背侧。

（4）多余趾合并有多余跖骨时，应在跖跗关节处将多余跖骨一并切除，如残留一段跖骨，易形成骨赘生物，仍可影响足部功能。

（5）踇趾多趾常伴第一跖骨畸形和短缩，引起足趾内翻，手术时须进行外展肌延长，内收肌和内侧软组织的重叠紧缩缝合，以矫正内翻畸形。

【并趾症】并趾症（congenital syndactyly）的病因是在胎儿期足趾相互分开前，发育发生了障碍。并趾对功能一般无影响，手术主要是为了改善外观，故若患者无迫切要求，以不手术为宜。手术方法：在驱血带下进行，在跖趾关节水平，趾蹼的两边切成矩形或"V"形皮瓣，以重建正常趾蹼。为了防止纵行瘢痕，应做锯齿状切口分离足趾，游离软组织时切勿损伤神经血管束。趾侧方的皮肤缺损，采用全厚断层植皮。多趾、并趾须分期处理，以免造成足趾坏死。

【巨趾症】巨趾症（macrodactyly）指一个或多个足趾生长过大，其原因是由于神经纤维瘤病或淋巴管增殖所致。患趾皮肤和皮下组织增厚，肥厚的组织沿粗大的神经分布，有的巨趾有骨质异常。患足功能可以正常，也可有较大影响。除外观畸形外，患者穿鞋困难。手术方法：若为神经纤维瘤病，只需切除软组织，若软组织与骨组织均肥大，往往需做巨趾截除术，方可改善足部形态及功能。

（刘大雄　孙荣华　吴晓峰）

第四节　骨发育不良

一、成骨不全

（一）概述

成骨不全（osteogenesis imperfecta）是一种少见的先天性骨骼发育障碍性疾病，又称脆骨病或脆骨-蓝巩膜-耳聋综合征，是一组以骨骼脆性增加及胶原代谢紊乱为特征的全身性结缔组织疾病。其病变不仅限于骨骼，还常常累及其他结缔组织如眼、耳、皮肤、牙齿等，其特点是多发性骨折、蓝巩膜、进行性耳聋、牙齿改变、关节松弛和皮肤异常。本病具有遗传性和家族性，但也有少为单发病例。成骨不全的发生率在出生时为21.8/10万，在人群中的发病率约为16/100万，如包括受累亲属则为34/100万。但由于部分患者症状较轻而易被忽视，故其确切发病率很难统计。

（二）成骨不全的病因及病理

本病病因尚不清楚，多数学者认为与常染色体显性遗传有关，部分为常染色体隐性遗传。它是由遗传性中胚层发育障碍造成的结缔组织异常而累及巩膜、骨骼、韧带等出现相应症状，由于结缔组织广泛分布于全身，所以患儿常有多组织、多器官的改变。

其基本病理改变是网织纤维形成后，胶原不会成熟，因此成骨不全的胶原似网状纤维。作为人体细胞外基质的主要成分，胶原蛋白系由许多细小的原纤维构成，虽可分成多种类型，但均由3个多肽链卷曲而形成螺旋结构。每条多肽链（又称α链）约含1000个氨基酸残基。而原胶原的前体称为前胶原，亦为3股螺旋结构，前胶原经水解并去除两端的附加肽后生成原胶原。有人将成骨不全患者皮肤的成纤维细胞在体外培养后发现，其中Ⅰ型胶原含量及相对于Ⅲ型胶原的比例均明显减少，而Ⅰ型前胶原合成量也要少于Ⅲ型前胶原，同时在患者骨骼中发现有正常骨组织不含有的Ⅲ型胶原，因此认为其病因与Ⅰ型原胶原的结构异常有关。还有人发现成骨不全患者皮肤成纤维细胞的Ⅰ型胶原mRNA减少。目前认为成骨不全的病因为编码Ⅰ型胶原α链的基因发生了异常，更确切地讲是编码前胶原的COL1A1或COL1A2基因发生了突变。

病理特点为网织骨相对增多但却成熟障碍，难以转变为板层骨。骨细胞数量增加，骨小梁排列紊乱，哈弗斯（Haversian）管系统不发育。成骨不全患者均有不同程度的骨质疏松，易导致四肢长骨及脊柱的多发性骨折及畸形。骨基质内胶原纤维成熟障碍，排列紊乱，难以钙化成骨，骨小梁纤细、稀疏，代之以大量纤维结缔组织，骨折处骨痂呈纤维性和软骨性，难以骨化。软骨化骨和膜内化骨都将受到影响。

（三）成骨不全的分类

关于成骨不全目前有许多分类方法，根据第1次发生骨折时间早晚，分为先天型及迟发型；根据病情轻重分为3型，Sillence于1979年根据遗传方式和临床表现将其分成4种类型，这一分类目前应用最为广泛。

【根据病情轻重分型】

1. 胎儿型　病情严重，常见颅骨骨化不全，胎儿期已有多次骨折，大多是死胎或生后短期夭折。

2. 婴儿型　较少见，出生后可有骨折，以后较轻微的外伤，甚至无外伤都可造成多发性骨折，女性患者多于男性，蓝色巩膜及韧带松弛多见。

3. 少年型（迟发型）　病情最轻，出生时可以没有骨折，儿童期容易发生骨折，到青春期后有自动改善的趋势，20岁前后可因耳硬化造成耳聋。

【根据遗传方式及临床表现（Sillence）分型】

Ⅰ型　常染色体显性遗传，临床特点是骨质脆弱，生后骨折，蓝巩膜，其中又以牙齿正常为A型；成牙不全为B型。

Ⅱ型　常染色体隐性遗传，可在围生期死亡，存活者表现为深蓝色巩膜，股骨畸形和串珠肋。

Ⅲ型　常染色体隐性遗传，出生时有骨折，因多次骨折骨骼畸形进行性加重，巩膜和听力正常。

Ⅳ型　常染色体显性遗传，巩膜和听力正常，仅表现为骨质脆弱。

（四）成骨不全的临床表现

【症状和体征】先天性成骨不全，最严重的是死胎，或只能存活一个很短时期，可以在母胎内或在围生期发生多发性骨折。肢体短而畸形。颅骨好似一个膜形袋。这种新生儿都因颅内出血而死亡。

婴儿型成骨不全：病情略轻些，但仍很严重。出生时即能发现有骨折。颅骨骨化较好。患儿能存活1~2年。骨极脆弱，轻伤可引起骨折。头颅大而圆，多伴有脑积水。

迟发性成骨不全：又称为青少年型。出生时可能正常，只是在儿童期容易因轻伤而发生骨折。可分重型和轻型；前者在婴儿期就有骨折，后者发生骨折较迟。最轻的只表现为蓝色巩膜，没有骨折。在这组病例中，最主要的主诉是开始行走的年龄较迟。一般很少来就医，只有在骨折后才来就诊。

患者一般有以下特征：

1. 体形消失　这主要是由于肢体的骨折发生畸形愈合，在骨折处发生成角和重叠。脊柱有显著后凸。骨脆弱是本症最突出的表现，易发生肌肉牵拉，也会引起骨折。严重的先天性成骨不全可有数十次骨折。下肢发生骨折比上肢容易。骨折愈合速度正常。一处可有几次骨折。畸形愈合，失用性萎缩将加重肢体的畸形，丧失肢体的外形。

2. 头畸形　前额宽阔，顶骨与颞骨隆起，枕骨下垂。颅盖的隆起使颅面失去平衡，面部呈三角形，耳朵向外向下变位，使头颅形成“军盔”状。

3. 蓝巩膜　虽不是所有患者都有蓝色巩膜，但这体征较普遍。巩膜变得非常薄而透明，使眼内的色素透出来，颜色可自深天蓝色至蓝白色。有时白色巩膜环线角膜，形成一个环，犹如土星光环，故称为“土星（Saturn）环”。患者往往出现远视，但一般视力正常。有时可在角膜外围有混浊，称为青少年环（arcus juvenilis）。

4. 结缔组织松弛　由于韧带和关节松弛，关节活动幅度超过正常。肌肉张力也减弱。皮肤变薄，常出现皮下出血。Rumpel Leede试验阳性，表明毛细血管也脆弱。伤口愈合力较差，形成的瘢痕宽而粗。患儿常伴有韧带松弛，可导致髌骨复发性脱位，易致经常跌跤和骨折。脊柱韧带松弛可引起椎体的压迫性骨折，造成脊柱后凸和侧凸。

5. 牙齿变化　牙的釉质基本正常，但牙本质缺乏。前者起源于外皮层，故影响不大；后者属于间皮质，故常被波及。乳齿和恒齿均易受累，容易折断，龋齿不易填充。牙齿易变成黄棕色或透明的蓝灰色。幼儿的门齿生出最早，故也最容易受累。

6. 耳聋　多见于年龄较大的儿童，它不是主要特征。它可因耳硬化而引起传导障碍，也可因听神经受压而表现为神经性耳聋。耳硬化是由于软骨的异常繁殖，待钙化后，颞骨的岩部也发生硬化。耳鸣和眩晕也时有所见。

【实验室检查】　血钙、磷及碱性磷酸酶一般为正常，与胶原代谢有关的指标可发生异常，如尿羟脯氨酸增加。

【影像学检查】　X线表现为长骨细长、弯曲，骨皮质变薄，干骺端膨大。多数病例存在明显广泛的骨质疏松，严重者可有囊性变。骨折常为多发性，周围骨痂呈球形，可超过骨折断面直径的2~3倍，易被误诊为骨肉瘤。股骨颈骨折后常有髋内翻畸形，而椎体也多有压缩变形。

【超声检查】　产前超声检查有一定诊断价值，但对于病变较轻者（如Sillence Ⅰ型和Ⅳ型）则不易检出。

（五）成骨不全的诊断

四项主要诊断标准是：

（1）骨质疏松和骨的脆性增加。

（2）蓝巩膜。

（3）牙质形成不全（dentinogenesis imperfecta）。

（4）早熟性耳硬化（premature otoclerosis）。

上述四项中出现两项特别是前两项，即可诊断。有时易与佝偻病相混淆。但其骨质疏松比佝偻病更广泛。

（六）成骨不全的治疗

目前尚无有效治疗方法。非手术治疗主要使用药物包括氟化物、维生素D、降钙素和性激素等，但效果均不肯定。最近文献中报道采用生长激素及双膦酸盐治疗成骨不全也取得一定疗效，前者的作用主要是促进身高增长和胶原合成，后者的作用则是抑制骨吸收。也有人对严重成骨不全患者行异体骨髓移植，以期增加身长和骨密度。

对于骨折患者，可行夹板、石膏、支具等固定，固定期间应加强功能锻炼以增加肌力、促进骨折愈合。制动时间不宜过长，以防止失用性骨质疏松。尚有人报道行下肢多段截骨加髓内钉内固定以纠正长骨畸形，术后很少发生骨不连。其中Bailey-Dubow及Rush-Sheffield髓内钉还可随长骨生长而相应延伸。目前对于截骨同时是否植骨仍有争议，不少作者认为对于大龄儿童以植骨为宜。

脊柱侧凸及后凸畸形的治疗比较棘手。由于多椎体压缩变形，患者在幼年时即可发生脊柱畸形，而支具治疗不仅不能阻止畸形的发展，还常会造成肋骨骨折。因此，手术治疗常常是万不得已的选择。但由于脊柱存在严重骨质疏松，矫形手术技术难度很大，原位融合往往成为手术者唯一的选择。

存在颅底凹陷的患者常表现为脑神经及脊髓损害，严重者可有脑干受压症状，多于早期死亡。手术治疗危险性极大。

（七）成骨不全的预后

畸形轻者预后较好，年龄越小，预后越差。及至成年，由于过去曾发生多次骨折，下地活动受限，造成严重残疾。

二、进行性骨干发育不良

（一）概述

进行性骨干发育不良（progressive diaphyseal dysplasia）也称为进行性骨干肥厚（progressive diaphyseal hyperosteosis），是较少见的一种发育紊乱综合征。其特征是长管状骨的骨干呈对称性梭形膨大，骨外膜和骨内膜有过多的新骨形成和硬化，但不涉及骨骺。过去曾称此病为Camurati-Engelmann病。Mckusick认为Camurati所描述的是另一种病，所以只能称为Engelmann病或进行性骨干发育不良。

（二）进行性骨干发育不良的病因、病理

病因尚不明确，但比较肯定的是它属常染色体显性遗传，成家族发病倾向。多见于男性，男性与女性之比为3：2。

其变化为非特异性的。组织形态正常，但骨外膜与骨内膜新骨同骨皮质融合在一起，致使骨皮质增厚，髓腔也相应狭窄。

（三）进行性骨干发育不良的临床表现

【症状与体征】 婴幼儿期发病，患儿行走晚，步态不稳，随年龄增大，病变范围扩大，症状加重。

病变往往发生于长骨，呈双侧对称性梭形膨大和硬化，受累骨以股骨最多见，其次为胫骨、肱骨和腓骨，随病情发展也可波及颅骨、骨盆和脊柱等。

症状为腿痛和头痛，有肌肉萎缩、皮下脂肪变薄、下肢弯曲、膝外翻、头颅大、前额突出、肌无力、跑步困难，容易疲劳，行走呈摇摆步态（鸭步步态），腰椎前凸加大，腹部隆起。

发育较迟，性腺发育差，第二性征表现不显著。

体检时可触及长骨骨干的梭形膨大，可见皮肤粗糙、眼球突出、贫血、脑神经损害等表现，有些患者还伴有肝脾大。

【实验室检查】 可有不同程度贫血，骨活检除硬化外无其他发现。

【影像学检查】 典型的X线表现为长骨骨干两侧的对称性梭形膨大，骨皮质对称性增厚硬化，骨髓腔变窄，增生硬化以骨干中段为主，骨骺不受累。颅骨可见额部及颅底密度增高。

（四）进行性骨干发育不良的诊断

根据以上临床表现及典型X线表现一般不难诊断，需与婴儿骨皮质增生症（infantile cortical hyperostosis）相鉴别，该病多在出生后1年内发病，表现为发热，下颌部肿胀，其他

骨骼也可受累。X线检查可见明显的骨皮质增厚和骨膜增生。一般在几个月内自愈。此外，需与硬化性骨髓炎鉴别，该病多见于较年长儿童，疼痛较重，局限一处。

（五）进行性骨干发育不良的治疗

肢体明显畸形可以截骨矫正，应用肾上腺皮质激素及双膦酸盐能减轻骨骼疼痛和恢复组织学形态。

三、致密性骨发育障碍

（一）概述

致密性骨发育障碍（pycnodysostosis）为常染色体显性遗传性疾病，发病较为罕见，主要表现为全身骨密度增高，身材矮小，手指短而粗，颅缝宽，面骨发育不良。Maroteaux和Lamy于1962年描述此病为肯定的一种临床疾病。过去许多学者只认为它是一种侏儒，以后由于全身性骨骼硬化和锁骨发育不全，Palmar等认为是骨硬化的一种，或称为锁骨颅骨发育不全。

（二）致密性骨发育障碍的病因、病理

该病为常染色体隐性遗传，但1968年Sedano等认为该病系常染色体显性遗传，可能此病有不同的遗传方式。除遗传因素外，尚有内分泌的因素。Dupont认为原始因素可能是甲状旁腺过度活跃。每日给动物注射甲状旁腺，将使骨钙游离出现。若持续注射，则成骨细胞被刺激，有骨沉积。Ellis则认为持续甲状旁腺功能亢进不能解释，可能是甲状旁腺活跃与正常阶段交替出现，从而出现相互交替的骨密度环。

其病理变化为膜性骨和软骨性骨都被吸收。其典型变化为患骨的密度和厚度增加，骨小梁完全消失。所有骨均会被波及，而且呈对称性。长骨的骨皮质和骨髓分界线消失，以干骺端的变化最为明显。生长长骨的骨骺软骨的大小和形态无变化，但骨骺的骨化中心可有同样的变化。除骨结构消失外，骨密度增加，呈颗粒状。骨的增厚说明不仅来自骨骺软骨的形成骨受影响，而且骨膜下成骨层的生长也受影响。生长最快的部位，如股骨下端、桡骨下端、胫骨上端和肱骨上端变化也最大。肋骨同样也被波及，变成无结构的增厚骨块。椎体的上1/3和下1/3有致密区，而中1/3可以保持正常。颅骨也可有明显增生。腕骨和跗骨呈同心环的致密骨。

显微镜下检查表现为钙化软骨团、骨、死骨和硬化纤维组织的混合状态。组织无血管性，髓间隙充填硬化组织，极少毛细血管。没有板层状骨化，没有成骨细胞活动。硬化主要是由于类骨组织的过度钙化。

继发性病理变化主要是造血系统和神经系统的干扰；前者影响正常的血液形成，后者影响神经传导。

（三）致密性骨发育障碍的临床表现

【症状和体征】 本病主要临床特点为身材矮小，身长很少超过150cm。面孔小、钩鼻、颏缩和龋齿，颅顶隆起前囟门及颅缝常不闭合，末节指骨短，指甲发育不良，易折断，骨脆易发生自发性骨折；锁骨的肩峰端发育不良，眼球突出。其他骨骼变化包括窄胸和脊椎畸形。

【实验室检查】 血胰岛素样生长因子1（insulin-like growth factor-1，IGF-1）水平减低，生长激素兴奋试验显示生长激素缺乏。

【影像学检查】

1. X线检查　X线检查可见全身骨密度增高，骨皮质增厚，髓腔变狭窄。颅缝宽，面骨发育不良，下颌小，下额角变平，椎体压缩变形，锁骨的肩峰端发育不良。

2. 核磁共振检查（MR）　可显示垂体发育不良。

（四）致密性骨发育障碍的诊断

根据临床表现及X线检查并参考实验室检查，一般不难诊断。

（五）致密性骨发育障碍的治疗

对于生长激素缺乏者可用生长激素治疗，如发生长管状骨骨折可行髓内钉固定，骨愈合过程正常。

第五节　软骨组织生长障碍性疾病

一、软骨发育不全（侏儒畸形）

（一）概述

软骨发育不全（achondroplasia）也称软骨营养障碍性侏儒（chondrodystrophic dwarfism），是侏儒畸形中最常见的一种。其特征是肢体短小，但躯干和头颅发育正常，智力很少有影响。该畸形自古以来就很闻名，在国外中世纪常成为宫廷宠儿或玩物。过去曾将此病作为侏儒的代称，实质上只是侏儒最常见的一种。Warkany曾估计全世界约有65 000名软骨发育不全性侏儒，说明这种畸形较常见。

（二）软骨发育不全的病因

软骨发育不全为常染色体显性遗传性疾病，有很大一部分病例为死胎或在新生儿期即死亡，多数患者的父母为正常发育，提示可能是自发性基因突变的结果。分子遗传学研究发现系编码成纤维细胞生长因子受体的基因发生了点突变，位置在第4对染色体的短臂上。

图1-1-5-1显示典型的常染色体显性遗传家谱。在第二代发病见于最小男孩，父母正常，这是由于基因的新的突变。至第四代，夫妻均为软骨不全，所以有两个小孩为软骨不全，一个死胎，一个正常。

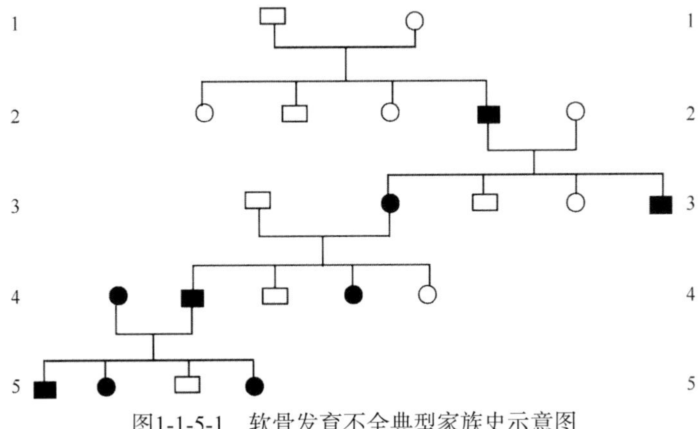

图1-1-5-1　软骨发育不全典型家族史示意图

（三）软骨发育不全的病理

在所有骨的干骺端，特别是在长管状骨的干骺端软骨呈明显的黏液样变性。软骨内骨化障碍，但膜内化骨不受影响，软骨细胞丧失正常排列和生长的功能，致使长骨的生长速度缓慢，而由于膜内化骨化的为正常，骨干的直径发育并不受影响。颅底部蝶骨、枕骨的软骨结合处亦有类似的发育障碍。由于骨骺本身并无发育不良，在早期也不会出现关节的退行性改变。

（四）软骨发育不全的临床表现

【症状和体征】 出生时即可发现婴儿的躯干与四肢不成比例，头颅大而四肢短小，躯干长度正常。肢体近端受累甚于远端，如股骨较胫腓骨、肱骨较尺桡骨更为短缩，这一特征随年龄增长更加明显，逐渐形成侏儒畸形。面部特征为鼻梁塌陷、下颌突出及前额宽大。中指与环指不能并拢，称三叉戟手（trident hand）（图1-1-5-2）。可有肘关节屈曲挛缩及桡骨头脱位，下肢短而弯曲呈弓形，肌肉尤显臃肿。脊柱长度正常，但在婴儿期即可有胸椎后凸畸形。

婴儿期枕骨大孔狭窄在患儿中也比较常见，主要症状为腰腿痛及间歇性跛行。患者智力一般不受影响。

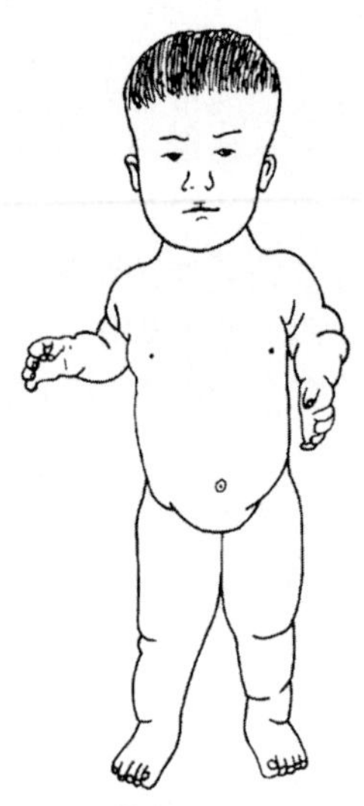

图1-1-5-2　侏儒畸形外观示意图

【影像学检查】

1. X线检查　X线检查可见股骨远端生长板呈倒V形。干骺端增宽，骨骺外观则相对正常。下肢长骨可呈方形，骨盆宽而短，坐骨切迹小。骨盆入口形似香槟酒杯。在腰椎由上而下椎弓根间距逐渐减小。椎弓根增粗，椎体可发生楔形变。

2. 磁共振检查　对于判断脊髓受压程度有较明确的价值。

【超声检查】产前监测股骨发育有一定意义。

（五）软骨发育不全的诊断

根据患者的典型身材、面貌，肢体缩小，手指呈三叉戟手状，不难作出诊断。但应与克汀病和其他侏儒作鉴别。克汀病患者的智力低下，骨化迟缓，有时骨骺内有斑点骨化。佝偻病的骨骺表现为轮廓模糊和骨化迟缓。

（六）软骨发育不全的治疗

无特殊治疗方法，生长激素对部分病例有效。

腰椎管狭窄或椎间盘突出引起腰痛，甚至下肢瘫痪，需做椎板切除减压术或腰椎间盘摘除术。

枕骨大孔狭窄并有脑干及脊髓受压者，应行后路枕骨大孔减压以防猝死。如存在Chiari畸形或脑积水，也应根据病情给予相应处理，如减压或分流手术等。

胸腰骶支具（thoraco-lumbo-sacral orthosis，TLSO）对预防和治疗胸腰椎后凸畸形的发生有一定作用。一些作者主张在小儿开始能坐时即应穿戴TLSO直至2岁，如支具治疗无效，后凸畸形加重或5岁时后凸超过40°，则应行脊柱融合术。

当腓骨相对于胫骨过度生长时可导致下肢成角畸形及膝内翻，症状明显或影响外观者可行胫骨截骨术。也有人报道采用腓骨骨骺融合术纠正下肢成角畸形，但作用尚不肯定。

二、软骨外胚层发育不全

（一）概述

软骨外胚层发育不全（chondroectodermal dysplasia）于1940年首次由Ellis和Van Creveld报道，故常称为Ellis-Van Creveld综合征，多在亲属中通婚有较高的发病率，属常染色体隐性遗传，中胚层和外胚层组织均受累，常伴随先天性心脏病。

（二）软骨外胚层发育不全的病因

尚不十分清楚，目前认为本病与胚胎期的外胚叶形成异常有关，可能是由于外胚叶营养摄取障碍所致。

（三）软骨外胚层发育不全的病理

该病可累及骨骼、心脏和泌尿多系统。骨骼系统有膝外翻、胫骨上端外侧骨骺发育迟缓、长骨末端发育不全等。心脏发育不良时可有单心室或间隔缺损，泌尿系统可出现睾丸未降或尿道下裂。

（四）软骨外胚层发育不全的临床表现

出生时即出现侏儒外观，其特征是软骨发育不良、多指、外胚层组织发育不良，影响头发、牙齿、指甲的生长，以及出现先天性心脏病。

【软骨发育不良】 表现为上、下肢长骨缩短，远侧节段比近侧节段严重，故膝与肘以下的长骨更短。躯干的影响不大，故形成侏儒。胫骨近侧端扩张，变尖，骨骺发育差，并偏内侧滑移。在胫骨近侧干骺端内侧有骨疣突出，腓骨短，与软骨发育不全不同，小腿呈现膝外翻，髌骨同时向外移位。桡骨头常脱位，指骨很短，这是由于指骨无骨化中心。腕骨和尺桡骨可融合，股骨和肱骨呈弓形，短而厚，肋骨短故胸廓可长而窄。头颅正常。多指是典型特征，多见于尺侧，桡侧多指较少见。

【外胚层组织发育不良】 表现为指甲发育不良，指甲小，呈“匙形”，背侧呈凹形。牙齿出现迟，不规则，牙齿尖形，咬合不良。上颌牙龈垫融合。上唇的龈唇沟闭合，秃发等。

【中胚层缺陷】 表现为先天性心脏病，常见房间隔缺损或室间隔缺损。二尖瓣狭窄，心脏可能为三室或两室。

患者智力正常，有时可伴存其他畸形，如睾丸未降，腭裂等。

（五）软骨外胚层发育不全的诊断

本病应与引起身材矮小的侏儒疾病如佝偻病、克汀病、脑下垂体功能不全、软骨发育不全等鉴别。但本病主要矮短特点是膝部以下的胫腓骨和肘以远的尺桡骨短缩所造成的。故根据临床外观及X线检查，一般鉴别并不困难。

（六）软骨外胚层发育不全的治疗

本病无特殊治疗，多指（趾）可在两岁内予以切除，膝外翻可用支具矫形，若并发髌骨脱位，应作矫形手术。

（七）软骨外胚层发育不全的预后

预后不良，有1/3的病例在先后2周内死亡，存活者呈侏儒外观，常常死于心力衰竭。

第六节　干骺端发育不良

一、骨骺点状发育不良

（一）概述

骨骺点状发育不良（dysplasia epiphysialis punctata）又称先天性钙化性软骨发育不良，由Conradi 于1914年首先报道，又称Conradi病，比较少见。其特点是骨骼生长不良，以软骨的不规则钙化为特征，四肢发育异常，关节畸形，皮肤损害及部分心血管畸形等。

（二）骨骺点状发育不良的病因与病理

病因不明，可能与遗传有关。常染色体隐性遗传可导致本病征Ⅰ型，常染色体显性遗传为本病征Ⅱ型，前者畸形较后者重。性染色体显性遗传则表现为男婴死亡，女婴发病。病理变化为骨骺软骨呈现片状黏液和囊性退行性改变，有散在钙化灶。

（三）骨骺点状发育不良的临床表现

【症状与体征】

1. **特殊面貌**　头小或大、前额突出、眼距增宽、鼻梁塌陷、高腭或腭裂、短颈及智力低下。

2. **眼部异常**　白内障、视神经萎缩或发育不良、斜视及眼球震颤。

3. **皮肤异常**　鱼鳞状角化症、红皮症、毛发脱落等。

4. **四肢畸形**　短肢、多指、并指，髋、膝、肘关节挛缩，髋关节脱位等。

【影像学特征】 X线平片表现为骨骺中点状或融合成片的致密钙化点，如长骨、肩胛骨、椎骨及气管喉头的软骨部分，关节周围软组织上可见斑点状钙化影，而在腕骨及跗骨的软骨上无此种变化，这些钙化影不随年龄增长而增加。一般于3岁后消失。

（四）骨骺点状发育不良的诊断

典型的临床表现加幼儿期X线表现骨骺多发性点状钙化即可诊断。注意与多发性骨骺发育不良相鉴别。该病4~5岁以后发病，除骨骺点状表现以外，尚有髋、膝关节为主的关节疼痛，无特殊面貌及白内障。

（五）骨骺点状发育不良的治疗

本病无特殊的治疗方法，酌情给予对症处理。

（六）骨骺点状发育不良的预后

本病Ⅰ型预后差，多在1~2岁死亡。Ⅱ型预后较好。

二、多发性骨骺发育不良

（一）概述

多发生骨骺发育不良（multiple epiphysial dysplasia）又称Catel病，是一种临床上少见的骨发育不良，主要表现为许多骨骺密度与形态异常，好发部位是髋、肩和踝关节，但脊椎很少累及。该病为常染色体显性遗传性疾病，有家族性，但其遗传变异性大，即使在同一家族中表现也不同。Ⅰ型基因定位在常染色体19（COMP），Ⅱ型基因定位在常染色体1。

（二）多发性骨骺发育不良的病理

其病理改变为骨骺和骺板不规则，缺少骨样组织，软骨细胞排列不规则，骨小梁紊乱，骨骺单奶糖胺成分减少。

（三）多发性骨骺发育不良的临床表现

【症状和体征】 一般出生时无明显异常，2岁以后逐渐出现症状。走路较晚，步态不稳，出现膝内、外翻，关节疼痛，功能受限。到6~7岁可出现脊柱侧弯，四肢短，身材矮小，形如侏儒，但面部、头颅正常，智力发育不受影响，注意与软骨发育不良鉴别，两者的区别在于后者出生后即可发现肢体短缩，头颅和面部有典型变化。

【影像学检查】 全身骨骺出现迟缓，呈斑点状、扁平或分裂，密度增加。髋臼增宽、变扁，类似Perthes病，股骨颈干角减少，呈髋内翻。股骨髁不规则而引起膝内翻。胫骨近端改变引起胫内翻。椎体出现楔形变。桡、尺、腕、掌、跖骨等均可发生相应的骨骺变化。干骺端有代偿性改变，呈扩张或凹陷，随年龄增长，骨骺的改变逐步消失，但扁平畸形仍存在。严重者可继发退行性骨关节病。

（四）多发性骨骺发育不良的诊断

临床表现加X线检查，除外Perthes病、先天性髋内翻、Blount病和骨骺点状发育不良后可以诊断。股骨远端骨骺高度与干骺端宽度比值异常可见于多数患儿，这一指标对于早期诊断很有价值。

（五）多发性骨骺发育不良的治疗

下肢关节疼痛可卧床或牵引治疗。髋内翻和膝内翻畸形严重时，需要截骨矫形，病情严重的病例可行关节置换术。手指活动受限者可行掌指或近节指间关节囊切开松解术，以改善抓握功能。

第七节　其他少见的畸形

一、先天性半侧肥大

（一）概述

先天性半侧肥大（congenital hemihypertrophy），其发生率为1/86 000，绝大多数为散发病例。Wagner于1839年首先报道。其肥大畸形不仅见于上肢或下肢，也可同时合并其他畸形。如在Beckwith-Wiedemann综合征患者可表现为脐突出、舌肥大、巨人症、低血糖、器官肥大、肾脏畸形及半侧肥大。1900年Klippel和Trenaunay，1907年Parks weber报道了类似病例，故称之为Klippel-Trenaunay-Weber综合征，特点为偏侧肢体的骨和软组织肥大，伴有该部位的血管痣、静脉瘤，故又称为血管扩张性肢体肥大症（hemangiectatic hypertrophy）。确切含义应为：出生后身体一侧比另一侧肥大，可以是部分如上肢或下肢左右大小不同，有时是整个身体的一侧包括颜面、躯干、上下肢、内脏左右大小都有差别，但是身体每一侧组织器官结构是完全正常的，称之为先天性半侧肥大。

（二）先天性半侧肥大的病因

许多原因可引起半侧性肥大，如内分泌异常、血管异常、淋巴异常、自主神经功能障碍、胚胎发育异常，以及遗传因素等。但本病的真正原因至今仍不明了。有的学者认为半侧肥大与胎儿在形成过程中处于一种不平衡状态有关；亦有的学者则认为是受精卵分成两个大小不同的细胞所致。

（三）先天性半侧肥大的分类

以下分类有利于区别先天性与后天性半侧肥大（表1-1-7-1）。

表1-1-7-1　先天性与后天性半侧肥大的鉴别

类型	先天性肥大	后天性肥大
完全性肥大	节段性肥大 交叉性肥大 半侧性肥大	巨人症（垂体功能亢进）
局限性肥大	肌肉性肥大 血管性肥大 骨骼性肥大 神经性肥大	Milroy病（家族性淋巴水肿）、象皮病脂肪瘤病、神经纤维瘤病、血管异常

（四）先天性半侧肥大的临床表现

患者常表现为整个身体的一侧增大畸形，躯干两侧不对称；上下肢、外生殖器两侧不对称，同侧的内脏器官也会增大，但是身体每一侧组织器结构正常。患肢肢体周径比健侧粗大，骨骼和骨化中心发育也快。临床症状是双下肢不等长，行走跛行，骨盆倾斜和脊柱侧凸（图1-1-7-1）。有近10%~15%的患者智力发育差，有50%患者同时伴有并指、多指、多乳头、先天性心脏病等。

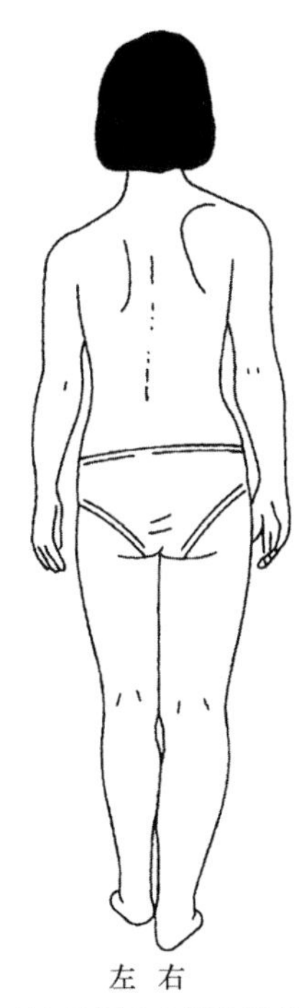

图1-1-7-1　先天性半侧（右侧）肢体肥大畸形示意图

（五）先天性半侧肥大的诊断与鉴别诊断

本病诊断一般不难，但需与下列疾病进行鉴别：

（1）继发性一侧肥大，多因诸如血管、淋巴系统病变所引起。

（2）垂体功能亢进引起的巨人症。

（3）神经系统疾病引起的一侧萎缩，则误认为健侧为肥大。

（六）先天性半侧肥大的治疗

如下肢长度差别小，短肢可用加厚鞋底，达到两侧平衡；下肢两侧长度差别明显，超过

3cm以上，可行患侧股骨下端或胫骨上端骨骺止长术，也可行健侧肢体延长术。对其存在软组织畸形予整形术等。

二、先天性环状束带

（一）概述

先天性环状束带又称先天性环状挛缩带（congenital constriction band），亦称狭窄环综合征（constriction band syndrome）或Streeter畸形，属肢体软组织环形缺陷畸形。

（二）先天性环状束带的病因与病理

本病原因不明，有的学者认为先天性束带是羊膜条所致，也有学者认为是胚芽的原生质发育缺陷所致。而Patterson则证明束带的发生与唇腭裂形成有相似的机制，即均由中胚层发育停滞所致，其原因是由于宫内压迫所致。先天性环状束带多合并其他畸形，如颅缝早闭、腭裂、耳畸形、马蹄足、跖内翻、先天性心脏病等。轻度束带仅累及皮肤、皮下组织，重者可侵入筋膜层而达肌肉、甚至骨骼。较深的束带可使肢体静脉或淋巴回流障碍，使肢体远端出现肿胀。严重者可产生宫内自行性截肢。

（三）先天性环状束带的临床表现

环状束带常引起的皮沟可发生在四肢任何部位，以手指、足趾、前臂及小腿最为常见，偶尔见于躯干。浅者累及皮肤、皮下组织，不影响肢体功能。深者引起肌肉、神经、血管及骨骼束窄，使肢体远端回流受限，出现水肿粗大，易继发感染，湿性坏死。也可引起指、趾、肌腱、骨骼断裂，仅有狭细的皮肤与近端相连。

多数病例为多发，可累及多个肢体或同一肢体多处，受累肢体往往出现不等长。此外，还可合并身材矮小、臂丛神经损伤等畸形。

（四）先天性环状束带的诊断

根据临床表现一般诊断不难。注意与创伤等引起的瘢痕挛缩鉴别。

（五）先天性环状束带的治疗

对于表浅的环形束，由于不引起任何残疾，可仅予观察，暂时不需治疗。较深的环状束则需手术治疗，多采用束带松解Z字成形术。一般在新生儿期即可进行，其方法为：切除凹陷的皮沟，直达正常的组织，皮肤可作多个“Z”形切口，避免术后瘢痕挛缩畸形（图1-1-7-2）。对于同一肢体多处束带应分期手术，以免影响束带肢体远端血供。术后给予抗感染治疗。对于深部束带，疑有血液循环及神经功能障碍者，应及时切除纤维束带，同时探查，松解血管、神经，并注意观察远端血供情况。

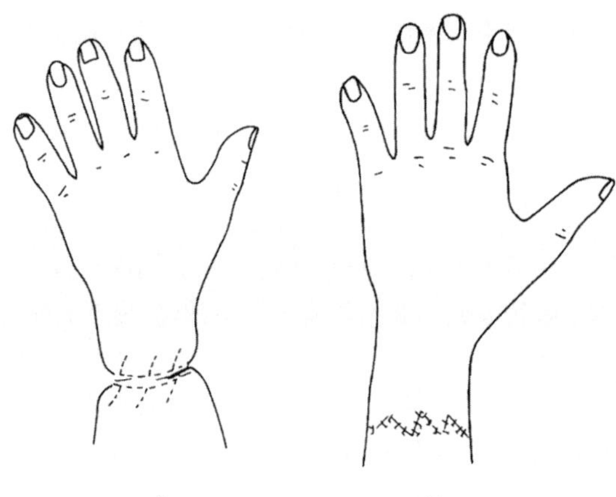

图1-1-7-2 先天性前臂束带性狭窄手术前后外观示意图

A.术前；B.“Z”字成形术后

三、先天性肌缺如

（一）概述

先天性肌缺如（congenital absence of muscles）临床上比较少见，是由于胎儿本身发育异常，或因在宫内受到机械阻碍所致。常表现为单个肌肉部分或全部缺如，也可表现为某一组肌肉的缺如。如果缺如的肌肉不能被其他正常肌肉所代偿，则可能出现畸形。

（二）先天性肌缺如的病因

该病多为散发，有少数家族性的病例报

道，但遗传方式不详。由于胎儿本身发育异常，或在宫内受机械性压迫而致肌肉发育缺陷。广泛性肌缺如主要为纤维萎缩伴纤维化和脂肪浸润的病理改变，可导致先天性多发性关节强直。

（三）先天性肌缺如的临床表现

全身任何肌肉均可受累，部分患儿出生时即表现为肌张力低下、肌力差、腱反射消失，可有部分肌群瘫痪，以肢体近端、躯干、肌肉受累多见，其中胸大肌缺如最常见。其次为胸小肌、斜方肌、胸锁乳突肌、股四头肌、前锯肌，通常只限于一侧或一侧肌组，两侧肌缺如仅偶见于眼肌或颜面肌，头部肌肉中以先天性睑下垂为最常见，可呈部分或完全性先天性睑下垂，根据缺如肌肉所在部位及功能的不同而表现出不同的症状和体征。如掌长肌缺损不引起任何症状，但一侧胸锁乳突肌缺如可引起斜颈。单个肌肉缺如时，其运动功能可由其他肌肉代替，故通常不引起运动障碍，但往往与同侧的其他先天异常并发。

X线检查仅见骨和肌群萎缩。

（四）先天性肌缺如的诊断

肌肉缺如较容易诊断，部分患儿表现为肌张力低下、肌力差，甚至部分肌群瘫痪，根据本病初生时肌缺如已存在，随年龄增长不变，注意与进行性肌病区别。

（五）先天性肌缺如的治疗

本病为非进行性疾病，所产生的功能程度也各不相同，可根据具体情况做必要的治疗，如运用支具矫形、肌肉锻炼；单个肌肉局部缺如可作修补术，如腹直肌缺如所致大型脐疝，可作腹直肌修补，以恢复功能。

四、指甲髌骨综合征

（一）概述

指甲髌骨综合征（nail-patella syndrome），其名称较多，如骨指甲发育不全（osteo-onychodysostosis）、遗传性骨指甲发育异常（hereditary osteo-onycho-dysplasia），或Tumer-Kister综合征等。这是一种以指甲和髌骨发育异常或缺如为特征的综合征，有时伴有其他骨骼改变，如髂骨角、桡骨头脱位、小肩胛骨，部分伴有眼部异常及肾受损等征象。

（二）指甲髌骨综合征的病因

指甲髌骨综合征是家族遗传性疾病，属常染色体显性遗传，伴完全的外显率。其基因与ABO血型密切相关，基因位于第9对染色体的长臂上。其发病率：出生者为1/50 000，人群中的患病率为1/1 000 000。

（三）指甲髌骨综合征的临床表现

【指甲萎缩、角化不全】 部分患者指甲完全缺如，纵裂，表面凹凸不平，最常见于拇指和示指，小指指甲和趾甲较少见。指骨一般无畸形。

【骨发育不良】 主要累及髌骨、肘关节和髂骨。髌骨表现为发育不良、过小或缺如，膝关节可发生脱位或出现膝外翻及小腿外旋畸形。桡骨小头发育不良、缺如或脱位，肱骨髁发育不对称，肱骨内上髁突出，肘关节伸直障碍。髂骨两侧形成圆锥状，称之为髂骨角畸形，在“髂骨角”的顶端可出现第二骨化中心，使骨盆形态类似象耳。

【肾脏损害】 30%~40%的患者合并肾脏损害，其中25%可发展为肾衰竭，早期为蛋白尿、镜下血尿。其病理改变为肾小球基膜增厚，免疫荧光检查可见肾小球基膜与小动脉壁有IgM和C3的沉积。

【眼部异常】 可能有虹膜睫状体异常，如彩虹色素异常，有三叶草样黑色素沉着，内深边浅，称为Lester征。晶状体、玻璃体混浊或视力受累。个别患者有睑下垂、眼距增宽、斜视等。

【其他畸形】 如马蹄内翻足、先天性髋关节脱位、脊柱裂、先天性小指挛缩等也可同时并存。

【X线检查】 髌骨小或缺如，桡骨小头、肱骨小头发育不良、脱位或半脱位。髂骨角从髂骨中心向后外侧突出。

（四）指甲髌骨综合征的诊断

根据临床表现、X线片显示的骨骼畸形，结合家族遗传史可以作出诊断。通常无类似病变可与之鉴别。但有时可能仅注意桡骨头脱位、髌骨缺如或过小，髂骨角及肾炎等而忽略了相互关系，特别是容易疏忽指甲的改变。

（五）指甲髌骨综合征的治疗

对于本病的肾脏损害，治疗上同一般慢性肾炎基本相同。髌骨脱位可作股四头肌成形术。膝、肘关节畸形，重者可手术矫正，合并其他畸形给予相应的治疗或手术矫正。

（六）指甲髌骨综合征的预后

髌骨和桡骨头脱位会影响正常的活动功能。至中年期，约有1/3的患者可并发肾炎、蛋白尿，最终会发生肾衰竭而危及生命。

（周呈文　王海滨　李　国　鲍宏玮　赵定麟）

第八节　下肢肢体长度矫正原则

一、概　　述

（一）概况

下肢不等长是脊髓灰质炎及其他某些疾病最常见的后遗症之一，包括维生素D中毒症、骨骺部外伤及炎症病变等，由于肢体的肌肉瘫痪或骨性因素使肢体长度发育障碍而造成患肢短缩。因此，对此类患者均需治疗。

患肢短缩程度和骨骼改变状态及肌肉瘫痪程度之间虽不存在恒定的关系，但一般说来，骨与肌肉组织病变越重、范围越广，短缩程度也就越大。严重者可产生6~8cm或更为严重的短缩。中度瘫痪可造成4~6cm短缩，轻者可有2~4cm下肢短缩。据刘广杰对1000例患者下肢长度测量统计，患肢短缩在2cm以下者占20%，短缩超过8cm者占9%，短缩在2~6cm者占61%。应该强调指出，2cm以内的下肢短缩不会造成功能障碍，在单侧髋外展、屈曲畸形或伸膝肌力减弱的患者反而有利于行走。但双下肢长短不等超过2.5cm，则可出现跛行步态，产生代偿性骨盆倾斜与脊柱侧凸等畸形。长度差异越大，畸形与功能障碍越重。患肢关节由于负担加重，还可早期发生退行性改变。因此，凡一侧下肢短缩超过2.5cm，为改善患肢功能和矫正美观缺陷，有施行矫形外科治疗的必要。

（二）矫正术基本术式

矫正下肢不等长有许多不同的手术方法，但总括起来可分为两大类，即健肢缩短术（shortening operations on unaffected limb）及患肢延长术（lengthening operations on disabled limb），现分述于后。

【健肢缩短术】 这类手术包括用骨骺钉暂时性阻止骨骺生长术，骨骺植骨永久性阻止骨骺生长术，以及切除一段股骨或胫骨的骨缩短术。由于是在比较正常的一侧下肢做手术，这类手术具有消极和破坏性质，影响患者身高，一般不易为患者或其家长所接受。但和患肢延长术相比，健肢缩短术有方法简便、住院期短和骨愈合较快，以及并发症少等优点，仍是目前可供选择为矫正下肢不等长的手术。

【患肢延长术】 这一类手术包括骨骺牵伸延长术、胫骨或股骨截骨延长术及髂骨截骨延长术。其共同优点是在患肢上做手术，可保持患者身高与恢复身材比例，能确切达到预期的延长度。主要缺点是住院期长，技术要求高，延长治疗期中处理不当易发生并发症。由于骨延长术能直接矫正短缩畸形，改善患肢功能，患者及其家长最乐于接受这种积极的治疗方法。所以骨延长术是目前常用的手术。

（三）病例选择

下肢两种不等长矫正术各有其优缺点和

适应证，选择手术方法时应该根据患者年龄、患肢肌力和短缩程度及部位等条件，结合患者意愿，才能作出恰当的决定。总的来说，年龄小者骨再生修复能力强，年龄大者再生修复能力下降、软组织弹性和生物学适应性降低，较易发生并发症。肢体长度均衡手术的效果和肌力有关，任何一种手术方法仅是解决长度差异的静态均衡，为改善患肢功能，除要求重建负重力线和关节稳定性外，往往还需作调整肌力的手术，以建立动力平衡，否则难以取得效果。但是，患肢肌肉有严重而广泛的瘫痪者，如术后能达到患肢承重，即使用支具或辅助器，则仍有延长价值。患肢短缩程度是必须考虑的另一重要因素。3cm以内的轻度短缩不需要手术矫正，一般用垫高鞋跟或鞋底的方法就可矫正长度差异。在脊髓灰质炎后遗症患者，患肢短缩未超过2cm 反而有利于行走。3~6cm的中度短缩，不论采用骨延长术或骨缩短术，一般都能取得较满意的效果。大于6cm的严重短缩，则以选用骨延长术为好，骨骺牵伸延长和干骺部截骨延长术能较安全地大幅度延长。

（四）重视术前测量

在作下肢不等长矫正手术前，必须准确测量双下肢长度的差异，仅作髂前上棘至内踝和股骨与胫骨的分段测量是不够的，还需采用X线片测量，通过加放的标志尺准确了解下肢全长和股骨及胫骨长度的差异。对于正处在生长发育期的儿童，患肢短缩是随着年龄增长而加重的。因此，在儿童采用阻止骨骺生长术来平衡下肢长度时，不能仅以上述方法测量的结果作为依据，必须考虑术后患肢长度发育仍慢于健肢这一因素，根据双下肢骨骺发育和年生长度潜力及其差异，作出长度最终平衡计算。

二、健肢缩短术

（一）基本概念

健肢缩短术（limb shortening）是以牺牲健肢长度使两下肢长度均衡，儿童可用阻止骨骺生长发育的方法，成人则需切除一段股骨或胫腓骨缩短健肢，以消除下肢长度差异。其共同缺点是在健肢上做手术，影响患者身高。如发生并发症而使健肢功能受到损害，则后果常是严重的。对于肢体严重短缩，往往需要结合采用患肢延长术。健肢缩短术对于身材较高和患肢短缩不严重的患者，仍不失为方法比较简单和效果较好的下肢长度均衡术。

（二）术式选择及其理论基础

在骨长度发育成熟的成年期，骨缩短术能确切达到矫正下肢长度差异的目的。但对正处于骨生长发育期的儿童，用阻止骨骺生长的方法均衡下肢长度，则必须首先了解股骨和胫骨各骨骺在下肢长度发育中所起的作用，正常的年生长长度和发育后可预期的长度，以及患肢肌肉瘫痪的不同程度对骨骺长度发育的影响。为正确计划阻止骨骺生长的手术，两下肢的生长速度预测和术前准确测定长度差异是同等重要的。

【下肢长骨的两端骨骺在长度发育中所起的作用】 从婴儿至发育成熟，各骨骺在长度发育中所承担的比例是不同的。从图1-1-8-1可以看出，股骨下端骨骺生长在股骨长度中约占70%，而上端骨骺生长在股骨长度中只占30%左右。胫骨上端骨骺在胫骨长度发育中占55%~60%，而下端骨骺占40%~45%。在下肢整个长度发育中，各骨骺所承担的百分比是：股骨上端骨骺17%，股骨下端骨骺37%。胫骨上端约占28%，胫骨下端约占18%。股骨下端骨骺和胫骨上端骨骺所承担的比例最大，故骨骺生长阻止术最常选用膝关节附近的骨骺。按需要单独阻止股骨下端骨骺或胫骨上端骨骺，或同时阻止两者生长。

【正常骨骺年长度生长发育的潜力预测】 首先需要了解健肢长度发育潜力及在何时停止生长。Green与Anderson对儿童连续地每年定期进行准确的临床检查和摄X线片测量，根据股骨远端及胫骨近端的年长度增长数与骨龄的关系编制成曲线图（图1-1-8-2），参照此图可对正常股骨远端骨骺和胫骨近端骨骺年长度增长潜力作出生长估计。所谓骨骼年龄是指对骨成熟程度的判定，最通行的测定法，是用X线片同Greulich与Pyle标明年龄的标准图谱对照而定的，这常与临床实际年龄稍有差异。股骨远端和胫骨近端的骨骺发育停止时间，女性在骨龄14 3/4岁，男性在骨龄16 3/4岁，最后1年的长度增长极少，而胫骨骨骺发育停止一般要比股骨早半年。根据White和Green等观察，15岁以前股骨下端骨骺每年平均生长0.9cm，胫骨上端每年为0.6cm。

【患肢肌肉瘫痪程度对下肢长度增长的影响】 肌肉瘫痪程度及其部位对肢体长度发育有明显的影响，中度瘫痪可使下肢长度发育每年减慢1%~1.5%，最终可造成4~6cm短缩。阻止长肢骨骺生长时，必须估计短肢最终短缩数。因此，术前要在对患肢肌肉瘫痪程度、范围及年龄等因素评估的基础上，以预测的最终短缩数为依据，决定长肢的缩短数。估计短肢潜在的生长能力，骨龄比临床的年龄更为重要。

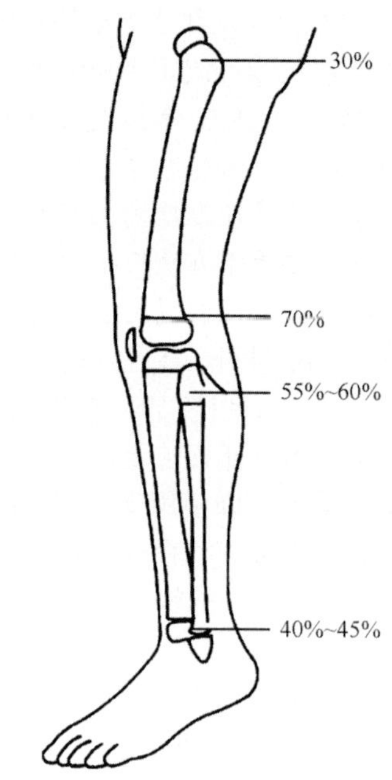

图1-1-8-1 下肢长骨两端骨骺生长占各骨长度百分比示意图

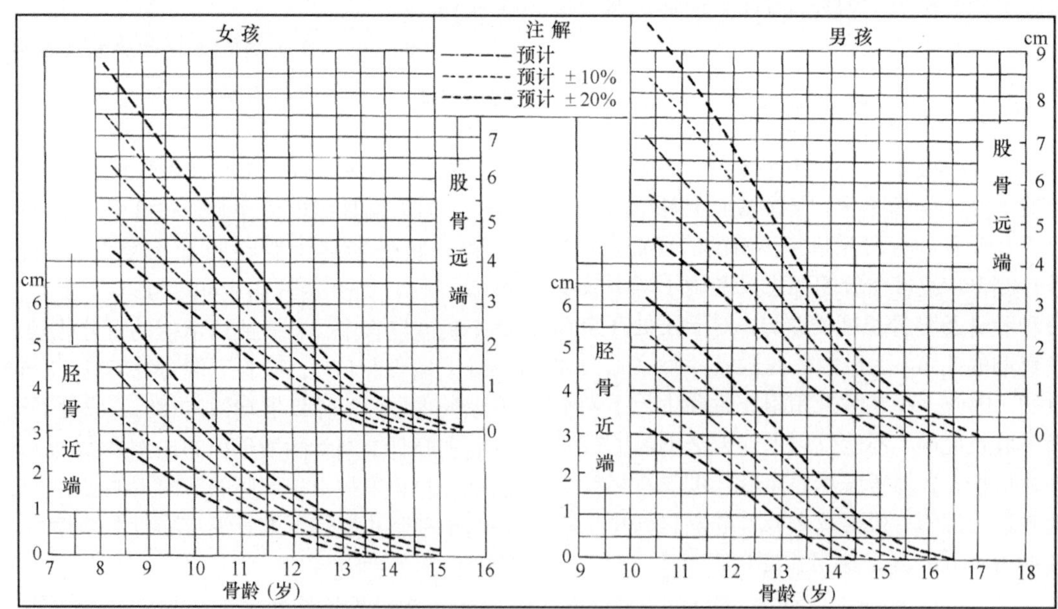

图1-1-8-2 不同骨骼年龄的正常股骨远端与胫骨近端长度发育潜力示意图
（引自Anderson Green，Messner）

必须说明，下肢长度发育有很大个体差别，国外资料和我国实际情况也必然存在差异，以上资料只供生长估计和计算长度平衡时参考。而在脊髓灰质炎后遗症患者，手术目的不是追求双下肢长度完全平衡，患肢最终保留1cm左右的短缩反而有利于跨步，生长平衡计算中应防止过度矫正。

（三）骨骺钉阻止骨骺生长术

【概述】 骨骺钉阻止骨骺生长术（arrest of epiphyseal growth by stapling）是暂时阻止骨骺生长的健肢缩短术，其方法是用“门”形骨骺钉骑跨固定于骨骺线上下以阻止骨骺生长，到一定时候又再取出，骨骺可继续生长发育。所以，适合应用这种手术的患者，必须是骨骺生长还有充分时间的儿童，但年龄又不宜小于8岁，否则会因骺板上下的骨厚度不够，骨骺钉不易钉牢而自动滑脱或被挤出。最早行阻止骨骺生长术的年龄至少在10岁，而骨骺钉在骨内留放时间以3年为宜。超过3年以上往往在骺板上下形成瘢痕，有使暂时性生长阻止转化为永久性生长停止的可能。根据两下肢生长平衡计算，决定最迟在几岁以前施行手术，以及是单独阻止一个骨骺生长，或同时阻止股骨下端与胫骨上端两个骨骺生长。

【术前准备、麻醉和体位】

1. 术前准备　根据下肢长度差异的程度和手术时患者年龄，作出长度平衡计算和选择施行手术的骨骺。摄前后位和侧位X线片，检查拟行手术的骨骺有无早闭等异常，测定骨骺侧位中点。

2. 麻醉和体位　一般用硬脊膜餐阻滞或蛛网膜下腔阻滞，可结合用小量静脉麻醉。患者仰卧，将膝置于30°屈曲位。

【手术步骤】

1. 股骨远端骨骺

（1）骨骺显露：分别用内侧和外侧直切口（图1-1-8-3）。内侧切口从内收肌结节的上方开始，经内收肌结节向下，长6~8cm。切开深筋膜，沿内侧肌间隔剥离，将股内收肌牵向前方，结扎和切断膝上内侧血管，纵行切开与剥离骨膜，显露出骨骺板的内侧部分。后者呈乳白色而有韧性，用针尖可刺入确认骺板。同样，在股骨下端外侧作长6~8cm直切口至股骨外髁，经股二头肌腱与髂胫束之间进入。如髂胫束有挛缩，则予以横行切断。分离外侧肌间隔至股骨后嵴（粗线），将股外侧肌牵向前方，结扎和切断膝上外侧血管，显露骺板的外侧部分。

（2）锤入骨骺钉：在股骨内侧与外侧各锤入3根骨骺钉，每个骨骺钉都横跨骨骺板。第1根钉在骨骺侧面中点，在第1根钉的前、后各1cm处再安放第2和第3根钉。插钉时钉体应与骨骺板垂直，钉尖方向应指向骨中心部而不能触及骨骺板。钉已插上但还没有完全进入骨内之前，术中一般需摄前后位和侧位X线片，证实钉的位置准确后再将钉爪锤入骨内，但钉体不能挤压骨骺板（图1-1-8-4）。

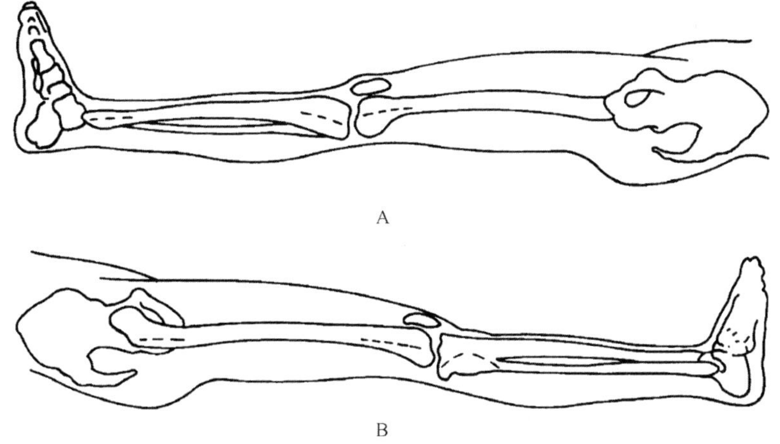

图1-1-8-3　下肢骨骺钉阻止骨骺生长术切口部位示意图

A.内侧切口；B.外侧切口

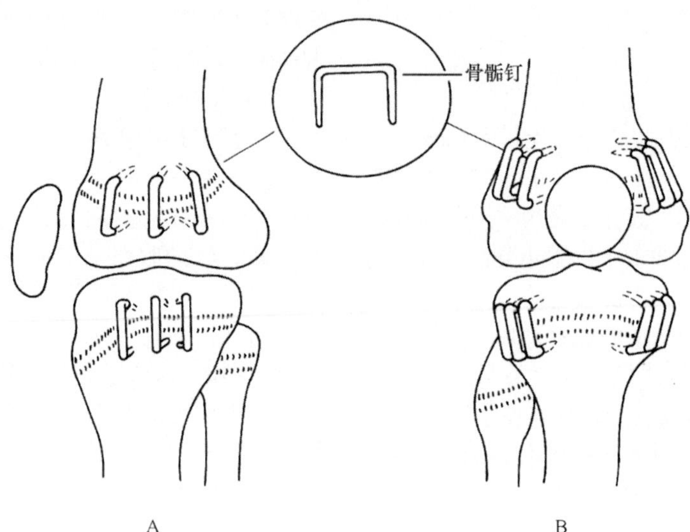

图1-1-8-4　膝部骨骺钉安放的位置示意图

A.侧面观；B.前面观

2. 胫腓骨近侧骨骺

（1）内侧显露与骨骺钉安放：在胫骨内侧从膝关节平面向下作直切口，长4~6cm。切开皮肤、筋膜，显露骺板内侧部分。骨骺板在关节面下1.5~2cm平面，呈乳白色隆起条状。第1根骨骺钉必须位于胫骨内侧面中点，不能偏前或偏后。锤入第1根钉后，再于第1根钉的前、后各1cm处锤入第2、第3根骨骺钉。

（2）外侧显露与骨骺钉安放：在腓骨头处作弧形切口，长6~8cm，弧度朝向前方，牵开皮肤，切开筋膜，显露腓骨头。将腓骨上端骨骺板完全刮除后，用骨松质填入腔隙。显露胫骨上端外侧骨骺线时，是将胫骨前肌起始部作弧形切开，将其反折向外侧牵开即可显露胫骨外侧骨骺线。尽量剥离骨膜外组织至胫骨外侧后方，按上述要求安放3根骨骺钉。由于腓骨头的存在，往往不能充分显露胫骨的外后侧面，必要时可在腓骨头下4~5cm处将腓骨截断反转，以便显露胫骨外侧面（图1-1-8-5）。术中需摄前后位与侧位X线片，核对骨骺钉位置是否正确，如位置不理想，则需重新调整钉的位置。核对位置良好后缝合切口。

【术后处理及常见的并发症】

1. 术后处理　术后用长腿管型石膏固定，可以早日起床扶拐活动。3周后拆除石膏，即可恢复正常活动。

2. 并发症　阻止骨骺生长术是暂时性阻止骨骺发育生长，在理论上是好的，手术操作也比较容易，但术后常发生以下并发症。

（1）骨骺钉位置在两侧不完全对称：此种状态不能均匀抑制骨骺生长，结果可导致膝反屈、膝外翻或内翻等畸形，其发生率多达50%以上，常需再次手术矫正。如严格手术操作，骨骺钉位置正确，则可避免发生这种力线畸形并发症。

（2）骨骺钉失效：由于骨骺发育生长力量强大，骨骺钉不够牢固或力量不足，骨骺钉爪可发生张开或断裂，而不能达到阻止骨骺生长的作用。可用加固钉弯角处的方法防止其发生。

（3）局部反应：手术后也常出现关节积液肿胀反应，这种刺激反应在取出钉后可消失。

（四）骨骺植骨封闭（融合）术

【概述】骨骺钉阻止骨骺生长术是暂时性阻止骨骺生长，理论上虽正确，但由于并发症发生率高而使应用受限。骨骺植骨封闭（融合）术[epiphyseal closure(fusion)with bonegrafting]是永久性破坏骨骺生长，手术效果稳定可靠，也很少发生并发症，是均衡儿童下肢长度不等的常用方法之一。本术一般是在10岁以后施行，但也不宜晚于12岁。总之，根据下肢长度生长平衡计算，估计在破坏股骨远端或胫腓骨近端骨骺生长后，或同时破坏两者生长刚好达到两下肢长度最终均衡，这种情况就适合采用骨骺植骨封闭（融合）术。本手术的术前准备、麻醉与体位，与骨骺生长术相同。

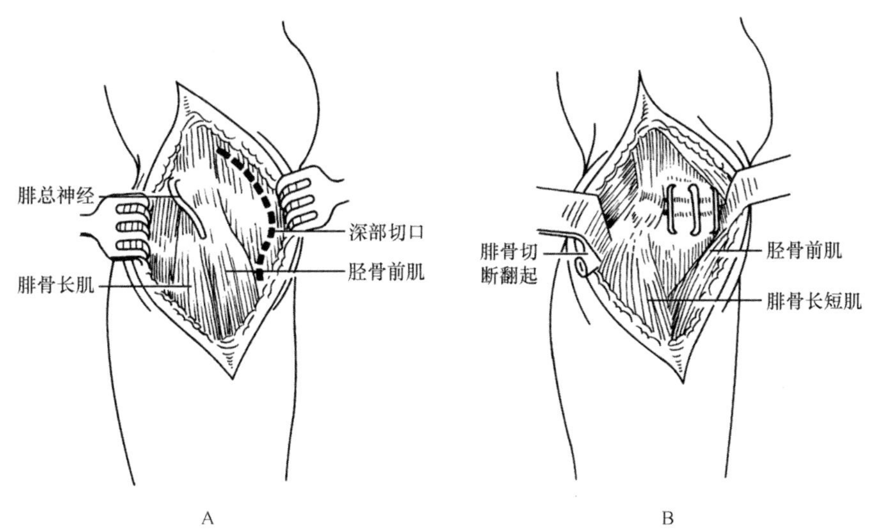

图1-1-8-5　胫骨近端外侧显露与骨骺钉安放示意图

A.膝外侧切口与显露；B.安放骨骺钉

【操作步骤】

1. **显露骨骺**　显露股骨远端与胫腓近端骨骺，其切口同骨骺钉阻止骨骺生长术。纵行切开骨侧面的骨膜，暴露骨骺线。

2. **骨骺植骨**　在骨的侧面用骨刀跨越骨骺线凿制纵行长方形骨块，其大小为：宽2cm，长3~4cm，厚（深）1cm。骨骺线应在骨块的中下1/3。进一步切除骨槽深处及两旁的骨骺软骨板（各1cm）。其后将切取的长方形骨块上下颠倒植放骨槽内（图1-1-8-6）。腓骨近端骨骺用骨刀完全切除，填入骨松质。

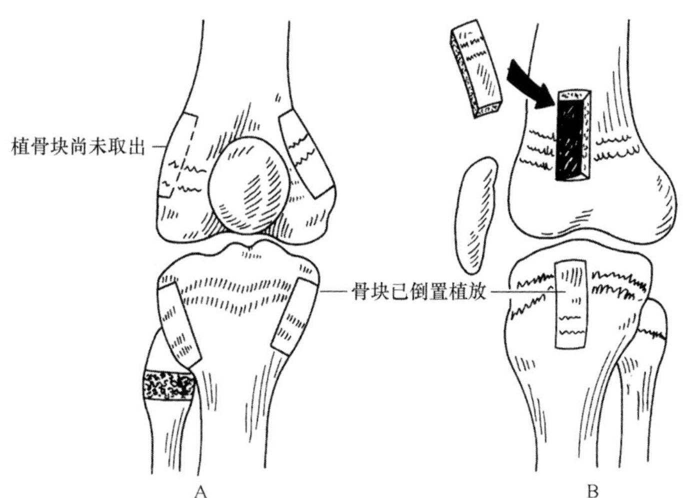

图1-1-8-6　骨骺植骨封闭（融合）术示意图

A.正面观；B.侧面观

3. 关闭切口 逐层缝合骨膜、肌肉、筋膜及皮肤。

【术后处理及常见的并发症】

1. 术后处理　用长腿管型石膏固定，适度抬高肢体，严密观察肢端血液循环、知觉及趾活动度，必要时剖开石膏。术后3周拆除石膏，逐渐练习行走活动。术后3个月和6个月摄X线片，观察骨骺融合情况。

2. 术后并发症　胫腓骨上端外侧骨骺植骨术后，局部组织肿胀可造成腓总神经暂时性麻痹，这种情况应及时剖开石膏，以消除压迫。少数病例可因一侧骨骺不融合而造成膝内翻或外翻畸形，需要再次手术。

（五）股骨缩短术

【概述】 骨生长发育成熟的下肢不等长患者，矫正长度不等除用患肢延长外，还可应用健肢股骨缩短术（shortening of the femur）或胫腓骨缩短术。切除股骨一段将其缩短，这是常用的一种手术。和胫骨缩短术相比，股骨缩短限于一骨，股部肌肉丰富有利于骨愈合和较快恢复肌力。小腿肌腱组织较多，比股骨容易发生迟缓愈合及骨不连。胫腓骨切除长度宜限于3cm以内，过多切除有可能发生胫前间隙肌肉缺血性坏死的危险。患肢肌力业已受到损害，健肢手术发生的并发症则常具有灾难性，这也是患者往往拒绝接受健肢缩短术的主要原因。因此，健肢缩短术均衡下肢长度的效果虽然比较稳定可靠，但必须严格控制缩短度，将骨断端牢稳固定和进行良好的术后功能康复治疗。

股骨切除缩短度，国外资料报道可以切除7~10cm，但我国学者主张缩短最好限于4cm以内，骨愈合一般较快，肌力亦能很快恢复。如患肢短缩6cm以上，最好采用适当缩短健肢股骨和同时延长对侧股骨，这种取长补短相结合的手术效果较好。股骨可在骨干或干骺端部位缩短，常用的有股骨干缩短术，转子下缩短术和髁上缩短术。

【麻醉和体位】 可用硬脊膜外阻滞或蛛网膜下腔阻滞，必要时用全身麻醉。患者取半侧卧位或侧卧。

【具体操作步骤】

1. 股骨干缩短术

（1）显露股骨干：在股中上1/3外侧作一纵长切口，长8~10cm。切开阔筋膜后，顺沿股外侧肌与股中间肌纤维方向切开，用骨膜下暴露法显露股骨干中上1/3段。

（2）股骨环形切除：用骨刀刻痕标定股骨干中上段切除的上、下界限，再用纵向刻痕将上下横线相连，以便指导股骨节段切除和防止骨断端旋转固定。用线锯或动力锯将标定的股骨一段环形切除（图1-1-8-7）。

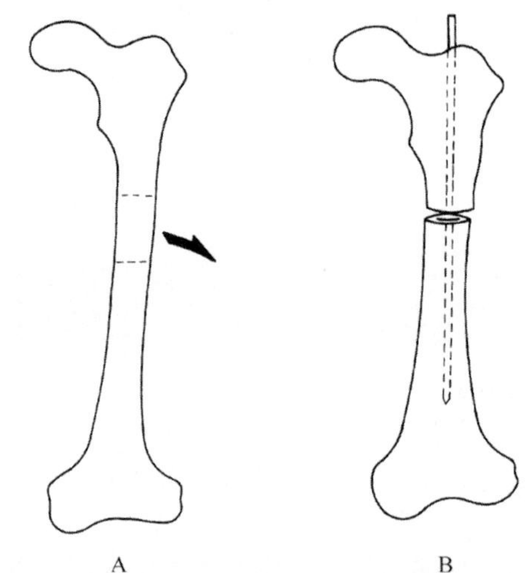

图1-1-8-7　股骨干缩短与髓内钉固定示意图
A.术前；B.缩短术后

（3）髓内钉固定：选择粗细和长短适合的髓内钉，用逆行性髓内穿钉法将髓内钉锤入股骨近心骨段内，再顺行击入股骨远心骨段髓腔。复位对合时注意防止骨断端旋转，固定必须稳定而坚固，以便术后早期功能锻炼。

2. 股骨转子下缩短术

（1）切口：用股外侧切口，从大转子基底部开始向下与股骨干平行作纵行切开，长8~10cm。切开阔筋膜，剥离股外侧肌，并向前推开。骨膜下环形剥离股骨，显露大转子基底部和股骨上1/3段。用骨刀划定需要切除的骨段长度，上端横线是在小转子下方，同样要从上到下在骨皮质上作出纵行标记，复位固定时用于防止旋转。

（2）转子下截骨缩短与鹅头钉固定：在大转子基底部外侧骨皮质上凿一骨孔，由此将鹅头钉的股骨颈部分先行锤入，并将最上面的螺钉拧入固定于小转子部。用线锯或动力锯将需要缩短的骨段环形切除后，正确对合骨断端和用持骨钳拉紧，再用螺丝钉将股骨远心骨段固定（图1-1-8-8）。复位固定时须注意防止骨断端旋转。

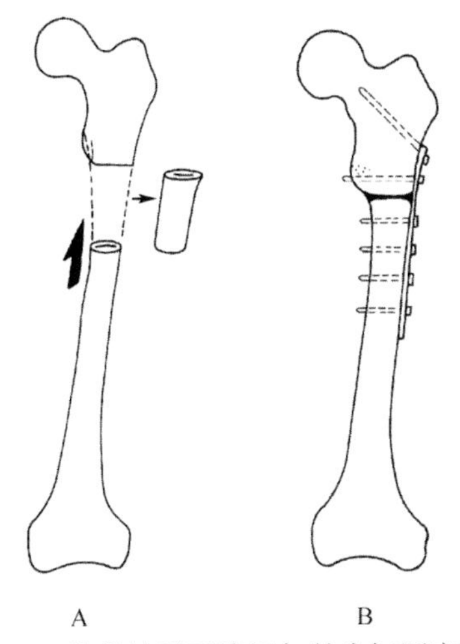

图1-1-8-8　股骨转子下缩短与鹅头钉固定示意图
A.术前；B.固定术后

3. 股骨髁上缩短术　股骨髁上缩短术是用股外侧切口，从外髁向上与股骨平行作纵行切开，长8~10cm。切开阔筋膜和牵开髂胫束，分离股外侧肌。纵行切开和环形剥离骨膜，以完全显露股骨髁上区及股骨干下1/4段。在髁上按标定的长度环形切除一段股骨，用角状钢板螺钉将骨断端牢稳固定（图1-1-8-9）。由于手术靠近膝关节，术后易因粘连和股四头肌力量减弱而影响膝关节活动。因此，若膝部无成角或旋转畸形需同时矫正者，一般不采用股骨髁上缩短术矫正下肢不等长。

4. 术后处理　上述固定方法能将骨断端牢固固定，术后一般不需再加用外固定。卧床休息，同时练习股四头肌和膝、髋关节的伸屈活动，以后扶拐杖下地行走。两个月后开始部分性负重，骨牢固愈合后始可完全负重活动，一般在手术后3~4个月。股四头肌锻炼至少须持续半年以上。

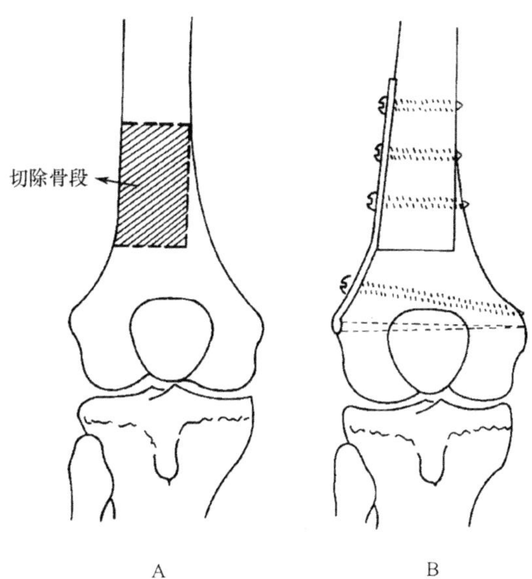

图1-1-8-9　股骨髁上缩短与角形钢板内固定示意图
A.切除股骨下端骨段；B.对合后内固定

三、患肢延长术之一——基本概念与胫骨延长术

（一）患肢延长术的基本概念

患肢延长术（lengthening operations on the affected limb）自 Codivilla于1905年提出以来，因并发症太多曾有许多反复。但这种手术由于是延长短肢，能改善患肢功能，以及有保持身材高度等优点，吸引不少学者不断对延长方法和器械进行改进。在Coleman（1967）、Kawamura（1968）、Ilizarov（1969）及Wagner（1971）等推动下，肢体延长术在实验研究和临床推广应用方面进入了新的发展阶段。我国从1973年开始，相继进行动物实验和临床研究，并在延长器械和手术方法方面有许多改进和创新。

（二）并发症

【概述】 肢体结构复杂，包括骨、肌肉、神经、血管等组织。肢体的延长是上述各组织的同时延长，其安全性与延长度和组织弹性相关，但又不完全取决于组织弹性。即使将延长度严格限于骨原长度的10%~15%，若对延长速度，部位选择，骨断端固定的稳定性，功能康复治疗，以及手术适应证选择等因素掌握不当，则不仅延长量常难以满足临床治疗需要，且仍可发生不少甚至严重的并发症。

【常见的并发症】

1. **关节活动受限、僵硬或畸形** 主要是延长部位邻近的关节活动度减少，关节僵硬，屈曲性挛缩，以及膝外翻、足下垂等。

2. **肌力明显减退或关节失稳或脱位** 并非少见，应注意。

3. **畸形** 主要是骨断端成角或旋转畸形。

4. **血管痉挛** 引起血流量减少或完全中断。

5. **愈合不良** 主要是骨延长区愈合迟缓或骨不连。

6. **神经损伤** 主要引起神经暂时性或永久性麻痹。

7. **皮肤坏死等** 可因骨断端顶压皮肤造成皮肤压迫性坏死及感染，甚至引起骨髓炎。

8. **再骨折** 主要是新骨质量差而再骨折。

9. **切口坏死与感染** 手术切口皮缘坏死与切口感染。

10. **针道感染** 可引起内固定物松动或断裂。

上述并发症并非完全不可避免。近年来，由于应用生物学原则及其新技术，在增加延长度与减少并发症方面均已取得重大进展，可以在大幅度延长时避免发生严重并发症。所谓的生物学原则，就是强调在手术和延长过程中要保护骨及其周围软组织的正常血供，发挥张应力促进肢体受延伸的组织生成的能力，即在缓慢的逐渐牵伸延长时使各组织能随着延长而同步增殖生长的能力，从而达到避免损害组织的结构与功能的目的。

【技术要求】 在贯彻这一生物学原则时，必须在方法与技术方面满足以下要求：

1. **延长部位** 骨的血供和骨愈合的速度及其质量密切相关。干骺端骨松质的血液供应丰富，成骨能力较强。干骺端截骨和骨骺牵伸延长一样，在截骨延长平面上下各有独立的供血系统，所以长骨端是骨延长的理想部位。骨皮质切开延长术要求保持骨内膜与髓内血管的完整，是在紧靠干骺部位延长，因此，骨皮质切开术也是一种较好的方法。

2. **延长速度** 用较快速度牵伸延长，可引起较重的疼痛，骨膜撕裂，拉伤神经，损害肌肉代谢功能，以及血管痉挛与血流量减少，但骨膜、神经、血管与肌肉等组织对缓慢的逐渐牵伸延长有相当大的生物学适应能力。每日以1mm速度延长，不影响血流量与神经传导功能，新骨形成速度快、质量好，其形态与原干骺端轮廓相似。延长频率（每日延长次数）越高，各组织对延长的生物适应能力越好。

3. **固定的稳定性** 骨断端牢稳固定是骨愈合的力学基础，也是防止在延长过程中骨端成角与旋转，以及保证早期下地负重活动的措施。单平面半针骨外固定器由于非对称性承载，延长固定的稳定性差；单平面全钉骨外固定器亦不能完全防止骨端成角和旋转变位。双平面骨外固定器由于增加了矢状面固定而使固定的稳定性牢稳可靠，这在大幅度延长肢体时尤为重要。

4. **延迟延长** 手术中或术后立即开始延长有诸多弊端，如加重手术创伤反应，皮肤紧张和血供障碍等，不利于切口愈合。延迟延长（delayed lengthening）是指术后间隔数日开始延长，其目的是等待手术创伤反应消退，避免切口并发症，髓内血液循环重建，为促进骨愈合创造有利条件。目前对术后间隔多久开始延长的认识尚不一致，但实验结果已经证明，受截骨术损伤的髓内血管在术后6~7天已完成重建，并开始出现骨痂，手术切口在此期间也已初步愈合。因此，术后间隔7~10天开始延长比较符合生物学规律。

应用上述生物学原则和方法，临床上可以达到数倍超越组织弹性限度的大幅度延长，并发症少而轻。胫骨延长可达15cm（图1-1-8-10），股骨胫骨同时延长可达26cm总长度（图1-1-8-11）。基于肢体延长术的生物学规律这一新认识，骨骺牵伸延长术、干骺端截骨延长术和干骺端-骨干骨皮质切开术，已成为常用的骨延长术。髂骨截骨延长术在我国亦有较多的应用。

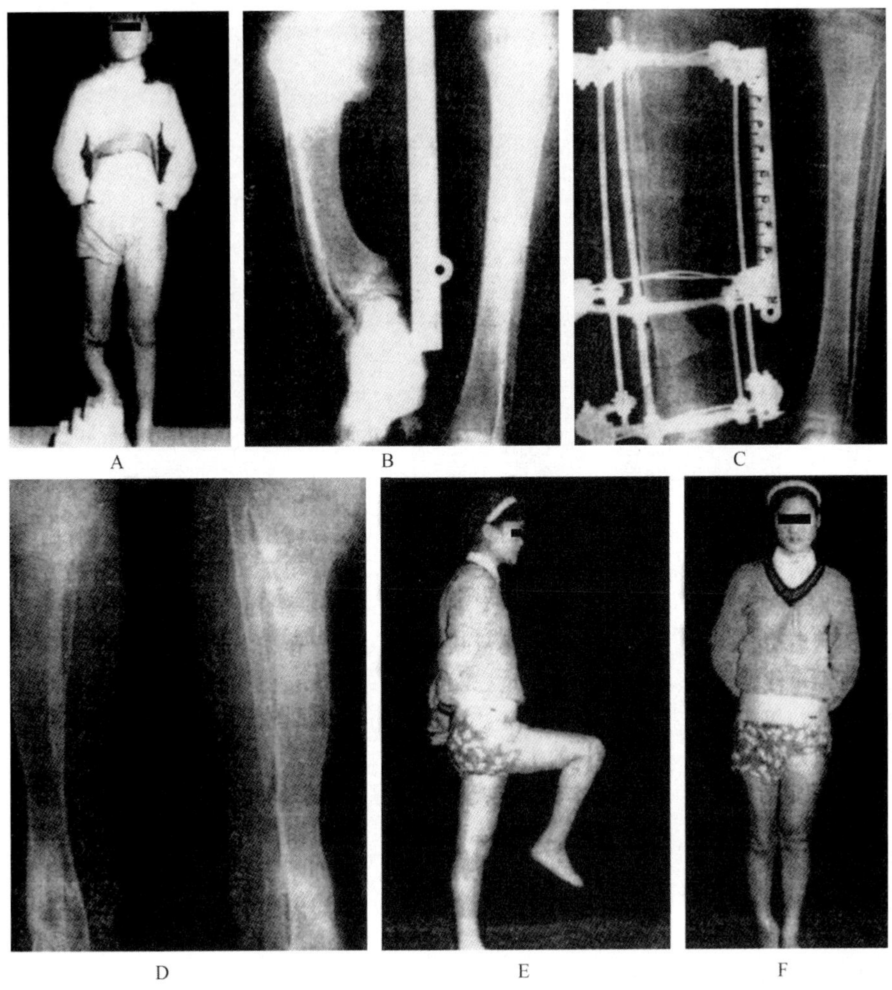

图1-1-8-10　临床举例：患者，女，15岁

A、B.右胫骨先天性缩短15cm；C.行胫骨上、下干骺端联合截骨延长15cm；D.术后12个月延长区骨愈合；E、F.术后随访，患肢功能良好

（三）胫骨延长术

【概述】 自Abbott于1927年介绍胫骨延长术（operation for tibial lengthening）以来，延长胫骨的方法经历了许多改进。Wagner改良的Anderson方法，由于沿用骨干截骨和每日以1.5mm较快的速度延长，仍有多种并发症，如骨断端向前成角，并可能引起皮肤坏死；常需要植骨治疗；骨愈合质量差，可因负重而发生病理骨折等。达到预期的延长后大多需要换用8孔钢板内固定和植骨，这种二次手术亦是Wagner手术的重要缺点之一。骨骺牵伸、干骺端截骨及紧邻干骺端的骨皮质切开延长术，是延长小腿的新方法，其共同特点是在长骨端，骨断端有比较充足的血供，每日以1mm慢速延长，延长幅度大，新骨形成远较骨干截骨迅速和质量好，无严重并发症。这3种新的延长术有代替传统骨干截骨延长术的明显趋势。

【适应证】 3种骨延长术有以下共同的手术适应证：

1. **年龄**　在12~20岁，最大一般不宜超过22岁，骨骺牵伸延长适用于骨骺自然闭合前1~2年的儿童，骨骺已闭合的青少年可选择干骺端截骨或骨皮质切开延长术。

2. **一侧下肢短缩**　超过3cm者为佳，且主要是在小腿者。

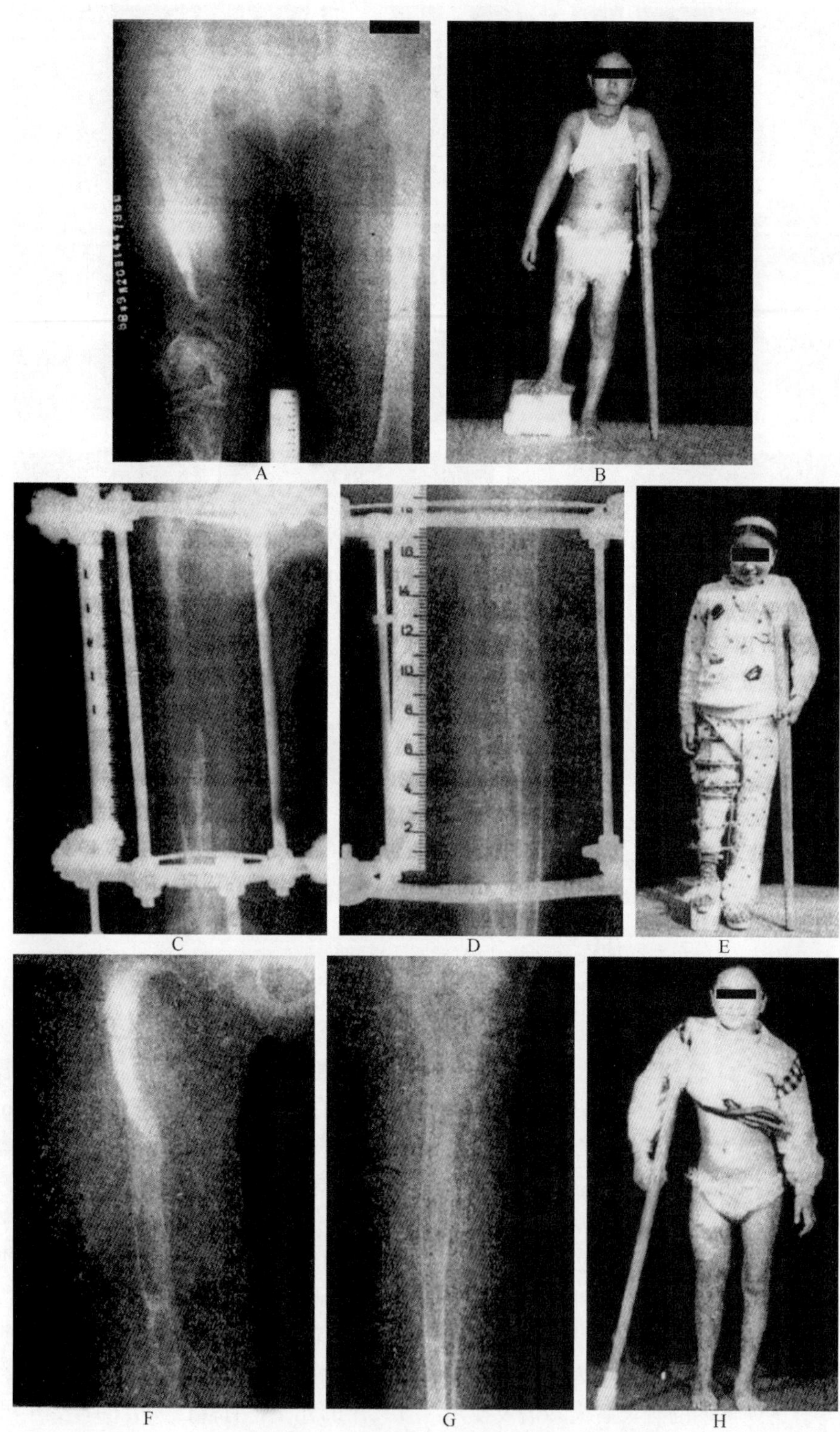

图1-1-8-11　临床举例：患者，女，11岁

A、B.右股骨下端骨感染骨不连并下肢缩短26cm；C、D.行股骨转子下与胫骨上干骺端截骨分别延长15cm与11cm；E.延长过程中；F~H.术后14个月显示延长区骨愈合状，并开始扶杖部分负重

3. 患侧髋、膝关节稳定　肌力能控制其活动，或经相应的肌腱转位或骨手术后，使膝关节的功能足以达到负重行走者。

4. 患肢负重力线正常　或在骨延长术同时能予以矫正者。

5. 小腿无瘢痕组织或不妨碍小腿延长者　术前应注意检查，骨与软组织亦应无炎症。

【特殊器械】 骨骺牵伸和干骺端截骨延长，虽可使用单侧半针骨外固定器和直径5~6mm的螺纹骨钉作延长固定，但由于骨骺端长度有限，只能穿放一枚螺纹骨钉，粗钉造成的骨骺端损伤较大，单钉也难以完全防止延长过程中发生轴线偏离。因此，胫骨干骺端截骨延长和骨骺牵伸延长宜选用克氏针经骨交叉双平面固定的骨外固定器，固定的稳定性更为可靠。Ilizarov全环式和李起鸿研制的半环槽式骨外固定器（图1-1-8-12）属三维立体固定，骨断端固定稳定；固定钢钉直径细而富有弹性，下地负重行走可产生轴向微动，有促进成骨的作用；交叉穿针的皮肤-钢钉和骨-钢针界面稳定，针道感染少而轻。半环槽式骨外固定器由硬铝合金制成，重量轻而质坚固，齿式固定夹能紧固钢针和保持钢针张力，固定夹可在弓槽内移动而便于穿针，螺纹杆由弓环的开口槽座置入固定，组装简便。拧旋固定稳定弓的螺母一圈为1mm进度，通过螺母推移弓环逐渐加大上、下两组钢针间的距离，使小腿延长。

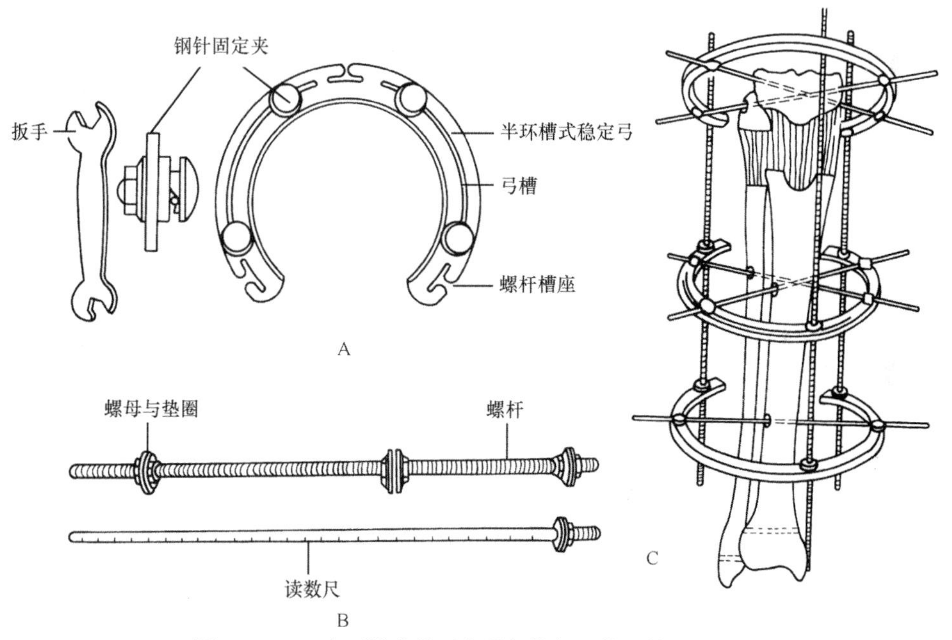

图1-1-8-12　半环槽式外固定器部件与组装后外观示意图

A、B.部件；C.组装后外观及应用

（四）骨骺牵伸小腿延长术

【概述】 骨骺牵伸延长肢体（epiphyseal distraction for leg lengthening）是一种新方法。1958年Ring首先用犬做实验，分离骨骺板延长肢体11~32mm。1969年Ilizarov第一个将骨骺分离术用于临床并报道了1只小犬的实验结果，临床49例的下肢延长达2~11cm。本法创伤性小，无需作切口、截骨、植骨或内固定。骨骺板在组织学结构上分为静止细胞层、增殖细胞层与肥大细胞层，后者又分为成熟层、退变层和临床钙化层（软骨内化骨层）。增殖细胞层的营养是来自骨骺动脉分支，软骨内化骨层的营养主要由髓腔营养动脉支和干骺端动脉血管网供给（图1-1-8-13）。静止细胞层与增殖细胞层间质丰富，抗拉能力强大；肥大细胞层骨基质明显减少，细胞逐渐变性。退变层的抗拉强度最为脆弱，骨骺分离平面总是在退变层或退变层与临床钙化层交接处。因此，骨骺牵伸分离一般并不损害增殖细胞层的增殖、分化与形成软骨的能力，亦不破坏两侧的血液供应。缓慢牵伸不会撕裂骨膜，延长区在完整的骨膜套内从骨膜、干骺端与骨骺侧迅速形成新骨。

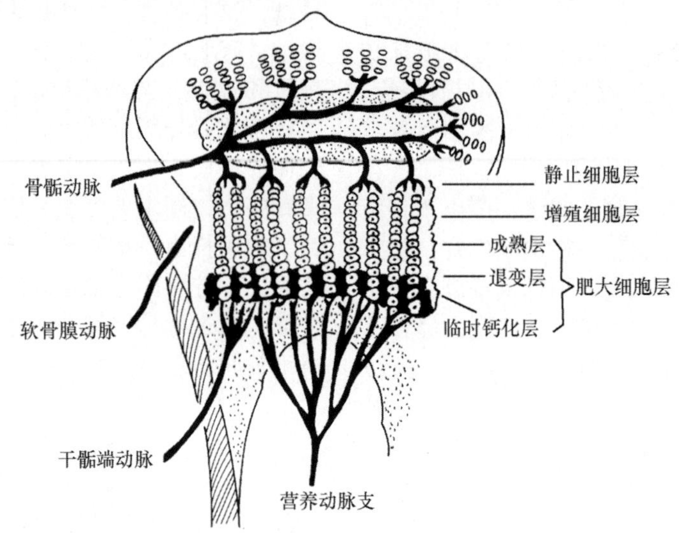

图1-1-8-13　骨骺组织结构与血供来源示意图

一些实验结果与临床观察表明，骨骺牵伸分离虽不损伤分离平面两侧的血供，但在分离延长术后有可能影响骺板正常生长功能或使骨骺早闭。1986年，DeBastiani提出不发生骨骺分离的骨骺牵伸延长法，即把分离骨骺的每日1mm延长速度法改为0.5mm速度延长，证明在不发生骺板分离的情况下可以延长肢体，100例儿童延长3~10.5cm，停止延长后骺板能继续生长，但其生长速度均慢于健侧。因此，为防止术后骺板生长功能障碍再度引起下肢不等长，一般均主张把骨骺自然闭合前的1~2年作为年龄适应证。骺板分离延长和骺板不发生分离的延长，两者机制不同。前者是通过软骨内化骨、膜内化骨和纤维组织直接转化成骨完成延长区的骨愈合，后者是通过持续的低牵张力作用促进骺板各层细胞超速生长的结果。

【术前准备、麻醉和体位】

1. 骨骺线一定要清楚　拟行穿针延长的骨骺不应有模糊、硬化等早期闭合的现象。因此必须对牵伸延长的骨骺先作X线垂直投照，摄取前后位和侧位片，必要时还应摄斜位片，以确认骨骺线清楚，骨骺板尚未融合。

2. 胫骨两端骨骺均可供牵伸延长　两者延长效果相同，选择骨骺以胫骨下端为合理，因如果发生并发症，其后果也比在膝关节邻近为轻。膝部有力线畸形者可选用胫骨上端骨骺，其优点是能通过延长区同时矫正力线畸形。术前制订治疗方案应包括骨骺的选择。

3. 麻醉和体位　年幼儿童一般宜选用全身麻醉，年龄较大者可在硬脊膜外阻滞或蛛网膜下腔阻滞下进行穿针。仰卧，用软枕垫高小腿。

【操作步骤】 牵伸胫骨上端或下端骨骺进行延长是用两组钢钉，骨骺端与骨干各用一组。骨圆针直径为2~2.5mm，每组两根钢钉基本于同一平面在骨内交叉穿放，成25°~45°角。第一组钢钉穿过骨骺最好是在骨骺线之上（上端骨骺）或下（下端骨骺）1~2mm处，因此宜在X线控制下进行，以防误入关节腔或损伤骨骺板。牵伸胫骨上端或下端骨骺、进行延长都必须防止外踝上移，以免破坏关节的稳定性。

1. 牵伸胫骨上端骨骺穿针法　第一组钢

针由外向内侧交叉穿于上端骨骺时，可用1根钢针穿越腓骨上端骨骺顶端，腓骨顶端比胫骨骨骺板低时可穿越外侧副韧带，以防腓骨头下移。第二组钢针穿于胫骨干中上1/3，其中1根必须同时穿过腓骨干，以保证腓骨上端骨骺同时分离延长和防止外踝上移，亦可用第3根钢针同时贯穿胫腓骨干下1/3段，同时有增强固定稳定性的作用（图1-1-8-14A）。

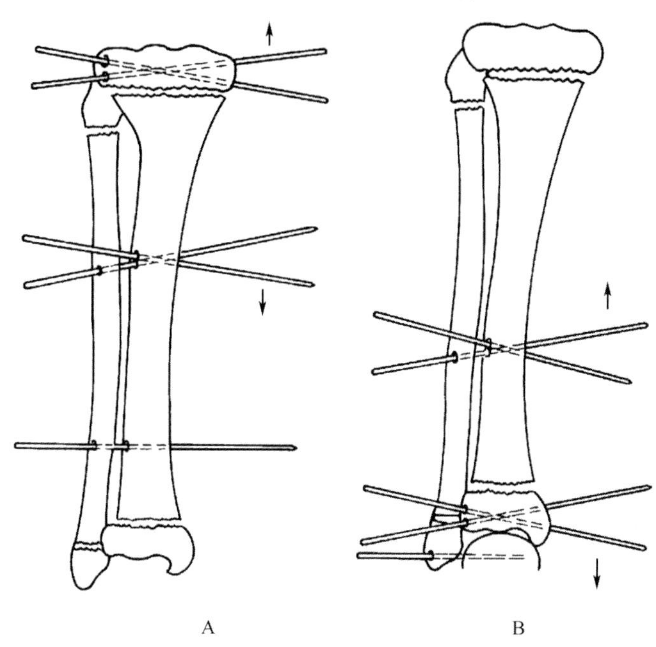

图1-1-8-14　胫骨上端和下端骨骺穿针法示意图

A.胫骨上端骨骺穿针；B.胫骨下端骨骺穿针

2. 牵伸胫骨下端骨骺穿针法　第一组钢针穿于胫骨下端骨骺端内。第二组穿在胫骨干中下段，为防止腓骨上端骨骺出现分离，其中1根最好同时穿过腓骨。此外，还必须另用1根短针在腓骨下端骨骺部将外踝固定于距骨，以保证腓骨下端骨骺和胫骨下端骨骺同步分离与延长（图1-1-8-14B）。再用1根钢针横穿跟骨以增加固定的稳定性，并可防止小腿延长时可能出现的足下垂。

3. 组装骨外固定器　组装半环槽式骨外固定器的步骤是先紧依钢针套放稳定弓于肢体，再用螺杆与螺母将各稳定弓连接固定，最后用弓槽内的固定夹将钢针牢牢咬住（见图1-1-8-12）。针孔处贴放酒精纱布，再用干纱布覆盖。

4. 延长方法　穿针后2~3天内暂不作牵伸延长，让患者适应带着骨外固定器活动关节和扶拐负重行走。其后，每日以1mm速度牵伸延长，分2~4次完成日延长量。骨骺分离大多是在牵伸5天左右出现，常伴有突然的剧痛。一旦出现骨骺分离，即暂停延伸，待急性创伤反应消失后再重新开始，延长达6cm后宜减慢延长速度，以防出现神经损伤。定期摄X线片，核实延伸长度。

【术后处理】应注意检查患肢末梢血液循环与知觉，保持针孔清洁干燥，以及鼓励患者定时练习关节活动与扶拐行走。达到预期的延长后，留置骨外固定器作为骨外固定用，延长区骨愈合后卸除骨外固定器。骨愈合的标准是延长区（新干骺端）有明确的连续性骨皮质形成。固定时间因延长度不同而异，延长4cm者一般于术后5个月可不再用骨外固定器保护，可开始逐渐负重。延长度每增加1cm，开始负重的时间向后顺延1个月。

【并发症】

1. 关节活动受限　骨骺受牵伸的相邻关

节在延长超过3~4cm时常有不同程度的活动受限，大多在停止延长后通过功能锻炼可逐渐恢复。如出现关节屈曲挛缩倾向，可通过骨外固定器作持续牵引，或用石膏托临时固定关节于功能位，或用沙袋压膝以阻止其发展，必要时亦可暂时停止延长数日。

2. 针道感染　由于钢针交叉固定，皮肤-钢针和钢针-骨界面稳定，主要是针孔感染。延长过程中受钢针压迫的皮肤必须宽松松开。针道感染者应控制活动，必要时结合抗生素治疗。保持穿针处皮肤清洁干燥。

3. 足部原有畸形加重　达到或接近完成预期的延长时，进行相应的矫形手术治疗。

（五）胫骨干骺端截骨延长术

【概述】 胫骨干骺端截骨延长术（tibial lengthening by metaphyseal osteotomy）是在骨骺牵伸延长术基础上发展起来的一种新的骨延长术。其具有与骨骺牵伸延长术相似的优点而不受年龄限制，适用于治疗骨骺板已融合的青少年及成年人下肢短缩畸形。干骺端骨松质血液供应丰富，截骨平面是在骨干营养动脉支的终末端，骨膜下截骨对骨骺供血系统和骨干侧骨断端的供血干扰不大，新骨的形成速度和质量远优于传统的骨干截骨延长术。我国大量临床结果表明，本法比较安全，延长幅度大，是骨骺板闭合后的一种比较理想的下肢延长术。胫骨干骺端截骨可在其上端或下端施行，但下干骺端截骨延长后骨修复性再生速度慢于上干骺端，延长量不超过5cm时，新骨形成仍是满意的。

【麻醉和体位】 蛛网膜下腔阻滞或硬脊膜外阻滞。仰卧，小腿用枕垫高以便术中穿针。在用橡皮绷带驱血后，于股根部上气囊止血带。

【操作步骤】

1. 胫骨上干骺端截骨延长术

（1）腓骨截骨：在小腿中1/3外侧作直切口，长约4cm。切开皮肤与筋膜，分离肌间隙和向前牵开腓骨长、短肌显露腓骨，纵行切开骨膜并作环形剥离，截除腓骨1cm。在腓骨截骨面下方用1根钢针贯穿胫腓两骨以防外踝上移。严密缝合骨膜。用第2根钢针在腓骨前面单独穿放于胫骨。两根钢针交叉成25°~45°角。注意保护腓浅神经。

（2）显露胫骨上干骺端：在胫骨关节面下2cm处，沿胫骨前嵴外侧向下作直切口，长约5cm。纵行切开骨膜，仔细环形剥离使成套状。注意保持骨膜完整和不作骨膜外组织剥离。

（3）骨骺端穿针：在关节平面下2cm处，从外向内交叉穿放直径2.5cm的两根骨圆针，使成25°~45°角。其中1根力求同时贯穿腓骨头上部，以防腓骨下移。在胫骨干下1/3横穿1根钢针（图1-1-8-15），以加强固定的稳定性。

（4）胫骨截骨：在骨骺端钢针下方0.5cm的平面截断胫骨。不论作横断或作V形截骨，必须将髌韧带附着的胫骨结节保留在骨骺端一侧，仔细缝合骨膜，分层缝合切口。

（5）组装骨外固定器和包扎切口：与骨骺牵伸延长术相同，术中不作延长。

2. 胫骨下干骺端截骨延长术　操作步骤与方法和胫骨上干骺端截骨延长术相同。腓骨截骨是在腓骨干下1/3，在胫骨下1/3交叉穿放一组钢针，其中1根应同时将腓骨近心断端固定。胫骨截骨平面是在胫骨下关节面上方2.5cm，在下骨骺端穿针时，必须使其中1根从腓骨下端外侧贯穿下胫腓关节，以防下胫腓关节脱位（图1-1-8-16A）。

3. 胫骨上下干骺端联合截骨延长术　骨骺牵伸延长幅度大，新骨形成速度快。牵伸延长一处骨骺已足够矫正儿童的小腿短缩畸形，一般不需要作两处骨骺的联合牵伸延长。干骺端截骨延长是用于骨骺闭合后青少年的下肢短缩。由于短缩度一般较为严重，而延长区骨再生修复能力不及骨骺牵伸延长，故小腿严重短缩的青少年有时须作胫骨上下干骺端联合截骨延长术。

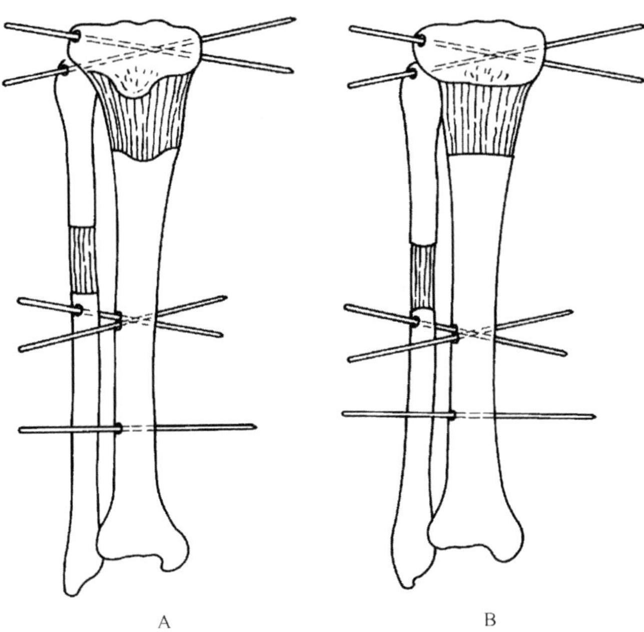

图1-1-8-15　胫骨上干骺端截骨和穿针法示意图

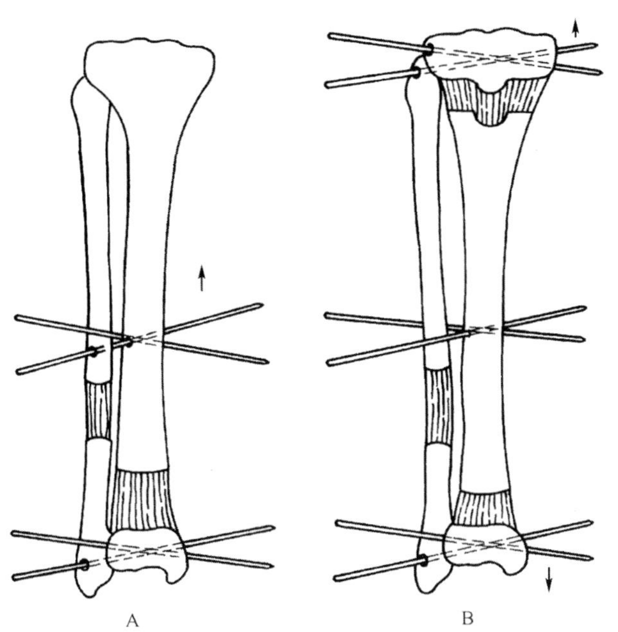

图1-1-8-16　胫骨下干骺端和上干骺端截骨与穿针法示意图

A.下端延长术；B.上下端同时延长术

这是胫骨上干骺端和下干骺端截骨延长术的联合应用（图1-1-8-16B）。本手术主要用于矫正小腿7cm以上的短缩畸形。由于两个干骺端同时延长，每日各延长1mm，有显著缩短延长和骨愈合时间的优点。

【延长方法】 术后间隔7~10天开始延长。每日延长量为1mm，分2~4次完成。胫骨上下干骨骺端联合截骨时，上下两处同时按上述速度延长。定期摄X线片核实延长度。

【术后处理】

1. 创面处理　注意定期更换敷料，保持针孔部清洁干燥。

2. 功能活动　从延长一开始就下地扶拐负重行走，定时扶床练习膝关节直伸和下蹲活动，以保持膝踝关节活动功能。

3. 持续外固定　达到预期的延长度后，继续用骨外固定器固定，直至延长区骨愈合。

4. 术后固定时间因延长量不同而异　此和骨骺牵伸延长术相似。但患者年龄比骨骺牵伸延长者大，以及本手术有附加的手术创伤，术后固定时间一般要比同等延长度的骨骺牵伸延长者增加1~2个月。延长区内侧有时新骨形成迟缓或不完全，固定时间应适当增加。去除骨外固定器后，逐渐练习负重行走。

【并发症】　胫骨干骺端截骨延长术的并发症和骨骺牵伸延长术基本相同。延长区内侧新骨形成迟缓或不全的发生率在10%左右，增加固定时间3个月仍不愈合时，则应考虑部分植骨治疗，即在骨内侧镶嵌填补植骨促进其愈合。

（六）骨皮质切开小腿延长术

【概述】　骨皮质切开术是以保全髓内血管和骨内膜为目的，以期提高延长区骨修复性再生能力，减少延长术后对植骨治疗的需要。骨皮质切开小腿延长术（lower leg lengthening by corticotomy）于1968年首先由Kawamura提出，当初是用于胫骨干或股干的中段延长，近年来为Ilizarov、DeBastiani等所改进，选择血供丰富的干骺端和骨干连接部位作骨皮质切开延长。

【操作步骤】

1. Kawamura技术

（1）在腓骨下干骺端部通过小切口行骨膜下切除一段腓骨，其长度为2~3cm。用1枚螺丝钉固定下胫腓关节。

（2）在胫骨干上1/3和下1/3分别穿放骨圆针2根，用骨外固定器连接裸露于小腿内、外两侧各针端，将胫骨固定。

（3）在胫骨干中1/3预定的截骨平面，沿胫骨前嵴和后内侧缘分别作1cm小切口，纵行切开骨膜，通过前切口剥离胫骨内侧面和外侧面骨膜，由后内侧缘切口剥离胫骨后面骨膜。

（4）经由两个皮肤切口掀起骨膜，沿预定的斜行骨皮质切开线作骨钻孔，但钻孔深度仅限于骨皮质。其后用骨刀截断各钻孔间的骨皮质，使形成骨皮质斜行截骨线。

（5）如怀疑骨皮质未被完全切断，则需暂时拔出靠近截骨线的上、下两根钢针，最上端和最下端的骨圆针保持固定不动。其后由前向后小心压迫截骨部位，使截骨线完全折断。确认完全骨折后，再由原骨孔将两根骨圆针重新贯穿胫骨固定。

（6）缝合骨膜使成套状。缝合皮肤切口后延长小腿。但术中的首次延长不要超过骨原长度的3%，以免造成骨膜撕裂而影响成骨能力。

Kawamura的重要贡献在于提倡用小切口行骨皮质切开，强调保护局部血供以利新骨生成。但他采用3~6周分3~6次的延长方法，以达到骨原长度10%~15%为限度，其缺点是总延长量小而每次的延长速度较快，结果是患者难以耐受，每次延长时多需投用麻醉剂。此外，仍有部分患者因骨愈合迟缓而需要植骨治疗。

2. Ilizarov技术　作者对骨皮质切开术作了以下3点改进：

（1）选用干骺端和骨干交接部作骨皮质切开。

（2）术后间隔7天开始延长。

（3）每日延长4次，每次0.25mm，强调延长速度及其频率的重要性，提出每日延长量限于1mm和早期下床功能锻炼，包括扶拐负重行走。

Ilizarov技术符合骨延长术的生物学和生物力学原则，有延长幅度大和并发症少而轻的优点，近年来获得较广泛的应用。但是，Ilizarov技术亦有其缺点，首先是前侧切口只能切开骨的2/3~3/4周径，无法对后侧—切口对侧骨皮质切开，须用强行按压及扭转手法将未被切开的骨皮质折断，而骨皮质十分坚硬，强行折断时就有可能造成骨内膜和髓内血管损伤，并可能损伤骨外膜；其次，Kojimoto等（1988）报道，延长区是否有充足的骨痂形成，保全骨外膜比骨内膜和骨髓更为重要。骨膜下干骺端横断截骨方法比较简便，同样可以迅速形成大量新骨，关键在于延迟延长和牢固稳定，每日延长量限于1.0mm。实验业已证明，被截骨切断的髓内血管在术后6~7天可完成重建。采用骨皮质切开延长术或干骺端截骨延长术，可根据术者的经验和设备来决定，这两种骨延长术均可取得同样效果。

四、下肢延长术之二——股骨延长术

（一）概述

自1905年首次行股骨延长术（femoral lengthening）以来，在其发展过程中曾出现过许多不同的延长方法，但根据手术性质可分为两类：一类是需要作植骨和内固定的手术延长，包括一次性延长和Wagner改良的Anderson股骨干延长术；另一类是不需要植骨和内固定，其特点是用缓慢的速度延长，依靠骨的自身修复性再生能力完成骨愈合，这类手术包括股骨干截骨或骨皮质切开术后间隔7~10天开始的慢速延长法，以及干骺端截骨延长术。后一类延长术由于创伤小，延长幅度大和并发症少，现已成为常用的股骨延长术。股骨下端骨骺牵伸延长虽属无血性手术，但因骨骺端有部分位于关节腔内和为关节囊覆盖，牵伸延长股骨下端骨骺容易并发膝关节僵硬，作者主张尽量避免应用股骨下端骨骺延长术。

（二）股骨延长术的手术适应证

股骨延长术的适应证和胫骨延长术基本相同，但下肢短缩应以股骨为主者。股骨延长对膝关节和髋关节影响较大，关节必须稳定，如存在髋臼发育不良，则很容易并发髋关节脱位。

（三）股骨延长术的术前准备、麻醉与体位

【术前准备】 手术前的准备包括摄X线片检查髋关节，明确有无解剖结构上的不稳。髋臼发育不良或股骨头半脱位应先予手术，使髋关节稳定后再作股骨延长术。髋关节屈曲和内收挛缩可同时手术矫正。选择合适的骨外固定器。

【麻醉和体位】 硬脊膜外阻滞或全身麻醉。患者仰卧，患侧髋关节和下肢稍向健侧倾斜。

（四）股骨延长术的具体操作步骤

【股骨干延长术（diaphseal lengthening of the femur）】

1. 股骨两端穿针　在股骨外髁上3cm和大转子下方于股外侧分别作1cm小切口，插入套管和套针直达骨组织，移除套针后，使套管口在骨外侧表面定位。用直径3mm的钻头通过套管作骨钻孔达对侧骨皮质表面。拧出钻头和拧入直径4mm螺丝固定针，钉端以穿出对侧骨表面3mm为宜。然后以同法在第1根针上方和第2根针下方3cm处分别穿放第3和第4根螺丝固定针，用固定夹将针尾固定于延长固定杆。注意4根螺丝固定针在股外侧要互相平行。

2. 股骨中段切骨　在股中1/3外侧作直切口，长8~10cm。切开阔筋膜，将股外侧肌牵向前方，显露股骨干。纵行切开骨膜和作环形剥离，注意勿撕损骨膜。在上下两组固定针的中部将股骨横行截断，或作骨皮质切开术。仔细缝合骨膜使成套状。分层缝合切口（图1-1-8-17）。

3. 延长肢体　术后第7~10天开始延长。每日1mm，分2~4次完成。达到预期的延长后，如骨愈合出现迟缓，Wagner主张及时行植骨内固定治疗（图1-1-8-17）。

【股骨干骺端截骨延长术】 股骨干骺端截骨延长术（femoral lengthening by metaphyseal osteotomy）可在其下干骺端和骨干交接部或股骨小转子下3cm处施行，两者操作步骤基本相同。

1. 操作步骤

（1）切口：以截骨平面为中心，在股外侧上端或下端作直切口，长6~8cm。切开并松解阔筋膜，使呈T字形。

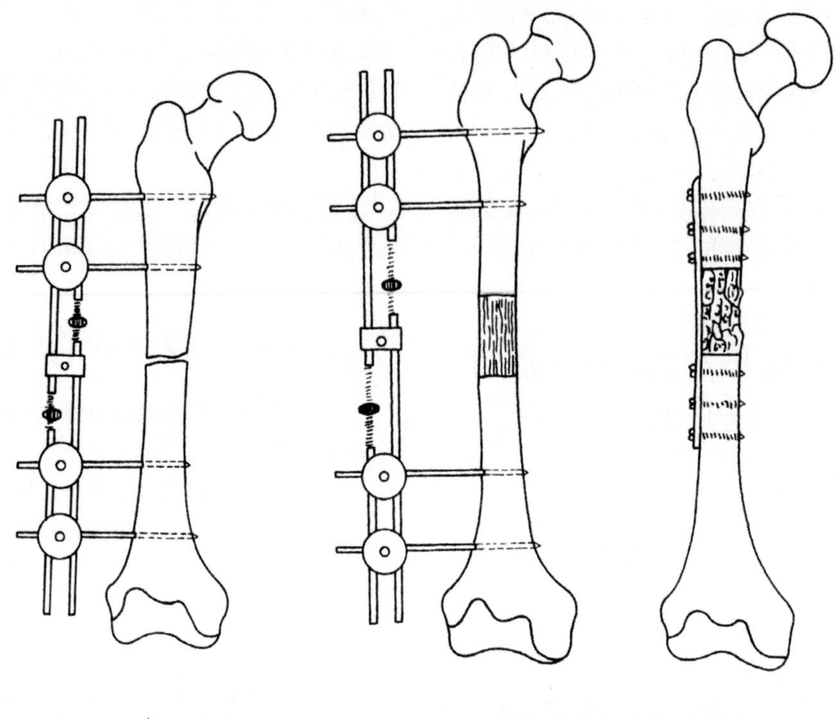

图1-1-8-17　股骨干横断截骨及外固定架延长术示意图

A.股骨中段切骨；B.延长；C.植骨及钛板内固定术

（2）显露干骺端：向前牵开股外侧肌，显露干骺端和骨干交接部。纵行切开骨膜和作环形剥离。

（3）穿针：穿放两组交叉钢针。第一组交叉钢针穿于紧邻骨干的干骺端部，第二组钢针穿于骨干段，两组钢针的间距不宜小于10cm。穿针必须从内向外，注意避开神经与血管。

（4）组装骨外固定器：同胫骨干骺端截骨延长术。为加强固定的稳定性，可增加连接杆或固定针数目（图1-1-8-18）。

（5）截骨：作骨膜下横断性截骨或骨皮质切开术。仔细缝合骨膜，分层缝合切口。术中不作延长。

2. 术后处理　术后第7~10天开始延长，每天1mm，但须分2~4次完成。延长过程中如出现关节活动度明显受限或疼痛，须暂时停止延长和加强功能锻炼。术后固定时间和胫骨干骺端截骨延长术相比，一般需增加1个月，股骨干截骨延长时尤为如此。

3. 并发症　并发症比Wagner改良式股骨干截骨延长术少而轻，主要是关节活动受限和针道感染，有时因固定的稳定性不足而并发轴线偏移。如发生轴线偏移，则应在新骨尚未坚固时作闭合性手法矫正。

五、髂骨截骨延长术

（一）概述

髂骨截骨延长术（transiliac ostectomy for lengthening of lower limb）是Salter手术的一种改良式，其不同点是不仅撑开截骨线的前部，同时也要撑开其后部，使呈外宽内窄的梯形间隙，并在撑开延长的间隙内植入相应的梯形骨块。本术延长下肢和改善步态的机制在于，撑开髂骨截骨线时使下髂骨段向下、向内旋转，减少髋臼倾斜度，CE角（髋臼指数）变小而使股骨头的覆盖面积增加。由于髂骨延长，股骨头也随同下移而使下肢长度增加。下髂骨段向下、向内旋转，使股骨头既有下移又有内移，这样在站立时由于下肢处于相对外展位置，结果又使下肢长度相对增加和外展肌肉力量的增强，从而可取得下肢延长和改善步态的效果。

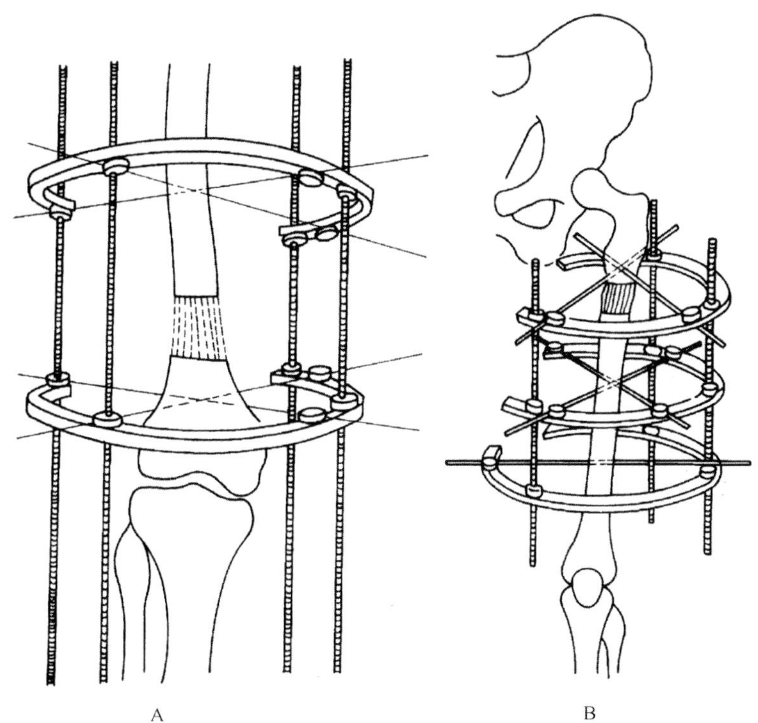

图1-1-8-18　股骨下干骺端和小转子下截骨延长示意图

A.股骨下端骨骺延长术；B.股骨上端骨骺延长术

髋骨截骨延长术成功的关键在于，撑开截骨线时一定要使下髂骨段向下、向内旋转。但骨盆是近似圆形的环状结构，将环的一处切断延长，延长处不可能直接移动，而必然是沿着弧形的环作旋转活动。这种活动又必然是以骨盆的一个或几个可以活动的点为轴心而进行，可能作为轴心活动处就是对侧骶髂关节、耻骨联合和同侧骶髂关节。撑开延长截骨间隙时，只有以对侧骶髂关节为轴心时，下髂骨段才会有效地向下方旋转，延长下肢和改善步态的效果最好。若旋转轴心以同侧骶髂关节为主，上髂段向外上方移位，则不能有效地使股骨头向下移和内移，因而实际上起不到延长下肢的作用。但由于髂骨本身被向上撑开延长，所以起到的效果仅限于增加臀肌张力以帮助稳定髋关节的作用。截断髂骨时将截骨线外端提高至髂前上棘下缘，使截骨线上移，以及助手向下抵压髂嵴和同时向下牵引患肢，这有助于控制同侧骶髂关节旋动。髂骨截骨延长以3cm左右为宜，过大的撑开延长可造成骶髂关节下部分离、耻骨枝骨折或坐骨神经拉伤。合并髂腰肌挛缩者还可能并发股神经损伤。

（二）髂骨截骨延长术的手术适应证

（1）髋臼Y形软骨发育已成熟的青少年，患肢短缩3~5cm者。

（2）一侧下肢短缩伴同侧髋臼发育不良或髋关节半脱位者。

（3）患肢短缩3~5cm伴有髋关节屈曲挛缩，可同时安全地将髋关节屈曲畸形矫正者。

（三）髂骨截骨延长术的术前准备、麻醉和体位

1. 术前准备

（1）摄片：摄全骨盆正位X线片检查双侧

髋关节，以及骨盆发育情况。

（2）备血：常规备全血200~400ml。

2. 麻醉和体位　硬脊膜外阻滞或全身麻醉。仰卧，患侧髋部用砂袋垫高。

（四）髂骨截骨延长术的具体操作步骤

1. 切口　自髂嵴中点开始，沿髋嵴中线向下前方至髂前上棘，然后转向腹股沟韧带并止于其中点。

2. 显露髂骨翼内外板　先自阔筋膜张肌和缝匠肌之间分开显露髂前下棘，骨膜下显露髋臼上部的髂骨内外板至坐骨大切迹。注意勿损伤坐骨切迹后方的臀上动脉与坐骨神经。在髂骨内侧放置弯形牵开器。

3. 髂骨截骨　用一把肾蒂钳沿髂骨内侧面伸入坐骨大切迹，夹住由外侧放入的线锯的一端并拉出。保护好线锯周围的软组织，在髂前上、下棘之间锯断髂骨。在髂前上棘后方切取长8cm、宽3cm的全厚髂骨块。

4. 延长　用特制撑开器插入截骨线，一助手向下推压髂嵴，另一助手牵拉患肢并适度内旋，逐渐将截骨线撑开，使成外宽内窄的梯形间隙，间隙中心高度3~3.5cm即可。

5. 植骨与钛板螺丝钉固定　将植骨块切修成5cm和3cm两块，较坚实的短骨块先植放于内侧间隙，长的一块植入外侧间隙。注意植骨块的内外板要和上、下骨断端的内外板相对合，这有助于防止植骨块压缩。用四孔钢板跨越延长间隙固定上、下髂骨段（图1-1-8-19）。

6. 缝合切口　检查骨断端固定稳定后，冲洗切口，彻底止血，放置负压引流，分层缝合切口，加压包扎。

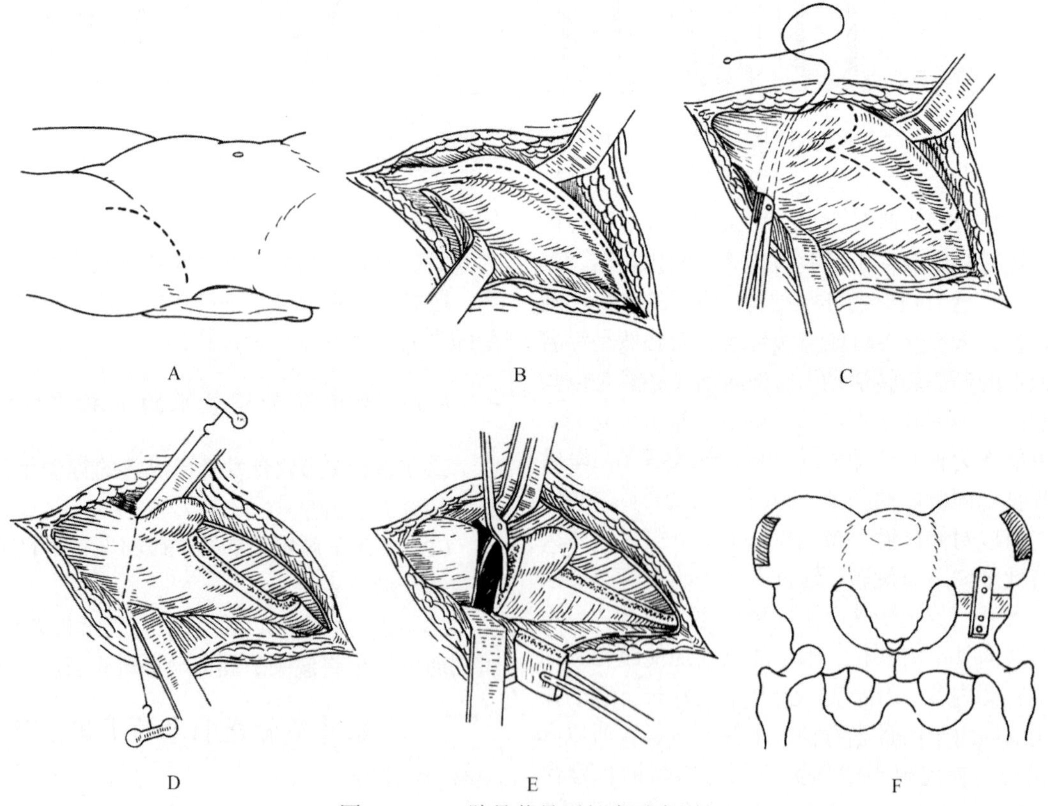

图1-1-8-19　髂骨截骨延长术示意图

A. 切口线；B.显露髂骨内外侧板；C.绕过坐骨切迹引入线锯；D.切断髂骨与切取植骨块；E.撑开梯形间隙与植入骨块；F.手术原则示意图

（五）髂骨截骨延长术的术后处理

1. 常规处理　术后患侧下肢皮牵引固定2周，负压引流24~48小时。拆线后在床上练习下肢关节伸屈活动。术后4~6周可扶双拐下地活动，但患肢不负重。

2. 定期摄X线片　可从定期X线片中观察骨愈合情况，证实骨性愈合后始可弃拐负重行走。植骨块愈合一般需3~5个月。

（六）髂骨截骨延长术的并发症

1. 切口感染　植骨区血肿易诱发伤口感染。骨盆骨松质渗血难以用加压包扎制止，应常规放置负压引流24~48小时以避免血肿形成。如发现积血，则应及时予以清除。

2. 骶髂关节分离　主要是由于过度撑开延长，上髂骨段向外上方旋转造成骶髂关节下部分离，但亦可出现于对侧骶髂关节。在15岁以下和25岁以上亦易发生。过度延长还可以引起髂骨外翻和耻骨支骨折。因此，应严格控制延长度，梯形间隙内口不宜超过3cm。注意年龄选择。

3. 神经损伤　过度延长可并发坐骨神经损伤。Millis（1979）报道了1例延长3.5cm者术后出现坐骨神经部分性麻痹，再次手术将延长度减至2.5cm后，麻痹随之消失。有明显的髂腰肌挛缩者可并发股神经损伤，因腰神经2~4穿行于腰大肌和髂肌之间，已挛缩的髂腰肌在髂骨延长时更为紧张，结果可导致股神经牵伸性损伤。对伴有明显的髂腰肌挛缩者应先作髂腰肌松解术，以后再作髂骨延长。

4. 植骨块压缩或移位　主要是由于植骨块固定不牢、过早活动或负重所致。为防止延长度回缩，要注意将厚实的植骨块植于回缩力大的坐骨切迹处间隙，钢板固定要确实。植骨块骨皮质和上下髂骨段的骨皮质相对齐，可避免植骨块嵌入上下截骨面的骨松质内，以及不要过早开始活动和负重，这些都是防止延长度回缩和植骨块移位的措施。

（李起鸿）

参考文献

赵定麟，赵杰. 2000. 实用创伤骨科学及新进展. 上海：上海科学技术文献出版社

赵定麟. 2003. 临床骨科学——诊断分析与治疗要领. 北京：人民军医出版社

赵定麟. 2004. 现代骨科学. 北京：科学出版社

Alman BA. 2008. Skeletal dysplasias and the growth plate. Clin Genet, 73(1):24-30

Brodsky JW. 2010. The adult sequelae of treated congenital clubfoot. Foot Ankle Clin, 15(2):287-296

Eastwood DM, de Gheldere A. 2010. Clinical examination for developmental dysplasia of the hip in neonates: how to stay out of trouble. BMJ, 340: c1965

Fabry G. 2010. Clinical practice. Static, axial, and rotational deformities of the lower extremities in children. Eur J Pediatr, 169(5): 529-534

Hefti F. 2008. Malformations of the lower extremities. Orthopade, 37(4): 381-402

Horn BD, Davidson RS. 2010. Current treatment of clubfoot in infancy and childhood. Foot Ankle Clin, 15(2): 235-243

Landa J, Benke M, Feldman DS. 2008. The limbus and the neolimbus in developmental dysplasia of the hip. Clin Orthop Relat Res, 466(4): 776-781

Linder JM, Pincus DJ, Panthaki Z, et al. 2009. Congenital anomalies of the hand: an overview. J Craniofac Surg, 20(4): 999-1004

Netscher DT, Baumholtz MA. 2007. Treatment of congenital upper extremity problems. Plast Reconstr Surg, 119(5): 101e-129e

Park S, Kim E. 2009. Estimation of carrying angle based on CT images in preoperative surgical planning for cubitus deformities. Acta Med Okayama, 63(6): 359-365

Roth S, Sestan B, Gruber B, et al. 2010. Bilateral congenital dislocation of the knee with ipsilateral developmental dysplasia of the hip--report of three patients. Coll Antropol, 34 Suppl 1: 299-305

Tyl RW, Chernoff N, Rogers JM. 2007. Altered axial skeletal development. Birth Defects Res B Dev Reprod Toxicol, 80(6): 451-472

Zionts LE, Habell B. 2013. The use of the ponseti method to treat clubfeet associated with congenital annular band syndrome. J Pediatr Orthop, 33(5): 563-568

第二章　内分泌及营养代谢性疾病

第一节　概　　述

从整体上看，人体各组织相互协调配合完成的各项生理活动主要依靠神经、内分泌及免疫3个系统。

神经系统由大脑和周围神经组织及其反射一并传导双向电化学信号；内分泌系统为分泌激素经血液到达远隔部位的组织；而免疫系统则是通过保护机体免受外在（细菌、病毒、真菌）及内在（恶变）侵袭的组织。

本节主要讨论内分泌产物激素、营养与代谢方面的相关问题。

一、激　　素

人体内分泌的作用，主要通过激素来完成，而激素必须具备以下条件：即由特异腺体细胞合成，其内容物可直接分泌入血，运至靶组织或靶细胞，有特异受体，与受体结合后能引发生物效应，能特异地改变靶组织或靶细胞的代谢速度，有前体物质并具反馈作用。

（一）激素的分类

激素分为以下两大类：即含氮激素（包括蛋白质、肽类及氨基酸衍生物）和脂类激素（包括类固醇及前列腺素）。

肽类及氨基酸衍生物包括复合多肽，如促性腺激素、黄体化激素（LH）等；中等大小肽，如胰岛素、胰高血糖素；小肽如促甲状腺素释放激素（TRH）；二肽如甲状腺素、三碘甲腺原氨酸，以及单氨基酸衍生物如儿茶酚胺、五羟色胺和组胺。类固醇中由胆固醇衍生的有两型，一种有完整类固醇核如肾上腺及生殖腺类固醇，另一种类固醇B环破裂，如维生素D及其代谢产物。

不同激素的化学结构有所不同，通过不同机制作用于靶组织，在血液中均只有低浓度，类固醇血浆浓度只为皮摩尔至微摩尔（pmol~μmol）范围，而肽只为1~100fm。这些小量激素靠特异机制朝向作用部位，靶组织的特异受体经识别后与其高度亲和结合。激素受体的存在有很大不同，胰岛素的受体实际上存在于所有组织，而盐皮质激素的受体分布甚少，虽然受体对激素反应很重要，但有些自身并不能满足。有些组织所含受体缺少对激素起反应的其他分子，一般说，某一激素的主要靶器官含最大受体分子，在靶组织的激素浓度高于在血液中的浓度。

激素到达特异靶组织还可以通过另一机制在局限的循环中释放。如从下丘脑释放的不同因子经垂体门脉系统到达垂体及从肾上腺皮质释放的激素到达肾上腺髓质。由于这些激素在全身循环中不断稀释及迅速清除，其在局限循环中的浓度要高于全身循环。

激素通过直接弥散到达邻近靶组织，如从睾丸Leydig细胞合成的睾酮可以直接弥散到邻近精小管，达到必需的高浓度以促进精子生成。

从血液中前体在局部产生激素，在雄激素靶组织中如前列腺可由睾酮产生双氢睾酮。

尽管靶组织概念很重要，但也不要过分夸大，实际上，激素的靶化主要是——影响激素反应的大小及幅度，而不是决定能否产生反应，严格来说，某组织“有或无”的概念应代替为量化评估，对激素作用是主要或次要部位。

（二）激素的功能

激素的功能在4方面最为突出。

【生殖】 激素不仅调节配子形成，也管理男、女性对性生殖重要的解剖功能及行为发育。两性的所有激素均有受体机制，对激素作出反应。性的二形性是个别激素量及其分泌形式的差异，而非由于其存在或缺如。性生殖需要精确配子程序合成在睾丸或卵巢适宜的酶，在生命关键时期催化激素产生合适的量。

【生长及发育】 涉及不同种类激素，包括肽、类固醇、儿茶酚胺及甲状腺激素。虽然激素是正常生长发育所必需的，但也同样能限制生长，如长骨生长板不愈合，可不停地继续生长，激素在调节和管制生长有众多相互作用。其最终共同介体可能是生长素介质系统。

【维持内环境平衡】 激素能支持维护内环境必需的结构和功能，可以调节及稳定体液及其电解质、血压及心率、酸碱平衡、体温和骨骼、肌肉及脂肪量，这种体内平衡不仅在平时起作用，也能在环境极度变化时得到适应。

【产生、利用及贮存能量】 激素是底物流的最好介体，能将摄入食物转化产生能量并储藏，在餐后或较久禁食合成代谢状态下能将多余燃料在胰岛素作用下储藏为糖原及脂肪，胰高血糖素及其他抗调节激素能使糖原分解，并动员氨基酸及游离脂肪酸分别作为糖原异生及酮体生成的底物、脂肪酸及酮的氧化能保存血浆葡萄糖在安全范围，以利于中枢神经系统的功能。

（三）激素的作用方式

激素、神经递质及药物为引发其生理、生化、药理及内分泌作用,必须先与特异的受体相互作用。激素及神经递质的细胞受体可分为细胞内及细胞膜两种，前者定位在胞质及胞核中，后者定位在细胞膜表面。

受体必须具备以下3个基本条件，即：

（1）存在于靶组织中。

（2）通过特异的分子间相互作用，接受激素的信息。

（3）具高度亲和力，激素可通过改变酶及其他蛋白质合成和降解速度、活化或抑制酶的活性改变酶促催化反应速度以及改变细胞膜的通透性而发挥作用。

激素与受体结合后可立即发生效应，细胞膜通透性或细胞膜上的酶活性改变。结合后也可发生短期效应，表现为某种生物效应增强；长期效应产生蛋白质或酶合成的诱导或阻抑。

二、营养和代谢

人体的生命活动与营养和代谢密切相关。食物经消化道吸收后，经过代谢活动，其营养物质为人体所吸收，最终产物经尿液、粪便、汗液等排出体外。营养物质如摄取不足、过多或比例失调，可引起营养病。营养物质在体内代谢某一环节发生异常，可引起代谢病，两者关系密切，如维生素D缺乏可引起佝偻病或骨软化症；原发性痛风进食富含高嘌呤食物可诱使痛风发作。在诊治这些疾病时，既要认清营养和代谢的密切关系，又要分清它们之间的主次关系。

（一）营养物质的分类

人体日常所需的营养物质可分为7类。

【蛋白质】 包括必需氨基酸（异亮氨酸、亮氨酸、赖氨酸、蛋氨酸、苯丙氨酸、苏氨酸、色氨酸、缬氨酸）、半必需氨基酸（组氨酸、精氨酸）及在体内可合成的非必需氨基酸。

【糖类】 大部分由体外摄取，小部分也可在体内合成。

【脂类】 包括必需脂肪酸（亚麻二烯酸、亚麻三烯酸及花生四烯酸）及在体内可合成的非必需脂肪。

【无机元素】 主要元素有钙、磷、镁、钠、钾、氯、硫、氢、氧、氮；微量元素包括肯定必需者（铁、锌、铜、锰、钴、碘、氟）、未肯定必需者（铬、镍、钒、钨、钼、硒）。

【维生素】 分为以下两类，即水溶性维生素和脂溶性维生素，前者包括维生素B_1、核黄素、维生素B_6、烟酸、叶酸、泛酸、维生素B_{12}、生物素及维生素C等；后者有维生素A、维生素D、维生素E及维生素K等。

【水】 生命的基本要素。

【氧】 亦为生命要素。

以上物质有一些必须由外界供应，另一些可在体内合成。营养物质主要来自食物，供人体生长、发育、组织修复和提供能量。成人为维持代谢平衡，基础需要能量为25~30kcal/（kg·d）（1kcal=4.18kJ），蛋白质约为1g/（kg·d），可根据性别、年龄、环境、活动量及生理特殊要求如生长、发育、妊娠、哺乳等情况增减，世界上不同地区不同种族，饮食习惯不同，只要组成比例适当，并能适应内外环境，维持正常生理要求，均可认为是合理的饮食，人对食物的组成有相当大的适应能力。

（二）营养物质的代谢

主要分3个过程。

【消化与吸收】 食物进入消化器官后，与消化液混合，在酶、激素和神经的作用下，经过一系列生化过程转化为氨基酸、单糖、短至中链的脂肪酸、甘油、盐、维生素和水等，一同进入血液；中性脂肪及多数长链脂肪酸经淋巴而后入血，输送到各组织及器官。

【中间代谢】 经消化道吸收的营养物质，一方面作为组织和细胞的成分，另一方面又能分解提供能量。这种生化过程与细胞结构和功能密切相关。细胞核、线粒体、微粒体和细胞膜等，决定细胞内酶的合成、分布和中间代谢产物的输送。酶控制下的化学反应，则受酶的活性，辅因子及底物和中间代谢产物的量的影响。体液的成分、渗透压、酸碱度、内分泌和神经系统的调节对代谢功能亦起重要作用。

【代谢产物的排泄】 吸收的营养物质在人体各脏器内经过一系列合成和分解过程，除同化、利用、产生能量外，最后产生水、二氧化碳及含氮物质等，经肠、肾、肺及皮肤排出体外。

（三）营养代谢性疾病及其分类

任何疾病特别是内脏器官、神经系统和内分泌腺有严重疾病或全身性严重感染时更易发生代谢异常，轻者只引起生理生化改变，重者可引起组织损伤，出现症状，凡是营养物质中间代谢某个环节发生障碍都可引起代谢病。代谢异常与人体内在和外在因素及遗传因素密切相关。细胞成分如染色体、基因、生物膜等的结构或功能异常和酶系异常可使代谢过程中某些底物或代谢产物过多、过少或异构而致病。例如原发性肾小管酸中毒可由于肾小管中酶系异常而引起。外在因素如不合适的饮食、毒物、精神创伤以及不同器官疾病也可引起代谢病，水和电解质平衡紊乱常是由外在因素造成的。很多代谢病的发生和发展常是遗传或体质因素与外在因素综合作用的结果。

由于一种或多种营养物质不足，过多或比例不当可引起原发性营养失调，如蛋白质摄入不足可引起蛋白质缺乏症。继发性营养失调多由于器官结构和功能异常引起，如口咽、食管疾病引起进食困难、胃肠手术后消化吸收不良、严重肝病所致蛋白质合成不足及排泄异常等。人体生理状态改变，如生长、发育、妊娠、哺乳及某些病理状态，需要和消耗增多或减少，如不能相应调整营养物质供应的质和量，也将出现营养或代谢病。

营养病和代谢病根据营养物质可分为以下几种：

（1）蛋白质营养和代谢异常，包括蛋白质缺乏症、蛋白质代谢障碍如低蛋白血症及遗传性酶系缺陷引起蛋白质合成、降解和运输异常。

（2）糖类营养和代谢异常，糖摄取过多可引起肥胖症，不足可引起消瘦及低血糖症。糖代谢异常可引起糖尿病，遗传性酶系缺陷可引起糖原累积病等。

（3）脂类营养和代谢异常，脂肪摄取过少可引起脂溶性维生素缺乏症，摄取过多易引起肥胖症，遗传性脂质代谢异常可引起α、β脂蛋白缺乏症。

（4）维生素营养和代谢异常，如各种维生素缺乏症或过多症。

（5）其他还有水、盐代谢异常，无机元素及微量元素不足或过多。

营养病和代谢病一般病史确切，先有生理、生化改变，以后才发生病理解剖改变，对人体影响广泛，长期患病可影响个体生长、发育、成熟和衰老过程。

三、骨营养代谢病

（一）骨组织结构生理基础

骨组织由细胞和细胞外基质构成。骨细胞有骨原细胞、成骨细胞、骨细胞和破骨细胞。

【骨谱系细胞】

1. 骨原细胞　又称前成骨细胞，来源于中胚层间充质细胞，位于骨外膜及骨内膜贴近骨组织处，具有多向分化潜能，可分化为成骨细胞。骨原细胞胞体小，呈不规则梭形，在骨的生长和改建过程中骨原细胞分化为成骨细胞，形态由扁平状变为立方状，分泌细胞的特征逐渐增多。

2. 成骨细胞　位于骨形成表面，活跃的成骨细胞呈立方形，直径约20μm，细胞质碱性，富有粗面内质网，可合成蛋白，高尔基体明显，对胶原形成及细胞外排出很重要，ALP活性丰富。不活跃的成骨细胞变为扁平，覆盖骨表面，能管制离子的出入。成骨细胞一旦被其分泌的类骨质包埋，即变为骨细胞，但其突起借广泛分布的骨小管系统与其他骨细胞和骨表面的成骨细胞联系。

3. 骨细胞　它的形态结构与细胞的成熟度和功能状态有关。随着骨细胞趋于成熟，骨细胞在钙化的骨基质中陷入更深，体积变小，线粒体和粗面内质网等明显减少，蛋白合成功能下降。研究证实，骨细胞对骨形成和骨吸收都有调节作用。在甲状旁腺激素的作用下，骨细胞中的溶酶体增多，溶解周围的骨质，并可将骨钙释放入血液，引起骨细胞性骨溶解。另一方面，骨细胞在降钙素的作用下可进行继发性骨形成。正常生理条件下，骨细胞性溶骨和骨细胞性成骨交替进行，处于动态平衡。

4. 破骨细胞　其直径约100μm，沿骨表面高度活动，吸收骨后遗留为Howship陷窝，细胞质含丰富的线粒体、空泡及小泡，还有溶酶体，内含水解酶，对骨吸收过程甚为重要。抗酒石酸酸性磷酸酶（TRAP）是一种溶酶体酶，在破骨细胞表面，多余的细胞膜形成皱褶缘，其下为清亮区，为骨吸收部位，酸性水解酶及磷酸酶与酸释出至清亮区。皱褶缘含质子泵及碳酸酐酶促进此过程。石骨症的发生即因缺乏碳酸酐酶所致。在破骨细胞皱褶缘与骨吸收表面之间可见羟磷灰石结晶及胶原原纤维，正常情况下，破骨细胞并不吸收未矿化的类骨质，不清楚在矿盐移除前是否有有机基质的吸收。

在骨内还有内皮细胞、成纤维细胞、间充质干细胞及造血干细胞。

骨谱系细胞虽然只占骨体积的很小部分，但具双重重要功能，一是调节无机成分的分布及内含，协助维持血清钙浓度在一个很窄范围，保证矿盐内在平衡；另一方面通过对基质的不断形成和吸收，使骨骼对由于负重及体力活动产生的机械力很好适应，以维持骨骼内在平衡。

【细胞外基质】　骨的细胞外基质含有机质，占35%，无机质占65%，其中主要包括以下几种：

1. 胶原　胶原是骨中最主要的蛋白，约占90%，目前已发现10余种胶原。8种仅存在于结缔组织。胶原可分为3组，第1组包括Ⅰ、Ⅱ、Ⅲ、Ⅴ及K型，分子质量约95kDa，呈持续螺旋形原纤维样结构;第2组包括Ⅳ、Ⅵ、Ⅶ及Ⅷ型，大小与第1组相似，但为非原纤维及非螺旋状肽节段;第3组包括Ⅸ及Ⅹ型，较小，胶原分子为坚硬棒状结构，大小约1.5nm × 300nm，由3个多肽（α）链借共价及非价力呈螺旋形盘绕在一起。众多胶原分子以端对端聚集形成原纤维，为5~7个分子厚，原纤维再以束状或纤维状排列，应用光镜可在细胞上基质中见到，电镜下原纤维呈周期为64~70nm的横纹，系因原纤维内个别分子交错排列所致。其中邻近分子重叠成重叠区，横纹密度增加，在一个分子的末端与下一个分子的间隙称为洞区，约40nm，染色阴性，为矿盐最初沉积部位。

Ⅰ型胶原由两个相同α链及1个同系组不同的α_2链构成，分子式为$[\alpha_1]_2\alpha_2$，主要出现于骨及皮肤。与在软骨中的Ⅱ型，弹性组织的Ⅲ型及在基底膜的Ⅳ型有所不同，胶原每第3个氨基酸为甘氨酸，呈X+Y+甘氨酸，X、Y分别为脯氨酸及羟脯氨酸，含量丰富。

胶原的个别α链以前体（前原α链）形式合成，含1个信号（领先）节段及NH_2-和COOH-末端序列。信号序列约100个残基，分裂为肽链，进入粗面内质网，在此室内，隔开的酶催化赖氨酸及脯氨酸残基的羟化，需有维生素C、辅因子的参与。3股螺旋可被非共价力起始形成，但在γ链的COOH-末端原序列部分在胱氨酸之间有二硫键相连，有助于构型的稳定。当新合成的胶原多肽NH_2-末端向粗面内质网池移动及羟赖氨酸合成不久即开始酶的糖基化。羟赖氨酸的糖基化易于将原胶原分子从细胞排出，某些被称为原胶原肽酶的酶在细胞外作用，分裂NH_2-及COOH-末端原肽延伸，形成一个大的3股螺旋分子，需要铜的酶如赖氨酰氧化酶可使某些赖氨酸及羟赖氨酸残基分别转化为γ-氨基脂肪酸半醛及5-羟-α-氨基脂肪酸半醛。这些修饰后的残基相互作用，并与其他氨基酸组形成细胞内及细胞间交联，能帮助胶原分子形成原纤维，有些遗传性胶原合成的疾病就因为赖氨酰氧化酶活性缺陷所致。

2. 非胶原有机基质成分 有机基质约10%为非胶原成分，包括蛋白、黏多糖及脂类，有些对骨细胞生物学及矿化有重要作用。

（1）骨钙素（骨Gla蛋白，BGP）：占总骨蛋白的1%~2%，在牙质、异处钙化及血浆中可以看到，分子质量为6 kDa，等电点酸性（pH4.0），BGP含3个γ-羧基谷氨酸残基，因此也称骨Gla蛋白。Gla 残基是在需要维生素K催化的蛋白谷氨酸残基经过翻译后修饰而形成，Gla残基与钙结合相对较弱，但对羟磷灰石有高度亲和性。BGP在募集破骨细胞或其前体至骨表面也有一定重要性。

BGP由成骨细胞合成，受3种维生素调控，即：①维生素D，实际上是1，25-（OH）$_2D_3$；②维生素K，通过羧化产生Gla残基；③维生素C，将脯氨酸转化为羟脯氨酸。BGP基因有3个内显子。基因受1，25-（OH）$_2D_3$ 及作用于骨组织的矿化因子所调控，在1，25-（OH）$_2D_3$作用下，BGP的mRNA至少增加10倍，而在矿化基质为200倍，1，25-（OH）$_2D_3$ 能促使骨肉瘤细胞刺激BGP分泌，而PTH，降钙素及培养基中的钙浓度变化对此不起作用。

成人血浆平均BGP为5μg/L，血浆BGP新合成的骨BGP，而非来自旧骨的吸收。可作为成骨细胞活性的敏感性及特异性指标，在Paget病、原发性甲状旁腺功能亢进及其他代谢性骨病，血浆BGP一般与血清BALP相关。BGP由肾清除，在血浆的半衰期为5分钟。

BGP的生理作用尚未阐明，维生素D在体外与体内均能刺激BGP分泌，大鼠给予维生素D可使血浆BGP水平升高，但因需要合成新蛋白——类固醇激素作用，有时间延迟。对蛋白进行抑制，如用放线菌酮（cycloheximide）可防止其升高，在维生素D缺乏动物，BGP仍能合成，但量少，只为正常的60%，说明对维生素D作出反应的BGP升高可能对低钙饮食[结果使1.25-（OH）$_2D_3$升高]的适应。免疫化学研究显示，在最初矿化后1~2周出现BGP，在矿化初期也能看到Gla残基，可能在骨中有BGP的免疫化学无反应的前体存在，在矿化早期有重要作用。

基质Gla 蛋白有84个氨基酸，水溶性与BGP有同系性，也能被1，25-（OH）$_2D_3$刺激。

（2）骨连接蛋白（osteonectin，ON）：是含碳酸氢盐的蛋白，分子质量为32kDa，能从牛胚活跃的矿化板层骨提取，用于分子克隆技术。ON能与胶原结合，但较纤维结合蛋白为弱，对羟磷灰石有高亲和性，在体外易使Ⅰ型胶原矿化，在体内可作为矿化核。ON位于矿化骨小梁，可作为生骨的标志。

（3）骨桥蛋白（osteopontin，OPN）：是分子质量为33kDa的磷蛋白，可募集并与破骨细胞前体结合至骨矿区，由成骨细胞产生，1，25-（OH）$_2D_3$能增加其产生。

（4）骨涎蛋白（bone sialoprotein，BSP）：含涎酸，与透明蛋白（vitronectin，VN）、OPN等有同系序列，表现为精氨酸-甘氨酸-天冬氨酸（Arg-Gly-Asp）蛋白特性，对细胞黏附于骨表面有一定作用。

（5）骨形态发生蛋白（BMP）：属于TGF-β超家族（BMP-1除外，属金属蛋白酶类），是一种疏水性酸性糖蛋白，广泛存在于骨基质中，具有多种功能。BMP家族包含多种亚型分子，其中BMP2、BMP4~8和BMP14具有骨诱导作用，并以BMP2和BMP7的成骨诱导作用最强。BMP作用于间充质细胞的表面受体，可以诱导未分化的间充质细胞定向分化为骨和软骨细胞。

（6）骨蛋白多糖：除糖蛋白外，有机骨基质尚含黏多糖（氨基聚糖），附着于特异蛋白核心。

【无机矿盐】 骨基质的无机成分主要含钙、磷，最初作为无定形盐沉积，以后重新排列为结晶结构，如羟磷灰石[$Ca_{10}(PO_4)_6(OH)_2$]。一些离子包括不同比例钠、钾、镁及碳酸盐，可在骨羟磷灰石盐的水壳见到。根据摄入氟情况，也可有不同量的氟磷灰石形成，骨矿基质的微晶结构可对离子交换提供大的表面积。

（二）骨的代谢

【骨形成与骨吸收】 骨骼是动态器官，不断生长和重建，直到成熟，以后重建在一生仍继续，对力学及其他调控因素作出反应。骨骼的内在稳定只有经过骨吸收与骨形成的相互作用才能达到，两者形成偶联（coupling）。

骨不仅是支持和运动器官，也是对矿盐自身稳定重要的良好钙贮存器。血清钙的调控通过骨细胞将钙从骨转运至细胞外液而无需基质降解；相反，在骨吸收及骨形成率巨大变化下，如Paget病而无血清钙明显变化，血清钙水平因为骨吸收与骨形成两者拆偶联（uncoupling）所致，如恶变的高钙血症。很多骨代谢病需要刺激骨形成和抑制骨吸收。

1. 骨形成 骨形成是一种复杂过程，包括原始间充质细胞的迁移、增殖、分化为成骨细胞前体细胞、成骨细胞的成熟，基质的形成以及最后矿化。在软骨内骨化，还需要有软骨细胞的分化生长、软骨的形成和矿化，血管侵袭及软骨吸收等中间过程。在很多部位，骨形成包括成骨细胞分化、增殖及基质形成受到控制。骨含一些生长因子及细胞活素，在体外及体内均能影响细胞功能。TGF-β由成骨细胞产生，能刺激细胞有丝分裂发生及胶原合成。对骨吸收剂能作出反应的细胞也能释出TGF-β。TGF-β根据其浓度能刺激或抑制骨细胞生长，胰岛素样生长因子IGF-Ⅰ（生长素介质C）及IGF-Ⅱ（骨生长因子SGF）也能使骨细胞发生有丝分裂和刺激胶原合成，将骨形态发生蛋白（BMP）注入动物肌袋内可形成软骨并钙化为板层骨。骨细胞其他有丝分裂发生蛋白尚有血小板衍生生长因子（PDGF）、酸性及碱性成纤维细胞因子（aFGF、bFGF）和α_2-微球蛋白，2个或多个生长因子如TGF-β及IGF-Ⅱ可形成偶联因子，在暴露于骨吸收剂情况下，如在PTH、1，25-（OH）$_2D_3$影响下可被释出；此外，全身激素如PTH、1，25-（OH）$_2D_3$、降钙素、糖皮质激素、胰岛素、甲状腺激素、生长激素及性激素等也能影响骨形成。在活体，1，25-（OH）$_2D_3$和甲状腺激素生理浓度可促进净骨形成。PTH 能引起骨吸收，也能刺激骨形成，可能继发于偶联因子如TGF-β和IGF-Ⅱ的产生。降钙素不能直接作用于成骨细胞，通过抑制破骨细胞作用而加强骨形成。糖皮质激素最初能增加胶原合成，但随后又对其抑制，活体上，骨形成减少是主要作用。低浓度胰岛素可以刺激成骨细胞的胶原合成，但高浓度可使成骨细胞发生有丝分裂。生长激素对骨的作用可能是通过局部产生IGF-Ⅰ的介导。成骨细胞及成骨细胞样肿瘤细胞有雌激素受体，这些细胞对雌激素作出反应能产生生长因子及其他蛋白。

2. 骨吸收 破骨细胞为多核巨细胞，来自血液及骨髓中单核细胞前体细胞。破骨细胞前体细胞被骨基质或成骨细胞释放物质聚集到骨表面，以后与其附着、融合，变为多核，此过程由PTH、1，25-（OH）$_2D_3$及其他因子调控。骨吸收物质刺激产生多核破骨细胞，增加其数目及活性。破骨细胞吸收在对PTH、前列腺素、IL-1及1，25-（OH）$_2D_3$等作出反应时需要有成骨细胞参加。实际上，是成骨细胞而非破骨细胞有PTH及1，25-（OH）$_2D_3$ 的受体，成骨细胞在对其作出反应时，释出前列腺素、TGF-β、IL-1 等而刺激破骨细胞活性。PTH能使成骨细胞形状发生变化，可能对骨基质表面暴露于破骨细胞溶解有重要作用。PTH及 1，25-（OH）$_2$D$_3$ 能诱导不成熟破骨细胞前体细胞即TRAP阴性细胞分化为TRAP阳性细胞，最后融合为成熟多核破骨细胞。破骨细胞有降钙素受体，可抑制破骨细胞前体细胞成熟及融合，降钙素还能抑制破骨细胞功能，加快多核破骨细胞的破坏。破骨细胞充满溶酶体酸性水解酶，包括胱氨酸蛋白酶及TRAP，在骨吸收剂PTH、IL-1、1，25-（OH）$_2$D$_3$及前列腺素作用下释出。甲状腺激素在长期骨培养下能直接增加骨吸收，一些生长因子如上皮生长因子EGF、PDGF能通过刺激前列腺素释放而引起骨吸收，维生素A及脂多糖也能引起骨吸收。降钙素在体外及在体内，药理剂量下是有效的骨吸收抑制剂，但在活体可引起异处钙化。折叠霉素（plicamycin）是一种细胞毒抗生素制剂，在小于引起非特异性细胞死亡剂量下能抑制破骨细胞功能。双膦酸盐为焦磷酸盐类似物，可以阻抗焦磷酸酶引起的分裂。某些双膦酸盐能同时抑制骨吸收及矿化，有些抑制吸收多于抑制矿化，也有的仅选择性骨吸收，双膦酸盐可能对破骨细胞有直接作用，而非使矿物相不易被溶解，糖皮质激素能间接使骨吸收增加，但对某些疾病如多发性骨髓瘤可抑制骨吸收，抑制前列素合成的制剂如阿司匹林及吲哚美辛在某些情况下也可减少骨吸收。

【骨基质矿化】 细胞外液中的钙、磷离子处于亚稳定状态，其浓度虽超过钙与磷的乘积，但能被无机焦磷酸盐抑制钙化而不形成固体相。双膦酸盐是焦磷酸盐合成类似物，能与骨基质结合，防止骨矿化。成骨细胞ALP富活性，血清浓度在骨形成时增加，ALP活性可通过分裂磷酸盐促使矿化，或降低抑制矿化作用，或在矿化部位增加局部磷酸盐浓度。但这仅是推测，缺少证明。低磷酸酶血清是一种遗传性ALP活性缺陷病，患者有矿化缺陷。

在矿化部位，钙、磷浓度被骨形成表面成骨细胞层膜样作用所调控，钙被细胞内细胞器特别是线粒体摄入，富含钙、磷有膜小泡吐出至细胞外液，启动矿化。有机基质成分在矿化上起一定作用，在骨基质矿化部位，小的糖蛋白浓度突然减少。糖蛋白能抑制钙化，在矿化过程开始时必须降解。特异性非胶原基质蛋白如骨钙素及骨结合蛋白在启动矿化上也有重要作用。

一些激素可能通过调控血清钙、磷浓度而影响矿化。1，25-（OH）$_2$D$_3$由于能促进肠钙吸收，并直接作用于骨，对正常骨矿化也是不可缺少的。胶原在其洞区，间隙大小足够适合骨的矿相而无需破坏其自身原纤维，大部分钙、磷的固体相，其结晶高度有序地平行并位于原纤维中，也呈60~70nm，与胶原原纤维具相同周期性。此外，胶原原纤维还可在矿化过程作为异质成核催化剂，钙、磷至胶原氨基酸序列侧链可以促使钙、磷进一步沉积，最终钙化。一旦矿化启动，进展很快，在6~12小时内，60%~70%的矿盐已沉积，称为初级矿化相；以后变慢，1~2个月后还未完成，称为次级矿化相。

【骨改建与骨重建】 骨组织发育成形后，通过骨改建和骨重建两种生理过程继续完成骨的生长发育及代谢。骨改建的骨形成和骨吸收在骨的不同表面进行，其结果会导致骨结构的几何形状和骨量的变化。生长期骨未成熟时，骨外膜处成骨细胞的成骨活动使骨的外径不断增加。骨内膜处的破骨细胞则不断溶骨，使骨髓腔的直径不断增大。成年后，骨结构稳定，骨改建活动停止，但是当局部应力过高时，骨改建可被重新激活，沿应力线成骨而在应力遮挡处溶骨，从而适应力学环境的改变。骨重建不同于骨改建，是骨组织新陈代谢的生理过程，骨的几何形态及骨量不改变。骨重建的骨形成和骨吸收发生于同一骨表面，存在高度的偶联关系，由执行相应功能的细胞群组成的基本多细胞单位（BMU）完成，基本多细胞单位又称为骨重建单位，由破骨细胞、成骨细胞、骨细胞和衬细胞组成。每个BMU周期包括破骨细胞激活、骨吸收、成骨细胞激活及骨形成。骨重建的主要功能是更新骨质，维持骨的力学和结构完整性，并参与调节维持钙、磷离子代谢的平衡。

（三）骨营养代谢病的实验室检查

【骨活检】 一般在邻近髂前上棘钻取髂骨，包括骨皮质及骨松质，不脱钙，用甲基丙烯酸甲酯（PMMA）包埋，不脱钙用硬质合金刀或金刚石刀的特殊切片机切片。应用组织形态计量学观察骨结构、骨形成和矿化、骨吸收、骨重建、骨转换和骨平衡参数。

取活检以前，要用标记物标记骨组织，使静态的骨结构、骨形成及骨吸收呈动态变化。常用的标记物为四环素，与钙形成螯合物后可以自动发出荧光并沉积在活跃的骨形成表面。还可以用甲苯胺蓝染色，以显示骨重建的程度。

骨活检是各种代谢性骨病诊断和研究有效的方法，曾被认为是诊断的“金标准”。但应当注意，身体某一部分的骨骼标本并不能代表其他部分，髂骨骨小梁骨体积与椎骨者也不完全相关。在某些诊断有困难的条件下，如轻度骨软化，青年骨质疏松，非典型Paget病及成骨不全等有一定帮助。

【生化检查】 血清钙、磷、常规检查、离子钙的测定有助于对某些骨代谢病的诊治观察。成人离子钙为1.12~1.23nmol/L，女性稍高。

1. 骨形成生化标志物 主要有血清ALP和BGP等。

（1）血清ALP：是多种来源酶的复合物，正常成年人大部分来自肝脏及骨骼，部分来自肠及其他组织。成骨细胞是骨骼中的主要来源，在软骨细胞及骨基质小泡也较明显，骨碱性磷酸酶（BALP）与肝ALP电泳不同，在高温及尿素作用下易于失活，借此可与肝胆疾病检测的ALP值鉴别。BALP同工酶可用选择性放射免疫法检查，在低磷酸酶血症，血清总ALP由于缺乏骨内成分变得较低，在Paget病、甲状旁腺功能亢进、骨折、成年前生长，由于BALP增加，也使总ALP升高。ALP也是弥漫性Paget病发展的有用指标。血清骨钙素（BGP）浓度也是成骨细胞功能及活性的特异指标，BALP与BGP相关性差，两者常不一致。在Paget病，BALP增加，而在慢性肾衰竭，BGP升高，可能反映肽清除率障碍。

（2）血清BGP：血清BGP有24小时节律。早晨到中午下降，随后逐渐升高，午夜后出现峰值，高低相差10%~30%。BGP还受维生素D、月经周期和季节因素影响，需严格控制采样条件。

血清BGP可用免疫法测定。其浓度变化是诊断、检测骨代谢病的一项重要生化指标，可直接反映骨形成速率。甲状旁腺功能亢进患者，骨吸收与骨形成均升高，血清BGP增加；肾上腺皮质功能亢进患者，糖皮质激素升高，骨转换率降低，成骨细胞产生和分泌BGP明显减少，血清BGP也下降。

（3）Ⅰ型原胶原延长肽：Ⅰ型原胶原分子的3条肽链氨基（N）和羧基（C）端各有一延长肽，分别称为Ⅰ型原胶原氨基端延长肽（PINP）及Ⅰ型原胶原羧基端延长肽（PICP），均可由放射免疫法测出，两者在儿童和成年人代谢率存在差异，男性PICP随年龄增加而下降，女性则升高。

（4）骨涎蛋白（BSP）：占骨细胞外基质非胶原蛋白的5%~10%，主要分布于骨骼、牙齿、钙化软骨和骨交界处，具相对组织特异性。成人BSP为（7.3 ± 3.3）mg/ml，为儿童期的1/3。BSP升高可早期预测骨转移。

2. 骨吸收生化标志物 在骨吸收生化标志物中，尿钙往往升高，但由于影响尿钙高低的因素如饮食中钙量、肠钙吸收及肾功能情况存在差异，因此特异性较差。

（1）尿羟脯氨酸及羟赖氨酸：胶原实际含人体所有羟脯氨酸（Hyp）及羟赖氨酸（Hyl）。尿Hyp排泄同时是骨吸收及骨形成参数，在Paget病升高，在原发性或继发性甲状旁腺功能亢进、甲状腺中毒、骨恶变及骨折也有不同程度升高，尿Hyp排泄率与饮食摄入有关（取尿样前1天，患者应进低明胶饮食）；也与其他来源胶原转换有关，如烧伤、银屑病、肢端肥大症，尿Hyp也增加。

人体胶原约60%在骨骼，30%在皮肤。约90%尿Hyp是以小肽形成，10%为大的非透析性部分，与骨形成有关。甲状旁腺切除后，当骨吸收及总尿Hyp排泄减少时，此非透析部分反而升高。因此对于任何患者，尿Hyp排泄率均不能解释为骨吸收或骨形成绝对率，但定期检测仍能反映治疗效果。

尿羟赖氨酸糖苷（GHyl）是一种胶原降解产物，主要为糖基形式。这种糖基化的羟赖氨酸不再被重新利用，也不再分解，故为胶原降解较好的标志物。尿中总羟赖氨酸中，80%是糖苷形式。用 GHyl单抗建立的测定方法是反映骨吸收较特异和灵敏的指标。

（2）血清抗酒石酸酸性磷酸酶（TRAP）：当破骨细胞活性增加时，其皱褶缘分泌的TRAP随之增加，慢性肾衰竭，骨质疏松患者TRAP增加。用从人骨中提取TRAP免疫动物来产生抗体所建立的免疫测定法有较好的特异性和敏感性。

3. 骨Ⅰ型胶原（BIC）降解产物　当骨吸收增加时，释放到血液及尿排泄均增加。临床评估骨吸收的BIC降解产物有吡啶酚和脱氧吡啶酚、吡啶关联物如吡啶啉（Pyr）、脱氧吡啶啉（D-Pyr）等直接反映骨基质胶原降解情况，骨胶原含量远高于其他组织，转换也较主要结缔组织快，因此更具代表性。尿中Pyr/D-Pyr比值为13%~33%，与成年人骨质相似。

【钙动力学观察】 经静脉注入钙放射性核素^{45}Ca、^{47}Ca，可逐渐与体内稳定钙维持平衡，系列检测血、尿、粪和全身的钙放射性核素及其节段可用数学方法分析，但因患者需要维持一定饮食及活动状态，需时较长，费用较贵，未能广泛应用。

【骨扫描】 应用放射性核素示踪，如^{99m}Tc摄入至骨结晶表面，可获得骨转移或骨血供增加的影像，如骨肿瘤、骨折、Paget病及脓肿；还可以校准、确认弥散性骨转换增加率，如甲状旁腺功能亢进及甲状腺中毒。

【影像学】 X线检查由于缺少客观标准，主观判断误差较大，只有在骨量丢失30%~50%时，才能肉眼观察到骨质疏松征象。尽管如此，对诊断和鉴别骨代谢病时，它仍是不可缺少的检查，根据骨透光度的高低和骨结构的变化可以区分骨疏松、骨软化和骨硬化。X线片还可以观察骨微结构的变化，包括骨小梁减少，骨皮质变薄以及结构的变化。此外，还能看到甲状旁腺功能亢进特有的骨膜下骨吸收，骨软化时假骨折的线状透亮区，以及骨折、骨赘和软组织钙化等。对与其他骨病的鉴别有重要价值。X线片还可以对皮质厚度及椎体压缩程度进行定量和半定量测定。

【骨密度测量】 非创伤性骨密度（BMD）测量方法有单光子（SPA）、单能X线（SXA）、双光子（DPA）、双能X线（DXA）、定量CT（QCT）、周围定量CT（pQCT）和定量超声（QUS）等。目前后3~4种应用较为广泛。

DXA比DPA扫描快，更精确和准确，避免放射性核素的衰减。其原理是两种能量X线能同时穿过身体，被控测器接收，因骨骼、肌肉和脂肪等不同组织对高、低两种能量X线反应不同，可用数学公式校正。

QCT是在扫描时将体模与患者同时扫描，可以校准机器的漂移，并可将CT值换算成骨密度值。QCT所测得的BMD是真正的体积密度，可分别测量骨皮质和骨松质，不受骨体积大小影响，对骨丢失反应更敏感；缺点是放射量比DXA大得多。QCT主要用于测量腰椎（L_1~L_3），pQCT则可以测量桡骨远端和胫骨。

QUS在理论上能提供骨结构方面的信息，包括超声速度（SOS）、宽幅超声衰减（BUA）等参数，还可以计算杨氏模量，有助于对骨力学性能的了解。QUS无放射性，具有价廉、便携及易使用等优点。

近年来，随着影像技术对骨矿盐及骨结构的非侵入性检测技术的迅速发展，目前又推出高分辨影像及显微成像，包括显微CT（μCT）、定量磁共振（QMR）等，能更好地观察微结构的改变，进一步量化，相信这些新技术对骨代谢病的早期发现、早期诊断、病程进展以及防治措施等会提高到一个新的水平。

第二节　维生素过多或缺乏所致的骨关节疾病

一、维生素A过多症

维生素A是一种脂溶性维生素，与骨骼生长、上皮组织代谢和再生及视网膜视紫质的储藏有关。正常儿童最大为7500U/d，成人为500 000U/d，长期过量服用维生素A或维生素A、D（鱼肝油）可引起维生素A中毒。

牛奶、奶油、鱼肝油、肝脏及某些含胡萝卜素的绿色蔬菜和水果中富含维生素A，人体维生素A储藏量很大，很少发生缺乏。婴儿饮食加用或不加用维生素A，对生长发育并无区别，用母乳或牛乳喂养，一般也不需要加用维生素A。一般市售复合维生素制剂剂量往往高于每日规定需要量。

实验显示，维生素A中毒后，软骨与骨最易受累，维生素A能干扰软骨细胞的代谢，影响硫酸软骨素的合成，还能使骨膜下新骨形成，邻近骨松质的髓腔纤维化。大剂量维生素A能使小鼠骨骼破骨细胞增多，骨吸收增加，易于发生骨折；还能使犬的生长板过早愈合。

（一）分类

维生素A中毒可分为急性中毒和慢性中毒。

1. 急性中毒　急性者全身临床表现有颅内压增高症状，患者头痛、恶心和呕吐，嗜睡或过度兴奋，严重可导致死亡；同时可出现皮肤红肿继之脱皮。

2. 慢性中毒　慢性中毒者表现有食欲减退、牙龈红肿，肝脾大、脱发和皮肤干燥，而长骨和肌肉连接处则出现肿胀疼痛。

（二）维生素A过多症的病理及实验室检查

病理检查显示软骨、肌腱、韧带基质中黏多糖有分解表现；实验室检查：正常血清维生素A含量0.52~2.10μmol/L；维生素A耐量试验：口服维生素5000U/kg，禁食3~6小时，血清维生素A含量为7~21μmol/L。血清ALP升高，脂质升高，蛋白降低。

（三）维生素A过多症的影像学改变

维生素A过多症X线表现显示多个长管状骨沿骨干出现广泛骨膜骨，尺骨最为多见，可为一侧或双侧，锁骨、股骨、胫骨及跖骨亦是好发部位，但下颌骨不被累及，骨膜骨以骨干中部最厚，成年人可出现脊椎周围韧带钙化，但骶髂关节不受侵犯，借此可与强直性脊柱炎相鉴别。此外，关节囊周围韧带也可发生钙化或骨化。婴儿颅骨骨化延迟，呈乒乓球样。由于生长板软骨损伤，生长板可早期愈合，多发生在下肢。

患者如服用过多维生素A（75 000U/d）可增加骨吸收，由于大部分患者也同时服用少量维生素D，很难说出现的高钙血症系单独由过量维生素A引起，很可能是与维生素D协同作用所致。

骨膜钙化是特征性表现，其他原因引起的高钙血症不会出现这种改变。在慢性肾衰竭也可出现血清维生素A水平升高，维生素A过多可在肾衰竭患者引起高钙血症。本病骨膜骨有时与婴儿骨皮质增生症相似，但后者骨皮质增厚较重，下颌骨亦受侵犯。

（四）维生素A过多症的治疗

及时停用维生素A即可纠正高钙血症，糖皮质激素可加速血钙恢复正常。长骨骨干的骨膜骨可消退。文献有报道对痤疮患者应用维生素A衍生物异维A酸（isotretinoin，或称13-顺式视黄酸，13-*cis*-retinoic acid）可发生高钙血症，应用时应定期监测血钙。

二、坏　血　病

（一）病因

坏血病（scurvy）即维生素C缺乏症，系因长时期饮食中缺少维生素C（抗坏血酸）、消化道吸收障碍或需要量增加所致。维生素C主要存在于新鲜蔬菜及水果中，人工不能合成，加热至100℃可被破坏，牛奶本身维生素C含量少，煮沸后会被破坏。

坏血病多见于8个月~2岁幼儿，尤以人工喂养多见。新生婴儿因尚存有来自母体的维生素C，仍能维持生后3个月的正常需要，此时期甚少有发病者，只是当储存的维生素C耗尽后才会发生。而母乳富含维生素C，因此，母乳喂养的婴儿很少发病。

成年人亦可发病，主要由酒精中毒引起，罕见。

（二）病理

维生素C摄入量与骨密度成正相关，体内若长期缺乏维生素C，则会导致维生素C缺乏性骨病。研究证实，维生素C参与骨组织中胶原的合成及功能维持，与成骨细胞的活性也有密切关系。在维生素C不足的情况下，成骨活动受到抑制，成骨细胞不能正常形成类骨质，致使骨的生长发生障碍，在生长活跃的干骺端尤为显著。由于软骨细胞增殖缓慢，生长板预备钙化带破骨性吸收减少，而使软骨内骨化过程受阻，但软骨的钙化仍正常进行，故预备钙化带加宽致密，但较软弱。在生长板的骨干侧，由于旧骨不断被吸收而新骨形成不足，骨小梁纤细而稀疏，骨皮质变薄。成骨细胞功能不良是细胞的RNA活性消失所致。由于类骨质和新骨形成不良以及破骨细胞功能正常和骨吸收不断进行，成骨细胞扁平，增厚的生长板骨干侧已钙化的软骨小梁大小不规则，排列紊乱而呈网状，小梁骨脆弱，轻微外伤即可引起骨折和出血，修复不规则，可发生骨骺滑脱或完全移位。

在长骨骨干可发生骨膜下出血，常局限于长骨末端，出血量不等，可累及骨的全长，但关节腔出血少见。广泛的骨膜下血肿可形成致密的包壳，产生新骨，而包绕的旧骨干可逐渐被吸收。胀大的骨膜下血肿可压迫周围组织，并可使并列的骨如前臂尺、桡骨分开。

（三）临床表现

本病主要有三大重要表现，即：

（1）毛细管内皮细胞间结合质发生障碍，易引起各组织和器官出血，常并发贫血。

（2）成骨细胞活动受到抑制，血ALP降低。

（3）骨骼改变，可从影像学片上发现。

一般来说，患儿早期多有食欲减退、精神不振，易激怒、体重增加缓慢。常见牙龈出血，以上切牙明显，牙龈黏膜肿胀。骨膜下出血多见于股骨、胫骨及肱骨下端，患肢触痛，患儿喜采取两大腿外展及小腿内弯平放卧位，状似蛙位。出血严重者还可见于眼结合膜、眼眶下出血可致眼球突出，出血还可发生于皮下组织、肌肉或肌间、硬膜下、尿路及胃肠道，可出现尿血及便血，患儿因疼痛不愿意活动，出现假性麻痹。

（四）实验室检查

常有贫血，但血小板计数，出血及凝血时间均正常。正常血浆维生素C含量为23~85μmol/L。测定维生素C含量，维生素C负荷试验测量人体维生素C饱和度有助于诊断。本病毛细管脆性试验呈阳性。

白细胞维生素含量及维生素耐量试验也可帮助诊断。

（五）X线表现

患儿有普遍性骨质疏松，骨密度降低，骨小梁结构如磨砂玻璃状，皮质变薄。骨生长活跃部位如膝、腕、肱骨远端及肋软骨交界处最为明显。

【干骺端及生长板】 X线改变较为突出，由于预备钙化带增宽致密，在干骺端形成一密度增高且不规则的带状影像，称坏血病线（Frankel线）。早期即可出现，但并非特异性，亦见于慢性铅、铋、磷中毒和佝偻病痊愈期。在坏血病线下方骨干侧还可见一横向透亮带，系自生长板转变新生稀疏骨小梁形成，称为坏血病白带，亦非特异性。预备钙化带如向骨干外方过度延伸可形成骨刺，也可因生长板边缘与掀起骨膜之间出血发生骨化或因透亮带区骨折，生长板向干骺端侧方移位所致。

生长板较脆弱，容易发生骨折，可为纵裂或弯曲凹陷而变形，凹陷可呈波浪状或局限性压迹，广泛性凹陷可使干骺端呈边界清楚的杯口状轮廓。生长板与干骺端之间可发生边缘性裂隙，可使骨干侧的骨松质与骨皮质呈一侧或双侧裂隙状缺损而形成角征。

【骨骺】 由于骨骺周围相当于生长板的预备钙化带部位钙化，呈致密环，而在骨化中心骨疏松，可形成一透亮环形，在佝偻病因骨骺出现较晚，边缘模糊。

【骨干】 常见骨膜下出血，多位于肱骨或股骨远端，但也可累及大部骨干，早期软组织肿胀，出血钙化时，周围呈低密度线状影，晚期骨化，显影清楚。骨膜下出血可与骨干平行或呈梭形。

坏血病合并佝偻病，X线片上除坏血病表现外，尚可见骨小梁模糊、干骺端呈毛刷状及假骨折。

坏血病经治疗在恢复期，骨密度逐渐正常，骨皮质因骨膜下出血软组织骨化而增厚，与骨松质界限清晰。增厚的生长板呈一横线，骨骺呈同心环形，骨化中心可遗留一透亮区。以上改变可持续数年，骨骺移位者可逐渐修复而不遗留畸形。

（六）诊断与鉴别诊断

【诊断】 有维生素C摄入不足、慢性消耗性疾病或人工喂养婴儿，再结合典型临床和X线表现，一般多可作出正确诊断，如血浆维生素C超过30μmol/L可排除此病，但维生素C低下不一定表示缺乏。

【鉴别诊断】 急性坏血病有肢体疼痛、低热、局部压痛和假性瘫痪时，应与急性骨髓炎、化脓性关节炎和急性脊髓灰质炎鉴别。此外，坏血病还应与出血性疾病，如白血病、Henoch-Schonlein紫癜相鉴别。

（七）预防与治疗

【预防】 每日摄入充足的维生素C，小儿50mg/d，成人75~100mg/d可预防坏血病。人体对维生素C有很大耐受性，即使过量也不会引起中毒。

【治疗】 坏血病一经确诊，每日口服或注射维生素C 100~200mg，多可迅速恢复，疼痛和局部压痛消失，骨膜下出血亦逐渐被吸收，四肢恢复正常发育。

三、佝偻病与骨软化症

维生素D缺乏导致骨基质矿化异常，骨骼生长障碍。儿童骨骺软骨生长矿化障碍称为佝偻病，成年人骨改建过程中的新生骨基质矿化障碍导致骨软化症。该组疾病的病理变化是骨和软骨的矿化障碍，儿童出现骨骺软骨增生，骨骺增大，成人的骨组织中新生的类骨质增多，骨样组织增加，骨质软化，大量骨密质被骨松质取代。

在20世纪之初，营养性佝偻病和骨软化曾给人体健康带来很大危害，以后由于了解阳光和鱼肝油抗佝偻病的作用，其发病率已大为降低。但目前由于环境污染，城市居住条件拥挤，有不少人很少进行户外活动，加之营养条件恶劣，有的以碳酸盐饮料代替奶制品，因此佝偻病和软骨病仍时有发生，尤其是一些遗传性或代谢性障碍引起的不同类型更较为突出。

（一）维生素D的来源

【内源性】 皮肤7-脱氢胆固醇在紫外线照射下可转化为胆骨化醇（维生素D_3），维生素D_3首先在肝脏羟化成为25-(OH)D_3，然后在肾内再发生1位羟化成为1，25-$(OH)_2D_3$。1，25-$(OH)_2D_3$主要的生理作用是升高血钙和血磷，通过增加小肠和肾小管对钙、磷的吸收以及促进破骨细胞的骨吸收作用，使血中的钙、磷浓度升高，为骨基质的钙化提供足够的钙和磷。在体内，1，25-$(OH)_2D_3$在其他细胞因子协同下，可以偶联骨形成和骨吸收，既可促进骨形成又促进骨吸收，从而表现为双相性。缺乏维生素D时，软骨钙化过程和骨样组织矿化过程受阻，骨生长中出现佝偻病和骨软化症。

正常内源性维生素D_3产生为10~100μg/d，儿童及成年人对维生素D的最小需要量为1.25~1.75μg/d（50~70U/d），推荐成年人饮食维生素D含量为5μg/d（200U/d），不少国家及地区在牛奶或食物中还加入一定量的麦角骨化醇或胆骨化醇。

本节主要针对营养性维生素D缺乏，最后也介绍一些特殊类型的佝偻病及骨软化症。

【外源性】 即从食物中摄取。食物中维生素D含量有很大区别，见表1-2-2-1。

表1-2-2-1　食物中维生素D含量一览表

食物	维生素D含量（U/100g）
蛋黄	50
比目鱼	40
青鱼	320
沙丁鱼（罐头）	1100~1500
虾	150
肝（不同动物）	0~70
黄油	35
牛奶	0.3~4
人奶	0~10

（二）病理机制及病理改变

很多情况可引起佝偻病或骨软化的X线及组织学改变，有些活性成骨需要与典型骨软化相鉴别，前者可伴有轻度类骨质形成与钙化不成比例，称为高转换骨软化。在迅速生长期，如饮食有严重缺钙可引起骨质疏松或骨软化，在骨折愈合5天内可有类骨质增加，不少疾病如Paget病、甲状腺毒症及原发性甲状旁腺功能亢进等均可产生过多类骨质，后者也可同时伴维生素D缺乏，甚至血钙正常。

干骺端软骨营养障碍可表现为短肢侏儒，可与佝偻病混淆，其生长板虽然扭曲，但并无骨软化、磨损干骺硬化，与佝偻病矿化不足区不同，患者除Jansen型可有高钙血及合并症外，血清Ca、P及ALP均正常。以前对这种病曾认为是对维生素D抵抗，给予大剂量骨化醇只会重复发生维生素D中毒。对骨软化的诊断需要从病因、病史、生化异常及维生素D活化不同阶段病变综合分析决定。

佝偻病和骨软化的病变主要为骨矿化缺陷，骨矿密度降低，骨小梁的长度、宽度及体积均增加。在软骨内骨化的骨生长区域有异常改变，大鼠饮食中缺少维生素D及磷的动物模型显示，生长板静止区及增殖区正常，软骨柱正常排列紊乱，长度明显增加，在软骨细胞柱的骨干端，钙化前沿及血管侵袭扭曲而不能辨认。应力对失去支持的生长板细胞生长可引起佝偻病特征性变化，一旦生长板愈合后，不会再发生这种变化；当重建发生时，由于矿化前沿的矿化聚集率缺陷，将导致骨软化。对标本应用四环素标记，两次间隔14天，组织形态计量学将进一步肯定这种改变。根据分析方法，骨软化可表现为：①类骨质矿化减少；②类骨质宽度增加；③覆以类骨质的骨表面比例增加，与宽度无关。

在维生素D缺陷，这3种情况均可出现，明显的类骨质层反映类骨质合成与矿化的不平衡。在维生素D缺陷大鼠，类骨质沉积变慢，但其成熟与矿化更受抑制，类骨质层的长度及宽度均增加。在甲状旁腺功能亢进、甲状腺毒症、Paget病、氟骨症，应用羟乙双膦酸盐后也可出现明显未矿化类骨质。

维生素D缺乏，矿化前沿不明显或缺如，骨细胞周围陷窝明显，在性联性低磷酸盐血症不成比例，类骨质的正常板层结构仍保存，但在偏振光显微镜下，板层数目对比其厚度增加更为明显，骨表面广泛覆盖未矿化的类骨质可能有助于对PTH抵抗而不发生矿盐自骨中动员，即使经过治疗，在矿化骨深部仍保持有未矿化的类骨质小区，表现为骨质疏松，如出现继发性甲状旁腺功能亢进，破骨细胞数目增加，相当于X线下表现的假骨折有未成熟交织骨小梁反应组织。

目前对维生素D缺乏是否具有正常矿化潜势的意见尚不一致，除矿盐缺乏外，在软骨细胞内脂质增加，在骺成熟区还有RNA蛋白和多糖合成率降低，胶原中赖氨酸羟化也与胚胎骨胶原相似，所有这些骨软化的变化也可能继发于骨的结构扭曲，在生长板的增殖区，DNA合成异常，其软骨的基质小泡含量与分布仍正常，在体外只要有充足底物供应，仍保留正常聚集磷灰石的能力。

（三）临床表现

很多情况可引起维生素D营养性缺乏：早熟或生长过快，阳光照射不足等，从表1-2-2-1看，牛奶及人奶维生素D含量均不多，如食物中无充分维生素D或未予强化，也是不可忽视的因素。

【佝偻病】 在幼儿和儿童，软化的骨容易发生扭曲变形和骨折，先天性营养性佝偻病只发生在有严重维生素D缺乏父母的子女，可在生后6~24个月发生，也可在早熟幼儿早期出现，常有小的脂肪贮存，肝脏催化骨固醇25-酶延迟，一些迅速骨生长及骨转换部位矿化缺乏。1岁时，生长最快的骨有颅骨、腕骨及肋骨，佝偻病幼儿可有颅骨软化，表现为颅缝加宽、额骨隆凸和颅后扁平，肋软骨交界处膨出形成串珠，肋骨附于膈的部位凹入形成Harrison沟，胸廓变形可影响呼吸功能。出牙一般迟缓，牙不规则，有小窝及沟，釉质发育不良，患儿有严重肌张力减退及软弱，腹部松弛突出，虽然生长及体重外观正常，但直到3岁以前，不能站立支重，近侧肌肉无力尤为明显，胸膜呼吸肌无力，易于发生肺炎，因低钙血症较轻，手足搐搦及喉喘鸣不常见。

患儿腕部肿大，1岁后由于生长迅速并开始负重，腿部畸形逐渐明显，多因软弱的生长板受压所致，但长骨干也可变形，甚至骨折，长骨端变大，膝内翻或膝外翻逐渐加重，病程较长者还可以有髋内翻及军刀腿。4岁以前的轻、中度畸形经过充足维生素D治疗可以纠正，但严重者将保持并影响身长，迟发性佝偻病10岁左右发生者虽长骨较直，但膝部干骺端可呈角，易于发生病理性骨折。

【骨软化症】 成年人骨软化的临床表现较轻。在成熟骨骼，每年仅有5%或以下钙的新沉积，因此成年人骨矿化缺陷需要有几年才能出现症状。当病变骨骼受到体重或压力时可产生疼痛、腰痛较常见，但经过平卧多能缓解，身体其他部位如背部、胸廓、大腿及足部也可发生，骨盆出血因受髋关节向内压迫，影响可极度变窄，造成分娩困难。脊柱高度降低可使后凸加重。骨骼畸形还可伴其他营养不良表现。肢体近端软弱无力可产生鸭步步态。但可有反复。

患者可发生急性骨折。好发于股骨颈、耻骨支、肋骨及脊柱，尽管如此，在一些工业发达的国家，维生素D缺乏并非是产生骨质疏松的主要原因。

（四）实验室检查

维生素D_3的测定有助于鉴定佝偻病和骨软化症的病因和类型，主要是测定血浆25-（OH）D_3。如营养性维生素D缺乏，25-（OH）D_3和1，25-（OH）$_2D_3$均下降。而肾1α-羟化酶活性降低导致的佝偻病，实验室检查则25-（OH）D_3正常，1，25-（OH）$_2D_3$下降。

维生素D缺乏的实验室检查变化可从维生素D对肠的作用来考虑。钙吸收障碍可引起轻度低钙血症及继发性甲状旁腺功能亢进，表现为血浆PTH升高，肾排泄磷酸盐阈值降低而引起低磷酸盐血症及骨碱性磷酸酶（BALP）升高，血清钙浓度常维持在正常低值范围，由于对肾钙输送降低滤过负荷及血清PTH升高，尿钙减少。

有时先有组织学改变，随后才发生放射学改变，维生素D及25-(OH)D降低，1，25-(OH)$_2D_3$保持在正常范围，也有时对继发性甲状旁腺功能亢进程度呈不相应低值。检测血清总25-(OH)D浓度，包括25-(OH)D及24，25-(OH)$_2D_3$、及其他代谢产物可很好指示维生素D营养状态，单独25-(OH)D降低并不能诊断为饮食缺乏，也可能反映吸收不良、肝25-羟化缺陷或25-(OH)D清除增加。

在治疗早期，骨矿化可能加速，血清钙降低，而血清BALP升高，后者在达到高峰后，在以后几个月逐渐恢复正常，继发性甲状旁腺功能亢进何时消失不能确定，在过去治疗维生素D缺陷病史的患者中，原发性甲状旁腺功能亢进的发生率常不相称。

（五）X线表现

在儿童由于钙化缺陷，骨骺不透光度出现迟延，生长的干骺端磨损，不规则。生长板宽度加大，正常横直形变为凹形或杯形，系由于钙化不良软骨块膨胀压迫所致。在骨干部，皮质变薄，骨膜呈绒毛状，骨小梁粗而稀疏。在儿童可见膝内、外翻，但假骨折不常见。继发性甲状旁腺功能亢进的不同表现包括成年人不规则骨膜下特别在长骨干骺端花边样侵蚀、骨囊肿及指骨病变在儿童很少见。随着疾病严重性的波动，在干骺端平行于生长板出现细而致密的生长停止线（Harris lines）。经过8~30天治疗，最早X线表现为一致密钙化软骨线，被一小的未钙化软骨区从干骺端分开。

明显的骨软化可无X线表现，但均有普遍性骨密度及总骨矿含量降低。在某些骨软化类型，如半数成年人家族性性联低磷酸盐血症，尽管有大量未矿化类骨质，但其总骨矿含量仍然增加。

成年人骨软化最特异的X线改变为假骨折，呈横直缎带状。假骨折（Looser zones或Milkman综合征）多对称性地位于长骨骨干凹侧、肋骨、肩胛骨及耻骨支，系由于重复微骨折后形成未钙化骨痂。有些部位则由于动脉搏动压迫所致。髓腔变窄，骨小梁数目少而粗，呈密度降低皮质内小的条纹，病程较长者，长骨可发生弓状畸形，双凹形椎体，骨盆出口在标准前后位像呈三角形，在假骨折部位有时叠加骨折，愈合缓慢。

选择性钙吸收不良可引起甲状旁腺功能亢进，有骨膜下吸收，特别在中指内缘更为明显，还有指丛侵蚀，严重病例可伴软组织改变，向外呈拐状。长骨可有边缘清晰的囊肿，耻骨联合及骶髂关节可变宽。

（六）佝偻病与骨软化症的治疗

对不同程度及病期的维生素D缺乏的治疗措施及疗效可有很大不同。有时给予低剂量麦角骨固醇2~5μg/d或甚至皮肤紫外线照射即能取得满意效果。临床上对儿童及成年人营养缺乏，经常给予口服麦角骨固醇125μg/d（5000U/d）。

维生素D可储存于身体脂肪中。如患者不能每日按时服用，可试用间断性高剂量给药。当然对个别人也可能有发生轻度高钙血症的危险。对麦角骨固醇的反应几天内可以出现，但如给予活性代谢产物如1，25-$(OH)_2D_3$，肠钙吸收在几小时内即可检测到。治疗早期，由于骨矿化活跃，生化改变也可能出现血、尿钙值降低，如每日补充口服元素钙2~3g，分4次服用，可防止出现上述情况。对有急性手足搐搦症状者，1，25-$(OH)_2D_3$有效，但不需维持用药，因它并不补足身体骨固醇储存或调节1α-（OH）D代谢产物的内源性产生。严重症状低钙血症虽然不常见，但需要采用紧急措施，静脉输注钙15mg/kg，6~14小时，在代谢性缺陷纠正后，对遗留的畸形可手术矫正，应当注意。在此以前，如代谢缺陷仍然存在或未完全纠正，手术是不可能修复的。

（七）特殊类型佝偻病及骨软化症

【25-（OH）D缺乏】 脂肪吸收不良可通过吸收障碍和由肠肝循环干扰而致内源性维生素D及25-(OH)D减少共同引起，还可以由于轻度缺乏或身体脂肪减退而影响维生素D的储存。谷蛋白敏感肠病，胰腺功能减退或肠短路手术可能引起早期佝偻病或骨软化并发症，儿童因吸收不良或维生素D缺乏可表现为侏儒，因吸收不良所致维生素D缺乏伴血清维生素D及25-(OH)D降低。

血清25-(OH)D水平在肝脏疾患亦可降低，吸收不良及维生素D代谢产物肠肝循环障碍，可使肝脏25-(OH)D容量降低。25-(OH)D代谢加快也可引起新生儿低钙血症和佝偻病，早产新生儿出生后血清25-(OH)D可逐渐下降，但在足月产不会发生，给予超过正常新生儿所需4~10倍的麦角骨固醇可防治这种情况的发生。

治疗目的在于恢复正常血清25-(OH)D水平，尽可能纠正原有疾患，口服或肠外途径给予麦角骨固醇或骨固醇多可奏效。

【肾脏25-（OH）D1α-羟化酶活性降低】很多类型的佝偻病或骨软化均有血清1，25-$(OH)_2D_3$降低，肾脏25-(OH)D1α-羟化酶是调节骨化醇代谢最关键步骤的催化酶，不少疾病过程能影响此系统。慢性肾衰竭能引起广泛矿盐调节的紊乱。

正常饮食中摄入和吸收的磷酸盐应能使肾脏排泄10%的磷酸盐滤过负荷，在肾脏损害早期发生的磷酸盐蓄积能引起肾性骨营养不良，限制胃肠道吸收磷酸盐能防止或延续其发生。肾脏损害可降低25-(OH)D1α-羟化酶系统的功能及磷酸盐蓄积，后者能进一步抑制25-(OH)D1α-羟化酶，氮质血症本身也能降低血清钙水平，早期发生继发性甲状旁腺功能亢进。重度肾衰竭伴1，25-$(OH)_2D_3$降低，即使在有严重继发性甲状旁腺功能亢进时也是如此。由于酸排泄机制损害及继发性甲状旁腺功能亢进碳酸盐消耗，可发生酸中毒。其他如肾小管酸中毒和某些Fanconi综合征等，也可引起25-(OH)D1α-羟化酶降低。

【遗传性25-（OH）D1α-羟化酶缺乏】可引起遗传性维生素D 假性缺乏Ⅰ型，即维生素D依赖性佝偻病，属于一种罕见的常染色体隐性遗传疾病。患者可早期发生维生素D缺乏，表现为低钙血、低磷酸盐血和继发性甲状旁腺功能亢进，出生后4~12个月出现，对骨化醇或25-$(OH)D_3$无反应，未治疗前，血清1，25-$(OH)_2D_3$浓度低，给予生理剂量1，25-$(OH)_2D_3$有效，有些患者虽然对麦角骨化醇有反应，但血清1，25-$(OH)_2D_3$仍然较低，说明有25-(OH)D1α-羟化酶严重缺乏，只对药理剂量25-(OH)D或弱维生素D兴奋剂有临床反应。这类患者需要与更常见的家族性性联低磷酸盐血症相鉴别，后者在青少年期即使不治疗也可保持稳定，但在维生素依赖性佝偻病，一旦停止治疗必将复发。

【维生素D假性缺乏（遗传性全身性1，25-（OH）$_2$D$_3$抵抗）】有些维生素D假性缺乏患者治疗前后，其血清1，25-$(OH)_2D_3$浓度可较高，称为维生素D假性缺乏Ⅱ型，可能由于靶组织对1，25-$(OH)_2D_3$反应缺陷，患儿有一半发生部分性或完全性脱发，根据其严重程度分别采用不同治疗措施：对中度者可给予极大剂量麦角骨化醇或胆骨化醇，可使患者从内源产生获得血清高1，25-$(OH)_2D_3$水平。对更严重者，只能从1，25-$(OH)_2D_3$不需1α-羟化而获得更高血清1，25-$(OH)_2D_3$水平。患者如对任何形式和剂量的骨化醇均无钙血反应者，可给予口服或静脉注射大剂量钙。

对患者细胞培养显示对1,25-$(OH)_2D_3$受体功能有酶缺陷，包括激素结合缺陷，DNA结合缺陷或细胞溶质-核移位缺陷，维生素D受体基因有特异突变。

【缺钙性佝偻病】缺钙性佝偻病而有血清1，25-$(OH)_2D_3$高浓度者可从三方面证明，每种情况的患者骨骼对钙的需要均超过肠道供应矿盐的能力。

佝偻病可在迅速生长期低钙饮食情况下发生，其血清钙靠血清PTH及1，25-$(OH)_2D_3$代偿而维持正常水平。

因维生素D或者25- (OH)D缺乏引起的佝偻病，但在治疗再矿化期有血清1，25-$(OH)_2D_3$高水平，如治疗供应25-(OH)D，矿盐流向骨骼而发生低钙血症及继发性甲状旁腺功能亢进，而使血清1，25-$(OH)_2D_3$较正常高水平高出3倍达1~2个月。

在极度早熟患者，生长骨骼不能从肠道吸收充足钙、磷，反映肠道对1，25-$(OH)_2D_3$的反应较差及骨骼需要和饮食供应的不平衡。

【高磷酸盐血性骨软化症】佝偻病或骨软化可伴高磷酸盐血症。文献上曾报道1例英国亚裔移民一家族3个子女有营养性维生素D缺乏及不明原因的甲状旁腺功能减退，但有正常25-(OH)D储存。在低钙血症及甲状旁腺功能亢进情况下，患者对PTH缺少磷尿反应，可误诊为假性甲状旁腺功能减退Ⅱ型或甲状旁腺功能减退，血清1, 25-$(OH)_2D_3$降低。在有些情况，高磷酸盐血症是低钙血症诱发肾磷酸盐排泄受损的结果，骨软化一般伴有磷酸盐减少，这种相反情况使人感到混乱。

【抗惊厥药引致佝偻病和骨软化症】 某些药物可干扰维生素D的代谢及其作用。长期应用抗惊厥药如苯妥英钠或巴比妥酸盐特别是两者联合应用时，可引起佝偻病或骨软化，还可增加发作时的骨折发生率。可发生继发性甲状旁腺功能亢进，血清25-(OH)D水平可轻度降低，但不足以说明骨骼疾患的严重性。血浆25-(OH)D的降低也可能由于肝细胞平滑内质网增殖及维生素D代谢分流至其他未知的极性代谢产物。血浆1，25-$(OH)_2D_3$浓度降低与继发性甲状旁腺功能亢进程度不相适应，离体试验显示抗惊厥药可在肠或骨部分抑制对活性骨化醇代谢产物的反应。不管什么原因，应用骨化醇类似物均可防止抗惊厥药导致的骨软化。

【肿瘤性骨软化症】 有些肿瘤可引起肾磷酸盐消耗，典型表现为一个本来健康的成年人可逐渐产生进行性低磷酸盐血症性骨软化而有正常血清钙浓度。往往在切除一个小的经常为良性的肿瘤即可使这种代谢紊乱而逆转而产生戏剧性的效果。常见肿瘤如硬化性或海绵性血管瘤，骨化性或非骨化性间充质肿瘤，类似紊乱还可以在前列腺癌、骨纤维性结构不良，基细胞癌综合征及神经纤维瘤病。细胞来源及可能的体液介导物，患者可有低血清1，25-$(OH)_2D_3$，肿瘤可能释放能抑制肾25-(OH)D1α-羟化酶的因素，任何有正常钙血的成年人有不同来源磷酸盐消耗者应寻找病因，致病肿瘤很难定位。

四、维生素D过多症

个体对维生素D的耐受量并不一致，一般认为给予20 000U/d，连续1个月以上，即可出现中毒症状。维生素D的作用与PTH相似，但主要是增加肠钙吸收，其次为刺激破骨细胞，促进骨吸收，结果血清钙增加，抑制甲状旁腺分泌，从而增加肾小管对磷的重吸收，血清磷升高，遂发生软组织内钙沉积。

临床表现主要为高钙血症、异位骨化及纤维性骨炎。患病早期，患者有嗜睡、头痛、食欲缺乏、多食和烦渴，并伴消化道症状。晚期因肾结石和肾钙化，可引起肾衰竭，出现高血压及尿毒症，实验室检查显示血清钙及尿钙均升高，尿沉渣显示透明和颗粒管型。

X线表现以组织钙化最为明显，多位于四肢动脉壁、肾脏和关节周围，呈密度增高团块，骨质疏松不严重，儿童生长板可见预备钙化带增宽，干骺端邻近之骨干及骨骺内出现浓淡交替带影像，颅盖骨密度增高，板障消失，可出现大脑镰钙化，正常成人发生率约为10%。

在治疗甲状旁腺功能减退时，可出现高钙血症伴维生素D中毒，只要对血清钙经常监控，诊断多无困难。少见情况下，因为治疗不恰当或用药疏忽，摄取维生素D过多，需提高警惕，细心检查给药时间和剂量，必要时需检查血清25-(OH)D。由于维生素D过多出现的高钙血症可以抑制PTH分泌，但有肾衰竭时常使PTH及肾源性cAMP检测发生困难，血清钙及磷酸盐增加可出现软组织钙化，包括肾钙质沉着及角膜病，维生素D半衰期较长，维生素中毒也可以持续几个月。维生素D过多通过肠钙吸收及骨吸收引起高钙血症，当肾衰竭进展时，开始的高钙尿可以不再出现，25-(OH)D是维生素中毒的主要反应代谢产物，尽管给予过量1，25-$(OH)_2D_3$也能有力诱发高钙血症。

对维生素D中毒需立即停用维生素D，给予糖皮质激素，多可在3~4日内降低血钙，但仍须继续应用。降钙素也是有效药物，对维生素D极度超量者，也可以采用诱导肝微粒体酶合成剂如苯乙哌啶酮（glutethimide，一种非巴比妥酸盐，结构上与苯巴比妥有关），可加强肝脏对维生素D的分解速率。

五、磷酸盐缺少症

成人血清磷酸盐水平正常为0.85~1.45μmol/L，儿童较高，60岁以上有所降低。仅同时限制维生素

D及磷酸盐的摄入，才能引起营养性佝偻病或骨软化。由于磷酸盐存在于所有食品中，不会引起营养性磷酸盐缺乏，只是在有效服用磷酸盐螯合剂如氢氧化剂才会引起严重磷酸盐缺乏，在不平衡的营养，静脉饲养、饮食限制和低磷酸盐溶液血透析的情况下可发生磷酸盐缺乏状态。

（一）磷酸盐缺少症的病因

血液循环中，磷酸盐在细胞内、肠管、肾小管及骨矿盐4个池内保持平衡。如血浆磷酸盐与其中任何一个发生不平衡，即可引起病变。

【细胞内磷酸盐增加】 正常70kg体重成年人骨骼及牙齿中磷酸盐含量约为600g，占全身总量的86%；细胞内含100g，占14%；细胞外含0.2g，占0.03%。急性低磷酸盐血症可在很短时间内发作，细胞外磷酸盐迅速转移至细胞内。从临床症状来看，似乎存在矛盾，一般多因细胞内磷酸盐衰竭才会引起症状，实际上，这种转移在不同器官并非一致，细胞内磷酸盐也可呈间隔化。在摄入葡萄糖时，由于在糖酵解时增加二磷酸甘油酸盐，细胞内磷酸盐可被分开，还可因糖原分解，即先形成1-磷酸葡萄糖，以后形成6-磷酸葡萄糖，或ADP转化为ATP。在呼吸性碱中毒过度换气或血浆葡萄糖、果糖、胰岛素或肾上腺素水平增加时，可通过此机制引起低磷酸盐血症。餐后糖类运输至细胞内可使血清磷酸盐降低0.05~0.15mmol/L，换气过度甚至可降低0.6~1mmol/L，早在发作3~5分钟即可发生。饥饿后给予葡萄糖及胰岛素，或在治疗糖尿病性酮症酸中毒给予静脉营养，均可引起急性低磷酸血症。在后一种情况中，如在溶液中给予充分磷酸盐即可避免。在糖尿病酮症酸中毒，身体总磷酸盐缺少，治疗时应密切监护血清磷酸盐水平，血液透析时也可因磷酸盐流入细胞内及透析液中磷酸盐丢失而使血清磷酸盐水平降低。

【肠道内流动损害】 动植物中磷酸盐含量充足，一般饮食不致缺乏。由于脂肪吸收不良，磷酸盐的吸收不会受到严重影响，继发性甲状旁腺功能亢进伴磷尿更为重要，在严重腹泻伴代谢不平衡可有低磷酸盐血症，含铝的抗酸药可在2周内使血清磷酸盐水平降至0.3mmol/L以下，慢性摄入是引起骨软化症的原因。

【骨骼内流动损害】 在脱矿化骨有再度矿化时，从血浆至骨有高磷酸盐流动率，这也是骨饥饿综合征的一种表现，在甲状旁腺切除后，甚至在无肾患者也可引起低磷酸盐血症。

【肾脏内流动损害】 血清磷酸盐水平决定于相对恒定向血浆内流入及磷酸盐排泄的阈值。慢性低磷酸盐血症多反映肾脏排泄磷酸盐的肾阈降低，在考虑原发性及继发性甲状旁腺功能亢进时，PTH在决定磷酸盐排泄阈值时是重要因素。有些癌瘤伴高钙血症时，未辨明的因素以PTH样作用于肾脏对磷酸盐的输送，近曲小管疾患伴25-(OH)D1α-羟化酶病害也可降低肾阈。多数利尿药也可降低肾阈。糖皮质激素及雌激素可降低磷酸盐排泄的肾阈而间接作用于肾脏。原因不明的高钙尿症可抑制肾阈，对肾脏引起内在或外在影响。

（二）磷酸盐缺少症的发病机制

限制磷酸盐摄入5天后，肾脏清除磷酸盐几乎不能检测到，继续限制将引起低磷酸盐血症，肠钙吸收及肾钙排泄增加，这些作用系由于维生素D代谢伴磷酸盐改变引起。限制磷酸盐的摄入还可以增加肾脏25-(OH)D1α-羟化酶，独立于增甲状旁腺功能，并有肠靶组织1，25-$(OH)_2D_3$聚集增加，即使血清1，25-$(OH)_2D_3$水平较高，但如果供应类骨质矿化的磷酸盐不充分，仍然可引起骨软化，如果这种过程继续几个月，将表现为肌肉软弱、厌食、骨痛，偶有血清ALP升高，磷酸盐缺乏还可累及细胞能量代谢，引起肌细胞、白细胞、红细胞及单核细胞功能减退。

当肾脏排泄磷酸盐阈值降低时，也可引起佝偻病或骨软化，这也是继发性甲状旁腺功能亢进的一种表现，对除高磷酸盐血症以外所有维生素D缺乏状态的组成部分，肾脏磷酸盐排泄阈值降低在无继发性甲状旁腺功能亢进的情况下也可产生严重骨软化。

（三）磷酸盐缺少症的临床表现

低磷酸盐血症（hypophosphatemia）或磷酸盐缺少症常发生于一组多系统紊乱疾病，根据其持续时间及严重程度，急性者血清磷酸盐水平可低于0.26mmol/L（0.8mg/dl）。主要表现为神经脑病，如肌肉无力、感觉异常、反射抑制、脑神经瘫痪、震颤及精神错乱；慢性低磷酸盐血症则主要表现为细胞能量储备如ATP及磷酸肌酸衰竭，并因红细胞内2，3-二磷酸甘油酸浓度降低而致组织氧产生减少，轻度者可有肌肉骨骼症状。慢性低磷酸盐血症典型者的血磷酸盐浓度低于0.16mmol/L（0.5mg/dl）。主要症状有无力及厌食，神经症状有远侧感觉异常，严重者有脑神经功能不良，瘫痪或发作。肌肉功能不良甚至包括呼吸肌、心肌及横纹肌溶解，红细胞磷酸盐储备可引起溶血性贫血，并对胰岛素有轻度抵抗。高钙尿主要是由于肾脏产生1，25-$(OH)_2D_3$增加所致，也反映了骨骼矿盐吸收增加而使肾钙清除率增加。长期低磷酸盐血症在成年人可引起骨软化，在儿童可引起佝偻病，生长迟缓。

（四）磷酸盐缺少症的治疗

口服磷酸盐不易耐受，宜通过肠外途径，开始可以中性磷酸钠或磷酸钾形式，按0.16mmol/kg在6小时静脉给予，这个剂量显然不能恢复已丢失的磷酸盐。以后则需根据测定的血清磷酸盐继续补充。

对于慢性低磷酸盐血症，一般通过病因治疗，如对滥用抗酸药，原发性或继发性甲状旁腺功能亢进者多能见效。日常饮食中每日含0.5mmol/kg即可维持，对严重缺失或肾衰竭严重者，需要量增加3倍。原发肾小管障碍需要治疗多年，儿童因磷酸盐对正常生长甚为重要，就更应重视。磷酸盐制剂常引起胃刺激及腹泻，服用时宜从最小剂量开始，每4小时逐渐增加。

第三节　骨质疏松症

骨质疏松症是以低骨量及骨组织微结构退变为特征的一种全身性骨骼疾病，伴有骨脆性增加，易于发生骨折。这与过去单纯根据骨量小于平均峰值骨量2.5SD更为全面，新的定义同时强调了骨量、骨丢失和骨结构的重要性。

骨质疏松是一种全身性代谢性骨病，常在不知不觉中“静悄悄”发病，据美国国家骨质疏松基金会（NOF）报道，1997年美国人患骨质疏松症者高达10 103 000人，另有骨量减少症18 557 000人，女性为男性的3~4倍。

我国老年人群不断迅速增长。根据我国十三省市人群骨密度调查结果，估计我国骨质疏松症患者约占总人口的5.6%，绝经后妇女约有30%患骨质疏松症。

骨质疏松性骨折的发病率随年龄增加，尤以桡骨下端、脊柱和髋部最为常见，美国这3种骨折男女发生比率：Colles 骨折1∶1.5，脊柱骨折1∶7，髋部骨折1∶2。美国每年患髋部骨折者约为275 000人，由于髋部骨折患者多需住院手术，1年内能恢复到骨折前水平的不足1/3，有15%~20%因并发症在1年内死亡。需要每年对骨质疏松症患者支付上百亿美元，给全社会带来沉重的经济负担。

我国不同地区骨质疏松的发病率存在很大差异，估计我国总患者数将达6000万~8000万，居世界之首。我国目前已是老龄化国家，预计到2050年，老年人口将增至20%，骨质疏松及其骨折发生率将会大幅度增加，应引起全社会密切注意。如何减少和预防骨质疏松症的发生，已是我国医药卫生事业刻不容缓需要解决的问题。

一、病因与发病机制

原发性骨质疏松包括经绝后骨质疏松及老年性骨质疏松。表现为骨量减少，临床上可有腰背痛及骨折。原发性骨质疏松的共同特点为在骨代谢过程中，骨吸收和骨形成之间的偶联（coupling）出现缺陷。原发性骨质疏松一般与内分泌紊乱、钙吸收不良和失用有关，但不排除各型的不同病因。骨转换过程及组织形态测量均说明骨量丢失的动力学有不均一性。

引起原发性骨质疏松的病因有很多种学说，但大致可归纳为内分泌紊乱、钙摄入不足、缺少活动锻炼以及遗传因素。

（一）内分泌紊乱

【雌激素】

1. 妇女围经期性激素变化 妇女在围经期，雌二醇水平及抑制素（inhibin）下降，而使下丘脑及脑垂体失去抑制，FSH及LH逐渐升高，FSH更为明显并出现较早。可以归纳女性在围经期表现为：

（1）卵巢滤泡数目减少。

（2）抑制素及滤泡稳定素减少。

（3）FSH增加。

（4）滤泡生长无规律，排卵早熟。

（5）黄体不足。

（6）孕酮分泌下降。

（7）雌酮相对增加。

以上结果可引起子宫内膜增殖、阴道出血及乳腺充血等。

雌激素包括雌酮（E_1）、雌二醇（E_2）及雌三醇（E_3）。E_2在生育年龄不仅分泌量多，作用也最强，在月经周期排卵前和黄体中期可达1480pmol/L。绝经后由卵巢分泌的雌激素虽然明显减少，但仍可以由生殖腺以外循环中雄激素特别是外周雄甾烯二酮（androstenedione. A）芳香化产生。$E_1$10%~25%自肾上腺产生，大部分来自A和E_2的转化，仅小部分由卵巢直接分泌。

2. 绝经后雌激素变化 绝经后，E_2和E_1均明显减少，但E_2由于卵巢滤泡丧失，下降更明显，其产生率仅为绝经前10%左右，E_1下降约1/3，成为绝经后主要雌激素，但作用较E_2弱。绝经后，血清A的水平下降约1/2，但主要因卵巢分泌的A显著减少，而由肾上腺分泌的A仍保持稳定。这可能是绝经后E_1作为主要雌激素的原因，E_3作用最弱，是E_1和E_2的代谢产物。绝经后，由卵巢分泌的睾酮（T）较生育年龄为多，但由肾上腺分泌的则较少，血清T水平仅下降约30%。

绝经后卵巢类固醇的分泌可归纳为：

（1）E_2明显减少，平均为48.1pmol/L；与绝经前妇女切除卵巢后的水平相似，血中的E_2约50%与性激素结合球蛋白结合，仅50%的E_2对靶组织起作用。

（2）E_1为主要雌激素，平均约为129.5pmol/L。其血中水平的昼夜变化与皮质醇相似，晨起达高峰，下午或晚上降至最低点。

（3）T增多。雄激素减少不如雌激素明显，其比值呈正性改变。

（4）FSH和LH明显升高，FSH/LH比值呈正性。

3. 雌激素受体及其作用机制 Gray等（1987）首先在体外培养的成骨细胞上发现了雌激素受体（ER），可直接作用于成骨细胞。一般认为，雌激素与胞质受体结合变构后，再经简单扩散进入细胞核，并与特异的DNA序列结合，促进特异的 mRNA合成。新近采用特异性较高的抗ER单克隆抗体，发现ER主要位于核内。研究指出，雌激素与其膜受体和核受体结合后，可能涉及以下几条途径发挥作用：通过膜受体对多种细胞因子起到调节作用，抑制炎症因子的生成；结合核受体后，通过NF-κB和AP-1抑制IL-6和TNF-α的表达；作用于下丘脑-垂体-肾上腺皮质轴，抑制淋巴细胞因子等的骨吸收作用。

骨质疏松的主要发生在骨小梁、成骨细胞、破骨细胞与骨髓基质细胞构成一个骨髓微环境，由各种细胞、激素、细胞因子交织而成的复杂网络，对骨代谢的影响是复杂的。通过反转录聚合酶链反应（RT-PCR）分析，可直接从正常成熟骨组织中检测ERmRNA的表达，能较全面地反映多种因素的综合作用。

有实验证明，ER的表达依赖于雌激素的存在。切除卵巢大鼠的ERmRNA表达水平明显降低，而给予雌激素治疗者，ERmRNA表达水平接近正常，这正是对骨质疏松症妇女应用雌激素替代疗法的基础。

在体外培养的成骨细胞系发现ER的同时，或经雌激素刺激后，成骨细胞Ⅰ型胶原 mRNA水平提高1倍。有实验采用Ⅰ型胶原α_1链三股螺旋区部分cDNA序列作为探针，通过斑点杂交检测雌激素与骨代谢的关系，其Ⅰ型胶原mRNA表达水平明显降低，而给予雌激素治疗后，mRNA表达水平有所回升，说明雌激素的减少不限于影响骨吸收。当然这仅是一种推测，Ⅰ型胶原基因的调控序列尚需进一步研究。

4. 孕激素 孕激素与骨代谢有密切关系，其可能是通过孕激素受体（progesterone receptor，PR）的介导发挥作用。研究证实，孕激素能够促进成骨细胞前身细胞的增殖，增加ALP阳性克隆的数目。体外试验显示，孕激素可以置换成骨细胞中的合成糖皮质激素，说明成骨细胞的糖皮质激素受体实际上是孕激素受体。应用孕激素治疗骨质疏松，无论采用何种化合物，给药剂量及途径也不相同，但均能使血钙下降或不变，尿钙常减少，尿羟脯氨酸不变或降低。联合应用雌、孕激素治疗骨质疏松，在疗程第13~22天加入炔诺酮（norethisterone）1mg/d，发现炔诺酮能使骨钙素（BGP）和ALP升高，两者呈正相关。应用雌激素治疗骨质疏松，如周期性加用小剂量孕激素，可防止因停用雌激素后造成的骨转换加快。可以看出，孕激素可和成骨细胞的受体结合而直接作用于骨骼，或通过和成骨细胞的糖皮质激素受体竞争而间接作用于骨骼。孕激素可能在骨吸收和骨形成的偶联过程中发挥作用。

【甲状旁腺激素（PTH）】破骨细胞无PTH受体，小剂量PTH能刺激成骨细胞形成新骨，大剂量则能抑制成骨细胞，且使大单核细胞转化为破骨细胞，增加骨吸收。对大鼠间断注射$PTH_{1\sim34}$或$PTH_{1\sim84}$可引起胫骨内膜面明显骨形成及外膜面中等骨形成，同时也增加骨皮质形成，保持力学强度，但骨密度及胶原含量不变，过大剂量PTH可减少灰分浓度。PTH与E_2对人胫长骨的成骨细胞培养均有直接增殖作用，而PTH对骨细胞的作用可通过cAMP的产生为E_2所调整。

动物实验及临床观察均显示，每日在正常钙血情况下注射小剂量PTH可引起合成代谢反应，表现为骨量明显增加。PTH的合成作用主要归因于对成骨细胞的激活和刺激而无或很少有破骨细胞吸收。

随着年龄增加，血PTH水平有所升高。70岁以上老年人，约半数PTH可为成人2~3倍，6%的人甚至高达4倍。PTH的分泌随血钙水平而改变，血钙通过cAMP而进行调控，血钙升高可抑制cAMP的活性而使PTH降低；相反，低血钙则能促使PTH增加。

PTH对骨吸收的作用可被雌激素抑制，绝经后妇女对PTH的骨吸收作用更为敏感，老年妇女由于雌激素分泌减少，1，25-$(OH)_2D_3$形成降低，肠钙吸收也减少，因此骨质疏松症患者易有轻度PTH升高，而PTH增加又可降低肾脏对25-$(OH)D_3$羟化的能力，结果使1，25-$(OH)_2D_3$生成减少，导致肠钙吸收障碍。

老年妇女甲状旁腺功能情况有不同报道，Lundgren等（1997）对一组5202名年龄55~75岁妇女进行普查，发现2.1%有原发性甲状旁腺功能亢进。血清总钙水平2.32~3.19mmol/L，血清PTH水平34~300ng/L，约2/3诊断为甲状旁腺功能亢进者的血钙水平正常。随访发现有30例继续维持正常血钙水平，除2例外，其离子钙水平也正常。与对照者相比，有甲状旁腺功能亢进者，其血清钙、血清PTH及尿钙均较高。60例施行手术者，有59例发现有甲状旁腺瘤，平均重59mg。

该作者认为凡受检者，其化验结果符合下述标准：血清肌酐<160pmol/L，血清钙>2.60pmol/L，血清PTH 25ng/L或较大；血清钙<2.50pmol/L，血清PTH>上限55ng/L；血清钙2.50~2.60pmol/L，血清PTH 35ng/L或更大，均可诊断为原发性甲状旁腺功能亢进，避免单纯根据血清钙检查而漏诊。

老年人甲状旁腺功能亢进并不少见，经常可被漏诊，但需要与一些引起高血钙的疾患相鉴别。如维生素A可以激活甲状旁腺的组织蛋白酶D，而使前原甲状旁腺素（prepro PTH）裂解；此外，服用维生素D、噻嗪类利尿药，Addison病、甲状腺功能亢进、多发性骨髓瘤及恶性肿瘤伴局部或与肽相关的PTH激素扩散也可致血钙增高。

【降钙素（CT）】 CT可直接作用于破骨细胞受体，使细胞内Ca^{2+}转入线粒体，抑制破骨细胞活性，还能抑制大单核细胞转变为破骨细胞，从而减少骨吸收。CT注入15分钟后，破骨细胞数量减少，骨钙释出降低。肾小管细胞对CT有特异受体，CT可抑制近端肾小管对Ca^{2+}、P^{3+}及Mg^{2+}的重吸收。CT通过刺激1α-羟化酶，可加强1，25-$(OH)_2D_3$的生成，小剂量CT可抑制小肠对钙的吸收，大剂量则能增加小肠对钙的吸收。CT能调节钙代谢，维持骨代谢稳定并预防过度骨吸收。

应用放射免疫测定，血浆CT正常值为20~25pg/ml，多数测定女性CT基础分泌及注射钙剂后均低于男性，老年人低于年轻人。哺乳期妇女、婴儿、骨折和肾衰竭患者增高。一些作者认为骨质疏松系由于CT绝对值降低或低激素储备，但一些报道发现骨质疏松症患者的iCT、CT单体成分（exCT）、生物活性CT及对钙血的CT反应明显增高。在绝经后早期，CT有一定储备，CT不足可加速骨丢失并引起骨质疏松。

CT可明显抑制由PTH诱发的骨吸收，体外研究证实E_2能刺激甲状腺C细胞分泌CT，其分泌量与其浓度呈正比。一组绝经2年后的妇女进行12周雌激素治疗后，血清CT明显增加，说明CT的分泌受雌激素的调节，但也有的研究结果相反，可能因雌激素缺乏，骨吸收增加，导致骨钙动员、血钙升高，因而CT增加补充雌激素治疗后，CT下降则是治疗结果。

【骨代谢局部调节因子】 局部细胞的自/旁分泌效应（autocrine/paracrine effect）对前成骨细胞的增殖、分化及成骨细胞和破骨细胞的活动有直接或间接的生理病理调控作用。由于这些调控机制障碍可影响骨代谢及重建过程，而使骨形成-骨吸收偶联丧失平衡，导致骨量丢失。原发性骨质疏松的发生机制就是多种调控机制障碍的结果。

成骨细胞可以生物合成并分泌多种细胞因子，雌激素在体外可以抑制其合成。成骨细胞或衬细胞在骨松质，其局部细胞因子释放增加，不仅增加破骨细胞及其活性，也增加与PTH有关骨吸收的敏感性。

1. 胰岛素样生长因子（IGF） 在骨谱系细胞合成的许多生长因子中，以IGF-Ⅰ及IGF-Ⅱ最占优势的为一族依赖生长激素（GH）的多肽，分子质量为76kDa。IGF可刺激、复制骨谱系细胞如前成骨细胞，影响其生长及分化；还可刺激胶原合成及基质的添加，降低胶原的降解；以及传递GH，调节GH活性，延长GH半衰期。IGF-Ⅰ可加强骨吸收细胞的旁集，为骨重建的主要调整剂，以维持骨量，并参与骨折的愈合。IGF的局部作用强于全身作用。

2. 成纤维细胞生长因子（FGF） 是一种对成纤维细胞有明显促进增殖的因子，也能作用于中胚层来源的细胞特别是血管内皮细胞，使局部毛细管的数目明显增加，有利于骨质的生长。FGF可刺激培养的骨细胞DNA合成和骨细胞增殖，从而增加骨细胞合成胶原和非胶原蛋白的能力。

3. 前列腺素（PG） 目前从骨培养及骨中提取的前列腺素有PGE_1、PGE_2及 PGF_2。PGE_2是骨内花生四烯酸（AA）的代谢产物，其对骨的作用呈双相性，低浓度可刺激成骨细胞胶原合成，高浓度则刺激骨吸收，绝经后妇女PGE_2水平升高，大鼠切除卵巢后PGE_2也增加。局部应力可使骨培养中的PGE_2产量增加，给予雌激素则能使其降低，非激素类抗炎止痛药物（NSAIDs）如吲哚美辛可抑制其产生。

4. 白介素（IL） 由多种细胞产生，但主要由吞噬细胞合成，为多肽类物质。

IL-1可以自/旁分泌发挥作用，其诱发的生物效应多通过其他激素或因子介导而产生，对骨吸收及骨形成均有影响。IL-1参与破骨细胞的活化及其前体细胞的分化成熟过程。IL-1作用于成骨细胞产生 PGE_2，两者在骨吸收过程中有协同作用。IL-1对骨形成呈双相性，对分化较好的有抑制作用，对分化不全的有促进作用。IL-1对成骨细胞合成 DNA、细胞增殖、胶原合成及ALP在成骨细胞的表达有促进作用，有的作者认为IL-1对成骨细胞所表现的正性促进作用继发于它所诱发的骨吸收。

绝经后妇女血清 IL-1升高，有骨质疏松者持续时间更长，而接受雌激素治疗后，即降至绝经前水平。1，25-$(OH)_2D_3$能刺激大单核细胞分泌IL-1，还促进TNF-α基因的转录作用，增加TNF-α的形成，因此大剂量维生素D能增加骨吸收。

IL-6是成骨细胞释放较多的细胞活素，在募集破骨细胞上更为重要，IL-6在不同组织培养上对破骨细胞发生及骨吸收具有不同作用。IL-6作用将加强，骨吸收超过骨形成，最终可发生骨质疏松。

5. 肿瘤坏死因子（TNF）　由正常人破骨细胞样细胞合成，体外低浓度TNF可刺激破骨细胞形成及骨吸收。TNF的吸收刺激作用可通过成骨细胞的介导，能抑制由成骨细胞合成的Ⅰ型胶原。TNF及IL-6在体外及体内均是强有力的骨吸收刺激剂。

雌二醇对骨重建的直接调节作用并非通过对成骨细胞产生IL-6的管制，但抑制成骨细胞对TNF的释放可以显示雌激素对骨形成和骨吸收管制的一方面。绝经后缺少由雌激素诱发的对成骨细胞释放TNF的抑制，可能使骨丢失率加快。

6. 转移生长因子（TGF）　TGF-β是一种大分子分裂素，对前成骨细胞有很强的选择性，可刺激其增殖、分化；也能诱导软骨细胞生成。TGF-β在骨髓培养中能抑制破骨细胞的形成，而在小鼠头盖骨培养中则能抑制因PG增加引起的骨吸收，TGF-β能刺激骨细胞中DNA的合成和重组，还能刺激胶原的合成。

（二）钙的摄入及吸收

【钙的代谢】 钙是身体内第5位重要的无机元素，也是含量最丰富的阳离子，它不仅是骨骼的重要成分，保持力学特性；同时作为细胞内第二信使，传递和引发一系列细胞活动，主要通过一组钙结合蛋白特别是钙调节蛋白（calmodulin）的介导而完成。

人体骨钙总含量为1.2~1.5kg。其中约99%以羟磷灰石的形式存在于骨组织和牙齿中。细胞外液钙为10^{-3}mol（2.1~2.6mmol/L），细胞内钙仅为10^{-7}mol，较细胞外液低10 000倍，钙进出细胞的动力学受精确调控，即使细胞外液钙“正常”浓度轻微的升降，均将引起细胞钙的进出而引起机体及细胞功能的改变，包括运动、分泌、兴奋及细胞分裂分化等。

人体内的钙代谢由多种激素进行调控，其中1，25-（OH）$_2D_3$、PTH和CT较为重要，并通过骨、肠和肾参与完成。1，25-$(OH)_2D_3$可增加小肠黏膜和肾小管对钙的吸收。血钙降低时，PTH升高，能直接促进肠吸收钙离子，并可增加肾小管对钙的再吸收，降低钙从尿液中的排泄。CT通过阻碍骨细胞和破骨细胞的作用，从而抑制骨吸收，降低血钙。

人体仅通过饮食不能获得充足的维生素D，日光照射和补充维生素D是必需的。钙吸收下降与维生素不足有关，血内25-$(OH)D_3$ <25~30ng/ml时，不足以使机体产生适宜水平的1，25-$(OH)_2D_3$。维生素不足可因两种因素而加重：随年龄增加，肾小球滤过率下降，需要更多25-$(OH)D_3$才能产生相同量的1，25-$(OH)_2D_3$；而老年人因户外活动减少，接受日光照射也减少，25-$(OH)D_3$本身也降低。这两种因素相互影响，加之肾脏1α-羟化酶随年龄增加对PTH 相对抵抗，也影响1，25-$(OH)_2D_3$的产生，绝经后妇女的肠黏膜对1，25-$(OH)_2D_3$也产生一定抵抗。

【钙的吸收】

1. 与年龄的关系　随年龄增长，男、女性钙吸收均明显下降，约半数老年人其吸收分数小于25%，甚至低于15%。钙吸收不足可能发生以下3种情况：

（1）在正常钙血水平下，由于肾小管重吸收动力学，每日将从肾脏滤过1%~2%的钙，尿钙排泄为150mg/24h。只有当出现低钙血时，如严重小肠吸收不良或肾衰竭时才会减少尿钙排泄，但这种情况一般会通过继发性甲状旁腺功能亢进而得以防止；此外，每日还排出一定量的粪钙和自消化道分泌钙（140~150mg/d），钙的净吸收=肠钙摄入-（粪钙排泄+消化道液排泄）。如果要保持正钙平衡，每日至少要口服钙500mg，吸收分数为15%时，钙摄入每日至少需900mg，钙净吸收为100mg/d时，每日需1500mg，某些妇女因为吸收分数很低，每日甚至需超过2000mg。

（2）成人在30岁左右骨量达峰值。骨量峰值越大，以后发生骨质疏松的机会越小，但任何人都不断进行骨再重建，更新骨组织，必然招致骨丢失。

（3）为减轻体重，用于骨结构的材料很节省，骨质很少贮备，为保持自身稳定不得不释出骨钙达到一定程度，将发生骨质疏松，严重者将伴发骨折与骨痛。

2. 与骨量的关系　钙的吸收与骨量有一定关系，骨量的多少与下列因素有关：

（1）遗传因素：在生长发育期更为重要，直至达到骨量峰值，当生长停止、骨骼大小趋于稳定后，总骨量还会增加10%~15%。黄种人的骨骼一般较欧美人为小。

（2）骨骼的机械负荷量：重体力劳动及大运动量能使骨量增加，而不好活动的生活方式常使骨量减少。

（3）个人营养及生活习惯：充足钙的摄入在儿童及青少年期甚为重要，高钙摄入者，其骨量可增高3%~20%。不同人不同年龄其钙需要量不仅与维生素D摄入多少有关，也与饮食内容（动物蛋白、纤维素、钠盐）、生活嗜好（抽烟、饮酒、饮用咖啡）、服用药物（含铝抗酸药、皮质类固醇）等有关。

老年人常发生负钙平衡，或由于钙摄入减少，或由于钙排出过多，但最终必然发生骨质疏松，骨骼力学性能减低。一些报道显示，经常高钙摄入者，其骨矿含量常较高，骨折发生率亦明显降低。为在年轻时获得较高骨量峰值，从儿童到青少年，充足的钙摄入将是不可缺少的，对绝经后妇女及老年人适当补钙也是必要的。目前在发达国家，虽然一般营养条件较好，但由于盛行减肥，降低热量，奶制品较前明显减少，不少人习惯于饮用碳酸饮料。不少成年妇女，其每日钙摄入量常低于400~ 500mg，日久可使骨矿含量明显降低。对骨质疏松来说，无论是从预防角度或作为治疗措施，都应根据不同情况给予充足的钙，成人钙摄入量为800~1000mg/d，怀孕妇女宜为1200mg/d，绝经后妇女应为1500~2000mg/d，同时应给予维生素D，成人400U/d，老年人可增加2~3倍，不致引起维生素中毒。对骨质疏松采用降钙素或氟化钠治疗者，补钙可有相加作用；应用雌激素治疗者，补钙可减少雌激素用量；但一旦雌激素用量选择最大并更合适，补钙即不起相加作用；超量钙摄入也不能增加骨量。在肾结石或原因不明的高钙尿情况下应禁用。

（三）运动和负荷

很早以前Wolff就指出，力学变化决定骨的形态和构筑。许多临床疾患如脊髓损伤，脊髓灰质炎等由于长期卧床，可引起肢体严重萎缩及骨量丢失。四肢骨折后由于局部石膏固定引起局部肢体萎缩更是熟知的事实。一组年轻志愿者卧床36周后，总体钙丢失4.2%。18~24周后，跟骨中部骨量丢失25.1%~49.5%，属于失用性或制动性骨质疏松。

失用性骨质疏松症患者常表现为高钙血、高钙尿、肾结石，轻微外伤或无外伤即可发生骨折。X线片表现为全身性骨质疏松，呈斑点状或线状，皮质下有透明带，皮质呈挖空或板层状。制动早期PTH升高，2~3周即下降，血浆1，25-$(OH)_2D_3$亦降低，说明随骨矿吸收，出现PTH-1，25-$(OH)_2D_3$轴受抑制的现象。

【机械应力与骨量】 所有作者均一致认为机械应力可刺激骨形成，失用可引起骨丢失，但体育锻炼或体力劳动是否能保持骨量或在多大程度上能预防骨质疏松的出现，目前仍然存在不同看法。Dilsen等（1991）回顾了1970~1992年有关文献38篇，由于试验对象性别、年龄、锻炼方式、强度（从行走、跑步、马拉松、打网球直至军事训练）以及训练持续时间、观察方法不同，结果可出现差异，但多数作者认为体育锻炼可以防治骨质疏松。

对防治骨质疏松究竟需要采用何种形式锻炼，或每日需要多大运动量才算适当，仍是需要探讨的问题。一般来说，身体某部的强力运动将使该部骨体积及密度增高，但运动强度对全身骨密度并无一致关系，抗重力运动较非抗重力运动如游泳可增加更多骨矿含量。非负重腰背肌锻炼并不能增加腰椎骨密度，全身性轻度运动如散步不能防止绝经后妇女骨量丢失。

妇女长期剧烈运动常伴有雌激素水平低下，绝经前妇女有卵巢功能障碍，无论是否为赛跑运动员，即使仍无停经表现，1年后脊椎骨松质密度降低4.2%；有卵巢功能障碍与有正常月经者相比，其E_2水平虽相同，但月经期黄体孕酮的分泌则有差异。有月经异常者，其骨密度常较低。有些观察发现，女性有应力骨折者，其骨密度较低，月经也常不规律。过度锻炼如超过个体耐受能力，常出现应力骨折。

长跑动物尽管BMD降低，但骨胶原有更好的组建，也不改变骨小梁抗骨折强度。胶原含量及其交联密度也与对照组相同，胶原为适应骨有机基质，对力的刺激有更好的组建，以维持骨的强度性能。

已有一些报道，剧烈运动反而导致BMD下降，这种现象既不反映骨代谢的细胞参数，也不反映成骨细胞标志物的改变，如血清骨钙素及Ⅰ型原胶原羧基末端原肽。一些非特异标志物，如尿钙、血清ALP有明显增高，长跑猎犬月经来潮稍推迟，这种情况与钙代谢加快可能是引起BMD下降的原因，但研究终了时，两组的激素平衡并无明显差异。

一般认为BMD与骨折风险高度相关，但BMD并不总是与骨松质或骨皮质的强度相关，还有一些其他因素影响骨的力学行为。切除卵巢的犬虽然骨小梁密度明显降低，但强度并无改变；有的应用氟治疗，虽然骨量增加，但骨强度减弱。这些事实说明，骨量并不总是能决定骨强度。

丁铭等（1997）对年龄引起胫骨小梁生物力学特性的研究显示，在30~59岁最大应力保持稳定，40~50岁时，弹性模量达最高峰值，60岁后明显下降。该作者还认为，正常人骨小梁矿物质含量及胶原含量随年龄增长无明显变化，仅胶原密度在老年人下降。Mosekilde等（1989）报道椎体骨量每10年丢失8.5%，Mecalden等（1993）报道股骨小梁的骨量及压缩应力每10年降低8.5%。

骨为非均质体，不同部位所受应力不同。以往认为骨小梁有板状（plates）、棒状（rods）及连接3种主要显微结构，通过pQCT、显微CT及MR，对骨小梁的三维结构参数如各向异性，骨密度连接性及结构形态能更直接地定量分析。在不同年龄，胫骨小梁结构都按主要方向排列，并与胫骨纵轴平行以支持体重。

【骨质疏松患者结构改变】 骨质疏松患者骨小梁的表面密度（apparent density），数目及体积均降低，但骨小梁分离（trabecular separation）和髓腔星状空隙体积增加，骨小梁网状连续性中断，骨小梁穿孔。先是椎体水平骨小梁吸收，继以垂直骨小梁代偿性肥大，也有的因病期不同，垂直骨小梁丢失较水平骨小梁更快。上述变化均说明骨质疏松患者不仅骨量降低，其骨小梁结构改变在骨的脆性及骨折风险中起重要作用。研究骨小梁显微结构，其力学特性对诊断、预防骨质疏松性骨折及评估药物疗效等方面均有重要意义。

【肌力与骨量】 骨骼肌的强弱是决定骨折的一个重要因素，目前有两种测量骨骼肌的生物学方法，即CT和MR，不仅可取得高精确度的横断面肌肉成像，而且可选取不同厚度切面重建一组或全身肌肉。MRI具有携带人体光谱的能力；可用于评估肌肉生物学性能；其不产生辐射，可用于儿童和成年人，是一种有效的标准方法。

生物阻抗分析法（bioimpedance analysis，BIA）用于估计局部或全身肌肉含量，其优点是价格低廉，具较高的准确性和可重复性。DXA不仅能测量局部或全身BMC和BMD，也能测量局部和全身骨骼肌的量，已得到广泛应用。中子激活分析法能在活体测量全身骨钙含量和骨矿含量，但价格昂贵。

Heymsfield对健康成年男、女性应用全身和局部DXA测量骨矿含量，并用多切面全身MRI测量肌肉。结果显示骨矿含量（M）与骨量（bone mass，BM）的关系，男性M为$0.22 \times BM^{0.61}$，女性为$0.34 \times BM^{0.46}$；骨骼肌（SM）和BM的关系，男性为$0.83 \times BM^{0.83}$，女性为 $2.36 \times BM^{0.50}$。因此，骨矿含量和骨骼肌随骨量的指数级增加，男性大于女性。骨骼肌和骨矿含量的比值（SM/M）随骨量的指数级在男性为$2.87 \times BM^{0.28}$，增加非常明显；而在女性为$6.8 \times BM^{0.05}$，没有改变。通过多变量回归M预测模型将SM校正后，年龄在男性是一项阳性预测指标，而在女性是阴性。这项结果还显示，随骨量增加，男性的骨骼肌比骨矿含量相对增加更多，而在女性，两者增加相似，随年龄增长，SM相对于M男性比女性更大，在分析骨骼肌和骨矿含量关系时，应考虑性别差异，这对预测骨折风险有一定意义。

骨强度是一种复杂特性，与骨密度虽高度相关但并不完全相关，骨矿物盐（羟磷灰石）及有机基质（主要为Ⅰ型胶原）相对量与性能，以及其在微观（显微结构）与宏观（解剖）的构成共同决定骨强度。基因因素对骨密度和骨强度都很重要，但迄今对特异基因在BMC及骨强度的作用仍知之甚少。不同候选基因对Ⅰ型胶原基因质地不同，但具有竞争性。

按照Wolff定律，骨的塑建对载荷起反应，使骨的结构能最好地适应力学特性及骨量。成骨细胞不足或破骨细胞过度活性均可使骨量/骨密度在组织水平上丢失，并使骨构筑发生损害性改变。在无机分子水平，较小的矿盐结晶消失，而替换为较大的脆性结晶;在器官水平，胶原结构及性能也发生改变。

在BMD下降的情况下，胶原网方向的改变而无胶原成熟（交联）及含量（组织中HAP）的改变可维持骨强度。

（四）遗传因素

遗传因素在骨量和骨强度的获得上起重要作用。虽然激素对骨代谢的调节很重要，钙摄入、运动和环境等对骨量也是不可忽视的因素，但同一民族、同一地区、同一性别、同一年龄的人，骨量和骨强度存在个体差异。一种基因决定一种性状，基因多态性可使同类基因对同一信号出现不同程度反应，结果引起不同程度性状的差异。Richard（1988）发现骨质疏松患者的亲属，无论男女都非常明显地低于对照组。由于亲属组与对照组将骨量及年龄换算的两个直线回归方程的斜率均为负值，符合随年龄增加而骨量减少的论据。亲属组的骨量在整个样本年龄范围内始终低于对照组。有的作者发现，骨质疏松患者的女儿在绝经前骨量就明显低于正常母亲的女儿及绝经前参照人群均值，虽然不能完全排除饮食等生活习惯的影响，但仍高度提示骨矿含量有明显遗传相关性。双胞胎的研究显示，遗传对身体不同部位骨量影响的程度不同，从大到小依次为脊柱、股骨近端及前臂远端，呈向心性分布。随年龄增长，遗传影响减弱，而环境影响加强，两者存在相互消长的关系。

骨质疏松症人群的某些遗传学改变与骨密度、骨转换及骨结构存在一定关系，只有明确骨量及骨转换有关的基因多态性，才能了解骨质疏松发生的差异性。

近年来有关基因研究较多并受到人们关注的有维生素D受体基因、雌激素受体基因、胶原基因、转移生长因子β基因等。

综上所述，原发性骨质疏松的确切病因仍不十分清楚，在众多环节中，究竟何种因素起主导作用，各种因素之间相互作用如何，这仍是需要继续探讨的问题。

近年来对雌激素及各种细胞因子在骨质疏松发病的作用应引起重视。当然，其他激素的调节，钙吸收不足以及缺少适当的体力锻炼也是引起骨质疏松不可忽视的因素，只有对骨质疏松的发病机制及病理过程有比较全面深入的了解，才能制订相应的综合防治措施，使以上具有广泛意义的社会及保健问题得到有效的控制。

二、骨转换和骨质疏松

成人骨骼在一生中不断进行更新或转换，即破骨细胞将其吸收、成骨细胞又不断在原位形成新骨，两种细胞在骨表面同一部位相继进行活动，称为骨重建单位（bone reunit，BRU）。这个过程经过激活、吸收、转换，直至形成约需4个月。单位时间内骨表面上出现的新BRU数量称为激活频率，在一个BRU完成过程中，如果被破骨细胞吸收的陷窝未被新骨填满，形成的新骨量少于被吸收骨量时即发生负平衡。BRU负平衡越严重，骨丢失越快。BRU激活率越高，骨转换越快，骨丢失也越严重。骨质疏松的主要病理机制为骨重建负平衡和骨转换加快。

骨重建在3个表面进行，即骨外膜包被、哈弗斯包被及骨内膜包被。由于骨重建不断进行，旧骨逐渐被新骨所代替。无论是骨皮质或骨松质，骨吸收与骨形成总不断进行，虽然它们分别由不同来源的细胞即破骨细胞与成骨细胞起作用，但它们为一对偶联，正常维持一定平衡。它顺序经历激活（activation，A）、吸收（resorption，R）及形成（formation，F），即A-R-F重建周期，先是吸收细胞被激活，由破骨细胞形成骨吸收，破骨细胞的微绒毛形成皱褶缘及清亮区朝向骨质，破骨细胞富含溶酶体酶，抗酒石酸的酸性磷酸酶作为其指示酶。随后在骨形成表面排列一厚层等棱形成骨细胞，合成非矿化的有机基质即类骨质，其中有些以后被包围形成成骨细胞。类骨质直到10~14天延迟后才开始骨化。

由破骨细胞形成的切割锥沿纵轴在骨皮质钻一管道，单核吸收细胞形成陷窝。随后成骨细胞在不同发育阶段开始沉积类骨质，形成闭合锥（closing cone），最后管道被新的环层类骨质所充填并被矿化。在骨形成过程中，成骨细胞的大小及数量均下降。

在一定部位有一定数量的细胞参与骨重建单位（BRU），重建过程最终形成骨结构单位（bone structure unit，BSU）。在骨皮质包被，这种BSU很清楚地表现为新形成的哈弗斯骨单位。在骨小梁，BSU表现为半月形结构，包括骨小梁单位及其壁，彼此借黏合线或反转线分开，闭合锥为Howship陷窝所代替。

解偶联（uncoupling）可在以下两种情况出现：

（1）骨吸收后未继以同等骨形成或形成减少。

（2）骨形成前无相应骨吸收，第一种情况可出现骨萎缩或骨质疏松，后一种情况可出现继发性骨硬化。

人的骨量在20~40岁达顶峰，骨量多少与遗传因素、人种及锻炼和营养状况等有关。一般在40岁后开始有生理性丢失。在所有骨包被中，BRU的骨吸收不能完全为相同量的骨形成所代偿。这种现象在骨膜包被更为严重，它的骨小梁表现为骨皮质的5~30倍。正常骨皮质在外环板层围绕下为紧密挤压的哈弗斯骨单位，连以内侧骨松质的骨小梁。如骨外膜面骨皮质有吸收而未完全为骨形成所代偿、骨单位中哈弗斯管扩大、内侧骨松质的骨小梁弯细，出现中等度骨萎缩，如所有骨包被的骨吸收均大于骨形成，即出现严重的骨萎缩。骨的总转换决定于单位骨表面的BRU数目、BRU从骨吸收开始到骨形成终了的时间以及相同部位两个 BRU出现的间隔时间。在每个BRU开始，因为破骨细胞引起的骨吸收总有暂时的骨丢失，但随后即有完全的骨形成代偿，仍然是可逆的。如果骨吸收无相应骨形成代偿，即出现不可逆性骨丢失甚至不可逆性加速骨丢失。

在骨松质的骨板，正常 BRU的吸收腔隙只达到骨板厚度的2/3，如骨板变薄或吸收加深，骨板将被穿透。如骨板两侧同时有两BRU吸收，穿孔更大，这种穿孔轻则减少骨小梁，如数目增多则可引起进行性骨萎缩。在绝经后骨质疏松，这种不可逆性骨丢失及骨穿孔正是加重骨萎缩的原因。

人的脊柱约95%由骨小梁构成，而在股骨仅有20%。骨小梁骨重建活跃，正因为如此，中轴骨骨质疏松出现较早，其BRU数目明显增多，而在同一部位两个BRU相继出现时间间隔明显缩短。在脊柱，由于BRU数目增多引起的加速骨重建在横行骨小梁较纵行骨小梁更为明显，后者因体重应力及压电效应刺激骨形成，故骨萎缩出现较晚。由于骨小梁减少及微骨折缓慢发生，身高缩短也逐渐出现，只有出现较大暴力才会突然引起椎体塌陷。

骨重建过程中受体液离子、生化、力学环境以及激素和多种生长因子影响。局部调节因子的自/旁分泌效应对骨谱系细胞的增殖、分化、基质合成和矿化有直接或间接的生理病理调控作用。这种调控机制如果发生障碍，就可使骨形成-骨吸收偶联丧失平衡，导致骨量丢失。

骨内含多种生长因子，其功能有的促进骨形成，有的促进骨吸收，也有的具双相作用。转移生长因子（TGF-β）可刺激成骨细胞增殖、分化，在骨髓培养中能抑制破骨细胞形成，还能刺激骨细胞DNA的合成和重组以及胶原的合成。胰岛素样生长因子（IGF）可复制前成骨细胞，影响其生长和分化；还可刺激胶原合成，减少其降解。碱性成纤维细胞生长因子（bFGF）不仅明显促进成纤维细胞增殖，也能作用于血管内皮细胞，使局部毛细管的数目明显增加，有利于骨质的生长。

在主要为促进骨吸收的生长因子中，前列腺素（PG）低浓度可刺激成骨细胞胶原合成，高浓度则刺激骨吸收。绝经后妇女PGE_2水平升高，给予雌激素可使其降低。非甾体抗炎药如吲哚美辛可抑制其产生。白细胞介素1（IL-1）参与破骨细胞的活化及其前体细胞的分化成熟过程。IL-1作用于成骨细胞产生PGE_2，两者有协同骨吸收作用。IL-1对骨形成呈双相性，对分化较好的有抑制作用，对分化不全的则有促进作用。IL-6在募集破骨细胞上更为重要。IL-6受雌激素的抑制，如雌激素减少，其作用将加强，骨吸收超过骨形成。肿瘤坏死因子（TNF）和IL-6在体内、外同是强有力的骨吸收刺激剂，TNF的刺激吸收作用通过成骨细胞的介导，能抑制由成骨细胞合成的Ⅰ型胶原。雌激素可抑制成骨细胞对TNF释放。

三、骨质疏松症的临床表现

骨质疏松系逐渐发生，常无症状或临床表现轻微。患者可有腰背部酸痛，很少伴发神经根压迫症状。患者多以骨折就诊，一般无明显外伤或损伤轻微。患者如腰背痛突然加剧，多预示发生骨折。多次发作后，身高及体重均降低，患者可有驼背，侧弯畸形，身长可缩短10cm以上。

四、骨质疏松症的实验室检查

骨质疏松症患者的骨量变化固然可以应用各种无创性骨密度仪器进行检查，但有一部分患者可能并不十分敏感，有些绝经后妇女尽管已发生脊柱压缩骨折，但骨量可能表现正常。应用生化方法监测早期骨转换即骨再建的变化可反映骨丢失速率，对诊断特异性骨代谢病有一定帮助，借此可预测骨质疏松可能发展的变化以及骨折发生的危险性。

生化指标仅能反映整个骨骼代谢状况，骨骼的80%由骨皮质构成，剩余的骨小梁虽只有20%，但其表面与体积的比率明显增加。其骨转换率亦较大，由于骨丢失主要发生在骨小梁与骨皮质交接处，反映骨小梁改变的指标就更有重要意义。血、尿指标不仅决定于总重建负荷，即骨骼任何时间的再建部位数目，也决定于参与的每个细胞群的相对活性以及由血清至尿的清除率。

在围经期，钙代谢变化明显。先是骨吸收由280mg/d增加至470mg/d，但随之骨形成即骨累加率只由230mg/d增至380mg/d。这种骨转换增加的结果将引起负钙平衡，约50mg/d，表现为尿钙排泄增加。这种负钙平衡变化在相当时间内用一般检测骨量方法是难以发现的。

（一）骨形成生化指标

血清指标包括碱性磷酸酶（ALP）、骨钙

素（BGP）及原胶原Ⅰ延长肽。尿指标有非透析羟脯氨酸（Hyp）。

【碱性磷酸酶】相对稳定，比较容易测定，但此酶对骨并无特异性，单个基因可以在肝、肾、小肠及骨产生同样的酶，翻译后在血液中只有微妙的差别，用一般方法不能测出，肝、肾中的ALP较骨中者耐热，骨ALP由成骨细胞产生，分布于其表面，有些出现在血液中。ALP活性能反映全部骨转换，在生长旺盛时出现峰值。绝经后增加、某些骨代谢病如甲状旁腺功能亢进、软骨病或变形性骨炎有明显增加，其值在正常范围时很难反映骨重建情况，近来用单克隆抗体将骨特异性血ALP分开的技术已在发展。

在正常成年人，ALP主要来自肝脏及骨，小部分来自小肠及其他组织。成骨细胞是血液循环中骨源性碱性磷酸酶（BALP）活性的主要来源，在软骨细胞及骨基质小泡亦较明显，BALP与肝源性 ALP的不同点表现在电泳移动度，加热或尿素可使其失去活性，肝胆疾患释放聚集的 ALP可借此区别。ALP的骨同工酶可用选择性放射免疫试验测定，在低磷酸酶血，总ALP活性由于缺少骨源成分而降低。BALP 增加可使Paget病、甲状旁腺功能亢进、骨折及青春期前生长血清总ALP水平升高。血清骨钙素（OC）浓度也是成骨细胞功能特异性标志，如同BALP一样，也是成骨细胞活性的指数，但两者相关性较差，甚至出现矛盾，Paget病，BALP升高，而在慢性肾衰竭，OC浓度升高，可能反映肽清除率障碍。

【骨钙素（BGP）】 是维生素依赖蛋白，也是最常见的骨非胶原蛋白。成骨细胞在1，25-（OH）$_2D_3$管制下合成肽。BGP为一种钙结合蛋白，掺入骨基质内，有些在血液中。在不同骨代谢病用四环素标记的标本中，血清BGP水平与骨形成相关，昼间有明显变化，并与取样时间有关。样本应在-70℃下保存，不能融化或再冷冻，其绝对值随免疫试验方法不同而不同。

BGP完全来自成骨细胞，因此其血清水平能反映全部骨形成，也反映骨转换情况。在某些骨代谢病如甲状旁腺功能亢进、甲状腺功能亢进、变形性骨炎，BGP增高，但不如ALP增加明显。BGP随年龄增长而升高，女性在卵巢切除后亦升高。某些有成骨细胞减低的疾患如恶性肿瘤的高钙血症及应用糖皮质激素治疗者，BGP下降，雌激素治疗也可使BGP降低。BGP水平与绝经后骨质疏松的骨丢失率密切相关。

【Ⅰ型原胶原延长肽（procollagen Ⅰ extension peptide）】 系由成骨细胞分泌胶原分裂产物，由于其来自成骨细胞并出现于血液循环，可被当作一项反映骨转换的有用指标。

（二）骨吸收生化指标

骨的有机成分主要为胶原，骨胶原占全身胶原的一半以上。其中羟脯氨酸（hydroxyproline）和羟赖氨酸（hydroxylysine）是胶原中特有的氨基酸，骨质疏松可致胶原代谢异常，可影响尿中羟脯氨酸和羟赖氨酸的排出量。

【尿羟脯氨酸（Hyp）】 由胶原中脯氨酸羟化而成，多年来一直视为胶原破坏的指标，肽主要在肝脏降解，只有相对小量出现于尿中。由于含明胶的食物如肉类及冰激凌亦能分解为羟脯氨酸，因此测定前2天应禁食含明胶类食物。用清晨空腹第2次尿检测即可，需用尿肌酐校正，不需要采集24小时尿。

经过用反映肾功能的尿肌酐值校正，尿Hyp随年龄增长而升高。不少骨代谢病有骨吸收增加时，如甲状旁腺功能亢进、甲状腺功能亢进及变形性骨炎，尿Hyp均升高，主要为总Hyp及透析性Hyp，因此这种检查并无特异性。虽有些报道绝经后尿 Hyp升高，应用雌激素治疗后，尿Hyp降低，但临床上骨质疏松患者尿Hyp多在正常范围内。

【尿羟赖氨酸（Hyl）】 正常人尿中Hyl有4种形式，约80%与糖结合，即葡萄糖半乳糖基羟赖氨酸（glucosyl-galactosyl-hydroxylysine）和半乳糖基羟赖氨酸（galactosyl-hydroxylysine），约10%呈游离型，其余10%与肽类结合。常用测定方法为Blumenkrantz比色法，还可用高压液相色谱法、快速薄层色谱自动分析法等。Hyl排泄与年龄呈正相关，青春期前几乎呈直线上升，20~50岁基本维持在相对稳定水平、绝经后骨质疏松变化不大。给予高胶原饮食后，尿中排出Hyl较食用普通饮食高出近1倍，在限制胶原摄入条件后，普通饮食并不对尿Hyl排出造成明显干扰。

【尿钙】 清晨空腹第2次尿样可指示骨钙移除，亦需用尿肌酐校正。

【吡啶啉（pyridinoline，Pyr）】 在骨与软骨的胶原分子间作为交联，它是赖氨酸衍生的分子间键的成熟产物，脱氧吡啶啉（deoxypyridinoline，D-Pyr）化合物作用相同，仅在骨中出现。有人认为它在尿中含量可反映成熟胶原的破坏，亦即骨吸收率。实验显示在切除卵巢的大鼠，这种交叉联部分分泌增高，绝经后妇女亦升高。应用雌激素治疗后，随骨转换降低，交叉联分泌亦降低。

近年来由于骨代谢特异性及敏感性标志物的发展，对骨疾患的评估有很大进步。对尿的胶原降解产物的定量是一项很有价值的检测方法，尿中羟吡啶啉（hydroxypyridinium）交联及末端肽相关Ⅰ型胶原表位（抗原决定簇，epitope）是胶原降解最敏感的手段。一般需收集24小时尿，不定时的尿样需要用尿肌酐校正。

近来已发展在血清中检测有机骨基质胶原及非胶原破坏产物，Ⅰ型胶原C端及N端末端肽（CTX及NTX）是已建立尿检测的合理延伸。另外，还提出用放射免疫反应方法检测血清骨涎蛋白（BSP），后者由成骨细胞合成，是骨非胶原有机基质的重要成分，能突出反映与骨吸收的有关过程。

为减少或排除一些特异尿标志物技术的限制，这些新的检测方法有助于改进骨疾患的评估。Woitge等（1999）对健康人，绝经前、后妇女及一些骨疾病患者进行了一种新的骨转换血清指标，即Ⅰ型胶原C端、N端末端肽（S-CTX，S-NTX）及骨涎蛋白，并与尿总Pyd、总D-pyd，Ⅰ型胶原C端末端肽（U-CTX）及N端末端肽（U-NTX）进行比较，结果显示在大部分代谢性骨病，血、尿指标变化相似，正常对照与原发性椎骨骨质疏松或原发性甲状旁腺功能亢进的差异可由血清检测、辨别。在多发性骨髓瘤，所有血、尿指标与对照比组相比均升高（$P<0.05$）；在乳腺癌有转移者，所有指标除U-CTX及S-CTX外，与无转移者相比均升高（$P<0.01$）；在恶性疾患伴高钙血症者，经Pamidronate治疗可使U-CTX、S-CTX及S-NTX发生明显变化；在肝功能不良及肾衰竭患者，所有血清指标均升高（$P<0.05$）。结果说明血清检测在反映骨吸收上与尿指标相同，鉴于血清检测能克服尿检测的一些限制，更有可能改善骨疾患的评估。

有作者认为，骨转换的生化指标可用于识别患者近期迅速的骨丢失，一些横向研究显示生化指标与骨密度呈微弱反比，在绝经早期的加速骨丢失可伴生化指标升高，生化指标能否预测髋部及脊椎骨丢失结果并不一致，为此Bauer等（1999）对295名社区67岁以上妇女未接受ERT治疗者进行血清及2小时尿样检查，血清骨形成指标包括骨钙素（OC）及骨特异ALP（BALP），尿液骨吸收指标包括N末端肽（NTX），游离吡啶啉（Pyr）、游离脱氧吡啶啉（D-Pyr）及C末端肽（CTX），取血、尿样本时同时检测BMD，并在平均3.8年后重复一次，4种尿指标升高与全髋较快骨丢失率明显相关，但与股骨颈不相关。妇女OC水平高于均数者较低于均数者有明显较快的骨丢失率，但BALP与髋部骨丢失无明显相关。指标较高水平的敏感性及特异性用于预测迅速骨丢失受到限制，妇女指标有较高或较低水平者与骨丢失率有相当重叠。检测结果显示血、尿指标OC、NTX、CTX、Pyr及D-Pyr与老年妇女未接受ERT治疗组者髋部迅速骨丢失相关，但用于预测个人髋部迅速骨丢失受到一定限制。

【血清抗酒石酸酸性磷酸酶】 部分来自骨，其余大部分来自造血组织，男性还来自前列腺。此酶自破骨细胞发生，与前列腺中的酶相反，对酒石酸抑制发生抵抗。

绝经后早期由于骨转换加快，多数骨形成及骨吸收指标均增加。Christiansen（1987）比较绝经后早期与绝经前几项主要指标，发现增加30%~100%。约80%妇女可正确判断为快速或缓慢骨丢失，只有20%为假阴性或假阳性，诊断灵敏性为0.83%，诊断特异性为0.64%，如包括BGP的测定，诊断灵敏性可提高为0.88%，诊断特异性为0.73%（表1-2-3-1）。

表1-2-3-1　绝经后骨转换生化指标

生化指标	绝经后为绝经前（%）
血清ALP	128 ± 32
血浆骨γ-羧基谷氨酸蛋白	198 ± 96
空腹尿Ca/Cr	188 ± 87
空腹尿Hyp/Ca	143 ± 29

预测患者的骨丢失仍然是比较困难的问题，尽管骨形成及骨吸收生化指标特别是BGP能提供有用的资料，但还不够准确。

Christiansen测定身体脂肪量、尿H、尿Ca及ALP，以此估计骨丢失的快慢有一定意义。在预测骨丢失的各项检测中，还有骨转换生化方法，核素扫描，雌激素测定等，可能最初骨量即年轻时骨量峰值最有价值。

五、骨质疏松症的影像学检查

目前临床上主要依据X线检查来判定骨质疏松症的存在及程度，现阐述于后：骨质疏松症是一种全身性疾病，骨松质病变出现更早，常用X线检查部位包括脊柱、骨盆、股骨颈及掌骨等。最初表现为椎体骨小梁减少、变细和骨皮质变薄，以后骨小梁结构模糊不清，由于负重较差的横行骨小梁被吸收，沿应力线排列的纵行骨小梁比较明显。单纯X线检查对早期骨质疏松症诊断意义不大，因X线片能显示疏松时，骨量丢失至少已达30%~50%，脊椎X线片应包括骨小梁厚度、排列方向和稀疏程度，以及射线透明度，注意椎体与椎间隙的对比度，还应观察有无骨折，椎体有无压缩、楔形或双凹形畸形。

在不具备骨密度检查条件时，可进行X线测量，常用方法包括：

（1）掌骨指数：于第二掌骨干中段进行测量，根据掌骨干横径（*D*）及同一部位髓腔横径（*d*），计算*D-d/D*，即可得出掌骨指数，正常不应小于44%。

（2）Singh指数：根据股骨颈压力骨小梁及张力骨小梁分布情况分为6级，级数越少，骨质越疏松。

（3）跟骨小梁指数：亦根据压力及张力骨小梁分布情况，分为5级。

六、骨质疏松症的骨密度测量

近年来已发展多种非侵袭性骨密度检测技术，对于早期发现骨量丢失，诊断、预测骨折及骨质疏松症的防治都有很大帮助，主要有以下几类：

（一）放射照相光密度测量（radiographic photodensitometry）

本项检查亦称X线光吸收法（RA）。过去用一铝制标准体与前臂同时置于水槽中照相，每1mm厚片的骨矿密度（BMD）相当于130mg/cm^2。在X线片上选尺骨不同部位用密度仪测量其密度，再与标准体对照，从而计算各测量点BMD。此法虽简单易行，但精确度差。近年采用计算机自动控制，已大大减少人为误差。

（二）单克子和单能X线吸收测量（SPA，SXA）

此装置应用高度准直后的放射性核素（^{125}I或^{241}Am）或X线作为发射源。被记录的光束衰减变化即反映骨矿含量（BMC），称为线密度，以g/cm表示，BMC与骨宽度（BW）之比（BMC/BW），称为面密度，以g/cm^{2}表示。SPA主要用于检测前臂桡、尺骨下1/3及远端，主要反映骨皮质，但因费用低廉，使用方便，适于群体普查。

（三）双光子和双能X线吸收测量（DPA，DXA）

DPA是应用两种不同能量的放射性核素，如^{125}I和^{241}Am，利用通过被测不同部位的高能和低能射线的不同衰减分布以计算骨的能量衰减分布，目前已用^{153}Gd作为标准核素源。

DXA的检测原理与DPA相似，只是应用X线作为发射源，X线管球能产生更多光子流，扫描时间缩短，图像清晰，并且不存在放射性核素衰变，这些优点已使DXA基本取代DPA。DXA最适于检测腰椎椎体及股骨近端，但桡骨远端也可应用。对腰椎作前后位检测时，由于腰椎退变包括骨质增生、椎间隙变窄及椎间关节骨赘形成以及腹主动脉钙化等可影响检测的准确性，侧位检测可更好显示骨松质小梁的BMD。新型DXA利用C型臂及旋转或管球，可使患者于仰卧位即可进行侧位扫描，使其精度进一步提高。确定BMD的正常参考范围是DXA测量结果准确的重要前提。BMD的参考范围受多种因素影响，包括恒定因素如种族、性别、年龄等及非恒定因素如营养、妊娠、生活习惯等。建立BMD参考数据库时，必须把恒定因素考虑进去，使其具有代表性。进行DXA检查，应注意避免在以下情况时进行：近期口服过影响图像显影的药物；腰椎严重畸形或检测部位有金属内植物；消化道钡剂检查后钡剂尚未排泄干净；女性孕期；检测部位有金属物品如硬币、拉链等。

（四）定量计算机扫描（QCT）

用于检测椎体骨小梁的骨密度，可获得单位体积内的骨矿含量（mg/cm^3）。检测采用标准临床脊椎扫描程序，配以计算机软件，设定椎体的感兴趣区（ROI），同时将一钻有多个圆柱孔并在其内灌入已知浓度的磷酸氢二钾（K_2HPO_4）溶液标准体模与患者行同步扫描，通过对ROI与体模衰减值比较而转换成相对K_2HPO_4浓度。QCT扫描有单能及双能两种形式，前者主要决定于椎体内黄骨髓的含量，可通过设定对脂肪低敏感的电压值减少黄骨髓对BMD检测的影响。QCT可选择性地检测高代谢性的椎体骨小梁，对测量骨丢失量和预测骨折危险性有其一定优越性。

计算机扫描（pQCT）是用于检测四肢远端BMC和BMD的扫描仪，由于它可消除附加组织的影响，真实反映骨体积密度，可分别评估骨皮质和骨松质，有可能取代SPA和SXA。

（五）定量超声（QUS）

QUS仪是利用超声的穿透特性，将发射探头和接收探头分别放于被测组织的两侧，测量部位为跟骨、髌骨、胫骨和指骨。通过测量，可获得以下参数：

1. 声速（speed of sound，SOS） 是被测部位（包括骨及软组织）宽度或长度与传导时间之比（m/s），如仅测量穿过骨的速度则称为超声穿胫骨速度（UVB），一般UVB值高于SOS值。一组报道健康妇女跟骨SOS随年龄增长的年降低率为0.1%~0.3%。

2. 宽幅超声衰减（broadband ultrasound attenuation，BUA） 超声衰减与频率呈近似直线的关系（dB/MHZ），一组检测表明跟骨BUA与年龄呈高度负相关，绝经后年降低率为0.4%~1.0%。

超声参数SOS和BUA不仅受骨密度的影响，也依赖于骨的几何特征和构造，包括骨小梁的数目、走向及连接关系。SOS与BUA可评估骨小梁的弹性模量及骨的强度，更好反映骨的力学性能。BUA与BMD虽有较高相关性，但仍有50%的变化，与BMD不一致，因此目前QUS尚不能替代DXA测量。

为观察不同非侵袭骨矿测量方法在检测不同人群不同部位的相关性，仍存在不同看法。

Grampp（1977）对3组不同妇女人群，包括绝经前健康妇女[平均年龄（33 ± 7）岁，47例]，绝经后健康妇女[平均年龄（64 ± 9）岁，41例]及绝经后骨质疏松妇女[平均年龄（70 ± 6）岁，36例]。采用DXA（L_1~L_4后前位，L_2~L_4

侧位，股骨颈及转子、桡骨最远端）；QCT（L_1~L_4）；双X线吸收仪（掌、指骨）；pQCT（桡骨远端）及超声等进行比较。

结果显示，pQCT在检测L_1~L_4骨小梁BMD上与其他方法相关性较差。DXA检测桡骨最远BMD及X线吸收仪检测掌指骨属例外。QCT在检测整个BMD及DXA检测L_2~L_4侧位腰椎BMD有很明显的相关性。pQCT在检测骨皮质BMC及pQCT检测骨小梁BMD只有很小相关。对健康组与年龄有最高相关的技术也显示组间有最大差异。对绝经后健康组及绝经后骨质疏松组也能很好区别。

对脊柱来说，QCT能最好显示骨小梁BMD；对髋部来说，DXA能最好显示转子区BMD；对桡骨来说，DXA对其最远端及pQCT对骨皮质BMC最好；对手来说，X线吸收仪是检测指骨的最好方法。超声对跟骨能更好检测声速及宽带超声衰减，目前在鉴别妇女骨量减少及骨质疏松的测量上仍缺乏统一认识，对不同患者、不同部位采用不同方法可能取得不同结果。

骨质疏松的病理不仅决定于BMD，骨结构改变包括形状、大小及微构筑也是不可忽视重要的方面，目前常用检测方法如DXA、QCT虽然在精确性、敏感性等不断完善，但定量超声（quantitative ultrasound，QUS）作为一种替代的非侵袭方法，已逐渐受到重视。

QUS比较简便、经济，相对便于携带，不具离子放射，最重要的是能反映骨的性能，包括矿化、弹性及结构特点特别是骨的构筑。

近年来，对于超声装置，在检测诸如声速及宽幅超声衰减等不断得到改进，但以往多限于周围表浅甚少软组织覆盖部位，如跟骨、髌骨及胫骨，最近推出的Omnisense原型可用于多骨骼，也包括椎骨棘突。Hans（1999）对79例年老以色列妇女[平均年龄（80 ± 8.9岁）]半年内曾有股骨近端非创伤性骨折者以及295例绝经后妇女无骨质疏松性骨折者[平均年龄（70 ± 8.7岁）]作为对照，SOS检测部位包括跟骨、桡骨远端1/3及最远端，指骨近端1/3，掌骨、头骨、髌骨及胸椎棘突等。结果显示除掌骨外，所有部位QUS均与髋部骨折高度相关（P<0.01），比值比（odds ratio OR）1.4~30；受者作用曲线（receiver operating curves ROCs）下面积（AUC）77%~92%，桡骨远端OR=2.4，跟骨OR=3.0，是与对照组鉴别髋部骨折的最好指标，跟骨与桡骨远端测定值相结合最好，能改善AUC 3%，提高敏感性及特异性94%。

QUS的精确度误差远较骨质疏松者与对照组的差异小，其测量随部位、应用仪器及指标而有不同。

从骨的材料力学出发，研究骨骼在体内受力状态，结合受力的大小、分布及骨骼材料本身的结构和强度，以进行骨骼的应力和应变分析。

目前应用DXA检测骨密度已广泛用于骨代谢病及预测骨折风险的检查。DXA分为扇形及束形两大类，各具特点，但从精度及辐射剂量来看，束形DXA似乎更有利于临床诊断和操作。现有束形DXA中，DPX-IQ能将广频谱X线转换成两束X线滤波器，是比较理想的选择。在应用DXA检测骨密度时，因不同厂家应用不同数学模型计算人体的脂肪、肌肉及骨矿的分布，这将使不同厂家生产的仪器取得的数据互不兼容，尽管在理论上可以转换，仍存在一定误差。用DXA测得的骨密度值有重要意义，如果对体重进行校正，更具有可比性。

目前在诊断骨质疏松及骨质疏松性骨折风险上，多数作者认为用DXA测得的骨密度值仍被视为"金标准"，特别是股骨颈的骨密度更具有代表性，骨密度与骨折的相关性在70%以上。骨密度尽管重要，但并不能概括全面，造成骨质疏松性骨折的因素尚有最大肌力，平衡性等。

近年来，最大肌力受到更多重视，Frost认为肌力决定骨强度，也决定抗骨折能力，肌力与骨强度的相关性约为80%。最大肌力尚与地面支撑力、运动灵活性、失衡控制能力及对骨骼保护等相关。

传统应用骨密度值及低于2.5的横向标准差（−2.5s）作为诊断骨质疏松的依据越来越引

起争议。尽管将年龄、性别、体重及症状等多项因素考虑在内进行分析,或将骨密度值与其他因素进行校正，然仍不够完善。对骨骼进行生物力学分析，将骨密度值作为输入参数，考虑力负荷、重力、肌力、骨强度及骨的结构等多重因素，无疑为骨质疏松及其骨折风险开辟一条新的途径，对诊断、预测骨折风险及合理运动方式都是一种有效方法。

椎体的骨皮质和骨小梁在维持椎骨力学强度上仍不十分清楚。Ritzel（1997）对37具尸体椎体（26具健康对照及11具骨质疏松）前、后部皮质用改良Von Kossa染色并进行测量，结果显示，前部皮质仅C_3~T_7两组存在差异，而后部皮质C_3~L_5均存在差异，前、后部皮质厚度均呈双相性，颈、腰椎较高而胸椎较低；总的来看，其前部皮质平均厚度较后部为大，男女性无特异差别。随年龄增长，仅在T_8以下皮质厚度有轻度降低，骨质疏松标本显示整个脊柱椎体皮质厚度明显下降，后部尤为明显。曾有报道，椎体皮质在维持整个椎骨强度上负担26%~57%，因此在骨质疏松症患者，不仅骨小梁丢失，骨皮质厚度也降低，这正是骨质疏松症患者在很小外力下发生胸、腰椎骨折的原因。

七、骨质疏松症的鉴别诊断

（一）概述

骨科医师常看到一些患者，主诉有下背痛，X线显示有普遍性骨量减少，伴或不伴压缩骨折，诊断时应明确是否单纯为骨质疏松，还应与骨软化症、甲状旁腺功能亢进或骨髓瘤等进行鉴别。

对常见骨代谢病和骨肿瘤，除应注重病史和体格检查外，X线摄像应包括脊柱、骨盆，需要时还应包括手、头颅和胸部，化验室检查通常包括血尿常规、血沉、血尿素氮、肌酐、糖、钙、磷；尿钙、磷、羟脯氨酸等，需要时还应进行血清甲状腺素（T_3、T_4）、血清免疫电泳等。

（二）与其他常见骨代谢病和骨肿瘤鉴别要点

【骨软化症】 血钙水平降低或正常偏低，除肾性骨病外，根据骨软化类型，血清磷降低或很低，在肾性骨病，血尿素氮及肌酐可反映病程性质，血磷升高，而血钙相当低，除低磷酸酶血症外，ALP一般升高，而在慢性肾疾患仅偶尔升高，其他测定包括电解质，PTH 25-（OH）D_3，1，25-（OH）$_2D_3$，血清BGP及尿吡啶啉交联，检测24小时尿钙、尿糖、氨基酸，固定碱及肾小管磷重吸收率均有帮助，骨活检计量学检查，特别显示类骨质层增加时，对诊断骨软化症更有意义。

【甲状旁腺功能亢进】 血钙升高，血磷降低，ALP升高，骨扫描，手、头颅X线片可显示特殊类型，进一步检查包括24小时尿钙、血PTH、血尿酸等，反映骨破坏率的Ⅰ型胶原吡啶啉交联和抗酒石酸酸性磷酸酶（TRAP）有一定意义。MR显示的增大甲状旁腺可进一步帮助确诊。

【骨髓瘤】 血象检查显示有正细胞性及正色素性贫血，血沉可升高至100mm/h以上，血清免疫电泳显示在90%，有异常IgG及IgA血清钙可升高，必要时还可进行尿电泳检查，骨髓穿刺如浆细胞超过20%，对诊断大有帮助。

骨质疏松症患者一般血尿检查多正常，一些继发性骨质疏松，如甲状腺功能亢进所致骨质疏松，其甲状腺素（T_3、T_4）可升高；糖尿病性骨质疏松，血尿糖升高。骨扫描仪在发生骨折时显示核素吸收增加，其他检查包括骨特异性ALP，血清骨钙素，血清I型胶原延长肽等骨形成指标，尿吡啶啉交联、TRAP骨吸收指标等帮助诊断，应用不同骨吸收仪检测骨密度以及骨计量学检查，可进一步判断骨转换高低及骨质疏松的程度。

八、骨质疏松症的预防和治疗

目前对骨质疏松的防治已有大量制剂，但不同国家的选择有所不同，如氟化物在法国及德国已被广泛应用，但在美国及英国尚未得到许可，降钙素在美国及日本用得较多。由于缺乏或很少不同制剂的相互比较，还很难从疗效上进行选择，只能根据不同制剂的副作用、价格及有效性分别进行考虑。

老年人骨丢失几乎为普遍现象，约一半绝经后妇女有可能今后发生某种骨折，大部分椎骨骨折常无症状，对确定椎骨骨折的定义也无一致意见，因此对已出现的症状如骨折或只存在危险的区别比较模糊。其次，骨质疏松的诊断常根据骨密度检查，但其阈值与临床表现的界限也不是很清楚。第三，预防与治疗措施也不容易区别，很多制剂同时具有双重效果。对绝经后早期妇女，为预防骨折发生和绝经后晚期已发生1个或多个骨折者，在建议体育锻炼、钙的摄入、停止吸烟以及服用药物上并无明显不同。当然对年龄较轻及较年老者选择药物也可能有所不同，因此在本章预防及治疗将一并讨论。在药物选择及其疗效的评估上，部分可根据骨折发生率来确定。一般而言，对不同年龄要求也不同，对年轻人主要是增加骨峰值，对成年人宜保持现有骨量，而对年老者则使骨丢失减慢，防止骨折的发生，对大多数患者都可以从安排合理生活方式，有规律地进行体育锻炼并补充适当钙与维生素D摄入，妇女围经期和以后，以及老年男女，如已发生骨折，则应根据个体情况制订长期治疗方案。

（一）调整生活方式

1. 适当增加体育锻炼　机械应力可以增加骨的密度和强度，相反，失用则引起骨的萎缩。对老年人来说，不活动是引起骨质疏松的一种危险因素。许多报道都说明适当锻炼起到一定有益作用，但很难提出一个明确的锻炼方案，应根据患者的全身健康情况特别是心脏功能，作出适当的建议，切忌千篇一律，每日负重步行一定路程是一种很好的活动方式。

对平素不爱活动的老年人，应劝告每周至少进行3次活动，每次不少于30分钟。游泳是一项很好的锻炼，虽然排除了脊柱对重力的负荷，但可加强椎旁肌及四肢肌的肌力。

2. 改变饮食结构　应多食用富含钙、纤维、低盐以及适量蛋白的食物，限制酒精与咖啡的摄入量。

3. 养成良好生活习惯　增加户外运动，适当日照，戒烟，避免酗酒等。

（二）保证钙和维生素D的足量摄入

【钙】适当的钙摄入对与年龄有关的骨质疏松可防止过多骨量丢失，其对骨量的维持表现在3方面。

（1）平素习惯饮用含适当钙量牛乳的人群一般有更多骨组织，其髋部骨折发生率较低钙摄入者为低，青少年时期适当钙的摄入更为重要，它不仅可以提高骨量峰值，而且随后可维持一个较长时间。

（2）对绝经后骨质疏松，虽然高钙摄入不能替代雌激素治疗，但可以减少雌激素的用量。

（3）高钙摄入可提高骨皮质量。

RDA规定成年人钙摄入量宜为800mg/d，青年及妊娠妇女为1200mg/d；对有高危发生骨质疏松者可适当提高，成年人为1000mg/d，青年及妊娠妇女为1500mg/d。应根据不同情况进行调整。目前的倾向一般偏低，应改变那种为了减肥，担心热量过高而只饮用碳酸饮料的习惯。对牛乳有过敏者只是极少数，有些人对乳糖不耐受，不含乳糖的牛乳也同样有效。

饮食中只含糖类、蛋白、钠盐及纤维显然不足以维持体钙的储存，某些药物如甲状腺素、抗生素、缓泻药及利尿药也能降低钙的吸收。对那些曾有个人或家族尿路结石史或高钙血症者，过高钙摄入应慎重，事先应作详细的检查。

钙主要来源于食物及钙盐，常用食物及钙盐含钙量见表1-2-3-2。

表1-2-3-2　常用食物及钙盐含钙量

食物	含钙量（g/kg）	钙盐	含钙量（%）
全奶	1.28	碳酸钙	40
酸奶酪	1.76	硫酸钙	36.1
干酪	0.75	乳酸钙	13
沙丁鱼	4.41	葡萄糖酸钙	9.3
鲑鱼	2.12	坏血酸钙	10.3
豆腐	1.23	枸橼酸钙	24.1
绿叶蔬菜	1.76	枸橼酸苹果酸钙	23.7

碳酸钙含元素钙最高，碳酸阴离子不增加尿钙排泄，老年人有低胃酸分泌者如果在进食时服用吸收较好，但空腹时服用不好。服用钙剂有时可引起便秘，可分次服用以排除副作用。老年人宜多饮水，按时锻炼，补充钙可降低同时服用的非血红蛋白含铁量40%~45%。有些钙制剂吸收不好，钙生物利用率较低。枸橼酸苹果酸钙的溶解度好利于吸收，可提高生物利用率。老年人有低胃酸分泌者应空腹服用枸橼酸钙或枸橼酸苹果酸。

【维生素D】维生素D_2及D_3不具生物活性，必须经肝脏25-羟化酶转化为25（OH）D_3，再在肾内经1α-羟化酶，于低血钙和 PTH作用下形成活性高的1，25-（OH）$_2D_3$（钙三醇），或经24-羟化酶于高血钙和降钙素作用下形成活性低的24，25-（OH）$_2D_3$。钙三醇是活性最高的维生素D终末代谢产物，人工合成的1α-（OH）D_3是钙三醇的前体，在肾脏及骨内可转化为活性维生素D代谢产物。小肠对钙的吸收主要通过1，25-（OH）$_2D_3$诱导的钙转运蛋白进行调节，食物钙吸收率下降与1，25-（OH）$_2D_3$水平相对低下，肠上皮细胞内1，25-（OH）$_2D_3$受体（VDR）缺乏及钙主动吸收机制紊乱有关，老年人因肾1α-羟化酶减少，使肠道吸收率明显下降。

活性维生素D代谢物可降低因PTH和细胞因子导致的骨吸收，调节骨重建，从而改善骨强度；另一方面，可减少骨皮质穿孔。增加骨细胞数量、骨生长因子和骨基质蛋白，降低骨折发生率及增高骨折修复能力。

1α-（OH）D_3与1，25-（OH）$_2D_3$具相同生物学效值，可与雌激素、双膦酸盐或氟化物联合应用以提高骨量，1α-（OH）D_3转化为1，25-（OH）$_2D_3$后，其浓度持续平衡上升，达到安全治疗剂量。其作用不仅限于肠道，还与PTH协同在肾、甲状旁腺特别是骨发挥作用，使骨中维持高浓度。

Dawson-Hughs等（1997）对社区389名年龄≥65岁的健康老年人，分别每天给予500mg钙及700U维生素D_3或安慰剂，经3年观察，补充钙者BMD较对照组增加，股骨颈分别为0.50%及−0.70%，椎骨2.12%及1.22%，全身为0.06%及−1.09%。补充钙者在第1、2年所有部位骨丢失均少于对照组，但在第3年，仅全身骨丢失明显较少。在观察人群中，3年后有37例发生非脊椎骨折，其中男性5名，女性32名，对照组的骨折发生率明显较补钙者为高，分别为12.9%及5.9%，女性3年骨折发生率为19.6%，有28例为骨质疏松性骨折，补钙组明显少于对照组。

必须注意到不同地区的饮食及生活习惯，有的地区每日饮用牛奶量很大，没有必要再补充钙;有的老年人爱活动，经常在户外接受阳光照射，在评估补充钙的作用时，必须考虑到这些因素。

每日饮用牛奶或摄入饮食钙能否减少骨折发生率，不少作者对此持不同意见。Feskanich等（1997）对大样本护士人群通过12年问卷调查，发现每日饮用2杯或2杯以上牛奶者较每周饮用不超过1杯者，其髋部骨折相对风险率为1.45，前臂骨折为1.05，摄入更多饮食钙者，其髋部及前臂骨折风险率也不降低，说明摄入适当钙并不能预防骨折的发生。

（三）药物治疗

【雌激素替代疗法（HRT）】 雌激素不足引起女性绝经后骨质疏松已为大量临床观察及动物实验所证实。其治疗效果也为大家所公认，鉴于其可能出现的并发症，对其应用价值仍存在不同看法，但多数作者仍持肯定态度。

1. 雌激素的治疗作用 雌激素能降低尿羟脯氨酸排泄，骨丢失减少，可维持正钙平衡。骨量的多少与骨强度及骨丢失率有关。长期给予雌激素治疗者，骨小梁及骨皮质的骨矿含量（BMC）均明显增高，与对照组相比，脊柱可增加54.2%，其BMC含量较实际年龄可提前10~12岁。前臂骨BMC增加19.4%，掌骨皮质厚度可增加15.6%。应用雌激素者，还可防止姿势畸形，身高可维持或降低减慢。手术停经者38%身高减少，而用雌激素者仅为4%。

雌激素替代疗法可预防骨折发生，明显减少骨折发生率，髋部骨折可降低50%（30%~70%）。Weiss（1980）应用雌激素治疗，髋部骨折发生率下降50%~60%，与应用时间长短和当时是否应用有关。应用雌激素6~9年，骨折相对危险性为0.38，不用者为1.0；当时仍在应用者为0.43，不用者为0.77。Riggs（1982）同时应用雌激素及钙剂（用或不用维生素D）时，脊柱骨折发生率降低60%。

2. 应用雌激素替代疗法的适应证及禁忌证

（1）适应证：对有骨质疏松高危因素者，如白种人或东方人、有骨质疏松家族史、相对年轻已有骨质疏松、曾行手术停经、绝经后10~15年内有多个椎体骨折以及瘦小体型者均可给予雌激素替代治疗。其他如有潜在加速骨丢失因素，如钙摄入不足，高蛋白饮食，不喜活动，某些生活习惯如抽烟、酗酒、嗜饮咖啡等也应进行雌激素治疗。绝经后10~15年，由于加速骨丢失时期已度过，这一阶段正是雌激素发挥的有效时期。雌激素虽仍可应用，但作用已不大。

（2）禁忌证：对有乳腺癌病史或家族史，曾患良性发育不良性乳房疾患、子宫内膜异位及子宫肌瘤、以前应用雌激素曾出现栓塞性静脉炎、凝血机制障碍等并发症者不应给予，对有不明阴道出血、骨硬化患者也不宜应用。

3. 雌激素给药时间 绝经后应尽早开始，此时正是骨转换加速期，效果最好。用药时间至少5~15年，要持续用药，最好为15年或更多。卵巢切除后短时间开始给药，10年内可不出现骨丢失；3年内给药，骨量增加较少，但统计学尚显著；6年后给药，虽可延缓骨丢失，但均达不到正平衡。

Nachtigall（1979）按月经周期联合用药（马结合雌激素0.625mg/d，每个月加用醋酸甲羟孕酮10mg 7日），绝经后3年内使用，骨矿盐每年可净增0.87%；如3年或3年后使用，可大致维持骨矿盐水平，骨丢失每年0.05%，正常为每年1%。

Notelovitz（1985）建议如无禁忌证，雌激素长期用药可持续到65岁，再根据中轴骨及四肢骨的BMC作出决定，如BMC水平较高可停药，否则仍可继续应用，因雌激素对维持钙平衡有关。女性绝经后，加速骨丢失持续5~6年，以后减慢，65岁后其骨量丢失大致与男性相等。

雌激素的缺点是停药后骨丢失加重加快，约为每年2.5%，4年内将下降至绝经后未用药者水平。Christiansen联合应用雌激素及孕激素，BMC增加3.7%，对照安慰组下降5.7%，雌激素停用后，骨丢失率与安慰组相似。

4. 雌激素剂型及使用方法 常用雌激素合成衍生物有炔雌醇、乙炔雌二醇甲酯或美雌醇（mestranol）。对骨质疏松症患者给予炔雌醇，如小于15μg/d，骨量将有净丢失；15~25μg/d，骨量可以维持；大于25μg/d，骨矿盐可增加。手术停经后6周内给予乙炔雌二醇甲酯，平均24μg/d，可保持骨量。

马结合雌激素（conjugated equine estrogen）目前较为常用，适宜剂量为0.625mg/d，每个月给药25~26天，如此可防止骨丢失。小于此剂量无效，给予0.625mg/d或1~25mg/d，BMC相同，较大剂量并无必要。

孕激素本身具有抗骨吸收作用，对骨细胞糖皮质激素受体也具拮抗作用。孕激素与雌激素联合应用可防止后者诱发乳腺癌的作用，并能防止阴道出血。常用孕激素有孕酮（progesterone）、炔雌烯醇（lynestrenol）、乙酸甲地孕酮（megestrol acetate）及乙酸甲羟孕酮（medroxyprogesterone acetate）。一般主张在月经周期第12~15天至25~26天应用，也有的主张每个月应用7日。雌激素与睾酮联合应用可使骨密度得以维持。目前根据个体情况可采用选择性雌激素受体调整剂（SERM）。

雌激素与钙剂联合应用可降低骨丢失率。为维持钙平衡，每日摄入钙540mg，实际吸收仅为140mg（吸收分数25%），鉴于绝经后尿钙排泄180mg/d，因此联合用药时，钙摄入量应增至800~1200mg/d。联合应用钙剂可降低雌激素用量，减少其副作用。如应用马结合雌激素仅需0.3mg/d。

雌激素制剂一般为口服或注射剂。肠外途径可不经肠肝循环，减少某些心血管并发症（如高血压）、长效制剂如浓度不合适，会增加并发症。经皮制剂（如雌激素霜）虽可防止绝经后症状，但能否减少骨丢失尚需进一步观察。

5. 雌激素的副作用 长期应用雌激素可引起头痛、抑郁、高血压、血管栓塞及肝胆疾患，有时需停药进行相关检查。血清三酰甘油可升高，不正常阴道出血常反映内膜组织脱落、内膜增生或恶性肿瘤。单独应用雌激素可使乳腺癌及子宫内膜癌发病率提高，有报道子宫内膜癌可增加3~8倍，甚至更高，对乳房肿块、疼痛或异常阴道出血应提高警惕，必要时作乳房造影。

应用孕激素在月经前可出现头痛、激动，减弱雌激素对血浆脂质的良好作用，对子宫已切除者，不用同时给孕激素，对未怀孕妇女而月经仍持续给孕激素者更应注意。长期服用雌激素，可使门静脉中雌激素水平上升。由肝脏产生的凝血因子，肾素及胆固醇均增高，因此可有静脉血栓形成、肺栓塞，高血压及胆结石等并发症。如果改用皮肤敷贴可大大降低这种并发症。有些报道单独应用雌激素，子宫内膜癌的发病率可增高5~10倍，但如按月经周期，每个月给25日，再在月经周期的后14天加给醋酸甲羟孕酮，则可防止子宫内膜增生及子宫内膜癌的发生。

绝经可防止乳腺癌的发生，因此应用雌激素最严重的并发病为乳腺癌。雌激素与孕酮合用可使乳腺细胞增生。1985年以前单独应用雌激素，乳腺癌的发生率只有轻微增加，但近年来发现用药10~15年或以上者，乳腺癌的发病率可增加50%，可能与联合应用孕酮有关。

绝经前后可以发生一系列症状，如面部潮红、神经衰弱及全身不适等。应用雌激素替代疗法不仅可减轻或改善骨质疏松，还可降低50%缺血性心脏病的发生，可能与低密度脂蛋白（LDL）胆固醇降低而高密度脂蛋白（HDL）胆固醇增加有关。

在细胞水平，雌激素降低BRU的活性，骨转换减慢、在新BMU活性降低及早先存在BMU形成期的短暂间隙中，可能增加少许骨量，因此使骨量保持稳定或使骨丢失减慢，应用雌激素治疗3~4个月，髂嵴活检显示骨吸收表面减少而iPTH升高，说明雌激素可降低BMU对血中PTH的反应。

骨丢失表现为两种不同阶段，一是妇女绝经后有一个快速期，骨松质有大量丢失，另一个是男女性共有的骨皮质与骨松质均丢失的缓慢期、前者估计骨皮质约丢失10%，骨松质约丢失25%。

雌激素替代疗法对绝经后妇女的有益作用可归纳如下：

（1）解除面部发热及潮红。

（2）心理上感觉良好。

（3）解除对雌激素反应组织的萎缩。

（4）降低缺血性心脏疾患的发病率。

（5）降低骨质疏松的发病率。

雌激素的不良作用主要有以下几类：①水潴留；②乳房疼痛；③静脉血栓形成；④高血压；⑤肺栓塞；⑥胆囊结石；⑦子宫内膜癌；⑧乳腺癌。

已经证明，绝经后应用HRT治疗可减少骨量丢失，降低骨折发生率，但何时开始使用及停止时间仍存在不同意见。为此，Schneider等（1997）对年龄≥60岁的能行动的740名白种人妇女进行观察，有69%应用HRT治疗，其中30%观察时仍在应用，研究对象包括229名从未应用者，229名过去早期应用者，56名过去晚期应用者，29名观察时晚期应用者及197名持续应用者，后者最长应用达20年，如对BMD进行年龄校正，无论应用多长时间，从绝经后即开始应用或在60岁以后应用，观察时仍应用者有最高BMD值。晚期应用平均年龄78.6岁，开始应用年龄68.6岁，仅45名在65岁以后开始，18名为观察时应用，过去在60岁以后应用者较早期应用者有较高的BMD。观察时晚期应用时，观察时持续应用者及过去应用者均较从未应用者在桡骨最远端、桡骨干中部、髋部及椎骨有较高BMD，2/3妇女曾应用HRT，1/3以上观察时仍在应用，凡应用20年以上其BMD最高；70岁妇女尽管停经后两年以内即开始接受HRT治疗，但平均应用10年后停止，仅较从未应用者BMD稍高，在过去应用并新近停止者BMD较高，看来HRT仅在应用时能保存骨量，一旦停止，只能维持很短时期疗效，60岁以后开始应用与绝经早期或卵巢切除后应用同样取得疗效。鉴于绝经后前10年骨量丢失加快，本文结果颇使人费解，也不清楚在晚期开始应用者，其心血管风险是否增大。

HRT对预防骨折的发生已有充分论证，5年治疗可降低椎骨骨折50%~80%，对其他骨折如髋部、腕部骨折等可降低25%，长期给予（10年或10年以上）则可降低所有骨折发生率50%~75%，绝经后5年以内，HRT可维持或可能增加BMD；如开始应用较晚，仍可在1~3年内增加BMD 5%~10%。HRT如持续进行，疗效可一直维持，但一旦停药，疗效很快消失。

绝经后妇女如其BMD *T*值<−2.5*s*或曾经有过椎骨骨折，应进行HRT。骨质疏松性骨折研究（SOF）强调绝经后早期及持续HRT的重要性，医生在决定应用HRT时还应考虑其对心血管疾患及癌症的影响。

【降钙素】 降钙素为一种抗骨吸收剂，能强有力地抑制骨吸收，同时应用于预防性及恢复性治疗。不少文献提到降钙素不足是引起骨质疏松的病因，但这种不足是由于其绝对值减少或对静脉钙输注反应较差尚未肯定。不少文献报道鲑鱼降钙素（sCT）可暂时增加或较持久稳定骨量。Gruber（1984）应用中子激活分析测定全身钙量（TBC-NAA），发现肌内或皮下注射 sCT 100U/d并同时给予钙及维生素D 18个月后，其TBC较对照组仅给予钙及维生素D者增加2%，治疗组到26个月后虽无骨量丢失，但疗效下降。这说明降钙素主要抑制骨吸收而减少骨量丢失，同时有短暂的骨量增加。sCT日剂量100U对骨质疏松妇女足以稳定其骨量，但长期持续应用后，由于受体部位调节能力降低，或由于iPTH增加，出现抗调节机制而产生抵抗使疗效下降。减少剂量、隔日应用，或间断与羟乙二膦酸（EDHP）应用能增加疗效。sCT较人CT（hCT）疗效大50~100倍；猪降钙素（PCT）较长期应用后常伴以甲状旁腺功能亢进，疗效很差。

降钙素作用于肾脏，主要对近端小管，可加强1α-羟化酶的活性，促使25-$(OH)D_3$产生1，25-$(OH)_2D_3$，其增加尿钙、钠及水分的排泄只有较小生理意义。

降钙素最主要靶器官是骨骼，有高骨转换时，降钙素能迅速抑制破骨细胞活性，降低血钙，对于正常成年人虽然对血钙水平影响较小，但当有高转换时，如在变形性骨炎可引起明显低钙血症，并能使破骨细胞数目大大降低，说明破骨细胞从其前体产生受到抑制。

随着年龄增长，多数报道降钙素水平亦随之下降，对与年龄有关的骨丢失有一定关系，这正是用来预防与年龄有关的骨质疏松的理论基础。

降钙素的防治效果与骨质疏松症患者的骨重建情况有关，有的有反应，有的无反应或反应很差，一般认为在绝经后头几年内或围经期，应用降钙素效果最好，与降钙素直接抑制骨吸收活动有关，而反应慢者可能与继发性甲状旁腺功能亢进、维生素D代谢产生增加及肠钙吸收增加有关。

降钙素止痛效果显著，对骨痛尤为明显。降钙素存在于中枢神经系统中，在脑的疼痛感受区有与降钙素的结合部位。降钙素犹如神经递质，直接参与疼痛管制，患者应用降钙素止痛时，血液内源性类阿片物质特别是 β-内啡呔升高。静脉输注降钙素后，β-内啡呔与ACTH免疫活性平行增加，说明可能来源于垂体。

降钙素在治疗骨质疏松方面，其降低骨量丢失及止痛效果都比较肯定，但费用较为昂贵，长期反复注射，患者很难坚持，另外少数患者注射后可出现面部潮红、恶心与呕吐。

降钙素鼻喷剂的出现弥补了上述缺陷，不仅使用方便，而且消除了一些副作用，其应用日益普遍。

雌激素替代疗法能影响内源性降钙素的产生率。Reginster（1989）对一组健康绝经后妇女每天给予孕马结合雌激素（premarin）0.625mg/d，30天后，4例血清雌酮、雌二醇及降钙素均明显升高，停药后30天（即给药后60天）降钙素下降至原水平。这说明雌激素与内源性降钙素产生的关系，也说明降钙素在绝经后骨质疏松的病因上所起的作用，可能雌激素的疗效是经降钙素介导而产生的。

一组实验发现应用小剂量降钙素鼻喷剂，50U/d，每周5次，同时加用元素钙500mg/d，也是每周5次，经过2年治疗，对$L_{2\sim4}$应用双光子检测，骨矿密度（BMD）始终维持，而对照组仅用元素钙者明显下降，说明降钙素鼻喷剂有明显保护骨量、防止丢失的作用。

应用小剂量降钙素鼻喷剂后可出现特异性抗sCT 抗体，其出现率6个月为39%，12个月为52%，18~24个月为61%，但无论出现抗体与否，其BMD仍保持不变，特异抗体的出现并不影响其疗效，也无需停药。

降钙素对骨转换相较快的骨松质如椎体减少或停止骨丢失的效果较含骨皮质相对较多的前臂骨更好，但也有不同报道。Mazzuoli（1986）隔日给予sCT 100U，1年后前臂骨矿量增加13%。Overgaard（1989）应用双盲法观察一组有前臂骨折的中度骨质疏松症患者，每日给予降钙素鼻喷剂者（200U），无论用单光子吸收仪检测前臂骨或用双子光吸收仪检测脊柱，其骨量均有小量增加，而对照组骨量每年下降2%。生化检测骨形成指标（ALP、BGP）及骨吸收指标（尿Ca/Cr）均明显下降，而对照组无改变。降钙素鼻喷剂不产生代谢、血管或肠胃副作用，无局部刺激，因此对于妇女绝经后10~15年内是防止骨量进一步丢失有效的治疗方法。

单独抑制骨吸收并不能恢复正常骨量。不少作者试图与增加骨形成制剂联合用药，sCT与生长激素合用并不能增加骨量，由于磷输注可以防止PTH对钙磷平衡的副作用，又因降钙素可增加尿钙磷排泄及降低血磷，磷还可以刺激PTH分泌，间接激活骨重建，促进成骨细胞功能及骨形成。因此可考虑与磷合用。Maria（1983）在一组双盲观察中，每3周给予降钙素50U 5天，并持续口服磷酸盐1.5g/d，与单独用磷酸盐治疗或不给任何治疗者比较，其髂骨活检显示骨形成表面及骨小梁体积明显增加，其桡骨骨皮质应用单光子吸收仪检测亦保持恒定，而其他组下降。这项观察说明降钙素与磷酸盐联合应用可提高疗效。

降钙素（CT）对绝经后妇女能稳定并增加BMD，主要是椎骨骨松质并呈剂量依赖性，但对骨皮质特别是髋部还无有效证据。Overgaard等（1992）的随机有对照的试验显示，每日应用sCT鼻喷剂2年能减少椎骨骨折发生率75%，但有相当范围不肯定，对非椎骨骨折很难作出结论，Kanis等（1992）报道应用降钙素，髋部骨折发生率可降低24%。循证医学分析显示，降钙素适应于高危妇女，以前曾有骨折，合并其他危险因素及低BMD者。

降钙素属于多肽类物质，有过敏反应者应慎用或禁用。在使用降钙素前应补充钙剂和维生素D。长期使用降钙素者应注意“脱逸”现象，即随着剂量的增加和疗程的延长，降钙素的作用减弱或消失，这可能与降钙素受体的活性改变有关。

【双膦酸盐（bisphosphonates）】 双膦酸盐的P-C-P替代骨内焦磷酸盐P-O-P结构，具有抗骨吸收能力。它可使破骨细胞数量减少，活性降低，骨激活频率也降低。

第一代双膦酸盐——羟乙膦酸盐（etidronate，EHDP）虽使骨吸收被抑制，但能阻滞正常骨组织矿化，增加了骨折发生率。大剂量应用时，还可引起呕吐、腹泻等肠胃道症状，降低肠道对钙的吸收，抑制1，25-$(OH)_2D_3$的合成。

经过改变侧链，不断合成新型双膦酸盐，大大提高疗效，第三代双膦酸盐Alendronate对骨吸收的抑制作用为EHDP的1000倍，脊椎骨密度明显增加，而且毒副作用明显降低，骨肠道耐受性好。

在防止椎骨骨折（vertebral fracture,VF）复发上，周期性应用EHDP治疗，可降低新VF发生率，BMD中度增加，但治疗后1年，VF仍有发生，不清楚是否干扰正常骨的产生。EHDP属于第一代双膦酸钠，其理化特性可以损害骨矿化及结晶化，EHDP在具高骨折危险度预防VF复发上有相当效果，口服低生物有效性和给药方法不良顺应性均妨碍其治疗效果，产生骨质疏松的细胞机制可以调整对EHDP治疗的反应，通过生化标志物，在高转换患者，抗吸收制剂在增加BMD更为有效。

Thomas（1999）对32例[年龄（64 ± 1.8）岁]至少有1个骨质疏松性VF患者给予EHDP治疗，基本情况是新发生VF体格指数（body mass index）明显较未新发生VF者为低，分别为（23.3 ± 0.6）kg/m^2及（26.9 ± 1.0）kg/m^2，$P<0.05$，过去发生VF数目各4.0 ± 0.4各及2.4 ± 0.4，无显著性差异，平均年龄各67.8 ± 3及62.6 ± 2.2，无显著性差异，骨小梁骨体积为11.6% ± 1.2%及15% ± 0.9%（$P<0.05$），骨小梁数目为1.06 ± 0.08及1.27 ± 0.05，新发生VF者较未新发生VF 者明显为低，骨吸收指标两者无差异，但骨形成率（BFR）前者是后者的2倍（$P<0.05$）。经1年治疗后，两组在破骨细胞数目，活跃侵蚀表面及骨吸收深度均明显降低（$P<0.01$）。在较小程度上，矿物堆集率及ALP水平亦有所降低（$P<0.05$），两组矿化均无损害，应用X线微分析，骨矿无异常，但在新发生VF组，其Ca/P在治疗期间有明显增加。本研究显示，在应用周期性EHDP治疗1年期间，新发生VF与组织学缺少反应或诱发矿化异常均不相关。在BFR降低及较少骨小梁连结的情况下，治疗早期更易发生VF。

应用周期性EHDP治疗是否可以减少新的VF发生？从该研究结果来看，其主要论点如下：

1. 患者在治疗期发生VF可能与治疗无关　新发生VF组，其单位面积活跃破骨细胞数目经1年治疗后明显降低，这与离体EHDP诱发破骨细胞募集降低相一致，还可以看到完全骨陷窝深度明显降低，这种变化系由于破骨细胞因凋亡致生命周期降低。另外，这些患者血清ALP降低20%~30%。尿羟脯氨酸与骨转换降低有关，两组在这些方面并无差异，因此新发生VF非由于对治疗缺乏反应所致。

2. 周期性EHDP治疗是否能干扰正常骨的产生　实际上，EHDP并非选择性地分布于破骨细胞，它能抑制矿化，但在治疗1年后，并未看到有矿化损害的组织学表现，其血清iPTH无改变，而血清ALP降低，仅个别发生不典型或无症状性软骨病，双膦酸盐能产生焦磷酸盐，与结晶强度结合，抑制或减缓其形成。实际上，在新发生VF组，还可看到钙含量及骨小梁边缘Ca/P增加，基准低BFR经过1年治疗进一步降低，或许有利于良好的矿化骨更快出现，这个事实正好支持被双膦酸盐诱导的持久低骨转换，通过提高矿化程度而增加BMD，由于这种现象仅在新发生VF组看到，还不能排除诱导更脆的骨小梁的可能性，两组在骨小梁的边缘至间质部分均能看到Ca/P轻度增加，说明结晶进一步矿化，即次级矿化。

3. 骨质疏松骨小梁的结构损害可能降低EHDP的作用　EHDP可以稳定两组骨小梁数目，骨小梁体积/组织体积（BV/TV）的变化系由于完整骨小梁的增厚，EHDP只能防止骨小梁网进一步损坏，随后对骨强度起作用，尽管有骨量降低，较高的骨转换可以增加骨小梁穿孔和破坏的危险度。在任何BMD水平，以BFR代表的骨转换与VF率均直接相关。

4. EHDP可以调整因细胞活动变化产生的骨质疏松　新发生VF组的BFR及活性频率

较未发生VF组明显为低，较低的BFR通过缓慢充填重建间隙，减弱EHDP的治疗作用，并随后使骨强度增加。抗吸收治疗通过降低高BFR而不是BMD变化，随后减少骨折率，抗吸收制剂尽管只能有限改善BMD水平，但可以提高骨的质地而降低VF发生率。如果在疾病早期给予周期性EHDP治疗，通过较好的组织学及临床反应，可以防止绝经后早期骨丢失。

据Lyritis（1997）报道，应用EHDP治疗绝经后骨质疏松4年，在第1年即可降低骨折发生率3倍。治疗后4周，重建生化标志趋于新的稳定状态，组织形态计量学显示重建间隙得到充满。

可以认为，采用周期性EHDP治疗第1年，新的骨质疏松性VF系由于BFR及小梁间连结断裂所致，可以预期以后将会出现较好的组织学反应，不会因异常矿化或骨小梁不完全结晶化而发生骨折。

阿仑膦酸钠（alendronate sodium），作为抗骨吸收制剂可降低骨转换，从而增加骨量，仅几个月治疗就能显示BMD增加，在其他抗吸收剂要取得如此效果至少需要1年。阿仑膦酸钠的骨吸收指标减少早在治疗后1~2个月就出现，而骨形成指标则需要3~6个月。

监测骨质疏松治疗应用骨转换标记物，昼夜变化约50%，日间变化10%~30%。血清测量变化似较尿改变为少。骨转换标记物对治疗有不同反应。经双膦酸盐治疗后，交联的末端肽较游离交联有更大变化。

Braga De Castro Machado（1999）对26例绝经后骨质疏松妇女（BMD *T*值<−2.5）随机以2：1比例分别给予阿仑膦酸钠10mg/d和碳酸钙500mg/d，或仅单独给予碳酸钙共6个月。所有患者在给药前1周及给药当天两次采取血尿样本作为基准水平，以后在给药后4、8、12、24及25周再进行检测。仅在给药后24、25周用DXA检测。结果各种测量给药前后差异（括弧内数据为短期差异），髋BMD 4.3%（2.5%），交联末端肽（NTX）49%（10%），游离脱氧吡啶啉（iFD-Pyr）22%（12%），骨钙素（OC）28%（13%），骨碱性磷酸酶（BALP）31%（13%），Ⅰ型胶原末端原肽（CICP）31%（11%）。6种标记物中，5种对治疗有明显反应，但存在反应大小不同及变异，生化标记物似较给药后6个月应用DXA可更好监护。

Braga de Castro Machado的观察NTX降低，Garnero也发现给予阿仑膦酸钠4周，NTX降低65%，但给予阿仑膦酸钠5mg/d者降低45%。所有患者对阿仑膦酸钠治疗NTX均有较好反应。BMD与生化指标不相关，可能与观察时间仅半年，时间较短有关。Garnero则发现绝经后骨质疏松症患者应用阿仑膦酸钠后2年与BMD，3个月与生化指标显著相关。该作者认为在监控阿仑膦酸钠治疗效果时，6个月宜选用生化指标，但首期随访BMD也能有所改善。

有6例报道应用双膦酸盐治疗骨质疏松，但试验设计、用药及结果不同，3例显示椎骨骨折发生率下降，但对非椎骨骨折效果不明显，1例报道无效，1例报道反而增加，第6例报道应用阿仑膦酸盐显示患者以前曾有脊椎畸形者对椎骨，髋部及腕部骨折均能降低骨折发生率。根据多数报道，可以合理估计双膦酸盐对椎骨、髋部、腕部骨折发生率各能降低约50%。

一个重要发现是，在应用双膦酸盐患者，停药后，其增加的BMD椎骨6%~8%，髋部4%至少在3年内仍可保持不变，但仍需长期观察，如果BMD级继续保持，说明短期治疗也有效。需要指出的是，BMD变化并不能准确预测骨折的发生率，即使骨丢失未能停止，但因抑制正常骨重建，骨折发生率可能恢复到治疗前水平。

乙羟基膦酸盐对获得骨量与阿仑膦酸钠效果相似但较慢，其对新发生骨折的预防也较差。服用阿仑膦酸盐必须在清晨进餐或饮水前半小时。

【氟化物】 氟在体外可直接刺激成骨细胞，表现为细胞增殖及ALP合成增加。经用氟治疗患者的骨活检显示骨形成表面增加，其类骨质宽度增加，但同时伴有骨矿化缺陷，后者与治疗剂量有关，适当合用钙剂可部分弥补这种缺陷。

氟为亲骨元素，可以替代羟磷灰石中的羟

基而形成氟磷灰石，减少骨盐结晶的溶解性及反应性，但可加强其稳定性。长期高氟摄入可引起氟骨症，表现为骨硬化或骨软化，伴骨结构减弱。

应用氟治疗骨质疏松，曾经设想利用其骨硬化的效果而尽量减少其毒性作用。很多临床与实验报道对此表示怀疑。给予氟化物治疗4年者，腰椎BMD每年可增加5%~10%，直至4年。

为减少应用氟化物治疗出现的矿化障碍，多数作者主张同时给予制剂1500mg/d，还可以防止由于继发性甲状旁腺功能亢进引起的骨吸收增加。过去有些作者建议给予药理剂量的维生素D以防止矿化缺陷，但这并不需要，给予800~200U/d即可。

氟化物治疗过程中可出现两种主要副作用，一为胃刺激，患者有厌食、恶心、呕吐，5%~25%的人出现此种症状，但多为轻度，一般只要将每日剂量分次服用，餐中服用或改为缓释剂型即可消除；偶尔症状比较严重，甚至出现胃出血，应经常检查患者粪便潜血反应。另一突出副作用为下肢疼痛，20%~35%服用氟化物者可出现负重肢体关节周围痛，半数患者可因不完全应力骨折所致，骨扫描常显示干骺端出现核素摄取增加。

应用氟化物治疗虽然椎体骨小梁BMD增加，但其压缩骨折发生率并不减少。长骨骨折发生率为对照组的3倍，说明氟化物治疗虽可增加骨矿盐结晶性，但可增加骨质脆性，减少其弹性及张力强度。

氟化物中的F能替代羟磷灰石（HAP）中的OH^-，形成氟磷灰石晶体，能抵抗骨吸收。氟化物还能抑制成骨细胞内特异性磷酸-酪氨酸-蛋白酶的合成，增加细胞内磷酸-酪氨酸-蛋白，刺激成骨细胞有丝分裂，促进成骨细胞活动。在机械外力作用下产生的强大压电流，能刺激成骨细胞沿外力作用线活动、促进骨形成，氟化物能增加骨量特别是中轴骨的骨量。

氟化物虽能形成新的类骨质，但矿化不良。在应用上存在剂量依赖性，剂量过少不起作用，长期应用大剂量还可引起继发性甲状旁腺功能亢进。实验报道对此表示怀疑。每日给予氟化物1mg/kg，使血氟浓度维持在5~10mg%，只能使60%的患者骨密度增加，其他人为何无效尚不清楚。给予氟化物治疗4年者，腰椎BMD每年可增加5%~10%，直到4年。骨量增加主要在中轴骨的骨小梁而四肢骨的骨皮质并不增加，甚至有所减少，可能应用氟治疗后，全身骨量重新分布，使四肢骨中的骨量转移至中轴骨。股骨近端虽然含大量骨皮质但BMD亦增加，也许是此处获得的骨小梁超过骨皮质丢失。Riggs（1990）对202例绝经后骨质疏松妇女连续4年给予氟化物及钙剂治疗。与应用安慰剂及钙剂治疗者比较，发现腰椎BMD大量增加，股骨颈中度增加，而桡骨中部有轻微减少。患者应用氟化物加钙治疗者其长骨骨折发生率为对照组的3倍，这说明氟化物治疗虽可增加骨矿盐结晶性，但可增加骨质脆性，减少其弹性及张力强度。鉴于氟化物治疗存在上述缺点，目前在治疗骨质疏松方面已不列为常规药物。仅在少数情况用其他治疗不见效，可在严密监控下有选择地试用。

氟化物通过加强对成骨细胞的募集及分化而刺激新骨形成，其对成骨细胞的确切作用仍不清楚，骨对氟化物的反应也不肯定。一般认为，给予氟化物可增加压缩强度，但减少弯曲强度。

归纳起来，氟化物的作用机制如下：

（1）F^-能替代羟磷灰石（HAP）中的OH^-，形成氟磷灰石晶体，较HAP更能抵抗对骨的吸收。

（2）在机械外力作用下，氟磷灰石晶体能产生强大压电流，可以刺激成骨细胞沿机械外力作用线方向的活动。

（3）氟化物可以抑制成骨细胞特异性磷酸-酪氨酸-蛋白酶的合成，使成骨细胞内的磷酸-酪氨酸-蛋白的含量增加，是刺激成骨细胞有丝分裂的促进剂。

氟化物以口服为主，其剂型可为片剂、粉剂或溶液。NAF缓释剂虽在1995年经FDA的内分泌及代谢药物顾问委员会同意，但尚未经FDA最后批准。长期服用骨皮质强度可减弱，

10%~50%患者可有关节周围病痛，可能与骨转换加快致发生应力微骨折有关，停药后症状即可消失。包有肠溶衣的片剂可减少胃肠道副作用，如消化不良、恶心、呕吐等。但当剂量达50mg时仍有20%~30%的患者可出现症状，如用缓释剂同时伴碳酸钙或换用一氟磷酸盐可减轻副作用的发生。Pak等（1994）应用低剂量（50mg）缓释剂，其副作用的发生率与服用安慰剂者相似，但Dambacher等（1986）应用剂量为80mg缓释剂仍有47%的患者发生下肢疼痛及肿胀，需要暂时停用。

循证医学间接观察，氟化物可增加中轴骨骨密度，但非负重肢体骨的骨密度甚少变化甚至减少。Riggs等（1990）报道应用氟化物治疗，脊柱骨密度每年增加7.8%，髋部每年增加2.5%（$P<0.0001$），但桡骨中部每年减少1.4%（$P<0.0001$），这个结果引起人们怀疑，是否骨松质BMD的增加是以减少骨皮质BMD为代价而使肢体骨折危险度上升？随访6年的结果显示，腰椎BMD较基线增加50%，而桡骨干降低10%。其他作者的报道基本相似，Dambacher等应用氟化物治疗3年后，骨松质BMD较对照组增加8%，但桡骨总BMD两组均降低4%。Pak等的4年治疗结果表明，脊柱BMD每年增加4%~6%，安慰剂组无改变（$P<0.001$），股骨颈治疗组BMD头2年平均增加2%（$P<0.001$），对照组增加1%。

Riggs等（1994）对老年绝经后妇女至少有1个或1个以上骨折者隔日给予NaF 60mg及90mg（平均75mg/d）。经4年观察，新的脊柱发生率减少1.5%（$P=0.32$），但非脊柱骨折却更常见（$P<0.02$），特别是接受治疗者；在此基础上继续治疗2年（共6年），脊柱骨折发生率仅较观察4年者略有减少，非脊柱骨折仍高于4年观察的2倍，髋部骨折在4年及6年观察增加3倍。

多数报道显示，氟化物对BMD的作用从有效、无变化到无效，差异较大，决定于制剂类型、剂量、检查部位及评估标准等，仅Pak等（1995）应用50mg及80mg缓释NaF，在新的脊椎骨折发生率统计学上有明显减少，Riggs（1994）应用的75mg虽有减少，但无统计学意义。欧洲一些报道虽然应用一氟磷酸盐同时补充钙可降低脊椎骨折的发生率，但Meunier（1996）大量报道应用相同方案，治疗组与对照组并无差异。

综上所述，应用小剂量缓释氟化物辅以钙剂可防止副作用。Pak的经验可以减少脊椎骨折发生率达50%，但对其评估有±25%不定成分，而且还无防止非椎骨骨折的更好措施。需要强调的是，对慢性肾衰竭患者，应禁用氟化物，因可招致毒性聚集，另外骨软化患者因氟化物可抑制骨矿化，也不宜应用。

一种新型氟化物——氟磷酸盐（MEP）由单氟磷酸谷酰胺、葡萄糖酸钙和枸橼酸钙组成，相当于氟50mg和元素钙150mg。Gambacciani（1995）报道服用MEP后，骨松质和骨皮质的BMD均有增高，由于MEP含氟量较低，可避免血清氟较大增高，既可增加椎骨的骨密度，降低椎骨骨折发生率，同时骨皮质的BMD又无任何下降，MEP内含钙充足，更能有效利用，且MEP在胃内不会形成氟氢酸，可减少胃肠道反应。

氟化物有一定应用前景，但有些问题仍需进一步研究：

（1）应用新型氟化物或间歇服药方法，通过药动学方法监测个体血浆氟化物浓度或骨中氟化物含量，是否可提高治疗的安全性？

（2）在应用氟化物时，补充1，25-（OH）$_2$D$_3$是否会缓解骨关节的副作用？能否进一步增加疗效？

（3）氟化物作为促进骨形成的制剂，与抑制骨吸收药物如雌激素、降钙素或双膦酸盐等联合应用，是否会进一步改善骨质疏松的现状？

【甲状旁腺激素（PTH）】 应用雌激素、双膦酸盐或降钙素能防止骨丢失并诱导增加3%~5%骨量，再充填重建间隙，但并未显著刺激净骨形成。通过抑制骨转换保留骨，防止已有明显骨丢失者骨折的风险保护不够充分。合成制剂由于刺激骨形成而增加骨强度，对已明确诊断为骨质疏松者，防止骨折可能提供更好的保护。

间断性给予人甲状旁腺素（hPTH）已有60年历史，在很多动物模型及人，已证明PTH可刺激骨形成并获得净骨量及增加强度，但对人骨皮质，PTH的作用常有不同，有的甚至降低。PTH对大鼠骨皮质的合成作用通过组织形态计量学及生物力学检测已被显示，但因大鼠无正常哈弗斯系统重建，很难分析PTH对其皮质内骨转换，大鼠对PTH的反应主要限于骨内，外膜表面，应用犬、羊、雪貂或猴也因标本过小，难以进行可靠的统计分析。应用PTH 1~34除刺激净骨量增加，也在这些大动物引起高钙血症。

临床试验证实，PTH对雌激素缺乏的年轻妇女、老年性骨质疏松等多种原因所致的骨质疏松均有良好的治疗作用。PTH治疗疗程在6~24个月，可单独使用、周期用药或与降钙素、双膦酸盐、雌激素等联合应用。文献指出，采用剂量为400~500U/d的人PTH治疗疗程短于2周时，骨量未见增加。改用高剂量（800U/d）的PTH和较长的疗程（4周）后，腰椎和股骨颈部位的BMD明显增加。值得注意的是，采用PTH间歇用药时，为防止出现骨皮质"盗骨"现象，即骨皮质骨矿含量下降，总骨矿含量增加，应加用雌激素等药物。

【他汀类药物】 有研究证实，作为HMG-COA还原酶抑制剂的他汀类药物能够促进啮齿类动物的骨形成，其机制与促进BMP-2的基因表达有关。统计资料显示，他汀类药物可升高BMD约3%，但能使骨折危险性下降60%，提示他汀类药物可能是通过升高BMD以外的途径来降低骨折危险性的发生。他汀类药物抗骨质疏松的作用机制较为复杂，可能涉及多种因素，有文献指出可能与促进骨的形成有关。

【其他】 地诺单抗（denosumab）为目前全球唯一的治疗骨质疏松的生物制剂，已获美国FDA及欧盟委员会批准。它是一种特异性靶向核因子κB受体活化因子配体（RANKL）的人IgG2单克隆抗体，通过阻止受体结合，能抑制破骨细胞的分化、活化和发展，减少骨吸收，增加骨密度，用于治疗绝经后妇女具有骨折高风险的骨质疏松症。目前认为具有较好的安全性和有效性。

第四节　氟　骨　症

氟骨症（fluorosis）是一种以成骨活跃及骨转换加速为特征的疾病，又称为地方性氟骨症，系因长期摄入过量氟化物引起，是我国迄今为止仍然广泛发生的地方病，我国高氟地区分布相当广泛，主要发生在乡村，因主要饮用井水，无论在平原或山区都有流行。氟骨症是一种全身性慢性隐袭性疾病，对人类健康造成严重危害，甚至造成终身残疾。我国多年来对此病已做了大量研究，并在防治上取得很大的成绩。

一、氟化物的来源与作用

（一）来源及代谢

氟是人类必需微量元素之一。氟化物在自然界广泛存在，土壤碱性越大，水含氟化物浓度越高，氟骨症患者主要致病原因为长期饮用高氟水。一般地面水含氟量不超过10.5~26.3μmol/L，浅层地面水约为79μmol/L，高氟地区水氟可为84~526μmol/L，甚至高达1500μmol/L或更高。患者还可通过吸入空气中的氟，如电解铝厂或磷肥厂工人氟中毒，或由于长期食用因储存保管不善造成严重氟污染的粮食及其制品等，均可发生氟中毒。

正常人体各组织中均含有一定量的氟化物，每日摄入小量氟化物可以促进骨骼和牙齿的发育和生长，一些正常酶系统的活动和神经传导也需要有氟的参与。氟化物可通过胃肠道、呼吸道和皮肤吸收，离子氟可以从毛细管壁渗透进入全身各组织，主要贮存于骨骼及牙齿中。

肾脏有保护机体免受或减轻氟中毒的功能，人体吸收的氟约有80%很快经肾排出体外。由于人体每日不同时间尿氟浓度有一定变化，采取24小时尿样更为合理。正常血氟参考值为0.5~10.5μmol/L，尿氟为10~58μmol/L。因各地区水氟含量不尽相同，因而成年人血、尿氟正常值可存在一定差异。

（二）氟化物对人体器官的影响

过量的氟化物对细胞、酶系统、不同器官、系统及生长均有损害。氟可以影响细胞膜的通透性，使血液中肌酸激酶活性升高，导致肌纤维病理性钙化及肌萎缩。氟过量还可以间接干扰需要钙、镁离子的酶系统活性。

氟在机体内的贮存和排泄由肾脏调节，尿氟的排泄通过肾小球滤过，正常情况下，每日经尿液排出的氟可达2.10~5.26mmol/L，长期过量的氟可引起肾小球和肾小管功能的损害，此时尿排氟量减少，氟在体内蓄积而引起氟骨症。肝组织损害程度与接受氟化物剂量及时间长短呈正比关系，慢性氟中毒动物显示肝细胞局限性坏死及脂肪性变，并随时间而加重，肝坏死后释放的氟磷灰石可在坏死灶处形成局部钙化斑。

过量的氟化物对各内分泌腺的影响，甲状旁腺较为明显。一部分氟与血液循环中的钙结合，形成不易溶解的氟化钙，同时羟磷灰石中的羟基（OH—）被氟替代，形成氟磷灰石。由于其溶解度较小，致使骨吸收降低，进一步减少血中Ca^{2+}浓度，难以维持正常钙磷乘积，低钙血可以刺激甲状旁腺分泌过多的PTH，出现继发性甲状旁腺功能亢进，必然引起骨骼改变。

二、氟骨症的发病机制

氟骨症主要表现为骨软化、骨硬化、骨质疏松及异位骨化。

氟骨症根据摄入剂量、时间长短、年龄及摄入钙量高低不同，可引起不同的病理改变。给大鼠小剂量氟化钠可发生骨硬化；但给予大剂量特别在生长期可引起骨质疏松和（或）骨软化。氟化物刺激成骨细胞，促进骨基质形成，需要较多钙盐以成骨。如未能补充足够的钙，将使过多的钙从骨释放而加重骨吸收。长期钙平衡紊乱还可引起继发性甲状旁腺功能亢进。

我国一些边远地区居民，维生素D和钙质缺乏也较普遍，加之营养不良，可同时伴骨软化。肾功能不全时，因尿氟排出减少而血氟增加，氟骨症可进一步加重；同时25-（OH）D_3进一步羟化转变为1，25-（OH）$_2D_3$的过程受到障碍，肠钙吸收减少，血钙降低，PTH分泌增加，促进骨钙释出，也可出现骨质疏松和骨软化。

氟骨症的组织病理可表现为骨硬化型和骨软化型。组织病理学显示。骨硬化型的组织表现为骨皮质环层方向紊乱，哈弗斯系统形成不良，骨小梁数目增多，排列紊乱，小梁间隙变窄，骨小梁表面类骨质形成增多，骨松质有向骨皮质演变的趋势。而当沉积的类骨质不能矿化时，病理表现为骨软化组织改变。

三、临 床 表 现

氟骨症是一种以损害骨与关节为主的慢性全身性疾病，主要表现有腰腿痛及关节痛，严重者可造成关节变形、强直，甚至可造成椎间孔和椎管狭窄，引起神经根病或脊髓病。

患者常主诉腰腿痛及四肢关节痛，多为持续性酸痛，晨起发僵，活动后可多少缓解，静止后加重，随病程加长，疼痛逐渐加重，以致生活不能自理。与此同时，患者还有全身无力、疲乏、头痛、头晕及消化道症状。

患者如自幼生活在高氟地区可同时有氟斑牙，过量的氟对发育中牙齿的成釉细胞有直接损害，妨碍釉质发育，钙化缺陷，失去正常釉质所特有的光泽，牙面粗糙，呈粉笔样，出现白垩样斑点、斑纹或斑块，称为白垩型氟斑牙。由于血源性或食物中色素沉着于釉柱间隙中，牙面可有色素沉着，可呈黄色，褐色或棕褐色斑点或斑纹，随釉柱消失明显，牙质变脆，可出现雀啄样陷窝或不同程度缺损，凹凸不平，甚至磨损、折断或脱落。

四、实验室检查

（一）血、尿氟测定

虽然血、尿氟含量是诊断氟骨症的一项重

要指标，但由于人体含氟量受饮水和食物含氟量（如茶叶、海产品等）、多种金属离子（如Ca^{2+}、Mg^{2+}、Al^{3+}等）以及肾功能状态等因素影响，因此各地区血、尿氟正常值不尽相同。一般血氟正常范围是0.5~10.5μmol/L，尿氟正常范围是10~58μmol/L或1.0~3.0mg/24h。

尿氟测定在筛选或诊断氟骨症有一定意义，但具体到每位患者，不能一律视为氟化物摄入功能的反映。高尿氟可能是早先蓄积于组织中的氟化物由肾脏排出，而低尿氟虽可提示消化道或呼吸道摄入氟的情况，但也可以表示摄入过量的氟化物在各组织中蓄积贮存，或部分摄入的氟由肾以外途径（如皮肤、唾液等）排泄。可见，影响尿氟水平的因素很多，对每位患者应结合具体情况综合考虑。

指甲和头发氟测定：遇收集或保存尿样有困难时，定量测定指甲或头发氟含量，也是一项检测人体贮存氟量的很好指标。

（二）血液生化检查

某些元素可以促进或延缓氟的排泄，还有一些元素能影响氟的吸收和贮存。鉴于氟离子能与多种元素有相互协同或拮抗作用，因此除测定血氟浓度外，还需要检查血钙、镁、铝及磷酸盐等，需要时还可检测PTH、CT、维生素D及其代谢产物、cAMP、Hyp、ALP等，有助于了解氟骨症与多种元素及内分泌腺之间的相互关系及氟骨症的发病机制，更有针对性地制订防治措施。

肾功能检查：不少氟骨症患者可有肾功能不良，影响尿氟排泄，检查包括尿沉渣细胞和管型计数，尿蛋白定性、血尿素氮、尿素氮/肌酐比值等。

五、X 线 表 现

氟骨症的X线表现与病理分型一致。X线改变可为骨质疏松、骨硬化和骨软化。骨周骨增生、韧带钙化或骨化，关节退变和骨发育障碍亦是常见改变（图1-2-4-1~图1-2-4-3）。骨硬化较常见，多位于中轴骨，椎旁的韧带及四肢各肌腱、韧带可见钙化或骨化，关节边缘骨赘形成，关节囊发生钙化。

在地方性氟骨症，骨质疏松可能是唯一表现。年轻患者早期可表现为骨纹理增粗稀疏。常见脊柱骨硬化与四肢骨端骨粗疏同时存在，其原因可能是中轴骨富含骨松质，代谢转换率快，氟沉积较多，当出现继发性甲状旁腺功能亢进时，含氟量较多的中轴骨对骨吸收发生抵抗，而四肢骨发生明显的骨吸收，骨硬化多为广泛性，结构模糊，但很少呈均匀一致的象牙骨样。骨软化亦多见于脊柱和骨盆，可与骨硬化同时存在，骨软化表现为骨密度降低，骨纹模糊，椎体作双凹形，骨盆可出现假性骨折及狭窄变形。

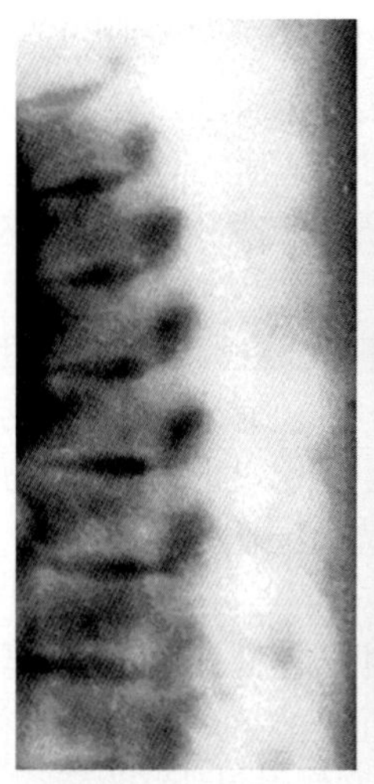
A

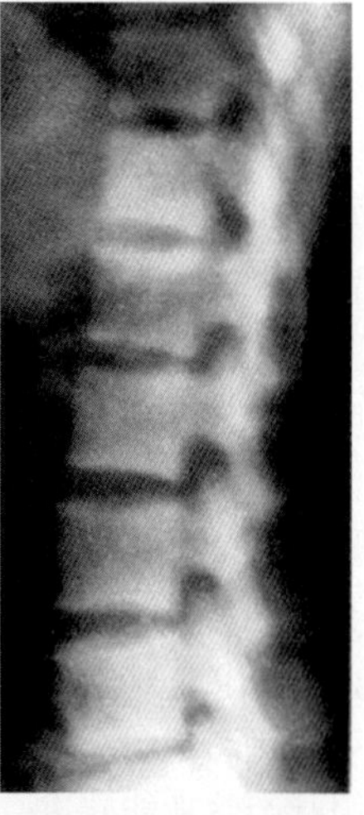
B

图1-2-4-1　氟骨症韧带钙化侧位X线所见
A.胸椎侧位；B.胸腰段侧位

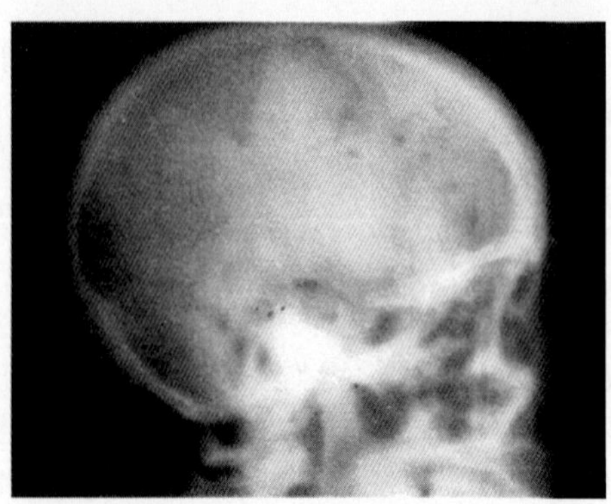

图1-2-4-2　头颅氟骨症骨质硬化X线侧位观

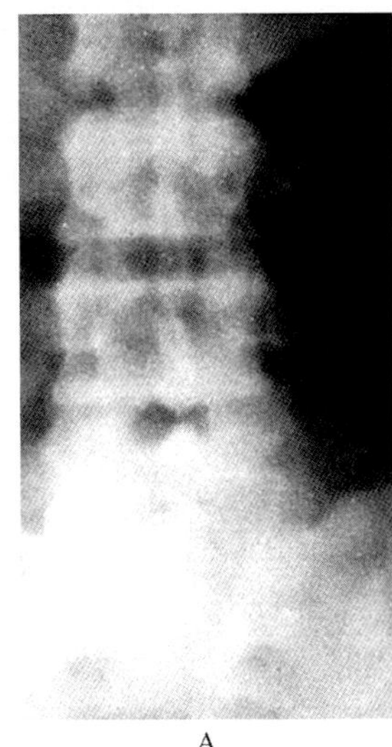
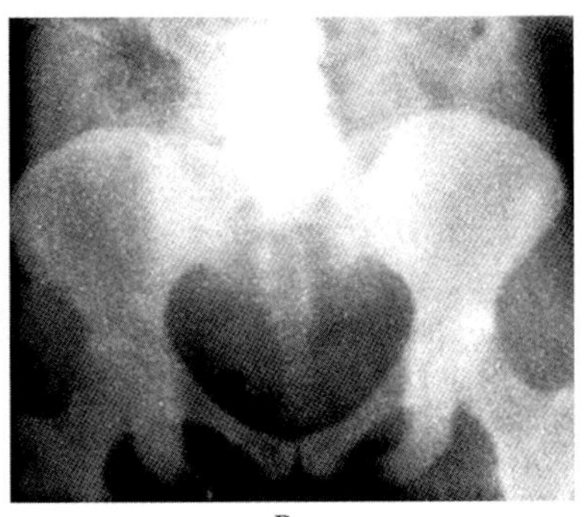

A　　B

图1-2-4-3　氟骨症骨质增生及硬化性改变X线外观

A.腰骶部X线正位观；B.骨盆与骶部X线正位观

脊椎骨尤其是老年人常合并骨质增生及退变改变，并无特殊意义。四肢骨旁可见局限性新骨形成，可呈梭形或花边形，腓骨上段尤为多见。骨周围的血管壁和淋巴结也可钙化，在肋骨下缘，肋间膜可钙化，密度较低，呈波纹状而肋骨加宽，闭孔膜亦可钙化，呈胡须状或花边状。在前臂桡尺骨之间以及小腿胫腓骨之间特别是上段，骨间膜可钙化，最初呈丛状突出，继而如玫瑰刺，最后融合为一片，密度亦逐渐增加，是氟骨症典型症状之一。椎旁韧带钙化可呈竹节状，不要误认为强直性脊柱炎。在关节突前上方黄韧带钙化可呈纵行分节状。

尽管氟骨症在病程不同阶段可表现为骨质疏松，骨硬化或骨软化，还可有骨周骨增生及韧带和骨间膜钙化，但除骨质疏松可单独在年轻型患者出现，常以不同形式合并存在。

六、诊断与鉴别诊断

（一）诊断

氟骨症的诊断主要依据如下：

1. 流行病史　生活在高氟流行区2年以上并患有氟斑牙者。

2. 临床特点　临床表现符合典型氟骨症症状和体征者。

3. 放射学检查　于X线平片上有氟骨症特异性表现者。

4. 实验室检查　应注意有一定意义的实验室检查参数者。

典型氟骨症诊断并不困难，问题是应做到早期诊断，并对不典型者能及时作出正确诊断。典型氟骨症的基本病理改变是骨硬化和软组织钙化，主要表现在脊柱和骨盆，四肢骨因氟磷灰石形成较慢，在氟骨症早期或轻型患者，不表现为骨硬化。一旦发生继发性甲状旁腺功能亢进，PTH增加，四肢长骨可首先引起脱钙。在贫困边远地区营养条件较差，缺乏足够的蛋白质和维生素D，能更多发现骨软化，骨量减少或骨质疏松。X线片仅在骨量丢失相当程度后才能被发现，因此放射学检查不能作为早期诊断的唯一手段，应结合血、尿检查指标，患者营养情况和环境因素综合进行分析。

患者摄入的氟量与尿氟有一定消长关系，但高尿氟不一定与疾病有关，在一些有骨改变的氟骨症患者也可有低尿氟。暂时停止摄氟时，尿氟含量有时超过摄入氟量，骨氟含量诊断意义较大，但受客观条件限制不易采取标本，对大多数患者也不需要。

早期诊断氟骨症在于详细询问流行病史，仔细检查，正确分析各有关化验数据及X线片。在高氟区，应定期对居民普查，及早发现早期患者，使氟骨症的防治取得更好效果。

氟骨症患者关节病变突出者应与类风湿关节炎、骨性关节炎、大骨节症相鉴别，有神经根或脊髓压迫症状者应与颈椎病、椎间盘突出、椎管狭窄等相鉴别，有韧带钙化者应与黄韧带钙化或骨化及后纵韧带骨化等相鉴别，一般多无困难。

（二）鉴别诊断

对氟骨症骨软化型或骨质疏松型，应根据各项生化指标及放射学表现与单纯骨软化或骨质疏松相鉴别。氟骨症多表现为骨硬化（图1-2-4-4和图1-2-4-5），一般在脊柱表现最为突出，还伴有前臂及小腿骨间膜钙化，容易辨认，特殊情况下，需与石骨症鉴别。石骨症的突出X线改变亦为广泛性骨硬化，可累及全身或大部骨骼，亦包括四肢长骨骨干，常双侧对称，好发于骨端，严重者可使皮质与髓腔的界限消失，另外可见髂骨翼出现浓淡交替的同心环影。肾性骨硬化和骨髓硬化症与氟骨症X线表现有些相似，需通过其他实验室指标鉴别。

实验性氟中毒大鼠股骨远端骨计量学的研究显示，低剂量NaF（5μg/g）所致骨硬化较高剂量NaF（25μg/g）严重，所测各项参数包括骨小梁相对骨体积，平均骨小梁宽度，平均骨皮质厚度及单位体积矿化骨含骨细胞数等，均随NaF剂量增加而增加，超过阈值时，对硬化的作用可能发生逆转。氟不仅减少破骨细胞数目，降低其活性，而对成骨细胞也有影响，在阈值以上，成骨细胞的活性受抑制，数目减少。

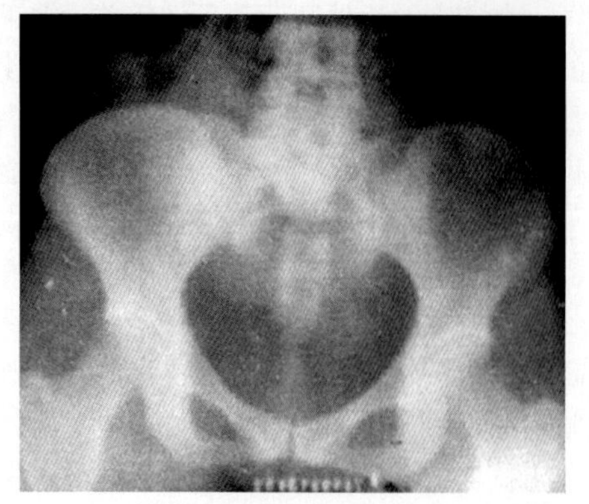
图1-2-4-4　氟骨症骨盆正位X线片显示相邻骨质增生征

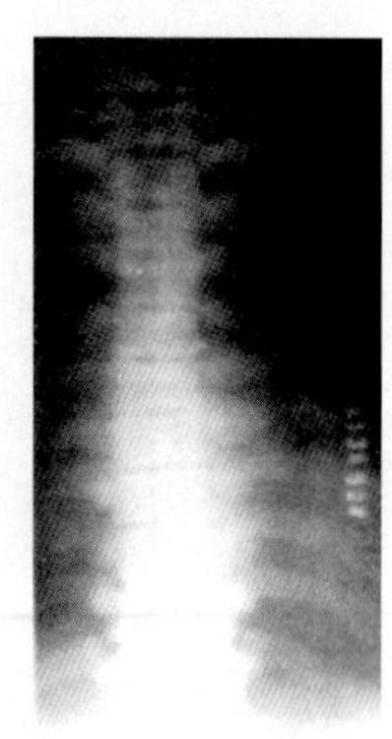
图1-2-4-5　氟骨症脊柱正位X线片显示骨硬化征

对地方性氟骨症患者经四环素标记后，髂骨活检和骨计量检测显示骨皮质和骨小梁类骨质体积显著增加；骨小梁类骨质表面明显增加，而骨小梁静止表面明显减少。骨小梁吸收表面增加，但不如类骨质表面增加显著。实验说明氟骨症骨重建活性增加，但伴有一定程度的矿化障碍。

饮食钙对氟骨症的发病有一定作用，大鼠在不同饮食钙的情况下饮含氟水50μg/g和150μg/g均出现慢性氟中毒现象，低钙饮食者比正常钙和高钙饮食引起者要严重，高钙组最轻。因此在高氟区，无论从预防和治疗角度，增加饮食钙都具有重要意义。

七、预防和治疗

（一）预防

地方性氟骨症重在预防，重点在于改换饮用低氟水，一是改用深井水，收集雨、雪天然水，在居民区附近寻找低氟水源，对现有水源而又含氟超标者，可应用药物除氟法，如硫酸铝、活性氟化铝及碱性氧化铝等。应当注意，摄入过多的铝有可能导致骨软化，需要对居民经常检查，以免造成新的损害。

（二）治疗

【内科治疗】 氟骨症的治疗应对以下各方面采取措施：

1. 避免摄入 平日应尽量减少对氟化物的摄入及吸收。

2. 设法排出 即采用多种方法促进氟化物的排泄。

3. 更换居住地 尽早脱离高氟环境。

4. 其他 包括加强营养、注意休息及各种对症处理。

减少氟化物吸收有多种药物，补充钙、镁、铝、硼均可与氟离子结合，形成不易溶解的化合物，从粪便中排出，以减少氟的吸收。常用药物有蛇纹石，系天然矿合混合物，属水合硅酸镁盐，也可用三硅酸镁，蛇纹石所含镁能与氟结合，水解时产生碱性溶液，使氟化物在骨骼中的沉积大为降低。

【外科手术治疗】 重型氟骨症常合并椎管狭窄及脊髓和马尾神经压迫症，病史多在20年以上，发生于颈胸椎者多有不完全性痉挛性瘫痪，主诉有四肢麻木、疼痛及行走困难，临床检查有触痛觉不同程度减退，但深感觉常存在。患者有肌力减退、肌张力增高、腱反射亢进、病理反射及不同程度括约肌功能障碍。椎板切除减压术的目的在于切除增厚的椎板及韧带，扩大椎管，消除对脊髓或马尾神经的压迫。术中发现棘上、棘间韧带钙化，椎板间间隙变窄，椎板普遍增厚，尤以中间部为甚，可厚达1.0~1.5cm，椎板骨质坚硬，粗糙，有的致密呈象牙样改变。关节突关节呈球样增生，可向椎管内突出，黄韧带增厚，达0.5~1.0cm，其深部可出现厚2~3mm的骨化层。硬脊膜外脂肪变薄或消失，硬脊膜增厚钙化，增厚的蛛网膜与软脊膜紧密粘连，致使蛛网膜下腔堵塞，马尾神经可被挤向一侧，部分有粘连及变性。

氟骨症病变广泛，常累及多个椎骨，所造成的椎管狭窄并非一处，术前需根据临床水平及影像学检查，定位必须准确，如病变范围较大，亦可分期手术。氟骨症患者骨质坚硬增厚，宜用气功钻磨成缝隙进行掀盖。咬骨钳咬除及凿除法应避免使用。减压应广泛彻底，同一患者有不同部位椎管狭窄时，一处减压后，经过一定时期观察，如症状未得到改善，可再次在其他部位施行减压术。颈椎管狭窄，经前路手术宜慎重，同时切除骨化的后纵韧带不仅操作困难，而且危险性大，也很难做到彻底切除，患者术后神经症状多能获得不同程度改善，部分患者可恢复行走及日常生活和工作。

第五节　肾性骨病

一、低磷酸酶症

（一）概述

低磷酸酶症（hypophosphatasia），属罕见的原发性（钙）磷代谢异常性疾病。1948年由Rathbum首先给予详细描述，男女均可受累，世界范围内均有发病。其特征为：骨矿化不足或缺乏，类似佝偻病和骨软化症。血清碱性磷酸酶水平低下异常，血钙可升高，临床表现不一，多数婴儿或儿童期出现症状，新生儿出现症状，通常在生后不久死亡，成年期常以轻微外伤而骨折来院就诊，其骨折愈合慢，骨痂生长少。

（二）病因病理

通常为常染色体隐性遗传，罕见的成人型可能为常染色体显性遗传。近年的研究证明，该病是由于组织非特异性碱性磷酸酶（TNAP）基因突变导致，突变的类型多为错义突变，少数为复合性突变和无义突变。TNAP催化代谢的两个底物：吡哆醛-5'-磷酸（PLP）和无机焦磷酸（PPi）因TNAP的酶活性突变类型或组织分布不同，造成临床表现不一。

主要为骨化不足或缺乏，存活的婴儿和儿童可见不同程度的骨骼受累，主要在骺板和干骺区，其改变与佝偻病类似，出生后不久即可显示。其特征性表现是规则的结节样或索条样改变，由骺端伸入干骺深处，即未钙化的骨基质，或骨质缺损，成年患者仅有骨软化样改变，并稀疏而粗糙的骨小梁和骨弯曲畸形，形似恢复期佝偻病。有时可见假性骨折（Looser zones）和少量骨膜下新骨形成。

（三）临床表现

【症状及体征】 临床表现轻重不一，根据发病年龄和骨骼病变程度可分为6型。

1. 围生型　严重的均为死产或生后不久死亡，并伴有胸廓、四肢畸形。

2. 婴幼儿型　矮小，身体畸形，呈佝偻病样体型，严重病例可伴有维生素B_6依赖性惊厥和癫痫样发作。

3. 儿童型　由于持续存在的骨形成障碍，而致身体矮小和四肢短小畸形。

4. 成人型　可有佝偻病后遗症样改变，以及反复骨折所致肢体畸形等改变。

5. 牙型　仅有牙齿表现。牙冠矿化不良，牙槽骨间隙小，牙齿生长异常。

6. 假性低磷酸酶症　与儿童型和成人型的临床表现及X线表现相同，但血ALP正常。

【实验室检查】 血清碱性磷酸酶明显低下，血、尿中有磷酸氨基乙醇；部分患儿血钙增高，少数患者可不合并磷酸氨基乙醇贮积。

【X线检查】

1. 头颅畸形　头颅增大，前额突出，颅盖骨均无骨化。部分晚发型颅缝过早闭合。因颅内压增高，颅骨内板呈指样压迹增多加深，并呈小头畸形，乳齿过早脱落。

2. 管状骨畸形　表现为骨粗短，弯曲，可伴有陈旧性骨折，骨量减少，骨密度减低，并可见Looser带，如有外伤骨折，骨痂生长较少，且愈合慢，干骺端有不规则骨质缺损（为未钙化的骨基质所致），随年龄增长，干骺端留有不规则及骨硬化改变，还可见稀疏粗糙的骨小梁。

3. 其他畸形　胸廓小伴软化畸形，骨化不良或完全不骨化，有时可见骨盆骨假性骨折。椎体变薄，椎弓可以骨化，椎旁可见斑条状骨化或钙化影。另外，骨骺化骨中心的出现延迟，而骺线的闭合则可提前。

（四）诊断

结合临床表现，主要依据低血清碱性磷酸酶和血、尿中有磷酸氨基乙醇而诊断此病。但注意与假性低磷酸酶症相鉴别，其症状非常相似，但碱性磷酸酶水平在正常范围。同时应注意与成骨不全、营养性佝偻病相鉴别。

（五）治疗

本病通常无有效的治疗方法，主要是针对畸形给予相应矫正术，部分患者可自限、自愈。

（六）预后

1. 严重型　均于出生时或生后不久因胸廓骨质软化、塌陷或扭曲；心、肺失去其正常的支架保护，发生呼吸、循环功能不全或衰竭而夭折，或者死胎、死产。

2. 晚发型　由于颅缝过早闭合，影响脑组织发育，同时影响脑脊液循环通路，使颅内压增高，引发神经症状，危及生命。

3. 发育期　由于干骺端大量骨样组织增生不能骨化，影响软骨内化骨，骨骺常早期融合，致身材矮小、肢体短小畸形。

4. 成人期　长骨易发生骨折，骨折愈合慢，弯曲畸形，甚至形成骨不连，或假关节形成。

二、家族性低磷血症

（一）概述

家族性低磷血症（familial hypophosphatamia）或称X-连锁低磷酸盐血症（X-linked hypophosphatamia）、低磷酸盐性佝偻病（hypophosphataemic rickets），又称抗维生素D佝偻病（vitamin D resistant rickets）。实际上称为抗维生素D佝偻病并不确切，因抗维生素D佝偻病分为低血磷性和低血钙性两种，而本病只是其中比较多见的一种。本病的主要特征为血磷低下，此乃继发于肾小管对磷的回吸收障碍所致。

（二）病因病理

本病为性连锁显性遗传。男性患者可传给女孩，女性患者可传给男孩和女孩。故本病女性患者较多，但症状轻，多数只有血磷低下而无明显佝偻病骨骼变化。男性发病少，但症状较严重。少数病例属于常染色体隐性遗传（男、女性均可发病），亦有部分为散发病例，无家族史。

本病所产生的佝偻病或骨软化症样改变，主要是因肾小管对磷回收功能障碍，对于其病理生理学机制，国内外学者进行许多研究和探索，其中1972年Glorieux和Scriver较为合理的解释为：肾小管对磷的吸收机制包括两方面，一是甲状旁腺-敏感成分（sensitive component），约占总吸收量的2/3；另一方面是与血钙的水平有关。本病的男性患者，甲状旁腺素敏感成分完全缺乏，而女性患者则部分缺乏。

（三）临床表现

【症状和体征】 症状随病程及性别表现不一，男孩较女孩严重，呈侏儒型，女孩轻，甚至无表现，只有在生化检查时发现有低血磷。

一般情况下当2岁左右下肢开始负重时才发现症状。最典型的症状为“O”形腿或“X”形腿，较重病例有进行性骨畸形和多发生骨折，并有骨骼疼痛，尤以下肢明显，甚至不能行走。严重畸形可影响身高的增长，牙质较差，牙列不齐，牙痛，牙易脱落且不易再生。

【实验室检查】 血钙正常，血磷下降。碱性磷酸酶有不同程度的升高。尿钙正常或低，尿磷正常，肠的钙吸收差。肾的磷廓清升高，偶尔肾小管的糖再吸收下降，其他肾功能正常。低血磷较恒定，多在0.65mmol/L（2mg/dl）左右。任何治疗不会改变低血磷。组织学显示典型的隐窝旁骨组织吸收。

【X线检查】 儿童期的骨改变与营养性佝偻病类似，如干骺端的杯口状变形和下肢骨的弯曲等，但均较轻微，随着年龄的增长，骨小梁变粗糙，骨皮质松化分层，呈粗线条样改变，并较模糊。可有假性骨折（Looser zones），并可伴发完全性骨折。

成人期骨密度普遍升高为其特征。特别是中轴骨，呈附丽病性钙化或骨化，可发生于椎旁韧带，环状纤维和骨突关节囊。随年龄增加，脊柱的改变类似于强直性脊柱炎或弥漫性特发性骨肥厚症。因椎弓根生长变短，引起椎管狭窄，其他部位如骶髂关节可显示模糊不清，骨盆口变小、变扁，髋臼周围韧带或关节囊钙化等。

（四）诊断

根据典型的临床表现和实验室检查易于诊断，但需与其他几种佝偻病鉴别（表1-2-5-1）。

表1-2-5-1　几种佝偻病的鉴别诊断

项目	家族性低磷血症	维生素D缺乏性佝偻病	肾性佝偻病	肾小管性酸中毒	Fanconi综合征	甲状旁腺功能亢进
血清钙	正常	低或正常	低	正常	正常	高
血清磷	低	正常	高	低或正常	低	低
碱性磷酸酶	高	高	高	高	高	高
尿钙排量	低或正常	高	低	高	高或正常	高
尿磷排量	高	低	低	高	高	高
肾小管回收磷率	低	正常	低	低	低	低
血清CO_2结合力	正常	正常	低	低	低	正常
血清钠	正常	正常	低	正常或低	正常或低	正常
血清钾	正常	正常	正常	低	低	正常

续表

项目	家族性低磷血症	维生素D缺乏性佝偻病	肾性佝偻病	肾小管性酸中毒	Fanconi综合征	甲状旁腺功能亢进
血清氯	正常	正常	正常	高	高	正常
酚红两小时排量	正常	正常	低	正常	正常	正常
肌酐廓清率	正常	正常	低	正常	正常	正常
血清蛋白氮	正常	正常	高	正常	正常	正常
尿pH			酸	碱	碱	
尿氨	正常	正常	低	偏低	偏低	正常
尿糖	(－)	(－)	(－)	(－)	(＋)	(－)
尿氨基酸	正常	正常	正常	正常	高	正常

（五）治疗

1. 提高血磷　使血中血磷浓度维持在0.97mmol/L（3mg/dl）以上，并维持血中钙磷比值，以利于骨的钙化。通常要求口服磷酸盐和维生素D，最有效的治疗方法为：口服磷酸盐加1, 25-(OH)$_2$D$_3$，其合用效果佳。

2. 畸形矫正　对年长畸形患儿，经治疗后血磷、钙比值及碱性磷酸酶含量达正常水平时，可考虑给予手术矫正畸形。

三、遗传性维生素D依赖性佝偻病

（一）概述

遗传性维生素D依赖性佝偻病（hereditary vitamin D-dependent rickets），或称维生素D依赖性佝偻病（vitamin D-dependent rickets），亦称假性维生素D缺乏性佝偻病（pseudovitamin D-deficiency rickets），或低钙性抗维生素D佝偻病。本病少见，可分为2型，Ⅰ型是由于肾脏缺乏1-羟化酶所致；Ⅱ型是由于肾小管对1, 25-(OH)$_2$D$_3$反应低下所致。

（二）病因与发病机制

本病为常染色体隐性遗传性疾病，近亲结婚子女发病率高，近年来少见。Ⅰ型较为典型，由于肾脏1-羟化酶缺陷，使25（OH）D$_3$转变为1，25-（OH）$_2$D$_3$减少。肠道钙吸收减少，产生低钙血症，刺激甲状旁腺释放PTH以致尿磷增多，出现骨骼的损害。Ⅱ型由于1，25-（OH）$_2$D$_3$受体缺陷以致对1,25-(OH)$_2$D$_3$反应减低所致，其维生素D和25（OH）D$_3$水平正常，而血清1, 25-（OH）$_2$D$_3$含量升高，表明终端器官对1, 25-（OH）$_2$D$_3$的反应存在问题。

通过对Ⅰ型25-（OH）D$_3$含量低下的患者研究证明，如给予此类患者以足够量的维生素D治疗，达到血清钙磷正常水平，可作为治疗，亦可用于预防佝偻病的发生。

（三）临床表现

【症状与体征】　常在生后半年左右发病，1年后出现症状，婴幼儿发病者，症状较明显，如体弱、多汗、易惊醒、食欲缺乏，生长发育缓慢，常有下肢弯曲畸形，并易骨折和毛发脱落，学步晚，呈鸭步等。少儿期发病者，临床症状虽不明显，但有较严重的四肢骨弯曲畸形，易发骨折。

【实验室检查】　Ⅰ、Ⅱ型，维生素D和25(OH)D$_3$水平正常，而Ⅰ型血清1, 25-(OH)$_2$D$_3$含量降低，Ⅱ型1, 25-(OH)$_2$D$_3$则升高。血钙明显降低，血磷正常或稍低，血碱性磷酸酶升高，PTH增高。

X线检查：脊柱有后凸或驼背畸形，胸廓前后径较大，高径变小，长管状骨弯曲畸形，骨龄落后，骺线闭合大致正常。

（四）诊断与鉴别诊断

Ⅰ型需与营养性（真性）维生素D缺乏性佝偻病进行鉴别，鉴别要点主要有两方面：首先是Ⅰ型患者的病情更重，X线等影像学改变更显著，血钙、磷降低的程度更明显。其次在维生素D的治疗剂量上，Ⅰ型患者需要更大的治疗剂量，约为营养性维生素D缺乏性佝偻病治疗量（1500~5000U/d）的40倍。该病还需与其他类型佝偻病相鉴别，鉴别时特别注意生化改变及遗传学的调查。

（五）治疗

1. 替代疗法　给予1,25-（OH）$_2$D$_3$，需终身用药。但Ⅱ型患者效果差。

2. 大剂量维生素D治疗　一般反应佳，同时加服钙剂，注意监测尿钙，调节用药量，并防止高钙血症。

四、Fanconi综合征

（一）概述

Fanconi综合征是一种先天性代谢性疾病，由于肾近曲小管功能多发性障碍所致，在正常人中应由近曲小管回吸收的物质如葡萄糖、氨基酸、尿酸、磷酸盐、重碳酸盐（钾、钠、钙等离子），都在尿中大量排出，出现骨骼异常变化，骨龄迟延和生长缓慢。

（二）病因

本病多数为常染色体隐性遗传；偶见常染色体显性遗传。

（三）临床表现

【症状与体征】　婴儿生后4~6个月开始发病。其生长缓慢，软弱无力，食欲差，常有呕吐、多尿、烦渴、便秘等。多数患者因营养不良、反复发热、脱水及酸中毒而住院。较大儿童虽经维生素D常规量治疗，仍呈现活动性低磷血症，身材矮小及骨骼畸形。部分患儿伴有眼-脑-肾综合征（Lowe综合征），出现先天性青光眼、白内障、智力迟钝等。

【实验室检查】　血二氧化碳结合力下降（<10mmol/L）。血磷低而血钙正常，碱性磷酸酶增高。

（四）诊断

根据临床表现、遗传病史，参考实验室检查，并注意与其他类型佝偻病等疾病相鉴别，作出诊断。

（五）治疗及预后

先给予维生素D治疗，从小剂量开始，逐渐加大剂量，同时注意检测血、尿钙浓度，慎防高钙血症，如伴有酸中毒，可给予碳酸氢钠，同时根据情况调节钠、钾用量。

发病年龄越早，其预后越差。

上述4种疾病均为先天性肾性骨病。

五、后天性肾性骨病

（一）概述

肾性骨病，又称肾性骨萎缩或肾性骨营养不良（renal osteodystrophy），系由于慢性肾衰竭导致钙、磷代谢紊乱的一种代谢性骨病，其主要病变为纤维性骨炎和骨软化。1883年Lucas首先报道青少年合并慢性肾病的患者患有“佝偻病”，并反复证实：慢性肾衰竭常伴有肠内钙吸收的后天性紊乱，继发性甲状腺功能亢进和骨组织内类骨和矿物质成分的成熟缺欠。而这种“肾性骨营养不良”将对维生素D治疗不敏感，且治疗剂量需加大。

近年来随着透析技术的广泛应用及肾移植技术的发展，虽然慢性肾衰竭患者的寿命得以延长，但肾性骨病的发生率亦随之上升。

（二）病因病理

肾性骨病是在原有肾脏疾病与肾功能不全基础上逐渐发病，可发生于肾脏疾病的任何阶段。最常见者为慢性肾小球肾炎、慢性肾盂肾炎、多囊肾、肾结石、尿路梗阻等。此外，在透析及肾移植患者中，肾性骨病亦并非少见。

正常情况下，体内许多激素如胰岛素、胰高血糖素、生长激素等系由肾脏降解，当慢性肾功能障碍时，患者体内这些激素的代谢将发生紊乱，产生系列病理变化，其主要表现为肠道对钙的吸收不良、维生素D缺乏及继发性甲状旁腺功能亢进。

【钙的吸收不良】 慢性肾衰竭的特征是钙自肠内吸收的功能严重损害。在肾衰竭末期，患者不能适应饮食内钙的改变，以致大量钙自粪内丧失。若血清肌酐＞2.5mg%，就能察觉钙吸收的改变。同时由于肾实质及肾单位数量减少，肾小球滤过率（GFR）及肾小管磷吸收率（TRP）均下降，致使尿排磷减少，血磷升高，可高达1.94~2.26mmol/L，但肠排磷增多，因而影响肠钙吸收，特别是饮食钙摄入量减少时，肠钙吸收进一步加重，尿钙明显减少，当<1.92mmol/24h时，产生负钙平衡，在慢性肾衰竭患者，其维生素D代谢产物25-(OH)D_3及1，25-$(OH)_2D_3$均下降，此外，高血磷还能抑制1，25-$(OH)_2D_3$的生成，这也是肾性骨病骨矿化减少的原因。

【维生素D代谢的改变】 慢性肾衰竭时患者血中的维生素D活力较健康人明显低下，因此这些患者所需的维生素D也相应地加大，其主要原因是患者体内产生的毒素影响了1, 25-$(OH)_2D_3$的产生。肾脏控制1, 25-$(OH)_2D_3$的产生是一复杂的过程，其控制的因素有细胞内钙、磷、环磷腺苷浓度，同时还有甲状旁腺激素、催乳激素、降钙素等。当上述诸因素发生变化时，将直接影响25-(OH)D_3羟化为1，25$(OH)_2D_3$的过程。

【继发性甲状旁腺功能亢进】 在肾衰竭时，血液内甲状旁腺激素均会升高。病理组织学检查：患者甲状旁腺细胞数增多，且每个增殖细胞均能分泌大量激素。这种继发性甲状旁腺功能亢进将产生高钙血症，其自动分泌状态被称为“再发性甲状旁腺功能亢进”。甲状旁腺激素的升高不仅破坏正常的骨骼塑型和成熟过程，同时造成葡萄糖耐性减低及酸中毒等系列病理变化。

综合以上发病过程的总结见图1-2-5-1。

（三）临床表现和诊断

【症状与体征】 肾性骨病的临床表现多与肾脏原发病有关，发病较缓慢，开始常无自觉症状，随后逐渐加重。可有尿少、水肿、头痛、头晕、血压升高、无力、腰腿酸软、恶心、呕吐、多尿、贫血及酸中毒等。反映在骨骼方面主要有骨痛、自发性骨折及畸形等，还可因尿毒症性神经病而有肌肉软弱，软组织和血管异位骨化及瘙痒。

儿童患者生长发育多迟缓、多汗、消瘦、易激动、颅骨软化，腕、踝等部位呈梭形肿大，并可有鸡胸、驼背等骨骼畸形，严重者则行走困难，甚至生活不能自理，而在成年人患者则以下肢畸形更为明显，髋部骨折发生率也明显上升。

小儿患者，较矮小，属幼稚型，智力正常、第二性征差，干骺端和骨骺板的佝偻病样改变非常常见，可发生膝内翻畸形和骨骺滑脱，后者可见于股骨近端、远端或胫骨远端。也可发生腕部和踝部骨骺增宽、肋软骨串珠和Harrison沟。

长期肾脏疾病可引起组织的淀粉样变性，由此可导致腕管综合征，肩部周围炎性疾患、骨关节炎及骨的囊性变等。

【实验室检查】 除肾功能检查结果为异常外，血钙多降低，少数为正常水平，碱性磷酸酶增多，尿磷减少，血中维生素D水平减低，甲状旁腺激素水平明显上升，有时尿中可排出大量乙酰乙酸，尿酮体阳性，易被误诊为“糖尿病酮症”，但血糖正常。

【活组织检查】 主要表现为破骨细胞性骨吸收增强，骨样组织增加，并可有纤维素性骨炎改变。

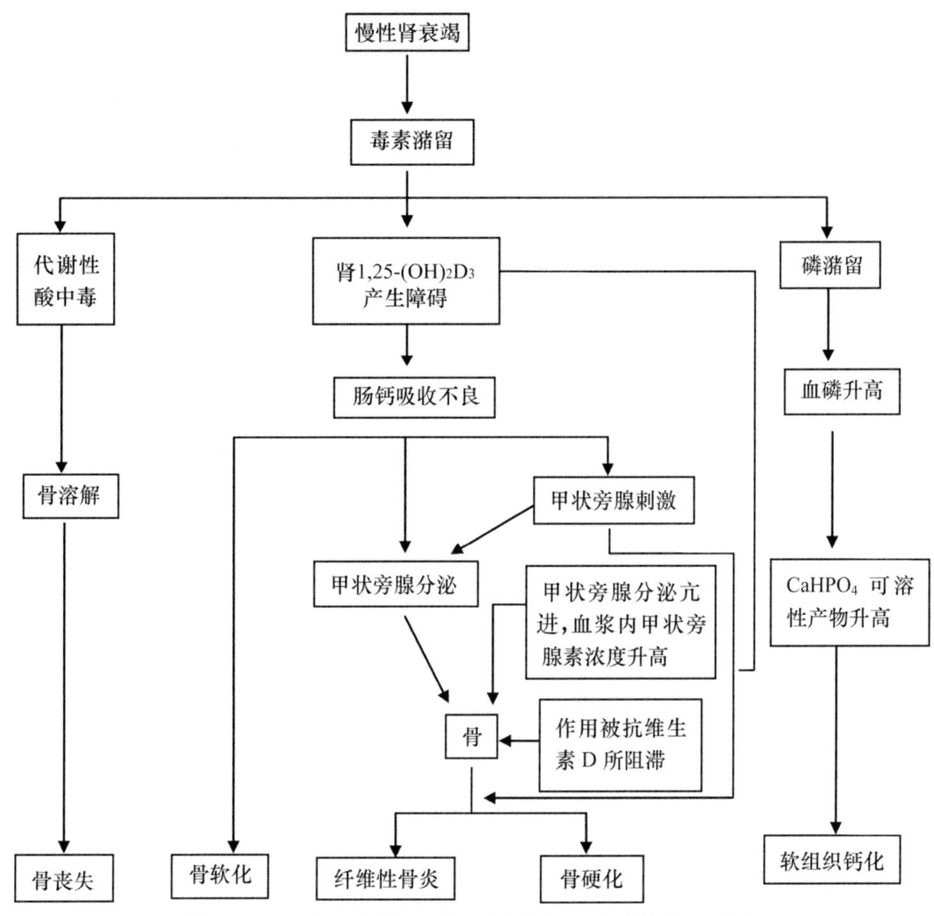

图1-2-5-1　肾功能障碍引起骨营养不良发病机制示意图

【影像学检查】 X线检查表现为以下几种类型：

1. 萎缩型　表现为骨脆弱，骨质疏松及佝偻病样改变，骨骺增大，不规则。

2. 鲜花型　干骺端呈覆杯状，骨中央脱钙，骨吸收，其中以中指指骨的骨膜下骨吸收最有意义，此为继发甲状旁腺功能亢进所致。

3. 蜂窝型　干骺端增宽，呈蜂窝状不规则，有时呈斑点状或绒毛状，在骨膜下区犹似虫蛀状。同时可有严重的长骨扭曲畸形，多见于负重骨。

另外，软组织内钙化亦相当多见，可发生在关节周围、血管壁、皮下组织及内脏等部位。病情严重者尚可有骨质硬化表现。

【诊断】 根据慢性肾病病史及骨痛、实验室检查结果及X线骨质改变，一般可作出诊断，必要时可行骨组织活检。同时注意与糖尿病、抗维生素D佝偻病及肾小管性酸中毒相鉴别，可根据各自的特征表现进行诊断。

（四）后天性肾性骨病的治疗

肾性骨病的治疗主要是降低血清磷酸盐水平，缓解骨病的症状，防止骨骼畸形与骨折的发生。如治疗方法恰当，一般能取得较满意的效果。

【饮食】 首先必须限制蛋白质的摄入，每天0.6g/kg左右的蛋白质可满足生理需要；其次，摄入足量的脂肪和糖类以减少体内蛋白质的消耗。给予高钙、低磷性食物，并保证补充水溶性维生素。限制磷的摄入，每日饮食中含磷量应不超过600mg，以保持血磷在3~4mg%。可服用碳酸钙作为肠道内的磷结合剂，既可降低磷的吸收，又可补充钙。

【药物】

（1）口服氢氧化铝、枸橼酸铁胺，可抑制小肠对磷的吸收。

（2）钙的补充一般为1~1.5g/d。

（3）维生素D的需要量每日均在5万U以上，当骨质软化治愈后，患儿正常生长，以后钙丢失可单纯用碱治疗。维生素D剂量过大易引起维生素D中毒。

（4）可给维生素D代谢产物和合成类似物，如25-(OH)D_3每日100μg，6~12个月可改变骨异常，或1，25-$(OH)_2D_3$每日1.0~2.7μg。

（5）甲状旁腺切除术，对于继发性甲状旁腺功能亢进，软组织钙化严重者可酌情行甲状腺次全切除术。

（6）对于具备条件的患者可行透析及肾移植治疗。

（7）对于长骨畸形，小儿股骨头骨骺滑脱等，可给予相应的矫正及复位固定治疗。

（周呈文　沈　强　鲍宏玮　陈　宇）

第六节　内分泌紊乱引起的骨病

一、生长激素所致疾病

垂体分腺垂体（前叶）和神经垂体（后叶）两部分，分泌多种激素，具刺激合成及释放激素等多种功能，作用于人体不同组织和器官，从垂体前叶分泌的激素有生长激素（GH）、促甲状腺激素（TSH）、促肾上腺皮质激素（ACTH）、促性腺激素[GnTH，又分为黄体生成激素（LH）及卵泡刺激素（FSH）]、泌乳素（PRL）和黑色素细胞刺激激素（MSH）等，后叶储存有抗利尿激素（ADH）和催产素（OXT）。

与骨科相关的垂体异常疾病主要与生长激素的分泌过多或缺乏有关，前者包括肢端肥大症和巨人症，后者包括垂体性侏儒等。

（一）生长激素的生理功能

人的生长激素（hGH）为非糖基化单链，由191个氨基酸，分子质量为22kDa，有两个分子间二硫键组成的蛋白，约占75%；另有5%~10%分子质量为20kDa，系由第2编码外显子，从RNA删除32~64氨基酸。以上两种均属于单体，其他变型还有二聚体。

GH的规律性分泌受两种因素调节，即生长激素释放激素（GHRH）和生长激素释放抑制因子（somatostatin，SS或 SRIF）调节。GHRH通过调节水平及GHmRNA的转录而调节GH的合成，SRIF则决定GH分泌规律的时间和大小。

GH作用于很多组织以调节代谢功能和生长，周围组织产生IGF-Ⅰ，作为一种旁分泌因子分泌到血液中，循环及下丘脑分泌的IGF-Ⅰ及由垂体衍生的IGF-Ⅰ可以在垂体和（或）下丘脑水平抑制GH的分泌，GH也能通过短襻反馈调节其自身分泌。雌激素可以刺激GH分泌，其机制可能是在周围抑制GH作用或在下丘脑水平刺激GH分泌（图1-2-6-1）。

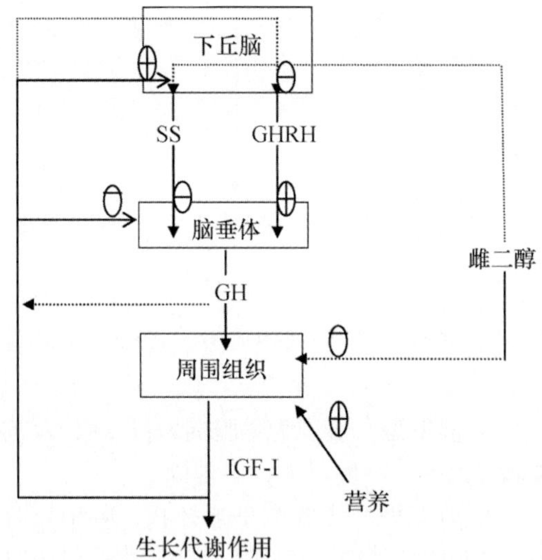

图1-2-6-1　血清GH分泌调节示意图

GH的代谢清除率在肥胖者加快而引起生长激素过少症，其GH释放减少可能是由于SS高水平分泌所致，很多因素均可影响GH的分泌（表1-2-6-1）。

GH能促进蛋白质合成和软骨及骨的生成，从而促进全身生长发育。幼年期GH分泌不足，可致生长发育迟滞，身材矮小，称为侏儒症；GH分泌过多会使身体各部分过度生长，四肢尤为突出，称为巨人症。如分泌过多发生在成年人，则只能促进短骨生长，出现肢端肥大症。近年来研究发现，胰岛素样生长因子（IGF）在体内发挥作用对GH具有依赖性。GH作用于靶细胞如肝细胞上的受体，促进IGF的合成与释放。IGF作为内分泌因子进入体循环，作用于软骨细胞而发挥生理作用。实验证实，在活体上，软骨的生长和分裂活动依赖于GH，但在体外，GH则无此促进作用，在切除脑垂体的大鼠，应用正常大鼠血清可刺激软骨增殖，但应用缺乏GH大鼠的血清则不能。对缺乏GH个体应用GH治疗，其血清的刺激作用可在24~48小时内恢复。血清中活性成分为 IGF-Ⅰ及IGF-Ⅱ，两者均为单链肽，与人的胰岛素原有高度同源性。血清IGF-Ⅰ浓度在肢端肥大症患者中明显升高，而在GH缺乏者降低。IGF-Ⅱ水平在肢端肥大症患者中不变，而在GH缺乏者中度降低。以上观察说明IGF-Ⅰ是GH作用的重要介质，能反馈抑制GH的分泌。

表1-2-6-1　影响正常GH分泌的因素

因素	GH增加	GH抑制
神经源性	睡眠Ⅲ、Ⅳ期（在第一个睡眠慢波开始）	RE睡眠（快眼运动）
	应力（损伤、手术、炎症、心理）	情绪丧失
	α肾上腺素能激动剂	
	β肾上腺素能拮抗剂	乙酰胆碱拮抗剂
	多巴胺激动剂	
	乙酰胆碱激动剂	
代谢性	血糖过少	血糖过多
	禁食	
	脂肪酸水平下降	脂肪酸水平升高
	氨基酸	肥胖
	未控制糖尿病	
	尿毒症	
	肝硬化	
体液性	GHRH	SS
	低IGF-Ⅰ水平	高IGF-Ⅰ水平
	雌激素	甲状腺功能低下
	胰高血糖素	糖皮质激素高水平
	AVP	

Green（1985）认为GH对生长板具双重效应：一方面直接作用于生长板，刺激线性生长，另一方面，作为分裂原，在近侧区能使前软骨细胞分化为早期软骨细胞，分泌IGF-Ⅰ；在中间区，IGF-Ⅰ可刺激克隆扩张，最后在远侧区促使软骨细胞成熟。

GH作为胰岛素的拮抗剂，可对肌肉起合成代谢作用，能致糖尿病，并对脂肪组织起分解作用。在糖尿病患者，持续静脉输注，血清GH浓度达到6~10μg/L，可引起脂肪分解及酮症，对正常人输注，GH浓度达到10~50μg/L，虽可引起高胰岛素血症，但无血糖增加，酮血症和相应脂质浓度改变，延长GH静脉输注，可引起持久的血糖增加，高胰岛素血症，非酯化脂肪酸增加，但无酮血症或血清甘油改变。

男女随年龄增加，GH的分泌无论是整体或脉冲性均降低，并伴血清IGF-Ⅰ浓度下降，身体仍保持正常体重，但肌肉量减少而脂肪增加，对GH减少或缺乏患者给予GH治疗可使肌肉量增加10%，椎骨骨密度增加20%，脂肪组织减少15%，禁食情况下血清葡萄糖及胰岛素增加。

（二）肢端肥大症（acromegaly）

【概述】 GH分泌过多可导致肢端肥大症或巨人症，骨成熟前可导致长骨增长加速，长度加大，形成巨人症。骨成熟后由于骨骺已闭合，骨的长度不再增加而宽度增加，从而形成肢端肥大症。GH分泌过多的原因较多，可由垂体生长激素腺瘤或生长激素细胞增生及异位GHRH分泌肿瘤等多种原因引起。

肢端肥大症约99%以上由垂体腺瘤发生，可为亲躯体细胞型或催乳细胞型或其混合型。肢端肥大症可发生于任何年龄，但以40~50岁多见，男女相等，文献上在两组均超过1000例脑垂体肿瘤报道中，肢端肥大症的发病率分别为13.7%及17.1%，如在青春期以前发病，约5%以下可发生巨人症，肢端肥大症可作为多发性内分泌肿瘤（multiple endocrine neoplasia，MEN）综合征的一部分，在Ⅰ型中其患病率约占5.9%。MENⅠ型综合征包括甲状旁腺腺瘤、胰岛细胞瘤及脑垂体瘤，以催乳素瘤最为常见。

除垂体腺瘤外，约1%可由亲躯体细胞增生使GHRH产生过多引起，少数患者还可由垂体或下丘脑神经节细胞瘤、异位GHRH分泌肿瘤（如类癌、胰岛细胞瘤、小细胞癌等）引起。后者如用免疫细胞化学检测，约20% GHRH为阳性，而如用放射免疫检测，GHRH阳性率甚至达到约60%。

【病理】 对大量垂体瘤手术或尸检标本，通过组织学、免疫细胞化学及电镜观察，肢端肥大症或巨人症主要病理表现如下。

1. 致密粒状亲躯体细胞（嗜酸细胞）腺瘤 有发育良好的膜性细胞器和众多大的分泌颗粒。

2. 稀疏粒状亲躯体细胞腺瘤 有小的（<200nm）稀疏分泌颗粒及纤维体分泌颗粒，线粒体及少数溶酶体。

3. 混合型亲躯体细胞及催乳激素细胞腺瘤 同具稀疏粒状催乳素细胞及致密粒状GH细胞。

4. 嗜酸干细胞腺瘤 显示特微性肿瘤改变，有大的线粒体及线粒体内电子致密小管状结构。

5. 乳腺亲躯体细胞腺瘤 与致密粒状GH细胞腺瘤相似，有粒状脱出，在高尔基复合体区域还有几何形状分泌颗粒。

【临床表现】 肢端肥大症发病隐匿，其症状及体征常缓慢逐渐发生，不引起人们注意，直到出现垂体肿瘤、垂体功能减退、GH过多分泌或其并发症才被发现，因此诊断可延迟15~20年。

垂体瘤可引起头痛和视觉障碍，因眼肌麻痹，可有视野缺损或复视，如肿瘤较大，可出现垂体功能减退，性功能不良较甲状腺功能低下或继发性肾上腺功能不全更为常见，患者分泌GH过多，如发生在青春期以前可出现巨人症，给日常生活带来诸多不便，患者常在40岁左右即可死亡。

Clemmons等（1979）对57例肢端肥大症病例分析，发现全部有近期肢端生长，关节痛41例、过度出汗52例、无力50例、咬合不良39例、皮赘33例、高血压（>150/95mmHg）21例、腕管综合征25例；在化验方面空腹血糖（>6mmol/L）17例，糖耐量试验（血糖>6.1mmol/L）39例，血清催乳素>25μm/L者8/51例，血清磷>1.5mmol/L者26/54例，血清T<53nmol者0/11例，男性血清睾酮<10nmol/L者7/30例，晨8时血清皮质醇<200nmol/L者2/57例。另患者蝶鞍容积增大者55/57例，跟垫厚>22mm者48/53例。

在青春期以后，症状更为明显，皮肤特别是面部变厚并呈油性。患者唇厚，鼻唇沟加深，头皮加厚松垂，可出现黑棘皮症。患者声带加厚伴副鼻窦加大，声音变粗，女性常有多毛症，患者头部及手足均加大，做精细动作困难，颅盖骨特别是额骨增厚，眉部隆起，颧弓加大而使颊部骨骼加大，颞窝相对凹陷，下颌骨长宽度均增加，向前突出，出现咬合不良及颞颌关节炎。

肢端肥大症患者掌（跖）指（趾）骨干加厚，可出现手足骨骨赘，关节病及关节痛常见，髋、膝及肩关节尤为常见，关节软骨可增殖，发生溃疡，滑膜及关节周围肿胀但不出现渗液。关节显得僵硬，动作不便。脊柱亦可累及，腰痛常见，脊柱旁韧带肥大。由于患者椎骨向前及向外有骨膜叠加，椎体加长加宽，颈腰椎间盘加厚，而胸椎椎间盘变薄，可使背后凸加大；又因肋骨软骨交界处骨骺未闭合而使胸廓前后径加大，因此形成桶状胸。

肢端肥大症因GH分泌长期持续增加，可引起一系列并发症，29%~45%引起胰岛素抵抗及葡萄糖不耐受性，10%~20%发生明显糖尿病，19%~44%发生血清三酰甘油过多，血清胰岛素对葡萄糖的反应及血清三酰甘油呈正相关。肝脏三酰甘油酯酶及脂蛋白酯酶活性降低。经过治疗如能有效地降低GH水平，可使这些酶的活性上升，胆固醇一般正常。

在心肺方面，男性肢端肥大症总容量增加81%，女性增加56%，36%有小气道狭窄，26%有上气道狭窄，可增加患病率及病死率。在上呼吸道感染由于上气道狭窄可引起急性呼吸困难及喘鸣，不少患者可有阻塞性睡眠窒息综合征，白天睡眠过多，有习惯性喘鸣及睡眠时窒息发作，患者可因心血管疾患、高血压及心肌病而引起死亡。

【生化检查】 血清GH水平升高，但有较大浮动，24小时总体GH水平可较正常高10~15倍，1日内的波动数可为正常2~3倍。需要注意随意一次检测并不能决定诊断，所谓“正常”也可能是患者的最低值，而“高”水平也可能是正常人的峰值，因此需多次检测综合分析才有意义。血清IGF-Ⅰ是一项有用指标，除妊娠及青春期外，IGF-Ⅰ增加说明有过度GH分泌，血清IGF-Ⅰ在24小时内变化极小，可反映前24小时GT分泌总体水平。

口服糖耐量试验（OGTT）显示，摄入葡萄糖50~100g后，患者血清GH水平不能降至2μg/L以下。

【X线表现】 蝶鞍因肿瘤压迫而扩大，呈方形，变薄的鞍背与后床突向后倾斜，与斜坡形成角度，正常时二者应呈一直线，蝶鞍内很少出现钙化。颅盖骨包括额骨和顶骨增厚可达2cm，颅骨增大。枕外隆凸肥大，板障消失，额窦及上颌窦可增大，下颌骨变长且增宽，前者为下颌支变长，后者因冠突基部生长而使下颌角变钝变宽。

脊椎骨改变轻微，棘突可增厚，椎间孔变形，可压迫神经根。四肢长骨变粗，骨小梁粗大模糊，掌、指骨最显著，远节指（趾）骨粗隆增大，骨端出现外生骨疣，手孖骨可增大，数目增多，关节间隙增宽。

腹平片或肾盂造影可见肾脏肥大，消化道造影可见肠胃增大。

【治疗】 肢端肥大症的治疗目的在于使GH分泌恢复正常，一些由于肿瘤所致的症状如头痛、视觉障碍等消失，但垂体前叶正常功能仍能保持。

1. 手术治疗 外科手术宜经蝶骨入路，因肿瘤显露良好易于全部切除，可避免损伤视神经交叉和神经，优于经颅入路。目前放射治疗已基本为手术所替代，但对于术后仍有症状者，为防止肿瘤生长、降低其激素过度分泌，仍可应用。缺点是不能很快减小肿瘤体积和降低激素过多分泌，这对于有严重症状及视觉异常者更是如此。

2. 内科治疗 常用药物有溴隐亭或2-溴-麦角隐亭（bromocriptine），是多巴胺受体兴奋药，属于一种麦角生物碱，能减少催乳激素的分泌，适用于乳溢闭经综合征和性腺功能减退的患者，也能降低GH浓度。肢端肥大症长期服用溴隐亭，血清GH浓度约降低70%，但很少降至5μg/L 以下，患者症状改善者70%~90%。

肢端肥大症的治愈标准为血清IGF-Ⅰ浓度恢复至相应性别及年龄水平，对口服葡萄糖有正常反应，即摄入葡萄糖75~100g后，GH水平降至2μg/L以下，很多术后报道将GH浓度<10μg/L或<5μg/L定为“治愈”不够确切，实际上，GH<10μg/L不能视为正常，也不能作为手术成功的标志。术后多次检测，即使IGF-Ⅰ浓度及口服葡萄糖后GH反应正常，波动性GH分泌可能不完全正常，有些患者的基础GH水平仍然持续升高。

（三）垂体性侏儒症

【病因及分类】 垂体性侏儒症（pituitary dwarfism）的病因主要是缺乏生长激素，可分为以下3种情况：

1. 原发性垂体疾患

（1）遗传性：垂体不发育、发育不全、家族性全垂体功能减退、家族性孤立性GH缺乏，

GH基因缺失。

（2）鞍内瘤：腺瘤、颅咽管瘤。

（3）非肿瘤性破坏：损伤、感染、中枢神经系统照射。

2. 继发于下丘脑功能不良的垂体分泌缺乏

（1）特发性（多因围生期损伤）：全垂体功能减退致多种激素缺乏，原发性孤立性GH缺乏，体质性生长迟缓。

（2）感染后缺乏。

（3）放射后缺乏，组织细胞增多症。

（4）下丘脑肿瘤、颅咽管瘤、血管瘤、神经纤维瘤、生殖细胞瘤。

（5）对GH终器官抵抗状态（GH升高，IGF-Ⅰ降低）。

（6）遗传性GH抵抗（Laron型侏儒）。

（7）无生物活性GH。

（8）蛋白-热量营养不良。

【临床表现】 儿童垂体功能减退身短，生长曲线逐渐偏离正常，生长率每年<3~5cm，有些特发性垂体功能减退，其生长缺陷直到2~4岁才明显，也有的在生后头几个月即可看出，如晚至儿童中期才发现，应考虑有垂体瘤或下丘脑瘤。儿童垂体功能减退时，其骨骼比例可正常。往往体重超过身长，腹部可有皮下脂肪波状沉积，男孩可有阴茎及睾丸短小，阴囊不发育，还可伴有新生儿血胆红素过多症及低血糖。如出现上述一种或多种症状，可考虑为先天性，患儿头围虽在正常范围之内，但面骨发育迟缓，头面大小不成比例，鼻梁不发育，约10%儿童可有低血糖抽搐，可能继发于皮质醇和GH复合缺陷，患儿甲状腺素虽偏低或在正常低限，但很少表现有甲状腺功能减退。

【诊断】 垂体功能减退的诊断可根据病史、生长曲线，生长率及垂体功能检测确定，骨龄落后，颅盖骨大，面骨小，二者不相称，颅缝不闭合。患者有垂体瘤或颅咽管瘤者，其X线片显示蝶鞍有增大、膨胀，蝶骨侵蚀及鞍上肿块钙化，但在特发性垂体功能减退，蝶鞍也可变小。蝶鞍标准X线测量应与正常年龄及身高比较。特发性者约1/3变小，需要时亦可作CT或MR检查，常可发现垂体或下丘脑扩张性病变。

Underwood（1992）建议对GH及其他激素进行检测，作为普查，可在患者锻炼及睡眠时分别进行，前者使患者在空腹状态下先做15分钟中度锻炼，继以5分钟剧烈锻炼，一般在锻炼后 20~40分钟 GH作出反应；后者在患者熟睡（第Ⅲ、Ⅳ期）后唤醒取样，作脑电图（EEG）并多次取样检测，一般在熟睡后1小时内GH达最初峰值。

还可作以下检查：

1. 胰岛素　静脉给予普通胰岛素0.05~0.1U/kg，血糖将下降50%，给药后20~30分钟，血糖达最低点；给药45~75分钟后，GH作出反应。

2. 精氨酸　应用5%~10% L-精氨酸单盐酸盐溶液0.5g/kg（成人30g）输注30分钟，45~75分钟后，GH作出反应。

3. 左旋多巴　口服0.5g/1.73m^2，45~120分钟后GH作出反应，首次给予0.25g/（1.73m^2・d），GH反应常能改善。

4. 胰高血糖素　肌内或皮下注射0.03mg/kg（最多1mg），120~180分钟后GH作出反应。

5. 可乐定（Clonidine）　口服4μg/kg，60~120分钟后GH作出反应。

6. 普萘洛尔（propranolol）　在给予胰高血糖素、胰岛素、精氨酸或锻炼前30~60分钟，口服30~40mg（儿童0.75mg/kg），一般在第一次刺激后可增加GH反应。

对儿童疑有垂体功能减退者还可作以下检查：头部X线片在于测量蝶鞍容积，发现鞍内或鞍上肿块。口服可乐定及静脉输注L-精氨酸在于观察GH分泌状态。血清甲状腺素试验在于探测有无甲状腺功能减退，对静脉给予促甲状腺释放激素在于确定病变在垂体或下丘脑，给予合成1,24-ACTH（1,24-促肾上腺皮质激素）0.25mg后45分钟皮质醇及空腹血清皮质醇在于观察肾上腺对内源性ACTH以前的暴露，还有甲双吡丙酮（metyrapone，一种类固醇11β-羟化酶抑制剂）试验观察血清11-去氧皮质醇反应，在于观察下丘脑-垂体-肾上腺轴的完整性。以上试验可在门诊24小时完成，禁食一夜后，先作GH刺激试验，同时可作促甲状腺激素对促甲状腺释放激素的反应及皮质醇对ACTH的反应，在完成GH测试后，立即开始甲双吡丙酮试验，最后在24小时后检测血11-去氧皮质醇。

【治疗】 对垂体功能减退的治疗主要是通过给予GH以促进正常生长率，以往在重组GH DNA前，应用GH在于确定其指征和剂量。一般给予0.05mg（0.1U）/kg，每周3次，可使GH缺乏儿童的生长率在第1年从每年3.5~4.0cm增加至8~10cm，但随时间加长，疗效降低。由于生长反应是剂量对数的函数，应用重组GH 0.05mg/（kg · d）可稍增快生长而不产生副作用，肌内或皮下注射同样有效，儿童较少年有效，肥胖者较纤瘦者有效，严重GH缺乏较部分缺乏有效。据个例报道，长期应用GH可发生隐匿性肿瘤甚至是白血病，但大量报道未能证明这种联系。

如果应用GH效果不明显或无效，应重新考虑诊断是否正确，给予剂量及方法是否合适，也可能在治疗期间发生甲状腺功能减退或一些疾病使代谢不平衡趋于分解代谢，或产生抗体，均可能使疗效降低。

在垂体功能减退儿童不常伴有肾上腺功能低下，并不需要给予糖皮质激素，如需要给予，应谨慎，剂量宜少于10mg/m^2，过大剂量会降低GH的生长反应。

有些儿童具有小阴茎，牵拉时长度亦小于3cm，可肌内注射睾酮庚酸盐（testosterone enanthate），1个月后观察疗效，如不满意，可重复2~3次。在青春期以前，很难预测患儿是否会发生性成熟。如果需要，对男孩可给予雄激素，可增加GH治疗的效果，开始可每个月肌内注射50mg睾酮庚酸盐，几年内剂量可逐渐增加至每2~3周300mg。尽管如此，阴毛及胡须的生长仍然较差，睾丸的大小是评估内源性促性腺激素分泌的指标。女孩可给予结合雌激素或乙炔基雌二醇9~12个月。

在决定进行GH治疗时，应对其有较深入的综合了解，还应针对患者特点，包括其身材、生长率，其父母情况，有无并发症，结合临床及生化检查作统一考虑，应对治疗有初步预测，要使患儿及其父母有一定理解，特别注意由于侏儒对患儿造成的心理伤害。

二、甲状旁腺功能亢进

原发性甲状旁腺功能亢进（HPT）是甲状旁腺一种过度分泌PTH的状态。其病因还不十分清楚，个别病例可能与以前颈部照射病史有关，也可能是基因突变，曾在甲状旁腺功能亢进患者切除腺瘤及因家族性多发性内分泌肿瘤Ⅰ型（MEN Ⅰ）发生的增生组织中发现基因重新排列及缺失，累及染色体11的q13区；有趣的是，MEN Ⅰ是一种与甲状旁腺增殖有关的遗传性综合征，与染色体11相同区相关，它与甲状旁腺腺瘤同为单克隆性。

（一）患病率

近年来随着血清钙的普遍检查及对疾病的认识，原发性甲状旁腺功能亢进的发病率有所增加，约为1∶1000，几乎为最初报道的10倍，但并不意味均需要治疗。单纯高钙血也包括无症状性及家族性低钙尿性高钙血症（familiar hypocalciuric hypercalcemia，FHH），后者不是甲状旁腺切除术的适应证，应从原发性甲状旁腺功能亢进区分出来。

（二）病理

甲状旁腺腺瘤、主细胞或透明细胞增生及癌瘤均可以过度分泌PTH。

1. 甲状旁腺腺瘤 由主细胞及介于主细胞与嗜酸细胞的移行型组成，少数仅为嗜酸细胞。与正常嗜酸细胞不同，其在甲状旁腺腺瘤内者含丰富内质网及高尔基小泡，免疫过氧化酶PTH染色显示这种嗜酸细胞能合成PTH。甲状旁腺腺瘤大小不等，质软，可有脂肪性原纤维间质，混以腺组织巢。腺瘤重100mg~20g，较大者常为囊性并有出血区，有相当多形性及非典型性，甚至可见有丝分裂。

2. 主细胞增生　可表现一个以上或多个腺体大体及组织学异常。典型者几个腺体明显增大，有的呈假腺瘤性增生，仅一个腺体增大，而其余腺体仅略增大，外表增大不明显者，可能组织学上呈小结状，主细胞/脂肪细胞增大，隐性增生腺体仅略增大，脂肪细胞减少。

不能仅根据一个腺体区别腺体与增生。有两项研究关系到这方面，其一是从甲状旁腺瘤，在妇女X染色体结合的位点有杂合的同工酶与葡萄糖-6-磷酸盐脱氢酶，发现两种酶均存在，说明甲状旁腺"腺瘤"为多细胞性而非克隆来源，与增生的腺体相似。另一研究发现两者细胞表现ABO（H）抗原明显不同，大部分腺瘤细胞失去表面抗原，但增生的细胞仍存在，虽然两者有些重叠，但有质的区别。

正常与异常甲状旁腺一般根据腺体大小、重量及间质细胞或实质细胞比例，在明显病例，区别比较容易，但也有时正常腺体含脂肪较少，很难在光镜下根据腺体脂肪与实质的比例进行鉴别，因此其他方法如细胞内脂肪染色、腺体密度测量及核内DNA含量流式细胞仪分析等也可以应用。

一般报道，甲状旁腺腺瘤占80%以上，只有少数为增生，所有家族性甲状旁腺功能亢进包括FHH及HEN综合征均属增生，约2%有两个腺体增大，如活检显示其他腺体正常，无家族史，术后无复发，可诊断为腺瘤。

3. 甲状旁腺癌　多数报道占3%，半数在颈部可触及，术中发现，腺体坚实，紧密与局部组织粘连，病理检查显示有包囊及血管侵袭，细胞机化为小梁，为厚的纤维带隔开，几乎总能看到有丝分裂，多有局部侵袭，区域淋巴结扩散及远处转移，依次为肺、肝及骨，高钙血可>3.6mmol/L（14.5mg/dl），血PTH水平也明显升高。

（三）临床表现

【一般症状】原发性甲状旁腺功能亢进可有不同程度表现，轻度者可无任何症状及体征，仅通过常规血清钙检查始被发现，有的患者发病不知不觉可延缓长至数年，或开始以肾绞痛出现，还有的患者发病较快，除有全身症状如无力、疲乏、头痛、抑郁、贫血外，患者可有骨痛甚至病理骨折，血沉加快，可疑为恶性肿瘤，患者因有高钙血症，还可出现烦渴、多尿、厌食、恶心、呕吐及瘙痒等症状。

【肾绞痛】肾绞痛常为主要症状，可出现肾钙质沉着及代谢性酸中毒，结石多为草酸钙，也可为磷酸钙，肾结石常与血浆1, 25-（OH）$_2$D$_3$水平相关。骨骺可出现囊肿，局部肿胀，颌骨可出现牙龈瘤或"棕色瘤"，有破骨细胞、成骨细胞及纤维组织聚集。

【纤维性囊性骨炎（osteitis fibrosa cystica）】是原发性或继发性甲状旁腺功能亢进特征性骨异常，表现为普遍性骨量减少。骨吸收特别是骨膜下表面增加及囊肿或囊肿样区域（棕色瘤）形成。颅骨、锁骨远端及指骨易被累及，严重者长骨、髌骨及肋骨亦可被累及，指骨远端丛可被吸收，长骨及指骨的棕色瘤可表现为局部肿胀，骨皮质膨胀及扭曲变形，患者有骨痛，甚至出现骨折。

纤维性囊性骨炎镜下可见多核破骨细胞，成骨细胞数目增加，还可见骨吸收区域，骨小梁吸收表面及成纤维细胞增殖均增加，由于骨细胞性骨溶解，骨细胞周围陷窝增加。在髓腔中也有破骨细胞及成纤维细胞增殖。可发现未矿化的类骨质、棕色瘤是多核破骨细胞在梭形细胞间质内的聚集。骨吸收及骨形成均增加，后者表现为骨硬化，生化检查示血浆ALP水平升高，由于破骨细胞活性超过成骨细胞活性，结果是净吸收增加。尽管如此，骨的结构仍保持正常，与Paget病结构破坏的镶嵌表现不同，其脱矿化与骨质疏松也不同。后者无论是破骨细胞或成骨细胞活性均不增加。

【关节痛】关节部位可出现痛风或假性

痛风。软骨钙质沉着有倾向，较一般人群更易出现假性痛风发作，手的关节特别是近侧指间关节可出现非特异性关节痛，一旦有关疾病纠正后即消失。

【消化性溃疡】 在原发性甲状旁腺功能亢进，消化性溃疡的发病率增加，高钙血症可使血清胃泌素及胃酸分泌增加。在MEN Ⅰ综合征中，原发性甲状旁腺功能亢进可作为首发症状出现，可早于Zollinger-Ellison综合征，后者胰岛瘤可分泌大量胃泌素，使胃酸产生极度增加，胃泌素可超过600μg/L，患者还可伴发慢性胰腺炎，尤其在甲状旁腺功能亢进加重及甲状旁腺切除术后出现。

【其他】

1. 神经症状 神经异常可表现为情绪易变，思维迟钝、记忆减退、抑郁及神经肌肉异常，患者易于疲倦，肌肉无力，特别是肢体近侧肌群，还可有听觉减退、言语困难、嗅觉缺失及感觉迟钝等，舌肌可发生自发性收缩或萎缩，反射可活跃，少见情况下，患者足部振动觉减退，手足手套或袜套觉丧失。

2. 肌力改变 近侧肌肉软弱可限制活动，患者主诉肌痛、沉重感，上下楼梯，从座椅站立，走出浴室感觉困难，下肢重于上肢，肌肉活检示Ⅱ型肌纤维萎缩，肌电图示多相电镜与去神经电位相适应，实际上是神经病变。

（四）实验室检查

高钙血及低磷酸盐血是原发性甲状旁腺功能亢进最主要的实验室检查标志。这反映PTH作用于肾脏及骨骼，增加骨钙吸收及从肾小球滤过率（GF）重吸收，刺激1, 25-（OH）$_2$D$_3$产生，以增加肠钙吸收，低磷酸盐血症是PTH直接作用于肾脏，并因高钙血症而加重。在诸多检查项目中，血清钙测定及PTH免疫试验最为重要，其他检测甲状旁腺功能的试验还有尿cAMP清除率及血浆维生素D代谢产物的检测。

【主要检查项目】

1. 总血清钙 几乎均增加，可为间歇性，也可为同时存在的维生素D缺乏所掩盖，可同时存在低白蛋白血症。

2. PTH免疫试验 在HPT一般正常，有明显高钙血症时增加，与甲状旁腺无关的高钙血症则降低。

3. 尿cAMP 包括总尿cAMP（UcAMP/dl GF）及肾源性cAMP（NcAMP/dl GF），UcAMP以nmol/dl GF表示，正常范围为1.83~4.55nmol/dl GF，NcAMP=cAMP/dl GF−血浆cAMP，正常范围为0.29~2.81nmol/dl GH，两者均增高时，如能除外恶性肿瘤，可诊断为HPT，如均降低，但肾功能正常时，可排除HPT。

4. 尿钙排泄 可以mmol/24h或以钙/肌酐清除率比例表示，在HPT一般增加，在FHH降低，在与甲状旁腺无关的高钙血症最高。

5. 碱性磷酸酶（ALP） BALP增加指示有明显骨病，如纤维性囊性骨炎。

【次要检查项目】

1. 泼尼松激发试验 对HPT无作用或作用很小，如钙降至正常，可考虑维生素D中毒，结节病，骨髓瘤（有时）及乳-碱综合征等。

2. 蛋白电泳、骨髓、本周蛋白 有助于排除恶性病变所致的高钙血症。

【辅助检查项目】

1. 血清胃泌素 同时存在Zollinger-Ellison综合征时增加。

2. TRP/磷酸盐清除率 50%~60%病例不正常。

3. 血液学检查 HPT时，血沉升高，25%患者有贫血。

4. 生物化学 有些病例血清氯化物升高，CO_2降低，血清磷酸盐一般降低，但同时有肾疾病时，可正常或增加，如升高或正常，疑有非甲状旁腺性高钙血症，1,25-（OH）$_2$D$_3$在HPT一般升高，特别在肾结石时更是如此，离子钙升高，血清镁一般正常或降低，但在FHH时可升高。

体外PTH释放与孤立甲状旁腺细胞钙浓度的关系显示，大多数增生细胞其钙抑制曲线与正常者难以区别，而在腺瘤细胞其钙浓度Ki值明显升高。

血浆多次重复测试显示总钙浓度始终是病变的主要指标，PTH的免疫试验有助于鉴别原发性HPT与非甲状旁腺相关高钙血症，即与功能性甲状旁腺受抑制相鉴别。在诊断有困难的情况下，检测总尿cAMP（cAMP/dl GH）或肾源性cAMP也有一定帮助。

作者等（1990）曾收治骨型原发性甲状旁腺腺瘤7例，均经手术证实，遇有正常血钙时，氢氯噻嗪有助于鉴别诊断。氢氯噻嗪具有减少尿钙排泄作用，正常人或因其他原因所致高钙血症患者服用后，尿钙减少，血钙轻度升高，抑制PTH分泌，肠钙吸收及尿钙排泄减少，血钙也继而下降，结果血钙无明显波动。在原发性甲状旁腺功能亢进患者，由于自主的分泌不受抑制，骨钙继续从骨释放，致使血钙升高，尿羟脯氨酸（Hyp）与骨转换率密切相关，骨破坏越快，尿Hyp增加越显著。尿Hyp增加也表示成骨过程的活跃程度。由于尿Hyp同时是胶原分解速度和胶原合成指标，尿Hyp既是原发性甲状旁腺功能亢进的诊断指标，也是术后骨恢复的指标。

（五）X线表现

在指骨及锁骨远端有骨膜下吸收，颅骨有普遍性骨量减少及骨质疏松，呈黑白相间椒盐状。骨囊肿及棕色瘤特别在长骨部位呈射线透射性，偶尔呈斑状或弥散性骨密度增加而为骨硬化，耻骨联合及骶髂关节可加宽，在肾区可见肾钙质沉着或肾结石。常规X线片未能看到的肾钙质沉着可经断层造影发现。牙脱矿化可见硬板消失，约10%患者可见软骨钙质沉着，严重患者还可见远端指丛吸收及拐状指。

偶尔X线片可见食管偏位，食管造影证实系由甲状旁腺腺瘤挤压所致。侧位胸片可见纵隔有较大的异常肿块，超声CT及MR能帮助术前定位。

影像学检查还可见异位钙化。肺钙化可因高钙血症同时有病毒性肺感染所致，胆结石的出现率并不较一般人群为高，胃肠造影可显示慢性胰腺炎，表现有胰腺钙化，在上胃肠道还可见Zollinger-Ellison综合征合并存在的消化性溃疡及增生的胃皱褶。曾经接受磷酸盐治疗者可见小动脉包括指动脉钙化。

甲状旁腺扫描应在动、静脉造影之前进行，可作为放射性铊（radio thallium scan Tl）的一部分。选择性动脉造影及静脉插管可在手术失败病例再次手术前定位。

（六）鉴别诊断

原发性HPT需要与非甲状旁腺引起的高钙血症，骨脱矿化、肾结石及低磷酸盐血症等相鉴别。首先需要将PTH分泌率增加的疾病如原发性、继发性及异位性HPT及FHH等进行分析。这些疾病均有血浆高浓度PTH，尿cAMP分泌升高及低钙尿。实际上所有其他原因所致高钙血症均伴有PTH分泌减少，明显肾损害伴高钙血症使PTH放射免疫试验及cAMP排泄变为复杂，后一指标由于GFR降至正常30%以下而严重受累。

HPT其他PTH分泌作用包括高血氯性酸中毒，反映在肾近曲小管PTH排斥碳酸氢盐的作用及低磷酸盐血症，是PTH的磷尿作用。在非甲状旁腺性原因的高钙血症有倾向发生代谢性碱中毒及高磷酸盐血，后两种指标并无充足诊断特异性，某些非甲状旁腺性高钙血症对糖皮质激素治疗有效。

异位性HPT是指非甲状旁腺肿瘤产生PTH，其生化指标与甲状旁腺腺瘤或增生相似，造成诊断困难，需要对相关恶性肿瘤定位并确定其为异位PTH产生的来源。

有些骨代谢病伴全身骨骼脱矿化，有放射透射区、骨硬化区或BMD增加，与原发性HPT的表现甚为相似。高钙血症可伴Paget病，特别是病变广泛卧床严重患者，其血浆钙一般正常，X线显示颅骨有局限性骨质疏松区及多发性棉絮状硬化斑，长骨骨干膨大弯曲，骨小梁粗大呈网状，病变进展的边缘与正常骨分界呈V形，晚期多有骨痛和畸形。骨质疏松各项生化检查及甲状旁腺功能均正常，临床及X线有恶性病变表现者应警惕有无骨转移，有时还应作骨髓穿刺，血浆和尿蛋白检查以除外骨髓瘤。骨软化可因低维生素D，对维生素抵抗，肠吸收不良或肾小管酸中毒引起，其血清钙正常或低水平，可伴有手足搐搦症，骨活检有助于鉴别。有时多骨性纤维性结构不良在X线片上与纤维性囊性骨炎相似，可有皮肤色素沉着，女性患者还可有性早熟，一般这种疾病不会像HPT有全身性骨改变，其实验室检查显示甲状旁腺功能正常。继发性HPT在组织学上可能显示类似纤维性囊性骨炎改变，但一般血清磷酸盐较高，有倾向发生低钙血症，软组织钙化更为严重。有时局部同时有骨软化及纤维性囊性骨炎区域。

肾结石可合并自发性高钙尿、痛风、高草酸尿、胱氨酸尿及原发性HPT。但均无高钙血，甲状旁腺功能亦正常，应当注意有5%~20%的肾结石系因原发性HPT引起，遇有肾结石或肾绞痛时应检查血清钙。

（七）治疗

无症状性HPT患者不少仅是通过血清钙检查始被发现，他们可以长期正常存活而不出现症状，也有的发展为低钙尿性高钙血症。Mayo医院对134例无症状或轻度HPT患者经过5年随访，20%施行了手术，58%无临床变化，4%死亡，原因不明，18%失去随访，有12例原有诊断可能不正确。无症状患者以后有多少发展为肾或骨疾患仍不清楚。

在进行治疗前，应从以下几方面考虑：

（1）详细了解病史及家族史，除外FHH、MEN Ⅰ型或ⅡA型，这类患者常伴有多腺体增生，如无症状，可能会失去手术机会。

（2）通过X线及骨密度及化验，检查评估肾功能、尿钙排泄及骨骼情况，如果均正常，可以推迟手术，但应每6~12个月重复检查，如有发现，应进行手术。

（3）患者已明确有肾及骨异常，即使无症状，也应进行手术。

（4）一般不需要紧急手术，但需进行监控。

【内科治疗】 对有症状者，目前尚无有效药物治疗。轻度骨质疏松妇女应用雌激素治疗，可以改善高钙血症，但对PTH分泌无作用。口服磷酸盐，开始2~3天，给予磷2g/d，以后需减少至 1~1.5g/d。通过这种治疗可以降低血浆钙水平、尿钙排泄及血浆1,25-（OH）$_2$D$_3$含量，但又可刺激PTH分泌及尿cAMP排泄。甲状旁腺功能亢进状态又可进一步引起骨脱矿化。新一代的双膦酸盐对此可能有些帮助，如果不适当应用磷酸盐或无效，也可在紧急状态下谨慎应用Plicamycin。重复应用此药，可对骨髓有毒性，降钙素对原发性HPT不能控制高钙血症。高钙血危险可引起无力、脱水、精神错乱、昏迷、尿毒症甚至死亡。紧急情况下可输注液体及呋塞米（呋喃苯胺酸），也可应用Plicamycin，可使病情稳定。

【外科治疗】 决定手术前，采用多种方法如CT、超声、放射性铊扫描（放射铊-锝减影闪烁扫描）等。60%~90%可发现腺瘤，对手术失败或复发病例，可采用选择性动脉造影或通过静脉插管进行PTH免疫试验，甲状旁腺可存在异位，位于气管、食管或胸骨后，个别情况下甚至需要劈开胸骨，在纵隔内探查。

如能成功切除甲状旁腺腺瘤，HPT的大多数生化异常将会迅速纠正。PTH迅速降低，半衰期约为10分钟，尿cAMP在30~90分钟降低50%，血清钙可在术后4~12小时降至正常范围，在术后4~7天降至最低点。血清钙水平是证明手术是否成功的较好指标，手术效果可在术后通过检测血清钙的变化立即判断出来。病变的甲状旁腺组织手术切除后1~2周，骨痛会开始减轻，效果在6~12个月时会更加明显。由于高钙血症的纠正，将不再形成新的泌尿系结石。

由于代谢紊乱，甲状旁腺切除后可出现明显持久的低钙血症，其原因可能是：

（1）最常见者为骨加速摄取钙，发生“骨饥饿”现象，以纠正长期过度骨吸收，常伴有明显成骨细胞活动及未矿化类骨质。

（2）长期HPT明显骨脱矿化可引起镁减少，低镁血症可干扰剩余正常腺体PTH分泌及作用。

（3）持久或暂时性甲状旁腺功能减退。

对中度低钙血症只需要给予充足钙即可，严重者可静脉注射，在6~24小时内给予钙5~15mg/kg，溶于500~1500ml生理盐水中，或同时给予维生素D代替物，一旦症状好转及时停药，术后7~10天多可恢复。当病情控制后，也可延长一些低钙血状态，因高钙血症可抑制其余甲状旁腺组织的恢复。

第七节　其他内分泌、营养及代谢疾病

一、痛　　风

（一）病因

根据血液中尿酸增高的原因，痛风可分为原发性与继发性。

（1）原发性痛风多因尿酸产生增加，嘌呤合成加快或先天性嘌呤代谢紊乱，75%~80%患者尿酸排泄正常，20%~25%增多。

（2）继发性痛风，常见病因为慢性肾病、骨髓增殖性疾病及药物等。慢性肾病包括肾小球肾炎、肾盂肾炎及多囊肾等，尿酸排泄减少。骨髓增殖性疾病包括多发性骨髓瘤，还有癌瘤及其化疗或放疗阶段，尿酸产生增加，核酸转换加快或分解代谢增加，一些药物如噻嗪类利尿药、呋塞米、乙酰唑胺等，可抑制肾小管排泄尿酸或尿酸排泄减少。

（二）嘌呤合成和代谢过程

嘌呤为一种无色结晶杂环化合物，自然界中无游离嘌呤，都被置换为一组嘌呤碱或嘌呤类化合物。嘌呤碱包括腺嘌呤和鸟嘌呤，均为核酸成分，人体尿酸为其代谢最终产物，体内尿酸来源主要有两条途径：来源于食物中的核苷酸分解（外源性）以及由体内的氨基酸、磷酸核糖等物质合成或核酸分解而成（内源性）。次黄嘌呤（hypoxanthine）为尿酸合成的中间产物，在黄嘌呤氧化酶的作用下氧化为黄嘌呤，进一步氧化成为尿酸。尿酸浓度增高是痛风（gout）发病的主要环节。

在嘌呤的合成与代谢过程中，谷酰胺（glutamine）与磷酸核糖焦磷酸（phosphoribosyl pyrophosphate，PRPP）在谷酰胺磷酸核糖焦磷酸胺转移酶催化下，成为磷酸核糖胺，鸟苷酸（GMP）、腺苷酸（AMP）和次黄嘌呤苷酸（IMP）对其均有抑制作用。作为负反馈调节一环，次黄嘌呤苷酸经次黄嘌呤苷磷酸脱氢酶的作用转变为黄苷酸（XMP），以及次黄嘌呤苷酸经腺嘌呤琥珀酸合成酶催化转变为腺苷酸的反应分别受鸟苷酸和腺苷酸的负反馈调节，可见嘌呤的合成和代谢是受合成嘌呤核酸所必需的底物——PRPP和谷酰胺的量及上述负反馈调节。一些情况如谷酰胺磷酸核糖焦磷酸胺转移酶的活性增加，对正常嘌呤核酸负反馈调节的敏感性降低，次黄嘌呤-鸟嘌呤磷酸核糖转移酶缺乏，而使鸟嘌呤不能转变为鸟苷酸，次黄嘌呤不能转变为次黄嘌呤苷酸，或磷酸核糖焦磷酸合成酶变异，活性显著增高，而使磷酸核糖焦磷酸增加等均可使嘌呤合成加快，尿酸浓度增加。

人体尿酸主要经肾远曲小管排泄，正常人每天生成约750mg尿酸，其中2/3随尿液排出，1/3则通过肠道排泄。研究显示，不同性别和年龄的人的血尿酸水平略有不同，女性在绝经期前后也有差异。血液中尿酸水平决定于尿酸生成和排泄的平衡关系，如尿酸生成增加、增快，或排泄减少、减慢；或尿酸生成超过排出速度，虽排泄在正常范围或较正常增多，均可使血液中尿酸水平升高。

（三）病理

正常血尿酸（尿酸酶法）男性为208~428μmol/L（3.5~7.2mg/dl），女性为155~357μmol/L（2.6~6.0mg/dl）。体液pH为7.4时，尿酸盐的溶解度约为380μmol/L，如尿酸钠为450μmol/L时，已达超饱和状态；如达470μmol/L以上，尿酸盐与血浆白蛋白及α_1、α_2球蛋白结合减少，加之局部温度及pH降低，血尿酸盐可沉积为无定形或微小结晶。关节内的尿酸盐被白细胞吞噬后，局部乳酸增加，pH降低，使尿酸盐进一步沉积，中性粒细胞死亡后，可释放大量溶酶体酶，导致关节炎症。

痛风石（tophus）由尿酸钠结晶积聚而成，

主要发生在皮肤、皮下脂肪组织、骨骼、软骨、骨膜、肌腱和韧带。偏振显微镜下尿酸钠结晶呈双折射棒状，痛风石由尿酸钠结晶和纤维组织构成。光镜下可见组织细胞、单核细胞，多形核白细胞和多核巨细胞，标本要用乙醇固定才能看到晶体，用10%甲醛溶液固定者，晶体将被溶解。

（四）临床表现

痛风患者绝大多数为男性，约占95%，好发年龄多在30~40岁或以上，多有家族史，属常染色体遗传，部分为性联遗传。

在无症状期，患者仅有血尿酸增高或波动增高，无症状期可持续数年至10余年，甚至终身不出现症状，但随年龄增加，症状出现率逐渐增加。

痛风症状主要表现为关节炎（图1-2-7-1）及肾病变。关节炎可为急性或慢性。急性者多在夜间突然发病，多为单关节炎，以蹋趾跖趾关节最为多见，踝、膝、足部其他关节以及肘、腕、手等也可发病，反复发作者可为多关节炎。急性关节炎发作时，局部红、肿、热、痛，可有渗液，局部活动受限，患者全身症状有畏寒、寒战、厌食、疲倦等，白细胞计数增加，红细胞沉降率加快，症状一般持续1~2周，以后逐渐恢复，消退后除局部有脱屑或瘙痒外，一切正常，急性发作间隔从1年数次至数年1次，常因着凉、感染、轻微损伤、饮酒或摄入嘌呤含量过高食物而诱发。

多次急性发作后，可累及多个关节，引起痛风性关节炎（gouty arthritis）。发作频率增加，缓解期缩短，甚至在间隔期症状也不完全消失。在慢性关节炎期间，由尿酸盐沉积增多形成的痛风石，可在关节、肾脏等部位出现，但以耳轮、对耳轮、跖趾关节、掌指关节及指间关节较常见，在皮下结缔组织处形成黄白色突出物，溃破后可溢出白色尿酸盐结晶，形成的窦道可经久不愈合。

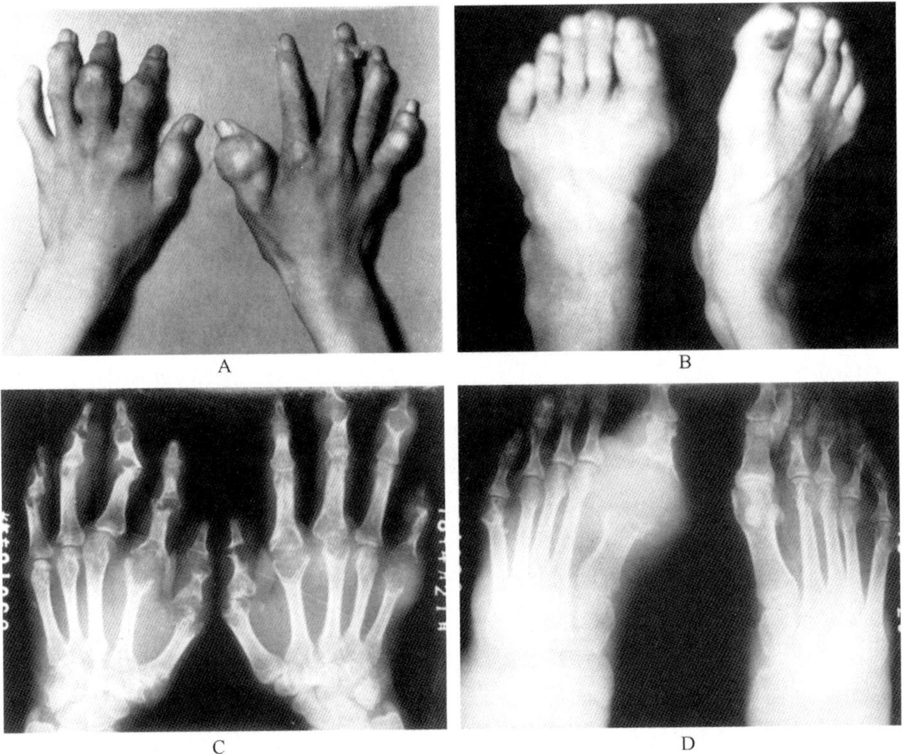

图1-2-7-1　临床举例：手足部痛风的临床及X线表现

A、B.手及足部痛风性关节炎外观；C、D.手及足部痛风结节X线片呈穿凿样骨缺损（引自赵定麟）

痛风病变累及肾脏时可引起慢性肾间质性肾炎，间质细胞及肾小管毒性损害，表现为肾硬化及肾功能不全，患者可有间歇性蛋白尿，尿比重降低，血尿素氮升高，还可有高血压。原发性痛风患者10%~20%合并肾结石，多为尿酸结石，可有肾绞痛及血尿，尿酸结石因透过X线，需经肾盂造影检查发现。

（五）实验室及X线检查

急性期患者白细胞计数增加，红细胞沉降率升高，血尿酸水平达420μmol/L以上时即有诊断意义，必要时还应作肾功能检查，包括尿常规、尿酸及尿素氮等。

受累关节可见邻近关节软骨边缘的骨质有圆形或不整齐穿凿样骨缺损，为痛风特征性X线表现（见图1-2-7-1）。但在早期痛风可无异常发现，关节滑液经偏振光显微镜检查可发现白细胞内有双折光针形尿酸盐结晶，对痛风石活检作尿酸盐鉴定可以帮助诊断。

（六）诊断和鉴别诊断

【诊断】 中年男性，突然出现第1跖趾关节等单个关节的红肿疼痛、活动受限，并伴有泌尿系统结石病史或痛风石病史，实验室检查发现血尿酸增高，滑囊液检查可发现尿酸钠结晶，皮下结节组织活检可发现尿酸盐结晶，多可作出痛风诊断。遇有困难，可试用秋水仙碱，如为痛风，症状很快缓解。

【鉴别诊断】

（1）与类风湿关节炎相鉴别，后者好发于女性，其特点是多关节，特别是手足小关节，肿胀并有晨僵，滑膜炎症明显，有关节渗液，类风湿因子阳性，类风湿关节炎晚期有关节软骨下骨质破坏，出现血管翳，关节间隙逐渐变窄，终至关节强直。

（2）假性痛风（pseudogout）是一种遗传性关节炎，以痛风样症状发作为特点，通常只侵犯一个关节，尤其是膝关节，可伴有关节软骨钙质沉积，称为关节软骨钙化症（chondrocalcinosis）或焦磷酸性关节病（pyrophosphate arthropathy），是一种因焦磷酸钙在关节软骨和滑膜上沉积引起的急性关节炎，也可在四肢其他大关节发生。发病多在50岁以后，发作时关节急性肿胀、疼痛、局部温度升高，关节活动受限，通常在12~36小时达高峰，持续1~4周，急性发作系因软骨内焦磷酸钙结晶向关节腔内大量排出所致。发作后关节恢复正常。实验室检查显示血、钙、磷、ALP及尿酸均正常。在急性期，抽出滑液为血性，可查出焦磷酸钙结晶，呈杵状或菱形。X线片以膝关节为例，可见双侧半月板钙化呈线样密度增高影，关节软骨钙化紧贴于股骨髁边缘，关节囊、滑囊、肌腱、耳轮软骨及腰椎椎间盘纤维环亦可发出钙化。

（七）治疗

到目前为止，对痛风尚不能彻底治愈，但可以使病情的发展得到控制。治疗目的在于控制急性发作，减少复发，降低血尿酸水平，维持在正常范围并防止尿酸结石的形成和肾功能损害。

对疑有痛风患者及其家属应检查血尿酸，患者不宜进食含高嘌呤的食物如脑、肝、肾、心、鱼子及沙丁鱼等，防止肥胖，平时多饮水。

【药物治疗】

1. 急性发作期 秋水仙碱是特效药物，开始口服1mg，以后 0.5mg/h直至疼痛缓解，一般可服用4~8mg。疼痛缓解后，宜继续维持每日给予 0.5mg 1~2次，有严重胃肠道反应者，可静脉缓慢注入2mg秋水仙碱加生理盐水20ml，注入时间不少于10分钟，注意不要将药液漏入皮下组织以防皮肤坏死。一般应用秋水仙碱后6~12小时，症状即可减轻，90%以上患者在治疗后1~2天症状得到缓解，其他还可应用消炎止痛药物，糖皮质激素可以很快缓解症状，但容易出现反跳，遇有这种情况时，秋水仙碱可以缓解。秋水仙碱的副作用主要有胃肠道反应、骨髓抑制、精神抑郁、肝功能损害等，另有文献报道极少数患者会发生严重的室性心律失常和急性心力衰竭。秋水仙碱的副作用与剂量相关，肝功能损害和骨髓抑制的患者应减半剂量，并密切监测相关指标。

2. 痛风慢性期或急性发作间歇期　可给予抑制尿酸合成或利于排除尿酸的药物，目的是使血尿酸维持在360μmol/L以下，前者常用者为别嘌醇（allopurinol），能抑制黄嘌呤氧化酶，适用于血尿酸明显升高，肾尿酸结石反复发作，并有肾功能损害，血尿素氮（BUN）在6.4mmol/L以上；对排除药物过敏、无效或不适合者。别嘌醇剂量每次100mg，每日2~4/次，每日剂量不要超过600mg，与排除尿酸药物合用有加强疗效的作用，副作用有皮疹、腹痛、腹泻，甚至对肝脏或骨髓发生损害。排除尿酸药物可用丙磺舒（羧苯磺胺，probenecid）或苯磺唑酮（磺吡唑酮），这类药物可降低血尿酸浓度，防止痛风石形成，服用时需加服碳酸氢钠，使尿pH维持在6.0以上。已有尿酸结石形成，每日尿排出尿酸盐在900mg以上，或血尿酸浓度较高，经加大剂量仍无效者不宜继续使用。鉴于水杨酸类药物有对抗排除尿酸药物的作用，不能同时使用。

【痛风石手术治疗】痛风石多发于在手足皮下组织，可为单个或多个，文献报道1例慢性肾炎患者痛风石几乎侵犯全身，包括双手足、肘、膝、肩、髋、脊柱、胸锁关节、骶髂关节及耳郭。痛风石侵犯肌腱和韧带致密组织，晶体常沉积和浸润到组织中，结晶沉积于骨骼哈弗斯管，将侵蚀和破坏骨结构，结晶沉积于软骨和滑膜，可破坏关节引起强直。

1. 手术适应证

（1）影响关节功能。

（2）软组织破溃，分泌物溢出，继发感染长期不愈。

（3）痛风石直径>3.0cm。

（4）影响美观。

（5）减轻疼痛。

2. 术前准备　术前至少应给予药物治疗3天，除秋水仙碱和别嘌醇外，保泰松可控制和防止痛风发作。

3. 手术操作　手术应在止血带下进行，对皮下硬韧痛风石未侵犯肌腱及骨骼者可完整切除。对关节遭受破坏、肌腱埋于结石内者，可分块切除和刮除，累及干骺端的结石，可能破入关节，需做刮除植骨术，根据情况也可做关节融合术。对张力较高的液状痛风石，可采用冲洗和刮除法。对已破溃者，刮除后可用湿敷料覆盖，等肉芽组织长出后，再做游离植皮。

4. 术后处理　术后要继续应用抗痛风药物至少1周，如伤口破裂，可拆除缝线清洗并用湿敷料包裹，负重关节在疼痛减轻后即应开始活动，促进关节功能恢复。

术后应用抗痛风药物，血尿酸下降较快，尿酸浓度易于控制，急性关节炎发作较少，显示对痛风石施行手术切除，有利于患者康复。

二、慢性铅中毒

铅并不是人体必需的金属。但在人类日常生活中，周围环境及饮食内均含有微量的铅，后者为0.1~0.6g/d，仅有5%~10%被消化道吸收，污染空气中的铅可以很快被呼吸道吸收。工业生产中，当铅被加热到400~500℃时，即有大量气体逸出，对人体极为有害。工人在接触铅的工业，如铅矿的开采、冶炼、焊接、印刷铸字、铅合金熔炼以及蓄电池、电缆、涂料生产过程中，由于铅以气体或粉层大量排放，可对环境造成严重污染。在日常生活中，服用过量含铅中药如黄丹、樟丹等，用含铅餐具或摄入被铅污染的食品或饮料等，均可引起铅中毒（lead poisoning）。

（一）发病机制

铅对人体的损害，主要集中在神经系统、消化系统、血液系统及肾。

铅吸收进入血液后，以磷酸氢铅化合物与红细胞膜松散结合。铅在体内组织中有蓄积作用，不易溶解的磷酸铅多沉积在骨骼、牙齿和头发中，90%~95%存在于骨骼，软组织如肝、脑、脾、肾、骨髓等处也存留小量的铅。吸收的铅主要由肾脏排出，小部分由粪便、唾液、汗液和乳汁等排出。

正常情况下，每日摄入的铅量与排出量维持平衡，正常成年人含铅总量为100~300mg，在体内沉积于骨骼的铅并无直接危害，但当短时间吸收大量铅后，软组织中铅含量可迅速升高，产生中毒症状。当骨骼中不溶的磷酸铅转化为可溶性磷酸氢铅进入到血液中，打破动态平衡，即可出现中毒症状。饮酒、感染、损伤可诱发这个过程。

铅的毒性作用主要有：

1. 干扰卟啉（porphyrin）代谢　抑制血红素的合成，卟啉是血红素的前体，可引起贫血。

2. 干扰自主神经及酶系统　引起平滑肌痉挛，如腹绞痛是肠平滑肌痉挛，其他与血管痉挛有关。

3. 干扰脑的代谢　增加毛细管的通透性，铅还可使肌肉内磷酸肌酸再合成受阻，出现肌无力甚至麻痹。

4. 对骨骼的影响　干扰肝脏和肾脏对维生素D的25位和1位的羟化，使血液中活性维生素D浓度降低，影响成骨细胞功能，干扰钙离子通道。

（二）临床表现

近年来由于加强了预防措施，改善劳动条件，典型急性铅中毒已很少见，目前见到的多为轻度慢性铅中毒，患者有头痛、头晕、乏力、记忆力减退及肌肉关节酸痛等，还可有消化不良症状。少数患者口腔可见由硫化铅沉积形成的“铅线”，中度中毒者可出现腹绞痛、贫血及感觉异常，重度者甚至出现脑病及肢体瘫痪。

（三）实验室检查

慢性铅中毒贫血多属轻度，为低色素性。点彩红细胞（stipple cell）及网织红细胞增多，对诊断有一定价值。正常点彩红细胞上限值为300个/百万红细胞或10~15个/50 HF，对卟啉代谢产物的测定显示尿粪卟啉（尿棕色素）增加，正常半定量法为0~+，定量法为75~240μmol/24h。尿δ-氨基酮戊酸（ALA）亦增加，正常成年人为11.4~57.2μmol/24h。

血铅可以反映铅吸收的程度，正常值成年人<1.93μmol/L，中毒后可>4.83μmol/L，尿铅可反映近期吸收情况，正常应<0.39μmol/L或<0.48μmol/24h。

（四）X线表现

铅在骨生长期大部沉积于骨端，呈高密度带状影像，称为铅线，在腕、踝更为明显。铅线的密度决定于铅盐摄入的快慢，宽度则决定于摄入时间的长短。如为间断性，在干骺端可呈多条铅线，在扁骨的周边部分密度亦增高。铅中毒可影响骨重建，骨端可出现一定程度杵状变形。急性铅中毒可损伤肾脏，引起Fanconi综合征，可有骨软化。

（五）诊断及鉴别诊断

根据患者职业，铅接触史及临床表现，结合实验室检查及X线检查，一般多能作出正确诊断，遇有腹绞痛，应与其他急腹症鉴别，其特点是发作频繁，持续时间长，主要位于下腹部，但不固定，在疼痛期肌肉松弛。铅绞痛可与急性间歇型血卟啉病症状相似，但后者尿中卟胆原明显增加，持续时间长，并无明显铅接触史，铅中毒贫血应与溶血性贫血鉴别，根据接触史亦多无困难。

铅中毒患者X线片显示的铅线应与痊愈的佝偻病高密度，干骺端区别。铅中毒在骨端形成的杵状变形由于无骨质疏松或骨破坏，亦无骨膜反应，可同骨梅毒及坏血病鉴别。

（六）治疗

铅中毒重在预防，与铅污染有关的工厂或车间应改善生产工作环境，降低空气中铅浓度，最高不超过0.01mg/m^3。并应防止饮用或服用铅污染饮料，食物或药品。

铅中毒一经确诊，应找出污染来源并暂时脱离污染环境。用综合剂驱铅可迅速改善症状，可用依地酸钙钠、二巯丁二钠或青霉胺等。

（周呈文　鲍宏玮　沈 强）

参 考 文 献

郭世绂. 1982. 氟骨症//刘润田, 郭世绂主编. 脊柱外科学. 天津: 天津科学技术出版社, 549-558

郭世绂. 1989. 骨质疏松//朱宪彝, 朱德民, 郭世绂. 代谢性骨病学. 天津: 天津科学技术出版社, 262-306

郭世绂. 1993. 佝偻病和软骨病//朱宪彝主编. 临床内分泌学. 天津: 天津科学技术出版社, 339-354

郭世绂. 1993. 骨质疏松症//朱宪彝主编. 临床内分泌学. 天津: 天津科学技术出版社, 355-387

郭世绂. 1993. 肾性骨营养不良、范可尼氏综合征、肾小管酸中毒. //朱宪彝主编. 临床内分泌学. 天津: 天津科学技术出版社, 348-352

郭世绂. 1995. 原发性骨质疏松的发病机制. 中华骨科杂志, 15: 312-315

郭世绂, 罗先正, 邱贵兴. 2001. 骨质疏松基础与临床. 天津: 天津科学技术出版社

郭世绂, 邰杰, 张义修, 等. 1987. 氟骨症合并脊髓及马尾神经压迫症. 中华外科杂志, 25: 228-230

邱明才, 郭世绂, 王觉英, 等. 1989. 氟中毒髂骨形态计量学的研究. 中华骨科杂志, 9: 359-363

王维力, 廉宗澂, 朱德民, 等. 1983. 20例肾性骨病与钙磷变化分析. 天津医药, 11: 323-327

杨智华, 郭世绂, 刘松年, 等. 1999. 原发性甲状旁腺腺瘤(附7例报道). 中华骨科杂志, 10: 277-280

杨智华, 郭世绂, 汤璐佳, 等. 1991. 不同饮食钙对大鼠慢性氟中毒的实验研究. 中华骨科杂志, 11: 51-54

Bekő G, Butz H, Berta K, et al. 2013. Switching between parathormone(PTH)assays: the impact on the diagnosis of renal osteodystrophy. Clin Chem Lab Med, 51(6): 1251-1256

Buchbinder R, Kallmes DF. 2010. Vertebroplasty: when randomized placebo-controlled trial results clash with common belief. Spine J, 10(3): 241-243

Carragee EJ. 2010. The vertebroplasty affair: the mysterious case of the disappearing effect size. Spine J, 10(3): 191-192

Chauveau P, Aparicio M. 2013. Ethnicity and renal osteodystrophy. Nephrol Ther, 9(6): 398-402

Christov M, Pereira R, Wesseling-Perry K. 2013. Bone biopsy in renal osteodystrophy: continued insights into a complex disease. Curr Opin Nephrol Hypertens, 22(2): 210-215

Cummings SR, Ensrud K, Delmas PD. 2010. Lasofoxifene in postmenopausal women with osteoporosis, PEARL Study Investigators. N Engl J Med, 362(8): 686-696

Gan M, Yang H, Zhou F. 2010. Kyphoplasty for the treatment of painful osteoporotic thoracolumbar burst fractures. Orthopedics , 33(2): 88-92

Harvey N, Dennison E, Cooper C. 2010. Osteoporosis: impact on health and economics. Nat Rev Rheumatol, 6(2): 99-105

Izuora K, Twombly JG, Whitford GM, et al. 2011. Skeletal fluorosis from brewed tea. J Clin Endocrinol Metab, 96(8): 2318-2324

Kakumanu N, Rao SD. 2013. Images in clinical medicine. Skeletal fluorosis due to excessive tea drinking. N Engl J Med, 368(12): 1140

Karimifar M, Pasha MA, Salari A, et al. 2012. Evaluation of bone loss in diabetic postmenopausal women. J Res Med Sci, 17(11): 1033-1038

Kumar S, Kakar A, Gogia A, et al. 2011. Skeletal fluorosis mimicking seronegative spondyloarthropathy: a deceptive presentation. Trop Doct, 41(4): 247-248

Leite GA, Sawan RM, Teófilo JM, et al. 2010. Exposure to lead exacerbates dental fluorosis. Arch Oral Biol, 56(7): 695-702

Lewiecki EM. 2010. Bone Densitometry and Vertebral Fracture Assessment. Curr Osteoporos Rep, 8(3):123-130

Paiste M, Levine M, Bono JV. 2012. Total knee arthroplasty in a patient with skeletal fluorosis. Orthopedics, 35(11): e1664-1667

Pandey A, Chaturvedi M, Maheshwari PK, et al. Fluorosis: anoverlooked cause of dysphagia. J Assoc Physicians India, 60: 67

Qorbani M, Bazrafshan HR, Aghaei M, et al. 2013. Diabetes mellitus, thyroid dysfunctions and osteoporosis: is there an association? J Diabetes Metab Disord, 12(1): 38

Shepherd AJ, Cass AR, Ray L. 2010. Determining risk of vertebral osteoporosis in men: validation of the male osteoporosis risk estimation score. J Am Board Fam Med, 23(2): 186-194

Stevenson JC, Panay N, Pexman-Fieth C. 2013. Oral estradiol and dydrogesterone combination therapy in postmenopausal women: Review of efficacy and safety. Maturitas, 76(1):10-21

Xia Y, Xia Y, Shen Q, et al. 2011. Influence of hinge position on the effectiveness of expansive open-door laminoplasty for cervical spondylotic myelopathy. J Spinal Disord Tech, 24(8): 514-520

Yamana K, Tanaka M, Sugimoto Y, et al. 2010. Clinical application of a pedicle nail system with polymethylmethacrylate for osteoporotic vertebral fracture. Eur SpineJ, 19(10): 1643-1650

第二篇　骨 肿 瘤

第一章　骨骼肌肉系统肿瘤总论

第一节　骨肿瘤概述、发病率及临床表现

一、概　　述

骨肿瘤是发生在骨骼系统的肿瘤，包括骨、软骨、纤维组织、脂肪组织、造血组织、神经组织等与骨骼系统相关组织的原发性良恶性肿瘤或继发性肿瘤。除此之外，还包括部分骨组织或其附属组织内的瘤样病损，如纤维结构不良、骨囊肿、动脉瘤样骨囊肿、嗜酸性肉芽肿等。这些病损中的一部分在一定情况下也会转化为真正的肿瘤，可发生复发或恶变，加上这些瘤样病损在临床、影像和病理上有时会和一些骨肿瘤相混淆，故常合并在一起讨论。

二、发　病　率

（一）一般发病率

统计分析表明，原发恶性占30%，其中骨肉瘤最多，其次为软骨肉瘤、纤维肉瘤、骨髓瘤、尤因（Ewing）肉瘤、恶性骨巨细胞瘤、脊索瘤、恶性淋巴瘤、恶性纤维组织细胞瘤。良性占56%，其中骨软骨瘤最多，其次为骨巨细胞瘤、软骨瘤、骨瘤、骨化性纤维瘤等。髓样病变占12%，其中纤维异样增殖症占首位。男女发病率之比为1.71∶1。

（二）性别与年龄

10 791例恶性骨肿瘤中，男女发病率之比为2.3∶1；骨肉瘤发病率最高，占44.6%，其余依次为软骨肉瘤（14.2%），纤维肉瘤（6.6%），骨髓瘤（6.0%），尤因肉瘤（4.6%），恶性骨巨细胞瘤（4.0%）。恶性骨肿瘤的好发年龄在11~30岁，占56.6%，此年龄组的骨肉瘤发病率为77%，尤因肉瘤为71.5%，软骨肉瘤为48%；恶性骨肿瘤最好发部位为股骨和胫骨，两者共占54.3%，其次为肱骨、骨盆、颌骨和脊柱。

（三）病种分布

以总发病率排列，最常见的骨肿瘤依次为骨软骨瘤、骨肉瘤、骨巨细胞瘤、软骨瘤、骨瘤、软骨肉瘤等。在4 369例瘤样病损中，纤维结构不良占首位，其次为孤立性骨囊肿。

三、临 床 表 现

（一）一般症状

疼痛是肿瘤发生的主要症状，开始时较轻微，呈间歇性，以后逐渐加重，呈持续性疼痛，夜间疼痛是骨肿瘤的一个重要特征，应予特别重视；损伤虽与骨肿瘤没有直接的因果关系，但它引起对肿瘤的警觉，而病理性骨折则往往成为骨肿瘤最早的诊断依据。逐渐长大的包块是诊断骨肿瘤的依据，在表浅部位，肿胀可出现较早，如部位深在，则肿胀可不明显。良性包块生长缓慢，常不被发现，若一个良性肿块迅速增大，应注意有无恶变的倾向。骨内肿瘤可无肿块或肿胀。功能障碍可继发于疼痛和肿胀，近关节的肿瘤或瘤样病损，即使是良性，也会限制关节活动。

（二）既往史

既往史对骨肿瘤的诊断和鉴别诊断具有一定意义。如慢性骨髓炎，骨关节结核会被误诊为转移性骨肿瘤，甚至有的疲劳性骨折形成的骨痂也会与骨肉瘤相混淆。若患者有其他系统的癌肿病史，应警惕骨转移可能，有时可先诊断出骨转移病灶而后查出原发癌肿。

（三）体格检查

体格检查是继病史询问后的重要诊断步骤，应特别重视，任何其他的辅助检查或影像检查都不能替代详细的体格检查。骨肿瘤患者早期的全身情况一般较好，晚期病例可出现消瘦、衰竭、苍白、消化道或肾功能的紊乱。局部检查对骨肿瘤的诊断具有重要意义，其可了解肿块的发生部位、大小、活动度、表面的光滑程度及肿块与周围组织的关系、有无搏动等。皮肤表面有无静脉怒张、皮温是否升高可初步判断肿瘤的性质。综合病史及体格检查结果，一般可作出初步的诊断。

（蔡宣松　梅　炯）

第二节　骨骼肌肉系统肿瘤检查

一、实验室检查

若疑诊为骨肿瘤，除行常规化验如血、尿常规，肝、肾功能，血沉等检查外，还应进行血的酸性磷酸酶、碱性磷酸酶、乳酸脱氢酶以及钙、磷、蛋白电泳、免疫球蛋白等的测定。骨髓瘤和尤因肉瘤患者的血沉可增高；乳酸脱氢酶和碱性磷酸酶的增高水平已证明分别与尤因肉瘤和骨肉瘤的生存率相关。酸性磷酸酶增高则多见于前列腺癌骨转移患者，Bence-Jones蛋白有助于骨髓瘤的诊断。疑为巨细胞瘤的患者其实很可能是棕色瘤，而两者在组织学上是很难鉴别的。若血清钙增高或血清磷下降，应检测甲状旁腺素水平。

临床病史和体格检查不能显示原发肿瘤而又疑为转移性病变者，常规实验室分析应包括血清蛋白电泳，受侵骨和胸部X线平片，全血^{99m}Tc骨闪烁成像，胸腹、骨盆CT扫描。这些评价后，在最接近的骨病损处进行活检。这种诊断策略对原发肿瘤的正确辨别率可达85%。如果活检不能辨别组织类型和前述检查不能发现原发肿瘤，往往也没有其他更有用的方法，这些肿瘤通常归属于未知原发灶的腺癌。对化疗前后的患者，应反复进行血、尿常规，肝、肾功能等必要的化验，以判断患者能否继续进行化疗。碱性磷酸酶、乳酸脱氢酶对骨肿瘤患者的预后判断至关重要。

二、影像学检查

（一）X线片检查

高质量的X线片对早期鉴别诊断至关重要，在进行手术治疗和MR检查前，所有患者都应进行该项检查。X线平片对于骨病损的鉴别诊断及病损的良恶性性质的早期推测是较为恰当的。软组织病损的X线平片可显示病损有无钙化表现及是否侵及骨骼，尽管这些表现并不十分常见。此外，胸部X线片检查应纳入常规。对影像不肯定或无典型表现，应在1个月左右以后再摄片复查，通过随诊和对比获得诊断。X线片检查除传统的正侧位片外，有时需辅以体层摄影、切线位摄片、双侧对比摄影和随访检查。

不同肿瘤有其最好发的部位，如软骨母细胞瘤多发生于骨骺部位，骨肉瘤好发于干骺端，尤因肉瘤多发生于骨干等。发病部位虽不是绝对恒定的，但了解不同骨肿瘤的最好发部位，对提示某部位发生何种肿瘤的可能性较大具有参考意义。

骨皮质的变薄和膨胀是良性骨肿瘤的一个特征，它反映了肿瘤发展较为缓慢。这在发展较快的恶性肿瘤中是不存在的。恶性肿瘤阴影多不规则，密度不均，边界不齐，无明显的轮廓；骨皮质不规则破坏，无“膨胀”现象；多有骨膜反应和软组织阴影。有时溶骨范围相当广泛，但骨小梁阴影呈疏松状态，呈虫蛀样或筛孔状的阴影。在成骨型中，瘤骨阴影密度不均，边界不清，形状不一，如棉絮状；有的也较致密，如象牙质骨状，但边界不清，且总有密度不均匀区域。

软组织阴影是恶性骨肿瘤的一个重要征象。它可以表现为不规则的、较附近软组织略致密的阴影，也可表现为不规则的瘤骨阴影或钙化阴影。

骨膜反应也是恶性肿瘤的一个特征。它主要有3种表现。

【Codman三角】 即在肿瘤两端皮层外出现一个类似三角形的致密骨性阴影，肿瘤向皮层外扩展时，将骨外膜顶起，在边缘形成了一个翘角，类似帐篷拉线的边角，该处空隙的血肿机化而成骨（图2-1-2-1）。

【放射状阴影】 在肿瘤向皮层外扩展的部位，形成垂直骨干平行排列的针状成骨阴影，乃瘤骨在骨膜下穿破皮层的表现（图2-1-2-2）。

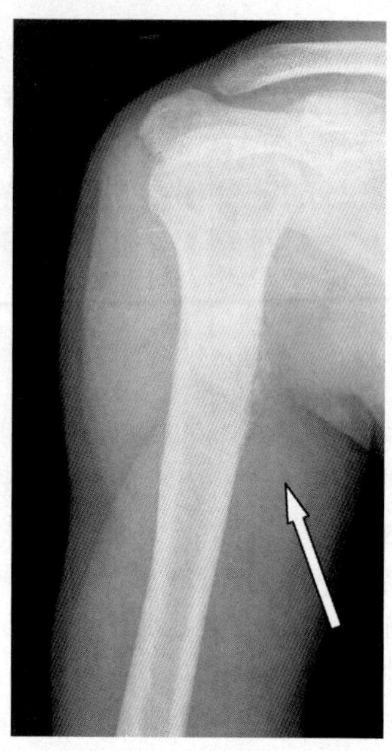

图2-1-2-1　临床举例：Codman三角X线正位片

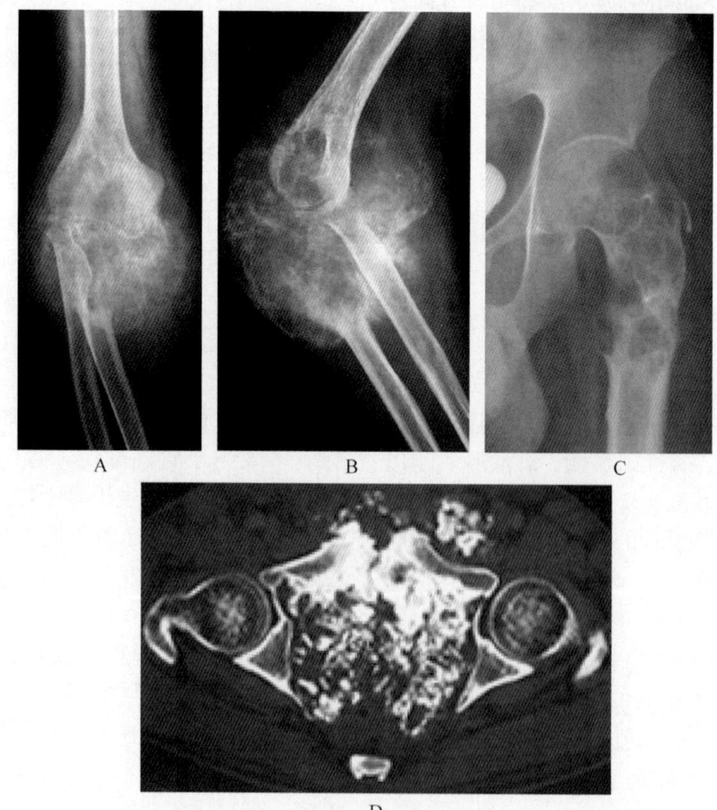

图2-1-2-2　临床举例：软骨肉瘤放射状阴影X线片及CT扫描观

A、B.尺骨上段软骨肉瘤正侧位观；C.左股骨上1/3软骨肉瘤正位X线片；D.骨盆软骨肉瘤CT水平位扫描

【葱皮样阴影】即在肿瘤向皮层外扩展的部位，于骨膜下平行骨干，形成多层成骨阴影，类似洋葱皮，乃骨膜反应性成骨层与肿瘤组织浸润层相互交替排列而来（图2-1-2-3）。

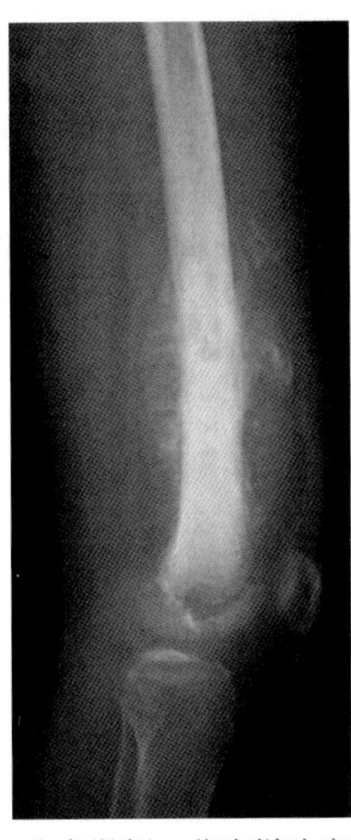

图2-1-2-3　临床举例：葱皮样改变X线侧面观

因此，X线所表现的破坏、反应和矿化的不同程度可以归纳出各种肿瘤的特征，并以这些特征提供骨肿瘤的诊断线索。然后再结合需要的其他新技术检查，进一步推测诊断，最后结合组织学特征，作出确定的诊断。

（二）计算机体层摄影（CT）

空间分辨率不及X线片，可弥补X线准确性方面的不足。优点：可清楚显示骨皮质破坏的程度；显示基质的矿化；可查出隐匿的病理性骨折。胸部CT扫描有利于骨肿瘤肺转移的早期判断。

（三）磁共振成像（MRI）

MRI对获取其他诊断线索和判断解剖范围具有极其重要的意义，对于良恶性病损的鉴别也相当有用。对疑为侵袭性或恶性骨病损者，进行MRI检查可显示骨骼全貌，因为对骨肉瘤和尤因肉瘤而言，有发生跳跃性转移灶的可能。膝关节MRI较难显示股骨远端病损的全部范围，可选择性使用钆对照。钆对于判断关节内和关节外肿瘤范围及辨别软组织肉瘤周围水肿和肿瘤浸润是有意义的。化疗前后钆增强MRI扫描可预测肿瘤对化疗的组织反应。这些信息可用于临床医师对化疗药物进行选择。而术前了解肿瘤对化疗的反应程度又有助于外科医师安排手术计划。如果对化疗的反应明显较差，手术边界就应扩大。如果肿瘤难以切除，且对化疗的反应也较差，则应选择截肢而不是保肢。铊扫描也被成功地用于评价对化疗的反应程度，但由于术前MRI对计划解剖切除范围和更好的空间分辨，因而限制了铊扫描的应用价值。

对软组织肿瘤而言，除对皮下能完全切除的肉瘤外，均应在活检或切除前进行MRI检查。如果因为位置关系而不能进行，切除前也应进行影像检查和切开活检。MRI可精确判断解剖范围，并有助于鉴别一些血管和脂肪性肿瘤的良恶性。

（四）放射性核素骨扫描

可较早地发现无明显症状、临床上尚未能察觉的细微转移。骨扫描一般较少用于软组织肿瘤，因为软组织肉瘤很少转移到骨骼。偶尔，骨扫描结合CT有益于判断骨皮质受侵。对于儿童不能陈述或定位不清疼痛者，骨扫描可辨别畸形；对不能陈述疼痛的成年人或有恶性肿瘤病史或疑有恶性肿瘤者，骨扫描很有意义。

（五）血管造影术

开始于20世纪50年代，直到80年代数字减影技术的运用，才开始用于良恶性肿瘤的鉴别，并可清楚地显示肿瘤的范围及在软组织内的播散情况，便于选择恰当的部位进行活检。

三、病理学检查

临床、影像和病理三结合是诊断骨肿瘤的基本原则；临床及X线检查为诊断提供重要的线索，但任何病损的最后诊断决定于病理组织学检查。

（一）活组织检查

活组织检查（活检）是治疗骨肿瘤的首要并且最为重要的一项工作之一，操作不当对患者预后将产生不良影响。活检的切口应纵行并且能在肿瘤切除时随肿瘤一起完整切除。活检不应作结构上的解剖，应通过肌肉进行。这样在切除肿瘤时能随标本和活检时溢出的肿瘤一起切除（图2-1-2-4）。活检不应从肌肉间进入，这将导致肿瘤的扩散污染。肿瘤的活检应通过间室内，这样不致污染其他结构。避免在活检时污染血管神经尤为重要，因为污染情况将影响保肢计划。对有软组织肿块的肿瘤不必活检到骨骼。如果必须在骨皮质或髓内取材，活检处应为圆形或椭圆形，到骨骼的径路应是一可切除的结构，并注意活检到肿瘤有代表性的部分。宿主骨和病损间的界面意义最大，而病损的中心部分可能为坏死或无诊断意义的组织。术中冷冻病理可对所取组织作出诊断。术前应和病理科医师一起讨论，可确保正确处理切取组织以用于进一步研究，如电子显微镜、免疫组化、细胞遗传学等。细胞遗传学检查需要新鲜组织，不能用10%甲醛溶液（福尔马林）固定。组织应送作需氧、厌氧、真菌、结核培养，因为有的组织表现为肿瘤，后来却证明是感染，在极少数病例，肿瘤和感染可同时存在。大多数情况下，术前可明确判断有无感染可能，但慎重起见，对所有活检组织相应作培养和病理检查是明智的。在关闭切口前，彻底止血可减少污染可能。有时，对骨缺损必须进行骨水泥或明胶海绵填充以控制出血。如果需要引流，引流的位置应放在活检切口的轴线上，以利于在切除肿瘤时能随活检通道一起切除。活检后，患肢应用石膏托保护以预防骨折，也可利用拐杖或限制负重加以保护。

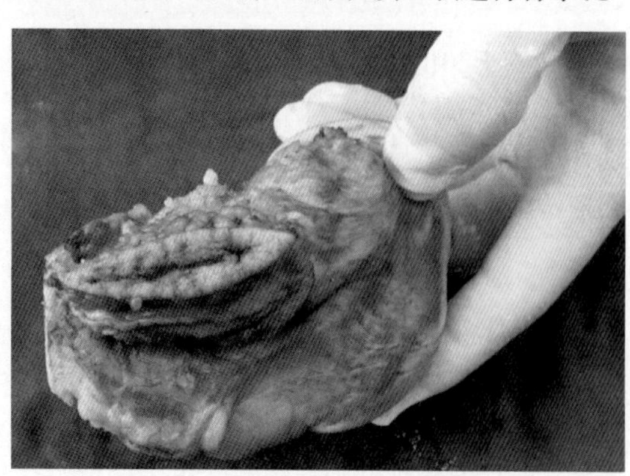

图2-1-2-4　肿瘤完整切除后活检切口

有文献报道，高质量的针吸活检和带芯针刺活检可成功用于骨和软组织肿瘤的诊断，甚至对于尤因肉瘤进行高质量的针吸活检还可用于细胞遗传学分析。这项技术的成功应用，需要外科医师、病理医师和影像医师之间的合作。如果组织病理学与影像学结果不相一致，或活检不能作出诊断，可作切开活检。针道肿瘤复发虽不常见，但不是没有。因此，在后来进行肿瘤根治切除时，应将针道和活检通道完全切除。

探讨与活检有关的并发症和失误具有重要意义。有研究表明，在一般医院所进行的活检与在治疗中心进行的活检之间相比，其并发症要多2~12倍。因此，要降低活检并发症的发生率，应推荐骨肿瘤患者在活检前到对骨肿瘤有专长的治疗中心。理想状况下，进行活检的外科医师应是进行决定手术的医师。

（二）常规的病理检查

每位患者均应进行常规的病理切片检查，尤其是手术病例，可根据病情选用不同要求的组织切片与染色技术等，进行镜下观察与判定。

（蔡郑东　马小军　陈　健）

第三节　骨肿瘤的外科分期、诊断与鉴别诊断

一、骨肿瘤外科分期

1977年Enneking提出的肌肉骨骼的外科分期系统是目前较为全面的评价骨肿瘤的治疗系统。他认为对肿瘤的手术选择应考虑到肿瘤的解剖学部位，因为解剖学间室是对微小肿瘤

扩散的良好天然屏障，在长骨，这些屏障是骨皮质，关节软骨；在关节，是关节囊和关节软骨；在软组织，是大的筋膜间隔和肌腱的起止点。这个外科分期系统是将外科病理分级（G），外科区域即肿瘤与解剖间室的关系（T）以及有无区域性或远处转移（M）结合起来，设计出G-T-M外科分级系统，并以此制订手术方案。此分期系统现已在临床上广泛使用，使术前制定治疗措施和术后疗效的判断标准有了科学依据。所谓外科病理分级，是指肿瘤的良恶性程度（表2-1-3-1），用G表示，G0属良性，G1属低度恶性，G2属高度恶性；外科区域是指肿瘤的侵袭范围，以肿瘤囊和间室为分界，用T表示。T0为囊内；T1为囊外但仍在间室内；T2为囊外和间室外。转移是指有无区域转移或远处转移，用M表示。M0为无转移，M1为转移。

表2-1-3-1　骨肿瘤外科病理分级

良性（G0）	低度恶性（G1）	高度恶性（G2）
骨瘤	骨旁骨肉瘤	典型骨肉瘤
骨样骨瘤	髓内高级别骨肉瘤	照射后骨肉瘤
骨母细胞瘤		
骨软骨瘤	低级别软骨肉瘤	原发性软骨肉瘤
内生软骨瘤		去分化软骨肉瘤
软骨母细胞瘤		间充质软骨肉瘤
骨膜性软骨瘤		
纤维瘤	纤维肉瘤，分化良好	未分化纤维肉瘤
纤维瘤病	恶性纤维组织细胞瘤，分化良好	恶性纤维组织细胞瘤
骨巨细胞瘤	恶性骨巨细胞瘤	未分化梭形细胞肉瘤
腱鞘巨细胞瘤	腱鞘巨细胞肉瘤	滑膜肉瘤
神经纤维瘤	上皮样肉瘤	神经肉瘤
神经鞘瘤	脊索瘤	小泡细胞肉瘤
脂肪瘤	黏液样脂肪肉瘤	多形性脂肪肉瘤
血管脂肪瘤	血管内皮细胞瘤	血管肉瘤
血管瘤	血管外皮细胞瘤	
	牙釉质瘤	尤因肉瘤
	平滑肌肉瘤	横纹肌肉瘤

分期是根据恶性肿瘤分级和转移，再根据其所在间室部位而组成。良性肿瘤用阿拉伯数字1、2、3表示，分别代表潜隐性，活动性和侵袭性。恶性肿瘤用罗马字Ⅰ、Ⅱ、Ⅲ表示，Ⅰ为低度恶性，Ⅱ为高度恶性，Ⅲ表示存在区域性和转移性病损。肿瘤侵袭范围以A、B表示，A为肿瘤在间室内，B为在间室外。解剖范围有助于计划切除和重建范围。综上所述，Enneking外科分期可归纳为表2-1-3-2。

虽然其他因素也可提示预后意义，但这些因素尚未合成任何分级系统。对骨肉瘤而言，这些因素包括肿瘤大小，跳跃病损，对化疗的反应和多药耐药基因的表达等。

表2-1-3-2　Enneking外科分期

类别	分期	分级	部位	转移	代号	性质
良性	1	G0	T0	M0	G0T0M0	迟发性
	2	G0	T0	M0	G0T0M0	活跃性
	3	G0	T1~2	M0~1	G0T1~2M0~1	侵袭性

续表

类别	分期	分级	部位	转移	代号	性质
恶性	Ⅰ$_A$	G1	T1	M0	G1T1M0	低度恶性，无转移，间室内
	Ⅰ$_B$	G1	T2	M0	G1T2M0	低度恶性，无转移，间室外
	Ⅱ$_A$	G2	T1	M0	G2T1M0	高度恶性，无转移，间室内
	Ⅱ$_B$	G2	T2	M0	G2T2M0	高度恶性，无转移，间室外
	Ⅲ$_A$	G1~2	T1	M1	G1~2T1M1	低/高度恶性，有转移，间室内
	Ⅲ$_B$	G1~2	T2	M1	G1~2T2M1	低/高度恶性，有转移，间室外

二、骨肿瘤诊断与鉴别诊断

在诊断骨肿瘤之前，应排除炎症和其他骨病。通过临床检查和X线检查，可以得出初步印象；然后经过组织学检查，可以明确诊断。少数肿瘤的诊断较为困难，甚至个别肿瘤还会与骨痂混淆。因此，在进行手术时（如截肢），应慎重考虑。

骨肿瘤的诊断一般分步骤进行，首先要判断是不是肿瘤，排除一些非肿瘤疾病如软骨发育异常（Ollier病、干骺端续连症等）、内分泌紊乱（甲状旁腺功能亢进）、感染（结核、骨髓炎）、寄生虫病（包囊虫等）、神经性关节炎（Charcot关节）等。然后再判断属真正的骨肿瘤，还是属于瘤样病损。接着判断属良性肿瘤还是恶性肿瘤；属原发性恶性肿瘤还是属转移性。最后再判断属何种肿瘤。骨肿瘤的病理诊断主要依靠蜡块切片为依据，不过也要结合临床和影像资料来判断。一些特殊的染色如PAS，银染色以及免疫组化标记等可作为补充参考。此外，电镜观察可用于判断肿瘤细胞的来源。

（一）与感染性疾病的鉴别

化脓性骨髓炎有时可同一些恶性骨肿瘤相混淆，特别是尤因肉瘤，常伴发热、白细胞增多、“葱皮样”骨膜反应等，临床表现与骨髓炎相似。一般情况下，尤因肉瘤常发生于骨干，范围较广，全身症状不如骨髓炎严重，有明显的夜间疼痛，肿瘤局部可有静脉怒张。局部穿刺活检可明确诊断。

骨干结核有时可有类似尤因肉瘤的影像表现，椎体中心结核常与转移癌相类似，临床上都须认真鉴别。有时候，结核寒性脓肿也会误诊为肿瘤，穿刺活检一般可明确诊断。在儿童，骨结核还需与嗜酸性肉芽肿鉴别，一般后者全身症状少，多见于颅骨、肋骨、椎体或长骨干。X线表现以局限性溶骨破坏为主，溶骨区周围有致密骨反应，在骨干则骨膜新生骨丰富。组织活检可明确诊断。

（二）良恶性骨肿瘤的鉴别

良恶性骨肿瘤的鉴别要点见表2-1-3-3。

表2-1-3-3　良恶性骨肿瘤的鉴别要点

鉴别项目	良性	恶性
发病情况	缓慢	较快
临床表现	常无症状或单纯性肿块	疼痛肿胀明显，进行加重，局部皮温高，可见静脉怒张
血沉与AKP	无变化	常增高
形态	膨胀性地图状破坏	虫蚀状、浸润状破坏或混合性破坏
边缘	清楚，移行带窄	模糊，移行带宽
皮质	变薄，保持完整连续	骨皮质破坏，中断或缺损
骨膜反应	连续，光整，或无骨膜反应	不连续或各种复合性骨膜反应
周围软组织	无软组织肿块，软组织改变与膨胀的骨病变一致	常有与骨病变不对应的软组织肿块

续表

鉴别项目	良性	恶性
生长情况	慢	快，短期复查有明显的X线改变
细胞形态	分化成熟，无明显核异型	核大深染，异型的多，大小不等，排列紊乱
转移	无	有
预后	好	差

（三）原发性恶性骨肿瘤与转移性骨肿瘤的鉴别

转移性骨肿瘤多发于50岁以上人群，40岁以下者少见，以脊椎骨、骨盆和股骨为好发部位。10岁以下的骨转移瘤主要来自肾上腺或交感神经节的神经母细胞瘤，转移灶多在颅骨。转移性骨肿瘤的X线表现主要有溶骨型和成骨型两大类，以溶骨性破坏多见，多呈不规则骨质破坏，偶见囊状，但无膨胀，大多数无骨膜反应，病理性骨折多见。溶骨型者应同单发性骨髓瘤、恶性淋巴瘤、纤维肉瘤等鉴别；多发者应同多发性骨髓瘤、甲状旁腺功能亢进等鉴别。成骨型须与成骨型骨肉瘤、尤因肉瘤等鉴别。

第四节　骨肿瘤的治疗

对骨肿瘤的治疗，宜用以手术为主的联合治疗方案。化疗、放疗、免疫疗法、中药等都可作为辅助治疗措施，但辅助并非置于次要位置。

一、骨肿瘤的手术原则

手术方案的制订应根据先生命，后肢体，再功能的原则。一般尽可能考虑保肢手术，对截肢术或关节解脱术的选择应极为慎重（表2-1-4-1和表2-1-4-2）。Enneking外科分期，对选择恰当的手术方案有重要的意义。

表2-1-4-1　良性骨肿瘤手术方案

分期	分级	部位	转移	治疗要求
1	G0	T0	M0	囊内手术
2	G0	T0	M0	边缘或囊内手术+有效辅助治疗
3	G0	T1~2	M0~1	广泛或边缘手术+有效辅助治疗

表2-1-4-2　恶性骨肿瘤的手术方案

分期	分级	部位	转移	治疗要求
I_A	G1	T1	M0	广泛切除
I_B	G1	T2	M0	广泛切除或解脱
II_A	G2	T1	M0	根治切除或广泛切除+有效辅助治疗
II_B	G2	T2	M0	解脱或广泛切除或截肢+有效辅助治疗
III_A	G1~2	T1	M1	开胸术——根治性切除或姑息手术
III_B	G1~2	T2	M1	开胸术——根治性解脱术或姑息手术

二、骨肿瘤的主要手术方式

（一）用于良性肿瘤的主要术式

【肿瘤刮除填充术】 该术式多用于溶骨型良性肿瘤或瘤样病损。其优点是简便，能保留骨骼和关节完整，易于恢复功能。缺点是对一些具有侵袭性的肿瘤，术后肿瘤复发率高。一般认为刮除不彻底是造成肿瘤复发的主要原因。本手术要点如下：

1. 显露　对肿瘤范围和部位应充分估计，若切口过小或偏向一侧，或骨皮质开窗过小或偏斜，都将影响整个肿瘤的显露，造成肿瘤刮除不彻底。为减少复发的机会，可采用“切刮术”，即在肿瘤外周的反应区骨质内凿入，使肿瘤分块凿下，仅在不能凿入的关节面边缘区用刮除的方法。

2. 避免局部播种　刮除时,应将外露的健康软组织用纱布或护巾盖好。肿瘤血供丰富而又不能使用止血带时，刮除肿瘤时失血较多，易污染手术区，也影响识别肿瘤组织，造成刮除不彻底；有时肿瘤已出现病理性骨折，可能合并有软组织内肿瘤浸润，若术中忽视这些肿瘤，术后必然复发。

3. 避免骨折　骨肿瘤的骨皮质多有或多或少的破坏，若刮除操作过猛，可引起骨折。骨折不仅会促使肿瘤向软组织内扩散，而且还影响重建。常需用内固定来补充治疗，增加了手术程序和时间。故对骨皮质破坏较多的病例，切不能用强力刮除。此外，术后也可发生骨折，因此，植骨愈合牢固是必要的。若用骨水泥填充，可用预防性的坚强内固定或可靠的外固定。

4. 避免穿通关节软骨面　接近关节软骨面的肿瘤，刮除时更要慎重，避免穿通关节面。若一旦穿通，应更换手术器械和手套，切开关节，仔细处理穿通部位。穿通面积小者可不作处理。如面积较大如直径大于1cm时，应进行修补，可用自体骨片置于穿通底层，作为再生纤维软骨的供给区。

5. 充分冲洗和灭活　刮除肿瘤后，应用大量生理盐水或蒸馏水冲洗空腔，并用化学物质，如苯酚、乙醇、氯化锌等在空腔壁内灭活；也可用物理方法如冷冻或加温来消灭残存的瘤细胞。若这些措施未能达到彻底清除瘤细胞的目的，术后复发的机会仍存在。

6. 不可残留空腔　刮除肿瘤后残留的空腔，在冲洗和灭活措施处理后，需用植骨块（自体或异体）或骨水泥，或人造骨骼来填充空腔。有时材料不够，空腔填不满而遗留间隙。残存的空隙常积血，易导致复发或感染。

【肿瘤切除术】切除术的目的在于完整地切除肿瘤。一般用于向骨皮质外生长的肿瘤，或在髓腔内生长的良性硬化型肿瘤。少数良性肿瘤如骨样骨瘤有的可以分块切除，但对于良性肿瘤而言，分块切除均是不妥当的。对于恶性肿瘤，分块切除应视为禁忌。按Enneking外科分期，对良性肿瘤而言，切除范围可在肿瘤反应区，而对恶性肿瘤则必须在健康组织内。其手术要点如下：

1. 完整切除　分块切除意味着完整切除失败。良性肿瘤应至少在反应区内切除，而不应在瘤内。恶性肿瘤应在健康组织内切除，而不应在反应区内。因此在切除肿瘤前，应仔细分析临床和影像学资料，设计合理的切除范围。同时，术中也要观察肿瘤与外周健康组织的边界和解剖间隙，以防误入歧途。肿瘤切除后，应将肿瘤置于另一桌上剖开，检查有无肿瘤组织外露或反应区外露，若有可疑，应在可疑区取材做病理检查。

2. 避免骨折发生　可先用电锯锯出裂沟，再用骨凿切断，减少骨折发生的可能性。

3. 血管神经的处理　若有血管粘连，应根据情况或沿血管外膜解剖，或切断血管，待肿瘤切除后，再行吻合。对穿入肿瘤的神经，若肿瘤为恶性，则只有牺牲神经或切断后行神经桥接。对良性肿瘤，可在瘤体完全解剖后，形成只有神经连系的游离肿瘤，即当肿瘤已同机体分离、无血供时，将肿瘤切开，再分离出神经。

（二）用于恶性肿瘤的主要术式

【肿瘤截除术】　截除术将破坏骨的连续性，故不同于肿瘤切除术保留着骨病损段的连续性。截除术分为病损骨干节段截除、带关节端骨截除及全骨段切除。肿瘤截除后，大多数部位需要重建骨骼的连续性。只有少数部位的肿瘤截除后可不予重建，如锁骨、肋骨、肩胛骨、桡骨上段和尺骨下段、髂骨大部、坐骨、耻骨、髌骨、腓骨上2/3段等。其手术要点如下：

所有恶性肿瘤原则上都应行肿瘤截除术。少数肿瘤较大或已合并病理性骨折的良性肿瘤亦可应用截除术。对良性肿瘤截除术的要求，只要在其外周反应区截除即可，效果也较满意。而对于恶性肿瘤，截除的完整性要求很高，但很不容易。关于恶性肿瘤截除术的完整性问题一直有分歧，有人认为截除骨的两端，远端应包括关节面，近端应距肿瘤边缘近端7~10cm。根据笔者的经验，对恶性肿瘤的切除范围应从多方面分析，充分参考影像资料是必要的，尤其是MR所提供的信息。我们曾遇1例14岁男性右胫骨上端骨肉瘤患者，X线片示胫骨上端骨质破坏，软组织肿块也较小。但MR显示，胫骨下端髓腔内亦见异常信号，后经病理证实为肿瘤侵袭。该病例的X线片所显示的病变范围与MR相比，相差达13cm。

【截肢术】 目前不少学者仍坚持认为早期截肢是治疗恶性骨肿瘤最可靠的手术方法。但Sven的研究却表明，从发病到截肢的时间越短，患者成活率越低，若时间在6个月以上，则成活率反而要高。国内戴方义的研究也得出相似的结果。他们主张截肢的时机应选择在肿瘤的静止期，机体对肿瘤有一定的防御力时为好。这可能与机体的免疫力有关，目前尚无满意的解释。另一种是骨肉瘤局部生物学切除后复发再行二期截肢术，Campanacci报道一期截肢122例与二期截肢38例的5年成活率在统计学上并无差异，从而对局部切除的做法提出了有尝试的可能性。对COSS及CESS联合研究存活10年以上的304例骨肉瘤、89例尤因肉瘤中的112例患者，按Freiburger生活评定表评定生活满意度及体能，保肢组生活评分低于截肢组，这可能与早期保肢技术不够完善有关。近20年来，由于术前、术后辅助化疗的应用，骨肉瘤的生存率显著提高，医师对截肢术比以往更为慎重而较多考虑保肢手术。但我国仍有部分边远地区和基层医院多因患者就诊过晚或经济困难，或缺乏治疗肿瘤的经验和条件，尚未开展化疗与放疗等，仍以截肢为治疗恶性肿瘤的主要措施。

1. 手术指征

（1）肿瘤已使肢体完全丧失功能者。

（2）限于经济和技术条件，不能采用保肢手术者。

（3）肿瘤严重肿胀，皮肤有破溃危险，或疼痛剧烈，或已发生病理性骨折，甚至已发生肺转移，患者难以忍受极大痛苦和长期体力消耗者。

（4）肢体功能严重丧失，或经关节切除后无法施行功能重建者。

2. 手术禁忌证

（1）患病时间长、体质差、严重贫血、虚弱或恶病质者，以及凝血功能障碍，心、肺、肝、肾功能不佳，不能耐受手术者。

（2）伴有严重毒性症状（如高热、精神萎钝）者。

3. 术中注意要点

（1）肢体截肢宜在止血带下进行。

（2）边缘性截肢或广泛截肢的切口皮瓣不一定要求作典型切口，但应计划好有足够的皮瓣覆盖创面。

（3）应先作主要血管的结扎，尽量避免远端的血液污染创面。

（4）肿瘤所在间室和侵犯间室肌肉应一并切除至肌肉的起点。

（5）截骨面的骨髓骨膜若有可疑应立即作冷冻活检；骨膜不作剥离。

（6）截肢伤口均应放置引流，包扎不宜过紧。

三、恶性肿瘤截除后的重建手术

（一）概述

并不是所有部位的骨肿瘤切除后都需重建，如生长于腓骨中上段、肋骨、髂骨等可牺牲骨骼的肿瘤。肱骨近端骨肿瘤切除范围在10cm以内亦可采用上臂缩短术，如果主要神经血管保持完整，一般都具有相当满意的功能。

大多数骨肿瘤切除后的骨缺损都须重建，否则患者将遗留严重的功能障碍。自体骨移植即是一种传统而有效的重建方法，髂骨或腓骨中上段是最常见的取骨部位，但一般只适用于骨缺损较小的肿瘤，若骨缺损较大，临床应用常因供骨量有限而受到一定限制。显微外科的发展使自体骨移植的应用范围和疗效都得以显著提高。采用吻合血管的自体腓骨移植优点很多，特别使用于肱骨近端切除10cm以上的病例以及桡骨中下段的重建等；应用带旋髂深动、静脉的大块髂骨移植转位修复股骨上端肿瘤切除后的骨缺损，亦有较好的效果。许多传统的手术，如胫骨上端或股骨下端半髁翻转加髌骨植骨用于股骨下段或胫骨上端肿瘤，即就地取材修复骨缺损并行膝关节融合；腓骨加髌骨植骨融合术；D' Aubique带蒂髌骨移植修复股骨单髁缺损术等，目前仍用于临床。

但自体骨移植能修复的范围毕竟是有限的，对肿瘤侵袭范围大，切除范围较广者，自体骨无法满足对植骨的质与量的要求，故以异体大块骨与关节移植术，人工假体与关节置换术用于患者肢体功能的修复，亦不失为一种有效的补救方法。

（二）异体骨关节移植术

（1）手术切口应选择适当，以利于充分显露肿瘤并切除，注意保证切除边缘无残留肿瘤组织。

（2）低温保存的异体骨段应在温水中复温，修剪多余的软组织时应注意保留主要韧带和肌腱的附丽以备修复，植入前应多点、多次取材作细菌培养并保留标本，以备日后作为判断感染的来源。

（3）骨内固定一定要可靠（有报道交锁髓内钉较接骨板为好），仔细修复韧带肌腱附着以保证关节的稳定。

（4）移植骨表面（特别是胫骨）应有可靠的软组织覆盖。

（三）人工假体与复合人工假体

假体的设计与应用较前进步较大，并发症也明显减少，有关基础研究对假体设计提供了理论依据。由于骨肉瘤患者大多为青少年，故对于儿童的假体设计应引起足够的重视。一些新型假体，如为肱骨上端和广泛切除肩袖与部分三角肌的恶性肿瘤所设计的反向双极可调或制约性假体，可让患者获得较为满意的功能。术中应注意以下4点：

（1）人工关节假体与大段异体骨的组合尽量采用非骨水泥技术，以利于减少髓腔内异物，同时也利于异体骨的早期活化。

（2）异体骨与宿主骨结合处应有少量自体碎骨植骨，截骨时尽可能保留骨膜袖套以利于骨端愈合。

（3）假体与异体骨周围应有良好的软组织覆盖。

（4）人工假体柄与宿主骨髓腔以非骨水泥和骨水泥技术合用，即在柄的远端置少量骨水泥，这样大部分髓腔的循环得以保护，有利于异体骨的活化。

（四）瘤骨灭活再植入手术

此手术是为了解决骨肿瘤切除后大块骨缺损问题而设计的。切除的瘤骨经灭活处理后再植入原位，解决了大块带有关节的自体骨移植问题。其相对假体和异体骨而言，不仅经济实用，匹配较异体骨为好，排异反应也较异体骨为轻。常用的灭活再植方法有：乙醇灭活、微波灭活、煮沸灭活或深低温灭活等。其中乙醇灭活以其方法简单，不需特殊材料，骨愈合好，关节稳定并有适当的活动范围，肢体功能恢复满意而为临床常用。其方法是：将截除的瘤段骨于体外去除肉眼可见的肿瘤组织，然后将余下的残留骨壳置于95%乙醇内半小时，灭活残留的瘤细胞，生理盐水冲洗后擦干，在残壳的空腔内填充骨水泥，其中亦可辅用克氏针支撑以增加强度。最后将其再植回原处，接骨板固定，修复有关韧带或肌腱附丽。术中应注意以下4点：

（1）体外清除瘤段骨中的肿瘤组织时，应注意保留主要韧带及肌腱附着点以备修复。

（2）对骨骺未闭合的儿童，去除肿瘤组织

时应注意勿使骨骺分离。

（3）对于胫骨肿瘤须注意灭活骨表面的软组织覆盖，否则很容易造成切口经久不愈。

（4）闭合切口时应注意无张力缝合，创口内须置负压引流。

四、化学疗法

化疗对大多数儿童骨软组织肉瘤、骨肉瘤、尤因肉瘤和横纹肌肉瘤产生巨大的冲击。辅助化疗的主要作用是根除肺部转移病灶，同时有利于局部控制和保肢手术的应用。据估计，骨肉瘤和尤因肉瘤患者就诊时有80%~90%存在微转移灶，最常见于肺部。

化疗对横纹肌肉瘤的治疗非常有效，总体生存率为70%，对有转移者的治愈率亦达20%。局部病灶以外科手术切除，切除不全者予以放疗。骨肉瘤和尤因肉瘤采用新辅助化疗治疗，即术前强化化疗基础上的完整术后化疗。肿瘤坏死率是衡量肿瘤化疗反应的标准，是骨肉瘤和尤因肉瘤患儿重要的预后因素。

联合化疗意在采用不同活性药物的组合。多柔比星、异环磷酰胺、放线菌素D、大剂量甲氨蝶呤和顺铂都是化疗的重要组分。对骨肉瘤而言，大剂量甲氨蝶呤和顺铂特别重要。最近一项研究综合分析了30项共涉及1909例患者的骨肉瘤临床结果，发现大剂量甲氨蝶呤是无瘤生存最重要的因素。多柔比星、异环磷酰胺、放线菌素D和博来霉素也是治疗骨肉瘤的常用药物。异环磷酰胺和依托泊苷最近用于化疗实验。治疗尤因肉瘤的有效药物是长春新碱、放线菌素D、环磷酰胺、多柔比星、异环磷酰胺和依托泊苷。横纹肌肉瘤对长春新碱、放线菌素D、环磷酰胺和多柔比星的联合治疗有效。目前正在检测异环磷酰胺和依托泊苷的疗效。

化疗的副作用是严重的，可危及生命，放化疗过程中应特别重视。辅助化疗可减少化疗并发症，并在理论上允许更强化的治疗方案。人重组白细胞集落刺激因子的使用可明显减少严重白细胞减少的持续时间（中性白细胞绝对数＜100），降低细胞减少性发热的住院率。对接受化疗的儿童，昂丹司琼是副作用小的止吐药。烷化剂，如环磷酰胺和异环磷酰胺，产生一种丙烯醛代谢产物，能使约10%的患者出现急性无菌性出血性黏膜炎。这种化合物能被美司钠（2-mercaptoethanesulfonate）中和。亚叶酸是应用大剂量甲氨蝶呤的辅助剂。甲氨蝶呤是一种脱氢叶酸还原酶抑制剂，通过减少嘌呤代谢必需的还原叶酸水平，从而阻断DNA合成。亚叶酸是一种叶酸衍生物，不需脱氢叶酸还原酶还原而获得活性，从而分流了甲氨蝶呤的作用。大剂量甲氨蝶呤辅以亚叶酸对治疗骨肉瘤极有帮助。

五、放射疗法

对某些恶性骨肿瘤如尤因肉瘤，放疗有较好的疗效，但必须作为联合治疗的措施之一。骨肉瘤一般很少用放疗，但有人使用快速中子照射，疗效显著。对某些肿瘤如骨巨细胞瘤放疗会促使其恶变。

六、免疫疗法

目前尚未取得显著的疗效，作为一种新的辅助治疗手段，可能有较好的发展前景。

（蔡郑东　马小军　陈泉池）

参考文献

蔡郑东，郑龙坡. 2006. 射频消融技术在骨肿瘤治疗中的应用. 国际骨科学杂志，04: 220-224

蔡郑东，华莹奇，郑龙坡. 2010. 计算机辅助设计人工假体治疗髋臼周围肿瘤. 中国组织工程研究与临床康复，04: 585-588

蔡郑东，纪方，刘植珊. 2001. 骶骨肿瘤的诊断和外科治疗. 第二军医大学学报，10: 973-975

蔡郑东，李国东，张寅权，等. 2006. 101例骶部肿瘤病理及临床表现分析. 中国骨肿瘤骨病，5(2): 65-67

蔡郑东，李国东，张寅权，等. 2007. 高位骶骨肿瘤的外科切除与重建. 第二军医大学学报，09: 1032-1034

蔡郑东，刘植珊，纪方，等. 2002. 骨盆肿瘤切除及骨盆和髋关节功能重建的疗效分析. 中国骨肿瘤骨病，02: 99-101

陈凯，梁文青，蔡郑东，等. 2010. 肿瘤型髋关节假体治疗股骨近端转移性肿瘤37例：同一机构1年病例回顾. 中国组织

工程研究与临床康复, 30: 5551-5554
郭卫. 2010. 恶性骨肿瘤保肢治疗的原则及相关问题. 中国医学前沿杂志, 2(2): 20-24
刘心, 邵增务. 2005. 同种异体骨关节移植在四肢骨肿瘤保肢治疗中的应用. 中国骨肿瘤骨病, 4(3): 181-184
牛晓辉. 2009. 骨肿瘤外科分期的肿瘤学意义. 山东医药杂志, 49(8): 1-2
牛晓辉, 2011. 骨与软组织肿瘤的规范化治疗. 山东医药杂志, 51(40): 4-5
邱晓华, 邵增务, 廖翔, 等. 2006. 放射性粒子植入在恶性骨肿瘤治疗中的应用. 中国骨肿瘤骨病, 5(3): 172-174
邵增务, 刘心. 2006. 可调节假体在儿童四肢骨肿瘤保肢治疗中的应用进展. 中华小儿外科杂志, 27(10): 553-555
唐镇生. 2004. 神经系统肿瘤. 北京: 人民军医出版社
佟大可, 蔡郑东, 吴建国, 等. 2005. 骶骨肿瘤切除术后骨盆三维有限元模型的建立及相关应力分析. 医用生物力学, 04: 231-234
王臻, 郭征, 刘继中, 等. 2006. 保留骨骺的保肢手术临床研究. 中华骨科杂志, 26(12): 813-817
姚振均, 张弛, 蔡郑东, 等. 2004. 旋转铰链型人工膝关节置换在胫骨近端侵袭性骨肿瘤治疗中的应用. 中华外科杂志, 12: 49-52
张志才, 邵增务. 2007. 骨肉瘤新辅助化疗研究进展. 现代肿瘤医学, 15(10): 1515-1518
赵定麟. 2003. 临床骨科学——诊断分析与治疗要领. 北京: 人民军医出版社
赵定麟. 2004. 现代骨科学. 北京: 科学出版社
赵定麟. 2006. 现代脊柱外科学. 上海: 上海世界图书出版社公司
郑龙坡, 龚海洋, 李全, 等. 2011. 射频消融联合经皮后凸成形术治疗胸腰椎体转移性肿瘤的临床分析. 第二军医大学学报, 02: 220-223
Bacci G, Balladelli A, Forni C, et al. 2007. Adjuvant and neo-adjuvant chemotherapy for Ewing's sarcoma family tumors and osteosarcoma of the extremity: further outcome for patients event-free survivors 5 years from the beginning of treatment. Ann Oncol, 18(12): 2037-2040
Budny AM, Ismail A, Osher L. 2008. Chondromyxiod fibroma. J Foot Ankle Surg, 47(2): 153-159
Delling G, Jobke B, Burisch S, et al. 2005. Cartilage tumors. Classification, conditions for biopsy and histologic characteristics. Orthopade, 34(12): 1267-1281
Ferrari S, Palmerini E. 2007. Adjuvant and neoadjuvant combination chemotherapy for osteogenic sarcoma. Curr Opin Oncol, 19(4): 341-346
Ferrari S, Smeland S, Mercuri M, et al. 2005. Neoadjuvant chemotherapy with high-dose Ifosfamide, high-dose methotrexate, cisplatin, and doxorubicin for patients with localized osteosarcoma of the extremity: a joint study by the Italian and Scandinavian Sarcoma Groups. J Clin Oncol, 23(34): 8845-8852
Galant C, Malghem J, Sibille C, et al. 2008. Current limitations to the histopathological diagnosis of some frequently encountered bone tumours. Acta Orthop Belg, 74(1): 1-6
Hahn SB, Kim SH, Cho NH, et al. 2007. Treatment of osteofibrous dysplasia and associated lesions. Yonsei Med J, 48(3): 502-510
James SL, Panicek DM, Davies AM. 2008. Bone marrow oedema associated with benign and malignant bone tumours. Eur J Radiol, 67(1): 11-21
Kitsoulis P, Galani V, Stefanaki K, et al. 2008. Osteochondromas: review of the clinical, radiological and pathological features. In Vivo, 22(5): 633-646
Li X, Zhang LS, Fischel-Ghodsian N, et al. 2005. Biochemical characterization of the deafness-associated mitochondrial tRNASer(UCN) A7445G mutation in osteosarcoma cell cybrids. Biochem Biophys Res Commun, 328(2): 491-498
Luther N, Bilsky MH, Hartl R. 2008. Giant cell tumor of the spine. Neurosurg Clin N Am, 19(1): 49-55
Nishida Y, Knudson W, Knudson CB, et al. 2005. Antisense inhibition of hyaluronan synthase-2 in human osteosarcoma cells inhibits hyaluronan retention and tumorigenicity. Exp Cell Res, 307(1): 194-203
Papathanassiou ZG, Megas P, Petsas T, et al. 2008. Osteoid osteoma: diagnosis and treatment. Orthopedics, 31(11): 1118
Rybak LD, Rosenthal DL, Wittig JC. 2009. Chondroblastoma: radiofrequency ablation-alternative to surgical resection in selected cases. Radiology, 251(2): 599-604
Saglik Y, Altay M, Unal VS, et al. 2006. Manifestations and management of osteochondromas: a retrospective analysis of 382 patients. Acta Orthop Belg, 72(6): 748-755
Saglik Y, Atalar H, Yildiz Y, et al. 2007. Surgical treatment of osteoblastoma : a report of 20 cases. Acta Orthop Belg, 73(6): 747-753
Segev E, Issakov J, Ezra E, et al. 2004. Giant osteofibrous dysplasia(ossifying fibroma)of the tibia: case report and review of treatment modalities. Sarcoma, 8(1): 51-56
Semenova LA, Bulycheva IV. 2007. Chondromas(enchondroma, periosteal chondroma, enchondromatosis). Arkh Patol, 69(5): 45-48
Streitbuerger A, Hardes J, Gebert C, et al. 2006. Cartilage tumours of the bone. Diagnosis and therapy. Orthopade, 35(8): 871-881
Sun W, Li J, Li Q, et al. 2011. Clinical effectiveness of hemipelvic reconstruction using computer-aided custom-made prostheses after resection of malignant pelvic tumors. J Arthroplasty , 26(8): 1508-1513

第二章　四肢骨关节原发性良性骨肿瘤

第一节　骨　　瘤

一、概　　述

骨瘤（osteoma）是一种良性病损，多见于颅、面各骨，由生骨性纤维组织、成骨细胞及其所产生的新生骨所构成，含有分化良好的成熟骨组织，并有明显的板层结构。骨瘤伴随人体的发育而逐渐生长，当人体发育成熟以后，大部分肿瘤亦停止生长。多发性骨瘤称Gardner综合征，同时有肠息肉和软组织病损。

二、临 床 表 现

多为青少年，男性较多。好发于颅骨，颅骨中以额骨为最多，其次是顶骨、颞骨及枕骨，在面骨中多位于上颌骨、下颌骨、颧骨、鼻骨，其次是额窦、眼眶等处，胫骨的前侧中1/3处。肿瘤生长缓慢，症状轻，多在儿童时期出现，随身体发育逐渐生长，到10~20岁前后，经数年或数十年病程，多数因出现肿块时才引起注意。但有时因肿瘤产生压迫而出现相应的症状，如生于鼻骨者堵塞鼻腔，生于眶内者使眼球突出，位于下颌骨肿瘤可使牙齿松动，颅腔内肿瘤因向颅内生长，可出现头晕、头痛、癫痫发作等症状。肿块坚硬如骨，无活动度，无明显疼痛和压痛。生长有自限，一般直径小于10cm。

三、X 线 表 现

位于颅面骨的骨瘤可见原有骨质破坏而同时出现不同程度骨化，边界清楚，肿块突出于骨外或腔内。位于胫骨者可见肿瘤为一致密骨样团块，位于一侧骨皮质，表现为平滑、边缘清晰的赘生物，好似骨的向外延伸，且有围绕骨干生长倾向。肿瘤骨化程度不同，如肿瘤高度骨化而看不出细致纹理结构者称象牙骨瘤。骨瘤多为单发，偶有多发，如图2-2-1-1和图2-2-1-2所示。

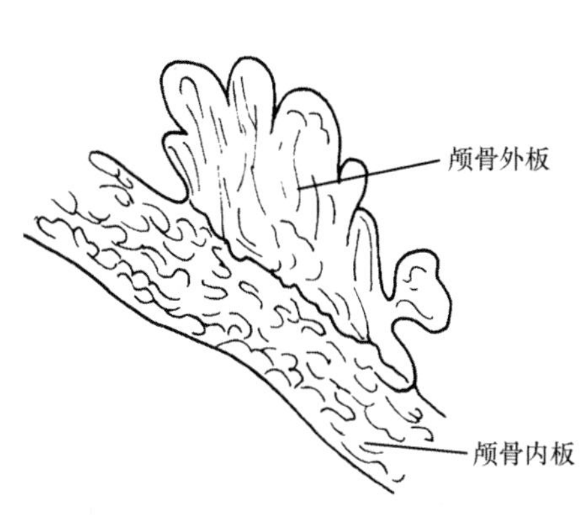

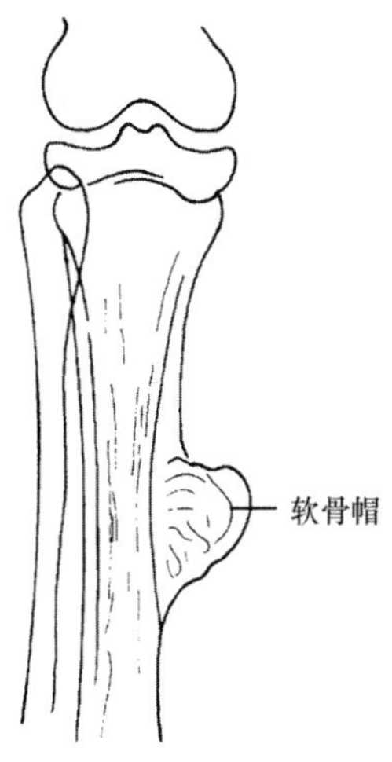

图2-2-1-1　骨瘤及软骨帽形态示意图

A. 颅骨外板骨瘤；B.胫骨干内侧骨瘤及软骨帽

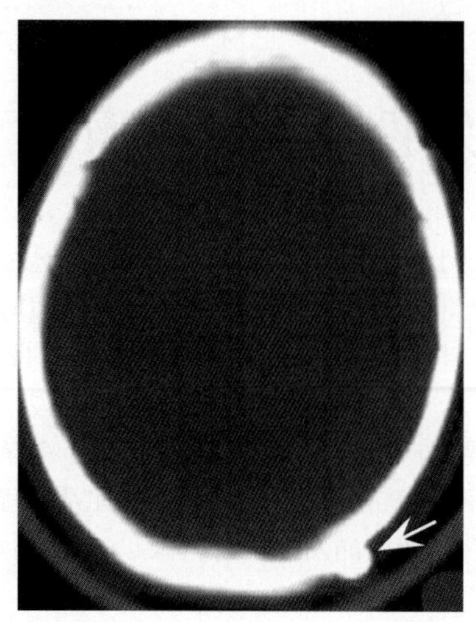

图2-2-1-2　临床举例：颅骨外生骨瘤CT扫描所见

四、病理特点

肿瘤骨呈黄白色，骨样硬度，表面凹凸不平，覆以假包膜。显微镜下由纤维组织与新生骨构成，骨细胞肥大，基质染色不匀。成纤维细胞与成骨细胞均无恶性变现象。

五、诊断与鉴别诊断

患者多为青少年，于颅面及胫前发现膨胀畸形或肿块，症状轻，生长慢。X线显示局限性骨质破坏，其中有不同程度骨化，应考虑为骨瘤。应与骨疣作鉴别，骨疣往往呈不规则状，多发生于长骨的干骺端并波及其下的骨组织，有时在X线上难与骨瘤区别。

六、治　疗

骨瘤的生长伴随人体的发育而逐渐增大，至发育停止后肿瘤亦多停止生长。无症状的肿瘤可以一生中未被发现。症状轻者可采取对症治疗，不需手术切除，若肿瘤生长很快，或成年后仍继续生长者需手术切除。突出于骨外的骨瘤可自根部切除，在手术困难区的病损，不必作整块包囊外的界限切除，否则反而引起明显病变。

七、预　后

切除不彻底时易复发。

（蔡郑东　马小军　廖宇昕）

第二节　骨样骨瘤

一、概　述

骨样骨瘤（osteoid osteoma）和成骨细胞瘤（osteoblastoma）在组织形态学上极为相似，有人通过电镜观察，认为两者是同一类肿瘤的不同分化阶段。但由于两者在影像、发病部位、肿瘤大小等临床特征各异，故仍未合并。

二、临床表现

多见于男性，发病年龄20~40岁。在长骨中以胫骨、股骨为好发部位，其次是肱骨、手、足各骨，脊椎也可发生。主要症状为逐渐增剧的局部疼痛与压痛，疼痛比一般良性肿瘤明显。若在四肢，有明确的定向性，有刺痛，多发生于夜间。使用轻度止痛药物如水杨酸盐，多数可有良好的止痛反应，但其他止痛药物则没有水杨酸盐那么敏感。这是骨样骨瘤的一个诊断特点。位于脊椎者，除产生局部疼痛压痛外，可合并肢体不同程度的知觉及运动功能障碍，或产生神经根痛，合并脊柱侧弯。位于四肢者，由于不随意的肌肉痉挛，可产生继发畸形。

三、X线表现

骨皮质内瘤体多为1~2cm直径的圆形或卵圆形透明灶，以硬化骨围绕，称为“瘤巢”。中央透明区为肿瘤所在部位。有时产生骨质缺损。骨松质内表现与骨皮质相类似，当直径大于2cm时，其邻近骨皮质变薄膨胀。X线特征性的表现是小的瘤巢有广泛而不成比例的较大反应区（图2-2-2-1~图2-2-2-3）。

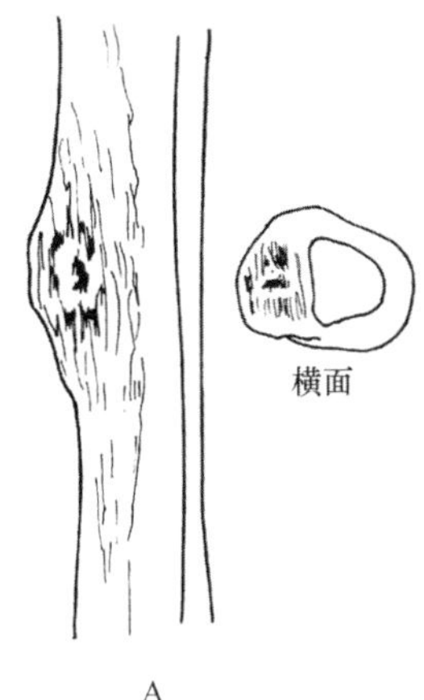

A

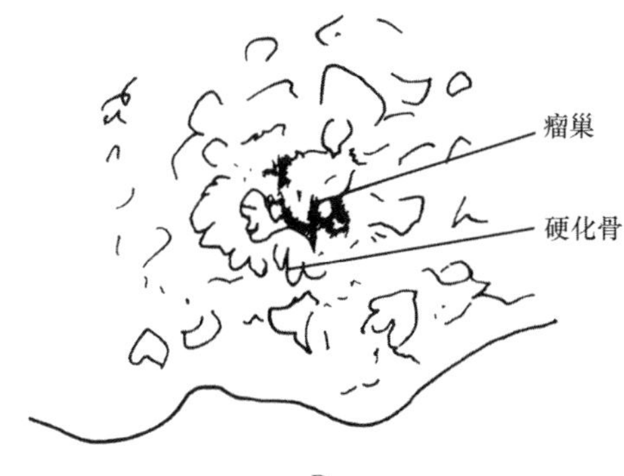

B

图2-2-2-1　骨样骨瘤和瘤巢示意图

A.胫骨骨皮质上的骨样骨瘤及横切面；B.骨样骨瘤的瘤巢

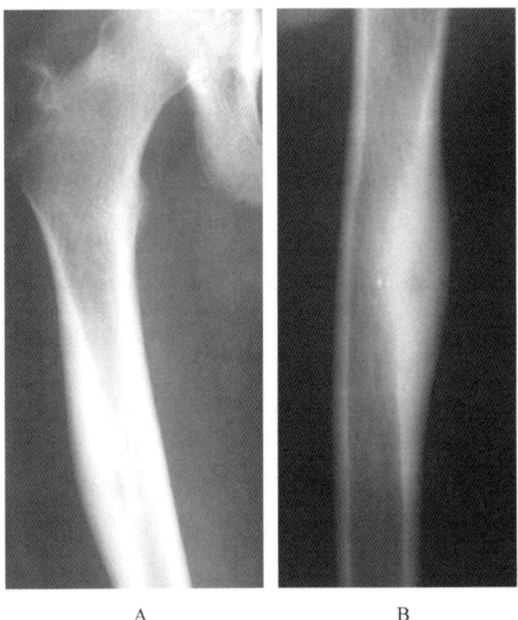

A　　B

图2-2-2-2　临床举例：股骨中段骨样骨瘤X线正侧位观

A.股骨干正位片示右股骨干中段外侧皮质增厚伴有中央低密度灶；B.股骨干侧位示股骨干中段后方皮质增厚并有中央低密度灶

四、病 理 特 点

骨样组织的小梁呈放射状或索条状排列。显微镜下见大量骨样组织，基质钙化不匀，成骨细胞较少，覆于骨样组织表面。肿瘤组织中富于血管，常见有多核巨细胞。

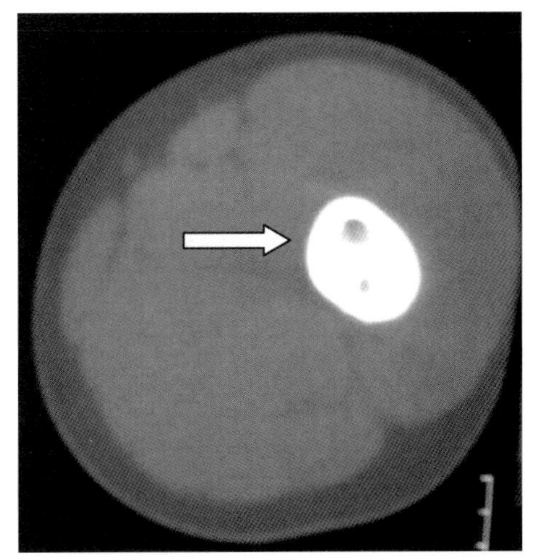

图2-2-2-3　临床举例：左股骨中段骨样骨瘤CT所见，可见“牛眼征”

五、诊　　断

病程长，局部持续性疼痛及压痛。X线片见增厚的骨皮质内有“瘤巢”，或在骨松质内有硬化骨围绕的局限性骨质透明区，或产生局限性骨破坏，均应考虑骨样骨瘤。CT扫描及血管造影有助于瘤巢的定位。

六、鉴 别 诊 断

应与下列疾病作鉴别：

1. 骨皮质脓肿　系因毒力较弱的化脓菌

感染所致。胫骨为其好发部位，局部有红、肿、热、痛炎症过程。X线片表现为骨皮质局限性缺损，周围骨质致密，可有小的死骨形成。手术见骨腔内含有脓液、肉芽组织。镜下见大量多核白细胞及淋巴细胞浸润。

2. 骨斑病　X线片见骨内有局限性圆形和卵圆形骨质密度增加阴影，无硬化阴影围绕，临床上无任何症状。

七、治　　疗

刮除或同时加植骨，以清除“瘤巢”为主。若病灶是在手术困难部位，可单用止痛药物，先予观察，瘤巢的自发愈合需3~7年，而疼痛可持续1~3年。若症状和病变加重，可考虑作包囊内刮除或整块界限切除。过多切除可造成即时病废，如股骨颈部可造成股骨颈骨折。瘤巢周围的反应骨不一定需要全部切除，只需将接近瘤巢部分的反应骨切除即可。笔者从事射频消融治疗骨样骨病30余例，效果很好，有效控制90%以上病例。

八、预　　后

术后很少复发。

（蔡郑东　单连成　傅泽泽　付　东　马小军）

第三节　骨母细胞瘤

一、临 床 表 现

骨母细胞瘤又名成骨性纤维瘤（osteogenic febroma）或巨型骨样骨瘤（giant osteoid osteoma）。多发生于10~25岁男性。大多数患者以疼痛为主诉，一般不严重，多为隐痛。局部有肿胀及压痛。以股骨、胫骨、脊椎多见，其次为肋骨、肩胛骨、髂骨等处。表浅者可触及膨大隆起的骨块。

二、X 线 表 现

在长骨上多见于干骺端或骨干上，一般不侵犯骨骺，可分为4种类型：中心型、皮质型、骨膜下型及松骨型。其中中心型最多见，典型的表现为边缘清晰的囊状骨质破坏区，皮质膨胀变薄，可呈光滑的薄壳状，如皮质破裂可以形成软组织肿块。在肿瘤内常有不同程度的成骨或钙化阴影，呈斑点或束条状，此为成骨细胞瘤的特征之一。少数病例呈单囊状破坏而无钙化阴影。肿瘤也可以是多囊性的，在主要病变区的附近可能有散在的病灶。肿瘤呈溶骨性变化，骨质扩张，边界清楚。瘤体大小不等，多为2~12cm。肿瘤附近的骨质常有轻度增生硬化，一般无骨膜反应（图2-2-3-1）。

三、病 理 特 点

瘤组织呈暗红色，含沙粒样钙化骨化物，大的肿瘤可见出血、囊性变。镜下见大量成骨细胞及骨样组织，骨样组织钙化不匀，成骨细胞形状较规则，或密集、或覆于骨样组织表面。有坏死、出血、散在的多核巨细胞。

四、诊　　断

此瘤多发生于青少年，位于下肢（股骨、胫骨、足骨）、脊椎等处。患部轻微疼痛及肿胀，位于脊椎者可产生脊髓压迫症状。X线片见大小不等、边界清楚的骨质破坏，无广泛骨质硬化。显微镜下见成骨细胞及骨样组织。

五、鉴 别 诊 断

1. 骨样骨瘤　患病部位疼痛压痛明显，X线片可见“瘤巢”，直径通常小于1~2cm。病理见成骨细胞及骨样组织，以后者量多。

2. 软骨瘤　位于手足的软骨瘤有时与成骨细胞瘤难以区别，软骨瘤有斑点状钙化为其特征。镜下较易区别。

六、治　　疗

肿瘤切除或刮除术同时植骨，位于脊椎者或需减压加放疗。

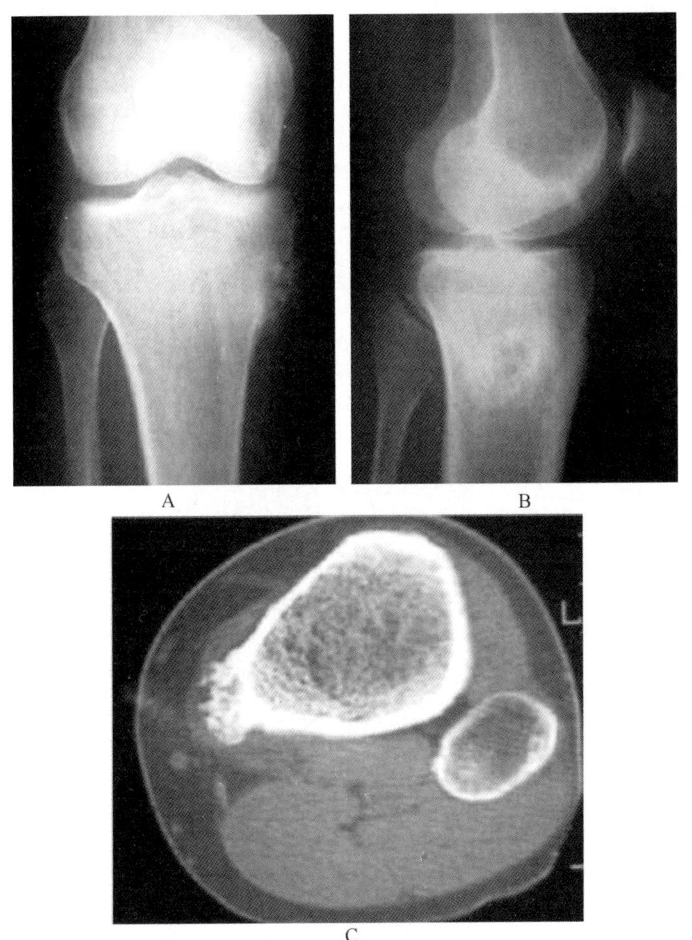

图2-2-3-1　临床举例：骨膜成骨细胞瘤

A.左膝正位X线片示胫骨近侧干骺端内侧溶骨与成骨混合性病变，侵犯皮质达骨表面；B.侧位片见中央低密度，周边硬化；C.CT示胫骨干后方内侧矿化性肿块，中央呈低密度并有基质钙化，无周围骨皮质破坏

七、预　　后

有一定的复发率，且有恶变。

（蔡郑东　孙梦熊）

第四节　骨软骨瘤

一、概　　述

骨软骨瘤（exostosis 或 osteochondroma）又称外生骨疣，是最常见的良性软骨源性骨肿瘤。它是骨与软骨形成的一种发育性异常，起于软骨生长板外周，可见于任何软骨生长骨上，但多见于生长迅速的长骨。肿瘤位于骺端，向骨皮质表面生长，通过软骨化骨形成菜花状瘤体，基底与骨皮质连续，表面覆盖软骨帽。有单发性和多发性两种，前者多见。多发者与遗传有关，常合并骨骼发育异常。

二、临 床 表 现

多发生于男性青少年，股骨远端、胫骨近端最多，其次是胫骨远端、肱骨近端、尺骨远端、腓骨近端。多发型者肿瘤散发在各骨骼，一般在成年后即停止生长。常合并肢体短缩和弯曲畸形。局部肿块生长缓慢，突出于皮肤表面，骨样硬度，无明显疼痛和压痛。

三、X 线 表 现

典型的表现为长骨干骺端向皮质外突起一菜花状肿块，基底与骨皮质相连，呈窄蒂状或宽基底。瘤体表面可见钙化点。若钙化增多或基底骨质有破坏是恶变现象（图2-2-4-1）。

四、病 理 特 点

肿瘤由四部分组成：软骨膜、软骨帽、瘤体和蒂部，呈菜花状。镜下见骨软骨瘤由纤维组织、软骨及骨构成。软骨层细胞排列似骨骺软骨细胞，在软骨细胞间质可见钙化。

五、诊断与鉴别诊断

患者多为青少年，局部有一生长缓慢的硬性固定的肿块，无明显症状。一般外生骨疣处有一个大的充液滑囊，肌肉或肌腱可在其上滑动。X线检查可见发自干骺端的外生瘤块，多可明确诊断。有时需与肌腱附丽处钙（骨）化及骨旁骨瘤作鉴别。

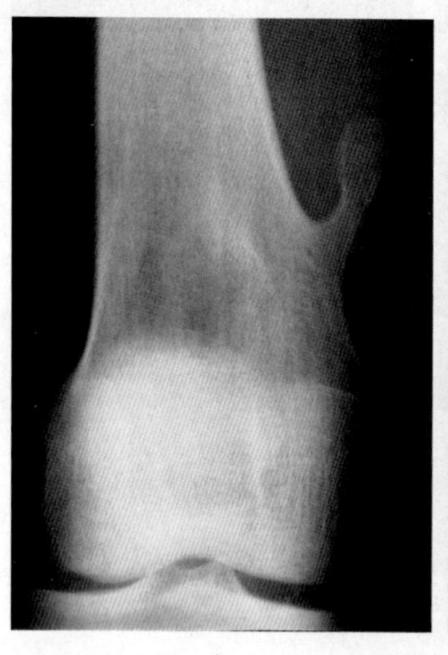

A

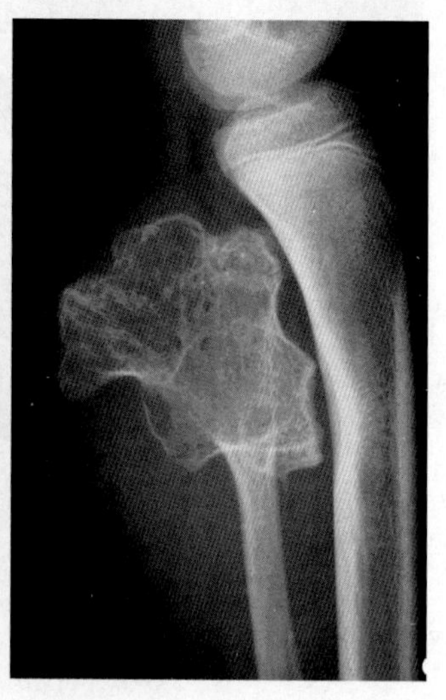

B

图2-2-4-1　临床举例：股骨远端及腓骨近端骨软骨瘤

A.股骨远端内侧肿瘤骨性基底部的皮质与母体骨相连续，肿瘤背离膝关节生长；B.腓骨近端骨软骨瘤，肿瘤骨性基底部的骨皮质与小梁均与母体骨相连

六、治　　疗

发育停止后肿瘤不再生长，若局部产生压迫症状引起疼痛，可对症处理。重者手术切除。发育停止后仍生长者有恶变可能，需手术切除。手术应在软骨膜和骨膜外显露，从基底切断，包括软骨膜及少许正常皮层骨质，取下完整的肿瘤。

七、预　　后

手术切除效果良好，一般不复发。

第五节　软　骨　瘤

一、概　　述

软骨瘤（chondroma）为一较常见的良性骨肿瘤，发生于软骨内化骨的骨骼，是以透明样软组织为主要成分的骨肿瘤。好发于手指及足的短骨，长骨和扁平骨少见。可分为4种类型：

（1）单发性内生软骨瘤。

（2）多发性内生软骨瘤。

（3）外周性软骨瘤。

（4）多发软骨瘤病，或称之为Ollier症，为软骨发育不良，不在本章讨论。

二、临 床 表 现

单发性软骨瘤为最多见的一种，约占所有良性肿瘤的10%。男女发病率相近，任何年龄均可发病，多见于5~25岁。病变发展缓慢，早期无任何症状，肿瘤发生于指、趾骨时，局部可呈球形或梭形肿胀，可伴有隐痛，但表皮正常。往往因外伤致病理性骨折，才引起注意。多发性者常在儿童时期出现症状，至青春期畸形明显，以后逐渐稳定。病变部位以手足骨多见，长骨中股骨、胫骨、肱骨、腓骨等与盆骨、肩胛骨、肋骨等也属好发部位。肿瘤位于表浅者可触及肿块，骨样硬度，表面光滑，压痛不明显。有酸痛感。畸形严重时可影响关节活动。位于深部者在劳累后可有持续性疼痛，休息后缓解，但不会消失。外周性软骨瘤又称皮质旁软骨瘤或骨膜性软骨瘤（periosteal chondroma），这种良性骨肿瘤起源于骨外膜，在皮质外骨膜下生长，在手部常与内生软骨瘤合并，可侵入骨皮质，但不穿入髓腔。发生在四肢长骨或扁平骨者甚少。临床表现为无痛硬块，浅表部位易被发现，深者常在肿瘤很大时才被发现。

三、X 线 表 现

单发性软骨瘤病变位于干骺端的中央区或稍偏一侧，指骨者常侵犯整个骨干。病损呈溶骨性破坏，皮质变薄并有膨胀，无骨膜反应。溶骨区边缘清楚，有时呈硬化边缘。溶骨区内有散在点状、片状或环状钙化阴影。多发性X线表现同单发性。外周性X线显示软组织阴影，有时有钙化点，附近骨皮质呈局限性弧形凹陷，边缘轻度硬化（图2-2-5-1）。

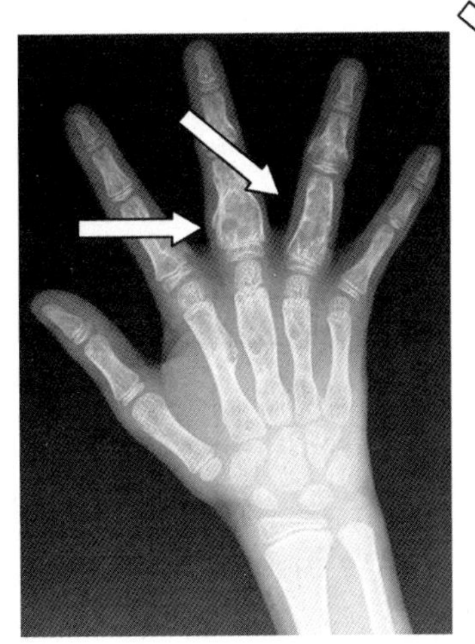

A

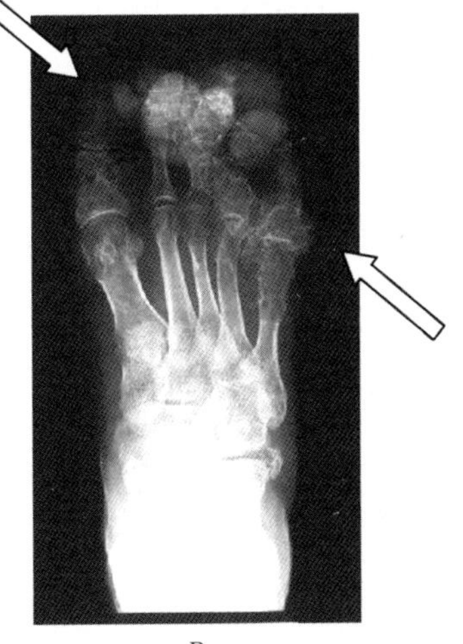

B

图2-2-5-1　临床举例：内生软骨瘤X线表现

A. 手多发内生软骨瘤；B.足多发内生软骨瘤

四、病 理 特 点

肿瘤组织为白色，略有光泽，质脆，呈半透明状。掺杂黄色钙化或骨化区，或有黏液样退变区。显微镜下见分叶状透明软骨，软骨细胞成堆，有双核者，单核大小均匀，染色不深。

五、诊　　断

青少年多见，好发部位为手足骨，肿瘤生长缓慢，可长达数年或十数年，局部肿块，疼痛不明显。X线片显示髓腔内溶骨性破坏，有时有钙化斑，骨皮质膨胀变薄，无骨膜反应。

六、鉴 别 诊 断

1. 骨囊肿　多发于青少年，以肱骨、股骨最多见，位于干骺端与骺板相连或相隔，常发生病理性骨折。X线亦为局限性溶骨性破坏，但较透明。囊腔为空腔，内含少量液体，囊壁为纤维组织及新生骨组成，镜下偶见多核巨细胞。

2. 纤维异常增殖症　多发于10~30岁，以股骨、胫骨、肋骨多见。症状不明显，常合并病理性骨折。X线检查为局限性溶骨性破坏，病灶呈磨砂玻璃样状。病理见肿瘤组织为灰白色，硬韧如橡皮，内有砂粒样物。镜下为纤维组织及化生骨。

七、治　　疗

手术切除，对骨缺损较大且影响肢体持（负）重者，可同时行植骨术，并酌情予以内固定。禁忌放射治疗，因可恶变。

八、预　　后

手部者手术治疗效果良好，罕见复发。其他部位肿瘤术后易复发，且可恶变。

第六节　成软骨细胞瘤

一、概　　述

成软骨细胞瘤因有多核巨细胞存在，过去认为是骨巨细胞瘤的一种。后来认识到构成肿瘤的主要成分是成软骨细胞，到1942年Jaffe和Lichtenstein才定此名。该瘤比较少见，好发于长骨骨端，常合并关节反应症状，是一种良性骨肿瘤。

二、临 床 表 现

男性多于女性，多发生于15~25岁的青少年。占原发性骨肿瘤的1%~3%。好发于股骨和胫骨两端，与骨骺线相连，距骨和跟骨次之，脊椎少见。大多数有疼痛肿胀和运动受限，肌肉萎缩，附近关节可出现类似关节炎征象，局部皮肤有温度升高，部位表浅者可触及肿块及压痛。多按一般关节痛治疗，病程较长，近1/4患者有关节积液，少数患者有炎症反应。

三、X 线 表 现

在长骨者，X线表现在骨骺线附近与其相连呈圆形或卵圆形的溶骨性破坏，体积大小不等，初发时位于中心，增大后偏向一侧，使骨皮质膨出变薄向外扩张，无骨膜反应，病灶周围有一圈轻度致密骨阴影。肿瘤中多呈肥皂泡沫状，可合并病理性骨折（图2-2-6-1）。

四、病 理 特 点

肿瘤截面呈灰蓝色，砂砾样，可有小囊腔和血腔。镜下见肿瘤主要成分是多角形或圆形成软骨细胞，排列致密，胞膜边界清楚，胞质红染，核大、呈圆形或卵圆形。间杂有多核巨细胞，软骨样或骨样或黏液组织，并见钙化。

五、诊断与鉴别诊断

患者多为青少年，病程长，症状轻。X线片示与骨骺相连的溶骨性破坏，界限清楚，常呈肥皂泡沫状，有时可见钙化。镜下见肿瘤组织主要为成软骨细胞。需要鉴别的疾病有骨巨细胞瘤、骨髓炎及骨结核。

六、治　　疗

手术刮除及植骨术为首要治疗。对巨型者有时需用截除术加大块植骨。绝大部分可以治愈，复发率低于10%。

七、预　　后

病变广泛者由于手术切除不够彻底，有较

高的复发率。原发恶变者罕见。放疗有可能转变为软骨肉瘤。

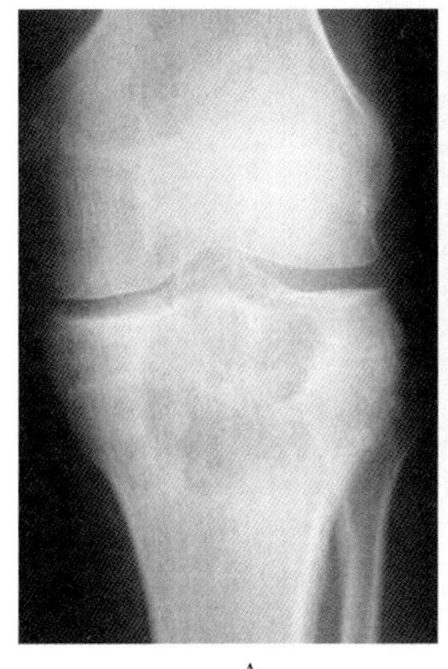
A

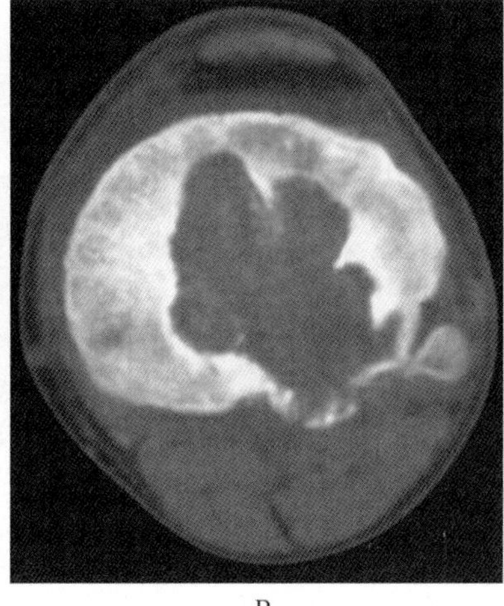
B

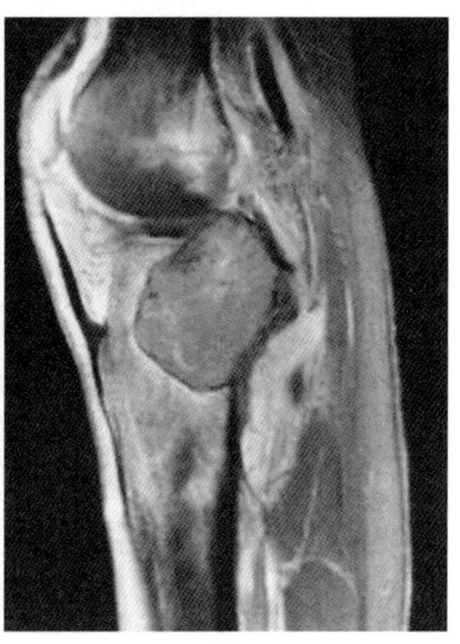
C

图2-2-6-1　临床举例：成软骨细胞瘤影像学所见

A.膝部正位X线平片示胫骨近端囊性骨破坏区，略有膨胀，其内可见模糊的钙化影，股骨远端干、骺尚未完全愈合；B.CT示胫骨近端分叶状破坏区，略呈膨胀，有硬化边，破坏区内可见斑片状钙化影；C.MR矢状位T_2示胫骨上端混杂信号肿块，周围低信号带为骨硬化边，邻近髓腔和骨外软组织可见水肿

第七节　软骨黏液样纤维瘤

一、概　　述

软骨黏液样纤维瘤（chondromyxoid fibroma）又称纤维黏液性软骨瘤，是一种特殊分化的软骨源性良性骨肿瘤，但病理过程有时似恶性肿瘤。肿瘤以软骨、纤维和黏液样为主要结构，曾被误认为是软骨瘤或黏液瘤，甚至是软骨肉瘤。

二、临 床 表 现

男性多于女性，好发年龄为10~30岁。多发于四肢长骨，以胫骨最为常见。主要症状是局部疼痛、肿胀和压痛，疼痛为间歇性，表浅部位可触及肿块，有时无症状，生长缓慢，从出现症状至就诊，一般为数个月或数年。

三、X 线 表 现

好发于下肢，特别多见于胫骨，长骨干骺端有呈长椭圆形的溶骨性破坏，多房且有钙化点，边缘稍硬化。骨皮质变薄并膨胀。无明显骨膜反应（图2-2-7-1）。

四、病 理 特 点

白色不透明纤维样组织，硬韧而脆，截面呈分叶状，软骨样和黏液样组织交错。镜下有两种成分分隔，一是黏液成分较多，星状细胞散在基质内，黏液染色呈阴性。在边缘区多种细胞密集，有梭形圆形瘤细胞、多核巨细胞、吞噬细胞及血管等，显示假分叶状；其次是软骨区细胞核呈圆形，散在于透明软骨基质内，可有钙化现象。

五、诊断与鉴别诊断

年龄在10~30岁，好发于下肢长骨，症状轻，病程长。X线示干骺端溶骨性破坏，呈囊状有钙化点。应与成软骨细胞瘤、非骨化性纤维瘤、孤立性骨囊肿及纤维异样增殖症鉴别。

六、治　　疗

手术刮除植骨术。广泛浸润者可行截除术及植骨。

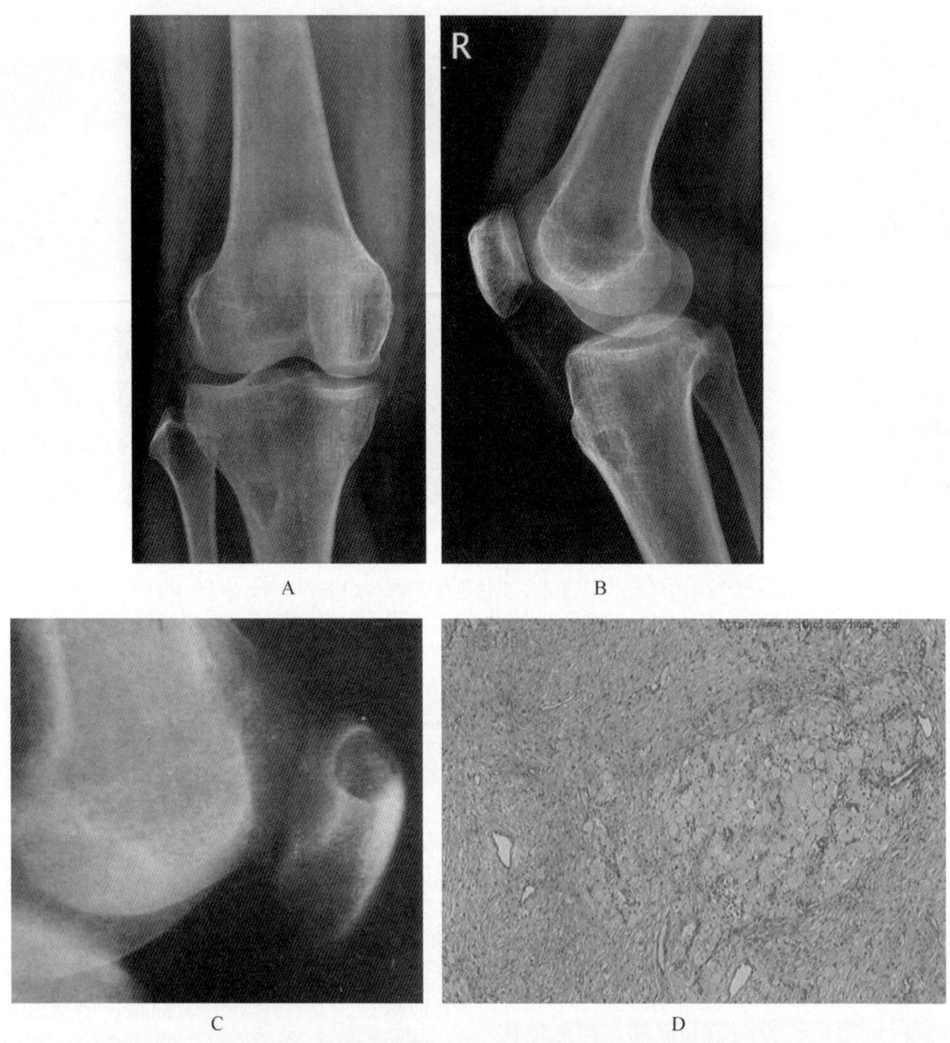

A　B　C　D

图2-2-7-1　临床举例：黏液性纤维瘤X线片与镜下观

A、B.右胫骨上端软骨黏液性纤维瘤正侧位片观；C.髌骨上极黏液性纤维瘤侧位观；D.黏液性纤维瘤，镜下示瘤细胞胞质丰富，弱嗜酸，少许胞质较透明呈泡沫样；核圆形、椭圆形或呈泡状核，异型性和核分裂象明显；可见较多的分泌，部分似嗜酸性小体；纤维间质甚少，但血管丰富，可见多灶性出血，坏死不明显；肿瘤细胞呈实性、网状、小梁状、或腺样排列，可见多个小囊腔；镜下可见较多中性粒细胞

七、预　　后

复发率为10%~25%，恶变者罕见。

第八节　骨巨细胞瘤

一、概　　述

骨巨细胞瘤（giant cell tumor，GCT）是由骨髓间质细胞分化而来，以单核瘤样细胞和多核巨细胞为主要成分的溶骨性肿瘤。过去认为巨细胞有吞噬作用，主要组成部分为破骨细胞，故又称破骨细胞瘤（osteoclastoma）。其特征为具有丰富血管性的组织，含有较丰硕的梭形或椭圆形细胞和许多破骨细胞型的巨细胞，均匀地分布在肿瘤组织内。在较大和长期存在的肿瘤内，可见坏死、纤维变性和出血现象。巨细胞瘤具有侵袭性，多数人认为是潜在性恶性骨肿瘤。该瘤易于复发，甚至恶变，可向其他部位转移。另有部分肿瘤一开始就表现为恶性。

二、临 床 表 现

我国发病率较高，约占所有原发性骨肿瘤的1/5。男女性发病相近，多见于20~40岁者，15岁以下者极少。可发生在任何骨骼，但好发于长骨骨骺端，其中股骨下端最多，胫骨上端次之，脊椎的骨巨细胞瘤多在骶椎。发病缓慢，局部肿胀，初期常为钝痛，但不明显，有时肿瘤相当大时才有症状。较大的肿瘤，局部可有温度升高、皮肤潮红或静脉扩张，压痛明显。肿瘤生长速度较快、较晚者常合并病理性骨折。

三、X 线 表 现

多见于股骨下端、胫骨上端及桡骨远端，3处占全部肿瘤的60%~70%。肿瘤多起源于骨骺线闭合以后的骨骺或干骺端。早期多为偏心性溶骨变化，皮质有不同程度的膨胀、变薄或破裂，肿瘤向一侧横径扩张的程度较明显，一般无骨膜反应。约30%出现皂泡状囊状阴影，为巨细胞瘤特征性改变。发展较快者整个骨端有破坏，常合并病理性骨折。明显恶变者除上述表现外，肿瘤多向髓腔内蔓延，肿瘤可穿破皮质向软组织内浸润（图2-2-8-1）。

四、病 理 特 点

肿瘤组织为淡红色脆弱的肉芽样组织，因出血可呈暗红色。其中常混以坏死组织，瘤内有大小不等的囊腔形成，内含少量血性或棕黄色液体，腔内覆以光滑的薄膜。镜下见丰富的血管网，充满形状一致的短梭形、圆形或椭圆形间质细胞和散在的多核巨细胞，巨细胞胞核相似。根据间质细胞的多少和分化程度及巨细胞核数的多少可分为不同等级。Ⅰ级为良性，间质细胞较少，巨细胞大，核多，偶有肺转移；Ⅱ级介于良恶性之间，间质细胞较多，核有轻度异形性，有分裂象，巨细胞较少，核较少；Ⅲ级为恶性，间质细胞增多密集，胞核有程度不同异形性，分裂象多，巨细胞很小，核很少且有异形。

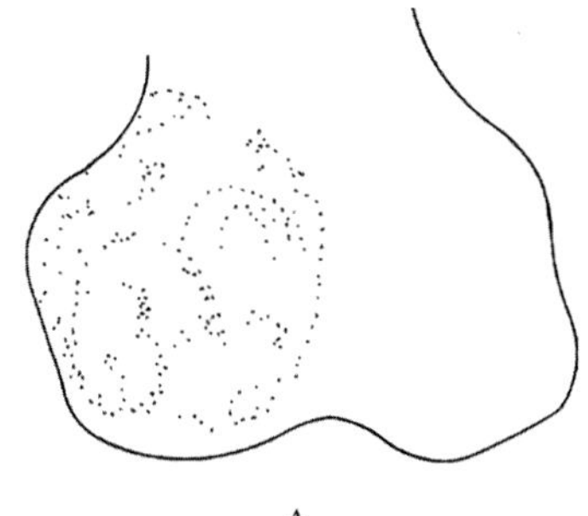

A

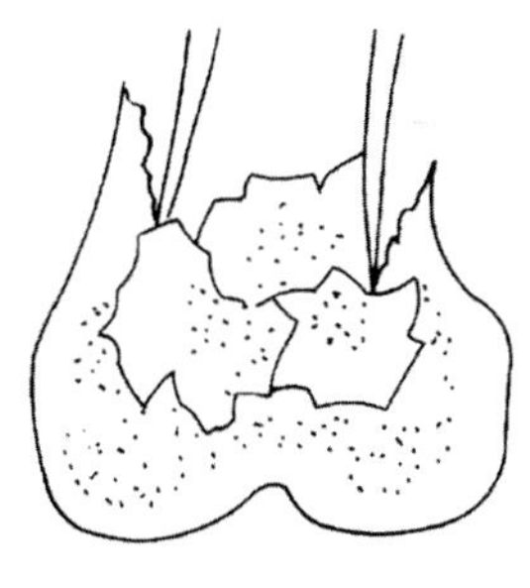

B

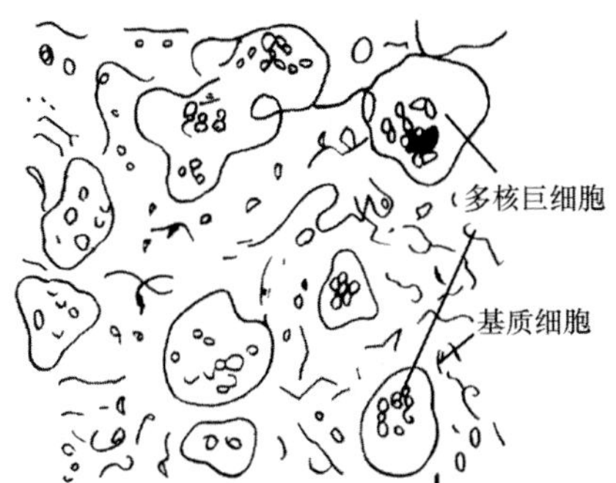

C

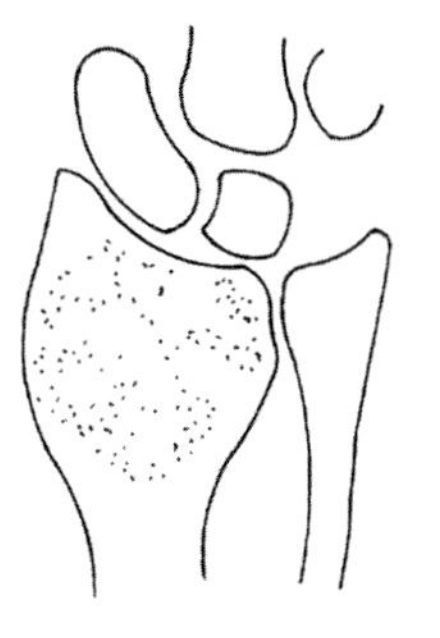

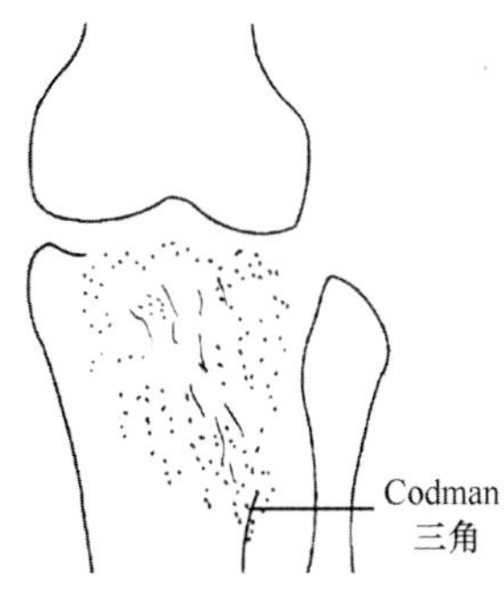

D

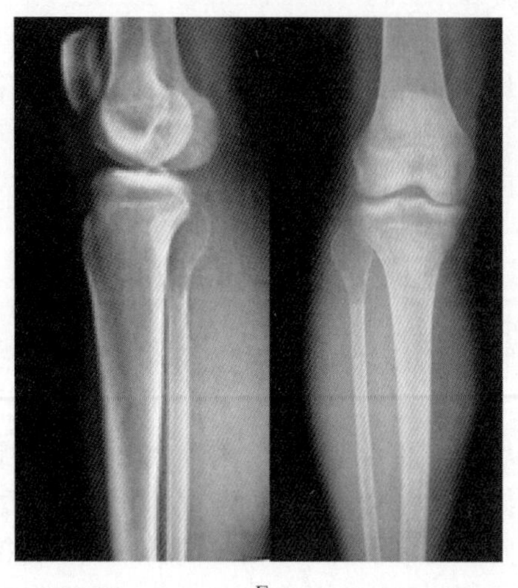
E

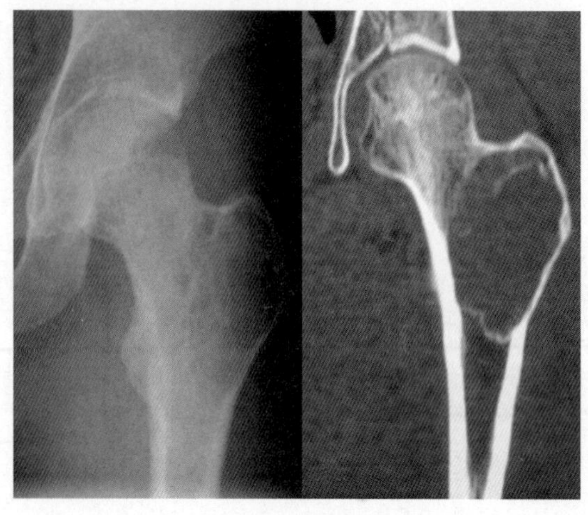
F

图2-2-8-1　临床举例：骨巨细胞瘤示意图（A~D）及影像学（E、F）

A.骨端可见离心性膨胀透亮区；B.可伴病理性骨折；C.镜下显示多核巨细胞和基质细胞紧密相连；D.和骨巨细胞肉瘤（右）对比，X线表现迥异，后者因破坏骨皮质而膨出，形成Codman三角；E.右腓骨上段骨巨细胞瘤正侧位X线片；F.左股骨上段骨巨细胞瘤X线片与CT冠状位重建扫描

五、诊　　断

患者多为20~40岁成年人，病变在膝关节周围，肿胀疼痛。X线表现为骨端局限性均匀一致的溶骨性破坏，呈肥皂泡沫状。镜下为基质细胞和多核巨细胞。

六、鉴 别 诊 断

1. 孤立性骨囊肿　多发于青少年骨骺未愈合以前的干骺端，呈对称性膨胀，分隔较少。

2. 成软骨细胞瘤　好发于20岁以下的长骨骨骺部，瘤内常有钙化点，房隔较少，边缘较清晰。

3. 非骨化性纤维瘤　多见于青少年，好发于长骨端骨干上，偏心性生长，多沿长轴发展，边缘清晰，有硬化边缘。

七、治　　疗

Ⅰ、Ⅱ级者可行刮除植骨术，Ⅲ级为恶性，应以扩大切除或截肢为妥。

八、预　　后

及时恰当的治疗可以得到治愈并可保留满意的关节功能。手术不彻底或无法做彻底是复发的主要原因。有可能出现肺转移。

第九节　骨巨细胞瘤术后复发并两肺转移自愈病例

一、概　　述

这是一例很有临床意义的罕见个案，作者亦有类似所见，有个别病例曾经多位专家会诊，确诊为恶性肿瘤的病例，包括食管癌等，因为失去最佳手术时机而不得不放弃手术。患者抱着珍惜每一天善待自己的意念，在数个月、数年后发现原来的“癌”消失了！尽管这只是个别病例，但也向我们提示：人体内的某种机制有可能突然发挥作用，战胜恶性肿瘤细胞而获得自愈。我们并不提倡放弃治疗，但也应对人体的自然反应能力期待有更多的认识与研究，尤其是在设备先进的今天。

本例取材于30多年前，处于20世纪80年代，不要说没有先进的磁共振技术，就是摄一张普通X线平片也需等待分配额度（当年“老医师”每个月仅有2张摄片票），这是今日的临床医生难以想象的。因此，该例诊治医师和本文作者能够保存如此多的原始资料实属不易，也表明其科学精神可嘉，应为大家效仿。

二、病情简介

（一）病史

患者冷××，男，36岁。因右腕部不明原因疼痛而就医，于1980年1月入院治疗。

（二）体格检查

右腕部轻度肿胀，无浅静脉怒张，腕关节活动正常。

（三）X线片

桡骨远端桡侧偏中心性骨密度减低区，骨皮质向桡侧和掌侧膨胀，并有肥皂泡沫样改变（图2-2-9-1）。

（四）诊断

右桡骨远端骨巨细胞瘤。

（五）初次治疗

于1980年1月27日行桡骨远端切除术，同侧腓骨近端移植，以四孔接骨板固定（图2-2-9-2）。术后病理诊断：右桡骨巨细胞瘤；术后3个月复诊，右腕关节功能基本恢复正常（图2-2-9-3~图2-2-9-7）。

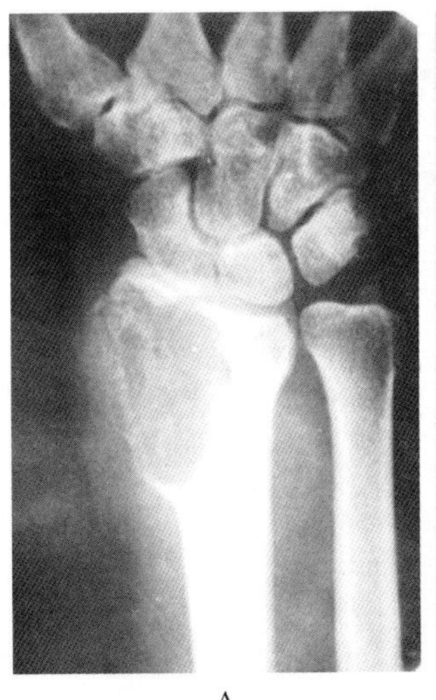
A

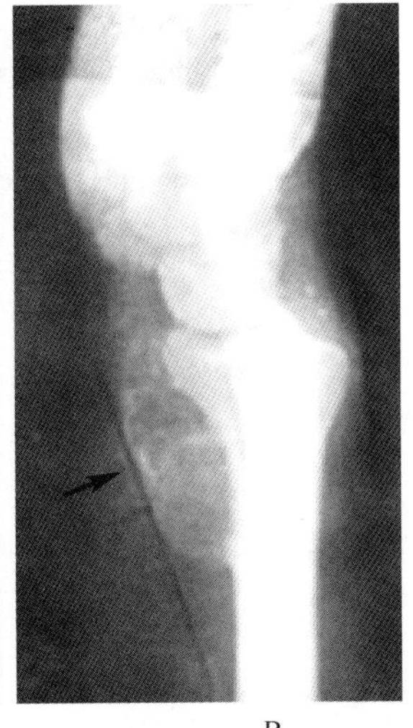
B

图2-2-9-1　临床举例：1980年1月2日正侧位X线片显示，右桡骨远端有骨皮质被动扩张，呈偏中心性骨密度降低和肥皂泡沫样改变

A.正位片；B.侧位片

（六）术后情况

该患者于9年后，即1989年4月5日因右腕关节背侧起一包块被强行推挤，因包块不消而改行手术切除，术后标本送至河南省第三人民医院。病理报道：腱鞘巨细胞瘤。摄胸片见两肺有多个转移灶；1989年4月中旬先后到河南省肿瘤医院、郑州大学第一附属医院（原河南医科大学第一附属医院）等均建议截肢，后转至作者所在河南省电力医院，见患者一般情况尚好，右腕部X线片示原植入腓骨近端明显增粗，在近关节处有囊性骨密度减低区，考虑为巨细胞瘤复发（图2-2-9-8），红外测温升高1.2℃，无浅静脉怒张。1989年4月19日二次手术，取出钢板，桡骨远段切除，取另侧腓骨近段移植以四孔接骨板固定（图2-2-9-9、图

2-2-9-10），1989年5月4日出院。术后摄片位置不理想；1989年6月5日摄片示两肺仍有多个转移灶（图2-2-9-11），曾作两次化疗而自停，等待自然死亡。但5年过去，身体依然健康，1994年2月19日随访，X线片见右腕部移植骨已成活，但对位欠佳，胸片原转移灶全部消失（图2-2-9-12、图2-2-9-13）。

讨论：骨巨细胞瘤是介于良性与恶性之间的肿瘤，临床表现与生物学活性往往多变，时有罕见病例发生，但应加强临床观察与近期随访，减少肿瘤的漏误诊率。

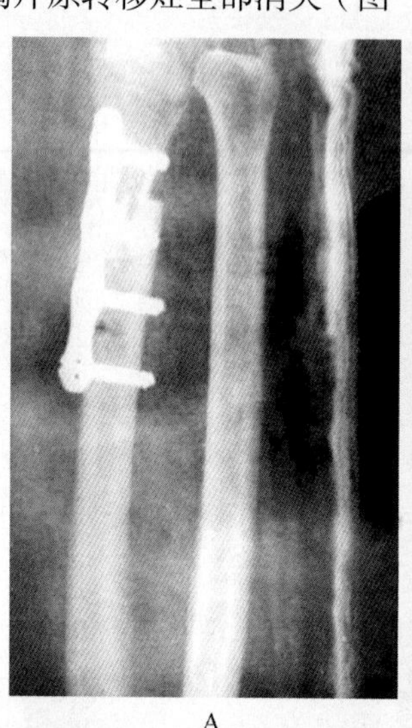

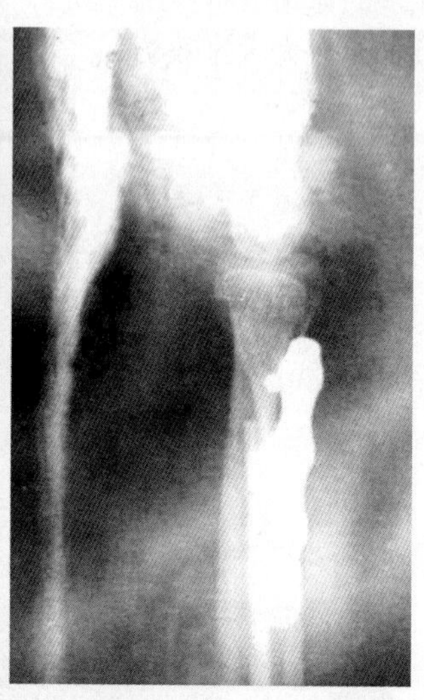

A　　B

图2-2-9-2　临床举例：术后3天摄片见移植腓骨位置良好，远侧尺桡关节间隙正常

A.正位片；B.侧位片

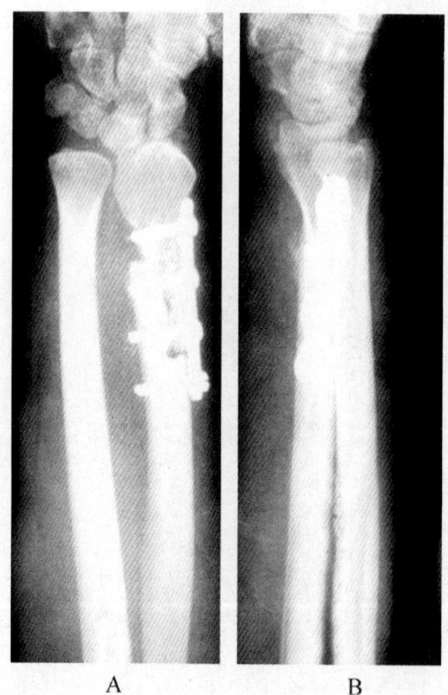

A　　B

图2-2-9-3　临床举例：术后10周摄片，移植腓骨位置良好，尺桡关节间隙正常

A.正位片；B.侧位片

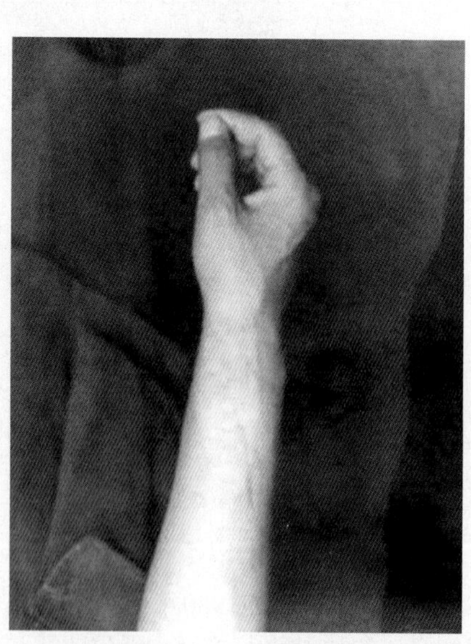

图2-2-9-4　临床举例：术后3个月复查显示右腕部外观无畸形

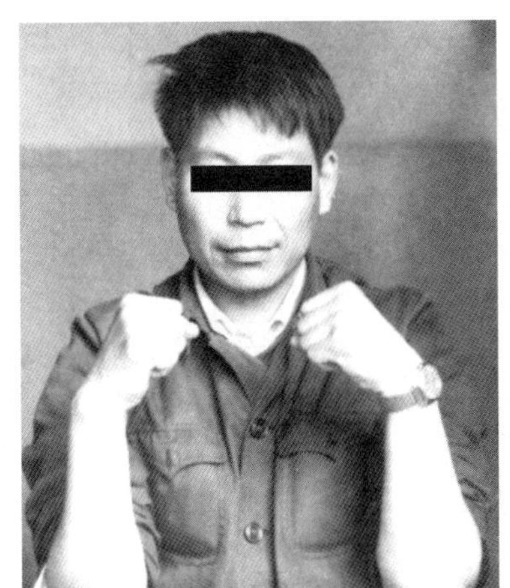

图2-2-9-5　临床举例：同一时间显示双侧腕关节屈曲基本对称

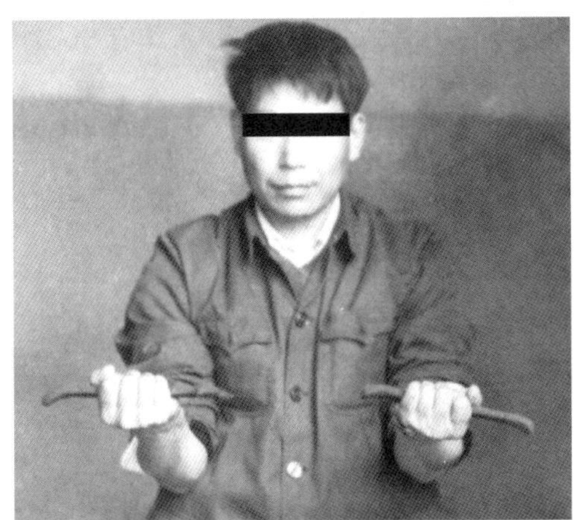

图2-2-9-6　临床举例：同一时间显示双前臂旋后功能基本正常

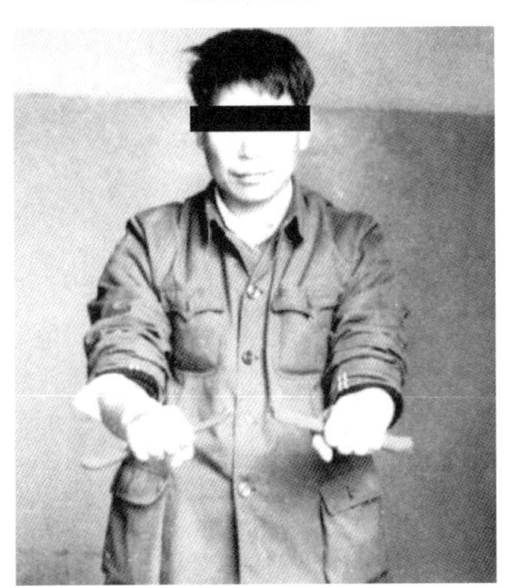

图2-2-9-7　临床举例：同一时间显示双前臂旋前功能基本正常

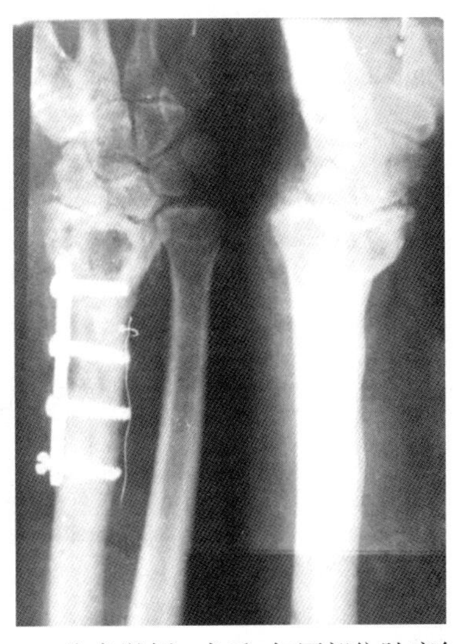

图2-2-9-8　临床举例：术后9年原部位肿瘤复发，移植腓骨破坏呈囊性变，但骨折愈合良好，（植入）腓骨近端增大，似桡骨远端关节面

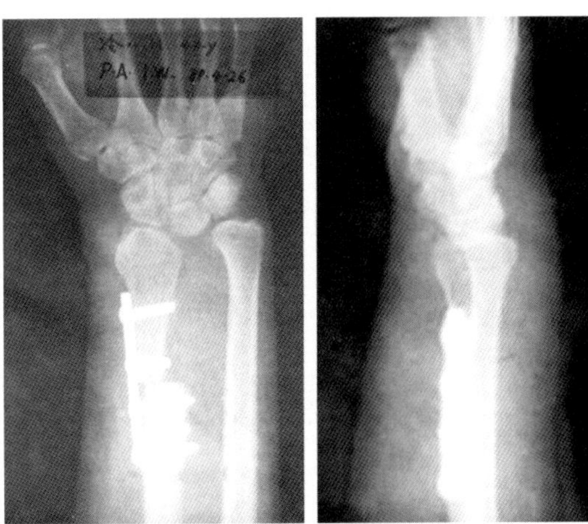

图2-2-9-9　临床举例：术后1周摄片，移植骨位置尚可，远侧尺桡关节有分离征

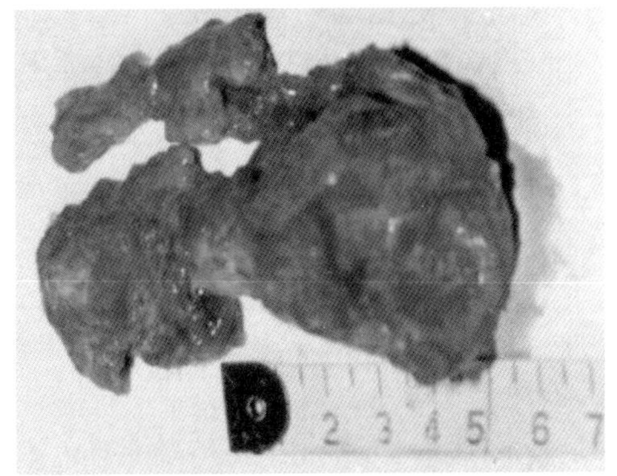

图2-2-9-10　临床举例：手术切除瘤段标本，长5.5cm，关节面光滑

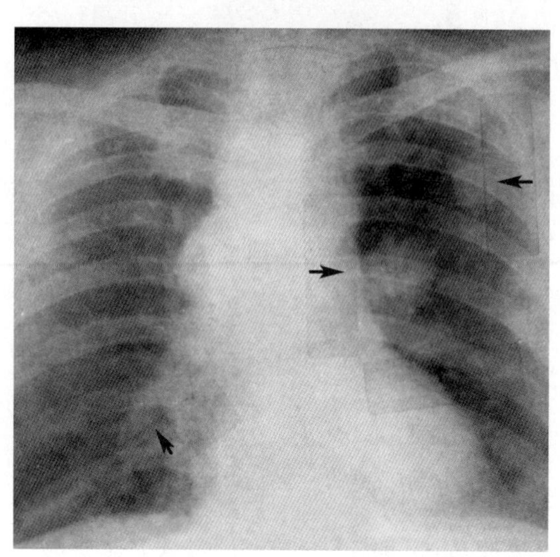

图2-2-9-11　临床举例：术后6周胸部X线片发现两肺仍有多个转移灶，与第二次术前相似

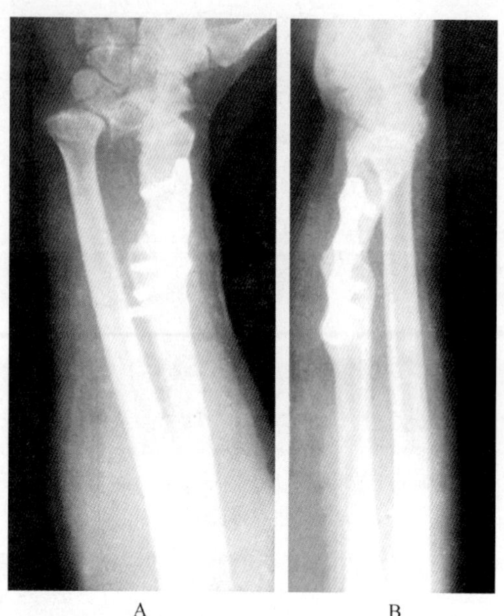

图2-2-9-12　临床举例：二次术后5年随诊，骨折已愈合，对位欠佳，下尺桡关节脱位状
A.正位片；B.侧位片

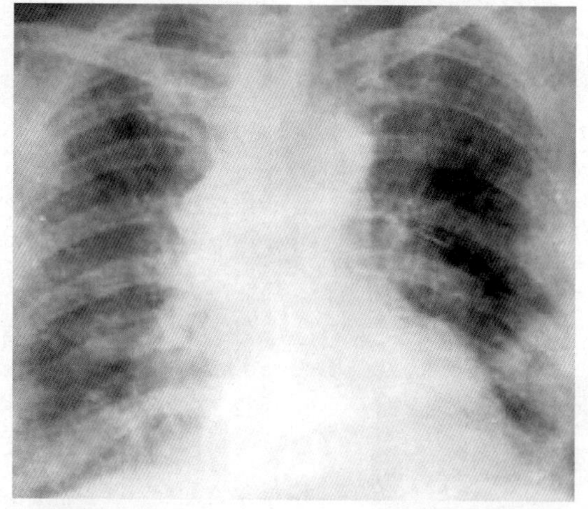

图2-2-9-13　临床举例：二次术后5年随诊，胸片示两肺转移灶全部消失

（刘志诚）

第十节　其 他 肿 瘤

一、神经纤维瘤

神经纤维瘤（neurofibroma）为常染色体显性遗传疾病，系外胚层和中胚层组织发生障碍所致。其特点是多系统、多器官受累而以中枢神经系统最为明显，可引起多种肿瘤如错构瘤、神经纤维瘤、脑膜瘤及胶质瘤等；多灶性是其最常见的病理特点，是生长在神经干处以纤维细胞为主的良性肿瘤，是皮肤、深部软组织、神经和骨的一种复杂性肿瘤。患者多属成年人，男女性发病率相等。主要症状为无痛性肿块，多见于软组织，若波及骨组织，往往是压迫所致。常见的骨骼病损有脊柱侧弯，胫骨或锁骨的先天性假关节和整

个肢体的不成比例过度生长或肥大。骨内的神经纤维瘤X线可显现长的条纹形态，但X线经常无阳性发现。神经纤维瘤可有3个良性分期：迟发性、活跃性和侵袭性，也可转变为肉瘤。肿瘤无包膜，切面呈灰白色，半透明。镜下见梭形纤维细胞、施万细胞，胶原纤维及神经轴索。手术切除多可治愈，但位于重要神经干上因做囊内切除，以免引起神经病变。详见本丛书其他分册相关内容。

二、神经鞘瘤

神经鞘瘤（neurilemoma，Schwannoma，neuriloma）是起源于神经鞘的良性肿瘤。骨的神经鞘瘤与软组织的神经鞘瘤有同样的形态学特征，但极为少见。患者多为中年男性，主要症状为神经源性疼痛和麻刺感，因症状轻而病程较长。X线为界限清楚的骨质破坏区，生长可自限，病损很少超过2cm，起于骨膜的神经鞘瘤自骨外向骨内破坏，甚至穿破骨皮质。镜下有两种组织类型：一是核细而长的细胞，细胞间有丰富的网状纤维，形成栅栏状。其次是细胞排列紊乱而疏松，细胞及纤维间含有液体，并可因液体聚集而形成囊腔。手术可完整切除，一般无恶性变。有关本专题请参阅本丛书其他分册相关内容。

三、脂　肪　瘤

脂肪瘤（lipoma）多发生于软组织内，发生于骨内的脂肪瘤极为少见。可见于跟骨、胫骨、腓骨、股骨等处。脂肪瘤的症状轻微，病程长，病骨轻度膨胀隆起。X线表现为局限性骨质破坏，呈均匀一致的溶骨性表现。肿瘤组织呈棕黄色，质软而脆，有光泽。镜下可见大量脂肪细胞，偶见残存正常骨。脂肪瘤临床诊断比较困难。治疗方法为刮除术，必要时植骨（图2-2-10-1）。

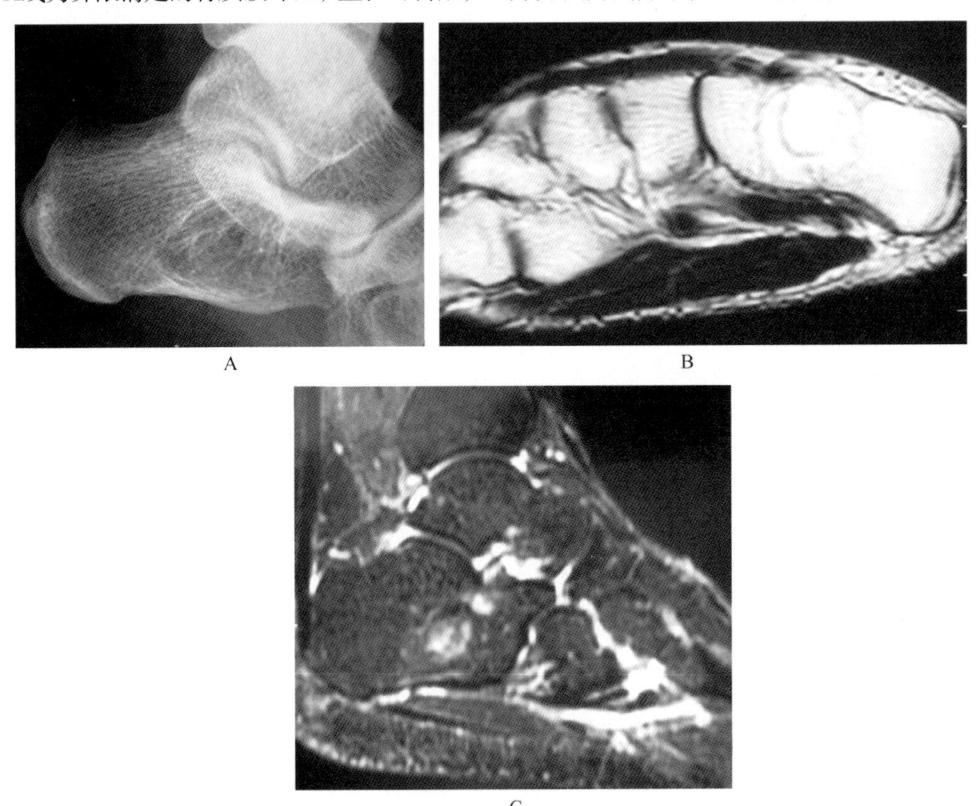

图2-2-10-1　临床举例：脂肪瘤影像学所见

A.跟骨骨内脂肪瘤X线侧位片观；B.跟骨水平位MR T_1相；C.跟骨骨内脂肪瘤MR T_2矢状位显示脂肪抑制相

四、血 管 瘤

（一）概述

血管瘤（angioma或hemangioma）为良性肿瘤，可发生于身体的各部位，也可发生于骨内，但后者远远少于其他部位的血管瘤。

（二）临床表现

发生于10~30岁，男女性发病率相等。以脊椎多见，也可见于颅骨和四肢各骨。表现为局部疼痛和患部肿胀，表浅者可出现肿块，肿块为骨性硬度。脊椎者常表现为腰痛，少数因椎管内血管瘤而引起脊髓压迫症状。

（三）X线表现

骨质破坏扩张，产生大小不等的囊状阴影及不同形状的骨针为其特点。在椎体者可见椎体稍膨大，病程后期有不同程度的压陷（图2-2-10-2）。

（四）病理特点

肿瘤组织呈灰红或暗红色。镜下见大量增生的毛细血管及扩张的血窦。

（五）诊断与鉴别诊断

患者多为青少年，患部有发展缓慢的疼痛性肿块，X线片的特殊表现有助于诊断。活检时出血较多不可误认为恶性肿瘤。应与骨巨细胞瘤及其他恶性肿瘤作鉴别。

（六）治疗

可用放射治疗，适合手术部位可行截除术，同时植骨。

（七）预后

很少复发。

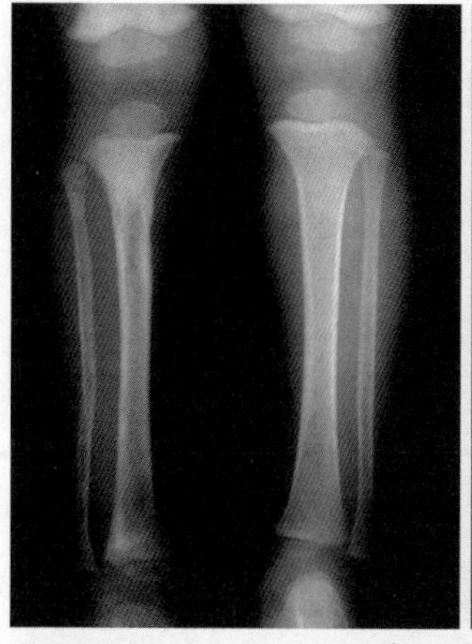

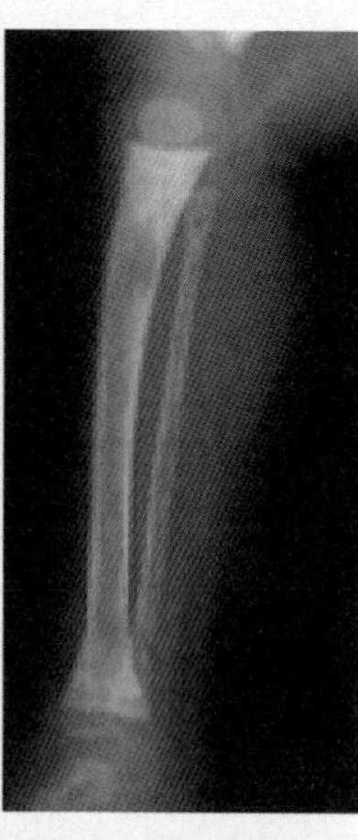

A

B

图2-2-10-2　临床举例：血管瘤X线片所见

A.右胫骨上段骨血管瘤正侧位X线片观；B.跟骨血管瘤侧位X线片观

（蔡郑东　马小军　陈　健）

参 考 文 献

丘钜世. 2006. 骨关节肿瘤学: 病理与临床影像三结合. 北京: 科学技术文献出版社

Demetriou JL. 2012. Intentional marginal excision of canine limb soft tissue sarcomas followed by radiotherapy. J Small Anim Pract, 53(3): 174-181

Flint MN. 2007. Two-stage revision of infected uncemented lower extremity tumor endoprostheses. J Arthroplasty, 22(6): 859-865

Hohenberger P. 2009. Management of locally recurrent soft tissue sarcoma after prior surgery and radiation therapy. Recent Results Cancer Res, 179: 271-283

Oh YJ, 2013. Extraskeletal myxoid chondrosarcoma of the neck. Dentomaxillo fac Radiol, 42(1): 3180-8012

Torabinezad S . 2006. Osteoclastomalike giant cell tumor of the parotid gland: report of a case with fine needle aspiration diagnosis.　Acta Cytol, 50(1): 80-83

Walcott BP. 2012. Chordoma: current concepts, management, and future directions.　Lancet oncol, 13(2): e69-76

Yasuda M . 2006. Treatment of enchondroma of the hand with injectable calcium phosphate bone cement.　J Hand Surg Am, 31(1): 98-102

第三章 四肢恶性骨肿瘤的发展史、分期与治疗现状

1990年世界卫生组织报道，心脏病、脑卒中和癌症是当今世界导致死亡的三大病因。尽管原发性恶性骨肿瘤发生率约为2/10万，但其多见于年轻人，而且起病隐袭，进展迅速，致残率高，危及生命，给患者及家庭带来极大的负担和痛苦。不仅如此，此类肿瘤分类复杂，表现各异，特征难以把握，目前仍然是现代骨科学研究的热点之一。

第一节 恶性骨肿瘤治疗的发现史与各种疗法发展史

一、肿瘤发现史

1803年，William Hey发表了颈部和肢体软组织肉瘤的一组临床报道。“肉瘤”一词则是John Abernethy 由希腊文翻译而来，并于1804年发表了《从解剖学角度对肿瘤分类的尝试》这篇论文，Boyer（1819）为报道骨肉瘤第一人。Ewing 1921首次报道尤因肉瘤，但当时认为是骨内皮细胞瘤。Volkmann（1855）、Paget（1870）曾对软骨肉瘤进行过描述，Keiller于1925年将其定名为软骨肉瘤，而Phemister首先在美国将此瘤从骨肉瘤中区分开来。Astley Cooper（1818）和Lebert（1845）相继介绍了骨巨细胞瘤。1938年，Berger Hangensen报道了滑囊及腱鞘的滑膜肉瘤，并于1944年报道了以关节滑膜为主的滑膜肉瘤。

二、外科治疗发展史

20世纪70年代以前，截肢术几乎是原发性恶性骨肿瘤唯一的手术治疗方式。1850年，德国人Bernhard Langenbeck进行了肩胛骨恶性肿瘤切除术，但患者未能存活。1881年，Macenen首次报道应用同种骨移植成功的经验。直到1905年，前苏联托木斯克临床外科大学医院的P.I.Tikhov医生真正取得肿瘤局部切除肢体功能修复保肢手术的成功。从此以后，肿瘤切除后肢体功能的修复与重建得到广泛的关注与重视。1907年，Erich Lexer完成了首例肿瘤切除异体半关节移植术，较好地保全了患者的关节功能。

随着对骨移植术认识的逐渐深入，人们又开始了对移植骨保存方法的探索。1917年，美国骨移植学的代表人物Fred H. Albee用凡士林纱布将移植骨包裹后浸泡保存于4~5℃的环境中，将移植骨成功保存了48小时。1947年，纽约整形医院的 Leonard F. Bush报道异体骨-20℃储存技术，建立了第一批小型骨库，并报道了冷冻异体骨的临床应用。随后，马里兰美国海军组织库促进了冻干骨技术的广泛应用。华中科技大学附属协和医院骨科（原武汉医学院第一附属医院）朱通伯等于20世纪50年代建立了我国第一个骨库，在相当长的一个时期内，为骨肿瘤切除后的骨缺损或创伤后骨缺损患者提供了大量异体骨移植材料。

尽管骨移植技术已日渐成熟，但其来源毕竟是有限的，而且有些病例并不适用于骨移植。1943年，Austin T.Moorehe和Harold R. Bohlman对一股骨上段骨巨细胞瘤患者实施了局部切除人工金属假体置换手术。随后，肿瘤切除人工假体置换在临床上得到越来越广泛的应用。随着关节外科、显微外科、血管神经外科及材料科学的迅猛发展，在新辅助化疗的条件下，选择性地进行瘤段切除及修复重建手术，其效果是令人鼓舞的。

三、化学治疗发展史

药物治疗肿瘤的历史已相当悠久，无论在

东方或西方，人们都曾梦想通过“以毒攻毒”或其他方式达到治疗肿瘤的目的。如西方医学常用秋水仙、砷化物及苯等治疗肿瘤，祖国医学应用山慈菇、马钱子等治疗肿瘤，但效果均不满意。1942年，耶鲁大学发现了氮芥的抗肿瘤作用，药物治疗肿瘤的历史性成就才得到举世公认。20世纪60年代，化疗概念开始形成。1972年，Cortes报道了多柔比星治疗骨肉瘤的有效性。1974年，Jaffe等采用大剂量甲氨蝶呤治疗骨肉瘤，使骨肉瘤的5年存活率提高到45%~60%。20世纪70年代末，还发现顺铂对骨肉瘤有效，并可进行动脉内注射治疗。1979年，Rosen等正式提出新辅助化疗的概念，在术后辅助化疗的基础上，大多数新的化疗方案增加了术前化疗。接着，Rosen进一步完善了“新辅助化疗”的概念，指出新辅助化疗并非“术前化疗+手术+术后化疗”的简单模式。它还包含经术前化疗后，要注视疼痛的减轻，肿块缩小程度，影像学上是否病灶边界变得清晰，骨硬化增多，新形成的肿瘤血管减少。

四、放射治疗发展史

1895年，Rontgen发现了X射线，1896年人们就开始注意到X射线对肿瘤的影响。Ernest A Codman最早提出骨肉瘤放射治疗的理念。James Ewing于1921年用自己的名字把一种骨肿瘤命名为“Ewing' s sarcoma”，即尤因肉瘤，他同时也是恶性骨肿瘤放射治疗伟大的先行者和倡导者。近20余年来，放射治疗技术取得一定进展：应用高能射线（4~25MV）治疗，穿透力强，放射线诱发骨肿瘤的发生率远低于以前低能射线的0.03%；应用快中子放疗，杀伤作用高，对细胞含氧量依赖性低，且无细胞周期特异性。

五、免疫治疗发展史

200多年前，人们就注意到，严重感染的肿瘤患者，恶性肿瘤可自行消退。1909年，Ehrlich提出机体具有保护自己抵抗癌症的细胞，初步建立了肿瘤免疫的概念。1959年，Thomas针对癌细胞提出免疫监视机制。1970年，Burnet对此学说作了精辟的分析，认为肿瘤细胞一经出现胸腺依赖性细胞免疫机制即可发挥监视功能，机体产生的杀伤性T细胞可将肿瘤细胞杀灭。19世纪末，William Coley 采用混合的细菌毒素（Coley毒素）治疗恶性肿瘤，取得令人振奋的结果，揭开了肿瘤免疫治疗的序幕。1991年，Boons等发现了肿瘤免疫排斥抗原——黑色素瘤MAGE-1抗原，是一项具有里程碑意义的突破性进展。近年来，人们逐渐认识了肿瘤免疫应答过程，提出了生物反应调节剂（biological response modifier，BRM）理论，为肿瘤免疫治疗奠定了理论基础。

第二节　恶性骨肿瘤的外科分级与分期

一、概　　述

1980年，Enneking正式提出骨及软组织恶性肿瘤的外科分期系统，后为美国骨及肿瘤学会所接受。其意义在于：

（1）可较准确地评估患者目前的病情，危险程度及预后情况。

（2）明确肿瘤所处发展阶段，按局部浸润和远处转移的危险性分出层次级别，为外科处理提供重要依据。

（3）将肿瘤分期与手术指征及辅助治疗紧密联系起来。

（4）提供一种按分期比较不同的手术治疗或非手术治疗效果的方法，便于国内外信息交流与合作。

用外科分期指导骨肿瘤的治疗，已被公认为是一个合理而有效的措施。治疗方案的制定目前已常规按外科分期进行。外科分期是将外科分级（grade，G）、外科区域（territory，T）和区域性或远处转移（metastasis，M）结合起来，制订手术方案。

二、外科分级

外科分级反映肿瘤的生物学行为及侵袭程度。它不同于单纯的组织学分级，而是将组织学形态、放射线表现和临床病程等因素进行综合分析的分级方法。G分良性（G0）、低度恶性（G1）、高度恶性（G2）。

（一）良性

组织学为良性细胞学表现，分化良好，细胞/基质之比为低度到中度；X线表现为肿瘤边界清楚或穿破囊壁轻度向软组织侵蚀；临床显示包囊完整，无卫星病灶，无跳跃转移，极少远隔转移。

（二）低度恶性

组织学表现为细胞分化中等；X线表现为肿瘤穿破瘤囊，骨密质破坏；临床表现为生长较慢，活动性区域可向囊外生长，无跳跃转移，偶有远隔转移。

（三）高度恶性

组织学显示核分裂多见，分化极差，细胞/基质之比高；X线表现为边缘模糊，肿瘤扩散，波及软组织；临床表现生长快，症状明显，有跳跃转移现象，常发生局部及远隔转移（表2-3-2-1）。

表2-3-2-1　恶性骨肿瘤外科分级

低度（G1）	高度（G2）
骨旁骨肉瘤	典型骨肉瘤
髓内高分化骨肉瘤	放射后肉瘤
继发性软骨肉瘤	原发性软骨肉瘤
纤维肉瘤、卡波西肉瘤	纤维肉瘤
异型性恶性纤维组织细胞瘤	恶性纤维组织细胞瘤
骨巨细胞瘤	骨巨细胞肉瘤
血管内皮细胞瘤	血管肉瘤
血管外皮细胞瘤	血管外皮肉瘤
黏液样脂肪肉瘤	多形性脂肪肉瘤、神经纤维肉瘤或鞘膜肉瘤
透明细胞肉瘤	横纹肌肉瘤
上皮样肉瘤	滑膜肉瘤
脊索瘤	畸形性骨炎继发性骨肉瘤
牙釉质瘤	未分化的原发性肉瘤
腺泡样软组织肉瘤	腺泡样软组织肉瘤
其他和未分化的肉瘤	其他和未分化的肉瘤

三、外科区域

外科区域指肿瘤侵犯的解剖部位。肿瘤病变的周围是一层反应区，再向外周便是体内的各种解剖屏障，间室内的定位是骨内、关节内、皮下、骨旁和筋膜内，骨旁“间隙”的界限一边是骨膜，另一边是包纳肌肉的筋膜，不侵犯骨质或肌肉的骨旁病变属于间室内。起源于间室外组织或从间室内病变扩展到间室外的属于间室外病变（表2-3-2-2）。间室外的筋膜空隙均是蜂窝组织，不能限制肿瘤的扩展。恶性肿瘤位于间室内还是间室外，是影响肿瘤预后的重要因素之一。

表2-3-2-2　恶性骨肿瘤外科区域

间室内（T1）	间室外（T2）
骨内	向软组织侵犯
关节内	向软组织侵犯
深浅筋膜之间	向深筋膜侵犯
骨旁	骨髓内或筋膜外
筋膜内间室	筋膜外间室
手指足趾线	足中部及后部
小腿后侧肌群	腘窝
小腿前外侧	腹股沟-股三角
大腿前外侧	骨盆内
大腿内侧	手中部
大腿外侧	肘窝
臀部	腋窝
前臂掌侧	锁骨周围
前臂背侧	脊柱旁
臂前侧	头颈部
臂后侧	
肩胛骨周围	

T分为：①T0，肿瘤局限于囊内；②T1，肿瘤位于囊外间室内；③T2，位于间室外。

四、转　　移

指区域性（如淋巴结）或远处（肺、肝等）转移，分为M0（无转移）、M1（有转移）。

五、外 科 分 期

恶性肿瘤分3期，用罗马数字Ⅰ~Ⅲ表示。

Ⅰ期　为低度恶性无转移。

Ⅱ期　为高度恶性无转移。

Ⅲ期　为有转移的良性或恶性肿瘤。

Ⅰ、Ⅱ、Ⅲ期再根据解剖间室分为间室内A和间室外B（表2-3-2-3）。

表2-3-2-3　恶性骨肿瘤的治疗依据

分期	分级	部位	转移	治疗要求
$Ⅰ_A$	G1	T1	M0	广泛性切除
$Ⅰ_B$	G1	T2	M0	广泛切除或截肢
$Ⅱ_A$	G2	T1	M0	根治性切除加有效辅助治疗
$Ⅱ_B$	G2	T2	M0	根治性截肢加有效辅助治疗
$Ⅲ_A$	G1~2	T1	M1	肺转移灶切除，根治性切除或姑息手术加其他治疗
$Ⅲ_B$	G1~2	T2	M1	肺转移灶切除，根治性截肢或姑息手术加其他治疗

第三节　骨肉瘤的外科治疗原则与现状

一、概　　述

目前对恶性骨肿瘤的治疗是以手术治疗为主，结合术前及术后的放射治疗、化学治疗、免疫治疗、冷冻或热疗等的综合治疗。没有骨肿瘤处理经验的医师，最好不要单独处理骨肿瘤患者，如处理不当，可能给后续治疗带来很大困难，甚至导致严重后果。

外科治疗的目的在于切除肿瘤，重建功能。而肿瘤的切除比功能的重建更为重要，不能以牺牲肿瘤的彻底切除而换取功能的重建。如诊断不明确时，可行穿刺活检或切取式活检，不可行没有明确治愈目的的暴露手术。手术切除的方式分为病灶内切除、边缘性切除、广泛性切除和根治性切除。病灶内切除是进入肿瘤内部刮除病变；边缘性切除是在假包囊的反应区内切除，不破坏肿瘤。广泛性切除是在肿瘤所在的间隙内切除，同时保留肿瘤周围的正常组织。根治性切除（radical resection）是去除肿瘤牵涉的全部解剖间隙。“广泛污染边缘”是指常规广泛切除术发现边缘仍有肿瘤残留的特殊情况。如在术中发现这种情况，应尽可能切除肿瘤污染的边缘。

二、截　肢　术

一般情况下，截肢术（amputation）是为挽救或延长患者生命而迫不得已所采取的手段。截肢必然导致残疾，故必须谨慎选择此项手术。现阶段肢体骨肉瘤患者85%可保肢，10%需截肢，5%可行旋转成型术（Campanacci，1996）。

截肢手术的适应证：对分化极差的肿瘤，瘤体较大和化疗效果不好的患者，从局部复发和术后生存率考虑，截肢优于保肢；前次手术造成软组织广泛污染、骨折或感染的患者应当截肢；患肢神经或血管功能丧失，特别是肢体的两根主要神经同时受累时，建议行截肢术；对于完整切除术后局部又复发的病例、反复手术软组织条件不好的病例，以及放射损伤严重的病例，应首选截肢术；足踝部恶性肿瘤很难按合理的外科边界进行切除，保肢术后极易复发，应行截肢术。

三、保 肢 手 术

（一）概述

20世纪70年代，截肢术是骨肉瘤外科治疗的主要方法。进入80年代以后，骨肉瘤的外科治疗有了根本性的转变，这是因为近几十年来骨肉瘤的化学治疗不断发展，特别是新辅助化疗使保肢手术（limb salvage）治疗成功率明显提高；CT及MR等先进的影像学诊断技术为保肢治疗提供了重要参考；外科技术的进步为保肢术提供了客观条件；1980年Enneking发表肌肉骨骼肿瘤的外科分期系统，为外科治疗选择手术方法提供了科学依据。目前保肢已成为骨肉瘤外科治疗的主要发展方向。在世界一些著名的肿瘤研究所，保肢率已高达92%，截肢率仅为8%，而且保肢手术后患者的生存率并未下降，局部复发也未上升。

（二）保肢手术的病例选择

恶性骨肿瘤保肢治疗的关键在于彻底切除肿瘤，防止复发和转移，提高生存率，又要保证保留的肢体具有较好的功能，能满足患者基本的生活和工作需求。因此，在进行保肢手术前，应对患者全身情况、肿瘤部位、外科分期、心理预期和经济状况进行系统评估，在此基础上确定保肢或截肢，并制定合适的保肢手术方法。

【手术适应证】

（1）Enneking外科分期Ⅰ期、$Ⅱ_A$期最为理想，化学治疗反应良好的$Ⅱ_B$期肿瘤。

（2）主要的神经血管束未被侵犯，肿瘤能获得最佳边界切除。

（3）肿瘤完整切除后，再植物有足够的软组织覆盖。

（4）无转移病灶或转移灶可以治愈。

（5）全身状况和经济状况能够承受高强度化疗。

（6）保肢后的肢体功能预计比假肢好。

（7）保肢手术后的局部复发率不会高于截肢手术，保肢手术后的存活期不会低于截肢手术。

（8）患者有强烈的保肢愿望。

【手术禁忌证】

（1）瘤体巨大、分化极差、软组织条件不好的复发瘤。

（2）局部存在感染或皮肤有弥漫性浸润者。

（3）瘤体周围主要神经血管受到肿瘤侵犯，肿瘤难以彻底切除者。

（三）肿瘤的切除原则

保肢手术最基本的要求是肿瘤的彻底切除，要力争广泛切除，即在切除肿瘤的外周保留一层正常组织。在肿瘤与神经、血管之间也可行边缘性切除。为防止肿瘤组织遗留和术中扩散，切除的组织应包括肿瘤组织、周围正常软组织和活检口周围的软组织。骨的截除平面应距骨肉瘤两端5~7cm，肿瘤的周围最好能保留1cm厚的肌层，才能保证肿瘤的根治性切除。近些年来，随着新辅助化疗的广泛应用，肿瘤的外科边界可明显缩小，可以实施广泛性切除，即最佳边界切除，以获得最佳保肢效果。

（四）肢体的重建方法

目前最常采用的保肢方法有人工假体置换术、自体骨移植术、异体骨及半关节移植术、人工关节-异体骨复合植入术、瘤骨骨壳灭活再植术、关节融合术及旋转成型术。

【自体骨移植】 骨松质移植可提供大量的表面细胞，使血管重建容易；骨皮质移植适于提供功能性支持，二者均可发挥骨传导和骨诱导作用，诱导新骨形成。游离骨移植虽无排斥反应，但因无血供，移植骨大部死亡，影响新骨形成和骨愈合。随着显微外科技术的广泛应用，可以采用吻合血管的自体骨移植，重建四肢恶性骨肿瘤节段性切除后骨与关节的功能。适用于股骨下段、胫骨上段和桡骨远端的恶性肿瘤。其优点是成骨能力强，骨性愈合快。但带血供骨移植操作时间长，技术要求高，并需要一定的设备。

【大段同种异体骨及半关节移植术】 随着骨库的日臻完善，大段同种异体骨及异体半关节移植已成为四肢恶性骨肿瘤切除后大段骨缺损较为理想的修复材料。冷冻保存大段同种异体骨能抑制有破骨作用的蛋白酶及细菌生长。与冻干骨相比，可保存异体骨的生物活性，形态大小可与宿主骨相匹配，可应用关节软骨和关节面及软组织附着点，与宿主骨愈合后，通过塑形可使骨结构符合生物力学的要求，如无并发症可终身使用。适用于股骨和肱骨的上下端或胫骨、尺骨及桡骨上端的恶性肿瘤。

但异体骨关节移植的免疫排斥一直是有争议的问题。动物实验资料显示，同种异体骨移植时如果主要组织相容性复合体抗原不匹配，它所产生的体液免疫和细胞免疫反应远远要比抗原相近所产生的免疫反应强烈而持久。而且大段异体移植骨的愈合过程，不是单纯依靠宿主骨向异体骨的爬行替代，而是移植骨段全方位的活化愈合过程，凡接触宿主骨的异体骨或接触宿主软组织的异体骨段表面，骨传导和骨诱导同时进行着骨段的活化，2~3年后才可转化为有代谢活性的活骨。如果术后没有给予很好的支具保护，过早、过重地负荷，必然造成移植骨组织机械应力集中而断裂。坚强可靠的内固定是预防异体骨骨折及骨不连的重要手段。

【人工假体置换术】 人工假体置换是恶性骨肿瘤患者挽救肢体，避免截肢的有效方法。目前用于骨肿瘤的人工假体大多是根据患者年龄和病变部位的X线片专门加工的定制性假体。适用于8岁以上儿童及成人股骨、胫骨或肱骨的上下端、尺骨上端和累及肩胛盂的肩胛骨恶性肿瘤。

人工假体置换具有即刻恢复患者骨骼的连续性、可早期活动、行走功能较好和并发症相对较少等优点。但仍存在假体折断、假体磨损、假体松动等问题，需再次手术进行翻修。

【人工关节-异体骨复合植入术】 为了避免异体半关节移植有较多排斥反应的缺点，保留大段骨干移植的优点，近年来常使用人工假体与异体股骨上端复合物来修复股骨上端的骨缺损。它的优点在于既能修复骨缺损，又能重建关节主要肌肉的附着点，从而获得较好的髋关节功能，降低了松动率，避免了异体半关节移植晚期关节面的退变塌陷。缺点是异体骨可有排斥反应，骨不愈合和异体骨骨折。人工关节可发生折断，松动，磨损。

【瘤骨骨壳灭活再植术】 灭活再植的方法有两种。第一种是体外灭活再植，术中将包括骨外肿瘤在内的肿瘤段骨一并切除，彻底去除肿瘤组织，保留有一定强度的残留骨壳，用95%乙醇浸泡30分钟后再植回原位；或135°C高温处理7~10分钟后再植回原位；或煮沸或液氮冷冻15分钟后植回原位。骨壳内植骨，再用髓内钉或加压钢板内固定。第二种是体内灭活再植，将包括骨外肿瘤在内的肿瘤段骨与周围正常组织分离，在肿瘤内插入数根微波天线，加热温度为50℃，持续时间30分钟，刮除灭活肿瘤，必要时行植骨（或骨水泥填充）内固定术。它具有手术简单、费用低廉的优点，对经济条件较差的患者的确是一个备选方法；缺点是可有骨折、骨不愈合、钢板断裂、关节面塌陷等并发症，关节活动度较差。

【关节融合术】 主要是用于股骨下端或胫骨上端骨肿瘤切除后的膝关节融合。仅适用于肿瘤切除的同时，维持关节稳定和运动的肌肉难以保留，重建功能已不适合的青壮年患者。

（邵增务　张志才）

参 考 文 献

毛震扬，郝永强. 2013. 节段型骨干肿瘤假体置换治疗骨干恶性肿瘤，中国骨与关节杂志, 2: 112-116

赵定麟. 2004. 现代骨科学. 北京：科学出版社

赵定麟，王义生. 2008. 疑难骨科. 北京：科学技术文献出版社

Byrum S, Montgomery CO, Nicholas RW, et al.2010. The promise of bone cancer proteomics. Ann N Y Acad Sci, 1192(1): 222-229

Cappuccio M, Bandiera S, Babbi L, et al. 2010. Management of bone metastases. Eur Rev Med Pharmacol Sci, 14(4): 407-414

Kalra S, Gupta R, Singh S. 2010. Primary cutaneous Ewing's sarcoma/primitive neuroectodermal tumor: report of the first case diagnosed on aspiration cytology. Acta Cytol, 54(2): 193-196

Song WS, Cho WH, Jeon DG. 2010. Pelvis and extremity osteosarcoma with similar tumor volume have an equivalent survival. J Surg Oncol, 101(7): 611-617

Wei-Bin Zhang, Jian-Qiang Xu, Rong Wan, et al. 2007. Knee reconstruction with mega prosthesis for the treatment of osteosarcoma. SICOT Shanghai Congress

第四章　四肢骨关节原发性恶性骨肿瘤

第一节　骨　肉　瘤

一、概　　述

骨肉瘤发病率略低于软骨肉瘤，发病机制不明。多数学者认为骨组织的任何部分均能产生骨肉瘤，但以骨膜深层为最易。由恶性繁殖的肉瘤细胞直接产生肿瘤性骨样组织或不成熟骨，也称为成骨肉瘤。1993年WHO为避免“成骨”在“来源”和“产生”两种意义上造成的混乱而统称为骨肉瘤。

现代医学对本病的病因尚未完全弄清，有人指出放射性核素镭（Ra）和创伤刺激为诱发因素，发生于长骨的病变多位于干骺部，少数于骨干中部肿瘤迅速沿髓腔发展，一方面向骨骺端蔓延，另一方面肿瘤偶尔也向骨干蔓延。此外，肿瘤亦迅速向外发展侵入骨皮质内的哈弗斯系统，引起血管营养障碍、骨皮质随即破坏，肿瘤很快达到骨膜下并向外侵入邻近肌肉组织。另外与遗传接触放射性物质、病毒感染等有一定关系，也可继发于畸形性骨炎、骨纤维异样增殖症，另有部分病例为其他良性肿瘤恶变而成。

本病的发病机制还不很清楚，它的组织学特点是：增生的梭形肿瘤细胞直接产生骨样基质或不成熟骨，但其发生不同，组织学特点也不同，本文已在概述中描述。骨肉瘤来源于原始祖细胞，这种细胞有多潜能的特征，可以分化为骨软骨及纤维，因此骨肉瘤中除有恶性骨母细胞外，还有软骨母细胞及成纤维细胞。根据这3种细胞成分的多少，中心型骨肉瘤可以分为骨母细胞型（成骨型）、软骨母细胞型（成软骨型）及成纤维细胞型（成纤维型）。

（一）发病率

骨肉瘤发病率很高，据WHO统计，骨肉瘤占原发性骨肿瘤的12.21%，占原发性恶性骨肿瘤的22.36%。我国的统计较WHO为高，为占原发性骨肿瘤总数的12.3%，占恶性肿瘤的44.58%。男女之比为1.7：1。发病年龄在11~20岁（50.7%）。多见于股骨和胫骨，以膝关节周围多见。其次为肱骨、颌骨、腓骨、骨盆和桡骨。

（二）分型

骨肉瘤以其特性、发病部位、分化程度及组织学形态的差异而分为许多亚型。由于每种亚型因恶性程度不同而有其不同的预后，如笼统地将所有的亚型均归于骨肉瘤名称下来讨论治疗和预后，显然不合理。故了解骨肉瘤的亚型分类及其预后，对患者的治疗和疗效判断极为重要（表2-4-1-1）。

表2-4-1-1　骨肉瘤的亚型分类

骨肉瘤亚型	预后
典型中心性骨肉瘤	差
毛细血管扩张性骨肉瘤	差
髓内高分化（低度恶性）骨肉瘤	很好
小圆细胞型骨肉瘤	差
皮质旁骨肉瘤	好
骨膜型骨肉瘤	较好
骨表面高度恶性骨肉瘤	差
去分化骨旁骨肉瘤	差
骨外骨肉瘤	差
继发性骨肉瘤	差

二、临 床 表 现

病程长短不一，从出现症状到就诊短则数天，常达数年。平均3~4个月。好发部位在膝关节周围。早期症状为疼痛，常于轻伤后突然发生。开始为隐痛，逐步发展为持续性剧痛，在夜间尤甚。肿胀开始轻微，以后逐渐增加，呈偏心性梭形肿胀。肿块硬度不一，因肿瘤质地而异，溶骨性病损者较成骨者为软。患处皮肤发亮，表面静脉扩张，皮温升高。如肿瘤体积较大并邻近关节，可影响关节功能。部分患者就诊时，已有其他部位转移（图2-4-1-1A、B）。

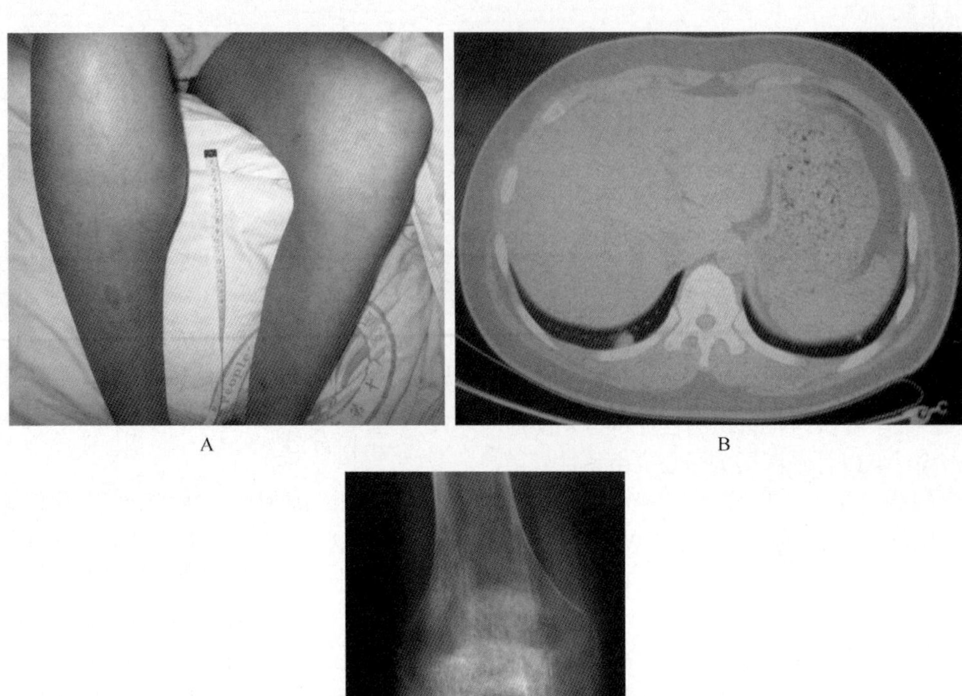

A　　B　　C

图2-4-1-1　临床举例：骨肉瘤

A.右膝关节弥漫性肿胀；B. CT扫描显示肺转移征；C.右胫骨上段骨肉瘤正位X线片观

三、实验室检查

碱性磷酸酶的检查最有意义。其变化与肿瘤性骨细胞的活跃程度有密切关系，对患者预后也有一定的判断价值，但儿童由于生成发育旺盛，可影响碱性磷酸酶水平。

四、X 线 表 现

X线表现包括3方面：

（1）原来的骨皮质和髓腔的破坏，即骨的溶解。

（2）钙化和骨形成。

（3）骨膜新骨形成。

常见的X线表现为侵袭性溶骨病损，同时有肿瘤骨的形成，表现为不同密度的弥漫性或片状阴影，有的为密度极高的象牙质样，有的为斑片棉絮状，有的表现为大区域的骨溶解缺损。骨膜反应可见Codman三角、葱皮样、日光放射样等，骨膜反应在骨肉瘤中没有特异性，增生骨膜的再破坏是诊断骨肉瘤的重要征象之一。骨肉瘤软组织肿块发生率为95.3%，肿块不明显者仅4.7%。在软组织肿块中，有各种形态的瘤骨及环形钙化者占72.9%，此征象也是诊断骨肉瘤的可靠线索（图2-4-1-1C）。

动脉血管造影、CT及MR也有助于骨肉瘤的诊断和肿瘤侵犯范围的估计。

五、诊断与鉴别诊断

在诊断骨肉瘤时，应排除其他肿瘤，如骨母细胞瘤、软骨肉瘤、纤维肉瘤及转移性骨肿瘤等。骨干上的骨肉瘤有时会与尤因肉瘤混淆。其他如Brodie脓肿、骨髓炎，骨结核、甚至骨痂，有时也会误诊为骨肉瘤。术前结合临床表现、影像检查和穿刺活检是必要的鉴别诊断手段。

六、治　　疗

联合治疗特别是化疗的运用使骨肉瘤患者的生存率显著提高。但外科手术仍是其他治疗的基础。

（一）手术

根据Enneking外科分期制订手术方案。一般多采用根治性切除或截肢。对属Ⅰ$_A$亚型的骨肉瘤可行广泛切除，对Ⅰ$_B$及Ⅱ$_A$可作保肢手术，部分Ⅱ$_B$型仍可考虑保肢手术，保肢手术应充分考虑患者的心理及术后患肢的功能。对体积较大的高度恶性骨肉瘤，截肢和关节解脱仍是重要的措施。一般而言，骨肉瘤行截肢或关节解脱的手术指征如下：

（1）肿瘤已使肢体完全丧失功能者。

（2）肿瘤已失去保肢条件，或限于经济和技术条件，不能采用保肢手术者。

（3）肿瘤严重肿胀，皮肤有破溃危险，或疼痛剧烈，或已发生病理性骨折，甚至已发生肺转移，患者难以忍受极大痛苦和长期体力消耗者。

（4）肢体功能严重丧失，或经关节切除后无法施行功能重建者。

（二）保肢手术及其评价

肢体骨肉瘤目前多采用保肢手术，首选截肢的仅为10%~15%。保留肢体时，外科医师必须严格遵守肿瘤外科原则，必须建立无瘤组织面。目前多数学者认为骨肉瘤保肢指征为：

（1）Enneking分期为Ⅰ$_A$、Ⅰ$_B$、Ⅱ$_A$和对化疗敏感的Ⅱ$_B$期，主要神经血管未受累者。

（2）全身情况和局部软组织条件良好，能按最佳手术边界根治性或广泛性切除肿瘤，预计局部复发率不高于截肢者。

（3）有良好的重建技术和重建条件，重建肢体的功能要优于或至少不低于截肢后安装的假肢者。

（4）无转移灶或单发转移灶经全身化疗后可以广泛切除治愈者。

（5）单纯放、化疗效果不佳，需手术广泛切除者。

（6）患者要求保肢，经济上有条件并能积极配合综合治疗者。

值得补充说明的是，目前由于保肢与放、化疗技术的发展，依照上海第一人民医院骨肿瘤中心长期随访发现，部分放疗效果理想的像Ⅲ$_A$、Ⅲ$_B$期也可以行保肢治疗，配合足量、规律、有效的化疗，在局部复发率控制的情况下，长期随访表明保肢与截肢无统计学差异。

保肢手术治疗高度恶性骨肉瘤的局部复发率约10%，较截肢术高，但长期生存率与截肢无差异。新辅助化疗可降低局部复发率。最近一项对骨肉瘤局部复发率的研究发现，充分的外科边界和化疗反应是影响局部复发的重要预后因素。

对肿瘤切除后的骨缺损重建有许多设计方案，但并发症和失败率均较高。假体置换手术中，胫骨近端假体的失败率近50%。

许多肿瘤中心采用同种异基因移植物以避免无菌性松动。结构大的同种异基因移植物从供体内无菌获取，在注册过的组织库内新鲜冷冻特殊保存。关节软骨在10%的二甲亚砜溶剂内冷冻保存，可观察到达50%的活细胞。不做组织分型，根据移植物大小选择同种异基因移植物。同种异基因移植物与同种异基因移植物软骨可作为关节内切除术后骨关节植入物插入，或用同种异基因移植物-假体成分。骨关节同种异基因移植6年常出现骨关节炎。

同种异基因移植也存在并发症率高的缺陷，第一年感染率约10%。同种异基因移植物骨折多发生在第2~3年，最近报道的比率是19%~54%。尽管同种异基因移植物骨折线经坏死骨，并因此危害很大，但有报道自体骨移植愈合率高于50%。宿主-同种异基因移植物骨不连发生在17%~33%的患者，更常见于接受化疗和放疗的患者。尽管并发症率高，但有报道20年后患者满意率达75%。有关同种异基因移植物和假体置换的比较研究较少，有人认为疗效相似。

幼儿的重建手术面临特殊挑战。可延伸假体允许生长期肢体生长，但需多步操作。最近一研究显示，要假体延伸13.2cm，最少需要8次手术。同种异基因移植物也用于儿童和青少年，但仅1/3的患者肢体不等长超过2cm。

（三）化疗

大剂量联合化疗使骨肉瘤患者的疗效取得了惊人的进步。新辅助化疗在临床上的运用使骨肉瘤患者的5年生存率从5%~20%提高到70%~80%。这一重要的进步使许多学者认识到，无论局部治疗的手段如何，若无化疗控制转移瘤的发展，患者的远期生存率也不可能提高。新辅助化疗主要包括3方面内容。

1. 强调术前化疗的重要性　术前充分化疗不仅可以尽快、有效地消灭肺内微小转移灶，也可使原发瘤坏死、缩小、瘤周反应性水肿消退，为保肢手术提供一个更安全的切除边缘以减少局部复发；同时，由于切除缘的缩小、可保留更多的肌肉，术后患肢功能可得以更多的保留。局部手术条件改善，可扩大保肢手术的适应证，减少截肢率；化疗期间有充分的时间准备假体等。术前化疗时间都应在8周以上，化疗的次数一般在6次以上。

2. 切除的肿瘤应做坏死率测定　坏死率在90%以上者为优，90%以下者为差。这是检验术前化疗效果的最可靠依据，对判断预后和指导术后化疗有重要意义。

3. 根据肿瘤坏死率的高低决定术后化疗方案　坏死率在90%以上者继续术前化疗方案，否则更改术前化疗方案。方法是：增加药品种类，或加大药物剂量，或二者兼顾，或更改给药途径，并且增加化疗次数。这种努力是必要的，尽管不一定都奏效，但作为一项补救措施，不应轻易放弃。

值得指出的是，化疗并不能使每一位骨肉瘤患者都能获救。同样的化疗方案却呈现不同的化疗效果，其原因可能与化疗的剂量强度、个体差异、肿瘤的生物学特性、原发性或继发性耐药等有关。其中有的因素可人为调控，而有的因素现在还认识不足，仍须进一步研究。故在化疗过程中应注意以下3方面：

1. 用足药物剂量　现已公认以下用于骨肉瘤化疗的主要药物的单次剂量是高效的，药物毒性也是可耐受的。甲氨蝶呤（MTX）为8~12g/m^2（成人），多柔比星（ADM）为60mg/m^2，顺铂（CDP）为120mg/m^2（偶有160mg/m^{2}者）。

2. 严格化疗间隔　要求化疗按日排表，准时、规律地进行。但化疗中的剂量和间隔有时会被迫改变，尤其是化疗后期的并发症如骨髓抑制、胃肠反应及皮肤与黏膜溃疡等。也有手术并发症和患者经济问题等因素。

3. 恰当的给药途径　骨肉瘤化疗的主要给药途径是静脉给药全身化疗，近年来也开始了静脉化疗配合对原发瘤的动脉化疗，可提高肿瘤的坏死率。动脉化疗以CDP为常用。

（四）免疫疗法

仍处于起步阶段，尚无很有效的方法。

七、预　后

影响骨肉瘤患者预后的因素最重要的是肿瘤组织对化疗药物的反应程度，即化疗后肿瘤细胞的坏死率，坏死率<90%者即使改变化

疗方案，预后亦不良。有报道肿瘤的大小（如体积>150mm³者预后不良），术前碱性磷酸酶、乳酸脱氢酶水平高低对预后判断亦有重要意义。

附：临床常用化疗方案

（一）全国骨肉瘤化疗座谈会推荐化疗方案（1998年9月）

【推荐化疗方案1】 见表2-4-1-2、表2-4-1-3。

用药方法：ADM 45mg/m²，静脉输入；CDP 100~120mg/m²，多柔比星后第1给药，静脉或动脉，连续48小时输入；MTX 8~12g/m²，静脉，4~6小时输入，6小时后CF解毒。

【推荐化疗方案2】 见表2-4-1-4、表2-4-1-5。

表2-4-1-2　术前化疗方案（一）

ADM CDP		MTX	ADM CDP			ADM CDP		MTX	ADM CDP		手术
1周	2周	3周	4周	5周	6周	7周	8周	9周	10周	11周	12周

表2-4-1-3　术后化疗方案（一）

ADM CDP	MTX	ADM CDP	ADM CDP	MTX	ADM CDP	ADM CDP	MTX	ADM CDP
14周	16周	17周	20周	22周	23周	26周	28周	29周

表2-4-1-4　术前化疗方案（二）

MTX[1]	MTX[1]	ADM CDP			MTX[1]	MTX[1]	CDP ADM			手术
0	1周	2周	3周	4周	5周	6周	7周	8周	9周	10周

注：1.甲氨蝶呤8~12g/m²。

表2-4-1-5　术后化疗方案（二）

肿瘤坏死率＞90%	MTX[1]	MTX[1]	CDP ADM			MTX[1]	MTX[1]	CDP ADM	
	12周	13周	14周	15周	16周	17周	18周	19周	20周
肿瘤坏死率≤90%	IFO	MTX[2]	CDP ADM	IFO	MTX[2]	CDP ADM	IFO	MTX[2]	CDP ADM
	12周	14周	15周	18周	20周	21周	24周	26周	27周

注：1. 甲氨蝶呤8~12g/m²；2. 甲氨蝶呤15g/m²。

用药方法：MTX 8~12g/m²，静脉，持续6小时，12小时后CF解毒；监测MTX浓度，如浓度＜1×10^{-3}mol/L，追加MTX 2mg/m²。MTX 15g/m²，用于肿瘤坏死率＜90%的术后化疗。CDP 120mg/m²，动脉导管滴入，术前第一次对局部，第二次对肺，术后全部对肺，滴注时间48小时。ADM 60mg/m²，术前第一次静脉滴入，持续24小时。以后为肺动脉导管化疗，滴注时间24小时。IFO（异环磷酰胺）15g/m²，静脉滴入，分5天滴注，辅加美司钠。

（二）Bacci化疗方案和Rosen的T_{12}化疗方案

【Bacci化疗方案】 见表2-4-1-6、表2-4-1-7。

表2-4-1-6　术前Bacci化疗方案

MTX	CDP ——	——	CDP ADM	MTX	CDP ——	——	CDP ADM	手术	
1天	7天	8天	9天	28天	34天	35天	36天	54天	60天

表2-4-1-7　术后Bacci化疗方案

肿瘤坏死率＞90%	ADM	MTX	CDP	ADM	MTX	CDP	ADM	MTX	CDP	ADM			
	1天	21天	27天	48天	69天	75天	96天	117天	123天	144天			
肿瘤坏死率＜90%	ADM	IFO	MTX	CDP VP-16	ADM	IFO	MTX	CDP VP-16	ADM	IFO	MTX	CDP VP-16	ADM
	1天	21天	42天	48天	69天	90天	111天	117天	138天	159天	180天	186天	206天

用药方法：MTX 8g/m^2，静脉，4~6小时输入，8小时后CF解毒。CDP 120mg/m^2，动脉，72小时连续灌注；术后改为静脉。ADM 60mg/m^2，顺铂开始后48小时给药，静脉，8小时输入；术后化疗改为每天45mg/m^2，静脉，4小时输入，连用2天。IFO每天2g/m^2，静脉滴入，连用5天，90分钟后给膀胱保护剂美司钠。VP-16：每天120 mg/m^2，静脉，1小时输入，连用3天。

【T_{12}化疗方案】 见表2-4-1-8、表2-4-1-9。

表2-4-1-8　术前T_{12}化疗方案

MTX VCR	BCD	MTX VCR	MTX VCR	BCD	MTX VCR	MTX VCR	MTX VCR	手术
0	1周	3周	4周	5周	7周	8周	9周	10周

表2-4-1-9　术后T_{12}化疗方案

肿瘤坏死率Ⅰ、Ⅱ级	ADM CDP	ADM CDP	ADM CDP	ADM CDP	ADM CDP	ADM CDP
	12周	15周	18周	21周	24周	27周
肿瘤坏死率Ⅲ、Ⅳ级	BCD	MTX	MTX			
	12周	14周	15周			

用药方法：MTX 8~12 g/m^2，静脉，4小时输入，6小时后CF解毒。BCD，B即博来霉素20mg/m^2；C即环磷酰胺600mg/m^2；D即放线菌素D 0.6mg/m^2，连用两天。ADM 30mg/m^2，静脉，连用2天。CDP 120mg/m^2，静脉。VCR 1.5mg/m^2，动脉用药。

（三）CCG-782化疗方案

CCG-728化疗方案见表2-4-1-10。

表2-4-1-10　CCG-782化疗方案

HDMTX	●	●		●	●			●	●		●	●
VCR	●	●		●	●			●	●		●	●
BCD			■				■					
DOX										◆		
手术						○						
周	0	1	2	5	6	7	9	12	13	14	17	18

CCG-782维持化疗方案Ⅰ（用于对术前化疗敏感者，Ⅲ~Ⅳ级）详见表2-4-1-11。

表2-4-1-11　CCG-782维持化疗方案Ⅰ

HDMTX		●	●		●	●
VCR		●	●		●	●
BCD	◆					
DOX				◆		
周	19 30	22 33	23 34	25 36	27 38	28 39

CCG-782维持化疗方案Ⅱ（用于对术前化疗不敏感者，Ⅰ~Ⅱ级）详见表2-4-1-12。

表2-4-1-12　CCG-782维持化疗方案Ⅱ

CDDP	◆	◆	
DOX	■	■	
BCD			□
周	19 28	22 31	25 34

HDMTX=大剂量甲氨蝶呤，剂量：≤12岁者12g/m^2（最大量18g）；12岁以上8g/m^2（最大量18g）。

CF=四氢叶酸，剂量：15mg，于开始使用MTX后24 小时口服，每6小时1次，共12次。

VCR = 长春新碱，剂量：1.5mg/m^2（最大量2.0mg）。

BCD，B = 博来霉素，剂量：15mg/（m^2·d）×2；C = 环磷酰胺，剂量600mg/（m^2·d）×2；D = 放线菌素D 600μg/（m^2·d）×2（最大量1250μg）；DOX 30mg/（m^2·d）×3。

CDDP=顺铂，剂量120mg/m^2或3mg/kg。

对术前化疗的敏感程度取决于肿瘤组织对术前化疗的组织学反应分级，共分4级。Ⅰ级：完全无效；Ⅱ级：残留5%~95%的活性肿瘤；Ⅲ级：可见散在活性肿瘤灶（<5%）；Ⅳ级：无活性肿瘤细胞存在。

（四）顺铂静脉化疗方案

第一天：

（1）5%葡萄糖1000ml+15%氯化钾10ml 静脉滴注。

（2）地塞米松10mg 静脉注射。

（3）20%甘露醇125ml 静脉滴注。

（4）5%葡萄糖生理盐水500ml+顺铂100mg/m^2静脉滴注。

（5）20%甘露醇125ml 静脉滴注。

（6）灭吐灵10mg，冬眠灵25mg，肌内注射。

（7）5%葡萄糖500ml+肝太乐0.2g+维生素B_6 100mg+维生素C 2.0g静脉滴注。

（8）呋塞米20mg 静脉注射。

（9）5%葡萄糖1000ml+15%氯化钾10ml 静脉滴注。

（10）5%葡萄糖生理盐水1000ml+15%氯化钾10ml 静脉滴注。

第二天：

（1）5%葡萄糖500ml+肝太乐0.2g+维生素B_6 100mg+维生素 C 2.0g静脉滴注。

（2）呋塞米20mg 静脉注射。

（3）5%葡萄糖1000ml+15%氯化钾10ml 静脉滴注。

（4）5%葡萄糖生理盐水1000ml+15%氯化钾10ml 静脉滴注。

（5）复方氨基酸 250ml 静脉滴注。

第二节　软骨肉瘤基本概念

一、概　　述

软骨肉瘤是仅次于骨肉瘤的常见的骨恶性肿瘤。其类型较为复杂，有时造成诊断困难。软骨肉瘤大多数继发于良性软骨肿瘤，如内生性软骨瘤和骨软骨瘤。其基本瘤组织是发育完全的软骨组织，无肿瘤性骨样组织。软骨直接从肉瘤性软骨细胞形成，常伴有钙化，骨化和黏液性变。

软骨肉瘤的发病年龄较其他原发性骨骼肉瘤患者晚，50~70岁有一发病高峰，年龄小于20岁的软骨肉瘤患者不足5%。软骨肉瘤的发病率约占骨肿瘤总数的3.94%，占恶性肿瘤的14.24%。男女之比为1.82：1。发病年龄以21~30岁多见，约为27.97%。多见于股骨、胫骨和骨盆，其次为肱骨和肩胛骨。

二、分　　型

软骨肉瘤的生物行为多变，对判断预后造成一定困难。一般常用组织学分级，也有结合生化指标分级者。软骨肉瘤在组织学上分为透明型、黏液样型、纤维软骨型、混合型及透明细胞型。一般认为透明型恶性程度较低，而纤维型、纤维软骨型、混合型则属高度恶性。从发病情况上又将软骨肉瘤分为原发性和继发性两大类，原发性从开始就有肉瘤特性，继发性是指继发于照射后、畸形性骨炎、纤维结构不良、孤立性骨囊肿、Maffucci综合征、Ollier病、多发性遗传性骨疣、软骨母细胞瘤、软骨黏液样纤维瘤等，或由良性软骨性肿瘤等衍变而成。从部位上，软骨肉瘤分为中央型和外周型；还有皮质旁或骨膜软骨肉瘤，骨外黏液样软骨肉瘤等。此外，还有去分化软骨肉瘤，间充质软骨肉瘤和透明细胞软骨肉瘤。

三、临 床 表 现

无特征性。病程缓慢。疼痛和压痛是常见症状。外周型软骨肉瘤可有局部肿块。骨盆肿瘤可长期存在而无症状，直至出现压迫症状。高度恶性的软骨肉瘤可由于生长迅速而严重疼痛。

四、实验室检查

无特殊检查项目。Marcove等对75例软骨肉瘤患者作糖代谢检查，发现有静脉内糖耐量下降现象。

五、X 线 表 现

中央型软骨肉瘤的重要表现为体积大的厚壁透亮区，区内有小梁形成和中央多叶性的髓腔内骨破坏。区内有许多散在的不规则点状、圈状或片状钙化灶，常被描述成“棉絮样”，“面包屑样”或“爆米花样”。至后期方有骨皮质的破坏，肿瘤穿透的骨皮质变模糊。软组织内有肿瘤浸润，但不一定有密度增加的钙化阴影。骨膜反应较少。骨内膜侧的骨皮质常呈贝壳状凹陷，这是由于肿瘤的小叶状轮廓造成的。病理性骨折可使肿瘤迅速穿入软组织，在骨外肿块内出现钙化的致密阴影。外周型软骨肉瘤显示病损旁的软组织内有很淡的、钙化很少的阴影，并有和表面垂直的放射状骨刺，它们的外侧面变为扁平，这是和骨肉瘤的放射状骨刺的鉴别点。髓腔一般不受累，骨皮质也很少被侵犯，但早期病例可见骨外膜被掀起，呈唇样，亦可出现Codman三角（图2-4-2-1）。

六、病 理 特 点

肉眼观察，软骨肉瘤呈分叶状。剖面为蓝白色，半透明，其中有黄白色斑点状的钙化或骨化。邻近的骨皮质内侧面呈扇贝状的凹陷，这是由于中央型软骨肉瘤的分叶状结构所致。生长迅速的软骨肉瘤可有骨皮质破坏，肿瘤侵入周围软组织。外周型软骨肉瘤可带蒂或蒂宽而无蒂，可侵入软组织，呈结节状。

组织学确定软骨肉瘤的恶性程度有时是很困难的。目前多采用3级分类法，即将Ⅰ级软骨肉瘤视为低度恶性，Ⅱ级为中度恶性，Ⅲ级为高度恶性。分级主要根据瘤细胞核的异型性、肥硕程度和数目，后者常指双核的瘤细胞，它们反映细胞增殖的活跃性。

七、诊断与鉴别诊断

软骨肉瘤如有较多的X线阻射区，可与骨梗死混淆。还应和纤维肉瘤、骨肉瘤、纤维结构不良等鉴别。若肿瘤生长在长骨端，当其钙化骨化很少而侵袭性较强时，X线表现与骨巨细胞瘤非常相似。与其他骨骼肉瘤不同，大多数软骨肉瘤呈低度恶性，良性与低度恶性病损间有很大程度的组织重叠。因此，这些肿瘤的诊断特别需要结合患者症状、影像学和组织学表现综合考虑。评价活检标本需要有经验的病理专家和肿瘤专家密切合作，以得到正确的诊断。

肿瘤部位是评价软骨肿瘤的一个非常重要的特征。发生在中轴或附肢骨骼近端的软骨肿瘤较发生在骨骼远端者更具侵袭力。

组织学和影像学表现较骨盆肿瘤更具侵袭性的手足肿瘤可被考虑为良性，而骨盆肿瘤被考虑为恶性。约25%的软骨肉瘤发生在骨盆。最近对163例手或足部恶性软骨肿瘤的特征进行综述。116例低度恶性、44例中度恶性，仅3例高度恶性。尽管这些肿瘤侵袭力强，如92%有皮质破坏、80%有软组织肿块，但仅12例发生转移，7例死亡。相反，两个对骨盆软骨肉瘤的综述显示高度恶性肿瘤占45%和48%，长期生存率仅50%。

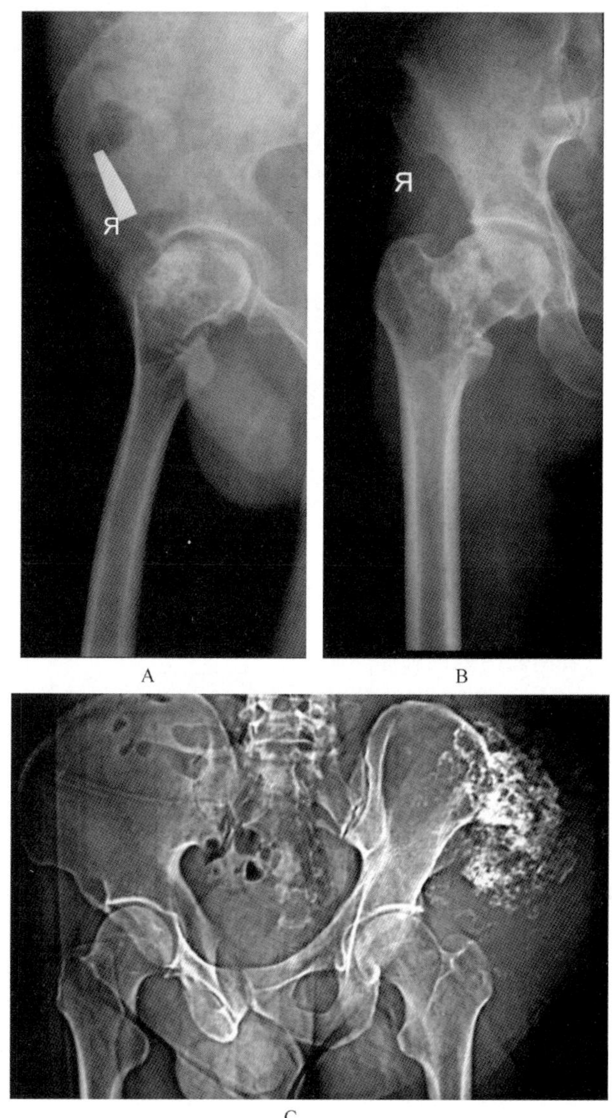

图2-4-2-1　临床举例：软骨肉瘤X线片观

八、治　　疗

在明确诊断和外科分期的基础上制订手术方案，同时要根据部位确定相应的手术。低度恶性者可作广泛切除或根治切除，如脊椎、骨盆；对肢体可作保肢手术。高度恶性者应以截肢和关节解脱为主，亦可酌情作保肢手术。

由于软骨肉瘤的增生主要是由于基质合成，而不是脱氧核糖核酸的复制，故对化疗和放疗不敏感。一项对接受病灶内刮除术的23例低度恶性软骨肉瘤研究发现，10年局部复发率是9%。但一项更近的26例研究（Ⅰ度14例、Ⅱ度8例、Ⅲ度4例）显示，20年无复发率仅7%，而38例接受广泛或边缘性手术者为64%。最近另一项研究显示，局部使用辅助治疗如水泥填充能获得可接受的低复发风险。

九、预　　后

手术须彻底，否则容易复发。复发后的软骨肉瘤侵袭性更强。手术治疗的5年存活率为

60.9%，10年存活率为34.8%，较骨肉瘤为好。肿瘤组织学分度与转移相关，是长期生存率最重要的判定指标。在一项对67例骨盆软骨肉瘤的研究中，转移发生率为Ⅰ度0、Ⅱ度20%、Ⅲ度60%、去分化肿瘤75%。因为软骨肉瘤对放疗和化疗高度耐受，转移病变危害巨大并难以治疗。最近对75例去分化软骨肉瘤的研究发现，5年生存率为13%。最近在正常和肿瘤软骨内发现MDR基因表达成分P-糖蛋白，可能是这些肿瘤对化疗耐受的原因。因为可能设计出阻断P-糖蛋白的药物，化疗可能对这些肿瘤有效，改善高度恶性肿瘤的生存率。

第三节 原发性、继发性、间质及反分化软骨肉瘤

前一节中已阐明软骨肉瘤为恶性肿瘤。其特征为瘤细胞产生软骨而不产生骨。与软骨瘤的区别是高度细胞性、较大的多型性和较多的丰满细胞，并有大核或双核，有丝分裂相不太多见。软骨肉瘤的生物学行为多变，而临床上又需要一种能估计预后的方法。一般采用组织学分级。按组织学，软骨肉瘤可分为透明型、黏液样型、纤维软骨型、混合型和透明细胞型。然后再按照所含的氨基已糖的量，将透明型分为Ⅰ和Ⅱ型；再根据硫酸软骨素种类分出两个A 和B 亚型。如此分型可认识透明型恶性程度最低，黏液型、纤维软骨型和混合型的恶性程度较高。近年来，应用流式细胞仪和形态定量技术来测定软骨肉瘤内脱氧核糖核酸（DNA）含量及其倍体类型，可以进一步了解软骨肉瘤的分化程度及其预后。

软骨肉瘤基本可分为两大类，即原发性和继发性。原发性软骨肉瘤常发生于正常骨内，即从一开始肿瘤就有肉瘤特性；继发性软骨肉瘤是从原来的良性软骨性肿瘤衍变而来，如衍自内生软骨瘤、外生骨瘤等。从部位来看，它可分为中央型和外周型，还可有皮质旁或骨膜性软骨肉瘤、骨骼外黏液样软骨肉瘤等。从组织学角度来看，除普通的软骨肉瘤外，还有一些少见的特殊类型，如去分化软骨肉瘤、间质软骨肉瘤、透明细胞软骨肉瘤等。从组织学角度将软骨肉瘤分为低度恶性、中度恶性和高度恶性3级，这样就可分清软骨肉瘤的恶性程度。结合这3种分类，可弄清原来很复杂的软骨肉瘤，使治疗有针对性。

有4种主要软骨肉瘤起源于骨，它们是以原发性软骨肉瘤和继发性软骨肉瘤为主，其次是较少见的间质软骨肉瘤和反分化软骨肉瘤。原发性软骨肉瘤多见于成年人，呈低度恶性。继发性软骨肉瘤起源于良性软骨病损的恶性转变。良性前驱肿瘤虽发生于儿童，恶性转变则发生于成年人。这两种类型占骨的软骨肉瘤的大部分。间质软骨肉瘤常为高度恶性，是软骨细胞和未分化小圆细胞的混杂。反分化软骨肉瘤很像网状细胞其他分化良好的组织混杂在一起。以下按此4种软骨肉瘤分类阐述。

一、原发性软骨肉瘤

（一）临床和X线表现

原发性软骨肉瘤为中年人的病损，很少见于21岁以下。男性多于女性约1倍。多数病损起于骨的中央，偶尔也可见于骨面。

【中央型软骨肉瘤】 在X线片上不是太显著，因为向外侧穿入软组织的细节常被其上的骨皮质所掩盖。中央原发性软骨肉瘤是在钙化区内混杂X线透亮渗透性的破坏。在低度病损内，它呈环状形式，好像圆圈形面包。在高度病损，钙化不是主要的X线特征。其特征类似X线透亮的一些组织发生肿瘤。X线片可显示更多非特异性现象，表现为侵袭性能，如渗透性破坏、界限不清和不协调反应。这些非特异性破坏区的表现往往多见于中央型软骨肉瘤（图2-4-2-1A）。透明细胞软骨肉瘤是少见的低度恶性软骨肿瘤。其特征为圆细胞，并有显著的透明或空泡性细胞。

【外周型软骨肉瘤】 这种骨旁软骨肉瘤是起于骨外表面的恶性软骨形成肿瘤。其特征为

分化良好的叶状软骨，并有广泛的点状钙化区和软骨内骨化，但无肿瘤或类骨。外周型软骨肉瘤很少会引起疼痛，往往表现为一个硬而无痛的附着肿块。它可以引起的症状主要是对周围软组织，如神经卡压而引起的机械性功能紊乱，或在病损与活动的肌肉或肌腱之间产生滑囊，或引起少见的血供不足。有时病损会在X线检查时偶被发现，一般是在骨盆内或肩脚骨下的深层病损，必须长到一定大小才被识别。如果病损起于中央部分，可出现钝痛，昼夜不停。这可用止痛药来缓解。很少会是间歇性疼痛。由于肿瘤的惰性，症状可持续很久，才开始就医。

外周型软骨肉瘤的X线表现往往较典型。单凭X线表现就能作出诊断（图2-4-2-1B）。它有很深的钙化，呈叶状肿块，起于皮质骨缘。早期可在骨上有轻度反应骨，以后会发生渗透性破坏。如小腿的外周型软骨肉瘤，它可向排骨发生压迫而造成排骨畸形。大部分病损侵入软组织，其大小可用X线来确认，因为大部分病损均有钙化。外周型软骨肉瘤不会与外生骨瘤混淆，因为前者完全表现为钙化软骨，而后者只包含骨。

外周型软骨肉瘤应与骨旁骨肉瘤作鉴别。前者有较宽的肿块，与骨连接；而后者往往有一薄层软组织，与骨分开。软骨肉瘤可引起下方骨的X线透亮性破坏，呈小叶状表现，比骨旁骨肉瘤有更多斑状钙化。外周型软骨肉瘤没有明显的“卫星”结节，而在骨旁骨肉瘤周围则可见很多“卫星”结节。

（二）分期的特殊检查

约2/3的原发性软骨肉瘤为低度恶性。最引人困扰的是低度软骨肉瘤和活跃良性软骨病损的鉴别诊断；后者很难用组织学检查，前者用断层摄片可看清钙化细节，可以评估病损的骨内范围。放射性核素扫描可显示病损的侵袭度及其范围。放射性核素在病损内摄取量增多，摄取越多，病损的恶性度也越大。放射性核素一般会在组织活跃矿化区内结合，因此轻度活跃矿化的组织可显示比过去曾有厚的钙化，而摄取的放射性核素要更多。有些高度病损而很少或无钙化者，可以很少摄取放射性核素。这对诊断很有帮助，例如明显的侵袭性病损可以出现扫描图上的冷区。这种病损很可能是中央型软骨肉瘤或骨髓瘤。应注意的是，不可过于信任扫描活动，因为良性与恶性进程往往会重叠。对明显高度恶性的软骨肉瘤，放射性核素摄取量可有不同，但活跃内生软骨瘤和低度软骨肉瘤则很难利用放射性核素扫描来区分。扫描还应根据其他分期探索和检查来评估。

血管造影的意义比放射性核素扫描要差些，特别对中央型病损，因为病损的血管不太丰富，而正常骨皮质常与病变的钙化影重叠，这种阴性表现有时可有助于诊断侵袭性而X线表现为高度的中央病损，多数病损显示很多的内在瘤性新生血管形成。在血管造影上很可能为软骨病损。在厚层钙化的外周病损，钙化本身会重叠，使对比造影模糊，对解释发生困难。在病损内部，血管很少表现有血管肿块，与良性病损一样，低度外周型病损会包裹神经血管束而发生临床征象。从手术角度来看，血管造影可以是主要血管重建的唯一指征。

CT 扫描对软骨肉瘤的分期很重要。它不仅能正确反映病损的骨内和软组织内的范围，也可清楚地显示病损钙化的量。它比其他方法更能显示病损和骨的关系，可以确定移除的量，可获得所需的边缘。

为此，临床和X线片显示的软骨肉瘤最好用放射性核素扫描和CT扫描来进一步探索，然后再确定是否需作血管造影。血管造影只适用于其他研究表明有明显的神经血管被波及。

（三）手术所见

低度外周型软骨肉瘤的外形很典型，可以不作切开活组织检查而确认。切开病损后，病损周围无神经血管反应。外周的软组织仅有一几乎透明的薄层组织，与其下的软骨隔开。这种低度恶性的肿瘤，具有坚韧性。若钙化较厚，病损呈现粉笔白色，质地如砾石。低度中央型软骨肉瘤切开后所见的与低度外周型软骨肉瘤是一样的。若临床与分期检查认为这软骨肉瘤属高度，手术进路应避免经假包囊。若病损性质可以不经过打开包囊而识别，则很少会发生移植的危险。

高度原发性软骨肉瘤的手术所见完全不同。病损内可清楚地看见有新生血管反应。病损无坚实感，而呈软性。若有钙化，可形成沙粒状颗粒。多数情况需作切开活检，以明确诊断而确定手术方法。术中打开包囊后，要十分重视移植问题，病损可有内在压力，会喷出胶冻样物质，流入伤口的裂缝内。高度软骨肉瘤比其他病损更少出血，所以不会因血肿而发生移植，但可因肿瘤的喷出发生局部移植。

（四）病理特征

标本的组织学形态可因其不同的分期而异。低度而有厚钙化病损显示母质比细胞多，并可有大块厚层钙化的少细胞软骨。有些区域可有活跃而不成熟的软骨细胞，并有多核、深染核，及其他细胞的过度活跃性。

中央型低度病损的表面同样有较窄的边缘。若患者先进行四环素标记，就能更容易地认清病损周围的反应骨边缘。这边缘与其后的组织学切片比较，可见肿瘤边缘的微结节几乎不会超出反应区。带有正常骨髓的骨松质与病损反应边缘之间的区分，可用组织学检查清楚地显示出来。这表明使用放射性核素扫描提示的边缘是可靠的。在非反应区，狭窄边缘的扫描活力增多的外周，可以确认对低度软骨肉瘤作广泛界限切除术是有效的。

与低度软骨肉瘤相比，高度病损的表面肉样侵袭性病损的痕迹，可有许多米糊状退变区，边缘不是很清楚。假包囊不容易剥离，可以清楚地看见“卫星”病灶，可浸润至周围反应区之外。

（五）对治疗的反应

在明确诊断和外科分期的基础上，可制订手术方案，同时要根据部位确定相应手术。恶性程度低的软骨肉瘤可作广泛界限切除或根治切除，如脊椎、骨盆。对肢体可作大块或根治切除和假体替代。恶性程度高的病损，应以截肢或关节解脱为主。个别病例可考虑作保肢手术。

化疗和放疗的效果很差，只有短期姑息效果。由于软骨肿瘤容易被移植，应首先确立界限。由于软骨肉瘤的存活率较高，可以考虑保肢手术。只有在个别情况下考虑作界限性切除术。

低度中央型软骨肉瘤可考虑作界限性切除，但界限不是那么容易认清。界限切除的复发率较低，可以加用冷冻外科和填塞丙烯酸甲酯。应尽量做到界限是在包囊外，这可根据四环素标记来确认。肿瘤的切除可在术中进行X线检查。边缘的冷冻切片检查更为必要。与外周型病损一样，最好作广泛性界限切除。

低度外周型软骨肉瘤一般不转移。经广泛性界限切除后，复发率极低。对手术困难的区域如脊椎、骨盆，可以考虑作界限切除；而对肢体，一般多考虑作广泛切除。有时也在界限切除后，加用冷冻外科和填塞丙烯酸甲酯。它可使复发率下降。应仔细考虑，不可轻易施行。最好还是作广泛性界限切除。

低度软骨肉瘤的复发是常见的临床问题，主要是诊断有错误。移植较多见，而且较广泛。移植体可以是米粒状不成熟的软骨，包于致密瘢痕组织内。切开后，可见它广泛地弥散于组织内。若不能控制，应考虑截肢。

高度软骨肉瘤对治疗的反应与Ⅱ期病损是一样的。虽然它起于软骨，Ⅱ期病损在广泛切除后，仍有较高的复发率。如作界限手术，更容易复发。化疗、放疗或局部手术辅助并不能有所改善。因此Ⅱ期软骨肉瘤需作根治手术，只有关节解脱或截肢，才有治愈可能。虽然高度软骨肉瘤有时对放疗有反应，采用保守手术和放疗仍有较高复发率，所以放疗只能考虑使用于保留短期功能和患者生命时间不是太长的情况下。

二、继发性软骨肉瘤

（一）临床和X线表现

继发性软骨肉瘤可起源于内生软骨瘤或外生骨疣，它占软骨肉瘤总数的 1/3。大多数由来自骨盆或肩胛带的外生骨疣变为恶性而来。相比之下，多数软骨肉瘤的恶变起于长管骨的干髓端区的内生软骨瘤，恶变多见于系统性病变，如多发性遗传性外生骨疣、Ollier 病或 Maffucci 综合征。在生长停止以前几乎无转变，一般在 30 岁以后才开始发生恶变。与原发性软骨肉瘤一样，继发性软骨肉瘤可以是中央型或外周型。中央型多来自内生软骨瘤，而外周型多来自外生骨疣。

继发性软骨肉瘤临床症状与原发性软骨肉瘤基本相同，外周型可有畸形块物，而中央型可有钝性疼痛。X 线表现与原发性软骨肉瘤基本相同，但原来的良性病损仍可在 X 线片上显示出来。外生骨疣的软骨肉瘤变化必然发生于外周。自软骨帽的残留处发生软骨繁殖。这种繁殖往往会延伸至周围软组织内，可以经很长时间不破坏其下外生骨疣的骨部分。由于不成熟软骨繁殖，外生骨疣外周的肉瘤投影可以出现，但原来的骨疣在 X 线上可以很少有变化，这反映继发性软骨肉瘤的临床过程很缓慢。相反，内生软骨瘤引起的继发性变化在 X 线片上可有明显变化，并可较早地出现，恶变可发生在原来的病损内，随处可见，但多发性病损的恶变多见于外周，比中央部分要多。其表现为 X 线透亮区有不清晰的边缘，多向周围的骨松质延伸，较少伸入在内生软骨瘤内的钙化部分。这种恶变将刺激骨内反应，趋向于髓管的封闭，但当肉瘤沿髓管延伸时，在约束处穿破，引起内在的 Codman 三角，或形成反应骨的小三角区。其基底沿骨皮质的骨内面。其尖端指向髓管。在发生肉瘤变化之前，内生软骨瘤邻近的骨皮质出现一条平滑而无破裂的线，在内生软骨瘤内，与骨皮质的近侧与远侧相连。当肉瘤于发展状态时，可在骨内边缘产生扇贝状的破坏区，并逐渐溃损周围的骨皮质。若这现象见于 X 线片上，无疑是恶变信号。起于内生软骨瘤的继发性中央型软骨肉瘤很容易发生病理性骨折，而外生骨疣引起的继发性外周型软骨肉瘤则很少发生病理性骨折。相反，外生骨疣的恶变常预示可能将出现的神经卡压或血供不足的症状，而内生软骨瘤引起的恶变很少会发生神经和血管的症状。

（二）分期的特殊检查

断层摄片常显示恶变的模糊变化，这在系列检查时最为常见，可见小孤立性 X 线透亮区增大和融合。这在传统 X 线片上是看不清楚的。由于病情属惰性，恶变时放射性核素摄取速度缓慢。在恶变早期，放射性核素扫描的意义不大。当恶变使大小和部位改变时，放射性核素摄取远远超过其良性病损。这种显示的逐渐变化有一定诊断价值。同原发病损一样，继发性软骨肉瘤造影很少显示有新生血管形成，但在手术策划时，可确认病损与神经血管的接触性，所以血管造影仍有一定指导意义

CT 扫描对手术策划有意义。它可用于区分其上的滑囊和惰性软骨肉瘤之间的不同。恶性转变常需要拖延时间，需要症状出现后一两年才能确认，但病损进程的惰性很少会因拖延而改变治疗计划，所以谨慎拖延活组织检查和考虑手术，直至分期探索搞清楚。过早地积极治疗良性软骨病损反而会带来更多的病损。有时恶变表现为疼痛发作，这样最好等待客观的依据进行分期探索，比较可靠，因为在观察期间，几乎不会发生快速扩大或转移。所有继发性软骨肉瘤均属 I 期低度病损。个别可因原来良性病损转变为高度反分化软骨肉瘤或变为间质软骨肉瘤。

（三）手术所见和病理特征

手术所见和组织学形态显示继发性软骨肉瘤与其原发病损无太大差异。无论是中央型或外周型，细胞与母质之比很低，表明只有偶然的细胞变化区显示恶变，往往有大的

无细胞钙化母质区。细胞现象的仔细解释应与临床和X线现象相结合；特别是内生软骨瘤，肉瘤变化区往往与原来的良性病损密切混合。外生骨疣往往与肉瘤有明显的分界线。

（四）对治疗的反应

治疗反应很像低度原发性软骨肉瘤。广泛性界限手术很少会复发。多数病损可用局部手术来处理。界限手术后如果复发，一般在24个月以后发生。虽然广泛手术后很少发生复发，但有的患者可产生其他恶性肿瘤的偏向，如患者可死于第二癌，而不是死于继发性软骨肉瘤。

三、间质软骨肉瘤

间质软骨肉瘤（mesenchymal chondrosarcoma）是恶性肿瘤。其特征为存在散在的不同分化程度的软骨区，同时伴随高度血管的梭形细胞或圆细胞的间质组织，常表现为血管外皮细胞瘤的排列。

（一）临床和X线表现

间质软骨肉瘤并不太多见。可见于颅骨、脊椎、肋骨、骨盆，很少涉及肢体骨。多数病例发生于中年人，未见于儿童，很少是内生软骨瘤或外生骨疣的肉瘤恶变，一般无疼痛。由于其特殊的解剖分布，很少发生病理性骨折，或出现明显肿块。

X线特性为惰性非特异性X线透亮。软骨部分是不成熟的，所以点状钙化伴随较成熟的软骨病损不是其明显特征，往往出现厚的反应区边缘。由于它的非特异性表现，一般很少会考虑间质软骨肉瘤。X线表现有时会被认为是低度肉瘤。它的不寻常特征是在几个骨骼上有偶尔的多中心型分布病损而无肺转移。

（二）分期的特殊检查

一般认为间质软骨肉瘤属Ⅰ期低度病损。分期探索显示其为惰性。断层摄片很难证实这一诊断。放射性核素扫描显示摄取量增多，因为间质软骨肉瘤常在生长期。它表现的范围很像X线片所显示的，很少发现有隐匿性延伸。

血管造影无特殊性。虽然它可有更多的内在新生血管形成，但常被上面的覆盖骨所遮没。只有在疑及软组织延伸或认为在神经血管束附近，才有血管造影指征。

CT扫描是分期探索的最常用方法，因为病损常涉及于X线模糊区。CT扫描可显示病损的破碎反应缘，少见穿透边缘。若X线已注意到这些变化，可采用放射性核素和CT扫描，以及血管造影来进一步明确其特性。

（三）手术所见

无特异性，往往有中度反应区和分界清晰的包囊，内有软的白色脆性物质。软骨成分往往不太清楚，有时可见个别的透明样软骨。

（四）病理特征

镜下特征比较有独特性。软骨成分常见于成熟软骨的界限清晰的岛内。软骨细胞大而丰满，并有明显晕圈，产生中等量的不成熟母质。软骨内很少有钙化，但岛的特征很容易证实其软骨细胞性来源。其他部位有梭形细胞，产生少量软骨母质，并有低度恶性的细胞变化。病损中有中度血管性，散在的有丝分裂相和中度细胞／母质之比。当病损以软骨组成为主时，可很简易地认清病损。标本的差异不大，所以能肯定诊断。若以非钙化骨的基底成分为主，而软骨细胞的起源模糊，标本诊断的差异可以很宽，需作几个标本检查，否则不能明确诊断。最多见的错误诊断为网状细胞肉瘤，或为低度分化较差的梭形细胞肉瘤。

（五）对治疗的反应

间质软骨肉瘤主要属于Ⅰ期低度病损。采用广泛界限手术时，复发率很低。由于解剖很难确定广泛界限，它比其他相同组织分级的肿瘤有较高的复发率甚至转移率。由于其死亡发生较晚，所以仍属惰性。辅助治疗的效果不能肯定，有时可有一定疗效，所以间质软骨肉瘤比高分化的软骨肉瘤有较好反应，对放疗效果未见报道。

四、反分化软骨肉瘤

反分化软骨肉瘤（dedifferential chondro sarcoma）是恶性肿瘤，并有多形性梭形细胞结构，但缺乏任何组织分化的特殊排列。

（一）临床和X线表现

反分化软骨肉瘤是另一种软骨起源的罕见肿瘤，但它肯定与间质软骨肉瘤不同。它主要发生于长骨的干骺端区，多见于中年人。它可有疼痛或病理性骨折，随之而来的是迅速侵袭的临床进程。临床和 X 线表现很像高度中央型软骨肉瘤。软骨部分已很成熟。在 X 线片上可见点斑状钙化，钙化区常与 X 线纯粹透亮区混合，并有不清楚的渗透边缘。不仅在活组织检查前很少会作出反分化软骨肉瘤的诊断，而且在鉴别诊断时，很少会提及此诊断。在 X 线片上，很可能像高度纤维肉瘤或恶性纤维组织细胞瘤，伴有原有的骨梗死。间质软骨肉瘤的组成部分表现有更大的侵袭性行为，比内生软骨瘤的继发性软骨肉瘤转变更为明显。

（二）分期的特殊检查

分期探索反映这种肿瘤为高度恶性。断层摄片显示病损的反应组织内有不明显的侵犯，可见钙化细节。放射性核素扫描显示活跃反应。血管造影和 CT 扫描显示早期延伸至邻近软组织。大多数反分化软骨肉瘤在诊断时属 I_B 期。从 CT 扫描或血管造影很少确认有软骨特性，因为病损血管很丰富。在血管造影内显示的反应区和 CT 扫描内所见的渗透性破坏，表明其高度恶性。

（三）手术所见

它表现为高度恶性病损，并有厚的新生血管反应区和界限不清的渗透假包囊。病损侵袭邻近组织。通过反复惰性包囊的穿透，使边缘遭破坏。进入病损后，可见软骨结节，与软的红色脆弱易粉碎的部分混杂在一起。反分化软骨肉瘤很像软骨黏液纤维瘤的病损，两者均有坚实闪亮的灰色软骨结节，散布于软而脆弱的肿瘤组织内。在软骨黏液样纤维瘤内，软组织是汁样黏液性和白色原纤维组织的混合体，而反分化软骨肉瘤的软区内血管更丰富，很像高度恶性的纤维组织细胞瘤或纤维肉瘤的软的肉样结构。

（四）病理特征

镜下表现可反映手术所见。结节内含有成熟软骨，似乎无活力。有低细胞 / 母质之比，类软骨成熟，并见间隙性钙化。软骨部分似乎很少有侵袭性，较间质软骨肉瘤更成熟，很容易被误为内生软骨瘤。而且，反分化部分有高度恶性特征。背景基本为纤维组织。有丝分裂相很显著，血管侵袭很明显，所有细胞变化均为高度恶性。在这两部交界处，出现高度侵袭性软组织肉瘤，破坏邻近非瘤性软骨。有的病损可见少量侵袭性，很可能是由于取材以软骨部分为主。这样就会在恶性程度上发生错误。所以在明确诊断以前，很难作出治疗策划的决定。有时软骨区比骨肉瘤所见的要多，故应与骨肉瘤作鉴别。

（五）对治疗的反应

界限性切除和广泛切除可有较低的复发率。转移区域的淋巴转移很少见。根治手术很少会复发，但可以有一定的转移率。由于多数属 II_B 期病损，有时可考虑作关节解脱术。由于这种病例并不太多见，所以很难明确治疗计划。化疗可以抑制微转移，所以常用于根治切除以后。长期随访显示其很像其他高度肉瘤。一般病死率为 20%，超过 5 年存活率较多。

第四节　长骨“牙釉质瘤”

一、概　述

长骨“牙釉质瘤”（adamanyionoma of long bone）指发生于颌骨以外的并与“釉质瘤”结

构相似的一种恶性或至少是局部恶性肿瘤。起因至今不明。近来上皮来源学说受到较广泛的支持。

二、临床表现

少见。男女发病率相近，多见于青年及中年。胫骨中1/3为其好发部位，肿瘤生长缓慢，皮下有坚实的肿块，局部呈间歇性钝痛。可发生病理性骨折。

三、X线表现

有典型的X线表现，在胫骨，肿瘤面限于前侧的骨皮质，产生一个或数个长而浅的火山口形的X线透亮区，外有一骨膜下反应骨的薄壳，病损间有1~2cm的正常骨组织，形成独特的“皂沫”状缺损。常合并病理性骨折。

四、病理特点

肿瘤组织呈灰白色，质硬韧，呈分叶状，常见出血及囊性变。镜下表现描写不一致，有的和颌骨釉质瘤相似，有的像基底细胞癌，有的与滑膜肉瘤相似。故在临床上考虑到长骨釉质细胞瘤时，仍应做病理检查方能确诊。

五、诊断与鉴别诊断

胫骨前的局限性骨缺损似“火山口”样，轻度疼痛，病程较长，应考虑此病。确诊需依靠病理检查。应与非成骨性纤维瘤、软骨黏液样纤维瘤、纤维肉瘤及转移癌等区别。

六、治疗

此瘤为局部恶性，应行截除术，刮除术后极易复发。如肿瘤破坏范围广泛或于术后复发，则有必要时行截肢术。放疗和化疗无效。若已出现肺转移可作广泛肺切除，可延长存活时间。

七、预后

早期局部彻底切除的预后好。

第五节 纤维肉瘤

一、概述

纤维肉瘤是恶性的成纤维细胞性肿瘤，其特征是瘤细胞形成数量不等的胶原，但没有任何肿瘤性骨样组织和骨组织或软骨形成。可发生于髓腔内或骨外膜。可以是原发性，也可继发生于纤维结构不良、骨梗死、骨髓炎、Paget病等。骨巨细胞瘤放疗后也可衍变为纤维肉瘤。

发病率：纤维肉瘤占骨肿瘤总数的1.82%，占骨恶性肿瘤的6.58%。男女之比为1.8：1。发病年龄多在11~20岁（20.99%）。多见于股骨和胫骨，其次为骨盆、肱骨和颌骨。

二、临床表现

髓内肿瘤的主要症状是疼痛，而骨膜肿瘤为肿块，可伴有压痛。颌骨肿瘤可出现牙齿松动。有时无任何症状，直到发生病理性骨折才发现肿瘤。

三、X线表现

髓内纤维肉瘤主要表现为溶骨性病损，其外方的骨皮质变薄而膨出。它主要为偏心性的骨破坏，呈虫蚀样，很少有骨膜反应。骨皮质破坏后，肿瘤侵及软组织，形成软组织肿块。若发生于骨膜，可向内破坏骨皮质，骨膜可出现反应骨甚至Codman三角，但很少见。若发展迅速，肿瘤边缘模糊，很少有骨膜反应（图2-4-5-1）。

四、病理表现

肿瘤呈灰白色，质地坚实。分化较好的肿瘤切面呈漩涡状，而高度恶性者呈均质性鱼肉状。肿瘤可穿破骨皮质而侵入软组织，因此要与原发于软组织而侵袭骨的纤维肉瘤区分开来。两者的镜下图像相同，因此一般认为如肿瘤大部分在软组织内，可视为软组织的纤维肉瘤；若两者波及区域相等，可认为系骨的纤维肉瘤。

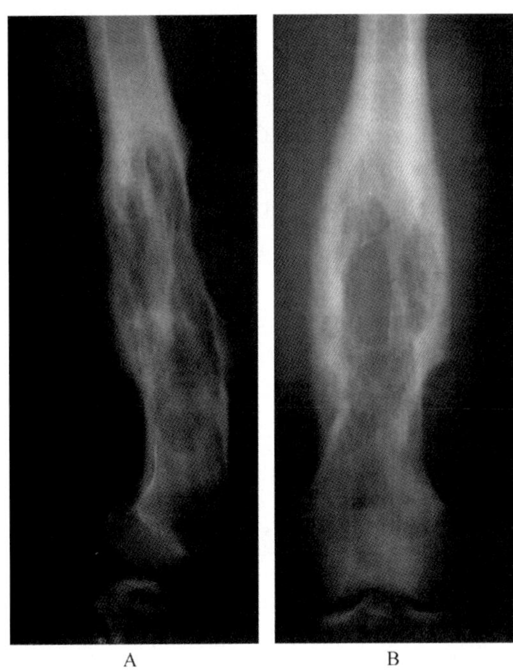

A　　B

图2-4-5-1　临床举例：X线提示股骨远端融骨性，偏心破坏，无骨膜反应，肿瘤边界模糊，左侧股骨纤维肉瘤

五、诊断与鉴别诊断

应与骨恶性纤维组织细胞瘤，骨肉瘤以及其他纤维性良性肿瘤或瘤样病损鉴别。

六、治　　疗

按术前外科分期，确定大块切除或根治性切除（截肢或关节解脱）。有条件者可行保肢手术。肺转移病灶应予以切除。化疗不如骨肉瘤敏感，但术前和术后应进行化疗。放疗无指征。

七、预　　后

预后较骨肉瘤为好。5年存活率为26.8%~33.3%。若分化好，发现早，手术彻底，则预后较好。

第六节　滑膜肉瘤

一、概　　述

滑膜肉瘤是恶性程度很高的肿瘤。它很少从关节滑膜发生，而是从关节附近的软组织内发生，有时甚至远离关节。好发于四肢，约70%发生于下肢，特别在膝关节附近，其次为足及踝部，上肢以肘部为多。发病年龄多在15~40岁，平均年龄31.5岁。

二、临床表现

发展缓慢，有轻度疼痛和压痛，有时无明显症状。肿胀较弥漫，局部皮肤发红，皮温升高及静脉怒张；运动受限。有的一开始就生长迅速，表现显著，较早发生转移。

三、影像学表现

开始仅表现为软组织肿块，以后肿块内可出现钙化（图2-4-6-1）。

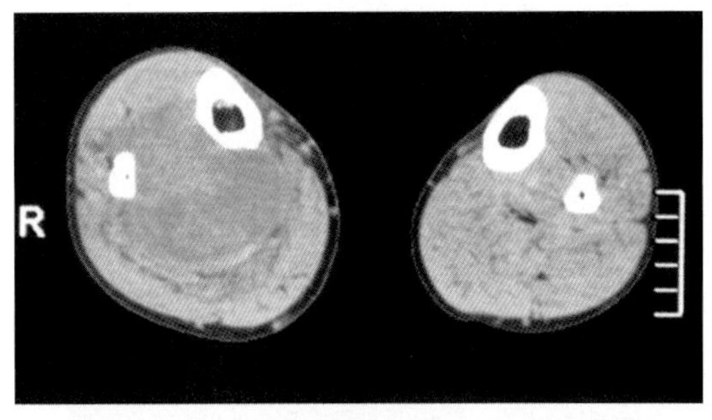

A

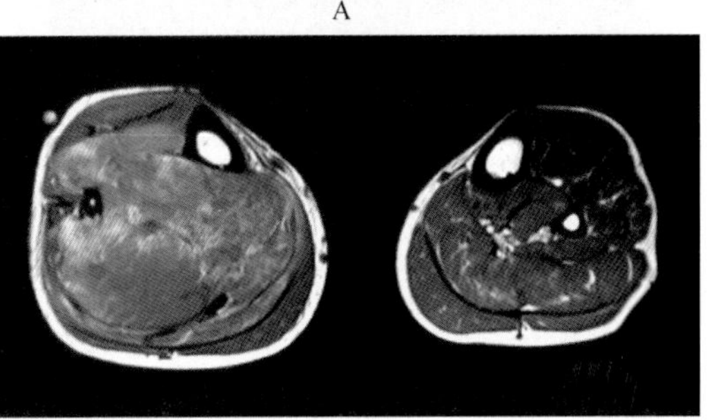

B

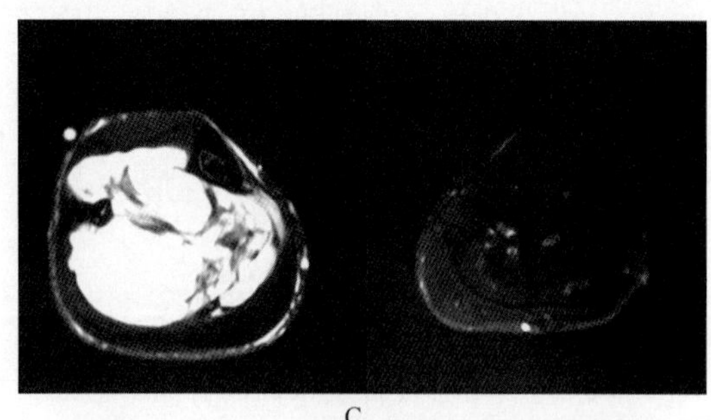

C

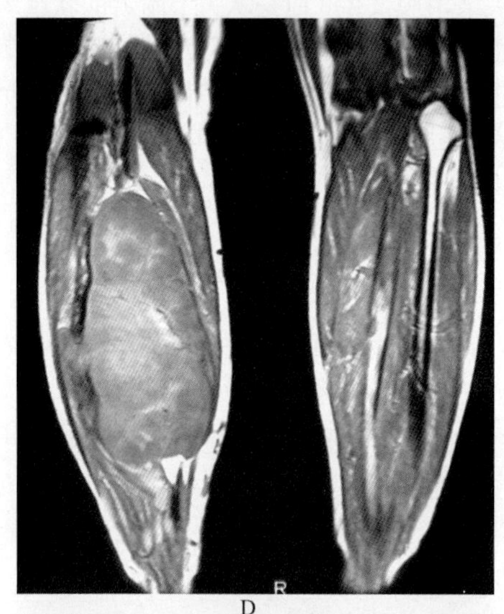

D

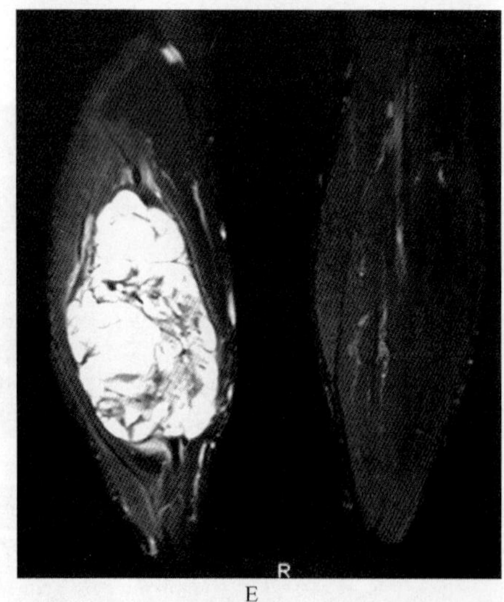

E

图2-4-6-1　临床举例：右小腿滑膜肉瘤

A.CT提示右小腿巨大软组织肿块，包绕胫腓骨；B.MRI T_1提示右小腿巨大肿瘤；C.MRI抑脂像，提示右小腿巨大软组织肿块，呈现高信号与混杂信号软组织肿块，呈现低信号改变；D.MRI冠状位右小腿巨大肿瘤； E.MRI抑脂像，冠状位右小腿巨大肿瘤

四、病 理 表 现

主要特征是瘤细胞的双相分化：一种是有异型性和多形性的梭形细胞；另一种是立方形或柱状的上皮样细胞，它们排列成腺体样或裂隙。裂隙内有时可见无定形的PAS阳性的黏液样物质。裂隙提示肿瘤细胞向滑膜分化。如果一个肿瘤显示双相变化，诊断并不困难；但有时只见梭形细胞而看不到上皮成分，即所谓“单相性滑膜肉瘤”，可用免疫组织化学方法角质素标记来证实。

五、诊断与鉴别诊断

对滑膜肉瘤的误诊主要是认识不足。多与骨纤维肉瘤、恶性骨巨细胞瘤、溶骨性骨肉瘤、关节结核等相混淆。

六、治　　疗

单纯切除的复发率很高。即使作截肢术也很难减少淋巴结转移。术前作化疗，然后作截肢，可取得一定疗效。

第七节　尤 因 肉 瘤

一、概　　述

尤因（Ewing）肉瘤是骨的原发性恶性肿瘤。瘤细胞为小圆细胞，均匀分布，致密聚集在一起。细胞核呈圆形，无明显胞核界限。瘤细胞内含丰富糖原。一般认为，此瘤来自骨髓未成熟的网状细胞。

本瘤占骨肿瘤总数的1.27%，占恶性肿瘤的4.58%。男女之比为1.7∶1。发病年龄多在11~20岁（44.9%）。多见于股骨、肱骨与骨盆，其次为胫骨与腓骨。

二、临 床 表 现

多数患者有发热（38~40℃）、贫血、白细胞增多和血沉升高。最常见的症状是疼痛和肿胀。大的肿瘤柔软并有波动感。髂骨的肿瘤可因骶丛受压而出现神经症状和膀胱症状。肺转移最多见；骨和淋巴结也是常见的转移部位。尤因肉瘤对放射线非常敏感，肿瘤经照射，症状可显著缓解，故临床上常用其放射敏感性来区别于其他疾病。

三、实验室检查

白细胞计数常增高达10.0×10^9/L~ 30.0×10^9/L，血沉加快。由于大量骨膜新生骨形成，血清碱性磷酸酶可轻度增高，这对于成年人诊断意义较大。肿瘤细胞糖原染色阳性；亦有文献报道，Bence-Jones试验阳性对本病有一定的诊断价值。

四、影像学表现

长骨尤因肉瘤的典型表现为长骨骨干的对称性梭形扩张。骨内出现虫蛀状破坏，骨外显示葱皮样骨膜反应。软组织常被累及。髓内骨破坏犹如“冰碎片”。以上一些现象虽是尤因肉瘤的典型表现，但具有这些表现并不完全能确诊为尤因肉瘤，它们也可见于骨的非霍奇金淋巴瘤，因此只能作为参考，结合组织学加以证实。在扁平骨，它表现为地图形的骨破坏，伴有软组织肿胀；很少有骨膜反应（图2-4-7-1）。

动脉造影显示血供丰富，并有病理性弯曲的动脉。这一方法可较清楚地显示软组织波及范围。

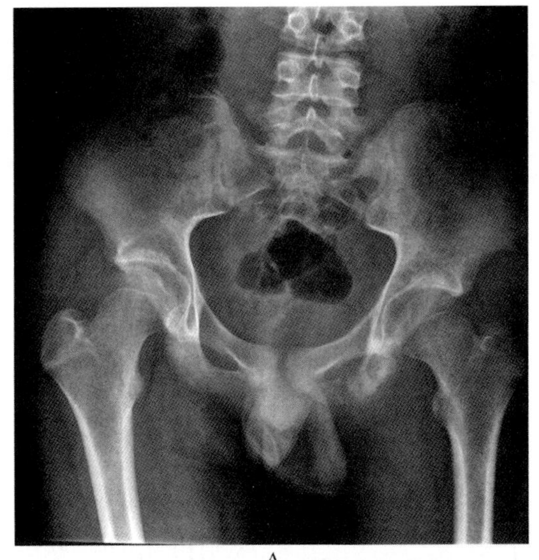

A

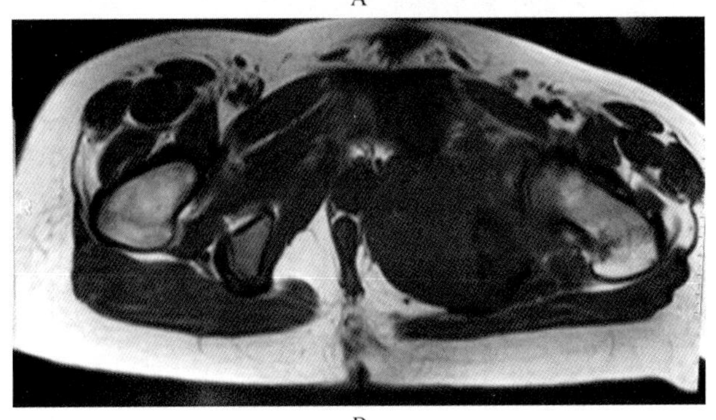

B

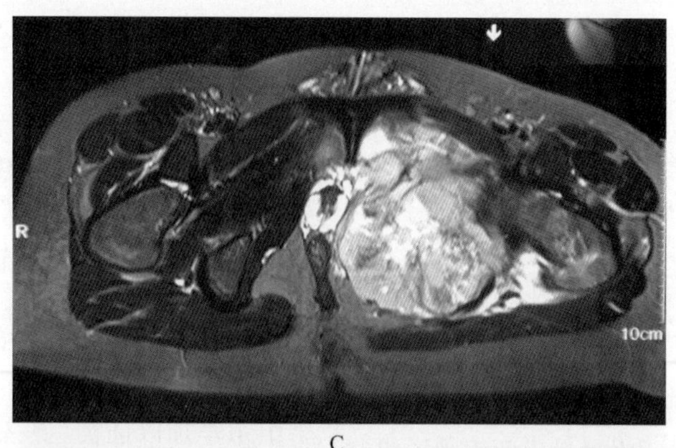

C

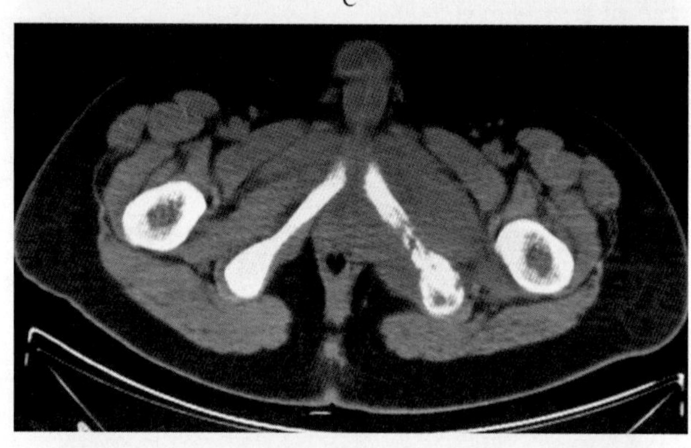

D

图2-4-7-1　临床举例：左侧坐骨肿瘤——尤因肉瘤

A.X线左侧坐骨肿瘤，骨质破坏；B.MRI T_1像，左侧坐骨低信号改变；C.MRI T_2像——抑脂像，左侧坐骨巨大肿瘤伴有软组织包块；D.CT示左侧坐骨虫嗜样骨质破坏，伴有软组织肿块

五、病 理 表 现

在早期，肿瘤仍局限于骨内时，质地较坚实。一旦骨皮质被破坏而肿瘤侵犯软组织时，则质地变柔软而脆弱。肿瘤外观为具有光泽的融合性圆形结节，呈灰白色。在发生继发性变化后，可呈紫红色或因坏死而呈黄色。变性严重时可形成囊腔，内含液化的坏死组织。镜下所见：典型的瘤细胞，大小较一致，小而圆，没有清晰的胞质界限，紧密地聚集在一起。瘤细胞内有时可见典型的或不典型的有丝分裂相。银染色可见网状纤维常围绕大片瘤细胞，形成分叶状的间隔，很少穿插在瘤细胞之间；这是和骨的原发性网织细胞肉瘤（非霍奇金淋巴瘤）重要鉴别点之一。用组织化学方法，如过碘酸雪夫（PAS）反应，可显示瘤细胞胞质内有大量糖原（在电镜下也已证实）。这一点可与网织细胞肉瘤和神经母细胞瘤鉴别。

六、诊断与鉴别诊断

尤因肉瘤应与骨髓炎鉴别，特别在早期，鉴别相当困难。从组织学角度，应鉴别其他常见的（特别是发生在儿童的）小细胞肉瘤，如转移性神经母细胞瘤、胚胎性横纹肌肉瘤、非霍奇金淋巴瘤。

七、治　　疗

本瘤对放射治疗比较敏感，故可采用放疗，结合化疗可缩小手术范围，并能提高存活率。一般采用60~70Gy（6000~7000rad），结合化疗，如长春新碱、甲氨蝶呤、环磷酰胺、多柔比星、博来霉素等，再结合局部切除术。采用这两种方案可消除微转移。切除手术作为整个治疗方案中的一个措施，可作广泛或根治切除。

八、预　　后

过去截肢或放疗，5年存活率仅5%~15%；现手术联合放疗化疗，5年存活率可达75%。

第八节　非霍奇金淋巴瘤

一、概　　述

这是较少见的淋巴结以外的发生于骨的淋巴瘤。它的组织学表现常与尤因肉瘤混淆，但瘤细胞不含糖原，网状纤维丰富并穿插于瘤细胞之间。骨的原发性非霍奇金淋巴瘤极罕见，须与非霍奇金淋巴瘤侵犯骨的继发性病变相区别。但在严重或晚期病例，均有广泛骨破坏及周围血液的白细胞改变，很难区别。

占骨肿瘤总数的1.26%，占恶性肿瘤的4.55%。男女之比为2.56：1。多发于21~30岁（22%）。多见于股骨和脊柱，其次为颌骨与骨盆。

二、临床表现

局部有间歇性隐痛，发热。颌部肿瘤常引起牙齿松动。肢体肿瘤可发生病理性骨折。全身症状有发热、乏力、食欲缺乏、体重减轻、肝脾大及周围淋巴结肿大等。

三、X 线表现

局部X线变化为骨干髓内破坏。开始为髓内骨溃损，然后融合为大块缺损，以后在骨皮质结节状破坏的同时，有略似葱皮的骨外膜层状反应骨形成。骨皮质破坏主要是一种浸润性的点状溶骨，同时可伴有骨硬化，确诊常相当困难。X线需鉴别的包括骨肉瘤、转移性骨肿瘤和嗜酸性肉芽肿。

四、病理表现

瘤细胞呈圆形，核较大，呈圆形或椭圆形，常有切迹。胞质丰富，境界清楚。网织纤维较多，并分布在瘤细胞之间或包裹瘤细胞。PAS糖原反应阴性。以上两点是和尤因肉瘤重要的鉴别点。

五、诊断与鉴别诊断

主要应与转移性骨肿瘤、多发性骨髓瘤、多发性淋巴管瘤和白血病等相鉴别。

六、治　　疗

肿瘤局部复发率和转移率较高，因此，放疗、化疗和手术的联合治疗方案是必要的。照射范围要广，因肿瘤涉及范围比估计的要广。一般采用总量45~50Gy（4500~5000rad），4~5周内照射。经联合使用化疗后，可作局部广泛切除。

第九节　骨　髓　瘤

一、概　　述

骨髓瘤是起源于髓腔网状组织的恶性肿瘤，多发性的称为“多发性骨髓瘤”或“骨髓瘤病”。瘤细胞形态似浆细胞，故又称“浆细胞瘤”。单发性骨髓瘤又称孤立性骨髓瘤，临床罕见，有学者认为，这是多发性骨髓瘤的早期表现，但目前大多数学者认为单发性骨髓瘤作为一种独立的临床类型是存在的。故WHO强调，单发性骨髓瘤的诊断必须十分谨慎，因为许多单发病例可发展为多发性骨髓瘤。肿瘤的特征是广泛的溶骨性破坏，伴有顽固的贫血、高血钙、肾功能紊乱和抗感染能力降低。其他表现如淀粉样物质沉积、血凝固紊乱、冷球蛋白血症和血清黏稠度升高。

本病多由内科治疗，骨科所见病例均系有骨的并发症，如病理性骨折，故统计数字常不准确。从骨科的分析资料来看，它占瘤总数的1.7%，占恶性肿瘤的5.97%，按Dahlin的分析，它占恶性骨肿瘤的首位（45%）。从统计资料来看，远东人群的发病率远较欧美人群为低。男女之比为2.5∶1。多发于40岁以上的患者。好发于脊柱、胸骨、颅骨和肋骨，也可发生于股骨和胫骨等长骨。

二、临 床 表 现

主要症状是疼痛，多发生于白天。行走、活动和锻炼均可加重疼痛，故在腰部疼痛会被误认为腰椎间盘突出、坐骨神经痛等。软组织肿胀较少见。20%患者是因病理性骨折而发现。可早期出现M型血清和尿蛋白。由于骨的广泛破坏，可出现高血钙和氮质血症。Bence-Jones蛋白仅发生于60%的患者，因也可发生于其他许多疾病，不是骨髓瘤的特异表现。

三、X 线 表 现

骨髓瘤的X线特征是“轧孔”状骨缺损。病损大小不等，不规则，多半呈圆形或椭圆形。骨膜反应极少，骨皮质轻度变薄。在椎体上，有时类似严重的骨质疏松。骨吸收可能是由于破骨细胞激活因子即一种动员钙的多肽，能激活骨吸收区的破骨细胞（图2-4-9-1）。

四、病 理 表 现

肉眼可见髓腔被胶冻状紫红色或暗红色瘤结节充塞。骨松质破坏后可形成囊腔。骨皮质变薄，也可发生溶骨性破坏，肿瘤组织可延伸至周围软组织。镜下观察：肿瘤组织内细胞很丰富，但细胞间无支持性间质或很少。瘤细胞大小和形状比较一致。形状类似浆细胞，呈圆形或椭圆形，核偏于一侧，胞质丰富，核周围的胞质常淡染。浆细胞可产生免疫球蛋白。半数以上可产生IgG，其次为IgA、Bence-Jones和IgD。

五、诊断与鉴别诊断

本病的诊断需与老年性骨质疏松症，甲状旁腺功能亢进症，转移性骨肿瘤和骨巨细胞瘤等相鉴别。

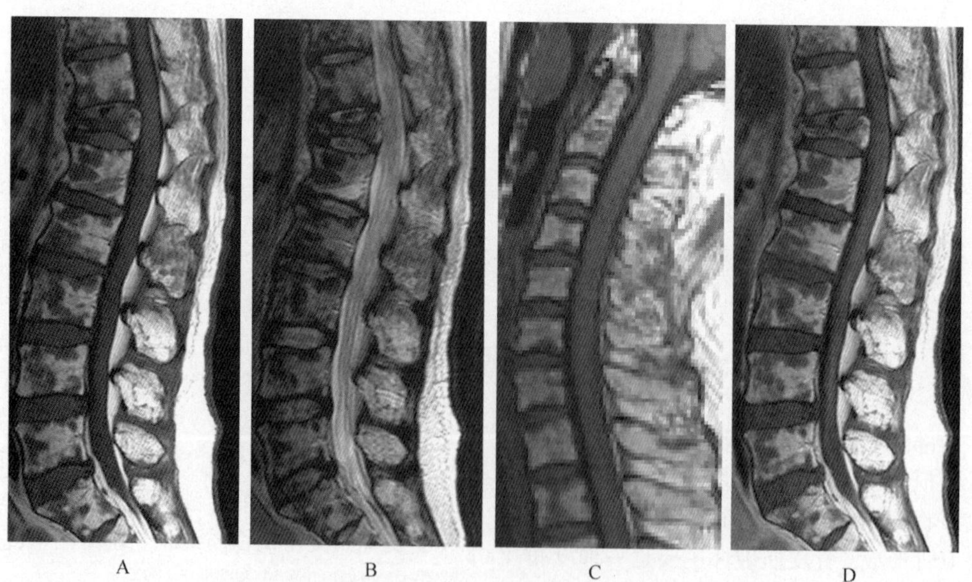

图2-4-9-1　临床举例：多发骨髓瘤，脊椎多发信号异常

A、B.胸腰段MR矢状面T_1、T_2显示T_{10}～S_2椎体及附件内多发斑片状低信号区；C.颈椎MR矢状面T_1显示颈椎椎体内多发低信号区；D.腰椎MR增强扫描显示低信号区强化不明显

六、治　　疗

骨髓瘤存活率的提高主要是着重于感染和肾衰竭的防治，加上按病理生理机制的认识，采用化疗以改善患者的预后。目前采用的五药常规，即左旋溶肉瘤素、泼尼松、环磷酰胺、长春新碱和卡莫司汀较为有效。此外，配合使用放疗和免疫可进一步改善疗效。

七、预　　后

分化好者预后较好，分化差者预后不良。一般认为骨髓瘤发病后仅能生存数个月或2~3年，个别病例可达10~20年。

第十节　皮质旁骨肉瘤

一、概　　述

皮质旁骨肉瘤（parosteal osteosarcoma）又称骨旁骨肉瘤、骨膜骨化纤维肉瘤等，较少见。属骨源性恶性肿瘤，为低度骨肉瘤。起于长骨干外侧面的邻近骨旁软组织内。

二、临床表现

本病多发生于20~40岁，男女性发病率相近。好发于股骨下端后侧皮质，无痛，发展缓慢，常经1~2年之久。肿块呈骨样硬度，基底固定，患肢活动受限。体积巨大的肿瘤其表面凹凸不平，肿瘤虽将邻近重要神经、血管包裹在内，但不引起传导障碍及压迫症状。

三、X线表现

肿瘤向一侧皮质外生长，围绕骨干周径蔓延并贴近于骨干表面，有如溶化的蜡烛凝结于蜡烛周围。肿瘤表面为波浪状或胡须状瘤骨，在肿瘤的致密影像中，出现大小不等的透明区。肿瘤骨较为致密，肿瘤影像与其所在部位的髓腔相互重叠，不易判断肿瘤在髓腔内发展情况，但骨外的肿瘤部分往往超过骨内发展的范围。肿瘤起自干骺端，沿骨干生长，可侵犯全部长骨的2/3。在肿瘤的致密影像中，出现散在大小不等的透明区，为皮质旁骨肉瘤的特征（图2-4-10-1）。

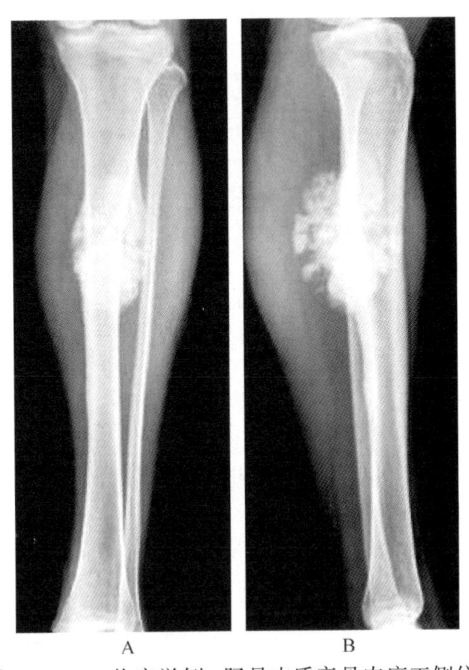

A　　B

图2-4-10-1　临床举例：胫骨皮质旁骨肉瘤正侧位X线片

A.正位片；B.侧位片

四、病理特点

肿瘤由坚硬的骨组织构成，呈黄白色或灰白色，可见散在束状的纤维组织。显微镜下见大量肉瘤性成纤维细胞；此外，可见成骨细胞，骨样组织及新生骨。偶见软骨肉瘤组织。

五、诊断与鉴别诊断

多发生于青年，股骨下端无痛性缓慢增长肿块。X线片见围绕骨干生长的瘤骨。病理可见大量肉瘤性成纤维细胞。主要是与骨肉瘤及软骨肉瘤作鉴别，大多需依据病理切片确定。

六、治　　疗

主要是手术治疗，瘤体小而局限者可作广泛切除术或截除术，瘤体大而广泛者宜作截肢术。

七、预　　后

局部手术后容易复发。截肢术后可于截肢残端复发，一旦出现高度恶性，临床过程将转入典型的骨肉瘤侵袭阶段。其表现为肿瘤下的骨被波及并破坏，若病程加速，肺转移的危险也将上升。这时应考虑放疗和预防性化疗。

第十一节　下肢横纹肌肉瘤

一、概　　述

横纹肌肉瘤有两种主要的类型：成人型（多形性型横纹肌肉瘤）和儿童型（胚胎型横纹肌肉瘤）。在20世纪50年代以前，成人型是比较常见的软组织肉瘤之一，但随着电子显微镜及免疫组化技术的发展，能够比较准确地辨认出有条纹的肌原纤维，因此那些分化差但不含肌原纤维的多形性病变被重新归类为其他类型的软组织肿瘤（主要是恶性纤维组织细胞瘤）。多形性型横纹肌肉瘤也就成为成人中不很常见的病变，约占所有成人软组织肉瘤的20%。恶性纤维组织细胞瘤的临床表现为侵袭性增大、位置深在、症状轻微。该患者病程较长，在基层医院连续3次手术切除肿瘤，连续复发，以致可能出现致命性后果。因此对此种病例在早期即应重视，并予以广泛性切除，方有可能获得满意的疗效。

本症主要与横纹肌血管瘤，尤其是广泛的毛细血管瘤相鉴别，后者可形成巨肢症，但切除后少有复发者。

二、病 情 简 介

（一）病史

患者，男，60岁，以“发现右侧大腿内后方肿物两年，经3次手术切除该肿物后再次复发1个月余”为主诉入院。两年前患者无意中发现右侧大腿内后方有一肿物，如鸡蛋大小，至当地医院就诊，建议手术切除，术后病检结果显示：“右大腿横纹肌肉瘤”。术后3个月，手术部位肿瘤再发，再次予以切除；第二次手术后5个月，手术部位第三次触及肿瘤，又一次手术切除。1个月前，患者第4次发现右侧大腿内后方肿物，无疼痛，无运动障碍，为求进一步诊疗，以“右大腿横纹肌肉瘤切除术后复发”为诊断收入院。

（二）体格检查

T 36.5℃，P 80次/分，R 20次/分，BP 120/75mmHg，患者发育正常，营养中等，神志清，精神可，查体合作，自动体位。全身皮肤黏膜无黄染，无皮疹及皮下出血点，右大腿内后侧有一长约30cm的手术瘢痕，全身浅表淋巴结未触及肿大。头颅大小正常无畸形，五官无异常。颈软无抵抗，气管居中，双侧甲状腺无肿大。颈静脉无怒张。双侧胸廓对称无畸形。叩诊音清，未闻及干湿性啰音。心前区无隆起，无异常心尖搏动。心率80次/分，律齐。各瓣膜听诊区未闻及杂音。腹部稍膨隆，腹软，肝脾肋下未触及。上腹部轻压痛，无反跳痛。无移动性浊音。脊柱生理弯曲存在。四肢活动正常。生理性反射存在。病理性反射未引出。专科情况：右侧腘窝上方可触及一6cm×5cm×6cm大小的肿物，高出皮肤约1cm，表面光滑，活动度差，与周围组织分界不清，无压痛，皮温不高，右下肢感觉无异常，右膝屈、伸肌力正常，右足背伸、跖屈肌力正常，右膝腱、跟腱反射正常，肌张力正常，右足背动脉搏动较对侧稍差，右小腿轻度指陷性水肿。

（三）辅助检查

头颅、胸部SCT显示无异常征象。ESR：19mm/h。全身核素骨扫描显示未见明显骨转移征象。右股骨正侧位X线片显示：股骨干骨质结构未见异常，股骨下段内后侧软组织肿胀。右侧大腿SCT和MR显示：①右大腿“横纹肌肉瘤”术后改变；②右股骨下段内后侧软组织内异常信号，考虑为术后复发和残留可能性大（图2-4-11-1）。病理诊断：右大腿横纹肌肉瘤。

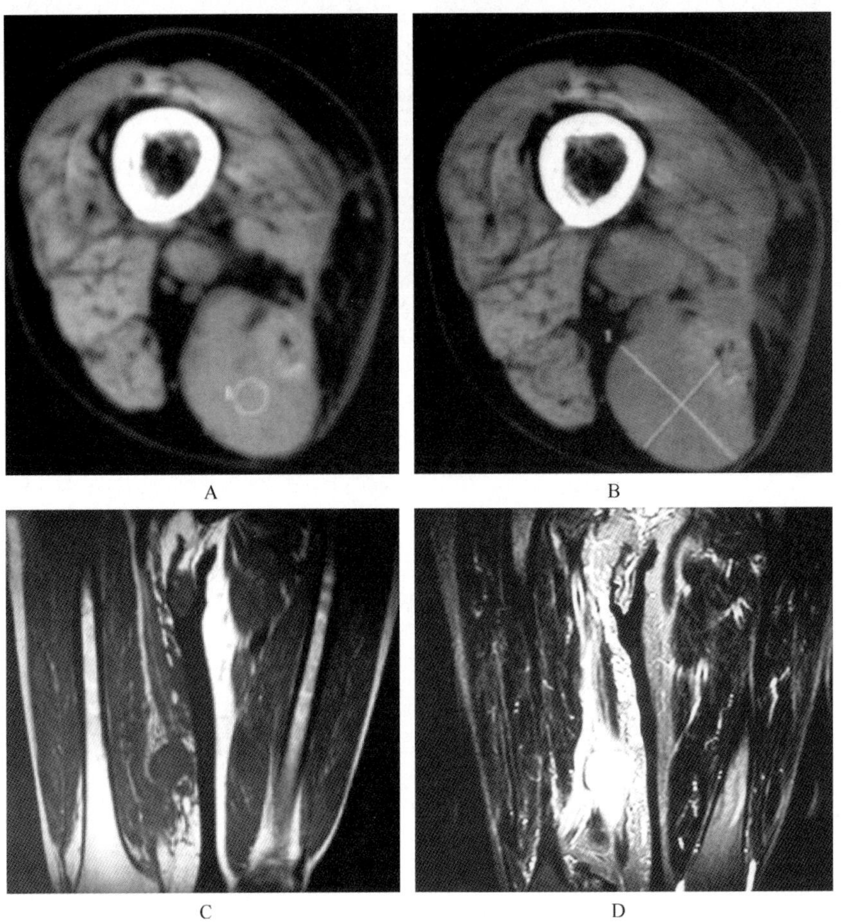

图2-4-11-1　术前MR和增强MR所见

A、B. SCT横断面扫描所见；C、D. MR矢状位观

（四）入院诊断

右大腿横纹肌肉瘤切除术后复发。

（五）治疗计划

术中沿肿瘤正中和坐骨神经的走行做“S”形切口，长约22cm，于股二头肌间隙可见一大小约5cm×5cm×4cm的瘤体，其深部可见有3个相互连接的小瘤体，大小分别为3cm×3cm×2cm、2cm×2cm×2cm和2cm×2cm×1cm，均有薄层包膜，内容物呈鱼肉样，瘤体包膜与股动静脉粘连严重，与坐骨神经轻度粘连。术后切除物送病检，结果显示：梭形细胞肉瘤，建议免疫组化协助分类（图2-4-11-2）。免疫组化检测结果显示：肿瘤细胞CD68（+）、Vimentin（+）、Desmin（－）、actin（－）、myoglitrin（－），支持恶性纤维组织细胞瘤。

（六）术后情况

术后7天伤口顺利拆线。因恶性纤维组织细胞瘤的病程呈快速侵袭性，故建议患者尽早行右下肢截肢，患者拒绝截肢；出院时嘱其定期来院复查，术后回当地医院行放射治疗和化学治疗。

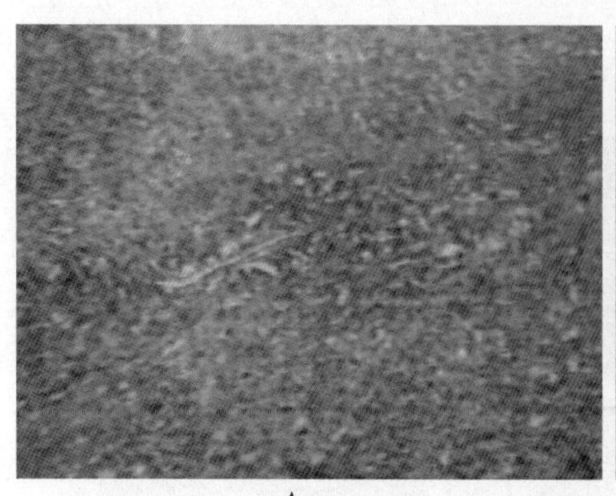

A　　　B

图2-4-11-2　术后病理检查镜下观符合横纹肌肉瘤病所见

第十二节　下肢恶性黑色素瘤

一、概　　述

黑色素瘤病情大多凶险莫测，早期即可转移，预后差，截肢亦无法改善预后，仅能减少载瘤量及患者疼痛症状。若能够获得早期诊断，避免盲目多次取活检，术前再辅助放疗和化疗，将增加保肢手术的成功率。同时，每位骨科医师都必须认真对待活组织检查，尤其应重视对病变组织的精确定位以确保诊断的准确率。

但病情往往并非如此。本例患者院外两次肿物活检均未明确肿物组织学分类，患者及家属强烈要求再次取活检，经检查，全身未发现其他病灶，未触及肿大的淋巴结，全身骨显像和胸部X线片未发现远处转移，活检后经免疫组化确诊为恶性黑色素瘤。现将临床情况介绍于后。

二、病 情 简 介

（一）病史

患者，男，32岁。以“右小腿近端外侧肿物4个月余，右小腿及足部麻木、无力2个月”为主诉入院。4个月前，患者无意中发现右小腿近端外侧有一肿物，右小腿接触硬物时疼痛，右下肢行走正常，无发热等症状，在当地医院按“右小腿软组织损伤”给予外用药治疗，无效。后在当地肿瘤医院行肿物CT扫描，并做针吸活检，并以“右小腿软组织恶性肿瘤”为诊断，行“顺铂、多柔比星、环磷酰胺”等药物联合化疗10天（具体不详），肿物无明显缩小；2个月前，该肿物压痛明显，体积渐增大，并出现右小腿麻木，足背伸无力，再次就诊于当地医院，按“右小腿软组织感染”给予中草药煎服和青霉素注射液输注，疗效均欠佳，右小腿疼痛加重，且有夜间局部疼痛。1个月前，住院治疗，因拒绝手术而自动出院。后至山东某中心医院再次行肿物活检术，未明确肿物组织来源，后到北京某三甲医院行病理学会诊，结果为：右小腿软组织低分化恶性肿瘤，肿瘤细胞呈片状、条索状排列，细胞核卵圆，核仁清晰，众多核分裂象，大片坏死，肿瘤浸润骨骼肌间，结合临床，肿瘤分化差，需免疫组化辅助诊断，恶性黑色素瘤、上皮样肉瘤（间变型）和癌等。半个月前，又至当地肿瘤医院化疗（具体不详），化疗后出现脱发、乏力和纳差，且肿物进一步增大，右下肢麻木和无力症状无改善，今再次来住院要求手术治疗。

（二）体格检查

T 36.5℃，P 92次/分，R 20次/分，BP 138/103mmHg。患者发育正常，营养中等，神志清，精神可，查体合作，右下肢跛行，扶拐行走，自动体位。全身皮肤黏膜无黄染，无皮疹及皮下出血点，全身浅表淋巴结未触及肿大。头颅大小正常无畸形，五官无异常。颈软无抵抗，气管居中，双侧甲状腺无肿大。颈静脉无怒张。双侧胸廓对称无畸形，叩诊音清，未闻及干湿性啰音。

心前区无隆起，无异常心尖搏动，心率：92次/分，律齐，各瓣膜听诊区未闻及杂音。肝脾肋下未及。腹部稍膨隆，腹软，无压痛及反跳痛。无移动性浊音。专科情况：脊柱生理弯曲存在，活动自如无畸形，右小腿近端腓侧肿胀，可见一约6cm长的手术切口，已愈合，局部皮温无升高，无浅静脉怒张，压痛明显，肿物质硬，固定，边界不清，大小约15cm×10cm，膝关节伸165° 时受限，有电击样疼痛，感右小腿麻木疼痛加重，屈曲无明显障碍，右小腿前外侧浅感觉减退，足背伸肌力0级，右足下垂且轻度内翻，跨阈步态。

（三）辅助检查

右胫腓骨正侧位X线片：右腓骨近端骨皮质模糊（图2-4-12-1）。SCT（图2-4-12-2）和MR（图2-4-12-3）显示：右小腿占位性病变：考虑为横纹肌肉瘤或纤维肉瘤或恶性纤维组织细胞肉瘤，建议穿刺活检。全身骨扫描结果显示：右侧腓骨近端骨代谢异常活跃，提示原发性骨肿瘤；右足骨代谢异常活跃，提示失用性骨质疏松。

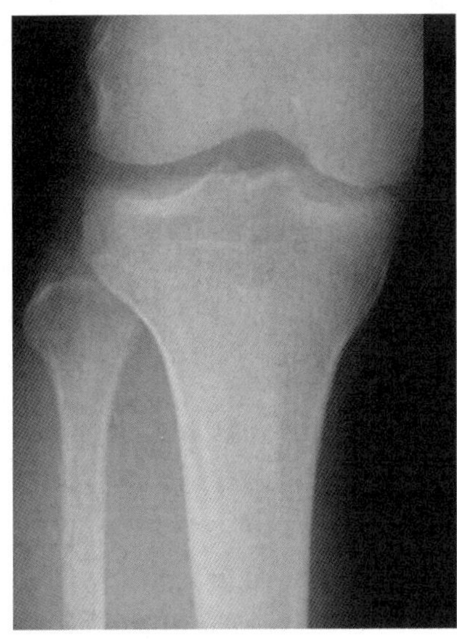

A

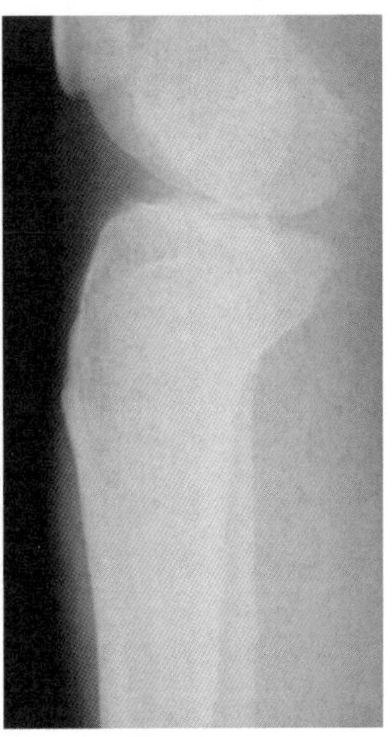

B

图2-4-12-1　右胫腓骨正侧位X线片

A.正位片显示右腓骨近端骨皮质模糊；B.侧位片观

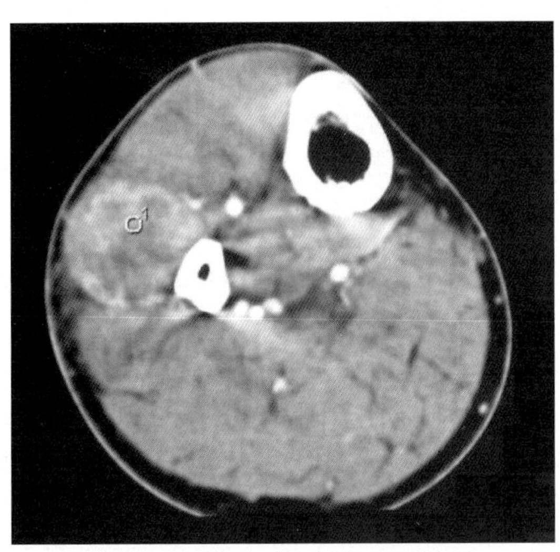

图2-4-12-2　SCT显示肿瘤部位及范围

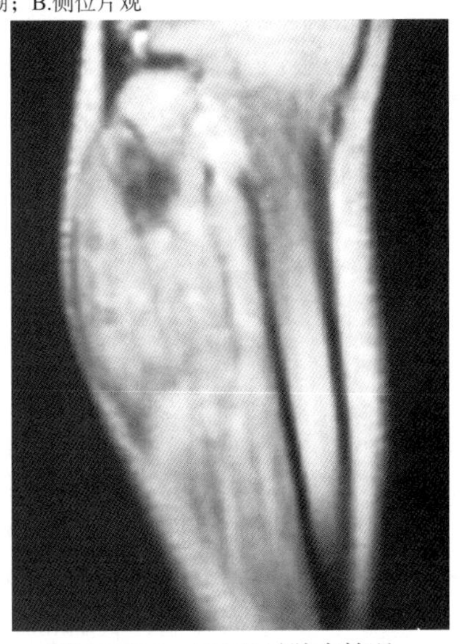

图2-4-12-3　MR显示肿瘤情况

（四）入院诊断

①右小腿肿物二次取活检术后；②右腓总神经完全性损伤。

（五）治疗

患者入院第二天，右小腿夜间疼痛加重，MRI和ECT提示恶性肿瘤，为进一步明确诊断，确定治疗计划，入院后即行“右小腿肿瘤取活检术”，取右小腿原切口上下稍延长切口，纵弧形，长约7cm，切开原瘢痕组织，即见肿瘤呈灰白色，质硬，间有黄色类脂肪组织，并有黄色坏死组织，可见腓骨表面有点状侵蚀，取多处肿瘤组织送检，术后伤口愈合良好，顺利拆线。病理结果显示：（右小腿）恶性肿瘤，考虑转移癌、恶性黑色素瘤和恶性淋巴瘤等，建议做免疫组化进一步明确诊断（图2-4-12-4）；免疫组化结果：Vimentin（+）、CK（+）、LCA（+）、HMB45（+）、MelanA（+），提示恶性黑色素瘤，建议加做免疫组化S-100进一步证实，第二次S-100（+），支持恶性黑色素瘤。

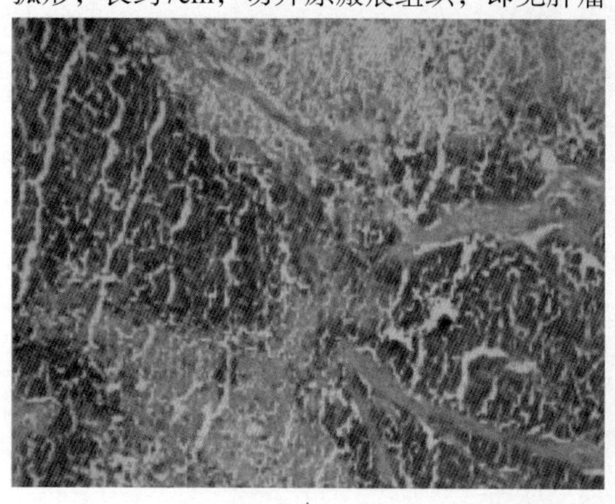

A

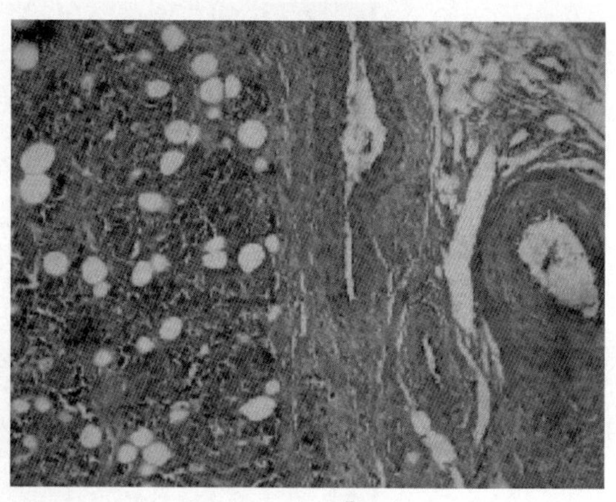

B

图2-4-12-4　术后病理诊断：恶性黑色素瘤

（六）术后情况

患者院外两次化疗，白细胞减少，活检术后诉右下肢疼痛剧烈，应用一般镇痛药物效果差，需用阿片类药物疼痛方可缓解。患者及家属强烈要求截肢，截肢术后疼痛缓解，术后15天伤口顺利拆线。

（王义生　刘宏建）

第十三节　其　他

一、脂 肪 肉 瘤

脂肪肉瘤（lipsarcoma）是脂肪组织的恶性肿瘤，发生于骨内的脂肪肉瘤起源于骨髓腔的脂肪组织，很罕见。脂肪肉瘤可发生于胫骨、腓骨、股骨、尺骨、骨盆等。患部肿胀，疼痛急剧。X线表现为位于骨干与干骺端广泛的溶骨性破坏，呈恶性肿瘤表现（图2-4-13-1）。瘤组织柔软，色黄，有的部位黏液样，有广泛出血、坏死。显微镜下可见大量畸形的未成熟脂肪细胞及瘤巨细胞，与软组织脂肪肉瘤相似，富于血管，并可见纤维肉瘤成分。脂肪染色阳性。如同时含有骨肉瘤组织则称为恶性间充质瘤。此瘤易于早期发生肺转移，宜早期行截肢术或关节离断术。

二、恶性间叶瘤

恶性间叶瘤（malignant mesenchymoma）又称原发性多原性肉瘤。这是一种脂肪肉瘤和骨肉瘤混合在一起的恶性肿瘤。可发生于任何年龄，多见于成人，有时也可见于儿童，间叶瘤也是婴儿最常见的一种肉瘤。可发生于胫骨、腓骨、骨盆等处，有早期肺转移。临床症状中度，和其他恶性肿瘤相似。X线片表现为成骨和溶骨同时存在。病理切片可见典型的脂肪肉瘤细胞和骨肉瘤相混。可行肿瘤根治性切除或截肢。

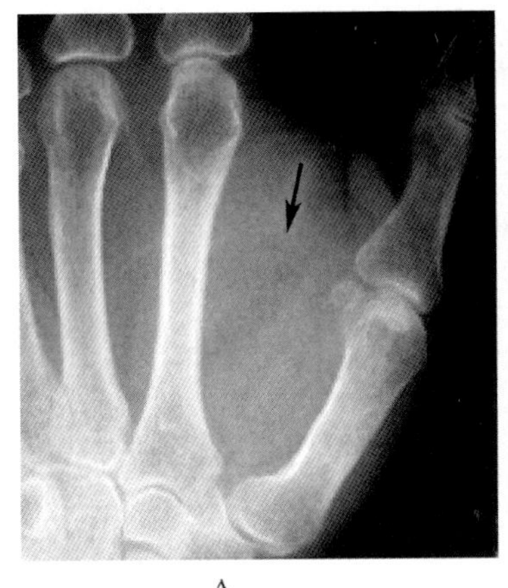

A

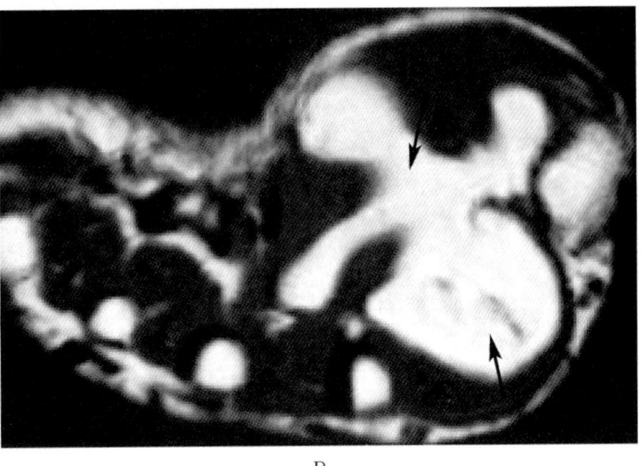

B

图2-4-13-1　临床举例：软组织恶性肿瘤

A.右手平片示鱼际部一低密度的软组织肿块影；B.同一病例右手MRT_2加权见第1、2掌骨间有一分叶状高信号肿块影，其信号强度与脂肪组织相同

三、脊　索　瘤

（一）概述

脊索瘤（chordoma）是局部的侵袭性或恶性肿瘤，由胚胎残留或异位脊索形成。脊索是人类等高等脊椎动物已退化的组织。脊索瘤的生长虽然缓慢，且很少发生远处转移，但其局部破坏性很强，因肿瘤继续生长而危害人体，且手术后极易复发，故仍属于恶性肿瘤。

（二）临床表现

本病是一种少见的肿瘤，约占骨肿瘤的0.2%。好发于中年及老年人，多为男性。位于骶尾部者多在50~60岁，位于颅骶部者多在30~60岁。在脊椎以骶尾部最多，胸椎和腰椎极少。早期症状是局部持续性疼痛，肿块增大后可产生压迫症状，可引起大便失控和排尿困难。肛指可触及骨盆内肿块。如肿块向外生长，从皮下隆起，按之有弹性，而局部皮肤则正常。

（三）X线表现

肿瘤以溶骨性破坏为主，不见钙化及骨化。位于骶尾椎的肿瘤自骶椎中央或偏一侧产生局限性骨质破坏，可使骨质扩张、变薄、消失。位于胸腰椎椎体者椎体破坏压陷，但椎间隙保持完整。膀胱造影及钡剂灌肠有助于判断肿瘤的范围（图2-4-13-2）。

（四）病理特点

肿瘤组织为白色半透明胶冻状，含大量黏液，伴广泛出血时呈暗红色。瘤体边缘常呈分叶状或结节状，表面有一层纤维组织包膜，一般不穿破进入邻近脏器。镜下见肿瘤细胞较小，立方形、圆形或多角形，胞膜清楚，胞质量多，红染，常见空泡，空泡大者可达到一般细胞体积的几十倍，即所谓“大空泡细胞”。核圆形或卵圆形，位于中央。细胞排列成索条状或不规则腺腔样，其间为黏液。偶见核大深染细胞、多核细胞和核分裂细胞。

（五）诊断与鉴别诊断

患者多为中年，局部渐增的疼痛和功能障碍。位于骶尾椎的肿瘤产生各种压迫症状，骶前肿瘤比向背侧生长者明显。X线片可见局限性骨破坏，向一侧膨出，肿瘤中不见骨化和钙化。临床上须与骨巨细胞瘤作鉴别，镜下须与　骨转移癌（胶样癌）作鉴别。

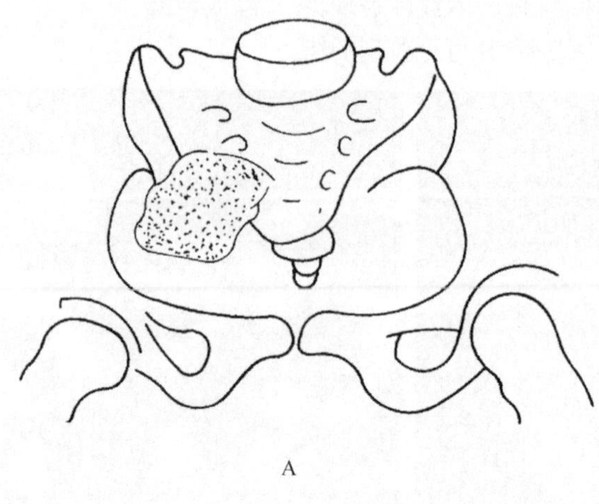

A

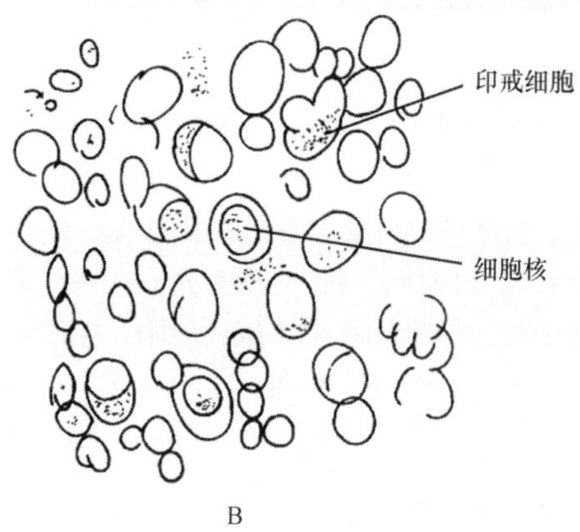

B

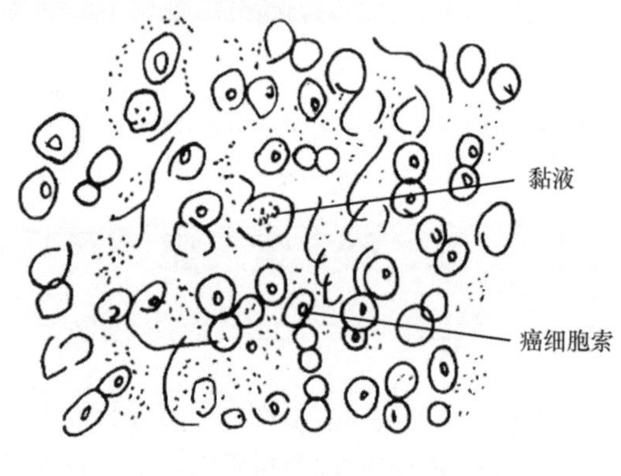

C

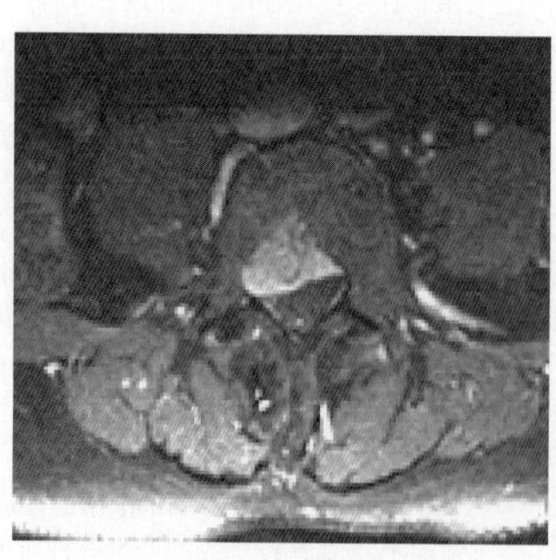

D

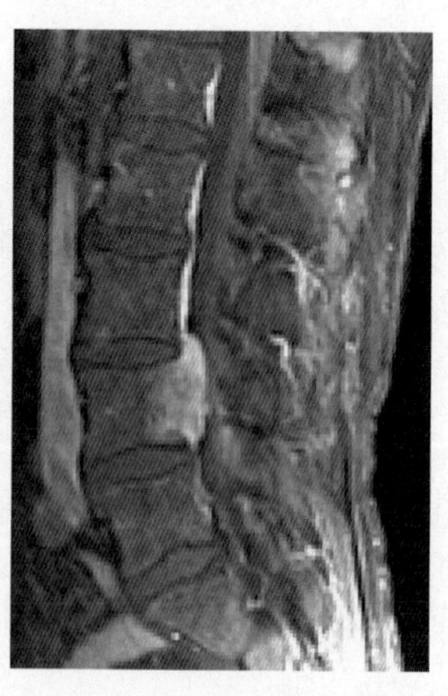

E

图2-4-13-2　临床举例：骶骨脊索瘤示意图及MR所见

A.骶骨脊索瘤大体解剖；B、C.脊索瘤的镜下表现；D、E.MR横断面及矢状位观

（六）治疗

肿瘤位于第3骶椎以下时比较容易切除，如侵犯到第2骶椎以上则切除极困难。可行刮除术，术后需补加大剂量放射治疗。放疗对脊索瘤有一定疗效，可使肿瘤缩小，但不会消失，数个月后肿瘤仍会生长。复发者手术切除极困难，局部向周围蔓延扩散甚为广泛。发生远处转移较少。

（蔡郑东　马小军　瘳宇昕）

参考文献

郭卫. 2007. 原发性恶性骨肿瘤治疗原则及若干问题. 中华外科杂志, 45(10): 649-651

纪科伟, 邵增务, 杨述华. 2004. 骨肉瘤肺转移的基因治疗相关研究进展. 中国骨肿瘤骨病, 3(2): 118-121

刘心, 邵增务. 2005. 同种异体骨关节移植在四肢骨肿瘤保肢治疗中的应用. 中国骨肿瘤骨病, 4(3): 181-184

邱晓华, 邵增务, 廖翔, 等. 2006. 放射性粒子植入在恶性骨肿瘤治疗中的应用. 中国骨肿瘤骨病, 5(3): 172-174

邵增务, 杜靖远, 杨述华, 等. 2006. 大段同种异体骨移植在骨肿瘤性骨缺损修复中的应用. 华中科技大学学报(医学版), 35(5): 681-683

邵增务, 刘心. 2006. 可调节假体在儿童四肢骨肿瘤保肢治疗中的应用进展. 中华小儿外科杂志, 27(10): 553-555

王河忠, 邵增务. 2006. 过继免疫细胞治疗骨肉瘤研究现状. 国际骨科学杂志, 17(6): 349-351

王臻, 郭征, 刘继中, 等. 2006. 保留骨骺的保肢手术临床研究. 中华骨科杂志, 26(12): 813-817

徐润冰, 邵增务, 熊小芊, 等. 2006. 基质金属蛋白酶及其抑制剂与骨肉瘤. 中国骨肿瘤骨病, 5(4): 242-244

张志才, 邵增务. 2007. 骨肉瘤新辅助化疗研究进展. 现代肿瘤医学, 15(10): 1515-1518

Aubry K, Barriere G, Chable-Rabinovitch H, et al. 2007. Molecular mechanisms regulating the angiogenic phenotype in tumors: clinical impact in the future. Anticancer Res, 27(5A): 3111-3119

Bacci G, Balladelli A, Forni C, et al. 2007. Adjuvant and neo-adjuvant chemotherapy for Ewing's sarcoma family tumors and osteosarcoma of the extremity: further outcome for patients event-free survivors 5 years from the beginning of treatment. Ann Oncol, 18(12): 2037-2040

Bacci G, Mercuri M, Longhi A, et al. 2005. Grade of chemotherapy-induced necrosis as a predictor of local and systemic control in 881 patients with non-metastatic osteosarcoma of the extremities treated with neoadjuvant chemotherapy in a single institution. Eur J Cancer, 41(14): 2079-2085

Boneschi V, Parafioriti A, Armiraglio E, et al. 2009. Primary giant cell tumor of soft tissue of the groin - a case of 46 years duration. J Cutan Pathol, 36 Suppl 1: 20-24

Chang B, Punj V, Shindo M, et al. 2007. Adenoviral-mediated gene transfer of ectodysplasin-A2 results in induction of apoptosis and cell-cycle arrest in osteosarcoma cell lines. Cancer Gene Ther, 14(11): 927-933

Chugh R, Tawbi H, Lucas DR, et al. 2007. Chordoma: the nonsarcoma primary bone tumor. Oncologist, 12(11): 1344-1350

Clark JC, Dass CR, Choong PF. 2008. A review of clinical and molecular prognostic factors in osteosarcoma. J Cancer Res Clin Oncol, 134(3): 281-297

de Camargo OP, Baptista AM, Atanásio MJ, et al. 2010. Chondrosarcoma of bone: lessons from 46 operated cases in a single institution. Clin Orthop Relat Res, 468(11): 2969-2975

Dulou R, Chargari C, Dagain A, et al. 2012. Primary intracranial extraskeletal myxoid chondrosarcoma. Neurol Neurochir Pol, 46(1): 76-81

Ech-Charif S, Aubert S, Buob D, et al. 2006. Giant cell tumor of soft tissues. Report of two cases. Ann Pathol, 26(1): 26-29

Erra S, Costamagna D, Durando R. 2010. A rare case of extraskeletal osteosarcoma of the esophagus: an example of difficult diagnosis. G Chir, 31(1-2): 24-27

Ferrari S, Palmerini E. 2007. Adjuvant and neoadjuvant combination chemotherapy for osteogenic sarcoma. Curr Opin Oncol, 19(4): 341-346

Ferrari S, Smeland S, Mercuri M, et al. 2005. Neoadjuvant chemotherapy with high-dose Ifosfamide, high-dose methotrexate, cisplatin, and doxorubicin for patients with localized osteosarcoma of the extremity: a joint study by the Italian and Scandinavian Sarcoma Groups. J Clin Oncol, 23(34): 8845-8852

Figl M, Leixnering M. 2009. Retrospective review of outcome after surgical treatment of enchondromas in the hand. Arch Orthop Trauma Surg, 129(6): 729-734

Gaulke R, Suppelna G, Hildebrand F, et al. 2008. Rcurrence of solitary enchondroma at the hand after operative treatment. Handchir Mikrochir Plast Chir, 40(5): 304-309

Grimer RJ, Sommerville S, Warnock D, et al. 2005. Management and outcome after local recurrence of osteosarcoma. Eur J Cancer, 41(4): 578-583

Grimer RJ. 2005. Surgical options for children with osteosarcoma. Lancet Oncol, 6(2): 85-92

Jakowski JD, Wakely PE Jr. 2007. Cytopathology of extraskeletal myxoid chondrosarcoma: report of 8 cases. Cancer, 111(5): 298-305

Jebsen NL, Trovik CS, Bauer HC, et al. 2008. Radiotherapy to improve local control regardless of surgical margin and malignancy grade in extremity and trunk wall soft tissue sarcoma: a Scandinavian sarcoma group study. Int J Radiat Oncol Biol Phys, 71(4): 1196-1203

Laffosse JM, Accadbled F, Abid A, et al. 2007. Reconstruction of long bone defects with a vascularized fibular graft after tumor resection in children and adolescents: thirteen cases with 50-month follow-up. Rev Chir Orthop Reparatrice Appar Mot, 93(6): 555-563

Li X, Zhang LS, Fischel-Ghodsian N, et al. 2005. Biochemical characterization of the deafness-associated mitochondrial tRNASer(UCN)A7445G mutation in osteosarcoma cell cybrids. Biochem Biophys Res Commun, 328(2): 491-498

Liao Xiang, Yang Shu-hua, Shao Zeng-wu, et al. 2006. Effect of Exogenous p16ink4a and hRb1 Genes on cell cycle regulation of osteosarcoma cell line. Journal of Huazhong University of Science and Technology(Med Sci), 25(6): 679-682

Lietman SA, Joyce MJ. 2010. Bone sarcomas: Overview of management, with a focus on surgical treatment considerations. Cleve Clin J Med, 77 Suppl 1: S8-12

Marulanda GA, Henderson ER, Johnson DA, et al. 2008. Orthopedic surgery options for the treatment of primary osteosarcoma. Cancer Control, 15(1): 13-20

Mitchell AP, Poiesz M, Leung A. 2011. A case of highly aggressive extraskeletal myxoid chondrosarcoma. Case Rep Oncol, 4(2): 377-384

Mori K, Rédini F, Gouin F, et al. 2006. Osteosarcoma: current status of immunotherapy and future trends. Oncol Rep, 15(3):

693-700

Nau KC, Lewis WD. 2008. Multiple myeloma: diagnosis and treatment. Am Fam Physician, 78(7): 853-859

Nishida Y, Knudson W, Knudson CB, et al. 2005. Antisense inhibition of hyaluronan synthase-2 in human osteosarcoma cells inhibits hyaluronan retention and tumorigenicity. Exp Cell Res, 307(1): 194-203

Ogura K, Fujiwara T, Beppu Y, et al. 2012. Extraskeletal myxoid chondrosarcoma: a review of 23 patients treated at a single referral center with long-term follow-up. Arch Orthop Trauma Surg, 132(10): 1379-1386

Park JH, Kim MJ, Kim CJ, et al. 2012. Intracranial extraskeletal myxoid chondrosarcoma: case report and literature review. J Korean Neurosurg Soc, 52(3): 246-249

Pisters PW, Pollock RE, Lewis VO, et al. 2007. Long-term results of prospective trial of surgery alone with selective use of radiation for patients with T1 extremity and trunk soft tissue sarcomas. Ann Surg, 246(4): 675-681

Pradhan A, Cheung YC, Grimer RJ, et al. 2008. Soft-tissue sarcomas of the hand: oncological outcome and prognostic factors. J Bone Joint Surg Br, 90(2): 209-214

Saglik Y, Atalar H, Yildiz Y, et al. 2007. Surgical treatment of osteoblastoma : a report of 20 cases. Acta Orthop Belg, 73(6): 747-753

Spindel J, Walentek T, Stoltny T, et al. 2007. The opportunities of the photodynamic therapy(PDT)in bones' tumours treatment. Chir Narzadow Ruchu Ortop Pol, 72(3): 201-204

Tsukushi S, Nishida Y, Sugiura H, et al. 2008. Results of limb-salvage surgery with vascular reconstruction for soft tissue sarcoma in the lower extremity: Comparison between only arterial and arterovenous reconstruction. J Surg Oncol, 97(3): 216-220

van Doorninck JA, Ji L, Schaub BS2010. Current treatment protocols have eliminated the prognostic advantage of type 1, fusions in Ewing sarcoma: a report from the Children's Oncology Group. J Clin Oncol, 28(12): 1989-1994

Wachtel M, Schäfer BW. 2010. Targets for cancer therapy in childhood sarcomas. Cancer Treat Rev, 36(4): 318-327

Walcott BP, Nahed BV, Mohyeldin A, et al. 2012. Chordoma: current concepts, management, and future directions. Lancet Oncol, 13(2): e69-76

Wamisho BL, Admasie D, Negash BE. 2009. Osteosarcoma of limb bones: a clinical, radiological and histopathological diagnostic agreement at Black Lion Teaching Hospital, Ethiopia. Malawi Med J, 21(2): 62-65

Weber K, Damron TA, Frassica FJ, et al. 2008. Malignant bone tumors. Instr Course Lect, 57: 673-688

Woźniak W, Raciborska A, Walenta T, et al. 2007. New technique of surgical treatment of malignant calcaneal tumours: Preliminary report. Ortop Traumatol Rehabil, 9(3): 273-276

Zhou Z, Bolontrade MF, Reddy K, et al. 2007. Suppression of Ewing's sarcoma tumor growth, tumor vessel formation, and vasculogenesis following anti vascular endothelial growth factor receptor-2 therapy. Clin Cancer Res, 13(16): 4867-4873

第五章　四肢骨关节其他骨肿瘤及骨的瘤样病损

第一节　骨　囊　肿

一、骨　囊　肿

（一）概述

单室性骨囊肿最多见于11~20岁的青少年，好发于骨的干骺端偏干部位，最多见于股骨、肱骨和胫骨。其发病率占骨瘤样病损的30.94%，仅次于纤维结构不良而占第2位。男女之比为2：1。

（二）临床表现

除病理性骨折外，患者无临床症状。一般是在摄片时偶尔发现，或在发生病理性骨折后发现。

（三）X线表现

病损为界限清楚的射线透亮区，外有一薄层骨硬化边缘。由于囊肿膨胀性生长造成骨皮质不规则变薄，X线片常呈假分叶状表现。与动脉瘤样骨囊肿不同，动脉瘤样骨囊肿呈典型的偏心性生长，而单室性骨囊肿却位于骨中心。骨膜反应偶然发生于病理性骨折的患者。大多数囊肿在肱骨或股骨的干骺端，向下扩展至骨干，向上扩展虽接近骨骺，但后者不被累及。囊肿可有骨嵴假象。

（四）病理表现

病损是单房的囊腔，其中充满质清液体，囊内壁衬以薄层纤维组织，镜下可见纤维组织膜内散在着多核巨细胞，常围绕胆固醇结晶。骨折后腔内含血性液体并出现骨痂。

（五）诊断与鉴别诊断

应与骨巨细胞瘤、单发性骨纤维结构不良、内生软骨瘤、非骨化性纤维瘤及嗜酸性肉芽肿等相鉴别。

（六）治疗

刮除和植骨是最适当的手术。由于刮除未能彻底，常易复发。有时骨折后，囊腔会被骨痂充实而自愈。可采用囊内注射甲泼尼龙（40~80mg）加自体骨髓移植或者人工骨填充，有时取得较好疗效，可避免进行手术。一项比较性的临床研究比较了多种治疗方法，结果显示微创刮除后使用乙醇烧灼，囊腔人工骨填充并使用空心钉引流取得了最好的疗效。

二、近关节性骨囊肿

（一）概述

近关节骨囊肿（juxta-articular bone cyst）又称骨内腱鞘囊肿，是一种局限在邻近关节部的良性病损。较少见，易误诊。

（二）临床表现

男女发病率相近，多见于20~40岁。好发于长骨关节软骨下。主要症状轻度的为局部疼痛及压痛，肿瘤穿破骨质可有局部肿块。

（三）X线表现

邻近关节的长骨内有偏心性圆形或卵圆形溶骨破坏，可呈多房状，无钙化，边缘有轻度骨硬化区（图2-5-1-1、图2-5-1-2）。

（四）病理特点

骨破坏区有厚薄不等的灰白色囊壁，小者多为单房，大者为多房，内壁光滑，周围骨质硬化。囊内充满淡棕色胶冻样物质，可与关节相通。镜下见囊壁由纤维组织和滑膜样组织构成，部分纤维组织发生黏液样变，无内衬上皮，周缘骨质硬化。

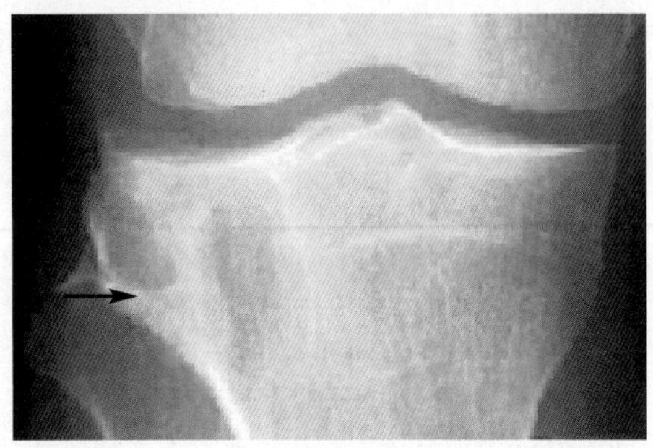

图 2-5-1-1 临床举例：右胫骨近端外侧骨囊肿，边界轻度硬化

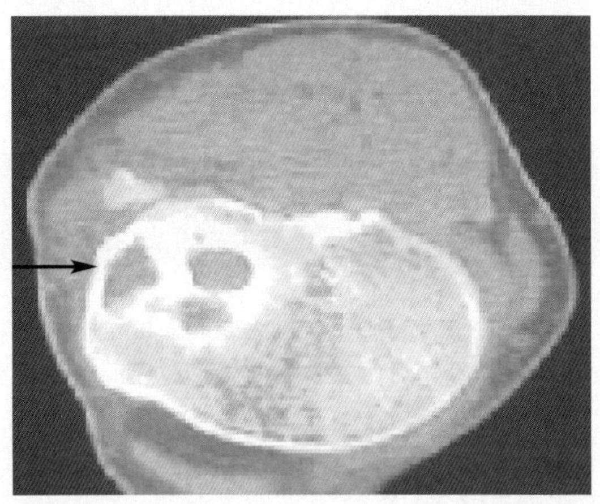

图 2-5-1-2 临床举例：右胫骨近端外侧骨囊肿，边界清楚伴有硬化，多房状改变，无软组织肿块

（五）诊断与鉴别诊断

初期确诊较困难，对邻近关节的溶骨性破坏应考虑本病。应与骨巨细胞瘤、孤立性骨囊肿、关节结核、软骨母细胞瘤等作鉴别。

（六）治疗

处理方法同孤立性骨囊肿。

（七）预后

预后良好。

第二节 动脉瘤样骨囊肿

一、概述及发病率

（一）概述

动脉瘤样骨囊肿为一种瘤样病损，是一种孤立性、膨胀性、出血性、多房性囊肿；其性质未明，有人认为系良性肿瘤，有人认为系瘤样病损。可以独立发病，也可在骨肿瘤的基础上并发病变。本病发生于骨而向骨外膨胀生长，呈特殊的X线表现。其内容物为充满血液的囊腔血窦，以纤维组织为间隔，中有多核巨细胞聚积，并有骨化。它可为原发性，也可继发或伴发于骨巨细胞瘤、软骨母细胞瘤或骨母细胞瘤。

其发病机制目前争议较多。多数学者认为是骨内动脉与静脉异常吻合，致内压增高，血腔扩大，骨质破坏，出血而形成的血性囊腔。有学者认为外伤出血水肿及骨膜下血肿，可以逐渐形成动脉瘤样骨囊肿。近年来，不少学者将本病分为原发性和继发性两类。所谓原发性是指除了动脉瘤样骨囊肿的病变以外，没有发现其他伴随病变并存;继发性是指本病常伴随其他良性肿瘤或瘤样病损，甚至可与恶性肿瘤并存。

（二）发病率

本病少见。约占原发性骨肿瘤的1.2%，占良性肿瘤的2.2%。男女之比约为1.4∶1，好发于11~30岁（占64%）；本病以四肢长骨为好发部位，依次为股骨、胫骨、肱骨和脊椎骨。但发生在脊椎椎板和横突的也不少见，尤其是发生在骶骨的比较常见。

二、临 床 表 现

临床表现最多见于青少年。发展迅速，疼痛和肿胀逐步加剧。偶尔可发生病理性骨折。脊椎的动脉瘤样骨囊肿可引起神经症状，甚至截瘫。本病症状较轻者病程较长，可达半年以上。其症状为局部肿胀、疼痛及患部的功能障碍等，患部不能触到搏动。位于骶椎时，疼痛症状常较明显。对动脉瘤样骨囊肿作局部穿刺，不仅可抽出血性液体，而且其内压力常较高。

三、影像学表现

【X线表现】 在长骨多波及干骺端，20%累及骨骺，但不侵犯骨骺。病损以溶骨为主，呈偏心性，其偏心性者向骨外突出如“气球状”膨胀，囊肿表面为一薄层骨壳。当它迅速增大时，可似吹气样，骨皮质变薄而侵袭软组织，甚至压迫邻近骨。有一薄层骨膜反应。由于生长较快，在短期内可成倍增长，常被误认为有恶性行为。病变呈局限性透亮区，境界清晰，边缘有狭窄的硬化带，其中有不规则小梁分隔，呈蜂窝样。位于骨中心者，向周围扩张膨胀，呈卵圆形，与骨的纵轴一致。位于脊椎的病变多在棘突、椎板、横突上，亦膨出于骨外。骶骨的病变也显示膨胀改变，有透亮区。

【CT诊断】 CT可显示发生在颅面骨、跟骨、骨盆等结构比较复杂部位的病变，弥补了平片难以显示或显示不清的不足，对确定动脉瘤样骨囊肿的大小、部位、膨胀程度、骨皮质完整性、周围骨质硬化改变及其内的骨嵴等很有帮助。动脉瘤样骨囊肿的CT表现为囊状膨胀性骨质破坏，骨壳内缘呈大小不等弧形压迹，病变可穿破骨壳突入周围软组织形成肿块，边界清楚。病灶内部呈单纯囊性区域或不均匀密度区域，包括软组织密度结构、液性密度囊腔和（或）斑片状、条带状骨化影。病灶内见斑点状钙化和条状骨性分隔时对本病的定性和鉴别诊断有一定作用。增强后病变实性成分明显强化，对比之下能更清楚地显示囊性区域和液-液平面。动脉瘤样骨囊肿的囊壁和囊间隔在组织学上主要由纤维成分构成，宽窄不一，强化非常明显，是诊断动脉瘤样骨囊肿最重要的证据。目前，多排螺旋CT已广泛应用于临床，其多平面成像（multi planar reformation，MPR）及容积显示（volume rendering，VR）技术有较大的诊断价值，既可以进行冠状面和矢状面重建，弥补常规CT横断面扫描的不足，又可以进行三维重建，具有立体、直观、清晰的特点，可以任意旋转，多方位、多角度全面观察病变。

【MR诊断】 MR具有多方位、多序列和多参数成像的优点，可以提供更加丰富的组织学信息。它不仅可清晰显示病变部位的组织结构，而且可非常敏感地反映组织内水、蛋白质及脂肪含量的变化，使动脉瘤样骨囊肿无创性定性检查成为可能；对于平片甚至CT都无法显示的早期病变，MR却能清晰显示。动脉瘤样骨囊肿典型的MR表现为膨胀性分叶状病灶由大小不等的囊腔所组成，病灶边缘和内部可见线条状低信号影，代表纤维性或骨性囊壁和间隔。由于含有扩张的毛细血管，T_1W I增强扫描囊壁和分隔呈薄层环形强化。大部分病灶囊内可见液平面，主要由沉积的未凝固的血液成分造成。液平面上方为含较多蛋白质的血浆成分，T_2W I表现为高信号；液平面下方为变性的细胞成分和含铁血黄素，T_2W I表现为低信号。然而液平面并不是动脉瘤样骨囊肿特有的表现，骨巨细胞瘤、毛细血管扩张型骨肉瘤等病变也可出现。如果病灶主要由囊腔组成而实性成分很少，则要高度怀疑为动脉瘤样骨囊肿；如果病灶内含有较多的实性成分，则可能为继发性动脉瘤样骨囊肿或其他囊性肿瘤性病变。MR显示巨大团状软组织肿块，提示病灶为继发性动脉瘤样骨囊肿。

四、病 理 表 现

大体观见一多房性充满血液的囊肿，切面似海绵或蜂窝状。病损内有纤维性间隔，其中有时含骨组织。镜下可见多数充满血液的大小不等的囊腔，其中充满血液，呈暗红色或棕色，但囊腔内并无内皮覆衬。有纤维组织为间隔。囊壁的血管改变见中小静脉明显扩张充血，血管壁呈不同程度的增厚。纤维性间隔中有不成熟的骨或骨样组织，并有大量破骨细胞样的多核巨细胞，有时被误认为骨巨细胞瘤。组织学检查有时可发现同时存在骨巨细胞瘤、骨母细胞瘤、软骨母细胞瘤等肿瘤。应和毛细血管扩张性骨肉瘤鉴别，主要鉴别点是动脉瘤样骨囊肿内细胞均具良性特征。

五、诊断与鉴别诊断

本病多见于青少年四肢长骨及脊椎椎板，没有明显的症状。局部穿刺有硬壳感，很容易抽出不凝固的血液。在X线表现为多囊性骨质破坏，或呈偏心性“气球样”膨出，应考虑本病的可能。在鉴别诊断时应注意与一般的骨囊肿和骨巨细胞瘤相鉴别。偶有因剧烈疼痛且在X线表现部分骨壳被破坏消失而穿破骨皮质时，不可误诊断为恶性骨肿瘤。

六、治　　疗

位于四肢长骨者，以手术治疗为宜。一般可作局部刮除和植骨，效果较好，复发也较少。偶尔对复发次数多并有侵袭行为者，可考虑截肢。术前要有充分的估计，术中可能有大出血，做好输血的准备，手术应在充分止血条件下进行。对位于脊椎不易手术切除的部位可行放射治疗，病变位于骶骨处常可采用局部动脉栓塞疗法，效果较好。

七、预　　后

动脉瘤样骨囊肿手术后复发率较高，主要是因手术不彻底而造成的。有放射治疗后变成骨肉瘤的报道。

第三节　嗜酸性肉芽肿

一、概述及发病率

（一）概述

本症为非脂质沉积症的一种，与脂质沉积症均属于网状内皮系统增生病。由Finzi于1929年首次报道，后由Jaffe命名为嗜酸性肉芽肿。

（二）发病率

自婴儿至老年人均可发病，约占原发性骨肿瘤的2.1%，占良性骨肿瘤的3.8%，男女之比约为2∶1，大多数患者为30岁以下男性，以5~10岁较多。常见的发病部位为颅骨、脊柱、肋骨、肩胛骨及骨盆，也见于长管骨，多为单发性，也可多发。

二、临 床 表 现

临床症状的变异较大。一般发病较慢，属隐匿性，在发生症状之前，可有较长的病史，有的仅轻度疼痛，患部功能障碍。位于浅表部位各骨，可触及骨质变化，长骨隆起肥厚，大范围的颅骨破坏，有骨质凹陷。位于脊椎的病变可并发侧弯或后凸，活动受限，少数在病理性骨折后可发生脊髓压迫症状。

三、实验室检查

白细胞和嗜酸粒细胞可有中度增多，但并不常见。血清钙、磷和碱性磷酸酶均正常。

四、X 线 表 现

为孤立的界限分明的溶骨性改变，因发病部位而异，位于颅骨的病变为局限性骨质破坏，可为单发性或多发性，颅骨内外板均遭破坏，边缘锐利而弯曲;肩胛骨之病变为边缘锐利、界限明显的骨质破坏。椎体破坏后塌陷，使椎体上下骺板合并在一起，椎间隙无异常。少数病例出现脊髓或神经根压迫症状。长骨病变为溶骨性破坏，以致向外扩张成形状不规则，边缘清晰，穿破骨皮质后，骨膜产生反应性新骨，呈分层状贴附于皮质骨的表面。有的可引起病理骨折（图2-5-3-1）。

五、病 理 表 现

病变位于髓腔为肉芽样组织，切面呈灰色、灰红色或黄色，质软而脆，局限性骨质破坏的边缘有骨硬化。镜下观察主要为良性组织细胞为基底，内含有数量不等的嗜酸粒细胞（图2-5-3-2）。

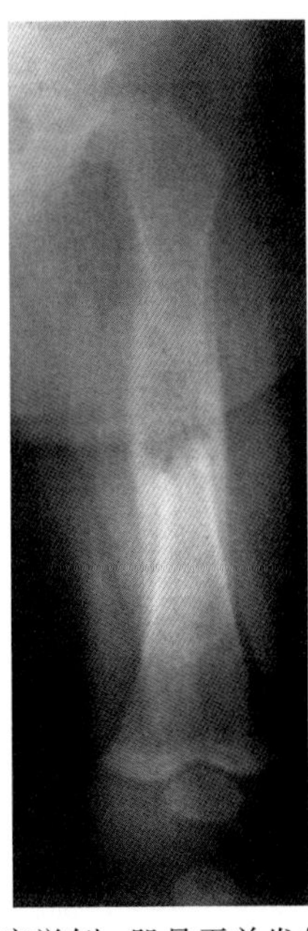

图 2-5-3-1　临床举例：股骨干单发的嗜酸性肉芽肿引起的严重骨膜反应 X 线正位片观

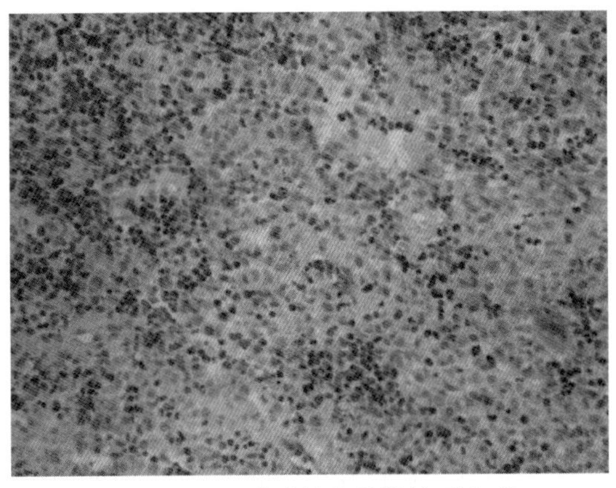

图 2-5-3-2　嗜酸性肉芽肿镜下表现

可见基质由围绕小细胞群或单细胞丰富的网状组织构成，围绕宽广的细胞间网状组织区。内含有数量不等的嗜酸粒细胞，在组织致密呈实质团块的分布区有嗜酸粒细胞，而在嗜酸粒细胞较多的分布区，除嗜酸粒细胞较多外，并常见数量不等的淋巴细胞、浆细胞和泡沫细胞等

六、诊断与鉴别诊断

青少年及儿童患者，患部有轻微疼痛，X线片上呈现边缘锐利的溶骨性破坏，有不规则的新生骨，白细胞总数及嗜酸粒细胞计数增高者，应考虑本病。

本病的单发性患者应与尤因肉瘤、慢性骨髓炎及骨结核相鉴别，多发性骨病应与多发性骨髓瘤及骨转移瘤相鉴别。

七、治　　疗

骨嗜酸性肉芽肿理想的治疗方法是在病灶内注射入缓慢吸收的泼尼松制剂，包括已确诊、局部复发或继发病灶，注射疗法均有效。通常只需注射1~3次，每次125~250mg，6~12个月内病变停止发展，然后完成病灶修复。当放射线诊断有疑问时，可行冷冻切片活检术及病灶刮除术，同时局部注入泼尼松，必要时可进行植骨，多可治愈，极少复发。对某些部位功能次要的骨，如肋骨和腓骨等，可行边缘性瘤段切除术。对特殊病理或不宜手术部位可行放射治疗，或术后辅助放射治疗，20~30Gy（2000~3000rad）。对于多发病不适于手术及放射治疗者，可局部或全身应用泼尼松和抗生素治疗。

第四节　纤维结构不良

一、概述及发病率

（一）概述

纤维结构不良又称纤维异样增殖症。其特征是纤维组织增生并通过化生而成骨，形成的骨为幼稚的交织骨。另有一种病损是在纤维组织增生的同时，有板层骨小梁形成，骨小梁表面有骨母细胞覆盖。除组织学表现不同外，病损发生的部位、X线表现等也不相同，故成为另一独立骨病损，称为骨纤维结构不良。

（二）发病率

纤维结构不良在瘤样病损中发病率占首位（38.42%）。男女之比为1.1∶1。多见于11~30岁（64.03%）。好发部位为股骨和胫骨，其次为颌骨和肋骨。

二、临 床 表 现

常见的症状是局部疼痛，常由于病理性骨折而引起。它可以是单骨性或多骨性。一般到骨骼生长成熟后，发病将趋于稳定。若多骨病损伴有皮肤色素沉着和内分泌紊乱，特别是性早熟，称为Albright综合征。它主要发生在儿童，特别是女孩。偶尔纤维结构不良可恶变为纤维肉瘤，特别是在接受放射治疗后的病例。

三、X 线 表 现

典型的“磨砂玻璃”样X线表现是本病的主要诊断依据。病变在长骨可见于干骺端或骨干，病损边缘有致密硬化，称为“橘皮”。皮质往往膨胀变薄，透亮区说明有出血或囊腔形成。有时发生病理性骨折。严重的多骨型可因骨骺提前融合而发生畸形。典型的股骨畸形称为“牧羊人杖”畸形。此外，其他部位的病损可有特殊形态，如面骨和颅底的致密硬化和不对称，可形成骨性狮面。儿童上、下颌骨的膨胀性溶骨病损可形成颌骨增大症（Cherubism）。

四、病 理 表 现

病损内含有大量纤维组织和不等量的胶质骨。纤维组织和骨小梁有移行，表明后者系从前者化生而来。骨小梁表面一般很少有骨母细胞覆盖。

五、诊断与鉴别诊断

纤维结构不良的鉴别诊断包括前面所说的骨纤维结构不良和甲状旁腺功能亢进引起的弥漫性纤维性病变（囊性纤维性骨炎）。若病损中有软骨灶，则应与软骨肿瘤鉴别。

六、治 疗

长期以来，手术治疗几乎是治疗纤维结构不良的唯一方法。最近出现了一些保守治疗方案（如双膦酸盐治疗）。本病不适用于放疗，有报道放疗可引起恶变。

七、预 后

一般预后较好，恶变率为2%~3%。

第五节 腱鞘巨细胞瘤

一、概述及发病率

（一）概述

腱鞘巨细胞瘤是一种增生性良性病损，发生于关节滑膜、滑囊或腱鞘。多见于青年或中年。它往往是孤立性病损。由于病损内有含铁血黄素和脂肪沉积而呈棕黄色，故称“色素性”或“着色性”；又由于增生的病损呈结节状，故称为“结节性”。常用名称还有绒毛结节性滑膜炎、良性滑膜瘤等。

（二）发病率

本病并不少见，约占软组织类型肿瘤的3.8%，男性多于女性，半数发生于20~40岁。

二、临 床 表 现

常缺乏症状。常见于手与足部，为慢性长大的软结节，无压痛，生长自限，一般不>2cm。除非生长在大关节附近者，不伴有关节积液，常无功能障碍，不能压缩，照光不透明。靠近骨骼者，可产生对骨的压迹，但无浸润至骨，一般无外科分期，核素扫描无吸收增加，动脉造影正常。

三、X 线 表 现

多见于膝、髋、踝和腕关节，也可见于小关节以及手、足的腱鞘和滑囊。结节状肿块可因含有含铁血黄素而呈致密阴影。关节周围溃损主要是由于邻近骨遭受压迫所致。边缘溃损可表现为狭窄和致密的反应性硬化。软组织内很少有钙化。若出现钙化，应考虑为恶性滑膜瘤。

四、病理表现

滑膜上有弥漫性和局限性两种表现。前者是指在大部分滑膜内有棕黄色的色素沉着，并覆以绒毛和结节状突出物。后者是指在滑膜上有一个或数个棕黄色结节状突出物。镜下可见绒毛为含血管的纤维结缔组织突起，其表面覆盖着滑膜细胞。绒毛内有含铁血黄素沉积。多核巨细胞很常见。有的单核巨噬细胞吞噬脂肪而成为泡沫细胞。有的结节内有多少不等的胶原纤维，成纤维细胞多少不一。一般认为这是局部侵袭性滑膜肿瘤，但仍属良性；但也有人认为不是真性肿瘤，而是一种反应性增生引起的结节性病损。

五、诊断与鉴别诊断

应与腱鞘囊肿、神经鞘瘤等发生于手、足的软组织肿块鉴别。

六、治　　疗

在肿物的活动生长期，Ⅰ期病变于囊外边缘切除是肯定的治疗，复发可能性很小，不需要行广泛切除，但囊内切除则有相当多的局部复发。在肿瘤的静止期，虽然应当选择囊外切除，然而即使囊内分块切除也无复发。但一旦复发，则需选用更彻底的切除。此肿瘤尚无发现有转移者，局部复发也多无症状，一般不带来残疾，故对复发病例，可严密观察，可能比广泛切除而带来的一些残疾为好。

第六节　滑膜软骨瘤病

一、概述及发病率

（一）概述

滑膜软骨瘤病又称关节软骨瘤、滑膜多发性软骨瘤病等。这是滑膜较少见的增生性病损，其特征是在大关节（如膝、髋和肩关节）滑膜内有多发性软骨结节，也可发生在滑囊或腱鞘。结节如从滑膜分离可成为关节内游离体，但关节本身原来没有关节炎，所以本病为原发性滑膜软骨瘤病。

（二）发病率

过去认为本病少见，近年来病例报道逐渐增多。男性多于女性，男女之比为2∶1。以30~50岁多见。

二、临床表现

临床表现取决于游离体的位置、大小、数目及病程长短。一般病程经过缓慢，患者感觉长期不适，运动逐渐受限。局部出现疼痛和肿胀，有时出现关节活动时的捻发音或绞锁。

三、X线表现

典型表现为小的钙化阴影散布于关节滑膜上。游离体钙化后可出现X线阻射，但有时未钙化，X线检查可为阴性。CT或对比关节造影有助于明确诊断。关节周围可出现骨质疏松。

四、病理表现

在早期，可见滑膜结缔组织的软骨化生，以后形成软骨结节。软骨结节脱离滑膜而成为关节内游离体。软骨结节有时钙化或骨化。软骨细胞增生活跃，核肥硕或双核，不应误诊为滑膜肉瘤。

五、诊断与鉴别诊断

在排除关节以外的骨化或钙化，如骨瘤、血肿钙化等病变外，主要与关节内出现游离体的疾病相鉴别。如剥脱性骨软骨炎、骨性关节炎、大骨节病、神经性关节炎等。

六、治　　疗

本病属半自限性疾病，有临床表现的仅占一小部分，一旦出现临床症状宜早期采取手术治疗。可作彻底滑膜切除术，关节镜下手术可摘除游离体。个别严重病例可考虑作全关节置换术。

七、预　　后

一般预后良好。有个别病例术后恶变的报道，亦有自愈的病例报道。

第七节　非骨化性纤维瘤

一、概　　述

非骨化性纤维瘤（nonossifying fibroma）又称干骺端纤维性缺损（metaphyseal fibrous defect）或组织细胞性黄肉芽肿（histocytic xantho granuloma），是骨内纤维组织增生导致局限性骨质吸收或破坏的病变，一般认为并非真正的骨肿瘤。

二、临 床 表 现

临床较为少见，约占原发性骨肿瘤的1.1%。常见于儿童和青少年。好发于长骨干骺端，以胫骨、股骨、腓骨最为多见，其次是肱骨、尺骨等，位于干骺端。病变部位有轻微疼痛及压痛，局部骨质可有轻度膨胀变形，亦可发生病理性骨折。目前多主张将病灶较小、局限于骨皮质、仅引起轻度缺损的病变称为“干骺端纤维性缺损”；若病变持续发展而累及髓腔致病灶扩大并引起临床症状，则称为“非骨化性纤维瘤”。

三、X 线 表 现

多发生在股骨的干骺端，离骺板3~4cm处最常见，其次是胫腓骨。病灶为透明阴影，位于长骨干骺端偏中心位，周围有致密骨质反应，肿瘤外围皮质变薄，呈蜂窝状或肥皂泡沫状，病灶大多为2~7cm，但可以很广泛，甚至波及大部分骨干。有些病例表现为圆形或卵圆形、单囊性病变，一般无骨膜反应。可合并病理性骨折。

四、病 理 表 现

肿瘤组织呈棕色或黄色的纤维组织，有韧性，边缘骨质硬化，与正常骨有明显界限，间隔可为正常骨。界限见构成肿瘤的主要成分是梭形的成纤维细胞，排列为漩涡状或束状，细胞致密，有少量胶原纤维，有些细胞的胞质中含有含铁血黄素颗粒，并见散在的巨细胞。肿瘤边缘有反应性新生骨。

五、诊　　断

本病多见于青少年，无明显临床特征，结合X线片，应考虑到此病。

六、鉴 别 诊 断

需鉴别的疾病有：

1. 单发性纤维异样增殖症　多发生于股骨近端，症状不明显，常合并病理性骨折。X线为髓腔内局限性溶骨性破坏，呈磨砂玻璃样，镜下见纤维组织与化生骨。

2. 骨巨细胞瘤　发病年龄较大，症状明显，X线见骨破坏边界不清，镜下为基质细胞及多核巨细胞。

七、治　　疗

由于其病程有自限性，较小的病灶可不行手术，只需随访观察，注意其自然愈合情况。对有可能发生病理性骨折的较大瘤体可做局部刮除瘤体切除加植骨术。如病变发生在腓骨，则考虑病变瘤段切除术。对于病灶靠近正在生长的骺板者可延期手术，以减少对骺板的损伤。

八、预　　后

很少复发，无恶变报道。

第八节　骨化性肌炎

一、概　　述

骨化性肌炎（myositis ossificans）亦称创伤性骨化，好发于肘关节周围，常与肘关节的创伤有关，其确切发病机制尚不清楚。常发生在肌肉与骨连接部，也可发生在筋膜、肌腱、骨膜、韧带、血管壁上。可能的原因是关节脱位、关节邻近骨折及严重扭伤后，由于骨膜剥离形成骨膜下血肿与软组织血肿相连，经机化、钙化、骨化后，在关节邻近的软组织内可有广泛的钙化或骨化组织，影响到关节的活动功能。

二、临床表现

多发生于青少年男性，肘关节脱位或骨折后未能得到良好的固定，或肘关节僵硬强行牵伸出现关节肿胀、疼痛、活动受限者，可伴有低热及白细胞计数增高。临床有不少患者骨化的骨块可自行消失。

三、X线表现

早期关节周围有云雾状阴影，中期可表现为分层状"蛋壳"样骨化，5个月左右骨化明显，骨化块位于软组织或骨旁，或与骨膜相连。

四、病理特点

病理组织以纤维组织增生为特征。包块与周围软组织分界清楚。切面呈白色光泽，中央为软组织，外围为骨组织。成熟的骨化性肌炎包块有3层，外层为大量矿物质沉积形成致密板层骨，镜下可见成骨细胞和破骨细胞进行骨的改造；中层为大量骨样组织和丰富的成骨细胞；内层为软组织，这些软组织早期增生活跃，有未分化的间叶细胞，可见到有丝分裂，但细胞形态正常。

五、诊　　断

青少年男性，肘关节外伤史，伤后肿胀明显或反复行手法复位，或关节强力被动活动后出现疼痛、肿胀，常伴有低热。X线片见关节周围有云雾状阴影，数个月后骨化，关节功能受限应考虑本病。

六、鉴别诊断

需鉴别的有：

1. 异位骨化　异位骨化往往是局限性的，在离开骨骼和骨膜很远的组织内，凡可以形成病理性钙化的结缔组织，就可以出现异位骨化。

2. 进行性骨化性肌炎　是一种先天性疾病，在纤维组织内有反复的发炎，每次发炎后在肌腱和肌肉纤维间隔内发生骨化。所有横纹肌均可波及。

异位骨化和进行性骨化性肌炎异位骨化并非由直接损伤引起，亦非人力所能控制。

七、治　　疗

预防为主，包括关节脱位的早期复位，避免强力活动治疗，避免及减轻损伤后血肿形成，清除血肿，避免骨膜多次损伤等。一旦形成骨化，应等待其成熟之后才能手术切除，过早切除会导致复发。放疗及某些药物如吲哚美辛等治疗也有一定的疗效。最新有研究认为，非甾体类抗炎镇痛药联合局部放疗治疗骨化性肌炎有较好疗效。传统康复治疗手段如针灸等对骨化性肌炎也有较好疗效。

第九节　甲状旁腺功能亢进性"棕色瘤"

一、概　　述

甲状旁腺功能亢进性"棕色瘤"（hyperp

arathyroidism brown tumor）是局限性非肿瘤性病损。甲状旁腺功能亢进是以甲状旁腺激素分泌过多和高钙血症为特征的内分泌系统疾病，由此可引起一系列骨代谢的紊乱而造成骨骼损伤，严重者可在骨内形成境界清楚、内含血性纤维组织的囊性变，即所谓“棕色瘤”。

二、临 床 表 现

棕色瘤多发生于青年。以慢性骨骼疼痛、局部压痛为主要临床症状。发病部位以长骨骨干、肋骨、锁骨和颌骨多见，瘤常为多数。在颌骨的棕色瘤可使颜面毁容，在脊柱者可能压迫脊髓而产生相应的症状。化验有高钙血症，碱性磷酸酶增高，尿的羟脯氨酸量亦多。

三、X 线 表 现

溶骨性破坏，骨皮质可扩张，并有新形成的骨膜骨壳包围，瘤腔可有骨小梁形成，呈多房状。合并其他骨的变化，如全身性骨质疏松，骨膜下骨吸收，特别见于末节指骨和锁骨远端，颅骨的弥散性颗粒状X线透亮区。

四、病 理 表 现

棕色瘤的特征是红棕色质软的环形肿块，有大小不等的出血区和囊性区。病理变化主要为纤维性骨炎或囊性纤维性骨炎，表现为囊肿型与棕色瘤型。患侧的骨松质被破坏，一部分骨皮质变薄并扩张。镜下见被吸收的皮质与骨小梁表面可见大量破骨细胞及纤维组织，常可见到新鲜与陈旧出血区以及吞噬有含铁血黄素颗粒的巨细胞，同时还可见到新骨形成和成骨细胞。

五、诊断与鉴别诊断

有甲状旁腺功能亢进征象，X线片见骨内有较小的多发性囊腔和其他骨改变的征象，生化检查为高血钙、低血磷和碱性磷酸酶增高。应与骨巨细胞瘤和骨纤维异样增殖症作鉴别。在临床诊断过程中，要重视患者的全身症状，不能只关注骨科方面的临床表现，避免误诊和漏诊。

六、治　　疗

首先应考虑探查甲状旁腺。只要临床和生化检查测定怀疑甲状旁腺腺瘤的可能，就应广泛探查甲状旁腺，一旦腺瘤切除，骨骼的病损会自发地逐步改善。对于病理性骨折，可按一般原则进行处理，只是愈合时间较长。对棕色瘤本身无需处理。

(蔡郑东　单连成　傅泽泽　付　东　马小军)

参 考 文 献

陈施展,张聪,姚一民,等. 2007. 微创介入治疗儿童干骺端骨囊肿. 实用骨科杂志,（1）:118-119

王恩波,赵群,张立军,等. 2006. 经皮自体骨髓注射治疗单纯性骨囊肿疗效评价.中国修复重建外科杂志,20（09）:925-927

胥少汀,葛宝丰,徐印坎.2011. 实用骨科学. 第3版. 北京:人民军医出版社

张聪,张文华,姚一民,等. 2007. 联合介入治疗近关节的动脉瘤样骨囊肿.西南国防医药,（1）:75-77

种涛,胡永成,万宁军,等. 2011. 影像引导下经皮穿刺注射甲基泼尼松龙及注射型硫酸钙治疗单房性骨囊肿. 中华骨科杂志,31（6）:582-586

Çetinkaya M,Özkan H,Köksal N,et al. 2012 Neonatal osteofibrous dysplasia associated with pathological tibia fracture:a case report and review of the literature. J Pediatr Orthop B, 21（2）:183-186

Donati D T, Frisoni B, Dozza, et al. 2011. Advance in the treatment of aneurysmal bone cyst of the sacrum. Skeletal Radiol,40（11）:1461-1466

He D,Yang C,Shen G,et al. 2012. Navigation-guided resection for a tenosynovial giant cell tumor involving the temporomandibular joint and skull base. J Craniofac Surg,23（2）:521-523

Hou H Y,K Wu,C T Wang, et al 2011. Treatment of unicameral bone cyst:surgical technique. J Bone Joint Surg Am,93 Suppl 1:92-99

Lucas DR. 2012. Tenosynovial giant cell tumor:case report and review. Arch Pathol Lab Med, 136（8）:901-906

Oguro K,Sakai H,Arai M,et al. 2013. Eosinophilic granuloma of bone:Two case reports. Brain Dev,35（4）:372-375

van Dijk RR,Rutten MJ. 2012. Synovial chondromatosis of the temporomandibular joint. JBR-BTR ,95（3）:164-165

第六章　转移性骨肿瘤

第一节　概述、临床表现、各种检查及诊断

一、概　　述

转移性骨肿瘤是指原发于某器官的恶性肿瘤，大部分为癌，少数为肉瘤，通过血液循环或淋巴系统，转移到骨骼所产生的继发肿瘤。骨转移是肿瘤最常见的三个转移部位之一，在躯体癌症患者中有一定的发病率。骨转移几乎可发生在所有的癌症患者中，特别常见于乳腺、前列腺、肺、肾和甲状腺癌，占80%~90%。转移性骨肿瘤的发病率约为原发恶性骨肿瘤的35~40倍，有统计约3/4的癌症患者死亡时存在骨转移。有时骨转移先被发现，但并不是所有的骨转移肿瘤病例都能找到原发肿瘤。

发病率统计很难正确。统计资料常根据手术或活检资料，故不能包括所有转移癌实际例数。根据入院病例统计，转移癌约占骨肿瘤总数的5.41%，占恶性肿瘤的19.5%。男女之比为2.3∶1。多发于51~60岁老人（34.77%）。脊柱、骨盆和长骨干骺端是好发部位。躯干骨多于四肢骨，下肢多于上肢，膝、肘以远各骨少见。骨转移癌常为多发，极少为单发。

二、临 床 表 现

骨转移引起骨骼损害，常见临床表现包括：疼痛（50%~90%）；病理性骨折（5%~40%）；高钙血症（10%~20%）；脊柱不稳和脊髓神经根压迫症状（<10%）；骨髓抑制（<10%）；晚期出现精神不振、消瘦、乏力、贫血和低热等恶病质表现。一般主要表现为局部疼痛、肌痉挛和运动障碍。溶骨性病损容易发生病理性骨折，故对于骨转移瘤患者若出现负重性疼痛，或肿瘤大于3cm或侵犯皮质50%以上，应警惕病理性骨折可能。

三、X 线 表 现

一般可分为溶骨性和成骨性。不同肿瘤可有不同程度的混合存在。有些以溶骨为主，如肾癌、甲状腺癌、结肠癌、神经母细胞瘤等。形成虫蛀样或地图状骨质缺损，界限不清楚，边缘不规则，周围无硬化。溶骨区内可见残留骨小梁和骨皮质，无骨膜反应。少数病例有皮质膨胀。有些以成骨为主，如肺癌、胃印戒细胞癌、前列腺癌等。影像学可见斑点状、片状致密影或高信号改变 （图2-6-1-1），甚至为象牙质样，骨小梁紊乱、增厚、粗糙、受累骨体积可增大。乳腺癌以溶骨为主，但有时也有较多的成骨。骨转移癌多数没有软组织阴影。

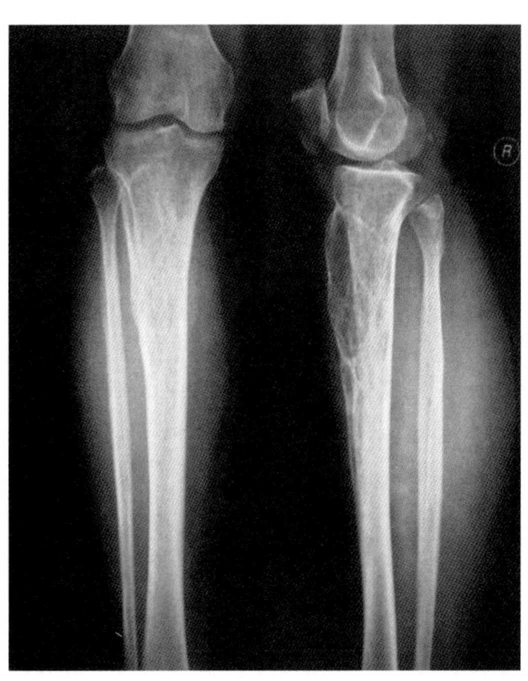

图 2-6-1-1　临床举例：右胫骨近端骨转移癌，病例结果提示：肺癌胫骨近端转移。X线提示右胫骨近端虫蚀样、斑点状致密影，伴有低密度影伴有高密度阴影

四、病 理 表 现

骨转移以局部骨质破坏为主，但也可有骨膜反应和新骨形成。镜下所见依原发肿瘤的不同性质而异。对分化良好的肿瘤，可识别其原发肿瘤；但在相当多的病例很难识别，甚至难以确定是骨转移性肿瘤还是原发性骨肿瘤。

五、诊断与鉴别诊断

如疑为转移性骨肿瘤，首先应作系统的全身骨骼检查，特别是常见转移部位的检查。在确定病变是单发还是多发后，再根据病变与骨髓瘤、骨质疏松症、甲状旁腺功能亢进症、骨肉瘤等相鉴别。

第二节　转移性骨肿瘤的治疗

一、概　　述

对转移骨病损应采取积极态度。手术虽系姑息性，但能解除疼痛，在剩余的岁月里能提高生活质量。脊椎转移者可作脊椎病灶切除或融合术，可有助于防止截瘫或截瘫的康复。对有病理性骨折先兆的患者，紧急的外科侵入治疗可使患者寿命和生存质量都得到改善。

除手术治疗外，非手术治疗有放疗、化疗、核素疗法、双膦酸盐类药物治疗、麻醉止痛药物疗法、内分泌疗法、超声疗法、基因治疗、分子生物学疗法、免疫治疗、营养支持治疗及中医药疗法等。有些转移性肿瘤经化疗并辅以手术切除，可以延长患者生命。术后放疗已成为重要的改善外科结果的辅助措施。

帕米膦酸钠可减轻患者疼痛、改善功能。因此，静脉内注射帕米膦酸钠已成为有骨转移者的常规治疗。双膦酸盐口服也有效。骨转移的发生、发展和扩散依靠破骨细胞对骨质的吸收，破骨细胞活性的抑制因子双膦酸盐在动物实验中能延长生存时间，明显减少肿瘤转移灶的边界。同样，在对380例有骨转移的乳腺癌随机研究中，静脉内注入帕米膦酸钠（每个月90mg，共12个月）使骨骼并发症减少、骨骼并发症出现时间平均延长7.0~13.1个月。

二、手术适应证

（1）确未找到原发肿瘤或原发肿瘤已被彻底控制，且没有其他部位转移。

（2）骨转移瘤病灶局限，软组织未被侵犯，可以彻底切除，且切除后修复不复杂。

（3）患者全身情况较好，若长管状骨发生病理性骨折或濒于病理性骨折。

（4）患者全身情况较好，骨盆病灶经放疗、化疗无效，影响负重功能或引起其他并发症。

（5）患者全身情况较好，脊柱转移灶椎体破坏超过40%，有病理性骨折或合并有神经压迫症状。

三、手 术 方 式

选择手术方式时应充分认识，大多数转移性骨肿瘤的患者预后不佳，造成的病理性骨折不可能通过复位内固定而达生物愈合，同时也应充分考虑到患者的身体及经济等情况。手术应尽可能简单、快速而有效，以解决患者当前面临的主要痛苦为目的。对于尚未发生病理性骨折或截瘫的患者，应积极考虑进行手术治疗。

（一）病理性骨折的处理

应根据不同的部位采用不同的内固定方法。对发生于骨干的转移灶可行病灶刮除，骨水泥填充髓内针内固定，以恢复骨干的连续性，提高患者的生活质量。对于疼痛肿胀明显，恢复骨骼稳定性较困难者，可考虑截肢或关节离断术以减轻患者痛苦。对于发生于骨端的病理性骨折，如股骨颈转移瘤病理性骨折可行头颈切除，病灶较小者可行人工股骨头置换；若发生于大转子部位，可行病灶刮除骨水泥填充，股骨近端钢板或髓内钉内固定；若转移灶确系单发，而原发灶又得以充分控制，亦可考虑瘤段骨完整切除，修复方法可用瘤骨灭活再植入，或采用假体、异体骨关节等（图2-6-2-1）。对于患者全身情况较好，估计生存期较长的患者，所使用的内固定一定要坚固。长骨干的病理性骨折髓内钉较接骨板为好，尤以辅以骨水泥的带锁髓内钉内固定较为可靠。

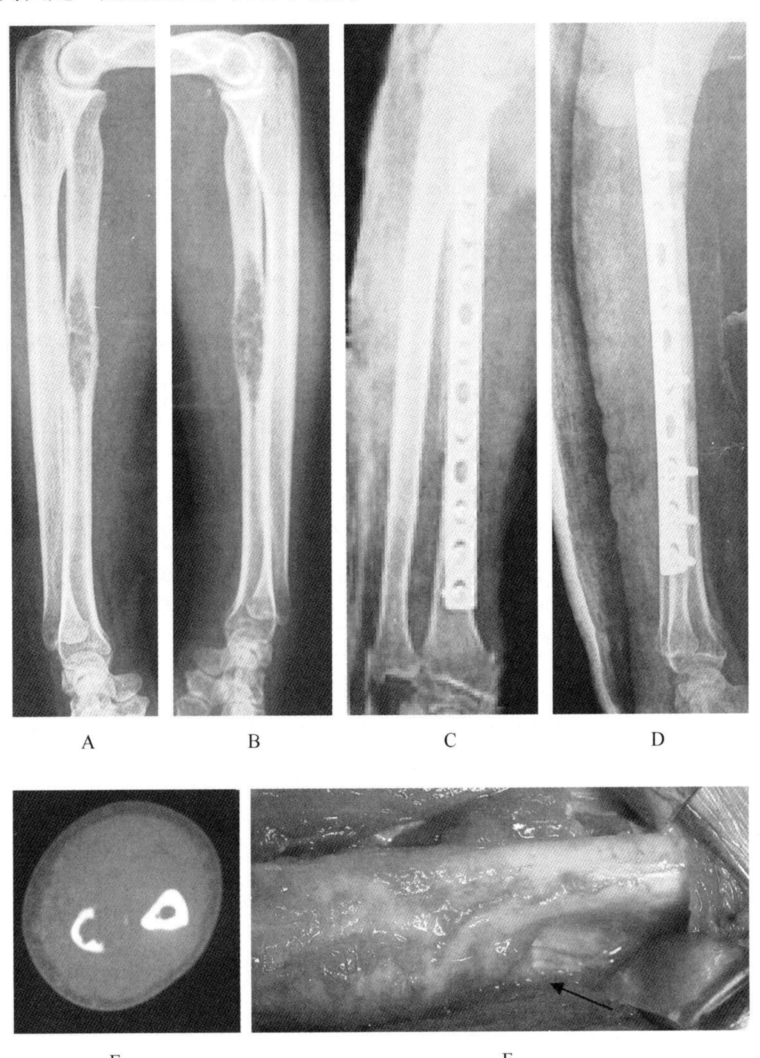

图 2-6-2-1　临床举例：5 岁女性，甲状腺乳头状腺癌桡骨部转移

A、B.桡骨中段正侧位 X 线片；C、D.瘤段切除后钛板固定正侧位 X 线片；E.横断面 CT 显示桡骨中段溶骨性破坏；F.术中桡骨中段骨质破坏伴有软组织肿块（箭头所示）

（二）脊柱转移灶的处理

脊柱转移灶多发生在椎体，脊髓的压迫主要来自前方。大多数脊柱转移性肿瘤只能以大块切除为主，辅以瘤内刮除，部分允许以边缘性切除为主，一般很难达到广泛切除的要求。术后应辅助放疗、化疗或免疫治疗，以消灭残存的瘤细胞和卫星灶。

手术方法应根据患者病灶的范围大小而定。对单节椎体转移灶，前路手术切除瘤椎后可用人工椎体或骨水泥填充加坚强内固定，而后路椎板切除后的重建可将棒和多根椎弓根螺钉联合固定，并辅以骨水泥，必要时可行植骨，才能达到长时间固定的目的；若为多节段受累，可行后路减压内固定；单纯后路椎板切除减压只会增加瘤段的不稳，不宜采用。脊柱转移瘤的手术宜尽早进行，尽可能在全瘫之前施行手术减压，若已发生全瘫，手术效果多不理想。重建脊柱的稳定性是治疗的重要原则，其可缓解临床症状，使患者可以早期活动，有利于放疗或化疗或巩固放疗、化疗的效果。

（三）骨盆区转移瘤的处理

对非负重区的小转移灶可行局部截除；对疼痛明显而又不能完全切除者，局部刮除加液氮冷冻可达到止痛效果。

对于骨盆肿瘤的手术治疗，术前需准备充分的输血量以补充术中失血。骨盆内外血管丰富，为减少出血，可结扎一侧或双侧髂内动脉。必要时可暂时阻断髂外动脉。髂内动脉分支很多，其中臀上、下动脉很易损伤出血。由于髂内静脉不能结扎，既薄又脆，一旦破裂，缝扎困难，只能压迫止血。

Enneking把骨盆的切除部位分成3区。

Ⅰ区 髂骨切除：从骶髂关节至髂骨颈切除部分或全部髂骨，适用于侵及髂骨及其邻近的软组织。

Ⅱ区 髋臼周围切除：切除整个髋臼和邻近的髂骨颈部、坐骨支和耻骨支，适用于侵及髋臼及其周围的恶性骨肿瘤。

Ⅲ区 坐、耻骨切除：依据肿瘤侵及部位可部分或全部切除耻骨、坐骨和部分髋臼，保留髋臼顶部及内侧壁。后人又把骶骨增为Enneking分区的Ⅳ区。该分区为骨盆肿瘤切除后的骨骼重建作出了指导。

骨盆肿瘤切除后，重建不是主要问题，因腰和髋、膝关节的代偿能力较好，畸形的骨盆仍可能获得较满意的步态和下肢功能。如病损侵及髋臼周围，髋臼顶部切除后，可将股骨头与残留髂骨融合。若骨盆肿瘤侵犯骨盆较广，也可切除肿瘤后将股骨头融合于骶骨外下方。若肿瘤与脏器粘连，则很难行完整的手术切除，有时可能损伤脏器或切破肿瘤，有的肿瘤甚至不得不分块切除。若术中肿瘤被穿破或分块切除，需大量生理盐水冲洗，置引流管两根，一为引流积血，一为滴注抗癌药。术后需辅以放疗。也有人认为负重环的骨缺损必须重建。重建髋臼比较复杂。一种方法是单纯重建髋臼，另一种方法是将股骨头切除，行全髋置换。这些手术都存在固定问题，常需要用特制的内固定来协助假体的稳定，但假体松动、移动或方向错误等仍常发生。另一种方法是将髋关节融合。如用大块骨移植来填充缺损，并以钢板、螺钉、钢丝等进行内固定。也可将股骨头切除后，将股骨上端移位于坐骨结节处内固定，从而使骨盆得到承重，而不填充缺损区。无论哪种融合术，都存在骨不愈合和植骨骨折等问题。当半侧骨盆截除后，重建更为困难。一般需用人工半骨盆来替代。但这种假体尚不成熟，不仅操作复杂，还会带来失血、感染、假体松动、折断等并发症。骨盆肿瘤和膀胱、输尿管关系密切，肠管多被推移到对侧，而且有腹膜相隔，直接粘连的机会较少。除非肿瘤很大且向后方浸润，否则不会造成直肠的压迫。来自耻骨的肿瘤可压迫尿道。对于这类肿瘤，术前应作输尿管造影，少量钡剂灌肠等来判断。CT、MR有助于诊断。术中应插导尿管和肛管来协助定位，作为解剖时的参考。术前口服抗生素作肠道准备。术中请相关科室如普外科、泌尿外科医师参与手术。

（蔡郑东　傅泽泽　马小军）

参 考 文 献

Fujimaki Y,Tsuchiya H,Kawahara N,et al. 2006. Surgical treatment for metastatic bone tumor. Clin Calcium, 16(4): 647-654

Fukuhara A,Masago K,Neo M,et al. 2010. Outcome of Surgical Treatment for Metastatic Vertebra Bone Tumor in Advanced Lung Cancer. Case Rep Oncol, 3(1):63-71

Matsumine A,Ueda T,Sugita T,et al. 2011. Japanese Musculoskeletal Oncology Group. Clinical outcomes of the KYOCERA Physio Hinge Total Knee System Type Ⅲ after the resection of a bone and soft tissue tumor of the distal part of the femur. J Surg Oncol,103(3):257-263

Nakashima H,Katagiri H,Takahashi M,et al. 2010. Survival and ambulatory function after endoprosthetic replacement for metastatic bone tumor of the proximal femur. Nagoya J Med Sci, 72(1-2):13-21

Nakatake H,Ekimoto H,Aso M,et al. 2011. Dialkyl bisphosphonate platinum(Ⅱ)complex as a potential drug for metastatic bone tumor. Chem Pharm Bull(Tokyo), 59(6): 710- 713

Suda T. 2005. Effective reduction of elevated tumor markers by exemestane—a 12-year follow-up of a case of bone metastatic breast cancer. Gan To Kagaku Ryoho, 32(3):371-375

Ubieto MA,Abós MD,Tardin AL,et al. 2005. Treatment of bone metastatic pain with Sm153-EDTMP. Evaluation of the analgesic response and the existence of differences according to the primary tumor and the metastatic pattern. Rev Esp Med Nucl, 24(5):297-304

UemuraH,Yanagisawa M,lKeda I,et al. 2013.Possible anti-tumor activity of initial treatment with zoledronic acid with hormonal therapy for bone-metastatic prostate cancer in multicenter clinical trial. Int J Clin Oncol,18(3):472-477

Yoshida K,Hiratsuka J. 2006. Palliative radiotherapy for metastatic bone tumor.Clin Calcium,16(4):641- 645

第七章　软组织肿瘤

第一节　概述及良性软组织肿瘤

一、概　　述

对以软组织肿瘤就诊的患者需要特别慎重，因为良性和恶性软组织间有实质的交叉。一般恶性病变的患者就诊时肿瘤相对较大，常有疼痛不适，大多发生于深筋膜下的组织。许多软组织肉瘤如滑膜肉瘤常起病隐袭，缓慢增大的无痛性肿块常呈安全假象。MR扫描对评价软组织肿块很有帮助。T_2加权呈不均一的高强度信号，提示有血供丰富的肿瘤细胞存在。几乎所有较大的肿瘤诊疗中心均依据常规针吸活检标本诊断软组织肉瘤，特别是从发病率极低的门诊中获得。若对软组织肿瘤术前未作活检或影像检查，盲目切除常引起周围正常组织污染而损失严重，甚至难以弥补。

二、良性软组织肿瘤

良性软组织肿瘤临床变化较多，有静态的病损（如皮下脂肪瘤），也有危及肢体和生命的高度侵袭性肿瘤如硬纤维瘤（侵袭性纤维瘤病）。脂肪瘤是最常见的良性结缔组织肿瘤，成人多见，多发生于皮下组织，也可侵及深层组织，有时可侵犯滑膜，极少数病变可侵及骨膜。肌内脂肪瘤是深部肿瘤，临床上有一定侵袭性，常进行性增大，组织学表现不典型，切除后易复发。脂肪瘤MR影像有特征性的脂肪信号，能明显区别于高度恶性的脂肪肉瘤，但不易与分化好的脂肪肉瘤区分。

血管瘤也常发生在肌肉。肿瘤临床变化多样，有静止的，也有高度侵袭的，有些血管瘤随患者年龄的增长而同步生长。血管瘤常有疼痛和患肢肿胀。有症状的和进行性增大的小肿瘤可行边缘性切除，但由于这些肿瘤复发率较高，扩散的肿瘤常以弹力长筒袜治疗来改善症状。

侵袭性纤维瘤病（硬纤维瘤）是最具侵袭力的良性结缔组织肿瘤，有明显复发倾向。该肿瘤包囊较差并侵入周围正常肌肉。经典的治疗须予广泛切除，其侵袭性与高度恶性者相似。放疗可减少复发率。用小剂量多柔比星化疗能有效控制未切除的肿瘤。其他治疗方法，如使用他莫昔芬、非甾体抗炎药物和小剂量的细胞毒素制剂，也有成功的报道。随着这些肿瘤的生物学特性被更好地确定，很可能会出现其他治疗方法。尽管动脉瘤和侵袭性纤维瘤病可发生于成人，但以儿童最常见。

第二节　软组织肉瘤

软组织肉瘤是从间质干细胞来源的不均一的肿瘤群体，较骨骼肉瘤常见，美国每年病例约6000例。

软组织肉瘤包括横纹肌肉瘤、恶性纤维组织细胞瘤、脂肪肉瘤、滑膜肉瘤、纤维肉瘤、上皮样肉瘤、隆凸性皮肤纤维肉瘤、恶性周围神经鞘瘤、骨外骨肉瘤、骨外尤因肉瘤、骨外软骨肉瘤等。

横纹肌肉瘤是最常见的儿童软组织肉瘤，10岁以下的儿童多见，可分为3种类型：胚胎型、腺泡型和多形型，常表现为快速并具有侵袭性的临床过程。和相对抵抗化疗的成人软组织肉瘤不同，横纹肌肉瘤对化疗高度敏感，长期生存率随多药联合化疗的使用明显改善。目前长期生存率是60%~70%。横纹肌肉瘤的预后和组织亚型有关。

在美国，成人软组织肉瘤总体生存率近50%，生存与肿瘤恶性程度和大小有关。有文献总结1041例四肢软组织肉瘤的5年远期复发率，低度恶性者为7%，高度恶性者为37%。对

471例肉瘤患者的研究发现，1~5cm、6~10cm和11~15cm肿瘤的转移率分别是20%、41%和53%。尽管皮下组织肿瘤转移可能性小，但有研究资料提示浅表和深部肉瘤转移的差异，根本上是因为肿瘤大小不同。

局部复发是转移的危险因素。瑞典国家肿瘤登记资料显示，原发性软组织肉瘤转移率为29%，而在复发肿瘤中为53%。转移主要在肺部；除滑膜肉瘤、横纹肌肉瘤和上皮样肉瘤外，极少发生在局部淋巴结，前者局部淋巴结转移率为20%~30%。有研究表明277例软组织肉瘤中10.1%发生骨转移，44例病损中21例出现病理性骨折。肺转移多发生在第1年，骨转移的平均时间为18个月。

最近对软组织肉瘤局部复发率为6%~21%。危险因素包括局部复发、不充分的手术范围和肿瘤的恶性程度。某些组织亚型如纤维肉瘤和恶性周围神经瘤局部复发率高。阳性边界的存在与复发高度相关。在一项对271例恶性纤维组织细胞瘤的研究中，阳性外科边界局部复发率为39%，而阴性边界者为17%。最近有两项研究检测了95例和67例不完全切除患者的资料。再切除术后95例中有56例，67例中有30例有残余肿瘤。因为转移在局部复发后更容易发生，且影响患者的长期生存率。

第三节　成人软组织肉瘤的治疗

一、概　　述

软组织肉瘤的局部控制通常需要手术和辅助放疗。外科手术是局限性原发软组织肉瘤的首选治疗，局限的肢体软组织肉瘤多采用保肢手术，只有10% 的患者才需要截肢。充分的手术切除应是广泛的整个肿瘤摘除。通过肿瘤周围反应组织的边缘性切除是不充分的，因为这一区域往往有肿瘤细胞渗透，而根治性或室间隔外手术局部复发率近于零，功能缺损通常不能与保肢手术相提并论。因此，大多数手术切除采用广泛边界，切除的充分性有赖于手术边缘的组织。筋膜组织是防止肿瘤扩散最好的屏障，以1mm的筋膜边界为妥。但肌肉和脂肪并不能阻止肿瘤扩散，最好有至少2~3cm的正常组织（图2-7-3-1~图2-7-3-3）。

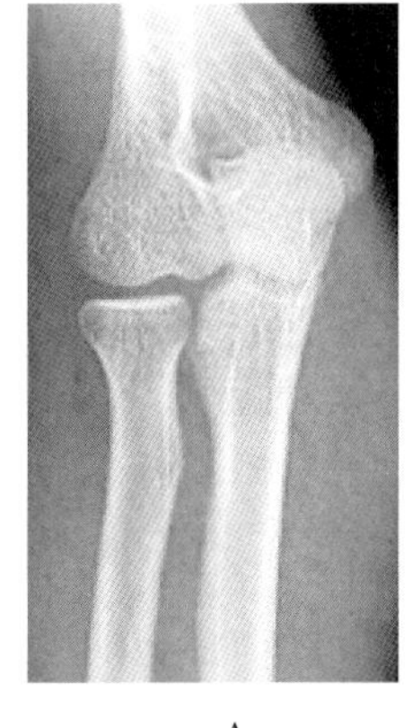

A

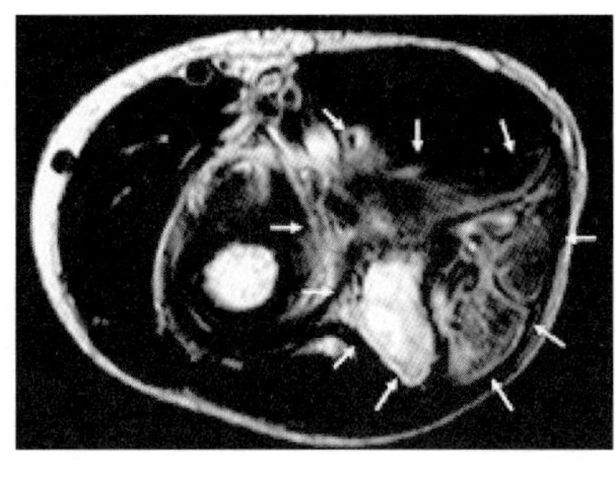

B

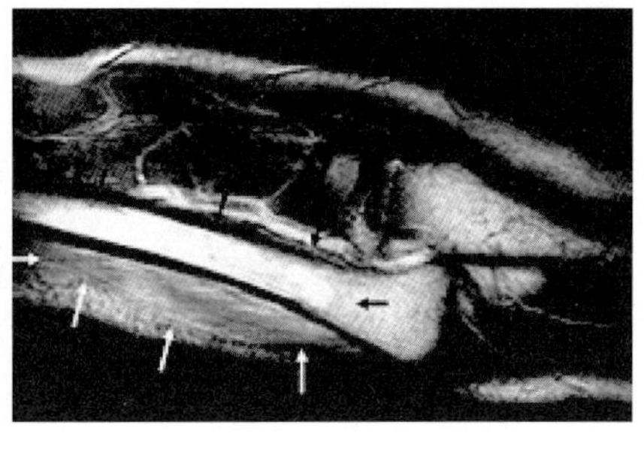

C

图 2-7-3-1　临床举例：前臂屈肌内恶性肿瘤影像学表现

A.术前肘部X线片示前臂尺侧软组织肿胀，尺桡骨无改变；B、C.MR T_2横断面和矢状面显示前臂屈肌内高信号肿块（箭头所示）

二、辅助放疗

辅助放疗对控制残余肿瘤特别有效，是保肢手术重要的辅助方法。放疗可使局部复发率减少50%以上。软组织肉瘤放疗剂量通常高于50Gy，接近许多组织的毒性剂量，因此必须仔细计划。不管术前或术后放疗，肿瘤控制率均相同。术前放疗具有总放疗剂量低、放疗野小

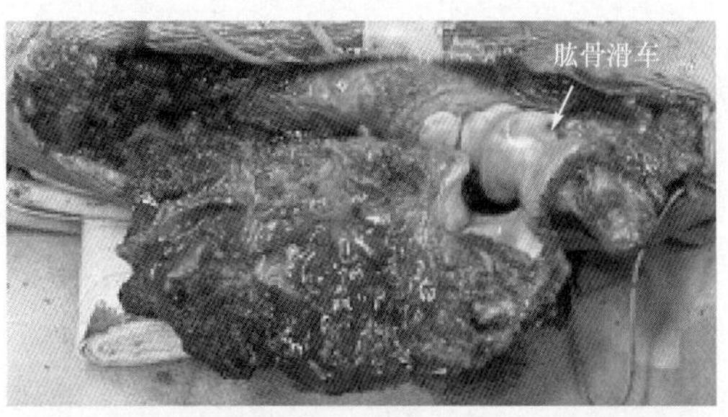

A

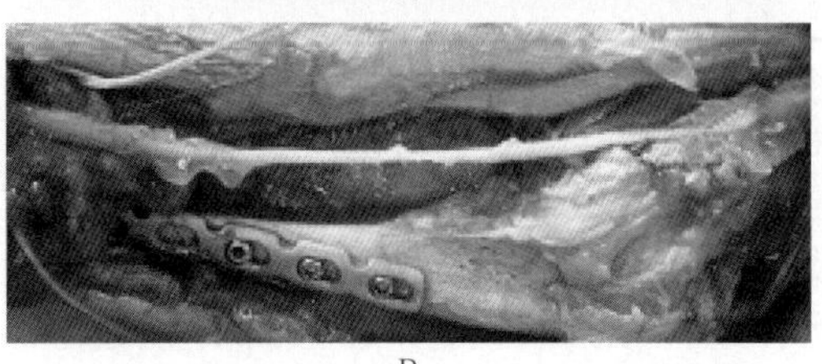

B

图 2-7-3-2　临床举例：前臂屈肌内恶性肿瘤术中所见

A.前臂屈肌内恶性肿瘤连带尺神经和尺骨广泛切除，尺骨鹰嘴从肱骨滑车处分离至中段完全切除；B.移植的尺骨远端与尺骨残端用钛板固定，近端内侧副韧带以缝线原位重建固定于股骨内上髁，并以腓肠神经移植修复尺神经缺损

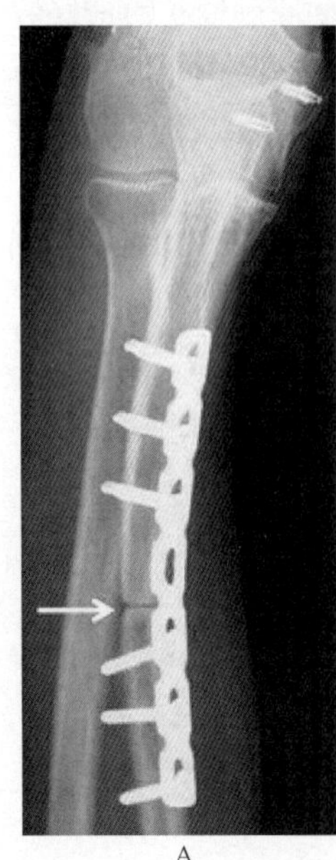

A

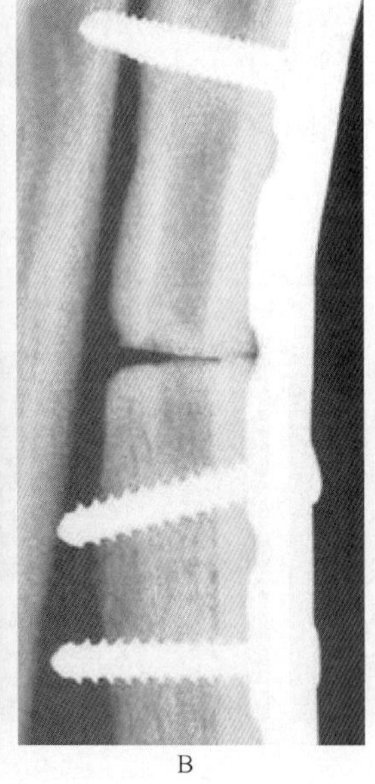

B

图 2-7-3-3　临床举例：前臂屈肌内恶性肿瘤术后3 个月随访 X 线片

A.正位片示移植骨与尺骨残端相接处未愈合，断端有轻度骨萎缩；B.骨萎缩局部放大观（引自 Kishimoto K, Fujioka H）

等优点，剂量严格控制在50Gy，以减少伤口愈合并发症，其余的术后给予，术后放疗可以根据准确的病理诊断及临床分期及切缘情况来实施。因为肿瘤愈合风险和射线诱导的继发性肉瘤的风险，有理由对接受充分切除的低毒恶性肉瘤避免采用放疗。通过采用手术切除时植入的留置近距离放射导管传递射线是另一种可接受的辅助放疗。

三、辅 助 化 疗

辅助化疗或者新辅助化疗对于尤因肉瘤/原始神经外胚层肿瘤（ PNET ）、横纹肌肉瘤及骨肉瘤是合适的标准治疗。但是，对于多数软组织肉瘤，如平滑肌肉瘤、脂肪肉瘤及高级别恶性纤维组织细胞瘤的化疗获益则较小。因此，对软组织肉瘤患者进行化疗也需要采取个体化的原则。软组织肉瘤对某些化疗药物如多柔比星和异环磷酰胺有较好的反应。有报道对有转移的患者联合用药反应率为18%~45%。滑膜肉瘤对异环磷酰胺特别敏感。有研究显示13例转移性滑膜肉瘤中9例部分响应、4例完全响应。但是应用化疗并未显示明确的生存优势，随机对照试验正在进行。

四、其 他 疗 法

其他治疗方法，如分子靶向治疗、射频消融治疗软组织肿瘤疼痛等都是有益的补充。

对肺转移病灶行胸廓切开术是治疗软组织肉瘤的另一有效的辅助疗法。对软组织肉瘤患者肺转移病灶行侵入性治疗，可使5年无瘤生存率高达40%，偶尔需要多次胸廓切开术。

（蔡郑东　傅泽泽　马小军）

参 考 文 献

傅红,黄恺. 2013.美国NCCN软组织肿瘤诊治指南(2012)要点及解析. 中国实用外科杂志, 2:99-105

贺晓燕,杨勇,刘庆荣. 2010. 复发的误诊为纤维瘤的高分化脂肪肉瘤1例报道.罕少疾病杂志,17(2):58-59

罗念容,周青峰,高华,等. 2011,带蒂皮瓣转移术后皮瓣部分坏死原因调查. 中国误诊学杂志,11(9):2266-2267

孙元珏,张剑军,韩坤. 2011. 软组织肉瘤化疗新药临床研究进展.现代肿瘤医学,19(3):595-599

王春萌,师英强,2013. 软组织肿瘤靶向治疗进展,中国实用外科杂志,2:159-161

王坚.2013.软组织肿瘤的病理诊断要点. 中国实用外科杂

志,2:106-109

王肃生,梁刚,张志华,等. 2006. 大面积腓肠神经营养血管皮瓣的临床应用.中华显微外科杂志,29(1):14-16

徐敏,彭丹,彭红春,等. 2010. 四肢恶性骨肿瘤保肢治疗的软组织修复及功能重建. 中南大学学报(医学版),35(3):267-272

闫丽凤. 2011. 硬化性上皮样纤维肉瘤2例病理特点分析.中国误诊学杂志,11(10):2501

Kishimoto K,Fujioka H,Akisue T,et al. 2012. Reconstruction of the elbow joint with extracorporeal irradiated bone graft associated with low intensity pulsed ultrasound in malignant soft tissue tumor. J Shoulder Elbow Surg, 21(4):e1-4

Matsumine A,Kusuzaki K,Matsubara T,et al. 2008. Topic of minimally invasive surgery for connective and soft tissue neoplasms. Gan To Kagaku Ryoho, 35(3):421-423

Nakatani F. 2008. Molecular targeting for treatment of connective and soft tissue neoplasms. Gan To Kagaku Ryoho, 35(3):411-414

Sanou R,Bazin C,Krakowski I,et al. 2010. Radiofrequency ablation for palliation of soft tissue tumor pain. J Radiol, 91(3 Pt 1):281-286

Walker EA,Fenton ME,Salesky JS,et al. 2011. Magnetic resonance imaging of benign soft tissue neoplasms in adults. Radiol Clin North Am, 49(6):1197-1217

第八章　骨 盆 肿 瘤

第一节　骨盆肿瘤概述及骨盆解剖特点

一、概　　述

骨盆是许多种良性和恶性肿瘤的好发部位之一。该部位肿瘤早期症状少且隐蔽，影像表现不典型，不易发现，容易误诊和漏诊；延误诊断常导致局部肿瘤非常巨大，而且骨盆解剖结构复杂，邻近重要的脏器、血管和神经，彻底切除肿瘤困难；骨盆肿瘤手术创伤和风险巨大，功能丧失严重，重建很困难，术后生活质量差；肿瘤术后复发率、转移率高，生存率低。因此对于骨科医生来说，诊治骨盆肿瘤一直是一项具有挑战性的任务。

1970年以前，对恶性骨盆肿瘤多采用半骨盆切除术（即后1/4截肢术）治疗。目前，许多技术上的进展已极大地改变了骨盆肿瘤的诊治，明确的肿瘤分期体系（指导治疗），影像技术进步（早期诊断、准确定位），术前术后新辅助化疗和放疗，术前动脉造影、栓塞，手术及重建技术提高，使骨盆肿瘤诊断分期明确，手术前准备充分，手术创伤和风险降低，手术更为精确，保肢手术越来越普及，骨盆肿瘤的治疗效果也有了很大的改变。据最近的文献报道，骨盆保肢术的手术并发症明显降低，围手术期死亡率降低至2%。1989年以来，总的5年存活率达37%，有报道高度恶性肿瘤的5年存活率超过50%，低度恶性肿瘤超过80%，局部复发率低于30%。围手术期死亡率接近0。

二、骨盆的解剖特点

骨盆及其周围的软组织是良性和恶性结缔组织肿瘤的好发部位。骨盆骨松质内为具有造血功能的骨髓所充填，因此，髓性细胞病变和转移性肿瘤也容易侵及骨盆。

骨性骨盆包括两块髋骨，每个髋骨又可分为3个区：髂骨、坐骨、耻骨（图2-8-1-1）。髋骨大部分为光滑面，其上有较多的营养血管穿入，有许多非腱性肌肉的起点和止点附着，占领几乎所有的骨盆面，因此对肿瘤侵犯的屏障作用差，使软组织或骨肿瘤容易侵入骨性骨盆。

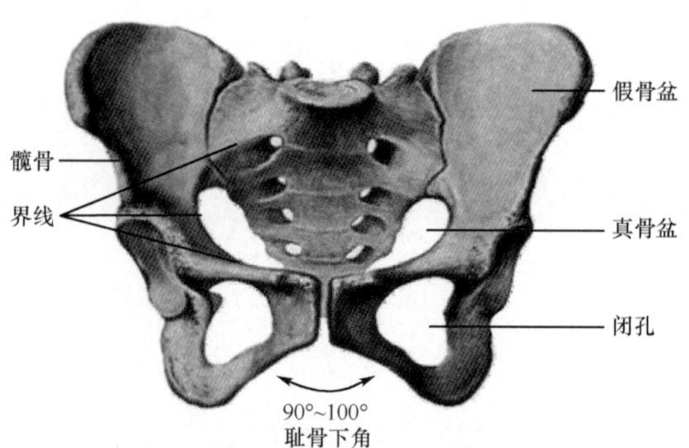

图 2-8-1-1　骨盆解剖：盆骨正位解剖示意图

骨盆周围几乎完全由肌肉覆盖（图2-8-1-2）。这些肌肉可阻止肿瘤侵犯周围的血管和神经，阻止肿瘤突破解剖间隔。在骨盆内侧的髂腰部有腰大肌和髂腰肌，两块肌肉的深面有筋膜与盆骨相隔。在髂嵴上附着有髂肌，上述肌肉对来自骨盆内和髂腰部的肿瘤具有天然的屏障作用，起于髂骨和沿髂骨内壁生长的肿瘤即使软组织包块很大，也被髂肌所覆盖，如果手术时该肌尚未受侵，可于其边缘切除。通过骶骨构成两侧骶髂关节，其是骨盆应力传导的组成部分，易因肿瘤或其他病变而造成不稳定。

在骨盆的外侧，即骨盆臀部由髂骨的筋膜、髂嵴上的肌腱附着点和大粗隆上的腱性附着点等结构所包裹，髂骨外侧面覆盖有臀中肌（髂骨上半）和臀小肌（髂骨下半），上述结构形成很好的间隔。但臀部远侧部分间隔不全，存在着隐蔽的通道，即经臀大肌的下缘可进入大腿的后方；通过坐骨大切迹，沿着臀部血管和坐骨神经可进入盆腔。梨状肌位于坐骨大切迹内，该肌肉可阻止该部位肿瘤侵及坐骨神经。

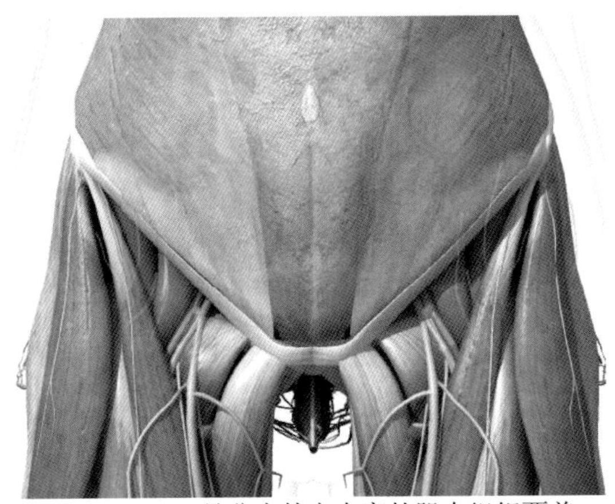

图 2-8-1-2 骨盆内外由丰富的肌肉组织覆盖

坐骨和耻骨周围的软组织间隔较差，近侧向腰腹部或远侧向大腿方向走行的肌肉周围均只有很少的疏松组织，阻止肿瘤从腹膜间隙或是从腹股沟韧带下方扩散的能力都非常差。耻骨上支前方紧邻血管神经束，耻骨支肿瘤靠近股动、静脉和神经，这些结构容易被肿瘤侵及，但是这些血管神经由厚的神经血管鞘所包裹，可阻止肿瘤的侵犯。手术时应将血管、神经解剖出来，将神经血管鞘与肿瘤一起切除。在坐骨大切迹处坐骨神经与骨盆紧密相邻，髂骨肿瘤长入坐骨切迹时常侵犯坐骨神经，此处也是原发性肿瘤最容易侵犯主要神经血管之处。通常在神经未被侵犯时，容易将其从肿瘤的假包膜上剥离下来。即使肿瘤靠近坐骨神经，经辅助化疗和放疗后，此部位的肿瘤也很容易切除。

前侧中线的肿瘤很少见，对于此部位的肿瘤，手术医生必须注意膀胱和尿道。膀胱与耻骨之间间隔有起于耻骨梳的纤维组织和耻骨后脂肪。尿道位于耻骨联合之下，由弓形韧带间隔。上述结构与坐骨神经周围的结构类似，因此手术时重要的脏器、神经和血管通常能够保留，同时能够获得足够的切除边缘。

第二节 骨盆肿瘤的发病情况、临床特点及影像学检查

一、骨盆肿瘤的发病情况

骨盆肿瘤在全部骨肿瘤中所占比例较小，表2-8-2-1列出国内外部分作者的统计结果。结果表明良性骨盆肿瘤在骨肿瘤中所占比例为2%~5%，恶性骨肿瘤为2%~10%，瘤样病变1%~6%。由于骨盆骨松质多，血供丰富，血窦内血流缓慢，具有肿瘤生长的良好条件，因此恶性肿瘤相对较多。

表2-8-2-1 骨盆肿瘤在骨肿瘤中所占比例

作者与年代	统计例数	比例（%）		
		良性	恶性	瘤样病变
Leticia（2009）	566	3.0	3.7	–
冯乃实（1997）	4327	3.18	9.15	6.29
黄成彬（2003）	2140	4.80	6.61	1.28
辛林伟（2008）	2317	2.95	2.77	1.14

骨盆良性肿瘤中常见的是骨软骨瘤，其次为骨瘤和神经纤维瘤；恶性肿瘤成年人多见为软骨肉瘤，少年多发的恶性肿瘤为骨肉瘤，儿童常见的恶性肿瘤为尤因肉瘤，其次还有多发性骨髓瘤。骨盆肿瘤样病变常见为孤立性骨囊肿、动脉瘤样骨囊肿、嗜酸性肉芽肿、纤维结构不良等。骨盆环上的转移癌多见于来自亲骨性肿瘤；主要有前列腺、甲状腺、乳腺、子宫癌、肾癌、肺癌、成纤维细胞瘤。厌骨性肿瘤；食管癌、胃癌及结肠癌骨盆转移的机会较少。

骨盆肿瘤以髂骨为多见，其次为坐骨，耻骨最少。表2-8-2-2为部分作者报道的各部位发病情况。

表2-8-2-2　骨盆肿瘤发病部位的比例（%）

作者与年代	髂骨	坐骨	耻骨
蔡郑东（2002）	17		4
张海栋（2008）	17	9	9
Ilkyu Han（2010）	20		5

二、骨盆肿瘤的临床特点

1. 体积大　骨盆的肿瘤或肿瘤样病变在其确诊时常常体积较大，因此，同样性质的肿瘤发生在骨盆者病死率较高。

2. 易恶变　骨盆部良性肿瘤，如骨软骨瘤、骨盆的多发性骨软骨瘤、各种软骨发育不良、畸形性骨炎（Paget disease）和纤维异样增殖症等，较位于其他骨骼者更容易变为肉瘤。

3. 骨盆和骨盆周围肿瘤的症状特点　臀部肿瘤较容易发现，表现为臀部有一不对称的包块。当坐位或外部压迫坐骨神经时，可产生不适。髂嵴附近向盆腔内生长的或生长在髂窝内的肿瘤，最先的症状为诉说不清的下腹部不适。髋臼周围的肿瘤则可主诉为髋关节疼痛或类似于髋关节骨关节炎的症状。髋臼周围的髓细胞肿瘤、转移癌和纤维肉瘤，可因髋臼内病理性骨折而出现股骨头中心性脱位。耻骨或耻骨周围肿瘤可因活动、外伤或肌肉牵拉而致疼痛，也可主诉为腹股沟疼痛，当发展到可触及的肿块时有时可误诊为疝。

4. 鉴别诊断面宽　骨盆部肿瘤的鉴别诊断涉及面甚广，应考虑除外代谢性疾病、良性肿瘤、恶性肿瘤、造血系统病变和转移性肿瘤等多种病变的可能性。骨盆肿瘤所出现的卫星病灶较其他部位更为常见，这一点在诊断时应该引起注意。

5. 软骨（肉）瘤多见　骨盆的骨性部分中以各种类型的软骨性肿瘤为多见，其中由良性软骨瘤转化为软骨肉瘤最为常见。故骨科医师在切除骨盆良性软骨瘤时，应考虑其有恶变的可能性，甚至在术中采取某些预防性措施。术后要严密随诊观察有无恶变的症状和体征。一般根据临床表现和影像学资料，对骨盆原发或继发的软骨肉瘤可以作出明确诊断。偶尔，骨盆软骨肉瘤的诊断会遇到困难，此时应做活体组织检查加以证实。

6. 注意髓细胞瘤和转移癌　骨盆周围常见的另一组病变是髓细胞性瘤和转移癌。其特点是：好发于中年人，主诉为慢性持续性疼痛，普通X线片检查可发现骨质有不对称、不规则的破坏。体检常不能发现其原发病灶，故难以说明其组织学的来源。

7. 注意骨盆周围良性病变　骨盆周围，特别是臀部、腰部和大腿的外侧面，有些非肿瘤性疾病的进展过程与软组织肉瘤相类似，如骨化性肌炎、假性肉瘤样筋膜炎、纤维瘤病等，在诊断时应特别注意。

三、骨盆肿瘤的影像学检查

（一）X线片

骨盆肿瘤的X线片检查有一定的局限性，这是因为肿瘤的影像学表现可以错综复杂，而某些肿瘤的影像学缺少特殊的征象。骨盆骨大部分为骨松质，有些病变的边缘显示不清楚，加上肠气的遮挡，软组织的重叠，因而仅依据X线片在诊断上常常会遇到困难。

（二）CT扫描

CT扫描对检查骨盆肿瘤有特殊价值，它不仅可发现肿瘤在骨盆内侵及的范围，并常常可发现病灶内早期矿化或半环状的钙化影，从而区别是否为软骨源性病变；发现骨盆上较小的病灶和病灶与正常骨之间的移行带；区别内脏的气体与骨骼上小的病变，这些是普通X线片难以做到的。

（三）放射性核素扫描

放射性核素扫描对检查骨盆肿瘤本身和全身有无多发或转移病灶有着其他方法所不能代替的作用。可显示出骨盆病灶在反应过程中的边缘，其范围常超过普通X线片所显示的图像。无论是来源于软组织，骨组织受到侵及或是发生于骨内的病变，放射性核素扫描被认为是发现骨内隐匿病变最准确的方法。临床应用时，解释放射性核素扫描的结果可能会有较大的困难，如在膀胱内和正常代谢活跃的骨骼中，如骶髂关节、坐骨、髋臼边缘，可有放射性核素浓集现象，这种正常的骨反应不仅会掩盖病理改变，也容易引起对早期病变的误诊。在评价骨盆放射性核素浓集的结果时，应密切结合临床与X线片仔细考虑。

（四）血管造影与DSA

骨盆的大体解剖如图2-8-2-1所示，血管十分丰富，从而对动脉造影以及骨盆肿瘤的诊断十分重要，特别是目前所采用的数字减影血管造影技术（digital subtraction angiography，DSA）不仅可以勾画出骨盆肿瘤的大小、位置、与周围组织的关系，而且可了解肿瘤的血供是否丰富。这对于发现肿瘤主要供血的血管，了解术中有可能出现的潜在的威胁生命的失血部位，避免在肿瘤的富血区做活体组织采取，均有着实际意义。

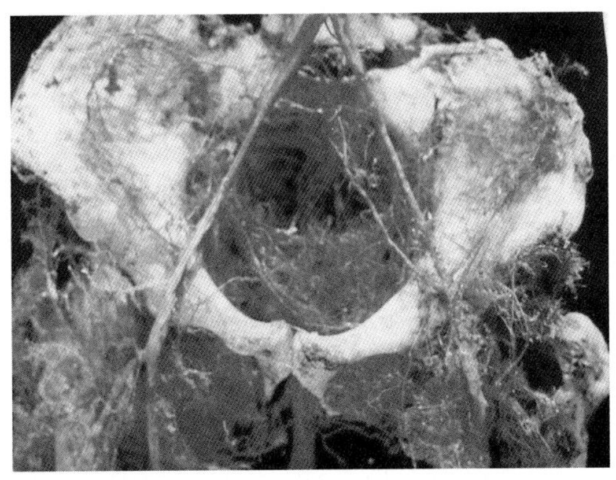

图 2-8-2-1　骨盆血管内造影解剖标本

（五）MR

在发现骨内病变向骨外隐藏延伸、被重叠的软组织病变侵及、骨组织及软组织病变与内脏和各肌肉间隔之间的关系方面，磁共振（MR）检查的能力已超过以前放射线检查的总和。可以这样说，骨盆CT扫描对治疗骨盆病变的骨科医师来说，其重要性可以和CT对治疗颅脑病变的神经外科医师的作用相媲美。临床经验表明，骨盆局部肿瘤约有25%的患者所切除的边缘未能达到手术前的计划。因此，笔者认为：对于骨盆肿瘤，如果考虑做手术切除，除常规检查外，至少必须做CT检查。

第三节　骨盆肿瘤的诊断和活检

一、骨盆肿瘤的诊断

骨盆恶性肿瘤患者典型的临床表现为髋部疼痛6~12个月，骨盆平片可有或无异常改变。患者有骨盆周围的持续疼痛，骨盆X线片出现异常，此时可建立初步诊断。

初步诊断必须判定：

（1）确定病变是肿瘤、退行性病变还是感染性病变?

（2）如果病变是肿瘤，属良性还是恶性?

（3）如果是恶性肿瘤，属原发性肿瘤还是转移性肿瘤?

（4）如果是原发性肿瘤，是低度恶性还是高度恶性?

患者的年龄对于确定骨肿瘤性质最有预测价值。如果患者年龄不到40岁，多半是原发性骨肿瘤；40岁以上的患者，患转移癌的可能性明显增加。骨盆病变的早期X线片也能提供确定病变性质的线索，帮助鉴别感染、原发性肉瘤和转移癌。骨肉瘤有特征性的X线表现，表现为巨大的成骨性改变，向髂骨两侧发展，形成继发的软组织肿块。软骨肉瘤是成人最常见的骨盆恶性肿瘤，表现为小片的骨侵蚀或骨溶解，同时有少量的钙化，早期无论症状还是X线表现都很模糊。骨盆转移癌通常表现为溶骨性改变，有时累及软组织，但病变范围很小。

骨盆转移癌的来源、性质如不经过活检通常难以确诊。一般来说，对于骨盆周围疼痛、骨盆骨骼异常的成年患者，应详细询问病史，仔细查体，检查患者是否有肺或肾癌，女性患者还应检查是否有乳腺癌、男性患者是否有前列腺癌。溶骨型破坏而无明显的膨胀及骨膜反应，软组织阴影不大，要考虑为肾癌、甲状腺癌、结肠癌、神经母细胞瘤等。成骨型显示为不规则的致密阴影，边界不清，少有骨膨胀和骨膜反应，要考虑前列腺癌、肺癌、胃印戒细胞癌。以溶骨型为主，但有成骨的混合型者，要考虑来源于乳腺癌。对此类患者，早期实验室检查应包括全血检查、血沉、电解质、血尿素和肌酐、碱性磷酸酶、乳酸脱氢酶、尿液分析，男性还应进行前列腺特异抗原（PSA）检查。对于骨髓瘤患者，尤其是超过40岁的患者，应检查血清蛋白电泳（M带）和免疫球蛋白定量分析，尿Bence-Jones蛋白检查。对怀疑患有骨髓瘤的患者还应检查血清钙，确定是否有高钙 血症。

影像学检查包括骨盆平片、全骨放射性核素扫描、骨盆CT和MR。全身^{99}Tc骨扫描可确定骨盆肿瘤的大致范围和其他部位是否有骨骼病变。^{99}Tc扫描是评价病变是否活跃的有效手段，如果有浓集，通常表明病变活跃，需要进行活检。40岁以上患骨盆肿瘤的患者需要摄胸部X线片，如有必要，行肺CT扫描以排除肺癌。行腹部超声检查，排除肾癌和胃肠癌。女性超过40岁者应详细进行乳腺检查、乳腺X线检查，排除乳腺癌。以上检查必须在活检之前进行。结肠镜检查和其他内镜检查对明显是转移癌的患者而言，并不能有效地确定诊断。对于青少年或年轻患者（<40岁），除非已有癌症病史，否则，应考虑肿瘤为原发性，进行相应的检查。

有时难以确定肿瘤的解剖来源，是原发于骨还是软组织，此时通过肿瘤的累及范围（骨及软组织）通常能预测肿瘤的原发组织。确定这一点需要进行适当的影像学检查，包括平片、骨放射性核素扫描（全身）、MR或CT。

二、活检指征和技术

在肿瘤诊断中，活检是最基本的确诊手段。对于骨盆肿瘤，术前及时、正确、准确的活检更重要，而错误的活检常常会延误或破坏肿瘤的治疗，使患者丧失治疗的机会，必须给予高度重视。成功治疗骨盆肿瘤的基础在于准确而恰当的早期活检，对绝大多数骨盆肿瘤来说，选择活检的时机、活检位置和活检工具极为讲究。

患者如有骨盆骨性异常，疼痛，骨放射性核素扫描显示有浓集，此时应行活检。如果患者初步的影像检查显示某些内脏可能有原发性腺癌，此时行骨盆病变的病理活检来确定是否为原发性腺癌的骨转移。如肺部CT检查发现肺部有中心型病变，与肺癌影像学表现相似；或者腹部CT发现肾脏原发性增大，怀疑为肿瘤等，均应通过活检来明确骨盆肿瘤的性质、可能的来源。活检还能证明肿瘤是否进展，进行肿瘤细胞的体外培养、体外药敏试验等。

对于原发性骨盆肿瘤，冷冻切片提供的信息常不准确，通常需要行石蜡切片，对于骨盆肉瘤更是如此。因此在获得肿瘤的组织学诊断结果之前，不应进行切除活检、刮除或骨盆肿瘤切除术，必须进行活检，否则极易造成局部骨膜和骨盆的污染，导致肿瘤的局部控制非常困难。对于软骨肉瘤来说，这一点更为重要，由于软骨肉瘤对化疗和放疗都不敏感，如果发生污染，局部控制肿瘤则很困难，使得本可以治疗的肿瘤患者丧失了治疗机会。

应在正确的位置进行活检，活检位置选择错误可能会导致不得不行后1/4截肢。对于原发性骨盆肿瘤，活检的位置应恰好在最终切除的切口上，由于绝大多数骨盆肿瘤切除的切口必然经过髂嵴，因此通常直接在髂嵴上进行活检是最安全的。

肿瘤活检技术分为闭合活检（经皮穿刺活检）和开放活检（切开活检）两种，穿刺活检又分为细针穿刺活检和髓心活检。骨盆肿瘤一般应采用细针针吸活检或髓心活检，不应行切开活检。如选择闭合活检，在结束活检操作之前，必须取得足够量的标本。为减少污染，对骨盆肿瘤，一些医师只用细针穿刺活检，不用其他活检方法。细针穿刺活检通常用局麻即可。一般看法是对大多数骨盆肿瘤最好用针刺活检。通常软组织肿瘤或有巨大软组织包块的骨肿瘤，可直接行穿刺活检而不需要影像的引导。如果软组织包块小且深，则应在CT引导下活检。对没有软组织包块的骨肿瘤，活检时应采用粗大的套管针（3~6mm），套管针活检应在手术室进行，可用或不用透视引导，但是如果病变位于难以接近的部位，如骶骨前侧或其他深在的部位（如骶骨、髂骨），或者是小而深的肿瘤，则需要在CT引导下进行活检。套管针活检可能需要硬膜外麻醉、局麻、区域阻滞麻醉或全麻。

穿刺活检如未能确定诊断，若为囊性大肿瘤样病变，应排除血友病所致。作者曾经遇见1例盆腔内巨大囊性大肿瘤，在肿瘤医院已行穿刺活检，病理报道为只见血细胞，在准备再进行手术切开活检前仔细询问病史，患者曾有碰伤后下肢大片皮下淤血史，后确诊为血友病，经治疗肿块缩小。若为实体瘤，应在手术室行套管针活检或切开活检。若仍未能确诊，应与病理科医师一起讨论此病历或一起参加活检手术。切开活检应注意活检部位，术中应行冷冻切片，确定已取到肿瘤组织之后再结束操作。针刺活检与切开活检的部位都应在预计切除术的切口上。无论是针刺活检还是切开活检，应尽量避免污染盆腔内及后腹膜。

第四节　骨盆肿瘤术前栓塞的进展及应用

位于骨盆的恶性肿瘤，常常体积较大、血供丰富，位置深在，周围组织器官解剖结构复杂。由于其外科手术治疗术中失血过多、手术视野不清而往往难以全部切除肿瘤，甚至终止手术，且术后死亡、并发症发生率较高，因而治疗十分棘手。近20年来，由于经皮选择性动脉栓塞（selective arterial embolization，SAE）的发展，使骨盆部位骨肿瘤的术前栓塞和手术治疗有了很大进展，骨盆肿瘤的术前栓塞为外科医生解决术中失血这一难题提供了一种有价值的新方法。

一、骨盆肿瘤术前栓塞的进展

（一）进展概况

骨科应用方面首先由Hekste（1972）和Feldman（1975）报道了用 SAE给椎体血管瘤和骨肿瘤作术前栓塞和姑息治疗。此后，一些学者相继报道了SAE在许多骨肿瘤治疗中的应用，取得了令人鼓舞的疗效。骨盆肿瘤未经术前栓塞或栓塞不成功的病例平均术中失血多在3500ml以上，多者可达15 000ml，而栓塞满意者术中失血多在3000ml以内。Broaddus等报道6例脊柱转移性肿瘤和骶骨巨细胞瘤，行9次栓塞，用明胶海绵颗粒、微弹簧圈和微纤维胶原（MFC）。术中失血量为400~1600ml，而未栓塞的患者术中失血量为1500 ～ 3000ml。1例$S_{1\sim4}$巨大的巨细胞瘤，侵及骶骨及腹膜后，第一次手术行肿瘤内切除，术中广泛大量出血，为5200ml。第二次在栓塞后手术肿瘤体积大，失血量为500ml，明显减少。术前行SAE可有效地减少术中出血量，缩短手术时间，使手术野无血，有助于从容地行各种手术，降低手术危险性，从而为彻底手术创造了条件，改善手术效果。1984年，解放军总医院开展了SAE对骨盆肿瘤行术前栓塞，但都在X线机下操作完成。国内于1984年引进DSA设备，于1985年初应用于临床。解放军总医院报道了21例骨盆肿瘤接受术前栓塞22次，其中软骨肉瘤10例，骨肉瘤5例，转移瘤3例，脊索瘤2例，动脉瘤样骨囊肿1例。栓塞物质为明胶海绵、钢丝圈和Ivalon。栓塞后造影显示肿瘤染色均较栓塞前减少75%或以上，术中失血为800~2800ml，平均1490ml。21例中骶骨肿瘤3例，平均术中失血2000ml；髂骨肿瘤18例，平均术中失血1422ml。这说明骶骨肿瘤的术中失血较髂骨肿瘤多，但均在2000ml以内，因此只要栓塞彻底，术前栓塞是能够有效地控制骨盆肿瘤的术中失血的。骨盆肿瘤术前栓塞为外科手术提供了一种减少术中失血的有效新方法。

（二）评定标准

Gelled等评定栓塞效果的标准如下：

1. 满意 肿瘤染色（tumor stain）消除>75%，失血量<3000ml。

2. 不满意 肿瘤染色<75%或术中失血量>3000ml。

作者开展栓塞工作早期，有2例虽然栓塞时肿瘤染色消除>75%，但分别在栓塞后3天和5天手术，平均失血量达 9450ml，效果不佳。认为临时血管栓塞剂在7~21天内经蛋白分解酶途径降解并重吸收。血管内血栓实际上栓塞后24小时内就开始溶解了，所以明胶海绵栓塞后最好在24小时内手术，以防血管再通和肿瘤侧支循环的重建。

二、骨盆血管造影的解剖学基础

（一）大体解剖

腹主动脉在$L_{3\sim5}$水平分为双侧髂总动脉。分叉多投影于L_4椎体下缘水平，部分可位于L_3或L_5椎体上、下缘，年龄轻者位置较高。分叉部中部后壁向下分出骶正中动脉，较细，是腹主动脉的终末支。双侧髂总动脉在双侧骶髂关节前方再分成髂内、外动脉，其分叉点在X线透视下常投影于骶髂关节的中上部。髂内动脉长3~4cm，远端分为前、后两支，通常称前支为脏支，后支为壁支。与骨盆肿瘤栓塞联系密切的主要为壁支，其分支有髂腰动脉、骶外侧动脉、臀上动脉、臀下动脉和闭孔动脉。髂内动脉前支分为膀胱上动脉、膀胱下动脉（男）、阴部内动脉、子宫动脉（女）等（见图2-8-2-1）。虽然习惯上将髂内动脉分支分为前、后支，但实际上变异很多，并没有统一的分类，而且在血管造影时，其具体分支往往不易分辨清楚。

（二）髂内动脉的侧支

髂内动脉的主要侧支有：

（1）腰动脉与髂腰动脉之间的吻合。

（2）正中动脉与骶外侧动脉之间的吻合。

（3）直肠上动脉与直肠下动脉之间的吻合。

（4）卵巢动脉与子宫动脉之间的吻合。

（5）旋髂浅动脉、股深动脉与臀下动脉之间的吻合。

（6）腹壁下动脉之耻骨支与闭孔动脉之间的吻合等。

由于存在众多的吻合，用颗粒型栓塞剂栓塞髂内动脉后一般不致引起内脏器官或神经肌肉的坏死及功能障碍等严重并发症。

三、导管及栓塞材料

（一）导管的要求与规格

栓塞所用的导管与选择性血管造影相同，导管的粗细用F来表示导管外周径。根据所检查及栓塞的血管选用不同型号的导管，最常用的为含钡聚乙烯导管。目前又有Magie微导管系统；带端侧孔的直导管或猪尾巴导管，为逐渐变细，前端可以任意弯曲的微导管，有不同型号。Tracker微导管，全长150cm，前端是2.2F，18cm长的Teflon导管，后面为3 F，132cm长的导管，末端有金属环示标，并配有0.013~0.014in（1in=2.54cm）的无创伤铂金导丝。

（二）栓塞材料

栓塞材料目前常用有：

1. 可吸收性固体栓塞剂 有明胶海绵，2~3mm颗粒，多用于暂时性或术前栓塞，栓后7~12天开始被吸收，4个月完全被吸收。

2. 不可吸收性固体栓塞剂 有聚乙烯醇泡沫（polyvingl alcohol， PVA，Ivalon），颗粒与明胶海绵相仿，数个月后成为含有纤维组织及部分钙化的血栓，不被吸收，对人体无毒，可用于永久性栓塞。微弹簧圈为0.013in或0.014in铂金属丝制成，可通过2.2 F的导管，国产为钨微弹簧圈；第一级螺旋直径有0.17mm和0.25mm两种。0.17mm者带化学纤维。第二级螺旋直径为3、4、5、6、8、10和15mm共7种规格。还有真丝微粒（即外科缝合用丝线剪切而成），冷冻硬膜等。

3. **可脱性球囊** 也可选用。

4. **液性栓塞剂** 氰基丙烯酸异丁酯（isobutgl-2-cyanoacrylate，IBCA），在血液中可瞬间聚合，在盐水中聚合需15~40秒，而在5%葡萄糖中却不聚合。加不同剂量的碘苯酯可相对延缓聚合时间，常用浓度为20%~60%。甲基丙烯酸-2-羟基乙酯（2-hydroxyethylmethacrylate，HEMA），是一种随人体体温聚合的物质，用于充填置入动脉瘤内的可脱性球囊，作永久性栓塞。目前国外还有用微纤维胶原（microfibrillar collagen，MFC）。能栓塞20μm的毛细血管，栓塞血管较彻底，不使再建立侧支循环，栓塞效力高。但对超选择插管要求高。还有用无水乙醇等。骨盆肿瘤术前栓塞常用明胶海绵栓塞，因其易进入较小血管，用于减少术中失血为目的的栓塞效果较理想。而作为永久性栓塞的姑息治疗时，常用明胶海绵加微弹簧圈或PVA，常用的方法是先用明胶海绵或PVA或MFC栓塞肿瘤周围的供血小动脉，然后再用微弹簧圈栓塞较大一级的近端动脉。

四、骨盆血管的造影方法

骨盆血管造影是骨盆部病变行血管介入栓塞治疗前的必要步骤，骨盆肿瘤术前血管造影还可帮助外科医生了解肿瘤的供血情况和侵犯范围。

在局麻下，应用Seldinger技术经股动脉穿刺插管，选择健侧或患侧作股动脉穿刺均可。沿导丝将6~7F带端侧孔的直导管或猪尾巴导管送至腹主动脉分叉上方3~5cm处作双侧髂总动脉造影，用40%~60%泛影葡胺30~40ml，注射速率为15~18ml/s；若用DSA机造影，则造影剂总量用25~35ml即可，注射速率为10~12ml/s。因为双侧髂总动脉造影时，部分造影剂进入髂外动脉，高渗泛影葡胺造影剂可引起下肢远端剧痛。在经济条件许可的情况下，宜选用非离子型造影剂如碘普胺、碘海醇、碘帕醇等。然后换成Cobra或RH导管，这样经一侧穿刺可顺利地超选择插入双侧髂内动脉。在DSA下，髂内动脉造影，用40%~60%泛影葡胺18~24ml，注射速率为4~6ml/s，再将导管超选择地插入需栓塞的肿瘤供血动脉内，透视下手推造影剂，以确定栓塞血管无误后不会损伤供到其他重要脏器的动脉，开始缓慢注射与造影剂混合的栓塞剂。栓塞物质直径为1~2mm：明胶海绵颗粒、钢丝圈及Ivalon。直到该肿瘤动脉血流完全停止。用造影剂少许注入清洗净导管内栓塞剂并证实栓塞效果后，再作另一所需栓塞的肿瘤动脉栓塞。术中宜给镇痛或镇静药，以免患者因栓塞时疼痛而躁动，出现DSA伪像。

五、骨盆血管的造影表现

（一）恶性肿瘤

1. **肿瘤局部血液循环增加** 表现为肿瘤边缘的供血动脉及其分支增多、增粗；如造影剂充盈肿瘤内，则使局部病变组织密度增高（图2-8-4-1）。

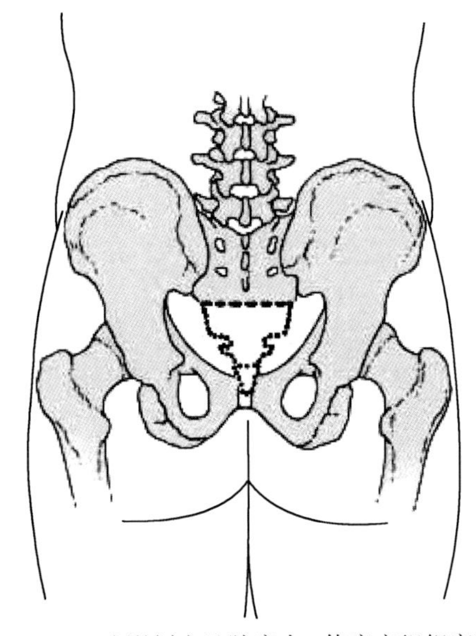

图 2-8-4-1 造影剂充盈肿瘤内，使病变组织密度增高示意图

2. **肿瘤边缘邻近的动脉局限性变细或突然中断** 又称肿瘤包绕血管征（arterial encasemen）；可以是跨越肿瘤的动脉受肿瘤挤压，或是肿瘤的供血动脉因肿瘤组织栓子产

生的栓塞或梗死，或者肿瘤直接侵蚀、包裹血管所致。

3. 肿瘤异常血管　肿瘤周围出现扭曲、杂乱的细小血管网，肿瘤内、外粗细不均、走行不规则的幼稚血管，因血管无平滑肌，故不发生收缩。有时可见颗粒状或小斑片状造影剂滞留区，称"肿瘤湖"或"血池"、"血湖"，可能是缺乏弹性的肿瘤血管形成局限性腔隙或为肿瘤内部形成的出血性坏死腔。

4. 静脉早期显影　在血管造影的动脉期即可见伴行的静脉显影，为肿瘤侵蚀动、静脉形成动、静脉瘘，或是新生的肿瘤血管缺乏正常的毛细血管网而致动、静脉短路所致。

5. 肿瘤染色　因恶性肿瘤大多富含血管，其实质内血管空间（vascular space）较多，造影剂常早期充盈，均匀或不均匀地分布于肿瘤内，使肿瘤密度增高。骨盆肿瘤中对于钙化较多的软骨肉瘤，因其分化程度较高，血管相对较少，与骶、髂骨及肿瘤钙化的高密度影重叠，肿瘤染色所致密度增高不很显著。

6. 肿瘤内的乏血管区　在肿瘤中央出现肿瘤坏死区，即在肿瘤染色高密度影中间有一低密度区。在部分病例中，可见低密度区周围有一细小血管巢，多见于恶性肿瘤及软组织脓肿，故在骨盆恶性肿瘤造影中，有时也可看到这一征象。

7. 异常增粗的引流静脉　在动脉造影后期晚期静脉阶段，有时可见肿瘤周围有一些直线行走的静脉影，无瓣膜显示，为肿瘤的引流静脉。

8. 软组织影　大多数恶性肿瘤均可形成突出骨骼轮廓的软组织影，尤其是在DSA下血管造影，可以将染色的软组织块清晰显示（图2-8-4-2），对指导手术有很大的意义。良性肿瘤一般不形成软组织内肿块，血管造影发现软组织内肿块几乎都为恶性肿瘤。

骨盆恶性肿瘤并非都出现上述所有的造影表现。往往只有其中一部分征象。骨盆转移性肿瘤的供血动脉增粗、肿瘤幼稚血管形成相对较少，但肿瘤染色可较明显。低度恶性的脊索瘤、分化较好的软骨肉瘤，血管相对较少，肿瘤染色较少。骨盆肿瘤的血管造影阴性结果并不能完全排除恶性肿瘤的可能。

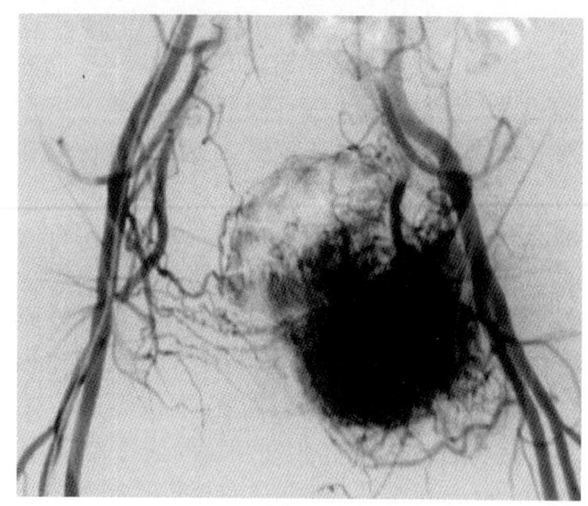

图 2-8-4-2　DSA 下血管造影，可以将染色的软组织块清晰显示

（二）良性肿瘤

骨盆的良性肿瘤除大的骨软骨瘤有时可推移血管外，血管造影很少有异常发现。尤其在DSA行血管造影时，骶尾部神经纤维瘤、I度骨巨细胞瘤，往往可见较丰富的血管及瘤实质染色。低度恶性肿瘤和良性肿瘤，血管较成熟，肿瘤内造影剂出现较恶性程度高的肿瘤相对要迟，边缘也较清楚。

（三）骨肿瘤样病变

骨盆部较多见的肿瘤样病变为骨囊肿、动脉瘤样骨囊肿、嗜酸性肉芽肿、骨纤维异常增殖症等。血管造影可显示某些恶性肿瘤的征象，如大量肿瘤的异常血管、血池、软组织块影及肿瘤染色。骨囊肿因有膨胀性的囊壁，其染色部分的边缘常常比较清楚，结合临床病史多能作出诊断。骨纤维异常增殖症，血管造影可以没有任何改变。

六、术前栓塞肿瘤动脉的时间

根据栓塞剂栓塞血管的时间，一般可分为短、中、长3种栓塞剂。短效栓塞剂仅栓塞血管1~2天，不适用于肿瘤栓塞；中效栓塞剂如明胶海绵，由于它无毒，栓塞血管后7~21天可再通，是一种较广泛使用的骨肿瘤动脉栓塞剂；长效栓塞剂，如无水乙醇是一种蛋白变性剂，且为液态，注入瘤血管后可致瘤体内微小血管内膜损伤，血液中蛋白变性，形成凝固混合物而起栓塞作用。骨盆肿瘤主要是在手术前将髂内动脉栓塞从而免去术中结扎髂内动脉，使手术简化，减少出血，用的栓塞材料以明胶海绵为首选。明胶海绵颗粒常呈点状栓塞，能栓塞较细小的瘤血管，易使栓塞后再通，微循环及侧支循环易重建。据报道，用明胶海绵颗粒栓塞骨肿瘤，血管内血栓栓塞后24小时内开始溶解，为防血管再通和侧支循环的建立，最好24小时内手术。术中出血量的多少与术前栓塞肿瘤血管是否彻底、使用的栓塞剂及手术间隔的时间长短有关。若栓塞剂加以改进，先用粗的7[#]真丝微粒栓塞，再用明胶海绵颗粒混合性栓塞，可比单纯使用明胶海绵栓塞效果为好，也可使手术在栓塞后晚几天实施。但太细的真丝微粒栓塞会出现局部剧痛和不适，或继发血管坏死而易引起相邻脏器严重的并发症。

七、血管栓塞的副作用及并发症

除股动脉穿刺插管的副作用和并发症外，髂内动脉栓塞术后，常见的反应是发热，以明胶海绵栓塞者尤为明显，可达38~39℃，一般1周内消失。臀部疼痛也很常见，有时非常剧烈，系缺血引起，均只需对症处理即可。一过性感觉异常或消失也可出现。误栓可引起严重并发症；如膀胱坏死、排尿困难、大便失禁、阳痿等，但均比较少见，只要明胶海绵颗粒大小恰当，一般不会出现。

第五节　骨盆肿瘤的手术切除

一、保肢与截肢

对于放疗不敏感的原发性骨盆恶性肿瘤，经典治疗方法是半骨盆切除术。半骨盆切除术（Jaboulay截肢术）也称为后1/4截肢术、腹与无名骨间截肢术、腹与髂骨间截骨术、腹与骨盆间截肢术、腹髂间截肢术、经髂骨截肢术和经骨盆截肢术。半侧骨盆切除术就肿瘤的边缘来说属于根治性切除，对骨盆肿瘤切除较彻底，并能较好地控制肿瘤局部复发。因而，迄今为止，半骨盆切除术仍然是骨盆原发性肉瘤的标准治疗手段。然而，由于术后患者失去了半侧骨盆和同侧下肢，这种手术造成巨大的残疾，术后并发症发生率高，病死率很高，术后功能很差，给患者精神和肉体上造成了巨大的创伤和病残，常使患者难以接受。如Douglass于1975年报道50例因骨盆和大腿近端恶性肿瘤行半骨盆截肢术的病例，术后5年生存率仅30%，并发症高达80%。主要的并发症是皮瓣坏死，其余还有感染、泌尿系损伤、肺炎、下肢静脉损伤等，另外有15例患者出现幻肢感。Apffelstaedt等报道治疗性半骨盆截肢术的5年存活率仅为21%。但是Carter报道半骨盆截肢术的5年存活率高达83%，Masterson等认为该组34例病例中仅18例为骨盆肿瘤，其余病例为股骨近端肿瘤，因此存活率较高。总之，到目前为止，半骨盆截肢术治疗骨盆恶性肿瘤的5年存活率仍然很低。

近20余年来，随着影像学检查在多方面取得的发展，造影和动脉栓塞技术应用于临床，术前、术后有效的辅助化疗配合和一些新手术技术的进步，使骨盆恶性肿瘤的手术及重建技术有了较大的提高，保肢手术越来越流行。

1978年，Steel首先报道5例髋臼周围软骨肉瘤，做了部分或全部内半骨盆切除术，并保留了同侧肢体。但肿瘤切除后未行重建，将股骨头旷置，使其与髂骨残端形成假关节，利用周围软组织稳定股骨头。因全部病例均为恶性程度相对较低的软骨肉瘤，Steel谨慎地将这种手术方式称之为“一种可选择的骨盆髋臼周围软骨肉瘤后1/4截肢的替代手术”。术后随诊结果令人鼓舞，局部均无复发，但望远镜征和Trendelenburg征阳性，肢体短缩在2.5~7.6cm，鞋跟垫高后可对肢体短缩有一定程度的纠正。虽然髋关节成为连枷关节，但内收、外展、屈曲、伸直甚至下蹲髋部均有满意的活动度。上述报道中虽然例数不多，但是在骨盆恶性肿瘤的治疗中开辟了保留肢体的新途径。同年Enneking报道57例骨盆肿瘤保肢手术病例，Johnson报道两例病例。1979年Eilber等报道了对5例骨盆高度恶性肿瘤，在辅助化疗下行包括髋关节在内的部分内骨盆切除术，未重建骨性缺损。其结果不仅全部患者均达到了广泛切除边缘并保留了有功能的肢体，而且其中4例肿瘤得到控制。这一报道拓展了部分内骨盆切除术的治疗范围，即使是高度恶性的骨盆肿瘤也可以采用保肢治疗。此后，骨盆肿瘤保肢手术的报道逐渐增多。

初次手术的骨盆肿瘤通常可以切除而不截肢，保肢手术可获得与后1/4截肢手术相同的手术切除边缘。目前，在解放军总医院，保肢手术已经是骨盆肿瘤常规的治疗方法。经过近20年的经验积累，骨盆肿瘤的保肢手术已经非常安全，术后复发率、病死率与截肢术已没有明显差别。

虽然骨盆肿瘤保肢手术发展很快，但是仍有一部分患者需行后1/4截肢术。首先，相对于内骨盆切除术来说，后1/4截肢术对于患者相对比较安全。原因有二：一是截肢术并发症发生率相对较少；二是虽然外科边缘相同，但截肢与保肢相比，复发的面积相对较小，危险也相对小。其次截肢患者术后恢复快。因此对一些不适合保肢的患者应行截肢术。后1/4截肢术指征应为：过去曾行切除术后复发，如果复发后行保肢手术无法达到广泛切除边缘，或者从肿瘤学角度来讲保肢结果比截肢差，此时应行截肢术；如果肿瘤超过骶髂关节，侵及骶神经根孔，常应行后1/4截肢术；病变侵及坐骨切迹，出现坐骨神经受累症状（下肢放射痛或感觉减退），应行截肢术，虽然可以切除一段坐骨神经，能够获得足够的外科边缘，未必必须截肢。但是，由于手术切除主要是骨盆的骨性结构，骨盆功能已有丧失，如果同时合并下肢瘫痪、感觉丧失，通常不宜保肢。肿瘤向前侧发展累及股神经时通常不必截肢，股神经功能丧失并不会明显影响步态，而股血管（至少动脉）可再植，如果半骨盆稳定，此时更应选择保肢手术。如果骨性骨盆切除后半骨盆不稳定，则股神经功能丧失会产生巨大的影响，此时应选择截肢。

二、肿瘤外科分期和切除边缘

肿瘤外科分期可以指导肿瘤的治疗，尤其是手术治疗。目前由于在骨骼肌肿瘤治疗中保肢手术的进展，术前确切的分期对于术前确定能否进行保肢手术，手术能否顺利进行非常重要。外科分期的意义在于：

（1）建立一个肿瘤分期体系以利于判断预后。

（2）根据不同分期合理选择手术方案。

（3）指导辅助性治疗。

1980年，Enneking提出了肌肉骨骼系统骨肿瘤的外科分期系统。他根据肿瘤的解剖学部位提出解剖学间室的概念，认为解剖学间室是对微小肿瘤扩散的良好天然屏障。根据病理分度（G）、肿瘤与解剖学间室的关系（T）、有无远处转移（M），设计出“G-T-M”外科分级系统。

外科分级分为良性（G0）、低度恶性（G1）和高度恶性（G2）。

外科部位分为病变局限于囊内（T0）、间室内（T1）、间室外（T2）。

转移包括局部淋巴结转移和远隔转移，分为无局部及远隔转移（M0）和有局部及远隔转移（M1）。

分期根据上述恶性肿瘤分级和转移，再根据其间室部位而组成。

良性肿瘤用阿拉伯数字1、2、3表示，分别代表潜隐性、活动性和侵袭性。

恶性肿瘤用罗马数字Ⅰ、Ⅱ、Ⅲ表示。Ⅰ期为低度恶性，Ⅱ期为高度恶性，Ⅲ期为所有区域性和转移性病损。

Ⅰ、Ⅱ期再根据解剖间室分为间室内（A）和间室外（B）。

Enneking根据手术切除肿瘤时所能达到的切除缘，将肿瘤切除手术分为4种类型。

1. 病损内手术　即手术切除缘通过肿瘤组织内。

2. 边缘手术　即手术切除缘通过肿瘤组织的假包膜或反应区。

3. 广泛手术　即将包括病变、假包膜或反应区及肿瘤周围部分正常组织一同切除，该手术适合于Ⅰ$_A$期肿瘤；对于高度恶性肿瘤由于肿瘤沿筋膜间隙扩散广泛，因此切除后可能残留微小病灶。

4. 根治手术　即将肿瘤所侵及的一个或多个间室内的正常组织从起点至止点连同肿瘤一并切除，从理论上讲，根治性切除可完全切除局部的微小病灶。

根据肿瘤外科分期，可在术前确定不同肿瘤应采取的手术方案（表2-8-5-1）。

表2-8-5-1　恶性骨肿瘤外科分期和治疗措施

分期	分级	部位	转移	治疗措施
Ⅰ$_A$	G1	T1	M0	广泛手术：广泛局部切除
Ⅰ$_B$	G1	T2	M0	广泛手术：截肢
Ⅱ$_A$	G2	T1	M0	根治手术：根治性整块切除
Ⅱ$_B$	G2	T2	M0	根治手术：根治性截肢
Ⅲ$_A$	G1~2	T1	M1	根治性切除并转移灶切除或姑息性手术
Ⅲ$_B$	G1~2	T2	M1	根治性截肢并转移灶切除或姑息性手术

对于骨盆肿瘤来说，常见的恶性肿瘤中原发性骨肉瘤、原发性软骨肉瘤、恶性纤维组织细胞瘤、骨巨细胞肉瘤、尤因肉瘤为高度恶性肿瘤，而骨巨细胞瘤、皮质旁骨肉瘤、皮质内骨肉瘤、继发性软骨肉瘤、非典型恶性纤维组织细胞瘤等属于低度恶性肿瘤。骨盆肿瘤如果突入骨盆内，属于间室外肿瘤；臀部肿瘤未累及骨盆属于间室内肿瘤。对于骨盆肿瘤，无论是保肢手术还是截肢手术，应尽量争取进行广泛手术和根治手术，只有在进行姑息性手术时，方可选择病损内手术和边缘手术。

三、内骨盆切除手术

部分骨盆切除术亦称为内骨盆切除术，因其在切除骨盆肿瘤的同时可保留同侧肢体，故其优点非常突出。这一手术方式近年来已被骨科医师广泛采用。

（一）内骨盆切除分型

Enneking（1979）按肿瘤侵及髋骨的3个主要部位，将骨盆肿瘤切除术分为3型：Ⅰ型，髂骨。Ⅱ型，髋臼周围。Ⅲ型，坐、耻骨区。

【Ⅰ型】　髂骨切除。从骶髂关节至髂骨颈切除部分或全部髂骨，适用于低分级的骨内或邻近髂骨软组织肿瘤。Ⅰ$_A$型，适用于起源于臀部的高分级软组织肿瘤，肿瘤未侵入坐骨切迹和骨盆内部，切除范围扩大至臀部肌肉、髂骨翼和坐骨神经。

【Ⅱ型】　髋臼周围切除。广泛切除整个髋臼和邻近的髂骨颈部、坐骨和耻骨支，适用于髋臼周围的低分级骨内病变。Ⅱ$_A$型，适用于股骨或髋臼周围的病变侵入关节腔，以及关节囊周围的软组织病变，切除范围为广泛或根治性整块切除髋关节，包括髋臼周围骨、髋臼、关节囊和股骨近端。

【Ⅲ型】　坐、耻骨切除。从耻骨联合到闭孔外缘部分或全部切除耻骨和坐骨，全部或部分保留髋关节。适用于低分级的骨内病变或内收肌起点处的软组织病变。Ⅲ$_A$型，适用于未侵犯骨盆内部的坐耻骨区高分级肿瘤，切除范围为根治性切除耻骨支、股神经血管束，保留髋关节。

为使肿瘤的切除缘达到广泛切除，上述各种类型切除方式可以相结合，如髋臼周围切除（Ⅱ或Ⅱ$_A$型）可以与髂骨切除（Ⅰ型）或坐、耻骨切除联合应用。

Ennecking分型方法简单实用，一直是骨盆肿瘤切除的经典分型方法。但也有一些作者进行了一些改良。

Stephenson（1989）在其文章中将Ⅱ型细分为3个亚型：

（1）Ⅱ$_A$型：切除髋臼和髂骨翼。

（2）Ⅱ$_B$型：切除髋臼和坐耻骨。

（3）Ⅱ$_C$型：切除髂骨、髋臼和坐耻骨。

O′ Connor（1989）在其文章中以S代表骶骨，Ⅰ型切除如同时切除骶骨则表示为Ⅰ/S型。

Campanacci（1991）则对骨盆肿瘤切除分型提出了更为详细的方案。Campanacci改良的

Enneking分型方法为：根据切除部位分为3个主要类型，分别为切除髂骨（A型）、切除髋臼（B型）和切除坐耻骨（C型），然后将A、B、C三型每型分为4个亚型。

A型分为：

A_0型：楔形切除部分髂骨翼，骨盆环仍保持完整。

A_1型：切除髂骨翼，切除范围从髂骨颈到骶髂关节。

A_2型：包括骶髂关节在内全部切除髂骨翼。

A_3型：切除全部髂骨翼和半侧骶骨。

B型分为：

B_0型：部分切除髋臼。

B_1型：全部切除髋骨和髂骨翼。

B_2型：切除髋骨和坐耻骨。

B_3型：切除髋骨同时经关节外切除股骨近端。

C型分为：

C_0型：切除坐耻骨的一支。

C_1型：切除一侧坐耻骨。

C_2型：切除一侧坐耻骨和部分髋臼。

C_3型：切除双侧坐耻骨。

上述亚型中，只有A_0和B_0型骨盆环仍保持完整，其余类型中骨盆环均遭到破坏。

上述改良并不常用，目前最常用的仍然是Enneking的分型方法。

（二）术前准备

【一般准备】 术前必须有活检的病理结果证实病变确实是恶性肿瘤，否则应行活检术而非内骨盆切除术。术前准备应非常细致，应向患者及家属作详细的交代，尤其应交代清楚可能出现的各种并发症、手术风险、术中可能临时改行截肢手术以及术后可能复发转移等各种预后可能，取得患者和家属理解，让患者家属签字。术前交代最好由手术的主刀医师完成。

【影像学准备】 术前除做肿瘤常规检查外，应拍摄骨盆和胸部X线片，行骨盆CT及全身放射性核素检查，以帮助制订手术方案。

【术前常规及特殊准备】 备血3000ml。术前做好肠道准备，具体肠道准备可参考肠道手术的术前2~3天准备进行。术前应让患者休息好，必要时可给予安眠药物。术前24~72小时，做病灶区选择性动脉造影和栓塞，如果是女性患者月经期则必须停止手术及术前栓塞术，推迟手术。术晨留置导尿。给予麻醉前药物。

【麻醉与体位】 麻醉采用全麻或硬膜外麻醉。取侧仰卧位，患侧在上，躯干与床面成相交成60°。行坐耻骨切除术则采用截石位，臀部垫高。

【消毒与铺单】 术前仔细进行消毒铺单。消毒范围自剑突下至膝关节，躯干前后侧超过中线。铺单时先在身体两侧各塞一块中单，首先将双层大单铺在手术台下半部及健侧肢体上，近端铺至臀皱褶处，远端超出手术台一定长度。大单上铺双层中单，层数达到4层。用一块治疗巾折成双层，由患侧大腿内侧兜在会阴处和健肢与患肢之间，再在髂腰部横行铺一块治疗巾，两端与前一块治疗巾重叠，用两把巾钳夹住两块治疗巾重叠处，钳夹时应连同皮肤夹在一起，这样可保证治疗巾在手术当中不会移动。用下肢脚套或两块治疗巾重叠在一起，纵行包扎足部和小腿，包扎范围应超过膝关节，最好达到大腿中段，用无菌绷带自足部向上固定治疗巾，包扎应牢固，保证治疗巾在手术中不会移动或脱落。然后在身体近侧铺大单，近端超过头部，再在近侧横拉一块中单，将手术野与头端的头部、仪器和麻醉师分隔开。此时开始铺切口膜。笔者的方法是用两块大切口膜，第一块切口膜从上方髂腰部和患肢大腿外侧覆盖切口区，切口膜应盖住无菌单；第二块切口膜盖在会阴区，由患肢大腿内侧开始，在会阴部反折，铺至对侧大腿的内侧，如果切口膜大小不够，皮肤外露之处可再用小切口膜覆盖。这种铺无菌巾和切口膜的方法很安全，术中不会出现无菌巾的移动。

（三）切口及显露

因肿瘤所在部位不同，切口变化较大，原则上手术切口应根据手术的要求施行。如果需切除髋臼周围的髂骨、坐骨和耻骨，则切口应自后侧髂嵴开始，沿髂嵴走行，至髂前上棘。再由髂前上棘沿腹股沟韧带至耻骨联合止，必要时可扩大切口或附加切口。显露髋臼周围病变的过程中，可能遇到的重要结构有髂骨内板前面的髂部血管、股神经，男性患者的精索等。这些结构位置较表浅，但是属于保肢手术中的关键解剖结构，要特别注意保护。深面可遇到的解剖结构有坐骨大切迹下方的臀上、臀下血管和神经以及坐骨神经。在解剖坐骨和耻骨时可遇到会阴血管和神经、闭孔血管和神经。这些结构中，除闭孔血管和神经可切除外，其余结构均应保留。如果肿瘤未穿破髂骨内板，可做骨膜下剥离，并将髂肌和腰大肌向内侧游离，仅切除髂骨。如果肿瘤已穿破髂骨的内板，应将髂肌和其深面的骨块一并切除。显露髂骨外板和髋关节时，将髋关节的关节囊在髋臼附着处行环形切开，切断圆韧带后将股骨头脱出。切断髂骨与骶骨间的韧带，尽量将肿瘤连同周围的一层健康组织整块切除。

（四）Ⅰ型

髂骨切除。

Ⅰ型切除采用标准骨盆髂腹股沟切口的后半部分。此型切除需要行两处截骨。髂骨前侧的截骨通常在坐骨切迹或恰在髋臼上方，因此在前侧通常不需要过度解剖股血管。后侧截骨通常在骶髂关节附近，因此后侧显露范围较大，如果显露困难可沿脊柱作中央纵切口扩大显露范围。如果髂骨肿瘤巨大，显露坐骨切迹处的臀血管很困难，此时可结扎臀血管，防止术中发生大出血。如果肿瘤已侵及这些血管，则必须将臀血管结扎，另外结扎臀血管可以更容易地解剖髂血管，防止术后发生继发血肿。

在进行髂骨截骨之前，将臀肌从髂骨外侧面上剥离下来。从髂后结节开始剥离该肌肉，直至髋臼后缘。此处进行充分解剖通常不会严重影响患者的术后功能。牵开臀肌可以显露出坐骨切迹外侧缘、臀血管和坐骨神经。寻找和牵开坐骨神经时应仔细，该神经位于梨状肌之前，闭孔内肌之后。在进行坐骨切迹截骨之前，先在坐骨神经上穿过一块薄的线锯保护器，穿过坐骨切迹，保护坐骨神经和臀上动、静脉，该血管如损伤，断端会缩回到腹腔内，发生难以控制的大出血。穿入保护器后在保护器上穿入线锯，用线锯锯断髂骨。

在进行骶髂关节截骨之前，最好将骶髂关节前后均暴露清楚。当骶髂关节前侧已经暴露清楚，在后侧的最内上面有髂腰韧带，将此韧带游离以便暴露。此粗大的韧带是L_5神经根的标志，该神经恰在韧带的内下方。手术当中应显露清楚坐骨神经、臀血管、闭孔血管和前后的骨性标志，这样可以充分暴露，截骨会比较容易。截骨时应记住骶髂关节与矢状面呈45°～50°（向外旋转）夹角。截骨时应根据肿瘤的大小和部位，用一把窄的弯骨刀，从内向外或从外向内进行截骨。

（五）Ⅱ型

髋臼周围切除。

此型切除的体位采用侧卧位，患侧在上，躯干和健肢固定于手术台上。患肢常规消毒包扎无菌巾，铺巾应保证在手术中搬动患肢时，会阴等未消毒的部位不会暴露于手术区内。采用从耻骨到骶髂关节的标准髂腹股沟切口，切口自髂后上棘开始，沿髂嵴向前延长至髂前上棘后再转向内侧，与腹股沟韧带平行，至耻骨联合外缘。

髂骨内侧分离首先自髂嵴切断髂肌肌肉附着点，然后沿髂骨翼内板行骨膜下剥离，剥离时应注意避免剥破肿瘤包膜。向内侧推开腹膜和腹内脏器，向下分离股血管、神经，沿血管向上分离至髂总动脉分支处。自髂前上棘开始行前内侧分离，向前内侧剥离腹股沟韧带，牵开并保护股血管、神经和精索等，沿耻骨水平分支切断耻骨肌，向内分离至耻骨联合，向内下分离闭孔内肌，暴露闭孔内侧，再向后分离至坐骨大孔。臀部分离首先自髂嵴切断臀肌止点，沿髂骨翼外板行骨膜下剥离，同样避免剥破肿瘤包膜，向下剥离至坐骨大孔，向前下方剥离至髋关节，分离髋关节周围软组织，可将髋关节囊切开，将股骨头脱位，也可将梨状肌从股骨大转子处切断，于股骨颈基底部截骨，将股骨头切除。

切除髋臼之前，首先需要控制髂血管和臀血管，内侧分离至髂总动脉分支处，在必要时可结扎髂内动脉，以便减少术中出血。臀部分离后可结扎臀动脉。通常需要结扎闭孔血管。如果肿瘤侵及闭孔，有时需切除闭孔神经。

髋臼切除需要在3处截骨。后侧截骨可在坐骨切迹处进行，或者在切迹与骶髂关节之间进行。一般来说通常在髂后上棘的下截骨，但肿瘤通常侵及髂后上棘之上，因此常常需要在髂后上棘的上截骨。如果在髂后上棘的上截骨（从坐骨大结节截骨），在切除肿瘤之前必须切断骶棘韧带。

前侧截骨位置通常位于髋臼前柱，或者在耻骨上支基底部。此处截骨应注意避免损伤髂外血管，虽然动脉损伤的比例非常低，但损伤后果严重，常常会影响到肢体能否保留。截骨时应仔细牵开髂外血管，屈曲髋关节和膝关节，减小股神经和髂外血管的张力。老年患者的血管更易受伤，因此操作时应更加仔细。如果患者可能患有严重的血管疾病，术前应作出准确的估计。术中超声检查有助于检查可能发生的血管损伤，术后常规进行血管超声检查有一定的价值。

髋臼切除的后侧截骨通常在髋臼后柱或者在坐骨。此步骤操作困难，通常手术视野很小，如果后柱有肿瘤，可将全部坐骨连同髋臼一并切除。

（六）Ⅲ型

坐、耻骨切除。

行坐、耻骨切除术时患者取截石位，臀部垫高，将标准的髂腹股沟切口延长到对侧耻骨，以便进行坐、耻骨切除。切口起自腹股沟中下交界处，沿腹股沟韧带平行走行，向内至耻骨联合后，向外下沿阴囊或大阴唇外侧，沿耻骨下支延长至坐骨结节。如果另加一个垂直于髂腹股沟切口的切口，可以扩大显露。

坐、耻骨切除手术通常需要彻底解剖股鞘，应超过腹股沟3~4cm。切开皮肤后，从坐骨和耻骨上经骨膜下剥离游离内收肌和闭孔外肌，显露部分耻骨体、耻骨下支外侧缘、坐骨下支和坐骨结节。牵开或沿切口切开臀大肌下缘可以更充分地显露坐骨和耻骨。再从坐骨结节外侧剥离腘绳肌和股方肌，从内侧面剥离骶结节韧带，此时要注意保护从坐骨大孔发出并跨过坐骨嵴和骶结节韧带进入坐骨小孔的阴茎血管和阴茎神经，该神经血管束向前走行至闭孔内肌筋膜内的Alcock管。为避免损伤Alcock管及其内的阴茎神经血管，应骨膜下剥离坐骨海绵体肌和闭孔内肌。从坐骨下部内侧缘和耻骨上支骨膜下剥离，剥离会阴浅横肌、深横肌、阴茎脚和尿道括约肌，然后从耻骨联合下缘分离尿生殖膈，此时应注意避免损伤尿道，阴茎背侧深动、静脉和神经。继续从耻骨水平支剥离腹直肌、锥状肌和腹股沟韧带，牵开耻骨肌，保护好股动、静脉血管和神经。骨膜下切断闭孔内肌和闭孔外肌，即可暴露出大部分坐耻骨。如有可能应保护闭孔动、静脉和闭孔神经。但是，在大多数因恶性肿瘤切除坐耻骨的患者中，通常需要在耻骨水平切除闭孔动、静脉和神经，因为该神经血管位于肿瘤的近侧。闭孔血管和闭孔神经在闭孔内肌的浅面，沿骨盆侧壁走行。闭孔环外表面覆盖的软组织包括髂腰肌、耻骨肌、内收肌（大、中、小）和股薄肌，这些肌肉的深层是闭孔外肌，其下是闭孔膜，髋关节囊位于外侧。通常可以屈曲患侧髋关节和膝关节，在髂腰肌和缝匠肌之间分离，显露耻骨前外上支，此时应注意避免损伤股神经，进而显露闭孔和闭孔血管、神经。

坐、耻骨切除需要在两处进行截骨，内侧截骨通常在耻骨联合，偶尔需要在对侧耻骨截骨。解剖耻骨联合时，用一个手指推开耻骨联合后壁和膀胱之间的脂肪。耻骨联合很容易触及，可用骨刀由上向下截骨，也可以从耻骨联合之下穿过一条线锯，从下向上截骨，但是必须注意保护尿道。

第二处截骨一般在髋臼内侧或恰经过髋臼。如在Ⅱ型切除中一样，后柱截骨比较困难。通常将一条线锯从骨盆内穿过，在髋关节之下从坐骨小切迹穿出。如无必要，通常不需将髋关节脱位。如果需要可在后侧加一个切口，通过髋关节的后外侧显露坐骨神经，以避免损伤该神经。切除肿瘤之后需要仔细进行软组织的重建，以防膀胱和内脏疝出至腹股沟的缺损内。可用合成的Marlex网、Cortex或异体筋膜重建腹壁缺损。从耻骨结节到髂骨外侧的腹股沟底也应仔细重建，防止发生腹膜疝，修补时应确保股血管留有足够的间隙，防止发生绞窄。另外，对于男性患者，应保证精索及其附件有足够宽松的通道进入腹膜后间隙。

（七）半骨盆截肢术

半骨盆截肢是骨科大手术，术者应有足够的经验，应熟悉该手术，医院应具备应有的条件，麻醉师应有骨科大手术的麻醉经验。

此手术时间长，出血量较大，存在急性大失血的危险。术者操作应迅速，尽量减少出血。导致急性出血最大的危险是髂总静脉损伤，手术时应仔细保护该血管。如果行右侧后1/4截肢，术者更应仔细。因为下腔静脉位于右侧，比腹主动脉靠下，此时存在一种危险，在粗心的时候有可能将上侧的结扎线系在下腔静脉上，而将下侧的结扎线系在髂总静脉上。当在上、下结扎线之间截断静脉时，左侧的髂总静脉会发生大出血。

术前应对患者的一般情况作出全面评估。术前作好肠道准备，术前晚灌肠。术晨留置导尿管，备皮范围从肋缘至双膝，备血3000ml。患者进入手术室后，将阴囊贴在对侧大腿上，缝合或用粘贴封闭肛门。

手术方法遵循一般截肢术原则。为避免频繁变动体位而导致休克，同时在切除骨盆时使腹腔内容物避免过度牵引，患者应完全健侧卧位或略向后方倾斜。使用特制支架、悬带或由助手于术野外将足吊起，将有助于摆放患肢体位（图2-8-5-1）。

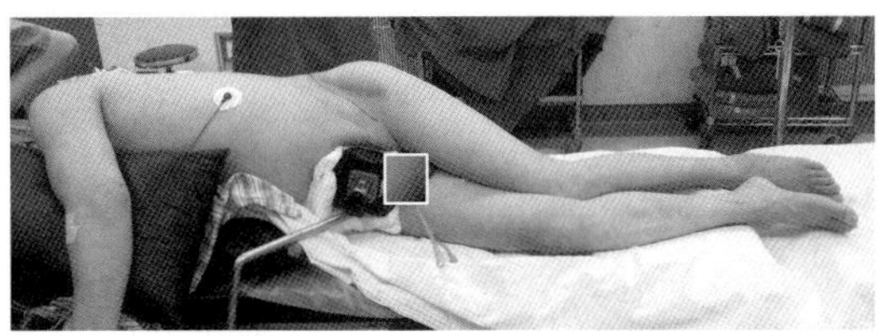

图 2-8-5-1　半骨盆截肢手术侧卧位

前方皮肤切口起于耻骨结节，向外上转至腹股沟韧带附近，然后依照所需切除骨盆环的大小，沿髂嵴向后延伸足够距离。后方皮肤切口则由耻骨结节，转向远端和前方绕过大粗隆，再向后内侧经臀皱襞或其下方，然后向上进入内收肌群和会阴间皱襞。将会阴、腹腔内容物和精索牵向内侧。如果为保留后方皮瓣内的臀大肌而在偏前处切除后部髂骨，则髂外动脉需单独结扎。如果离断术偏向后方，则一些外科医生认为结扎髂总动脉可以减少出血，并且不会对后方皮瓣的皮肤和皮下组织造成损害；但另一些外科医师认为髂内动脉供应后方皮瓣的皮下脂肪，故应予保留。此时，可用带橡皮套的“牛头状”血管夹暂时阻断髂内动脉或用髂总动脉夹控制出血。先离断耻骨联合，再向后方截骨。截骨可用锯或骨凿，但最好是将Gigli锯置于髂骨前方，然后经后方切口操作。肌肉和其他血管可按前述方法切断。最后，间断缝合皮瓣。

半骨盆切除术常用术式为后方皮瓣法（如King-Steelquist半骨盆切除术、Gordon-Taylor半骨盆切除术、Sorondo-Ferre半骨盆截肢术），如果骨盆主要占据臀部，则可用前方皮瓣法。

【后方皮瓣法半骨盆截肢术（King-Steelquist半骨盆切除术）】

手术分为3个部分，即前部、会阴部和后部。

（1）前部：皮肤切口起于耻骨结节，沿腹股沟韧带向外上走行至髂前上棘，再延髂嵴向后延伸髂嵴上将腹肌和腹股沟韧带剥离下来，于腹膜和髂骨之间显露髂窝。在耻骨上切断腹股沟韧带和腹直肌腱，将精索牵向内侧。继之，显露Retzius窝（膀胱前间隙），将膀胱推入盆腔。游离、双道结扎并切断髂外动、静脉，切断股神经。然后，用干纱布将前方切口填紧止血。

（2）会阴部：充分外展下肢，皮肤切口由耻骨结节向外下沿耻骨和坐骨支延伸至坐骨结节。显露皮下的坐骨支并于其下方由骨膜下掀起坐骨海绵体肌和会阴横肌。用骨凿凿断耻骨联合间的韧带和纤维软骨。

（3）后部：皮肤切口沿髂嵴向后延伸至髂后上棘，再急转向外侧达到大粗隆并继续走向后下方，沿臀部皱襞进入会阴区与会阴部切口汇合。接着，显露臀大肌后下缘，按切口方向劈开其腱膜。掀起臀大肌，即可形成由皮肤、脂肪和肌肉组成的巨大皮瓣。牵开皮瓣，完全显露臀中肌、髋关节外旋肌群和坐骨神经。切断梨状肌，结扎并切断坐骨神经。继之将钢丝线锯送入盆腔，从坐骨大切迹至骶髂关节前方的髂嵴进行截骨；再切断骶结节韧带和骶棘韧带。

至此，髋骨具有了相当大的活动度；使其随肢体外旋以充分显露盆腔。然后，结扎并切断闭孔血管和神经，于骶髂关节水平切断腰大肌。将肛提肌紧贴其耻骨骨盆面的起点处切断，从而使髋骨和整个下肢完全游离。最后将臀大肌瓣拉向前方与腹直肌、腹外侧肌、腰方肌和腰大肌缝合。松弛缝合皮肤（图2-8-5-2），负压引流管或3~4根橡皮片引流48~72小时。

【前方皮瓣法半骨盆截肢术】

1. 手术方法　从髂前上棘外侧开始，切口向远侧至膝上5cm处横过大腿至内侧，再向近端延伸至内收肌和会阴的皱褶处（图2-8-5-3）。沿皮瓣切口切取深部组织，使它们形成一个包括皮肤、筋膜、所有股骨前方肌肉以及股动、静脉和股神经的软组织瓣，用温盐水纱布垫保护之。从髂前上棘处沿髂嵴向后至正中线，以后斜向下外与会阴部切口会合。切断腹肌在髂嵴和耻骨上的止点。切断大腿部肌肉和腹股沟韧带在髂前上棘和耻骨上下支的附着。作髂窝内肌肉的骨膜下剥离，显露髂骨，在骶髂关节外侧锯断髂骨，在离耻骨联合1cm处凿断耻骨。将髂窝肌肉向内侧牵开，髂骨向外牵拉，显露坐骨切迹处的臀上和臀下动、静脉及阴部内动、静脉，均行双重结扎切断。该部的坐骨神经鞘内注射0.5%普鲁卡因后切断，残端出血点止血。切断骶结节韧带和骶棘韧带。将髂骨及下肢切除。再次彻底止血，将前方软组织瓣向后翻转，修整后覆盖创面，分层缝合，放置引流条。

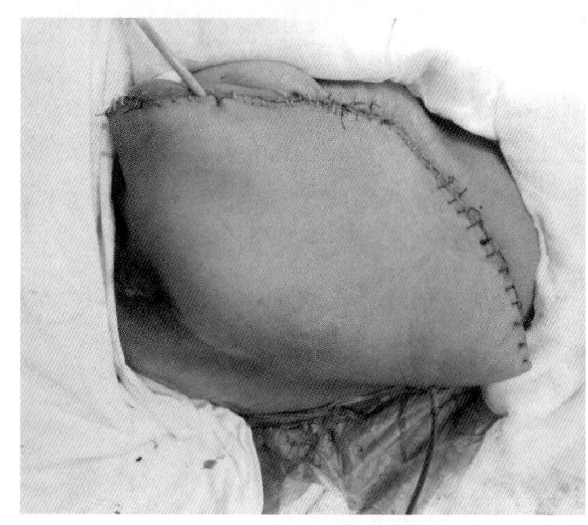

图2-8-5-2　松弛缝合皮肤

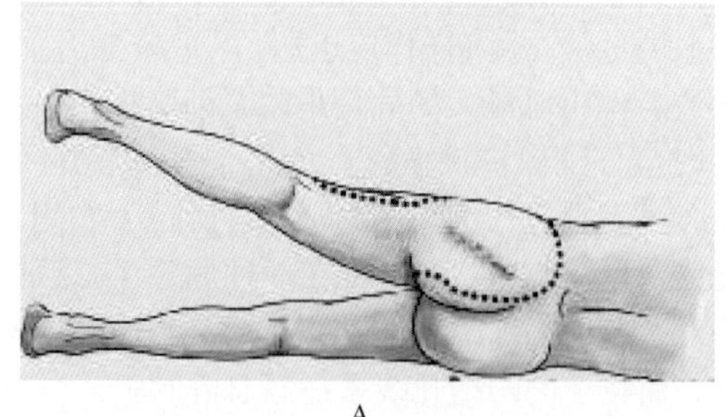

A

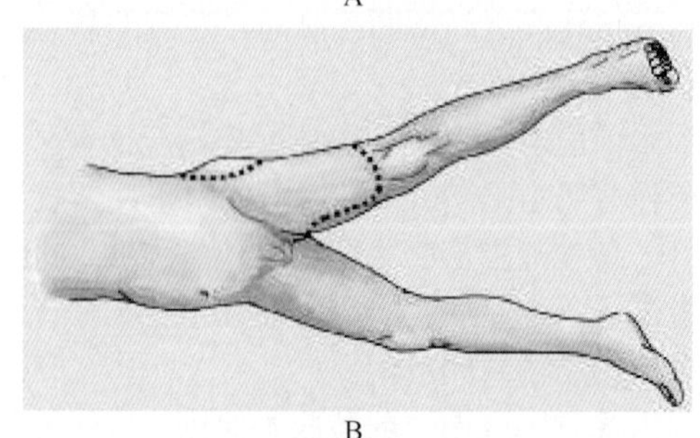

B

图2-8-5-3　前方皮瓣方法覆盖半骨盆截肢术后创面
A.后面观；B.前面观

2. 术后护理及康复　患者尽早起床下

地，通常为术后2~4天。24小时引流量少于30~45ml后拔除引流条。大多数患者可扶助行器下地，鼓励患者在第1周内扶拐行走。儿童和青年患者有能力用假肢者，应予鼓励。

（八）骶骨肿瘤切除

骶骨肿瘤对外科医师来说，欲获得一个清楚的边界，可能是一个困难的问题。该解剖部位的肿瘤在生物学上常常是低度恶性，因此不可能造成转移。然而他们可能在局部持续存在。由经验不足的医师取活检或不彻底切除，造成肿瘤外溢，可使肿瘤局部控制变得更加困难。

骶骨切除术用于切除与骶骨附着的骨盆肿瘤。当肿瘤界限清楚时，切除将是满意的，而当其界限明确累及神经根时，切除术将变得困难。由于肛门和尿道括约肌失去神经支配，将遗留相当程度的功能障碍。当肿瘤累及骶髂关节下缘以上的骶骨部分时，可能需要切除或牺牲S_3、S_2甚至S_1神经根。当肿瘤主要累及骶骨前侧时，患者取侧卧位或俯卧位，采用联合腹外侧入路。对骶骨后侧为主的肿瘤，患者取俯卧位。切除肿瘤可能需要整块切除直肠或直肠及肛门。在从骶骨边缘分离臀大肌起点后，必须保留阴部神经，该神经行走于坐骨棘后方，然后于坐骨直肠窝在闭孔内肌的表面上走行。硬脊膜囊终止于$S_{2\sim3}$结合处。如果进入了硬脊膜囊，则必须仔细修补，以防脑脊液渗漏。用精细的咬骨钳在近侧切断融合的骶骨板。将骶神经根移向外侧，将硬脊膜移向上方。可用骨刀在前方劈开融合的骶骨体。闭合伤口，放置有效的闭式吸引引流。

骶骨切除已用于治疗多种疾病。经后侧切口，远侧骶骨（S_4和S_5椎体）连同尾骨的有限切除术已经用于显露远端直肠，以进行直肠下前方切除。在后者，可采用联合腹骶入路。患者取完全右侧卧位，打开腹腔，切除适当部分的乙状结肠和直肠。同时，经过远侧部分骶骨上方的横切口，切除骶骨的远侧部分和尾骨，为非常低位的肠吻合提供必要的暴露。对累及骶骨的结肠直肠癌广泛局部复发，一直主张采用仰卧位，先在前面进行经腹切除，然后将患者置于俯卧位或左侧卧位去除骶骨，完成切除手术。尽管这种方案需要重新放置患者体位，也不允许利用同时切开的腹部切口对后部切除提供指导，但若估计到前方的切除广泛并且困难时，该方法是合适的。

常累及骶骨的原发性肿瘤是脊索瘤。由肿瘤直接扩散造成的骶骨继发性病变常常是由直肠癌局部复发引起。

术前仔细进行肠道准备并在手术前应用抗生素是适当的。切除操作技术在下面的图中进行简要介绍（图2-8-5-4~图2-8-5-8）。

在S_2、S_3神经根水平切除骶骨及附着的肿瘤组织。截骨的位置一般正好在骶髂关节的下方。联合腹侧方骶骨位。当已经明确或高度怀疑直肠被累及，或以前该区域的手术已经造成直肠与骶骨前方高度粘连时，采用联合腹侧方骶骨位（见图2-8-5-4），也可采取先前方入路，翻身后后方入路，不便之处主要在于翻身延长手术时间。在这些病例，大多数患者置于侧方

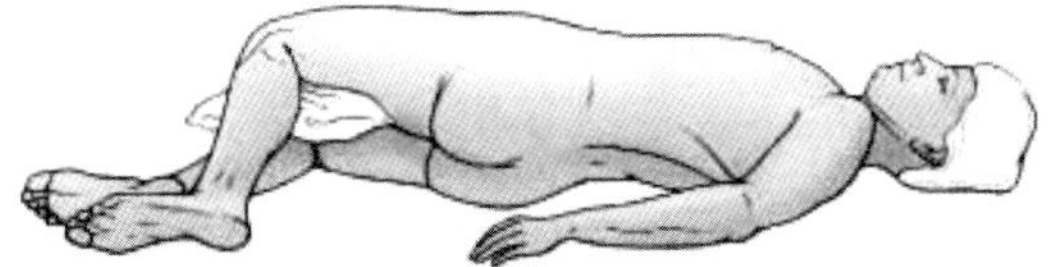

图 2-8-5-4　联合腹侧方骶骨位体位示意图

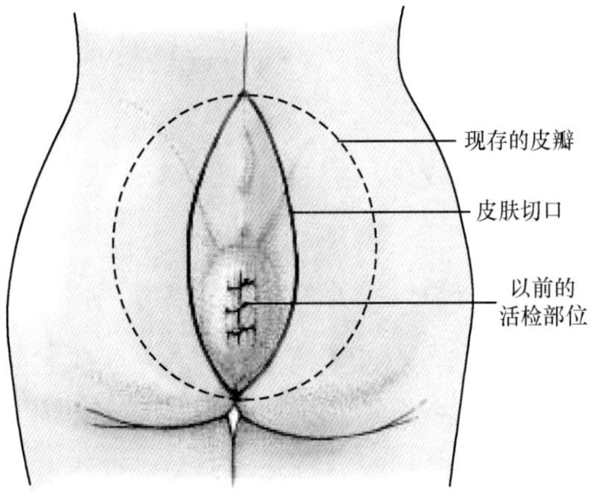

图 2-8-5-5　俯卧位骶骨切除术术区示意图

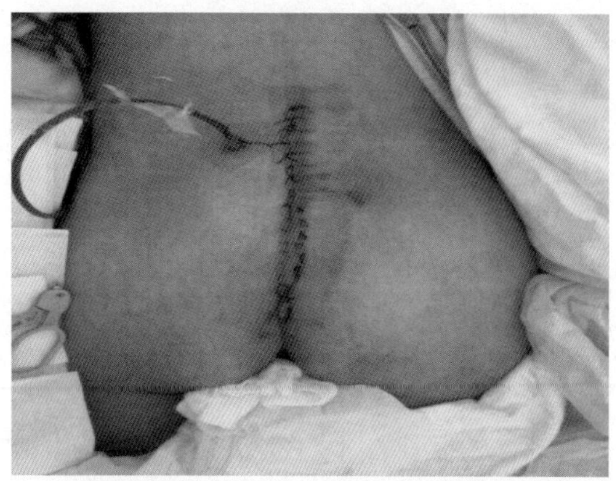

图 2-8-5-6　临床举例：骶骨切除术俯卧位术区中线纵向切口

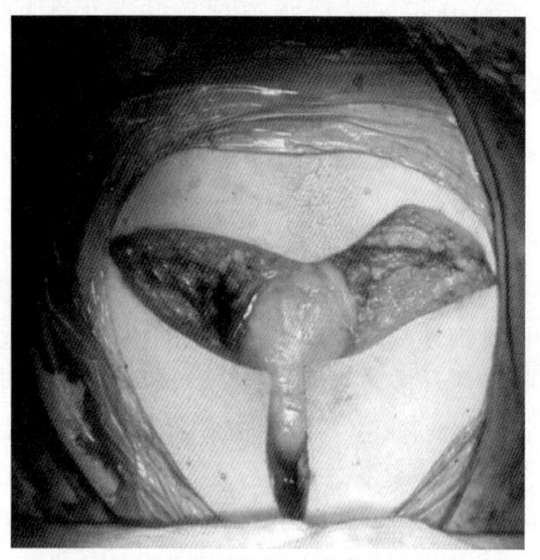

图 2-8-5-7　临床举例：皮瓣的构建，术中

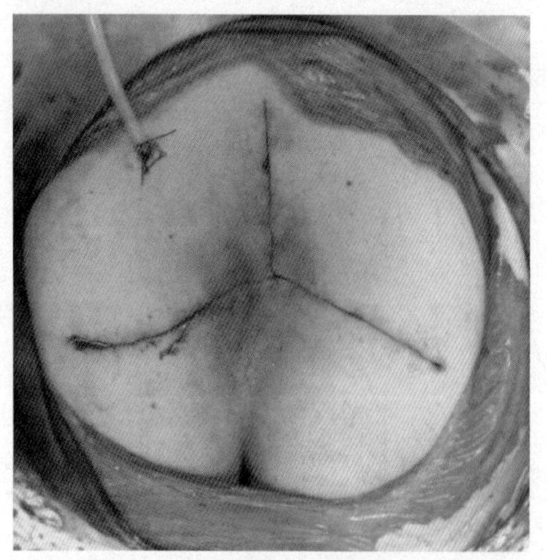

图 2-8-5-8　临床举例：皮瓣的构建，术毕

卧位，左侧在上，这样比较容易将直肠乙状结肠移位。在前腹壁、左侧腹部和骶骨区，均事先铺单并包裹好，以作为下一步手术区域，而仅仅暴露髂嵴区。将手术巾固定在理想的位置。在后方，显露整个骶骨，包括尾骨尖，而在前方，从脐上到耻骨联合于中线处显露。

如果经直肠镜或内镜检查，明确直肠被累及，则通常从腹部开始手术是合适的。在腹部切口，可以采用从左肋缘延伸到耻骨联合的斜切口，左旁正中切口或正中切口可以通过转动手术床而容易地进行。不仅切开和闭合的速度快，而且不干扰乙状结肠末端造口重建术，而结肠末端造口术常常是需要的。

疾病进入腹膜腔，应进行腹腔探查，以排除转移性病变。沿着降结肠和乙状结肠切开白线，以便对其松解移位，确认左输尿管，追寻至其膀胱的入口。在膀胱后或子宫后区域切开腹膜，直到直肠乙状结肠的右侧。在骶前间隙仔细进行钝性和锐性解剖分离，仅从上部骶骨分离该部分直肠乙状结肠，可容易地将其切除。显然，当将肠管从前骶骨面上分离下来时，应该注意避免进入肿瘤组织。另一方面，在可能的情况下，游离前2个骶椎的前面非常重要，因为完全将其切除相当困难。在直肠的侧面进一步向下切除游离，尽可能通过腹部入路进行，将其前方与膀胱或子宫和上阴道分离，暴露骶骨直肠前方。

一旦确定了应该与骶骨一起整块切除直肠乙状结肠，则必须在适当的水平分离切开肠系膜。一般情况下，对任何肠切除，都应该在预想的水平于肠系膜侧以辐射状切开腹膜。脂肪组织也应予以切除。显露肠系膜动脉和静脉的分支。此时，如何分离切开这些血管分支就变得明显了，在结肠造口术的末端，可以看到跳动的血流。对肠管本身，也在乙状结肠中部或降结肠远端处进行分离切开。将其远端部分下拉入骨盆，而将近端部分向外拉出，作为结肠造口术的末端。

最好不要在此时关闭腹部切口，以免在切除骶骨时需要通过腹部横切口以进一步切除。操作应仔细，避免污染切口。此时于骶骨上面敞切口。皮瓣包括皮肤和皮下脂肪，其边界达到骶骨的边缘，沿着骶骨边缘切断臀大肌的纤维，然后切断骶结节韧带和骶棘韧带。切除尾骨嵴后，用手指轻柔地在肠管的前表面钝性分离一小段距离，直至到达经腹切开的水平。有时，在完成切除手术的过程中，并为安全的手术操作提供指导，在腹侧安排一名术者非常有用。

当没有任何部分直肠可以保留时，需要将腹会阴与骶骨整块切除。将骶骨上的正中切口向下延伸，达肛门附近并离肛门边缘有一定的距离。分离位于下部直肠与前列腺或阴道之间的前方界面，并继续在其两旁分离，直至到达经腹切开的水平。在这种情况下，不用暴露骶骨表面的前下部分。

骶骨手术属于非常规手术，若十分熟悉该区的解剖学知识，并且完全了解切除的原则，就可以安全并从容地进行骶骨切除手术。在S_3椎体以下进行切除并不危及肛门和膀胱的节制功能。在紧靠S_2椎体下方或通过S_2椎体截骨，或有时通过S_1椎体截骨，都是可能的。若能避免损伤神经根，或用咬骨钳通过骶骨后板（融合的骶骨板层）开始截骨从而避免进入蛛网膜下隙，就可以更加安全地手术。在一些患者，此时可进入骶管，这样可以辨认、分离解剖并保留尚未被肿瘤侵犯的神经根。

笔者所在团队所治疗的骶骨高位肿瘤患者，有3例进入了硬脊膜囊保留一侧S_1的骶骨肿瘤切除术。截骨时出现了大量的脑脊液，在切除病灶组织后，缝合了硬脊膜囊，尽管患者有括约肌失禁，但伤口愈合，无并发症，2例出现伤口愈合不良，给予清创后伤口愈合。需要自己放开留置在膀胱的导尿管，自行放置尿液。还有1例在该S_2水平进行肿瘤刮除，并且在术中进行了粒子植入内放疗，而术中无明显的脑脊液渗漏。但在术后，在其伤口内聚集了大量的脑脊液，于是需要反复抽吸，并发展为脑脊膜炎，进行几周的抗生素治疗才得以解决。

肿瘤侵犯S_1椎体是一个特殊问题。现已通过S_1中部进行横断截骨对其进行治疗。打开骶骨后板后，在外侧仔细解剖分离能够保留的任何神经根。可以刮除侵入S_1椎体近侧的残余肿瘤组织，然后采用放疗治疗潜在的微观残的余区域。若情况许可，手术中可以给予一定剂量的放疗，并适当保护盆腔脏器。来自其他治疗中心的初步证据也提示，这可能是有帮助的。

彻底切除骶骨，即使是有也很少见。首先是考虑到，这样将丢失骶骨提供的对脊柱的支持作用。但用半骨盆切除，需要在L_5椎体以下切除骶骨，其经验提示，去除整个骶骨可能并不造成脊柱的“塌陷”或其他的灾难性问题。然而，坐骨神经包含自L_4~S_3神经根。腰骶干（L_4、L_5）在骶骨翼上方经过，S_1、S_2和S_3神经根自上方的3个骶前孔走出。因此很显然，彻底切除整个骶骨，除了造成括约肌失禁外，还可在双下肢坐骨神经分布的区域造成相当程度的去神经支配。

在其他解剖学区域，骶骨切除后的治愈率取决于切除是否充分，所应用的辅助性治疗方案，以及肿瘤的生物学性质。活组织检查时肿瘤细胞局部溢出，或由经验不足的医生进行局部切除，可能会严重地减小彻底康复的机会。从脊索瘤切除术的经验来看，这是显而易见的。对于局限性的肿瘤，当累及骶骨时，如果遵循一定的肿瘤学原则，可以安全地行骶骨切除术。常常可保留括约肌控制功能，结果是治愈或病情显著缓解。

少数情况下，需要进行腹部广泛切开，以完全松动病变组织的腹内部分。如果有广泛的内脏肿瘤或有盆腔粘连，患者需取仰卧位，采用充分的腹部前方入路分离骶前组织。

（1）将所有与骶骨肿瘤粘连的组织分离后，通常将组织标本塞到盆腔内，闭合腹腔。将患者翻转，取完全侧卧位。

（2）通常左侧在上，但也可右侧在上，这取决于肿瘤在骶骨侧方的软组织部分。由于患者取侧卧位，故在骶骨上缘，视野最清楚。

【骶骨切除步骤】俯卧位，当肿瘤团块位于直肠后方，以及不需要切除直肠而获得无肿瘤的切除边界时，可采用俯卧位。在原发性骶骨肿瘤，如脊索瘤，当进行直肠镜或内镜检查，以及CT扫描的放射影像学评估，显示直肠未被累及，以及之前尚未进行可使肠与骶骨之间的平面的手术治疗时，最好从后侧切口开始。在相当一部分患者，这可满足完成切除手术的需要。如果肿瘤很大程度上扩展入臀部，或是复发并具有多个病灶，则需要进行广泛的背侧面显露，此时也最好是将患者置于俯卧位。通过中线取纵向切口。切口两端可以弯向中线左边，或弯向被肿瘤累及程度最大的臀部。当以前做过活检时，采用椭圆的切口和较大程度的显露，并使起初制作皮瓣更加容易，当肿瘤扩展入臀部时更是如此。

【皮瓣的构建（见图2-8-5-7、图2-8-5-8）**】** 取切口，达深筋膜，可行“I”直切，“一”横行或“T”形切口，主要根据肿瘤范围大小进行确定，切口然后掀起皮瓣到骶骨可触及的边缘，或到肿瘤软组织范围的远处。当明确直肠远端4~5cm未被累及时，切口远侧正好止于尾骨下方。

【后方入路骶骨边缘的分离（图2-8-5-9~图2-8-5-16）**】** 分离臀大肌（见图2-8-5-12），保留坐骨神经和阴部神经。在接近臀大肌起点处，将臀大肌纤维从骶骨后表面上分离。当肿瘤扩展超出骨界限时，显然可通过可触及的肿瘤范围指导肿瘤的切除。对于巨大肿瘤，要安全切除，需要暴露双侧的坐骨神经，一直到坐骨大切迹的远端。对这样的肿瘤，在坐骨直肠窝暴露阴部神经也是合适的，至少一侧一个：辨认阴部神经的解剖学标志是坐骨结节。它可以容易地触及，在分离行走于该骨性突起上的臀大肌纤维后，可进行显露。分离骶结节韧带，正好到结节的内侧，显露坐骨直肠窝。在坐骨直肠窝的外侧壁，于闭孔内肌的表面，可以找到阴部神经。由于该神经行走于骶棘韧带的后方，可以向近端追踪该神经，当骶棘韧带切断后，应将其向外侧牵开。

分离肛尾缝、骶结节韧带和骶棘韧带（见图2-8-5-13）。分离肛尾缝，可以进入骶前间隙。可在直肠内对肿瘤进行触诊，以此为指导沿着骶尾骨任何一侧的边缘进行切开。在分离臀大肌纤维后，可以触及构成骶结节韧带和骶棘韧带的厚纤维带。将其进行分离，以便进入坐骨直肠窝。在骶骨的前表面，用手指将骶骨从直肠后部上钝性分离下来。

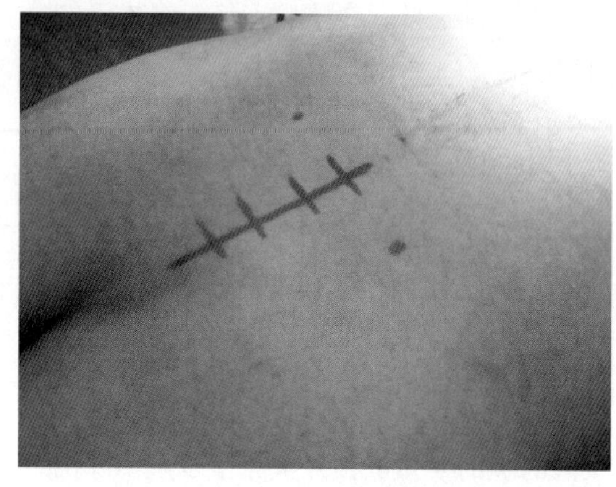

图 2-8-5-9 临床举例：切口划线

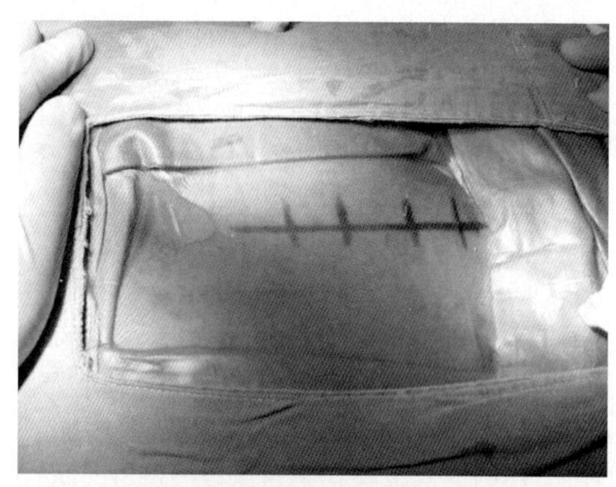

图 2-8-5-10 临床举例：切口消毒后

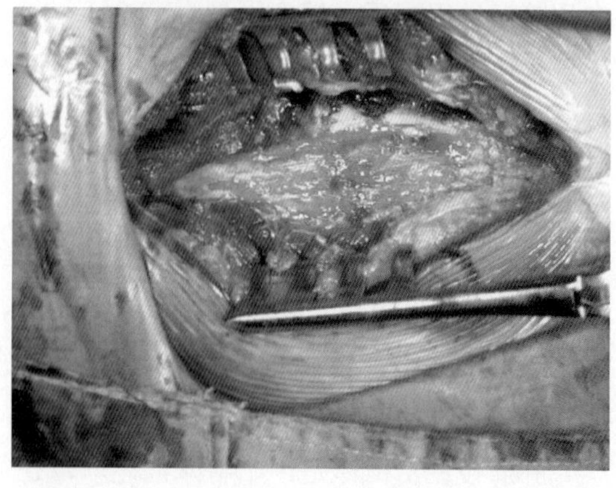

图 2-8-5-11 临床举例：后方入路骶骨边缘的分离

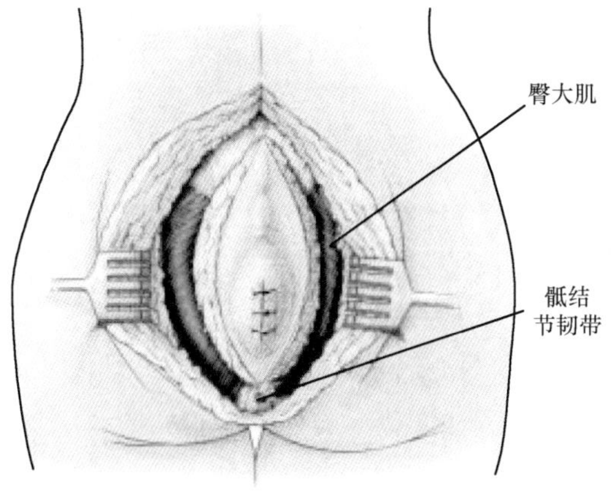

图 2-8-5-12 分离臀大肌

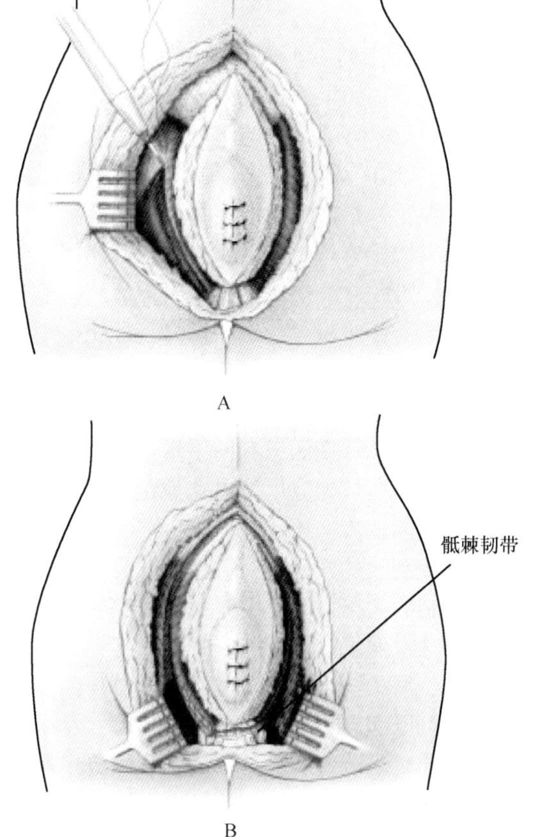

图 2-8-5-13 分离肛尾缝、骶结节韧带和骶棘韧带

到此为止，已经叙述了保留直肠的骶骨下部附近的切除手术。剩余的是通过骶骨的近侧部分完成切除手术。当骶骨前表面没有被肿瘤组织遮盖时，在骶骨前表面非常容易辨认并数查骶孔。在术前影像学检查的基础上，应该知

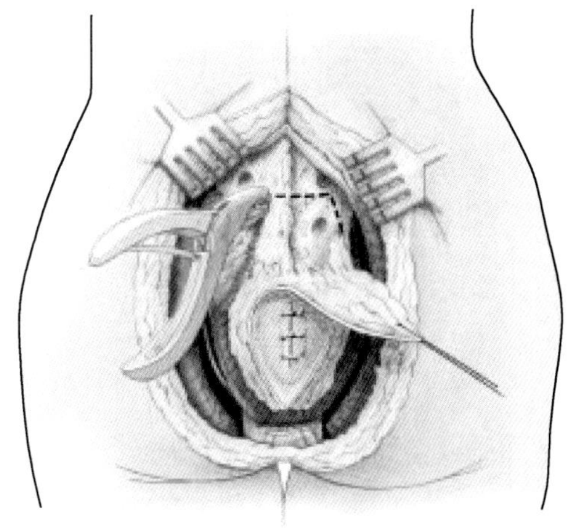

图 2-8-5-14 骶骨近端横断切除

道在骶骨上横断切除的平面。切除骶骨的平面极其重要。正好在S_3椎体下缘下方水平切除骶骨是安全的，可以保留括约肌功能。丧失双侧S_2~S_4神经根将导致大小便失禁和男性阳痿。对准备进行高位骶骨切除的患者，应告知这种风险，因为需要弄清楚切除的边界是清晰可见的。如果不手术，肿瘤必定会影响这些功能，并将会发生疼痛和肿瘤的进一步播散。保留单侧的S_2神经根可以保留理想的肛门直肠节制功能。而一些作者认为，当保留双侧的S_2神经根时，括约肌问题轻微，并且可以恢复。手术后进行1年的早期康复治疗似乎可能使膀胱功能恢复正常。

【骶骨近端横断切除（见图2-8-5-14）**】** 如果能够沿着直线将骶骨截开，如用Gigli锯，则截骨线在S_2椎体下缘的下方，一般情况下在S_3椎体的下方。在骶髂关节处，并不能在骶骨的外侧面、S_3上方进行切除，应用专用器械。为了通过S_2或S_1椎体截开骶骨，需要用截骨工具在该水平沿着两外侧缘之一进行，然后通过中线将骶骨截开。

以往的经验是用骨刀在骶骨近侧将其截开。然而，该方法并不能分离出骶骨内面与阴部神经根硬脊膜囊之间的间隙。在该截骨平面与阴部神经根近侧端之间的距离通常为1~2mm。进一步讲，当用骨刀截骨时，由于位于S_2椎体水平的骶骨内面与神经根硬脊膜囊的间隙仅为1~2mm，容易导致硬脊膜损伤。其

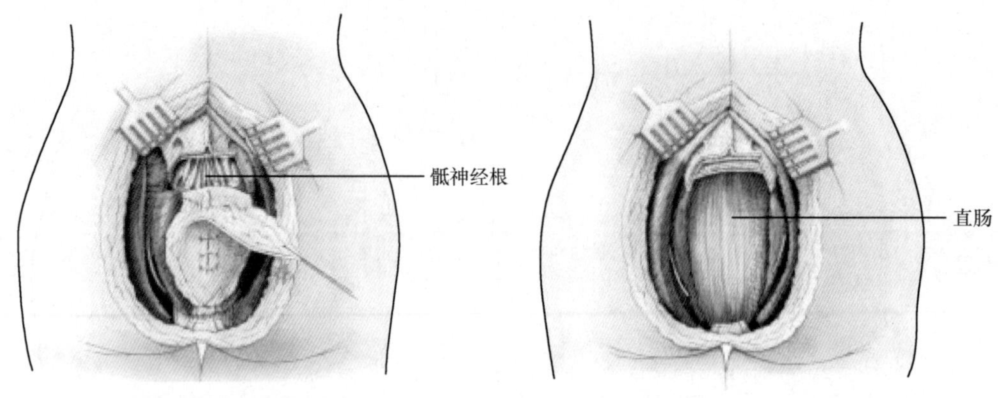

图 2-8-5-15 分离解剖骶神经根

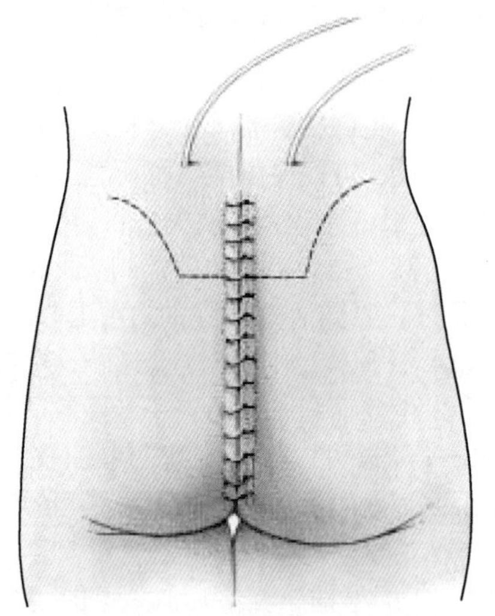

图 2-8-5-16 骶骨后方皮瓣

结果是，尽管缝合了硬脊膜，但可发生令人烦忧的伤口内脑脊液的渗漏及潜在性感染而可导致脑脊膜炎。

【在切除的位置分离解剖骶神经根（见图2-8-5-16）**】** 在截开骶骨近端时，一个识别骶神经根的技术是用精细的咬骨钳在理想水平咬开骶骨后板，并进入骶管。然后可以将神经根移向外侧，将硬脊膜移向上方。如果在骶骨外面已经分离出阴部神经根则实际上可以继续追寻至S_2神经根，尽管这样可能需要牺牲下方的S_3和S_4神经根。可以看到下部的骶神经根为纤细的分支，从肿瘤表面走出，进入阴部神经。这样，如果肿瘤情况许可，就可能挽救至少是一侧的S_2和S_3神经根，以及它进入阴部神经的延续部分。在分离出神经根并予以保留后，可以在该水平用骨刀从前方截开融合的骶骨体部。

【闭合切口】 组织标本切除后，需要病理科专家检查。如果病变局限于骶骨，可能无法做冷冻切片，但可以从近侧边缘处切取组织做涂片。由于在术前的X线片上可以清楚地显示骨内病损，一些作者建议，在切口闭合前，对切除的组织标本进行X线片检查，以评估切除的边界。然后冲洗伤口，应用闭合负压引流系统。常规闭合切口。在这些切口，可能由于距离肛门较近，切口感染的发生率较高。

腹主动脉临时阻断的方法，明显减少了术中出血量，同时降低患者的手术风险。手术时为了减少出血量，应尽量迅速地刮除病灶，如果病灶范围较大。可用纱布填塞、压迫止血，采用分段刮除的方法进行。当栓塞后仍然出现难以控制的大出血时，快速刮除肿瘤软组织包块并用骨水泥填充缺损，有时可以起到止血效果。骨水泥聚合时的高温以及对出血骨面的挤压填塞可以起到止血的作用。如果填塞骨水泥止血的同时未能进行假体固定，可以待出血停止后取出骨水泥，进行新的骨水泥填充及假体固定。

【骨盆肿瘤切除容易发生伤口问题】 特别是经过放疗和化疗的病例，由于做全髂骨切除手术剥离广泛，术前放疗使软组织受到伤害，缝合张力大；也可由于放疗后软组织血供差，适应异物、吸收反应物的能力减低，术后髂骨翼伤口边缘容易出现坏死；另外由于手术伤口大，局部渗血渗液较多，如果引流不畅，局部积血极易造成感染。骨盆肿瘤的切除应注意无创操作，尽可能多地保留皮瓣与肌肉的血供，术前可以根据骶骨肿瘤大小设计不同皮瓣，其中有骶骨后方皮瓣，并且应用持续负压引流装置进行覆盖伤口（图2-8-5-17、图2-8-5-18），如果前者困难可与普外科医师共同合作行腹直肌皮瓣等。术后伤口中放置较粗的引流管，保持引流通畅，这对预防伤口感染是至关重要的。手术缝合伤口时，皮瓣一定不能太紧，术中应尽量保留臀中肌及臀大肌。对化疗、放疗敏感的肿瘤术前应以化疗为主，放疗在手术后进行为宜。

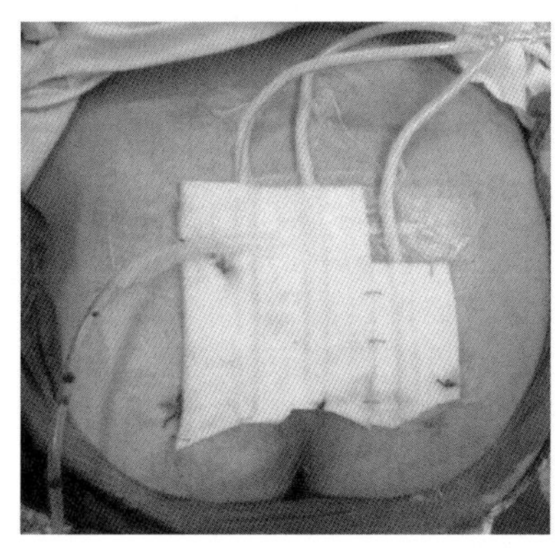

图 2-8-5-17 临床举例：皮瓣的构建，术后 VSD 封闭

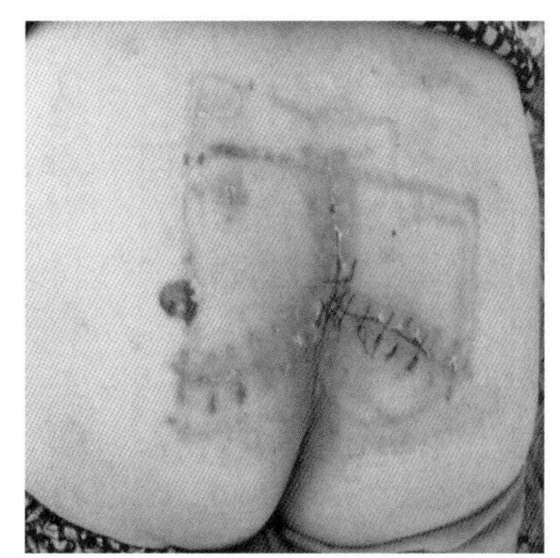

图 2-8-5-18 临床举例：皮瓣的构建，术后愈合观

（九）术后处理及康复

骨盆切除术手术大，时间长，术中创伤巨大，出血较多，术后应加强护理。术后24小时内应注意观察患者的血压、脉搏和神志。同时应注意观察伤口局部有无渗出，如果渗出较多，应及时更换敷料。

术后伤口易感染，故应常规全身使用抗生素。做好负压吸引或灌注负压吸引的护理，24小时引流量少于50ml后可拔出引流。如果引流量多，切口内部有波动感，必要时可拆除几针缝线，将积液排出，切口不予缝合，待其慢慢自行愈合。术后应注意观察下肢是否有肿胀表现，如出现明显的肿胀应及时行血管超声检查，排除静脉血栓，如发生血栓应及时处理。

术中软组织切除较多者，可用半侧髋人字石膏固定，股骨近侧端肌肉的附着点缺失或力弱，患肢有可能处于外旋位，对此卧床时应加用一防旋板，使肢体在愈合过程中保持中立位。也可用下肢皮牵引保持下肢的长度和旋转位置。

术后恢复期间，如无感染并且外展功能良好，可在卧床2~4周后嘱患者扶拐起床，患肢可做部分持重练习，此时应告诉患者其肌肉力量不能达到正常水平。应鼓励患者早期开始腿部肌肉静止收缩练习，起床后应学会扶拐行走。

第六节 骨盆切除术后的重建

一、概 述

内半骨盆切除后面临着骨缺损、骨盆环的完整性与稳定性丧失和髋关节功能遭破坏等问题，如欲获得较好的术后下肢功能，则需考虑重建问题。

骨盆保肢手术重建问题随着保肢手术的开展即已存在。Enneking早在1978年开展骨盆肿瘤保肢手术时已经注意到重建问题，在他所报道的57例骨盆肿瘤保肢手术文章中进行了专门讨论。他根据切除类型的不同提出5种重建类型，所采用的方法是旷置和融合，没有采用植骨和人工材料。Johnson在1978年报道两例骨盆肿瘤保肢手术病例，他在手术中采用复杂的方法重建髋臼缺损，用斯氏钉、数枚粗克氏针合并骨水泥重建髋臼缺损，切除股骨近端后用Charnley-Mueller股骨假体重建髋关节，术后患者下肢功能良好，1例患者术后5年行走无需扶拐，只在长距离行走时需要拄拐杖，行走时轻度摇摆，Trendlenburg征轻度阳性，双侧肢体等长，患肢被动活动范围与健侧肢体相同，伸髋肌和内外旋转肌群肌力为5级，屈髋肌肌力4级，外展肌肌力2到3级，取得良好的术后效果。该报道开辟了人工假体重建骨盆的方法。此后，有关骨盆保肢术后重建的方法越来越多，但是从基本的方法来分类，一般可以分为以下几类。

（1）旷置，连枷髋。

（2）融合。

（3）植骨术。

（4）人工假体。

不同类型的骨盆切除对骨盆及下肢功能影响不同，因此是否需要重建以及如何重建均不同，下面分别介绍每型切除的重建指征和方法。

二、Ⅰ型：髂骨重建

单纯髂骨切除而未累及髋关节者，如行髂骨翼楔形切除，骨盆环完整性未破坏，此时功能相对良好，无需重建。

髂骨切除如破坏骨盆环的完整性，造成骨盆环连续性中断，对此种情况是否重建，不同作者看法不同。Stephenson认为如果患者的髋关节得以保留，功能接近正常。术后只需牵引3周，不用重建也能获得良好的功能。他报道一组11例患者，该组病例中，7例保留了髋关节的患者未重建，功能均为优和良；4例切除髋臼的病例没有进行融合、异体骨和人工假体等重建，术后1例为优，3例为良好；1例患者牵引一段时间后用髋人字石膏固定2个月，术后随访X线片示自发形成髂-股融合。随访结果表明：髋臼切除病例的疼痛程度、步态及恢复工作情况，与保留髋臼的病例相比基本相同。据此，该作者得出结论，认为内半骨盆切除术后基本不需要进行重建。

Campanacci认为髂股切除后遗留大块骨缺损，如果不重建，骨盆远端部分会逐渐向近侧旋转，这样会产生许多并发症。旋转后肢体会出现短缩；如果向近侧旋转较严重，坐骨神经和闭孔神经会嵌压在骨盆和骶骨之间；这种旋转还会影响瘢痕愈合，导致骨盆不稳，骨盆残端在步态的负重和非负重期产生痛性移动；由于旋转的轴在耻骨联合处，因此会导致该关节产生疼痛和关节炎改变；肢体短缩和骨盆不稳会引起脊柱侧弯和下腰痛，儿童由于耻骨联合柔软，更易发生上述并发症，术后会出现股骨头半脱位、肢体过度短缩以及脊柱侧弯。此外，形成骨缺损后没有合适的支点来缝合腹壁肌肉会形成腹疝。因此Campanacci和其他一些作者建议用植骨块植入骶骨和髂骨颈之间进行重建。他们认为这样可以有效地避免发生肢体短缩、骨盆不稳、腰椎及耻骨联合处产生过度应力，而且植骨块也可以用作腹肌的止点。如果由于感染、术后放疗等原因无法行植骨重建，Campanacci建议闭合骨盆环，用钢丝将髂骨颈与骶骨对合固定，使骨盆稳定。

髂骨切除后的重建手术操作多无困难，术后并发症较少，手术时间相对髋臼重建短，而重建后可以保持下肢的长度，术后骨盆与肢体功能较好，因此有条件者应该进行重建。

髂骨切除后可根据情况采用适宜的方法进行重建。可将骨盆远近两端对合到一起，用钢丝或钢板固定使之融合；可用钢板和骨水泥、自体或（和）异体骨移植、带血管蒂骨移植将髂骨切除后的两侧残端桥接在一起，重建骨盆的连续性。此处的缺损如用植骨术重建，可选择腓骨或皮质骨块，此时应将骨块两端插入骶骨和髋臼内，用骨皮质螺钉或钢板固定。如果用异体髂骨骨块重建，应该用4.5mm钢板固定。

解放军总医院使用上述方法修复重建骨盆环20多例，其中1例女性患者修复后随诊长达11年，肢体功能良好。

三、Ⅱ型：髋臼旷置、融合与重建

髋臼旷置、融合与重建见图2-8-6-1~图2-8-6-3。

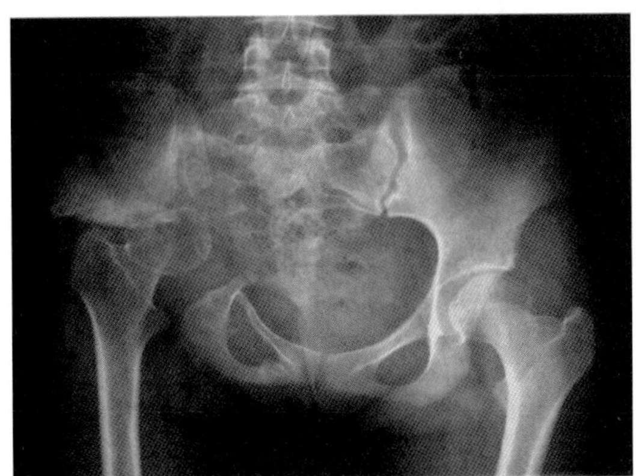

图 2-8-6-1　临床举例：髋臼肿瘤切除后旷置术

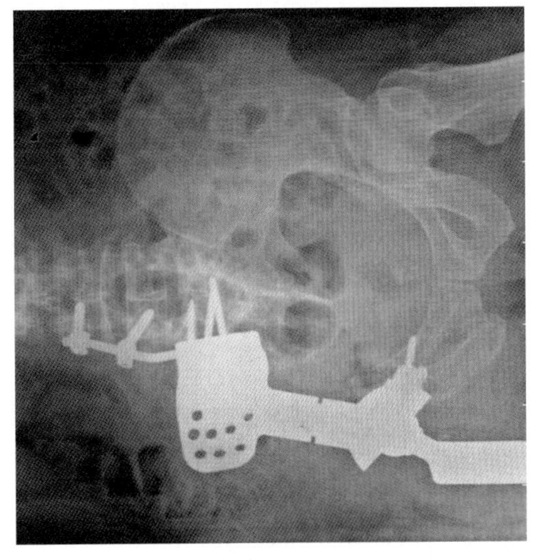

图 2-8-6-2　临床举例：Ⅰ区+Ⅱ区髋臼肿瘤切除后骨盆假体重建

Ⅱ型切除及内半骨盆切除术的切除范围包括髋臼在内，髋关节及骨盆环完整性均遭破坏，对下肢功能产生巨大的影响，这种情况是骨盆切除重建的重点和难点。重建的目的包括：尽量保留髋臼功能、恢复骨盆环完整性、恢复肢体长度等。目前重建髋臼的方法很多，前述4种方法均有使用者。

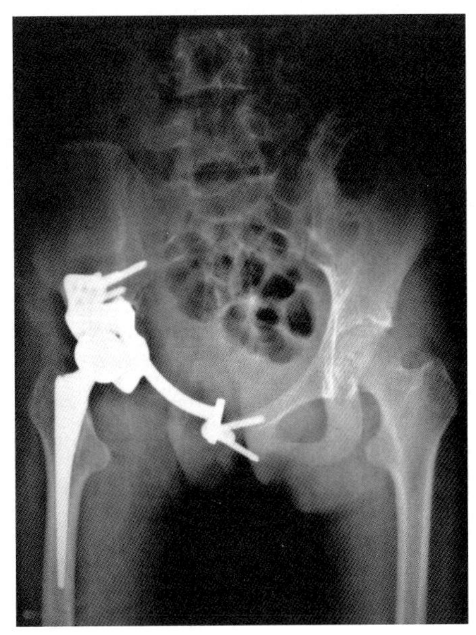

图 2-8-6-3　临床举例：Ⅱ区+Ⅲ区髋臼肿瘤切除后髋臼重建

Ⅱ型切除髋臼后，形成的骨缺损可以旷置而不进行重建，最终形成假关节或连枷髋；切除髋臼后可将骨盆与同侧股骨近端融合；或者用自体或异体骨进行重建，如果手术同时切除了股骨头，髋关节重建可以用异体髂骨植骨块和人工股骨假体组合重建；也可以用人工假体进行重建。最近，一些作者采用计算机辅助设计制造的人工半骨盆假体进行重建，这样的假体更适合肿瘤切除后的缺损。Ⅱ型切除重建的效果并不是非常理想，并发症发生率和失败率高达30%。因此，进行髋臼重建时总的原则应该越简单越好。

（一）旷置

骨盆肿瘤广泛切除后，骨盆重建手术时间长、出血多、需植入巨大的植骨块或金属假体、术后还需化疗和放疗等。上述因素常导致术后出现感染、假体断裂和松动及异体骨疲劳骨折等并发症，文献报道术后并发症的发生率可高达25%~50%。因此，有些作者认为髋臼周围肿瘤切除后将股骨头旷置，虽然功能稍差，但避免了许多严重的并发症，因而仍不失为一种好方法。此方法被命名为髋关节切除成型术

（resection hip arthroplasty）。

骨盆肿瘤切除成型术手术简单，并发症少，许多患者对术后功能满意。如Stephenson报道11例旷置病例，术后功能评价3例为优，5例为良，3例为可；8例患者恢复全天工作，1例患者恢复半天工作，仅2例患者术后退休，所有患者对术后结果均表示满意。

但骨盆肿瘤切除成型术存在以下缺点：股骨头与骨盆残端形成假关节；连枷髋；肢体短缩（1~13cm）；负重行走需扶拐；步态异常；Trendelenburg征阳性等。上述缺点中最严重的是连枷髋，由于髂腰肌和股直肌等屈髋肌肌力丧失，下肢无法抬起，虽然膝关节、踝关节和足功能正常，但整个下肢没有功能，此时应考虑是否值得保肢。假关节形成非常常见，在我们的病例中，绝大多数患者股骨头与髂骨都形成假关节，通常在术后数年内逐渐形成，假关节通常无痛，不需特殊处理；如疼痛，口服止痛药通常能够控制。术后肢体短缩是必然的结果，短缩程度较轻（2cm以内）时，对步态影响较小，如短缩较多，可通过加厚鞋跟予以弥补，多能获得较好的效果。扶拐行走、步态异常以及Trendelenburg征阳性通常无需处理。

Kusuzari将髋臼肿瘤切除后，采用骨盆－股骨外固定架控制，使股骨头靠近髂骨的截骨面，并将大粗隆截断向远侧移位固定于股骨，增加臀中肌的张力和髋关节的外展功能。术后外固定架使用6周，使股骨头与髂骨之间形成较厚的纤维性假关节囊，以稳定“髋关节”，获得较好的结果。

根据笔者治疗骨盆肿瘤20余年的经验，认为骨盆肿瘤切除后应首选旷置，旷置是一种适合重建困难、经济条件不佳的患者的手术方法，这样手术操作简单，围手术期并发症少，术后髋关节通常很稳定，肢体短缩通过加厚鞋跟通常能弥补。笔者治疗的数例患者经上述处理后，对术后功能均尚满意。

（二）融合

切除髋臼后，将股骨近端融合在剩余的骨盆上，这也是一种重建的方法。许多作者推荐这种方法。采用这种方法术后髋关节稳定，但关节活动度丧失。尽管报道的融合率仅为50%，但许多没有形成骨性融合的患者会形成一个无痛、稳定的假关节。其术后功能可以与其他重建方法相媲美，如内置假体重建、异体骨-内置假体重建、自体高温灭活骨-假体重建。

内骨盆切除后的骨融合术有以下几种：坐-股融合、髂-股融合、骶-股融合和植骨融合。

坐-股融合是将股骨近端与坐骨融合在一起，其优点是肢体短缩少，耻骨联合的活动可为下肢提供有限但非常有用的活动度。其缺点是坐骨融合区骨面小，融合困难，如果髋臼内侧和下方仍保留，此时残余的骨骼足够用螺丝钉固定股骨头，此时融合通常能够获得成功。另一个问题是耻骨联合在应力作用下会产生疼痛。Winkelman还发现，此种融合重建后，骨盆下半部分会以耻骨联合为轴旋转，尤其是年轻患者，随之导致股骨头外展，骨盆和骶骨倾斜，进而导致脊柱侧弯。为避免此并发症，Campancci建议进行植骨重建。

手术方法为骨膜下暴露坐骨和耻骨下支，在股骨颈基底部行股骨近端截骨，切除股骨截骨处的关节软骨，修整股骨截骨断端，使其形状与坐、耻骨残端相吻合。对合股骨近端和坐骨截骨断端，将二者固定。可用钢丝或大的加压螺钉进行固定，由于骨量少，通常很少使用钢板固定。术后用髋人字石膏固定3个月，但应保证同侧膝关节可以活动。

髂-股融合是将股骨近端与残留的髂骨进行融合，这是较常用的一种融合方法。如果手术切除坐、耻骨，保留部分髂骨，此时可选择髂-股融合，但是，髂-股融合融合率较低，一般为40%左右，低于坐-股融合，大多患者形成假关节。髂-股融合率低原因有以下几点：

（1）髂骨截骨面窄，骨量少。

（2）髂骨翼薄，不易固定。

（3）手术剥离广泛，血供破坏严重。

（4）下肢短缩，截骨点受到较大的剪切应力。

Campancci建议，如果髂骨截骨处骨质很薄时，则用钢丝固定融合；如果截骨处骨质厚，则用钢板螺钉固定融合。

手术方法为骨膜下暴露髂骨翼外壁，切除髋臼后，清除股骨头上的软骨，修整股骨头外形，使股骨头和髂骨获得最大的接触面。行大转子截骨以便于用钢板固定。将肢体融合在合适的位置，用4.5mm蛇形钢板沿髂骨外表面和股骨外侧面进行固定。为使钢板服贴，可能需要适当调整大转子的截骨。然后用ϕ4.5mm骨皮质骨螺钉将钢板固定。在骨盆上部薄弱部位可用骨螺栓固定，螺栓置于骨盆内侧面。将从股骨头、股骨颈和大转子上切下的骨切碎，植于融合处。彻底冲洗伤口，放置引流管，逐层缝合伤口。术中下肢用髋人字石膏制动，石膏上缘达胸上，防止腰、骨盆和下肢发生活动。术后6周根据肢体稳定性和X线片显示的融合情况决定是否更换石膏，如果稳定，融合情况良好，可改为单侧髋人字石膏。石膏固定至少3个月，再用支具制动3个月。术后应鼓励患者进行同侧膝关节的活动，防止发生膝关节僵直，否则将对功能产生严重影响。

内半骨盆切除术后，髂骨和坐、耻骨均切除，此时可将骶骨与股骨近端融合，为骶-股融合，但是由于这种融合术后肢体短缩严重，功能差，因此很少应用。

髋臼切除后也可应用缺损处植骨进行融合，Campancci发现植骨融合率较高，达到85%。由于植骨可补偿肢体短缩，因此术后功能优于前几种融合方法。

（三）植骨重建

其他重建方法相比，植骨重建有其特有的优点。Mnaymneh指出异体骨盆移植的优点是解剖结构相同，重建后功能更接近正常；由于植骨块是生物替代物，一旦接口愈合则永久有效，不会发生类似人工关节的松动；异体骨盆还可提供重新连接韧带、肌腱和关节囊的支架与骨床。因此得出结论：异体骨盆重建能够获得良好的外形和功能，是一种有吸引力的重建方法。但是植骨重建也有其特有的缺点，如自体骨量少，难以进行骨盆重建；同种异体骨的来源少，存在传染疾病的危险，尤其是获的性免疫缺陷综合征等，使用时应加以注意。

植骨种类包括自体腓骨及髂骨、高压灭菌自体骨块、异体植骨块、异体半骨盆、植骨合并人工髋关节置换等。因骨缺损范围大，自体骨难以满足要求，故多采用异体骨移植。异体骨移植因移植骨块体积大，在髋臼切除后可在缺损区行嵌入式植骨，这样移植骨块与宿主骨间为双接口，接触面积较大，而且异体骨大部分为骨松质，血供较丰富，如果固定牢固，较自体骨皮质更易愈合。多数学者认为最好采用经放射灭菌的同种异体深低温冷冻骨。

选择骨盆植骨块时应非常仔细，应注意骨库的管理、规章以及习惯。供体的年龄最好小于40岁，应该经过全面认真的血清学和细菌学检查。使用放射灭菌骨进行植骨潜在很高的骨折危险。术前应摄植骨块的X线片，测量髋臼的尺寸，与患者X线片的测量结果进行对比。也可用CT和MR进行测量。由于尺寸的缘故，一般来说女性的骨盆供体应该用于女性患者。

是否保留股骨头是学者们比较注意的一个问题。如无需切除股骨头即能够切除肿瘤，股骨头又能与异体髋臼很好地匹配，保留股骨头是最理想的。但是在实际操作中常常会遇到股骨头与异体髋臼不匹配，另外常常难以确定肿瘤是否已侵及髋关节，因此多数学者都将股骨头与髋臼一并切除，用异体骨盆与人工髋关节联合重建骨盆。

植骨重建的另一难题是植骨块接口处的固定。由于骨盆肿瘤切除后剩余的骨骼残端通常很少，因此固定植骨块比较困难。植骨块固定能否牢固于术后异体骨与自体骨盆能否融合相关，也直接影响术后功能好坏，因此不同的作者采用了各自的固定方法。术中具体采用何种方法由术者决定，但是要充分考虑截骨残端骨量多少及固定的牢固程度。Langlais在处理植骨块间接口时彻底切除骶髂关节软骨面，保留适当长度的耻骨和坐骨，耻骨和坐骨接口用长度为60~70mm的自攻螺丝钉固定。骶髂关节的固定则采用直径为50mm或70mm的螺钉，于异体髂骨块后侧向内、前打入，上端的螺钉打入骶骨翼，下端的螺钉打入两个骶孔之间。如果髂嵴边缘可以保留，则用尼龙编织缝线将髂嵴边缘和植骨块缝在一起。缝线在植骨块上缘下10mm处穿过植骨块，然后再穿过剩余的髂嵴，这样可使植骨块与血供丰富的髂嵴边缘接触，有利于融合。在Mnaymneh用异体半骨盆移植重建髋臼的手术中，髂骨接口用两块钢板螺钉固定，耻骨接合口用一块钢板螺钉固定，坐骨接口则用一枚螺钉固定，股骨头复位后，将异体髋关节囊缝回自体髋关节囊，切开的臀肌、阔筋膜张肌、缝匠肌和股直肌固定在异体髋臼上。Harrington则用粗斯氏针、骨松质螺钉和骨盆重建钢板固定自体高温灭活植骨块和新鲜冻干植骨块。

采用异体骨合并人工髋关节重建骨盆时，选择和固定假体非常重要。在将髋臼假体固定于异体骨上时，应该先将假体安装在异体骨上，进行各个角度的试复位，确定了最稳定的方向之后再用骨水泥固定。髋臼杯后上方应带防脱位缘，以防止股骨假体向后上方脱位。一般来说，髋臼杯的方向应该比普通人工关节置换的位置更水平，以35° 较好，并且轻度前倾，这样人工髋关节较稳定。股骨假体的选择由医师决定。O′ Connor用32mm头，认为这样术后最稳定。Langlais使用钛合金人工关节，他认为由于术中切除了起稳定作用的关节囊和肌肉，应选择在术后头几周内有自稳定能力的人工关节，因此也采用32mm头而不用小头假体。用带抗生素的骨水泥固定可预防感染。可通过附加的大腿近端后外侧切口安放股骨假体，也可直接用髂腹股沟切口安假体。一般来说，前侧结构切除后，股骨假体易向后侧脱位，因此，对这类患者，股骨前倾角应适当加大。安好假体后应注意将髋臼周围的软组织和臀筋膜缝好，最大限度地稳定髋关节。术后应该使用支具。

Langlais还采用人工编织韧带来稳定人工关节。一条人工韧带横在股骨颈上，两端用金属钉固定在耻骨和坐骨支上，这样可以限制股骨假体向上脱位。另外两条人工韧带用来控制髋关节的旋转，防止发生过度旋转脱位。其中一条韧带连接在股骨大转子前缘和植骨块前缘，钻孔固定，拉紧该韧带可限制髋关节过度外旋，但内收外展不受限。另一条韧带用同样方法固定，连接在大转子后缘和髂骨植骨块的后缘，限制过度内旋。该作者认为附加韧带可以提高假体的稳定性。

异体骨植骨重建骨盆术后常发生植骨不融合，如果接口处已形成无痛的假关节，可不予处理。如果患者疼痛，则可手术，打开接口处，切除假关节，周围用自体骨松质植骨，通常能够融合。

异体骨植骨重建的另一个难题是疲劳骨折，许多作者均报道了这一问题。Langlais的有病例中有1例患者术后17个月发生髋关节疼痛、不稳和短缩，数天后出现血肿。手术发现植骨块周缘血供重建区发生疲劳骨折，人工髋臼杯突入骨盆内导致髂动脉损伤。Mnaymneh报道的病例术后两年发生植骨块前柱骨折，骨折线恰在髋臼上缘。Harrington报道的14例病例中有3例发生疲劳骨折，分别发生在术后5年6年和8年。

对于疲劳骨折，可采用休息、制动以及手术等方法处理。Mnaymneh报道的病例骨折后经数周卧床休息和扶拐行走，骨折最终愈合。Langlais用异体股骨头修复骨折的髋臼，术后患者恢复，没有出现并发症，髋关节功能良好。Harrington报道的3例骨折患者中，1例将骨折移位的植骨块复位，骨折周围植自体骨，术后8个月愈合，但又发生二次骨折，最后改用自体骨重建；鉴于自体植骨的失败，作者改变了另两例患者的治疗方法，将旧的异体骨切除，重新用新的异体骨重建，获得成功。

对于植骨重建后植骨块的转归目前报道较少。植骨重建后，如果接口处发生融合，随着时间的推移，接口处应发生骨掺和。Harrington在植骨重建术后通过活检标本对接口骨掺和及骨重建过程进行了观察。作者发现，在植骨块两端1/3的区域内，只有少数区域为死骨，其余部分的植骨块则为大范围的编织骨所取代，编织骨内有活的骨细胞。而局部血供重建相对较少，少许的重建血管周围伴随有骨小梁的重建和活的骨细胞。

（四）人工假体重建

骨盆肿瘤切除术后的人工假体重建是骨盆肿瘤治疗领域的一个非常有前景的课题。作者提倡用人工假体重建，并且做了大量临床工作的尝试与探索，随着技术的进步，已开发出新一代可调式、计算机辅助设计和制造的人工半骨盆假体，但多数学者持反对态度。目前，骨盆肿瘤切除后采用旷置、融合等方法重建结果比较理想。用人工假体重建还存在很多问题，如假体设计问题，骨盆肿瘤切除后残端有限，假体固定很困难，术后短期失败率很高；手术时间延长及植入大块异物会导致感染机会明显增加；各种人工假体价格昂贵。上述原因极大地限制了该方法的推广和应用。

只有截骨残端留有足够固定假体的骨骼时才能行人工假体重建。如果髂骨及部分骶骨切除，残余骨不够用于固定假体，最好将股骨近端融合在坐、耻骨上。如果髋臼包括坐、耻骨一并切除，最好行股骨近端和髂骨融合，可加间置植骨，但此种情况下可行鞍形假体重建。

目前报道的人工假体重建方法有：人工髋关节假体、鞍形假体、特制金属髋臼或者特制人工半骨盆。

人工髋关节置换在骨盆重建中应用较多，但通常的做法是与植骨重建合并应用，上文已介绍，在此不再赘述。

鞍形假体的近侧为光滑的鞍形持重面，鞍的内侧脚窄而钝，置于髂骨翼内侧，鞍的外侧脚较宽，置于髂骨翼的外侧面。将髂骨残端修成一与鞍状假体相对应的凹槽，使髂骨和鞍状假体的两个凹面相接触形成一新的关节。鞍形假体的股骨部分与一般股骨假体相似，为直柄型，可插入股骨髓腔内，股骨假体带一颈领，颈领与股骨之间安装一个塑料垫可适当调节下肢长度，直柄股骨假体可调节鞍形假体的前倾角。鞍形假体与股骨假体直接连在一起，二者之间没有活动度。

Nieder等使用Ⅰ型假体的结果并不理想，存在一些问题。一个问题是术后功能差，主要原因在于髋关节活动度小、外展力量弱以及轴向旋转不适；另一个问题是假体早期失败率高，主要原因在于假体向上移位、骨盆环骨折、股骨假体松动和股骨骨折等。这些问题主要与假体设计有关，引起上述问题的主要设计原因有：鞍形假体与股骨假体之间连接处没有活动度导致其旋转受限；股骨假体偏距太小；负重面太窄；假体为非组装型，使用和调整肢体长度不便。根据这些问题，Nieder等对Ⅰ型假体加以改进，设计出Ⅱ型假体，初步应用结果优于Ⅰ型假体。主要改进有以下5方面。

1. 增加髋部旋转功能 在鞍状结构与股骨假体之间增加一个活动关节，增加鞍状结构与股骨假体之间的旋转度，可满足对旋转的部分要求。

2. 增加股骨偏距 Ⅰ型假体股骨偏距短，导致外展肌力弱。Ⅱ型假体增加偏距，增加外展肌力臂，增加外展肌力，改善鞍形假体的负重性能，减少发生撞击的概率，可以使假体更靠内侧安装，以便安装在髂骨较厚的部位。

3. 加宽鞍状面 Ⅰ型鞍形假体的负重面窄。Ⅱ型假体由于增加了轴向旋转度，因此可以用较宽的鞍状负重面，这样负重面大，单位面积上髂骨压力较小，向上移位的倾向减小。

4. 有效调节肢体长度 Ⅰ型假体依靠在颈领下安装塑料垫调整假体长度，调整范围小。Ⅱ型假体增加的活动关节有不同的长度，可用来调节假体总长度，这样可以很好地调节负重轴上的肌肉张力和下肢长度。这种延长在骨盆一侧，偏距不受影响，可将鞍状结构更靠内侧安装。

5. 模块化组件方便应用 Ⅱ型假体鞍状结构的接头处为榫形接口，可以和不同型号的股骨假体组合。该接口侧方有孔和螺栓，可控制接头的旋转。该接口使用方便。

鞍形假体适应证包括：

1. 髋臼周围的原发恶性骨肿瘤 Nieder

报道8例髋臼周围原发恶性骨肿瘤采用鞍形假体置换，包括软骨肉瘤、恶性纤维组织细胞瘤、成骨肉瘤、平滑肌肉瘤。这类肿瘤可以做到广泛的边缘切除，结果较好。

2. 骨盆转移性恶性肿瘤　肾癌、结肠癌、乳腺癌、前列腺癌和多发性骨髓瘤易于转移或侵及骨盆，而且病变较广泛，通常仅能做到姑息性的病灶内切除，采用鞍形假体置换的目的在于改善患者症状。

3. 人工全髋关节翻修　全髋关节失败造成髋臼周围大片骨缺损，而又不适用于人工假体和自体或异体骨修复者。对年老、体弱，不能耐受手术或髂腰肌和内收肌麻痹者，应视为鞍形假体置换的禁忌证。

骨盆切除手术中如果选择鞍形假体重建，切除骨盆时在骶髂关节一侧应至少保留2cm髂骨残端，用来安放鞍形假体。在剩余的髂骨上做一个弧形切迹，与鞍状结构相关节，切迹要点：髂骨前后板应有足够的骨皮质用于承重，切迹深度根据鞍状结构确定。原则上完全切除髂骨的患者无法进行鞍形假体重建，但Aboulafia用骨水泥包金属网，用螺钉将其固定在骶骨上，用来安放鞍形假体。用骨水泥将股骨假体固定在股骨上。安装假体后，保持肌肉张力非常重要，用模块化的附加关节加以调整，然后进行测试，以便获得最佳的长度、肌肉张力和稳定性。

切除肿瘤安装鞍形假体后，行肌肉成型术以最大限度地提高功能和稳定性，应保留腰大肌和外展肌群，同时保持这些肌肉的长度和张力。剩余的会阴肌肉缝合在内收肌上，腹壁肌肉缝在股直肌、缝匠肌和耻骨肌上，防止发生疝。如有可能，将腹外肌缝在臀肌和阔筋膜张肌上。上述手术为功能性肌肉成型术。

术后牵引以便软组织愈合，稳定重建结构，直至肌肉恢复张力。牵引2~4周开始行走，再用带支具控制髋关节的屈曲、旋转和外展6~12周。

就作者的经验和体会，鞍形假体置换在增加髋部的稳定、避免肢体短缩和改善步态等方面确有其优点，但长期随访存在髋臼旋转中心上移、骨盆假体松动、切割髂骨等并发症，选择应用时应慎重。

采用特制金属髋臼重建骨盆的报道很少。Nielsen报道1例，作者采用分期手术完成重建，一期手术切除股骨头和髋臼，用Muller 55 mm髋臼杯和长颈Harris股骨假体作临时性重建，手术，术后按照切除的髋臼和股骨头的大小制作人工髋臼假体。第一次手术后7周，通过二次手术植入人工髋臼假体，假体用骨水泥固定。术后随访3年患者恢复工作，髋部无痛，主动活动范围：屈110°，内收30°，外展10°，内旋20°，外旋20°，Trendelenburg征阳性，检查显示人工假体稳定。作者主张二期行重建手术，认为术者有时间判断一期切除肿瘤是否彻底，可用切取的骨盆为模制作人工假体，这样制作的假体尺寸较合适。

计算机辅助设计制造的可调式人工半骨盆是最新一代人工假体。Gradinger、Windhager、Russe、刘植珊等分别报道自己设计的人工半骨盆。笔者所在团队继承刘植珊教授经验，1983 年 6 月 ~ 1999 年 6 月，采用自行设计的可调式人工半骨盆实施置换手术 64 例。笔者所在医院 48 例，病理类型为软骨肉瘤 12 例、骨巨细胞瘤 24 例、恶性纤维组织细胞瘤 3 例、骨肉瘤 9 例。无围手术期死亡。笔者等自行设计的可调式人工半骨盆结构简单，可以达到保护盆腔脏器，维持躯干平衡，能坐和维持下肢功能的目的。安装时可按体形大小进行调节，并可分节装置，再用螺栓固定，操作方便。经力学测试，强度高，力学性能好，可以承受人体各种力的作用，假体安装后，重建的骨盆环牢固稳定。自 2003 年 6 月开始应用计算机辅助快速原模技术（RPT）设计半骨盆假体，迄今共实施人工半骨盆置换术 76 例，其中在本院 48 例、外院 28 例。病理类型：骨肉瘤 6 例，软骨肉瘤 20 例，骨巨细胞瘤 16 例，转移性肿瘤 3 例，恶性神经源性肿瘤 2 例，淋巴瘤 1 例。无围手术期死亡。我们的随访中计算机辅助设计可调式人工半骨盆取得较好的临床效果，重建结果优良，有着很好的应用前景。

四、Ⅲ型：坐骨与耻骨截除术后的重建

一般说来，单纯的坐骨和耻骨切除而未累及髋关节，术后虽有骨缺损，但对骨盆环的稳定性和髋关节功能影响较小，可不进行重建。在此区用植骨块或其他异体物进行重建会直接导致感染机会增加。由于此区软组织覆盖少，重建后切口愈合方面的问题及感染并发症非常高。据一些泌尿外科文献报道，在显露膀胱的手术中，如果切除耻骨联合，患者会出现骶髂关节疼痛。但在骨盆肿瘤文献中没有关于患者发生骶髂关节疼痛的报道，也没有关于需要融合骶髂关节的报道。在切除坐、耻骨的同时，即使切除了髋臼前壁和内下1/3，对于髋关节功能不会产生严重影响，因此不需要重建。如果用经皮斯氏针行暂时固定，可以在不损坏髋关节活动度的同时保持骨盆的稳定性。如果髋臼切除超过1/3，或者髋臼后部切除，此时应认为是髋臼切除，应该进行重建。

第七节　手术并发症及其防治

一、概　　述

由于后1/4截肢术的并发症类似于内骨盆切除术，在此将二者一并讨论，有关重建并发症单列一条加以讨论。

无论截肢手术还是保肢手术，骨盆肿瘤手术术后并发症发生率均非常高。Douglass、Masterson等报道的后1/4截肢术并发症高达80%左右，保肢骨盆肿瘤手术并发症的发生率为40%~60%。并发症中绝大多数是切口问题，包括切口坏死和切口感染；其余并发症还有：神经损伤、血管损伤、泌尿系损伤、阳痿、腹壁疝和切口疝、下肢静脉栓塞等。截肢手术患者常出现神经瘤和幻肢感。另外，全身并发症如肺栓塞和心肌梗死是非常严重的并发症，是术后患者死亡的主要原因，应给予足够的重视。

导致骨盆肿瘤术后并发症增高的诱因包括：切除部位，如坐、耻骨切除或骶髂关节切除；术前行放、化疗；植入大量异体骨和钢板等；假体重建。Campanacci和O′Connor均指出了并发症与骨盆切除部位的关系。如坐、耻骨切除后更易发生感染，原因包括：切除坐、耻骨后骨盆内容易形成血肿，引流下肢和腹膜的淋巴系统遭破坏。因此，骨盆肿瘤手术前必须给予预防性抗生素并进行细致的肠道准备。髂骨切除易发生神经损伤，这是由于腰丛和腰骶丛靠近腰大肌和骶髂关节。而髂血管、腹膜或膀胱损伤更常见于坐、耻骨切除手术。有时在进行耻骨截骨时会同时损伤膀胱和尿道。

二、切口皮瓣坏死

由于骨盆肿瘤手术范围大，手术剥离广泛，手术时间长，术后残留的残腔多，因此术后出现皮瓣坏死非常多见（图2-8-7-1），Douglass报道的截肢患者80%发生皮瓣缺血坏死，许多手术技术因素会影响皮瓣坏死的发生，如手术切口的选择、皮瓣血供、手术操作是否轻柔、手术时间等。如手术时间越长，皮瓣坏死的比例越高，Douglass的病例15例手术时间超过4小时的患者中13例出现皮瓣坏死，而22例手术时间短于4小时的病例中仅5例出现皮瓣坏死。其他因素也可能影响皮瓣的存活情况，包括患者的年龄、营养情况、术中失血情况、预防性抗生素的应用等。另外，保留髂内血管可以明显减少皮瓣坏死的发生率，Masterson报道11例结扎髂总血管的患者中只有3例切口顺利愈合，7例患者需行1次以上的清创手术。而8例保留髂内血管患者中3例切口顺利愈合，2例仅有轻度切口感染，抗生素治疗后迅速痊愈，切口一期愈合，3例切口二期愈合，没有患者需要行清创手术。皮瓣坏死常同时合并感染，分离得到的细菌包括：变形杆菌属、假单胞菌属和金黄色葡萄球菌。控制这些感染需要全身应用抗生素。皮瓣坏死范围太大则需要在手术室进行清创，有时需要多次清创。Carter认为切口坏死的患者除需清创外，更需要皮肤移植。O′ Connor 保肢手

术的7例皮瓣坏死患者共行8次局部皮瓣或肌皮瓣移植，消除死腔，其中2例采用大网膜，2例采用股直肌，3例采用腹直肌，1例采用股外侧肌，移植后伤口均顺利愈合。

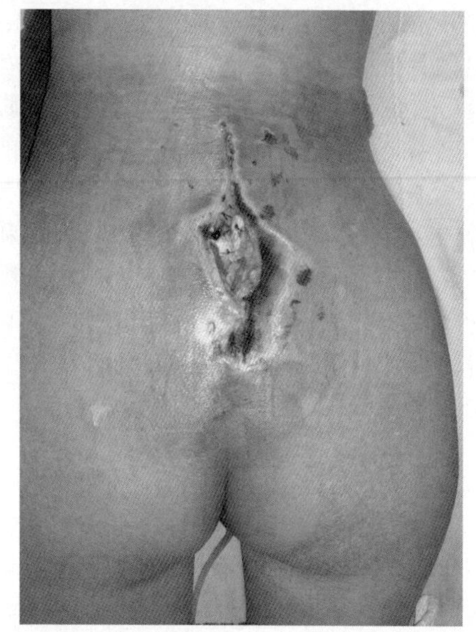

图 2-8-7-1　临床举例：骶骨后方皮肤坏死

三、感　　染

感染是骨盆肿瘤手术后另一个常见的并发症，发生率高达25%~50%（图2-8-7-2）。坐、耻骨切除或骶髂关节切除，术前行放化疗，植入大量异体骨和钢板，假体重建，上述原因均会大大增加感染的发生率。感染包括切口感染和深部感染，切口感染通常与切口皮瓣坏死并存。所有感染都是混合性的，包括革兰阳性和阴性菌，需氧和厌氧菌。其中肠杆菌最常见。感染后首先应行细菌培养和药敏试验，确定感染的菌种及敏感的抗生素，选择敏感抗生素全身应用，通常应包括抗阳性和阴性菌的抗生素联合应用。感染后保守治疗通常极难奏效，绝大多数患者需行手术治疗，手术包括清创、填塞死腔。有些病例必须去除内固定、植骨块和假体方能治愈，极少数严重病例最终行截肢治疗。预防术后感染的一个重要措施是术前应用预处理。Kusuzari在髋臼肿瘤治疗中常规选用广谱抗生素，于术前1天和术中静脉输注。

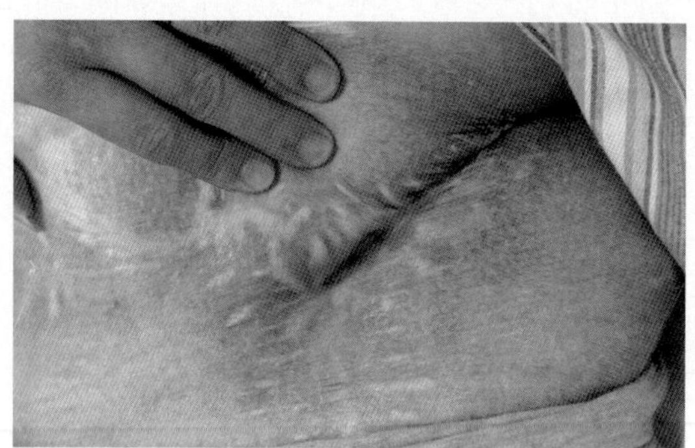

图 2-8-7-2　临床举例：半骨盆置换术后伤口渗出感染

四、神经损伤

保肢手术中，坐骨神经、股神经、闭孔神经、腰骶丛均可因手术时的直接外伤、牵引、压迫、缺血等原因而损伤。发生率为10%~20%。行骶髂关节切除时易损伤腰骶丛和坐骨神经，行坐、耻骨切除时易损伤股神经。引起神经损伤的主要原因是缺血，因此，绝大多数神经损伤会自发地部分或全部恢复。如果神经损伤没有恢复，可行支具治疗。预防神经损伤比治疗神经损伤更重要，关键是术中操作轻柔，注意保护重要神经。

五、血管损伤

保肢手术中如果肿瘤与髂血管或股血管关系密切或粘连，在解剖游离血管时可能将之损伤。报道的血管损伤发生率在10%左右。血管损伤是比较严重的并发症，会对保肢能否成功产生影响。如果损伤轻微，可予以缝合；如果撕裂范围比较广泛，有时需行血管外科手术，行血管移植或重建；如果血管损伤范围广泛，无法重建或修复，最终被迫行后1/4截肢术。术中为预防血管损伤，操作应尽量轻柔，注意先找到血管并加以妥善的保护。

六、泌尿系并发症

泌尿系感染是最常见的泌尿系并发症。术前应注意有无泌尿系感染存在，如怀疑有感染存在应进行培养及药敏试验，术前应预防性应用抗生素。对于泌尿系感染的诱因，如前列腺肥大等应对症处理。术后对留置尿管的患者应加强护理，一旦排尿功能正常，应尽早拔出尿管。如已有感染，应进行尿培养和药敏检查，选择敏感抗生素全身应用，同时定期进行膀胱冲洗

行坐、耻骨截骨时会损伤膀胱或尿道，有时二者会同时损伤。为了保护尿道和膀胱，术前应留置尿管，这样术中触诊可以很容易确定上述结构的位置，通过尿管注射亚甲蓝也有助于保护膀胱和尿道。如果发生损伤，可缝合膀胱，术后应留置尿管至损伤愈合为止。确定损伤是否愈合可通过尿管造影检查。

骨盆肿瘤切除后发生肾衰竭很少见，如发生，应请泌尿科和肾科医生协助治疗。

七、阳　痿

此并发症通常容易被忽视，值得加以注意。O′Connor报道的60例骨盆保肢手术患者中2例患者出现器质性阳痿，其中1例用阴茎假体治疗。

八、腹壁疝和切口疝

骨盆肿瘤保肢手术后可发生腹壁疝和切口疝，原因包括：缺乏止点导致腹壁肌肉无法重新修复；骨盆切除过多导致腹壁肌肉修复不牢固等。为避免发生上述并发症，术后应仔细进行切口缝合及腹壁重建，特别是耻骨结节到髂骨外侧的腹股沟底。Aboulafia建议行肌肉成型术，将剩余的会阴肌肉缝合在内收肌上，腹壁肌肉缝在股直肌、缝匠肌和耻骨肌上，以防止发生疝。如果难以进行肌肉成型术，可用合成材料如Marlex网、Cortex或异体筋膜进行修复重建，但异物会引起其他并发症如感染等。重建时应确保股血管、精索及其附件留有足够的间隙。

九、血栓栓塞

血栓栓塞是骨盆肿瘤保肢手术后最严重的并发症之一，通常有下肢静脉栓塞、肺栓塞和心肌梗死。下肢静脉栓塞较常见，可发生在骨盆、大腿和小腿的血管，大多数血栓形成于小腿深静脉，然后向近端发展。临床表现为：单侧肢体肿胀，皮肤发亮，向近侧蔓延，肿胀肢体疼痛或压痛。如患者术后出现上述症状，应行血管超声检查，通常能够确诊。确诊以后行抗血栓治疗，药物包括华法林、低分子量肝素、阿司匹林、右旋糖酐等。术后为预防深静脉血栓发生，应嘱患者进行股四头肌等长收缩锻炼和踝关节的主动运动锻炼。肺栓塞和心肌梗死是非常严重的并发症，如果发生，常导致患者死亡。主要在于预防，对于发生下肢静脉栓塞的患者更应注意，以便及早发现，及早治疗。

十、截肢并发症

截肢所特有的并发症包括神经瘤和幻肢感。

神经的断端通常会形成神经瘤，疼痛是因神经瘤被瘢痕组织所固定并受牵拉所致。在近端整齐切断神经，使其回缩远离截肢端，进入正常组织内，可有效地预防神经瘤的疼痛。保守治疗包括理疗、药物治疗，药物可选用非甾体类消炎止痛药、中枢性止痛药等。保守治疗失败者可手术治疗，将神经瘤切除，在更高平面切断神经。

幻肢感是指患者在截肢后会感觉到截除的肢体仍然存在。这种感觉令人不适，很少疼痛，通常会逐渐消失。但有时该并发症疼痛很严重，成为致残性并发症，极难治疗。当切除神经瘤、用麻醉药和止痛药效果不佳，导致应用止痛药成瘾时，患者应接受全面的心理和生理评估，确定疼痛确因患肢感所致而不是皮瓣局部疼痛，然后进行综合治疗，包括药物治疗、心理治疗、经皮或直接神经电刺激。而局部皮瓣疼痛可手术，术中常会发现神经瘤、肿瘤局部复发和其他可治愈的致痛原因。

十一、重建手术后并发症

骨盆骨融合重建手术后并发症包括骨不融合及假关节，融合重建的融合率较低是此重建方法的一个主要问题，据O′Connor报道，7例髂-骶融合的病例中5例融合，2例形成稳定

的假关节；髂-股融合的14例患者中，仅6例融合，4例形成稳定的假关节，4例失败；3例坐-股融合的病例中仅1例融合，1例形成稳定的假关节，另1例复发。上述结果表明，融合重建的融合率很低，但是，很少因融合失败而再次手术，失败的病例往往形成假关节，但只要假关节稳定则可不予处理。

异体骨重建易发生下述并发症：感染、不融合及疲劳骨折，感染已于本节介绍，植骨后不融合及疲劳骨折内容见植骨重建一节。

假体重建并发症包括松动、脱位、疲劳折断等。由于骨盆肿瘤手术过程中骨骼切除量大，剩余骨质少，因此假体重建后更易发生包括松动、脱位、疲劳折断在内的机械性并发症，Gradinger、Windhager、Aboulafia等均有报道。但目前对此经验尚少，处理也因人而异，因此还需积累经验。

（蔡郑东 孙梦熊 孙 伟 马小军）

参考文献

郭卫. 2007. 原发性恶性骨肿瘤治疗原则及若干问题. 中华外科杂志,45(10):649-651

纪科伟,邵增务,杨述华. 2004. 骨肉瘤肺转移的基因治疗相关研究进展. 中国骨肿瘤骨病,3(2):118-121

邵增务,杜靖远,杨述华,等. 2006. 大段同种异体骨移植在骨肿瘤性骨缺损修复中的应用. 华中科技大学学报(医学版),35(5):681-683

王河忠,邵增务. 2006. 过继免疫细胞治疗骨肉瘤研究现状. 国际骨科学杂志,17(6):349-351

辛林伟,辛桂桐,唐际存,等. 2008. 骨与关节肿瘤及瘤样病变2317例统计分析. 中国骨肿瘤骨病,4:198-203

徐润冰,邵增务,熊小芊,等. 2006. 基质金属蛋白酶及其抑制剂与骨肉瘤. 中国骨肿瘤骨病,5(4):242-244

张海栋,王仁法,李锋. 2008. 骨盆肿瘤的MSCT术前评估. 放射学实践,9:1038-1040

赵定麟. 2003. 临床骨科学——诊断分析与治疗要领. 北京:人民军医出版社

赵定麟. 2004. 现代骨科学.北京:科学出版社

赵定麟. 2006. 现代脊柱外科学. 上海:上海世界图书出版社公司

Ahrar K,Stafford RJ. 2011. Magnetic resonance imaging-guided laser ablation of bone tumors. Tech Vasc Interv Radiol, 14(3):177-182

Aubry K,Barriere G, Chable-Rabinovitch H,et al. 2007. Molecular mechanisms regulating the angiogenic phenotype in tumors:clinical impact in the future. Anticancer Res, 27 (5A):3111-3119

Barjaktarović R,Popović Z,Radoicié D. 2011. Megaendop- rosthesis in the treatment of bone tumors in the knee and hip region. Vojnosanit Pregl, 68(1):62-67

Berry M,Mankin H,Gebhardt M,et al. 2008. Osteoblastoma:a 30-year study of 99 cases. J Surg Oncol, 98(3):179-183

Boldorini R,Panzarasa G,Girardi P,et al. 2009.Primary choroid plexus papilloma of the sarcral never roots. J Neurosurg Spine,32(supple 2):211-215

Bonvalot S,de Baere T,Mendiboure J,et al. 2012. Hyperthermic pelvic perfusion with tumor necrosis factor-α for locally advanced cancers:encouraging results of a phase II study. Ann Surg, 255(2):281-286

Bruns J,Habermann CR,Rüther W,et al. 2010. The use of CT derived solid modelling of the pelvis in planning cancer resections. Eur J Surg Oncol, 36(6):594-598

Budny AM,Ismail A,Osher L. 2008. Chondromyxiod fibroma. J Foot Ankle Surg ,47(2):153-159

Byrum S,Montgomery CO,Nicholas RW,et al. 2010. The promise of bone cancer proteomics. Ann N Y Acad Sci, 1192 (1):222-229

Cappuccio M,Bandiera S,Babbi L,et al. 2010. Management of bone metastases. Eur Rev Med Pharmacol Sci,14(4):407-414

Chandhanayingyong C,Asavamongkolkul A,Lektrakul N,et al. 2008. The management of sacral schwannoma:report of four cases and review of literature. Sarcoma, 2008:845132

Chang B,Punj V,Shindo M,et al. 2007. Adenoviral-mediated gene transfer of ectodysplasin-A2 results in induction of apoptosis and cell-cycle arrest in osteosarcoma cell lines. Cancer Gene Ther,14(11):927-933

Cho HS,Kang HG,Kim HS,et al.2008. Computer-assisted sacral tumor resection. A case report. J Bone Joint Surg Am, 90(7):1561-1566

Clark JC,Dass CR,Choong PF. 2008.A review of clinical and molecular prognostic factors in osteosarcoma. J Cancer Res Clin Oncol,134(3):281-297

Cockbain AJ,Morrison CP,Davies JB. 2011. Coccydynia secondary to a large pelvic tumor of anorectal origin. Spine J, 11(7):683

Delling G,Jobke B,Burisch S,et al. 2005. Cartilage tumors. Classification,conditions for biopsy and histologic characteristics. Orthopade,34(12):1267-1281

Dhillon MS,Prasad P. 2007. Multicentric giant cell tumour of bone. Acta Orthop Belg,73(3):289-299

Ding H,Yi C,Tu Q,et al. 2011. Computer-aided precise resection of pelvic tumor and function reconstruction. Zhongguo Xiu Fu Chong Jian Wai Ke Za Zhi, 25(10):1218-1223

Ding H,Yi C,Tu Q,et al. 2011. Computer-aided precise resection of pelvic tumor and function reconstruction. Zhongguo Xiu Fu Chong Jian Wai Ke Za Zhi, 25(10):1218-1223

Erra S,Costamagna D,Durando R. 2010. A rare case of extraskeletal osteosarcoma of the esophagus:an example of difficult diagnosis. G Chir, 31(1-2):24-27

Galant C,Malghem J,Sibille C,et al. 2008. Current limitations to the histopathological diagnosis of some frequently encountered bone tumours. Acta Orthop Belg,74(1):1-6

Gottfried ON,Omeis I,Mehta VA,et al. 2011. Sacral tumor resection and the impact on pelvic incidence. J Neurosurg Spine, 14(1):78-84

Grimer RJ,Sommerville S,Warnock D,et al. 2005.Management and outcome after local recurrence of osteosarcoma. Eur J Cancer,41(4):578-583

Grimer RJ. 2005,Surgical options for children with osteosarcoma. Lancet Oncol,6(2):85-92

Guo W,Sun X,Zang J,et al. 2012. Intralesional excision versus wide resection for giant cell tumor involving the acetabulum:which is better? Clin Orthop Relat Res, 470 (4):1213-1220

Guo W,Yang RL,Ji T. 2009. Reconstruction of bony defect after resection of malignant pelvic tumor involvement of sacrum. Zhonghua Wai Ke Za Zhi, 47(10):766-769

Hahn SB,Kim SH,Cho NH,et al. 2007. Treatment of osteofibrous dysplasia and associated lesions. Yonsei Med J,48(3):502-510

Han I,Lee YM,Cho HS,2010. Outcome after surgical treatment of pelvic sarcomas. Clin Orthop Surg, 2(3):160-166

Hosalkar HS,Jones KJ,King JJ,et al. 2007. Serial arterial embolization for large sacral giant-cell tumors:mid- to long-term results. Spine,32(10):1107-1115

Hu YC,Huang HC,Lun DX,et al. 2012. Resection hip arthroplasty as a feasible surgical procedure for periacetabular tumors of the pelvis. Eur J Surg Oncol, 38(8):692-699

Hubert DM,Low DW,Serletti JM. 2010. Fibula free flap reconstruction of the pelvis in children after limb-sparing internal hemipelvectomy for bone sarcoma. Plast Reconstr Surg,125(1):195-200

Hugate R Jr,Sim FH. 2006. Pelvic reconstruction techniques. Orthop Clin North Am, 37(1):85-97

Hulen CA,Temple HT,Fox WP,et al. 2006. Oncologic and functional outcome follow ing sacrectomy for sacral chordoma. J Bone Joint Surg Am,88(7):1532-1539

Ilaslan H,Schils J,Nageotte W. 2010. Clinical presentation and imaging of bone and soft-tissue sarcomas. Cleve Clin J Med, 77 Suppl 1:S2-7

Indelicato DJ,Keole SR,Shahlaee AH,et al. 2008. Impact of local management on long-term outcomes in Ewing tumors of the pelvis and sacral bones:the University of Florida experience. Int J Radiat Oncol Biol Phys,72(1):41-48

James SL,Panicek DM,Davies AM. 2008.Bone marrow oedema associated with benign and malignant bone tumours. Eur J Radiol,67(1):11-21

Kalra S,Gupta R,Singh S. 2010. Primary cutaneous ewing's sarcoma/primitive neuroectodermal tumor:report of the first case diagnosed on aspiration cytology. Acta Cytol, 54 (2):193-196

Kanamori M,Ohmori K. 2005. Curettage and radiotherapy of giant cell tumour of the sacrum:a case report with a 10-year follow-up. J Orthop Surg (Hong Kong), 13(2):171-173

Kitsoulis P,Galani V,Stefanaki K,et al. 2008. Osteochondromas:review of the clinical,radiological and pathological features. In Vivo,22(5):633-646

Laffosse JM,Accadbled F,Abid A,et al. 2007. Reconstruction of long bone defects with a vascularized fibular graft after tumor resection in children and adolescents:thirteen cases with 50-month follow-up. Rev Chir Orthop Reparatrice Appar Mot,93(6):555-563

Letica del Carmen Baena-Ocampo,Esperanza Ramirez-Perez,Luis Miguel Linares-Gonzalez,et al. 2009. Epidemiology of bone tumors in Mexico City:retrospective clinicopathologic study of 566 patients at a referral institution. Annals of Diagnostic Pathology,13:16–21

Liao Xiang,Yang Shu-hua,Shao Zeng-wu,et al. 2006. Effect of Exogenous p16ink4a and hRb1 Genes on cell cycle regulation of osteosarcoma cell line. Journal of Huazhong University of Science and Technology(Med Sci),25(6):679-682

Lietman SA,Joyce MJ. 2010. Bone sarcomas:Overview of management,with a focus on surgical treatment considerations. Cleve Clin J Med, 77 Suppl 1:S8-12

Marulanda GA,Henderson ER,Johnson DA,et al. 2008. Orthopedic surgery options for the treatment of primary osteosarcoma. Cancer Control,15(1):13-20

Mavrogenis AF,Patapis P,Kostopanagiotou G,et al. 2009. Tumors of the sacrum. Orthopedics, 32(5):342

Mavrogenis AF,Soultanis K,Patapis P,et al. 2012. Pelvic resections. Orthopedics,35(2):e232-243

Mendenhall WM,Zlotecki RA,Scarborough MT,et al. 2006. Giant cell tumor of bone. Am J Clin Oncol,29(1):96-99

Mittal A,Mehta V,Bagga P,et al. 2010. Sunray appearance on sonography in Ewing sarcoma of the clavicle. J Ultrasound Med, 29(3):493-495

Moreira-Gonzalez A,Djohan R,Lohman R. 2010. Considerations surrounding reconstruction after resection of musculoskeletal sarcomas. Cleve Clin J Med, 77 Suppl 1:S18-22

Mori K,Rédini F,Gouin F,et al. 2006. Osteosarcoma:current status of immunotherapy and future trends. Oncol Rep,15(3):693-700

Nakama K. 2011. Musculoskeletal tumor-treatment for sarcoma located in pelvic bones. Gan To Kagaku Ryoho, 38(3):370

Nau KC,Lewis WD. 2008. Multiple myeloma:diagnosis and treatment. Am Fam Physician, 78(7):853-859

Osaka S,Matsuzaki H,Osaka E,et al. 2008. A comparative study for wide excision of malignant tumors distal to S2. Anticancer Res,28(6B):4143-4147

Oshima K,Kawai A. 2010. A case of proximal tibial osteosarcoma. Jpn J Clin Oncol, 40(3):278

Ottaviani G,Jaffe N. 2009. The epidemiology of osteosarcoma. Cancer Treat Res, 152:3-13

Padhy D,Madhuri V,Pulimood SA. 2010. Metatarsal osteosarcoma in Rothmund-Thomson syndrome:a case report. J Bone Joint Surg Am, 92(3):726-730

Papathanassiou ZG,Megas P,Petsas T,et al. 2008. Osteoid osteoma:diagnosis and treatment. Orthopedics, 31(11):1118

Puri A,Gulia A,Pruthi M. 2013. Results of surgical resection in pediatric pelvic tumors. J Pediatr Orthop B,22(1):24-29

Quraishi NA,Wolinsky JP,Bydon A,et al. 2010. Giant destructive myxopapillary ependymomas of the sacrum. J Neurosurg Spine, 12(2):154-159

Reddy SS,Bloom ND. 2012. En bloc resection of extra-peritoneal soft tissue neoplasms incorporating a type III internal hemipelvectomy:a novel approach. World J Surg Oncol,10(1):222

Rico-Martínez G,Linares-González L,Delgado-Cedillo E, et al. 2011. Pelvic chondroblastoma in an adolescent. New treatment approach. Acta Ortop Mex, 25(6):389-395

Rico-Martínez G,Linares-González LM,Delgado-Cedillo E, et al. 2010. Unconventional hip arthroplasty for a 15-year-old benign bone fibrous histiocytoma in a pediatric patient. Acta Ortop Mex,24(6):371-375

Romeo S,Hogendoorn PC,Dei Tos AP. 2009. Benign cartilaginous tumors of bone:from morphology to somatic and germ-line genetics. Adv Anat Pathol, 16(5):307-315

Rudert M,Holzapfel BM,Pilge H,et al. 2012. Partial pelvic resection (internal hemipelvectomy)and endoprosthetic replacement in periacetabular tumors. Oper Orthop Traumatol, 24(3):196-214

Rybak LD,Rosenthal DL,Wittig,JC. 2009. Chondroblastoma: radiofrequency ablation-alternative to surgical resection in selected cases. Radiology,251(2):599-604

Saglik Y,Altay M,Unal VS,et al. 2006. Manifestations and management of osteochondromas:a retrospective analysis of 382 patients. Acta Orthop Belg,72(6):748-755

Sciubba DM,Petteys RJ,Garces-Ambrossi GL,et al. 2009. Diagnosis and management of sacral tumors. J Neurosurg Spine,10(3):244-256

Semenova LA,Bulycheva IV. 2007. Chondromas (enchondroma, periosteal chondroma,enchondromatosis). Arkh Patol,69(5): 45-48

Singh AP,Singh AP,Mahajan S. 2008. Periosteal chondroma of the sacrum. Can J Surg,52(5):E105-106

Song WS,Cho WH,Jeon DG. 2010. Pelvis and extremity osteosarcoma with similar tumor volume have an equivalent survival. J Surg Oncol, 101(7):611-617

Spindel J,Walentek T,Stoltny T,et al. 2007. The opportunities of the photodynamic therapy (PDT)in bones' tumours treatment. Chir Narzadow Ruchu Ortop Pol,72(3):201-204

Streitbuerger A,Hardes J,Gebert C,et al. 2006. Cartilage tumours of the bone. Diagnosis and therapy. Orthopade,35(8):871-881

Toro A,Pulvirenti E,Manfrè L,et al. 2010. Sacroplasty in a patient with bone metastases from hepatocellular carcinoma. A case report. Tumori, 96(1):172-174

Tsukushi S,Nishida Y,Sugiura H,et al. 2008. Results of limb-salvage surgery with vascular reconstruction for soft tissue sarcoma in the lower extremity:Comparison between only arterial and arterovenous reconstruction. J Surg Oncol, 97 (3): 216-220

van Doorninck JA,Ji L,Schaub BS . 2010. Current treatment protocols have eliminated the prognostic advantage of type 1 fusions in Ewing sarcoma:a report from the Children's

Oncology Group. J Clin Oncol, 28(12):1989-1994
Varga PP,Bors I,Lazary A. 2009. Sacral tumors and management. Orthp Clin North Am,40(1):105-123
von Eisenhart-Rothe R,Gollwitzer H,Toepfer A,et al. 2010. Mega cups and partial pelvic replacement. Orthopade, 39 (10): 931 -941
Wachtel M,Schäfer BW. 2010. Targets for cancer therapy in childhood sarcomas. Cancer Treat Rev, 36(4):318-327
Wamisho BL,Admasie D,Negash BE. 2009. Osteosarcoma of limb bones:a clinical,radiological and histopathological diagnostic agreement at Black Lion Teaching Hospital,Ethiopia. Malawi Med J, 21(2):62-65
Weber K,Damron TA,Frassica FJ,et al. 2008. Malignant bone tumors. Instr Course Lect, 57:673-688
Wee B,Shimal A,Stirling AJ,et al. 2008. CT-guided sacroplasty in advanced sacral destruction secondary to tumour infiltration. Clin Radiol,63(8):906-912
Woźniak W,Raciborska A,Walenta T,et al. 2007. New technique of surgical treatment of malignant calcaneal tumours: Preliminary report. Ortop Traumatol Rehabil,9(3):273-276
Xue-Song L,Chao Y,Kai-Yong Y. 2010. Surgical excision of extensive sacrococcygeal chordomas assisted by occlusion of the abdominal aorta. J Neurosurg Spine, 12(5):490-496
Yang L,Chong-Qi T,Hai-Bo S,et al. 2008. Appling the abdominal aortic-balloon occluding combine with blood pressure sensor of dorsal artery of foot to control bleeding during the pelvic and sacrum tumors surgery. J Surg Oncol,97(7):626-628
Zhou Z,Bolontrade MF,Reddy K,et al. 2007. Suppression of Ewing's sarcoma tumor growth,tumor vessel formation,and vasculogenesis following anti vascular endothelial growth factor receptor-2 therapy. Clin Cancer Res,13(16): 4867-4873

第三篇　骨软骨病

骨软骨病又称骨软骨炎或骨骺炎，系指骨骺中部的骨化中心（骺核）正常生长发育过程受到干扰而产生的一类病变，包括关节骨软骨病和非关节骨软骨病。本病初期症状轻微，晚期因影响肢体发育生长，部分病例可有肢体不等长、内翻或外翻畸形发生，并可影响关节功能。骨软骨病多发生在儿童和青少年，病程数个月至数年不等，有自行停止发展的特征。造成骨骺病变的因素很多，主要有缺血、创伤、感染及内分泌失调等。

第一章　关节骨软骨病

由于慢性创伤或各种不良生物力学因素，造成关节内骨骺软骨内化骨的紊乱，涉及软骨形成和骨形成，可引起关节骨骺畸形及关节面不平整，并继发骨关节病。此类骨软骨病又称为原发性关节骨软骨病。

第一节　肱骨小头骨软骨病

一、概　　述

本病也称Panner病，1929年由Panner首先报道，1964年Smith报道30例，认为本病与外伤或内分泌紊乱引起的血液循环障碍有关。

二、临 床 表 现

本病好发于4~10岁儿童，较多见于8岁左右的男孩，并以右肘为多见。患儿感右肘外侧疼痛，局部轻度肿胀和压痛，肘关节活动受限以伸肘为主。病程一般较短，数个月后症状即可消失，也无关节畸形等后遗症。

三、X 线 表 现

早期显示肱骨小头骨骺不规则、密度增高，近关节面骨骺逐步出现密度透亮区。上述表现持续时间较长，在临床症状消失后1~2年X线才显示正常。

四、治　　疗

急性期应限制患肢过度活动，可使用颈腕带悬吊前臂制动3~4周，症状重者用石膏托。恢复期仅需避免肘部过度活动。本病一般可自愈，也不导致后遗畸形。

第二节　跖骨头骨软骨病

一、概　　述

本病亦称K öhler-Freiberg病，多数学者认为其发病与慢性损伤有关，也有认为是年幼时跖骨头创伤性骨骺骨折所致。好发部位依次为第2跖骨头（图3-1-2-1）、第3跖骨头，偶见于第4跖骨。

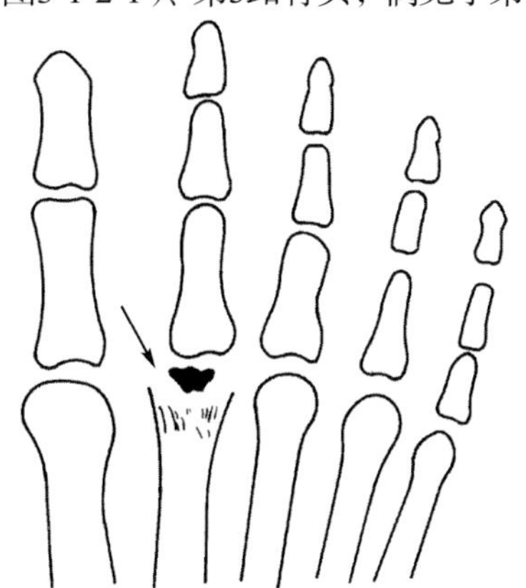

图 3-1-2-1　跖骨头骨软骨病示意图

二、临 床 表 现

本病好发于10~18岁青少年，女性居多，亦可见于成人，10%为双侧性。患者步行时前足痛，可有发作性剧痛。受累跖骨头、颈部肿胀，压痛以跖面明显，趾背伸时疼痛加剧。病程较长，为1~3年。可因关节面不平、骨赘压迫等造成持续性疼痛或局部轻度畸形。

三、X 线 表 现

显示受累跖骨头、颈不规则增大，横径增宽，密度增高，关节面不平，并有分节状碎裂。部分病人显示第1跖骨较短，第2跖骨相对过长。依侧位X线片可分为：

（1）前缘型：病变不超过跖骨头前上缘的1/3。

（2）全骺型：病变累及全部跖骨头。

（3）中间型：病变范围在前二者之间。

四、治　　疗

急性期应避免负重1~2周，此后可使用前足弓垫保护，直至症状消失，一般需要数年。成年患者如骨赘压迫趾神经引起持续疼痛，可切除骨赘成游离体。跖骨头切除术仅适用于保守治疗无效的部分全骺型患者。

第三节　股骨头骨骺骨软骨病

一、概　　述

此类骨软骨病属于继发性关节骨软骨病，其主要病因系某些因素引起的骨骺血管栓塞，以致骨骺内骨化中心的全部或部分坏死，并可伴有软骨内化骨紊乱。股骨头骨骺骨软骨病亦称儿童股骨头缺血性坏死，或Legg-Calve-Perthes病，由上述3位学者于1910年分别描述，简称Perthes病。本病系股骨头血供障碍所致股骨头骨骺不同程度的坏死，病变愈合后往往遗留股骨头扁平状畸形，故又称扁平髋。

二、病　　因

本病的发病原因众说纷纭，但真正的病因尚不明确，可能与下列因素有关：

（一）股骨头血供缺陷

Trurta等的研究发现，4~8岁儿童只有一条血管供应股骨头的血液，即外骺动脉，而来自干骺动脉的血供往往被骺板阻挡。外骺动脉又极易受外旋肌群的压迫而中断血供。8岁以后圆韧带血管也参与股骨头血供，故本病发病率降低。另外，儿童尤其是男孩的股骨头内外血管吻合弓的变异很大，甚至缺如，也是造成股骨头缺血的一个原因。

（二）关节腔内高压

认为凡是可引起髋关节腔内压力增高的因素，如外伤后关节腔积血、感染、暂时性滑膜炎等，均可造成供应股骨头骨骺的血管受压而导致本病。马承宣等测定17例患儿股骨上端骨内压，发现患侧骨内压明显高于健侧，并经静脉造影发现患侧骨骺内外静脉不显影和旋股内外静脉显影率明显低于健侧，认为髋关节腔内压力增高造成股骨上端静脉回流障碍，导致发生本病。

（三）其他因素

1. 创伤　由于本病多发生在男孩，而髋关节又是活动较多的负重关节，故有学者提出创伤学说，认为是股骨上端多次反复的轻微损伤所致。

2. 环境因素　包括围生期和出生后的生活条件。有报道臀位产儿的发病率是正常产儿的4倍，出生时父母年龄偏大、第3胎以后的儿童、家庭生活贫困等均易促发本病。

3. 内分泌因素　Tiroza Tanara 测定47例患儿血清生长因子A（SMA）的含量，发现较正常儿童血清中SMA水平明显降低。SMA的主要功能是刺激软骨生长，故认为SMA水平降低是本病的一个促发因素。

4. 遗传因素　Perthes 病有一定的家族史，兄弟之间和第一、二级亲属中发病机会增加，但有关研究尚未找到遗传学证据。

三、病　　理

股骨头骨骺骨软骨病的病理过程，包括骨质坏死，继之死骨吸收和新骨形成，以及股骨头的再塑造。骨坏死和骨修复交替进行，其病理过程一般可分为四个阶段。

（一）滑膜炎期

病变局限于软组织肿胀，关节囊和滑膜的炎症反应，关节滑膜液渗出增多；此期可持续1~3周。

（二）缺血坏死期

由于血管不同程度的受压或栓塞，骨坏死的范围也不同，一般是股骨头外侧骨骺最早受累，发展为整个骨骺全部坏死。此时可见骨细胞固缩、细胞核消失、骨陷窝空虚、骨髓溶解萎缩，但骨支架结构仍保持正常。由于血供减少，骨骺生长停止，干骺端疏松脱钙显得坏死区密度较高，股骨头轮廓则无明显变化。此期历经6~12个月，临床上无明显症状。若此时能恢复血供，则病变消退可不遗留畸形。

（三）碎裂或再生期

由于死骨的刺激，毛细血管和单核细胞所组成的连接组织侵入坏死区，吸收坏死的骨碎片，并形成纤维组织。与此同时，在坏死的骨小梁之间和其表面形成正常的类骨质。起初新生的类骨质所形成的骨小梁较纤细，以后转变成板层骨。这个阶段新生的骨质强度较低，但不是柔软的，而是逐渐塑造成正常骨或根据承受应力的状况而改变形状。上述过程历时2~3年。

（四）愈合期

新形成的骨小梁是一种不成熟的板层骨，且纤细脆弱，容易与尚未吸收的坏死骨小梁压缩在一起。压缩区多局限在部分股骨头，通常位于前外侧。如整个骺核受累，多出现不同程度的变形，类似蘑菇样外观，最终股骨头明显增大，由一个位于髋臼中心的圆形股骨头，变成离心的扁平状股骨头。如股骨头的应力集中区承受过多的应力，使股骨头呈扁平状或马鞍状畸形，进一步使股骨头向前外侧半脱位。股骨头持续性缺血也造成骺板过早闭合，将影响股骨颈的生长，而大转子生长不受干扰，结果股骨颈变短，而大转子则可超出股骨头顶端的水平，形成屈髋步态，称为功能性髋内翻。

四、分　　型

（一）Catterall分型

Catterall根据病理改变，结合X线片上股骨头受累的范围，将股骨头坏死分成4型，已被临床医师广泛接受和普遍应用。

【Ⅰ型】股骨头前部受累，但不发生塌陷。骨骺板和干骺端不出现病变。愈合后也不遗留明显的畸形（图3-1-3-1A）。

【Ⅱ型】　部分股骨头发生坏死。在正位X线片可见坏死部分密度增高。同时在坏死骨的内侧和外侧有正常的骨组织呈柱状外观，能够防止坏死骨的塌陷。特别是侧位X线片上，股骨头外侧出现完整的骨组织柱，对预后的估计具有很大的意义。此型干骺端发生病变，但骨骺板由于受伸到前部的舌样干骺端的正常骨组织所保护，而免遭损害。新骨形成活跃，而股骨头高度无明显降低。因骨骺板保持着其完整性，其塑造潜力不受影响。病变中止后，如果仍有数年的生长期，预后甚佳（图3-1-3-1B）。

【Ⅲ型】约3/4的股骨头发生坏死。股骨头外侧正常骨组织柱消失。干骺端受累，出现囊性改变。骨骺板失去干骺端的保护作用，也遭致坏死性改变。X线片显示有严重的塌陷，且塌陷的坏死骨块较大。此过程越长，其预后越差（图3-1-3-1C）。

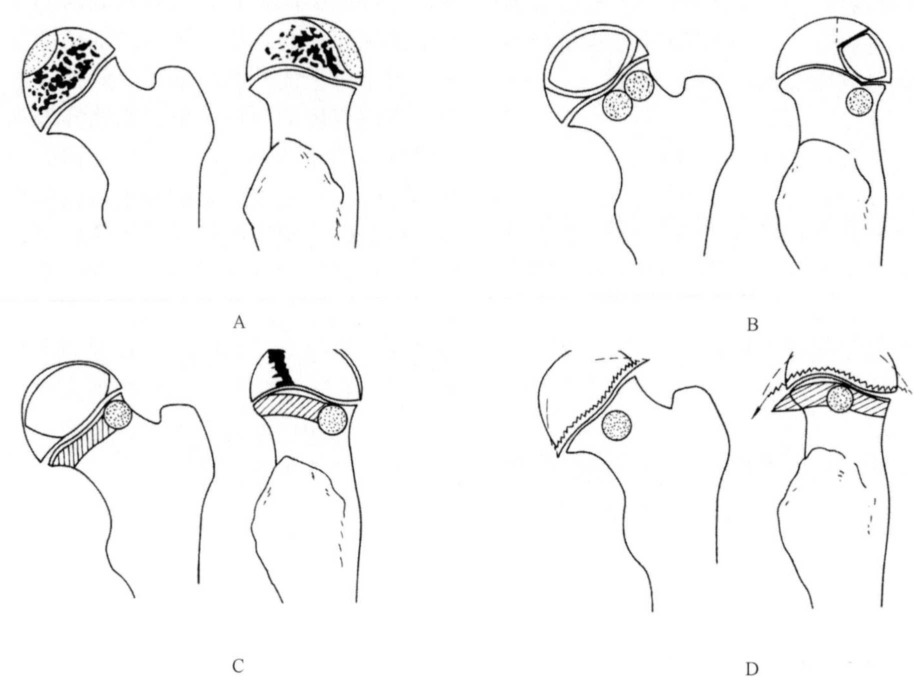

图 3-1-3-1　股骨头骨骺骨软骨病 Catterall 分型示意图

A. Ⅰ型，股骨头前外侧坏死；B. Ⅱ型，股骨头受累范围扩大；C. Ⅲ型，股骨头大部分坏死；D. Ⅳ型，股骨头全部坏死

【Ⅳ型】 整个股骨头均有坏死。股骨头塌陷，往往不能完全恢复其正常轮廓。此期骨骺板直接遭受损害，若骺板破坏严重则失去正常的生长能力，将严重地抑制股骨头的塑造潜力。因此，无论采用任何治疗方法，最终结局都很差。然而，经过适当的治疗，则能减轻股骨头的畸形程度（图3-1-3-1D）。

虽然Catterall分型具有判断预后和指导临床选择治疗方法的优点，但是在实际应用中尚有困难。主要是难以确定其坏死范围，在临床上也几乎见不到Ⅰ型病变。再者从其预后来看，Ⅰ型与Ⅱ型以及Ⅲ型与Ⅳ型之间差别并不明显。

（二）股骨头外侧柱分型

1992年由Herring提出，其方法是在标准的髋关节正位X线片上，把股骨头骨骺分为3个区域。外侧区占股骨头骨骺宽度的15%~30%，中心区约50%，内侧区为20%~35%。作者将这3个区域分别称为外侧柱（lateral pillar），中心柱（central pillar）和内侧柱（medial pillar）。根据外侧柱的受累程度分为A，B，C三型。A型外侧柱未受累，只累及了中心柱，股骨头无明显变形。此型因未累及股骨头持重区（即外侧柱）故其预后良好。B型除了中心柱受累外，外侧柱也受累，其骨骺塌陷不超过原外侧柱高度的50%，股骨头畸形不明显。C型外侧柱受累加重骨骺塌陷超过了外侧柱高度的50%，股骨头呈扁平形，此型预后差。此分型的特点是以股骨头持重区（外侧柱）受累程度为基础，在判定预后及治疗效果上颇有帮助。

（三）马承宣三型分类法

此分型法较易掌握，并能指导临床治疗，介绍如下：

【Ⅰ型】 股骨头前外侧受累，其坏死范围小于股骨头的1/3。干骺端无病变。X线片显示股骨头骨骺压缩小于正常高度的1/3，干骺端无囊性变，骨骺线清楚且规则。

【Ⅱ型】 股骨头坏死超过3/4，骨骺板受累超过3/4。X线片可见股骨头骨骺压缩超过正常高度的1/2，有碎裂塌陷及Ⅴ型骨疏松区，干骺端囊性变明显或有大片骨吸收区。

【Ⅲ型】 整个股骨头坏死和全部骺板受累。X线片表现为股骨头骨骺压缩超过正常高度的3/4，股骨头横径增大，部分突出髋臼外缘。干骺端囊性变扩大或大片骨质吸收，股骨颈粗而短。

五、临床表现

本病起病隐匿，病程长久，以患髋疼痛与跛行为主要症状。

1. 早期　可无明显症状，或仅有患肢无力、长距离行走后出现无痛性跛行。出现疼痛的部位可有腹股沟部、大腿前内方和膝部。

2. 股骨头坏死期　髋部疼痛明显，伴有肌痉挛和患肢短缩，肌痉挛以内收肌和髂腰肌为主，而臀肌和大腿肌有萎缩。髋关节活动度不同程度受限，尤以外展、内旋活动受限明显。

3. 晚期　疼痛等症状缓解、消失，关节活动度恢复正常，或遗留外展及旋转活动受限。

六、X线检查

X线检查是临床诊断本病的主要依据，应连续性追踪复查，动态观察病变股骨头的形态变化。

（一）滑膜炎期

X线可无阳性发现。或显示关节周围软组织肿胀，股骨头向外侧移位，但不超过2~3mm。

（二）坏死前期

骺核较健侧小，在连续性的复查中不见增长。关节间隙增宽，股骨颈上缘呈现圆形凸起。部分或整个骨骺密度增加。在蛙位X线片上，可见股骨头前外侧软骨下出现一界限清楚的条形密度减低区。

（三）坏死期

股骨头显示不均匀的密度增高，在蛙位X线片上可见致密区位于股骨头前外侧。

（四）碎裂期

股骨头内出现硬化区和稀疏区相间并存，骨骺可呈碎片样。干骺端增宽，可出现囊性变。

（五）愈合期

卵密度趋向均匀，并渐恢复正常。股骨头形态可呈正常球形，但多数有不同程度变形，如骨骺圆形、扁平状或蘑菇形。股骨头向外侧移位或半脱位。股骨颈可变短变宽，颈干角减小，呈现髋内翻。

七、诊　断

本病的早期诊断十分重要，及时的诊断治疗对患儿的预后关系密切。

当5~10岁儿童出现不明原因的髋部疼痛、跛行，且症状持续数周无好转时，应考虑罹患本病的可能。最早的X线征象是关节囊肿胀和股骨头向外侧轻度移位，应摄双侧X线片仔细对照，并定期追踪复查。一旦出现骨骺的密度改变，即可确定诊断。对可疑病例也可作放射性核素扫描检查，静脉注射^{99}Tc后行γ闪烁照相，可早期显示骨坏死区的放射性稀疏或骨再生区的放射性浓聚。骨内压测定也有助于早期诊断，但临床应用较少。

八、鉴别诊断

（一）暂时性滑膜炎

暂时性滑膜炎系一种原因不明的非细菌性炎症，好发于3~8岁儿童，临床表现与Perthes病早期症状相似，且5%~10%可发展为Perthes病。鉴别的关键是严密跟踪观察，定期复查X线片。高度怀疑时可行放射性核素检查，暂时性滑膜炎无阳性表现。

（二）髋关节结核

髋关节结核属感染性疾病，有明显的全身症状，血沉增快，Thomas征阳性，X线显示骨破坏和关节间隙变窄；必要时可作关节穿刺以明确诊断。

（三）其他

如感染性关节炎、股骨上端骨髓炎等细菌感染性疾病；多见于我国东北地区的大骨结节病等。

九、治　疗

本病属于自限性疾病，故治疗原则是消除影响骨骺发育的不利因素，改善或恢复股骨头的血液循环，防止继发股骨头畸形，使坏死的股骨头顺利完成自限性过程。

（一）非手术疗法

非手术疗法适用于低龄轻型患儿，包括避免患肢负重，应用矫形支具和石膏固定。以往主张长期卧床牵引甚至髋人字石膏固定，直至骨骺坏死完全恢复，但往往需要12~18个月，使患儿丧失日常活动并造成心理创伤，以致家长难以接受。较好的方法是使用外展内旋位可行走石膏或支具，使整个股骨头骨骺深置在髋臼内得到保护，关节内压还可有利于股骨头塑形。使用支具时，外展程度应根据颈干角的大小和骨骺线的倾斜程度决定，一般应外展下肢使骨骺线的外侧与髋臼上缘接近，具体角度范围可参考外展35°~55°，内旋5°~10°，并摄立位X线片明确。当股骨头骨骺坏死完全恢复后，解除支具，开始负重行走，期间应定期摄X线片。

（二）手术疗法

手术疗法可缩短本病的疗程并提高疗效，主要达到下述目的：

（1）改善股骨头血供，降低骨内压。包括髋关节滑膜切除术，髋周肌松解术，股骨头颈部骨钻孔术，血管束植入术，带血管蒂骨或骨膜移植术等。但这些手术的远期效果尚无大宗随访报道的证实。

（2）增加股骨头包容，改善负重力线。适用于6岁以上患儿，Catterall分期Ⅲ、Ⅳ型，合并股骨头半脱位或前倾角过大者。包括股骨粗隆间或粗隆下截骨术、Salter骨盆截骨术、Chiari骨盆内移截骨术。具体手术方法请参阅本书相关内容。

第四节　跗舟骨骨软骨病

一、概　述

本病亦称Köhler病，由Köhler于1908年首先报道，系跗舟骨第一骨化中心出现迟缓，并被挤压或缺血出现的坏死。

二、临 床 表 现

本病好发于5~7岁男孩，20%为双侧。主要症状为足背和足内缘疼痛，故患儿行走时以足外缘负重。局部轻度肿胀、压痛，足内、外翻时疼痛加重。症状可持续数个月后消失。

三、X 线 表 现

示跗舟骨骨化中心较正常为小，边缘不整齐，密度增高，舟骨与距骨、楔骨间隙增宽（图3-1-4-1）。

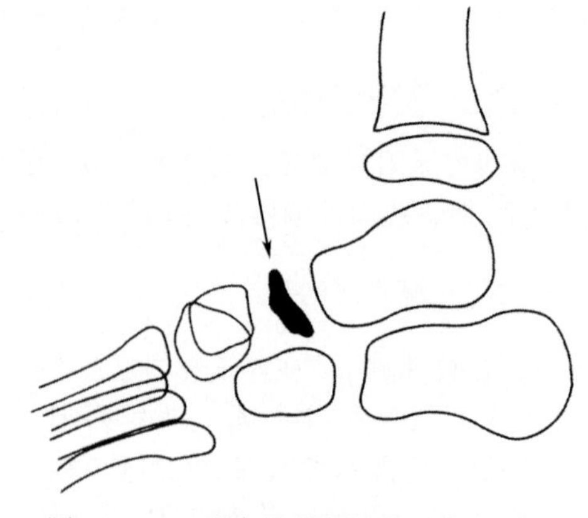

图 3-1-4-1　跗舟骨骨软骨病示意图

四、治　疗

以休息减少负重、按摩理疗为主。症状重者可行足内翻位石膏靴固定1~2个月，此后应用内侧垫高的软鞋垫，以放松胫后肌。

第五节 腕月骨骨软骨病

一、概 述

本病亦称Kienbock病，由Kienbock于1910年首先报道，系因损伤所致的月骨缺血性坏死。需腕部用力或受震动的手工劳动者易患此病。

二、临床表现

本病多见于青年男性，起病缓慢，开始时以患腕疼痛无力为主，劳累后加重。以后腕部活动受限，握力减弱。局部有轻度肿胀和压痛，第三掌骨轴向叩击痛。本病病程可长达数年。

三、X线表现

可见腕月骨骨密度增高，边缘不规则，渐至月骨压扁、缩小，后期可有囊性变和碎裂。

四、治 疗

早期可用石膏托或支具固定腕背伸30°位，或作骨松质植入或月骨舟骨融合术以改善血供；如疼痛严重并已发生骨关节炎者，可考虑腕关节融合术。

第六节 幼年椎体骨软骨病

一、概 述

本病亦称Calve病，由Calve于1925年报道，系椎体第一骨化中心的缺血性坏死。患者后期椎体可呈扁平状畸形，故亦称扁平椎。

二、临床表现

本病好发于3~10岁儿童，发病急骤，以背痛为主要症状，骶棘肌痉挛，腰背部活动受限。病变部位可有局限性后凸，压痛与叩击痛明显。

三、X线表现

一般只累及一个椎体，以下胸椎居多，患椎密度增高，正常骨纹理消失。椎体塌陷变扁平，前后径增大，前缘往往超出相邻椎体前缘，但椎间隙不狭窄。

四、治 疗

早期可卧床休息3~6个月，辅以背伸肌功能练习。急性症状消退后可在支具保护下逐步下床活动。

第七节 剥脱性骨软骨病

一、概 述

本病亦称Konig病，由Konig于1884年首先描述，系局部血供障碍引起的单关节或多关节软骨的缺血性坏死，半数以上有外伤史。

二、临床表现

本病多见于15岁左右青少年，男性多于女性。常见部位为膝关节和肘关节。表现为受累关节疼痛、乏力，伴间歇性运动障碍与跛行。软骨部分脱落形成关节内游离体时，可有关节交锁等症状出现。

三、X线表现

受累关节之关节面软骨下可显示一个或数个凹型缺损，周围早期为局限性透明环，后期为硬化区。缺损内有密度增高的碎骨片，可有关节内游离体。

四、治 疗

早期可用石膏或支具固定2~3个月，后逐步行关节活动练习。关节内游离体可在关节镜下摘除。

（钱齐荣 刘大雄）

参考文献

Ali AM,Abdelkhalek M,El-Ganiney A. 2009. External fixation of intertrochanteric fractures in elderly high-risk patients. Acta Orthop Belg, 75(6):748-753

Arbab D,Wingenfeld C,Rath B,et al. 2013.Osteochondrosis of the pediatric foot Orthopade,42(1):20-29

Atanda A Jr,Shah SA,O'Brien K. 2011. Osteochondrosis:common causes of pain in growing bones. Am Fam Physician, 83(3):285-291

Atbasi Z,Ege T,Kose O,et al. 2013. Osteochondrosis of the medial cuneiform bone in a child:a case report and review of 18 published cases. Foot Ankle Spec, 6(2):154-158

Baechler MF,Groth AT,Nesti LJ,et al. 2010. Soft tissue management of war wounds to the foot and ankle. Foot Ankle Clin, 15(1):113-138

Bakody E. 2009. Orthopaedic plaster casting:nurse and patient education. Nurs Stand, 23(51):49-56

Olstad K,Ytrehus B,Ekman S,et al. 2008. Epiphyseal cartilage canal blood supply to the tarsus of foals and relationship to osteochondrosis. Equine Vet J, 40(1):30-39

Richter M,Zech S. 2011. Navigated retrograde drilling in Osteochondrosis dissecans (OCD) of the talus. Oper Orthop Traumatol, 23(5):473-482

Rosenberger RE,Fink C,Bale RJ,et al. 2006. Computer-assisted minimally invasive treatment of osteochondrosis dissecans of the talus. Oper Orthop Traumatol, 18(4):300-316

Wittwer C,Hamann H,Rosenberger E,et al. 2007. Genetic parameters for the prevalence of osteochondrosis in the limb joints of South German Coldblood horses. J Anim Breed Genet,124(5):302-307

第二章　非关节骨软骨病

非关节骨软骨病发生在关节外的特定部位，如肌腱、韧带附着处或牵拉骨凸处。反复牵拉的创伤结合体质因素，致使骨骺或骨凸的软骨内化骨的紊乱，出现骨化中心变小，骨质密度增高、不规则、碎裂、大小不等的囊状透亮区等改变。由于病变不影响关节或纵轴生长，因此无论治疗与否，患者病损都有自行愈合倾向，功能可获得完全恢复，有时仅后遗表面骨的隆凸。

第一节　胫骨结节骨软骨病

一、概　　述

本病又称胫骨结节骨骺炎或骨软骨炎、无菌性坏死、牵引性骨骺炎。1903年Osgood首先报道一些胫骨结节部分撕脱的病例，不久Schlatter提出本病是胫骨上端骨骺的舌状下垂部分的骨骺炎；故本病亦称Osgood-Schlatter病。本病好发于10~15岁爱好剧烈运动，特别是跑跳类运动的少年。男性多于女性，一侧多见，双侧发病约30%。

二、病因及病理

胫骨结节骨骺是胫骨上端骨骺向前下方延伸的舌形凸起（图3-2-1-1）。此骨骺为一牵伸骨骺，有髌韧带止于其上，使它承受经常的牵伸张力。胫骨结节骨骺约11岁出现胫骨骨凸骨化中心，约16岁时，结节的骨化中心与胫骨上端骨骺的骨化中心融合。18岁时，胫骨结节与胫骨上端融合。在18岁以前，该结节与主骨之间有一层增殖的软骨联系。在软骨下方，新骨比较薄弱。本病发生于骨骺未闭合前青年生长期，该处血液循环来自髌韧带，而骨四头肌发育较快，肌肉收缩使髌韧带的胫骨结节附着处张力增高并肿胀，引起胫骨结节骨软骨炎。剧烈运动或外伤引起胫骨结节易因积累性损伤甚至部分撕脱骨折，从而影响血液循环，造成骨骺的缺血性坏死。由于成纤维细胞的分化和成骨细胞的活跃增生，髌韧带及其附近的软组织可出现骨化，并有新生小骨出现，位于胫骨结节的前上方。这些新生小骨的组织学表现与骨化性肌炎的骨化组织完全相同。由于髌韧带的牵拉，胫骨结节处的成骨细胞活动，促进骨质增生，使胫骨结节增大，明显向前突出（图3-2-1-2）。胫骨近端骨骺可早期融合，在骨骼成熟后，造成高位髌骨和膝反屈的并发症。

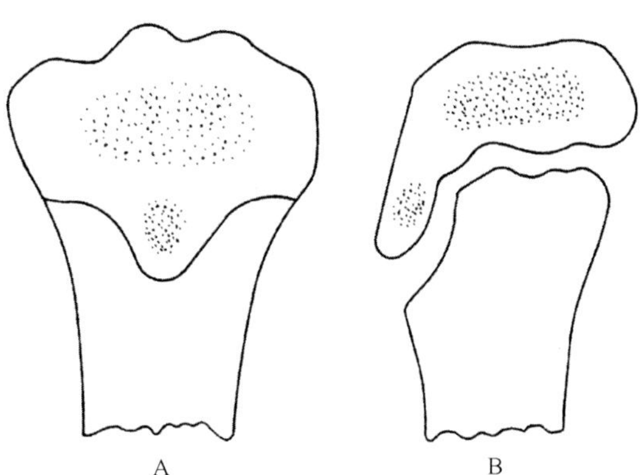

图 3-2-1-1　胫骨结节骨骺示意图

A.正面观；B.侧面观

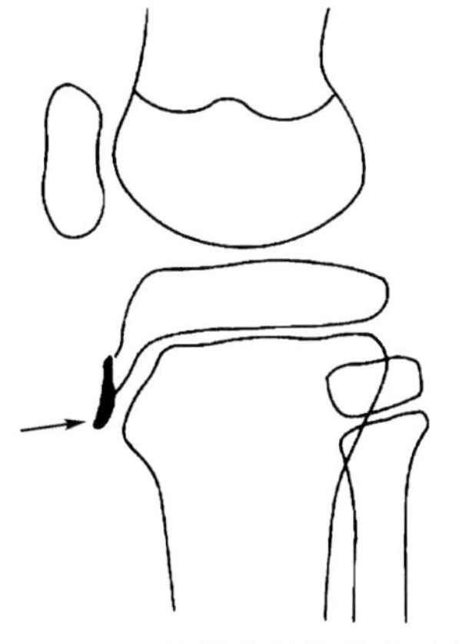

图 3-2-1-2　胫骨结节骨软骨病示意图

三、临 床 表 现

以膝痛为主要表现，行走时明显，在奔跑、跳跃运动时，股四头肌收缩，以及上楼、用力伸膝或跪地活动压迫骨骺时，疼痛加剧。疼痛明显时可跛行，疼痛可持续数个月或数年。骨骺完全骨化后，疼痛可消失。检查发现胫骨结节隆起，坚硬，在髌韧带附着处有增厚和肿胀，并有明显压痛。于股四头肌抗阻力伸膝时，疼痛或压痛明显加重。成年后，遗留一个无症状的隆凸，偶尔在髌韧带处有一个疼痛的小骨片，或高位髌骨。

四、X 线 表 现

早期可见胫骨结节前上方髌韧带附着处软组织肿胀，肥厚，有时可见钙化或骨化“碎片”；中期可见胫骨结节骨骺呈舌状，密度增高，不规则，边缘模糊，呈现点状或游离骨片状，或向前方移位，形成骨赘，甚至“碎裂”，与骨干分离；晚期可见游离骨片更加显著，胫骨结节呈不规则的“碎块”增生融合（图 3-2-1-3）。

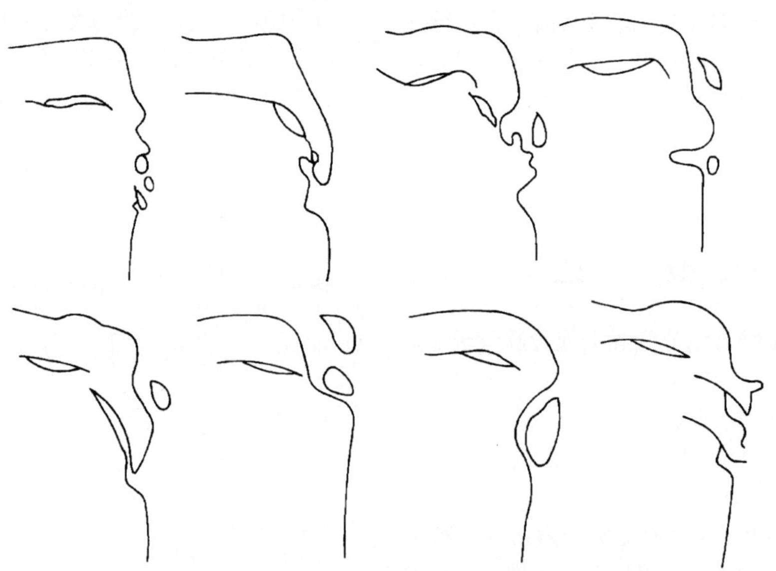

图 3-2-1-3　胫骨结节骨软骨病常见的几种类型示意图

五、治　　疗

（一）保守治疗

大部分病人仅需保守治疗或不需治疗。对早期疼痛较轻者，只需停止剧烈运动，症状即可消失。配合局部热敷、理疗有助于血供状况的改善，以减轻肿胀疼痛。疼痛剧烈者，可局部注射醋酸确炎舒松，也可用石膏托或石膏管型固定制动3~6周，症状通常可以消失。

（二）手术治疗

当保守治疗无效且症状持续并造成功能障碍时，可考虑手术治疗。

【胫骨结节经皮钻孔术】 局麻下用克氏针经皮肤钻孔。第一次钻孔在胫骨结节外上方作向内下方向心性斜穿，直达髓内。第二次在1周后，于胫骨结节内上方向外下方斜穿。一般两次钻孔后疼痛即可消失。特别顽固者则在第3周后再钻第3个部位。

【胫骨结节骨钉插入术（Boswonth手术）】 从髌韧带远侧1/3开始，经胫骨结节向下延长作一约7cm正中纵行切口。在胫骨结节远侧纵行切开骨膜，并在其前方取长约3cm之火柴棒样骨钉2枚，基底略宽，于胫骨结节上钻2个孔，一个接近胫骨近侧骺板，但不与其接触，钻孔时略向上外侧偏斜；另一孔距骺板稍远，向上内侧偏斜。将骨钉分别打入所钻的孔中。切除骨孔外多余部分，仔细止血后逐层缝合（图3-2-1-4）。踝上长腿石膏管型固定6周，术后两周可以带石膏扶拐下地练习行走。拆除石膏后逐渐加强膝关节功能锻炼。

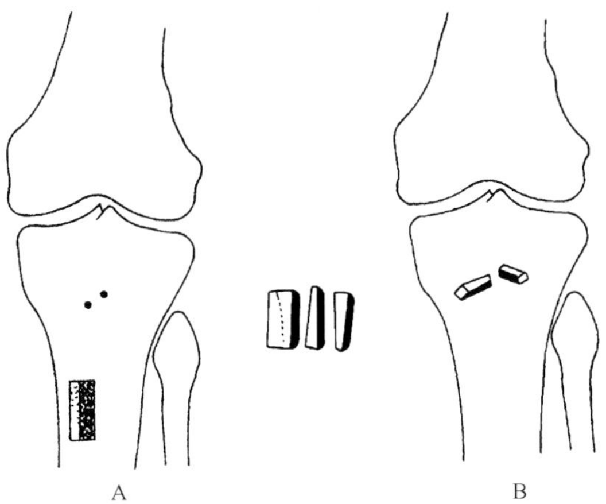

图 3-2-1-4 胫骨结节骨钉插入术（Boswonth 手术）示意图

A.取骨钉并在胫骨结节上钻孔；B.插入骨钉，剪除尾部

【不连接的胫骨结节切除术（Ferciot－Thomson手术）**】** 以胫骨结节为中心，作一长约7cm纵行切口。顺切口方向纵行切开髌韧带，并向两侧剥离，显露整个胫骨结节。彻底切除该处的骨性隆起，包括松动的骨皮质、骨松质、碎骨块和软骨，但不要损害髌韧带的止点。然后逐层缝合切口。术后管型石膏固定2~3周，然后开始功能锻炼。

（三）手术治疗的评价

以上3种手术方法，胫骨结节经皮钻孔术和胫骨结节骨钉插入术均是为了改善局部血供，自体骨骨钉移植可同时促进骨骺早期闭合，术式简单且能减轻症状。但这两种手术后仍存在不美观的凸起，故Thomson和Ferciot建议通过在髌腱上作纵行切口，将不连接的胫骨结节切除，效果更好，术后也不干扰胫骨生长。Thomson的41例和Ferciot的11例患者中，术后胫骨的纵向生长均未受到影响。Ogden和Roberts均报道了本病手术和非手术治疗的各种并发症，如髌骨半脱位、髌骨上移、骨碎片与胫骨不连、引起膝反屈的骨骺前部早闭。为了防止膝反屈，Hogh和Lund建议待胫骨结节融合后再进行手术。少数成人有高位髌骨和膝反屈，都可作胫骨结节连同髌韧带下移术，并用螺丝钉作内固定。

六、预　　后

本病一般预后良好。Krause、Williams和Catterall共总结了50例69侧胫骨结节骨骺炎患者，发现尽管60%的患者下跪时有不适，但76%的患者认为自己无活动受限。临床上将该病分成不同的两组：

（1）治疗前X线片上显示已有碎裂，随访时有胫骨结节异常或小骨分离。

（2）治疗前有软组织肿胀而X线片上没有碎裂，随访时无症状。

Krause等认为Osgood-Schlatter病的症状在部分病人中有可能自动消失，而那些症状持续者容易发生胫骨结节变形，这与早期X线片显示的骨骺碎裂有关。Lynch和Walsh报道了2例非手术治疗Osgood-Schlatter病所致胫骨上端骨骺前部的提前闭合情况，提醒大家注意这种罕见的并发症。

第二节　髌骨骨软骨病

一、概　　述

本病又称Sinding-Larsen病，由Sinding、Larsen和Johansson分别于1921年和1922年报道，认为是髌骨上下极受过度张力或压力所致的骨软骨病。好发于10~14岁爱好剧烈运动的青少年，男性多于女性，常发于一侧，以右侧多见，偶见双侧。多累及髌骨下极，常与胫骨结节骨软骨病同时存在。本病亦称髌骨骨骺炎、生长性髌骨炎、青少年髌骨炎。

二、病因及病理

外伤为主要原因。髌骨上下极次发骨骺受到附着在股四头肌肌腱和髌韧带的过度牵拉或损伤，可造成疲劳或应力性骨折，使骨骺血供发生障碍。其发病机制和病理变化极似胫骨结节骨软骨病。由于缺血使骨骺坏死，后期被吸收，出现爬行替代，最后导致髌骨伸长、增大、畸形。也有人认为是内分泌紊乱所引起，或与遗传有关。少年发病者可在成人后并发高位髌骨。

三、临 床 表 现

主诉为膝前疼痛和轻度跛行，以跑步，上楼或骑车蹬踏时疼痛加重，休息时则减轻。急性发作时起跳、落地皆痛。髌骨下极处可有轻度肿胀，软组织增厚和压痛。伸膝和跪地时疼痛。少数髌骨上极可出现症状，病程4~6个月。

四、X 线 表 现

髌骨上极或下极不整齐，呈锯齿状或刺状突出，甚至呈“节裂”状，有时见游离小骨片（图3-2-2-1），往往合并胫骨结节骨软骨病。髌骨在正常生长阶段可有几个骨化中心，正常儿童两侧髌骨的大小和密度可各不相同，因此必须结合临床，随访观察X线变化，才能作出正确诊断。

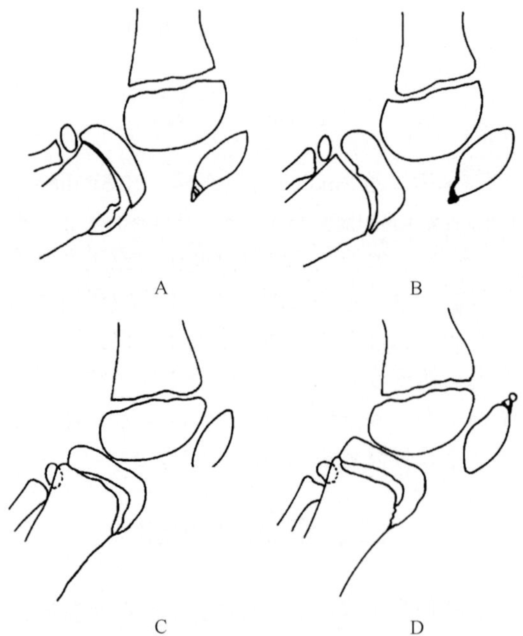

图 3-2-2-1　髌骨骨软骨病的常见类型示意图

五、治　　疗

早期发现，早期治疗可最大限度地避免髌骨不规则的发育。患肢避免剧烈运动，可减少局部病变活动，症状亦随之减轻，多数不需用石膏固定均能自愈。少数要用石膏等外固定至少达6周，以促进“节裂”与髌骨主体尽早愈合。

第三节　股骨大转子骨软骨病

一、概　　述

本病较少见，由Mandl于1921年首先描述，故又称Mandl病，属张力性骨软骨病。好发于9~11岁儿童，男性多于女性，其比例为2∶1。常为单侧，右侧较多，偶见双侧。

二、病因及病理

外伤是其主要原因。大转子骨骺在3岁时出现，18岁融合，属典型的牵拉骨凸，骨骺受强有力臀肌的过度牵拉致骨软骨病。

三、临 床 症 状

主要症状为股骨大转子局部疼痛，患肢活动减少并伴轻度跛行。大转子后上方有明显压痛，但髋关节活动度不受限。有时可出现Trendelenburg征。

四、X 线 表 现

大转子上方有刺状突出。在活动期，骨骺线增宽，大转子上极有“碎裂”状改变或空洞形成，有时可出现游离小骨片（图3-2-3-1）。

五、治　　疗

本病可自愈，无需特殊处理，预后良好。一般暂停各项活动数周，症状消失。疼痛较剧烈者，应卧床休息或对症处理。无论治疗与否都能恢复，且不留后遗症。

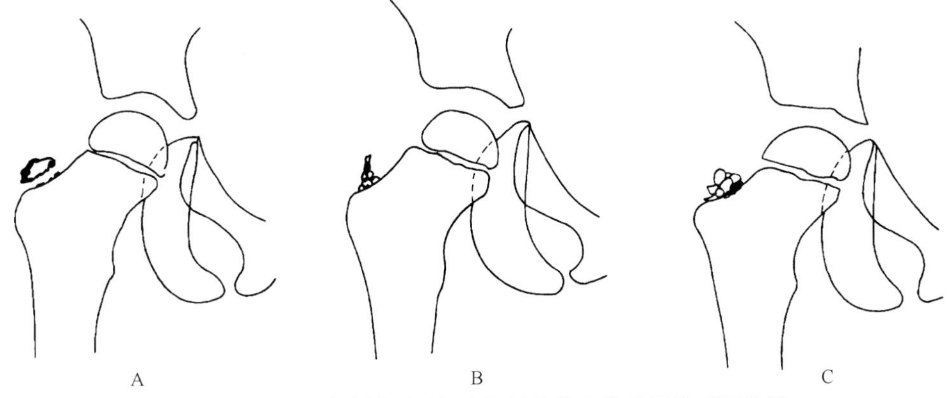

图 3-2-3-1　股骨大转子（粗隆）骨软骨病的常见类型示意图

第四节　肱骨内上髁骨软骨病

一、概　　述

本病又称Adams病或棒球投手肘，好发于9~15岁棒球投手。

二、病因及病理

肱骨内上髁骨骺于6~9岁出现，14~15岁融合，骨骺有前臂屈肌，旋前圆肌和尺侧副韧带附着。棒球手投球时上臂抽鞭样活动，使肘肩部遭受反复猛力牵拉韧带致肱骨内上髁骨软骨病。本病可同时累及肱骨近端的骨骺或桡骨头骨骺。

三、临 床 表 现

主要症状是局部疼痛。随着不断的投掷动作，疼痛逐渐加重。检查可发现局部轻度肿胀，明显压痛。

四、X 线 表 现

肱骨内上髁可见分离，“碎裂”和生长加速。有时伴有桡骨头骨骺的扁平和“碎裂”。若累及肱骨近端骨骺，可出现骨骺线增宽和脱钙（图3-2-4-1）。

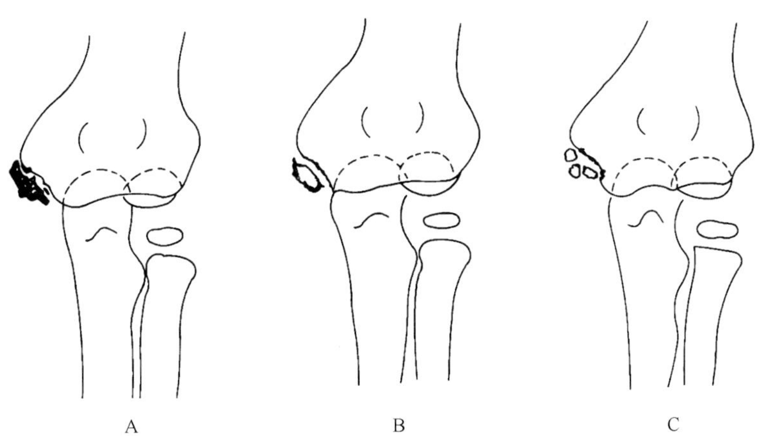

图 3-2-4-1　肱骨内髁骨软骨病的常见类型示意图

五、治　　疗

本病可自愈。应适当安排棒球投手的训练方法和时间，减轻强度，配合对症治疗，症状可很快消失，预后较好。

第五节　跟骨骨骺骨软骨病

一、概　　述

本病又称Sever病或Haglund病，由Haglund于1907年首次描述此病，Sever于1912年提出本病为跟骨骨骺的缺血性坏死。好发于爱好运动的8~14岁少年，女性多于男性，大多为单侧，也可为双侧。

二、病因及病理

跟骨骨凸是跟骨的第二骨化中心，属牵拉骨骺，有强有力的跟腱附着。在7~10岁时出现为一个或几个骨化中心，以后形成一个半月状骨化中心，在15~18岁时与跟骨融合。直接发病原因是在负重时跟腱急性或慢性牵拉跟骨骨凸，或较硬的皮鞋后帮过度摩擦后跟都可引起本病。跟骨结节可有很多解剖变异，正常密度就可大于跟骨本身，故近年来有人认为它是正常骨骺的变异。

三、临 床 表 现

主要为足跟后部疼痛，肿胀和压痛，患儿用足尖行走或轻度跛行。奔跑、跳跃行走过久或牵拉跟腱附着处过久，可使疼痛加剧，患儿因此不能参加体育活动。检查发现跟骨后下方两侧压痛和轻度肿胀。

四、X 线 表 现

X线上可见跟腱附着处有软组织肿胀，跟骨体与骨凸之间的间隙增宽。骨凸形状不整齐，变扁或“碎裂”，较健侧小，密度较高，有时呈分节状或斑点状致密影。与骨骺相对应的跟骨部分变的粗糙不平。骨凸常为2~3个骨化中心，彼此不融合。有人指出正常跟骨骨凸可有几个骨化中心，且形态可各异，密度较高，边缘也可不整齐，与本病近似，故诊断应密切结合临床（图3-2-5-1）。

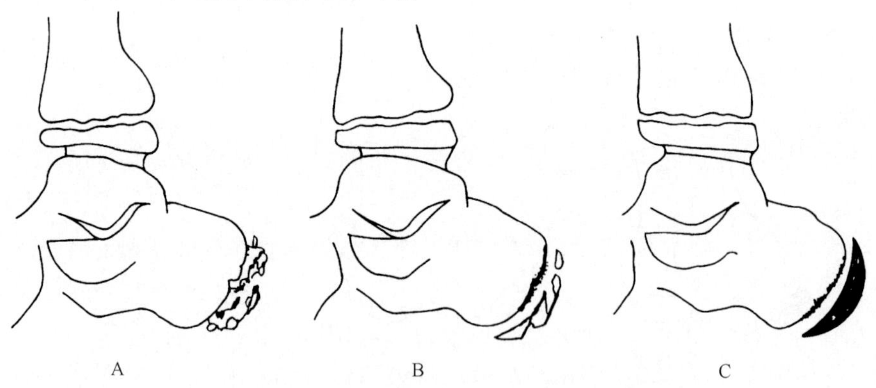

图 3-2-5-1　跟骨骨软骨病的常见类型示意图

五、治　　疗

本病属自愈，预后良好。轻者可让患儿少走路，少站立，避免剧烈运动。为了减轻并放松跟腱的张力和压力、跟骨的拉力，抬高鞋跟1~2cm或更换松软皮鞋，症状可自行消失。如果局部肿痛较重并伴有滑囊炎者，可局部注射醋酸确炎舒松以缓解症状。少数病人可用石膏固定足于下垂位4~6周，拆除石膏后可配合理疗和热敷。

（钱齐荣　刘大雄　赵定麟）

参 考 文 献

Arbab D,Wingenfeld C,Rath B,et al. 2013. Osteochondrosis of the pediatric foot. Orthopade,42(1):20-29

Bakody E. 2009. Orthopaedic plaster casting:nurse and patient education. Nurs Stand, 23(51):49-56

El-Husseini TF, Abdelgawad AA. 2010. Results of surgical treatment of unresolved Osgood-Schlatter disease in adults. J Knee Surg,23(2):103-107

Falciglia F,Giordano M,Aulisa AG.2011. Osgood Schlatter lesion:histologic features of slipped anterior tibial tubercle. Int J Immunopathol Pharmacol, 24(1 Suppl 2):25-28

Ghali A,James SL,Saifuddin A,et al. 2008. Bilateral osteochondrosis of the superior pole of the patellae in association with bilateral osteochondritis dissecans of the lateral femoral condyle. Clin Radiol,63(4):478-482

Nierenberg G,Falah M,Keren Y,et al. 2011. Surgical treatment of residual osgood- schlatter disease in young adults:role of the mobile osseous fragment. Orthopedics,34(3):176

Palierne S,Palissier F,Raymond-Letron I,et al. 2010. A case of bilateral patellar osteochondrosis and fracture in a cat. Clinical and histological findings. Vet Comp Orthop Traumatol, 23 (2):128-133

Sailly M,Whiteley R,Johnson A. 2013. Doppler ultrasound and tibial tuberosity maturation status predicts pain in adolescent male athletes with Osgood-Schlatter's disease:a case series with comparison group and clinical interpretation. Br J Sports Med, 47(2):93-97

Suresh SS,Orth MS,Orth MC. 2012. Kohler's disease of the patella. JBR-BTR,95(2):106

Voute LC,Henson FM,Platt D,et al. 2011. Osteochondrosis lesions of the lateral trochlear ridge of the distal femur in four ponies. Vet Rec,168(10):265

第三章　骺板骨软骨病

骺板骨软骨病是由于异常压力等不良因素致使骺板软骨内化骨紊乱，骺板发生变形、坏死，结果导致骨的纵轴生长发生障碍并发生相应畸形。

第一节　胫骨内髁骨软骨病

一、概　　述

本病亦称Blount病，又称胫骨畸形性骨软骨病，由Blount于1937年详细描述。本病发病部位在胫骨内侧的骨骺软骨和骺板，由于软骨内化骨紊乱而生长阻滞，使与外侧生长不对称，可导致胫骨的内翻畸形。

二、临 床 表 现

本病多见于3岁以下幼儿，双侧发病。站立时膝部向外弯凸，小腿内翻，膝外侧副韧带处劳损性不适。数个月后胫骨内髁处可触及喙突状隆起。8岁以后发病者症状较轻，往往单侧发病，认为与损伤或感染有关。

三、X 线 表 现

起始表现为胫骨内侧喙突状隆起和"碎裂"，骨皮质增厚，骨化中心仅见于胫骨近端的外侧。随后胫骨呈内翻、内旋畸形，内髁增大，关节面倾斜，干骺端出现斑点状密度不均匀或不规则钙化，骺板提前融合。

四、治　　疗

幼儿应避免过早负重站立和行走。保守治疗包括夹板、支具、特殊鞋垫等。2岁以上患儿，胫骨内翻大于20°者，可考虑截骨矫正术。

第二节　少年期椎体骺板骨软骨病

本病亦称Scheuermann病，系椎体上、下环状骺板（第二骨化中心）的缺血性坏死，多发于胸椎中段和胸段，可同时累及3~5个相邻椎体。由于椎体软骨骨化发生障碍，而椎体后方的骨生长仍正常进行，造成椎体前窄后宽的楔形或梯形变，为青年期驼背的主要原因之一。关于本病的临床表现及诊断治疗请详见本丛书其他分册。

（钱齐荣　刘大雄）

参 考 文 献

Arbab D,Wingenfeld C,Rath B,et al. 2013. Osteochondrosis of the pediatric foot. Orthopade, 42(1):20-29

Atanda A Jr,Shah SA,O'Brien K. 2011. Osteochondrosis:common causes of pain in growing bones. Am Fam Physician, 83(3):285-291

Biezyński J,Skrzypczak P,Piatek A,et al. 2012. Assessment of treatment of Osteochondrosis dissecans (OCD)of shoulder joint in dogs—the results of two years of experience. Pol J Vet Sci, 15(2):285-290

Brunnberg MM,Engelke E,Gielen IM,et al. 2011. Cartilage thickness of the trochlea of the talus,with emphasis on sites predisposed to osteochondrosis dissecans,in clinically normal juvenile and adult dogs. Am J Vet Res, 72(10):1318-1324

Busch ME,Wachmann H. 2011. Osteochondrosis of the elbow joint in finishing pigs from three herds:associations among different types of joint changes and between osteochondrosis and growth rate. Vet J, 188(2):197-203

Chekhonatskiĭ AA,Sholomov II,Bubashvili AI. 2011. Effect of the direct electric stimulation of the spinal cord in the treatment of neurologic complications of cervical osteochondrosis. Zh Nevrol Psikhiatr Im S S Korsakova,111(6):33-36

Hanna FY. 2013. Lumbosacral osteochondrosis in cats. Vet Rec, 173(1):19

Jagtap SA,Manuel D,Kesavdas C,et al. 2012. Scheuermann disease presenting as compressive myelopathy. Neurology, 78(16):1279

Klein R,Burgkart R,Woertler K,et al. 2008. Osteochondrosis juvenilis of the medial malleolar epiphysis. J Bone Joint Surg Br, 90(6):810-812

Kodali P,Islam A, Andrish J. 2011. Anterior knee pain in the young athlete:diagnosis and treatment. Sports Med Arthrosc, 19(1):27-33

Laverty S,Girard C. 2013. Pathogenesis of epiphyseal osteochondrosis. Vet J ,197(1):3-12

Likhachev SA,Lukashevich VA. 2012. Certain aspects of combined vibration training for the treatment of neurological manifestations of osteochondrosis in the lumbar spine region.Vopr Kurortol Fizioter Lech Fiz Kult, (3):15-18

Likhachev SA,Lukashevich VA. 2012. Using vibration training for the treatment of neurological manifestations of osteochondrosis in the lumbar spine region. Vopr Kurortol Fizioter Lech Fiz Kult, (2):17-20

Maffulli N,Longo UG,Spiezia F,et al. 2011. Aetiology and prevention of injuries in elite young athletes. Med Sport Sci, 56:187-200

McIlwraith CW. 2013. Surgical versus conservative management of osteochondrosis. Vet J,197(1):19-28

Nagura I,Fujioka H,Kokubu T,et al. 2011. Autologous osteochondral plug transplantation for osteochondrosis of the second metatarsal head:a case report. J Med Case Rep ,5:308

Nierenberg G,Falah M,Keren Y,et al. 2011. Surgical treatment of residual osgood-schlatter disease in young adults:role of the mobile osseous fragment. Orthopedics,34(3):176

Nikiforov AS,Avakian GN,Mendel OI. 2012. Spine osteochondrosis and its complications. Zh Nevrol Psikhiatr Im S S Korsakova, 112(8):108-111

Olstad K,Ytrehus B,Ekman S,et al. 2008. Epiphyseal cartilage canal blood supply to the tarsus of foals and relationship to osteochondrosis. Equine Vet J, 40(1):30-39

Roth E,Mirochna M,Harsha D. 2012. Adolescent with knee pain. Am Fam Physician,86(6):569-570

Sams RW 2nd,Hray T. 2012. Chronic anterior knee pain after mild trauma in a sedentary adolescent. Developmental dysplasia and dislocation of the patella. Am Fam Physician, 85(6):647-649

Sanghrajka AP,Hill RA,Murnaghan CF,et al. 2012. Slipped upper tibial epiphysis in infantile tibia vara:three cases. J Bone Joint Surg Br, 94(9):1288-1291

Shchurova EN,Tropina EIu. 2012. Thermoesthesia-and- algesthesia status in the dermatomes of cauda equina roots in patients with lumbar spine osteochondrosis. Fiziol Cheloveka, 38 (5):73-82

Suckel A,Hoyer M,Raab C,et al. 2012. Osteochondrosis dissecans and osteochondral lesions of the talus:clinical and biochemical aspects. Sportverletz Sportschaden, 26(2):91-99

GJ,Schaeffer IG,Theyse LF,et al. 2012. Osteochondrosis dissecans of the tarsus in Labrador Retrievers:clinical signs, radiological data and force plate gait evaluation after surgical treatment. Vet Comp Orthop Traumatol,25(2):126-134

Vancauwenberghe T,Vanhoenacker FM,Van Doninck J,et al. 2013. Periosteal chondroma of the proximaltibia mimicking Osgood-Schlatter's disease. JBR-BTR, 96(1):30-33

Wood KB,Melikian R,Villamil F. 2012. Adult Scheuermann kyphosis:evaluation,management,and new developments. J Am Acad Orthop Surg, 20(2):113-121

Yamagiwa H. 2010. Bone and joint diseases in children. Etiology and pathogenesis of osteochondral lesions in children. Osteochondritis dissecans and osteochondrosis. Clin Calcium, 20(6):849-858

Zwingmann J,Südkamp NP,Schmal H,et al. 2012. Surgical treatment of osteochondritis dissecans of the talus:a systematic review. Arch Orthop Trauma Surg, 132(9):1241-1250

第四篇　周围神经卡压症

第一章　上肢周围神经卡压症

第一节　肩胛背神经卡压症

一、概　　述

肩胛背神经是一来自C_5神经根的与胸长神经合干的神经。肩胛背神经卡压表现为颈、肩、背、腋、侧胸壁的酸痛和不适。Kevin（1993）报道颈肩背神经封闭可治疗颈肩痛。1994年，陈德松详细报道了该病，并提出手术治疗方案，取得良好效果。

二、应用解剖

在头戴式放大镜下，对10具、20侧C_5神经根及其分支进行解剖，着重观察肩胛背神经起点及其行径过程中与周围结构的关系。

（一）肩胛背神经的起源

肩胛背神经在距椎间孔边缘5~8mm外侧自C_5发出后，即进入中斜角肌（图4-1-1-1）。其来源有3种情况：

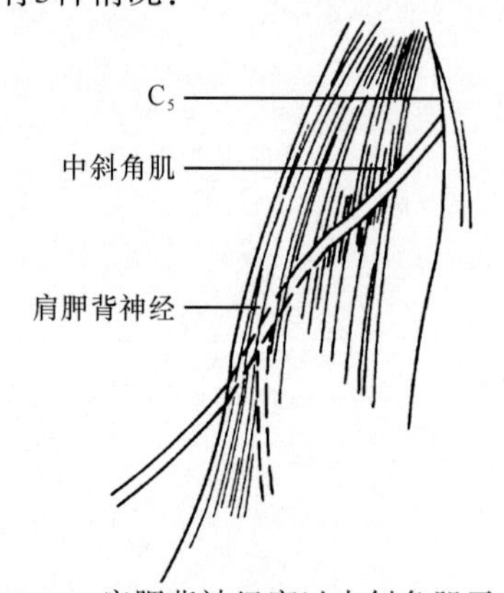

图 4-1-1-1　肩胛背神经穿过中斜角肌示意图

（1）肩胛背神经与胸长神经起始段合干者7例14侧。

（2）肩胛背神经与胸长神经分别从C_5发出者2例4侧。

（3）肩胛背神经接收$C_{3、4}$发出的分支1例2侧。

（二）肩胛背神经的行径

上述3种形式发出的肩胛背神经，其起始部均穿过中斜角肌，在中斜角肌内斜行行走5~30mm，2例3侧几乎完全行走于中斜角肌的表面，距起点约5mm处有2~3束2 mm粗的中斜角肌腱性纤维横跨其表面。

（三）肩胛背神经的分支

合干者，出中斜角肌1~2mm肩胛背神经和胸长神经分开后，主干即发出一分支经肩胛提肌，然后在菱形肌深面下行，其中1例发出2根0.2~0.3mm的细小分支，走向背部及肩部脂肪组织中，追踪未能发现这些分支走向皮下。C_5发出的胸长神经下行至锁骨水平，先后与C_6及C_7发出的胸长神经支合干，然后沿前锯肌深面行走。另4例单独从C_5神经根发出肩胛背神经，有1例发出1小细支走向肩部，最后终末支和胸长神经合干（图4-1-1-2）。

三、临床表现

（一）病史及症状

1. 常发症状　本病常见于中青年女性，全部患者均以颈肩背部不适、酸痛为主要症状。颈部不适与天气有关，阴雨天、冬天加重，劳累后也可加重。上臂后伸、上举时颈部有牵拉感。颈肩背部酸痛常不能入睡，自觉患肢怎么放也不舒服，但又不能明确指出疼痛的部位。

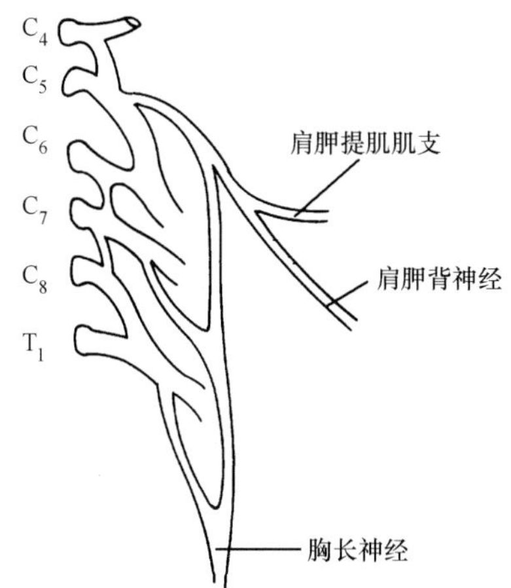

图 4-1-1-2　肩胛背神经、胸长神经及肩胛提肌肌支的解剖状态示意图

2. 少发症状　少数病例可有肩部无力，偶有手麻，主要为前臂及手桡侧半发麻。

（二）体征和检查

部分患者可有前臂感觉减退，少数患者上肢肌力特别是肩外展肌力下降。胸锁乳突肌后缘中点及3、4胸椎棘突旁3cm处有明显压痛点（图4-1-1-3、图4-1-1-4）。

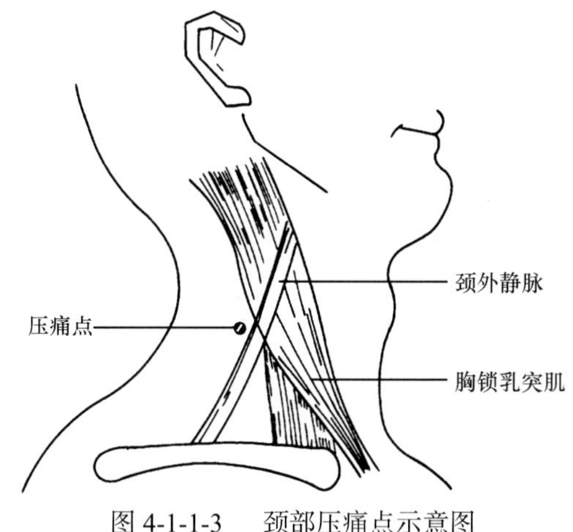

图 4-1-1-3　颈部压痛点示意图

作者曾处理过35例肩胛背神经卡压患者，其中男女之比为9：26，除1例52岁以外，34例年龄在28~40岁，平均35岁。单侧病变33例，双侧病变2例，右侧26例，左侧16例，病程4个月~9年。将体征和检查归纳见表4-1-1-1。

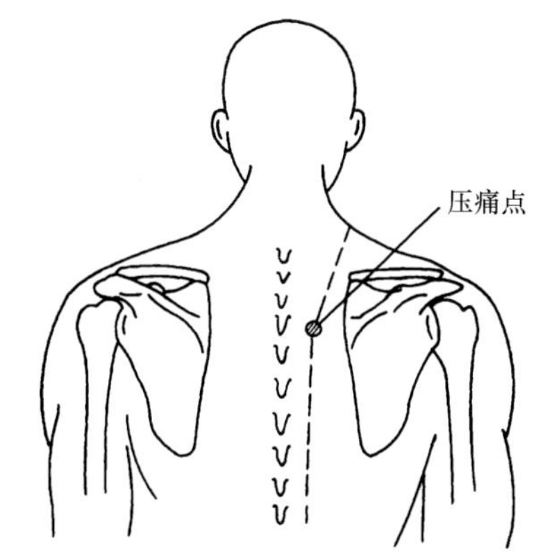

图 4-1-1-4　背部沿肩胛背神经行径有压痛，T_3旁压痛明显示意图

表4-1-1-1　肩胛背神经卡压体征和检查

体　征		病例数
压 痛 点	3、4胸椎棘突旁3 cm	35
	胸锁乳突肌后缘中点	35
感觉减退	前臂内侧	23
	手掌尺侧及小指	2
肌力减弱	肩外展肌力下降	3
	屈肘肌力下降	2
特殊试验	Wright 试验 （+）	30
	Roos 试验	
	>30秒	22
	>45秒	8
	>60秒	5
	Adson 试验 （+）	5

其中，3、4胸椎棘突旁压痛点处稍加按压，27例诉有同侧手臂内侧及手部尺侧不适、发麻。该压痛点封闭后，颈肩及手部有轻松舒适感。在胸锁乳突肌后缘中点向颈椎方向按压，有4例患者酸痛感放射至前臂桡侧及手桡侧半。该点封闭后颈肩背及手部酸痛、不适可完全消失。压迫锁骨上，桡动脉搏动消失31例。

（三）特殊检查

1. 肌电图检查　冈上、下肌、三角肌及菱形肌均无异常发现，7例第一背侧骨间肌及小指展肌有纤颤电位，菱形肌可能因位置深而未能查及，神经传导速度未见异常。

2. 颈椎片　22例未发现异常，8例第7颈椎横突过长，4例颈椎示退行性变。

四、诊　断

肩胛背神经卡压很容易诊断为其他疾病，本组有27例患者曾被误诊。其中诊断为斜方肌劳损10例，颈椎病8例，神经官能症6例，肩周炎3例。

如颈肩部疼痛、不适，沿肩胛背神经行径有压痛，特别是按压3、4胸椎棘突旁；可诱发同侧上肢麻痛，则该病诊断可确立。

五、治　疗

（一）保守治疗

首先考虑保守治疗，以局部封闭为主。封闭点为两个压痛点（见图4-1-1-3、图4-1-1-4），一是胸锁乳突肌中点后缘，另一处是3、4胸椎棘突旁3 cm。每周1次，连续3~6次。辅以理疗，半数患者可显著减轻症状。19例作3~6次颈部压痛点封闭治疗，6例症状显著减轻；4例改善，酸痛可以忍受；9例无效，其中7例确诊后行手术治疗。

（二）手术治疗

保守治疗无效或伴发于胸廓出口综合征症状严重者可考虑手术治疗。于全身麻醉下作颈根部横行切口或“L”形切口（图4-1-1-5），切断结扎颈横动脉和肩胛舌骨肌，逐层解剖显露臂丛神经根干部及前、中斜角肌下段与止点（图4-1-1-6）。在近止点处切断前、中斜角肌，沿C_5神经切断包绕C_5神经根的纤维组织。并进一步将中斜角肌在C_5根部肌性组织横行切断，暴露肩胛背神经，切断神经周围组织，作神经外膜松解（图4-1-1-7、图4-1-1-8）。切口闭合前局部注入曲安奈德5ml。术后可用泼尼松5mg，每日3次，共7天。

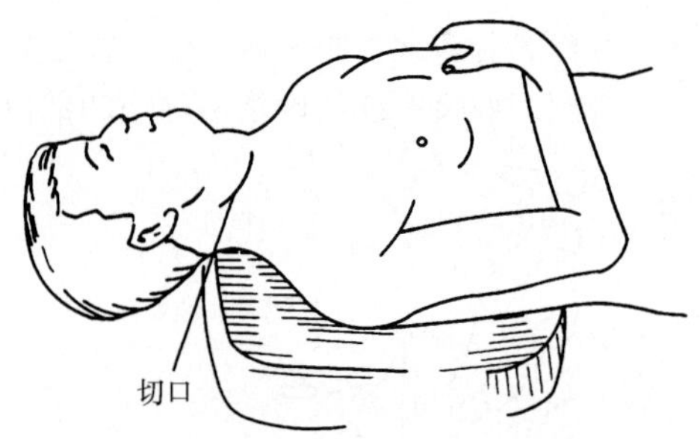

图 4-1-1-5　颈根部“L”形弧形切口示意图

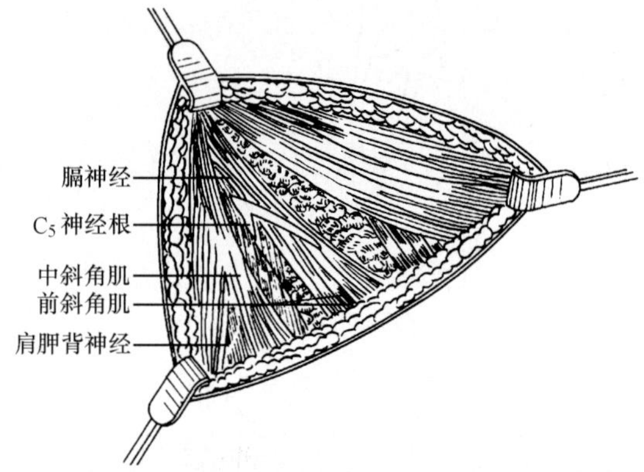

图 4-1-1-6　分离颈外三角脂肪垫，暴露前、中斜角肌；在中斜角肌外侧，可找到从中斜角肌穿出的肩胛背神经示意图

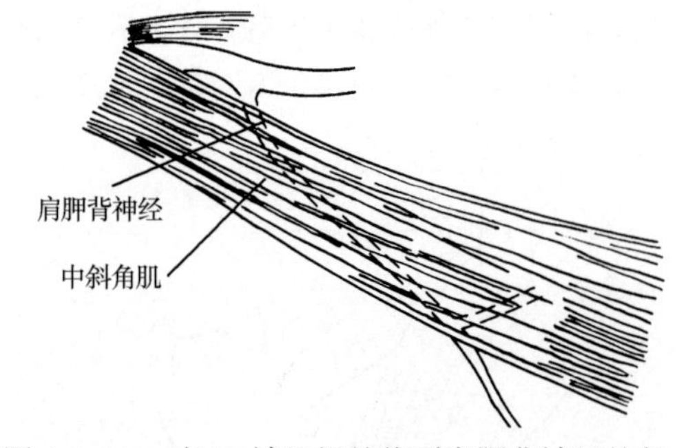

图 4-1-1-7　在 C_5 神经根处找到肩胛背神经的起点示意图

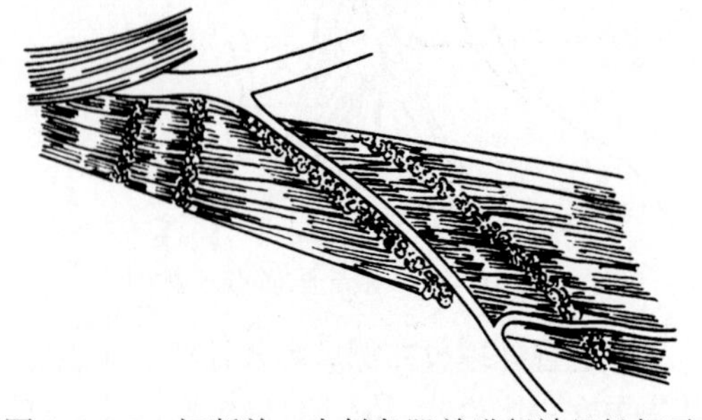

图 4-1-1-8　切断前、中斜角肌并进行神经松解示意图

术中可见：肩胛背神经起始部在中斜角肌内行走1~3cm，能清楚判断肩胛背神经起点，肩胛背神经在入中斜角肌处均为腱性或腱肌性组织。作者为22例患者25侧作手术治疗，有2例3侧肩胛背神经除起始部有少许中斜角肌纤维覆盖外，其余部分行走于中斜角肌表面；2例3侧在中斜角肌内行走1~2cm；18例19侧在中斜角肌内斜形行走2~3cm。17例能清楚判断肩胛背神经起点，3侧为独立起点，14侧和C_5胸长神经合干，合干长度在1cm内4侧，1~4cm10侧。24侧的肩胛背神经在入中斜角肌处均为腱性或腱肌性组织。本组患者锁骨下动脉位置较高，高于锁骨上缘者18例，可高达锁骨上缘4~5cm，最高1例达6cm，平均3.5cm。

（三）结果

保守治疗近期效果较好，但易复发，3~6次颈部局部封闭后复发率仍有50%。可间隔2~3个月后再进行一个疗程的局部封闭治疗。

22例患者术后颈肩背部症状完全或大部分消失。术后3天患者可能又感不适和术前相似，术后1周症状逐渐减轻，术后3周症状大部或完全消失。随访时间3个月~2年，3例4侧在术后2个月时症状、体征又出现，程度同术前，其中未作肩胛背神经起始处减压的2侧为1例双侧胸廓出口综合征，术后第3天症状再次出现并逐渐加重，至今年余仍未愈。另2侧为术后局部瘢痕压迫，经局部封闭后，目前尚能控制症状。前臂内侧和小指感觉减退的16例患者，术后均明显改善，术后3天亦有波动，2~3周后逐渐恢复正常。

六、对本病的认识

（一）肩胛背神经卡压

Kevin（1993）报道用肩胛背神经封闭治疗颈肩痛，其封闭点为肩胛背神经易受压的穿中斜角肌及肩胛骨内上角内侧缘处，此处也正是临床压痛最为明显处，同时也符合解剖学观察。局部分封闭取得一定的疗效。国内汤氏曾提出颈部细小神经受压可产生颈肩痛。宣蛰仁作颈肩部软组织广泛松解来治疗颈肩部劳损及疼痛，并取得一定临床效果，提示肩胛背神经与颈肩痛存在一定的关系。

本组22例患者以“胸廓出口综合征”诊断入院，其中上干受压型5例，肩背部症状均明显好转或消失5例，2例症状同术前，其原因是作者在近止点处切断了中斜角肌，肌肉向上回缩，张力降低，解除或减轻了对肩胛背神经的压迫，但周围的软组织对神经的压迫仍然存在，术后局部渗血、组织水肿、创伤反应可能又造成新的压迫，从而又产生颈肩疼痛不适的症状。15例作者在切断前、中斜角肌后沿C_5向上解剖，分离切断包绕C_5、C_6神经根的纤维组织，再小心地切断颈神经根旁前、中斜角肌的腱性部分，使肩胛背神经的起点处完全减压，全部患者颈肩部不适消失或显著减轻。

根据手术前后的临床表现、手术所见和解剖学研究，作者认为肩胛背神经卡压是存在的。肩胛背神经卡压产生的原因可能有两方面：一是颈神经根，特别是C_5神经根受压而累及作为其分支的肩胛背神经；另一原因是肩胛背神经在其行径中因解剖因素而受压，如穿过中斜角肌的腱性起始纤维。因而该神经卡压大部分存在于胸廓出口综合征中，也可单独存在。

（二）鉴别诊断

1. 斜方肌劳损　压痛点不仅局限于一点，不存在背部、腋部和侧胸壁的不适，并有劳损史。

2. 神经根型颈椎病　好发于C_4、C_5和C_5、C_6组成的椎间孔，上肢的不适常表现在桡侧，行叩顶试验与颈肩牵拉试验常为阳性。颈椎X线摄片、CT、MR等显示，均可作鉴别诊断依据。应该注意的是，即使临床上确诊为颈椎病，也可能同时存在肩胛背神经卡压。

3. 神经官能症　颈肩部无局限而固定的压痛点，可以鉴别。神经官能症的压痛点常广泛而不固定，但要确诊为神经官能症必须十分谨慎。应与神经内科医师共同讨论。

（三）治疗

Kevin等认为肩胛背神经局部封闭疗效较佳，封闭点为胸锁乳突肌后缘中点或肩胛骨内上角。宣蛰仁作颈肩部软组织广泛松解来治疗颈肩部劳损疼痛，并取得一定临床上的效果。

诊断该病后，可先考虑作局部封闭治疗，每周1次，4~6次为1个疗程。连续2~3个疗程，每疗程相隔2~3个月。手术指征是保守治疗无效，症状严重，影响患者的工作和生活，可考虑手术治疗。如合并胸廓出口综合征或C_5、C_6神经根卡压，则可同时手术治疗。颈根部作一6~7cm长的横行切口，将肩胛背神经松解即可，无需作大范围的剥离。本组22例以胸廓出口综合征诊断入院的患者，其中上干受压型5例。前7例术中均仅切断前、中斜角肌和过长的第7颈椎横突，有2例患者症状无改善。后15例作者在切断前、中斜角肌后沿C_5向上解剖，分离切断包绕C_5、C_6神经根的纤维组织，再小心地切断颈神经根旁前、中斜角肌的腱性部分，使肩胛背神经的起点处完全减压，全部患者颈肩部不适消失或显著减轻。

第二节　胸长神经卡压症

一、概　　述

胸长神经起源于C_5、C_6、C_7神经根，支配前锯肌。该神经卡压极少引起医师关注。作者在研究肩胛背神经解剖时，发现大多数肩胛背神经在C_5的起始与胸长神经的C_5起始合干，合干部分穿经中斜角肌的腱性起源和腱性纤维环，从而想到起源于C_5的胸长神经也可能与肩胛背神经一起受到卡压。那么，胸长神经受到卡压将产生什么样的临床症状呢？作者曾为一位诊断为左侧肩胛背神经卡压的患者检查，颈部、背部均有明显的压痛点，而且按压背部的压痛点可诱发前臂内侧及手指发麻，但患者还诉述左胸前不适，刺痛，左侧胸壁及腋下不适，有一种从背后一直痛到心前的感觉。作者为其颈部作局部封闭后，患者全部症状消失。又有一位中年男性，反复左心前区刺痛，2年余未能查清病因，心电图、心血管图、心脏彩超、心血管造影均未见异常，作者查到颈部胸锁乳突肌后缘中点处压痛明显，从该点给予局部封闭，左心前区刺痛消失。患者坚决要求手术治疗，松解C_5神经根及胸长神经与胸背神经合干的全长，术后症状消失，随访4年余，未见复发。

二、应 用 解 剖

胸长神经起源于C_5、C_6、C_7神经根，起源于C_5神经根的胸长神经大多起源于肩胛背神经合干，占80%左右，穿入中斜角肌在C_5的肌起点的腱性纤维组织，然后斜向下出中斜角肌，和肩胛背神经分开，继续下行和C_6发出的胸长神经支合干，在胸骨水平与C_7发出的胸长神经合干相当于腋窝内侧壁的前锯肌表面下行。此处的胸壁深部感觉，可能是胸长神经支配。

三、临 床 表 现

（一）病史和症状

（1）患者可能有颈部不适和“颈椎病”病史。

（2）胸前、胸侧壁和腋下不适，有胀痛、针刺样痛，如在左胸壁酷似心绞痛。

（3）如合并肩胛背神经卡压，患者可能诉从背后一直痛到心前的感觉。

（4）心内科检查资料不支持心绞痛。

（二）体征

（1）胸锁乳突肌后缘中点上下压痛显著。

（2）叩击胸前可能诱发胸前刺痛。

（3）合并肩胛背神经卡压时有肩胛背神经卡压的体征。

（三）特殊检查

于胸锁乳突肌的后缘中点上下压痛最显

著点，用0.25%布比卡因2~3ml局部封闭，全部症状消失。

四、诊　　断

排除了心脏疾病；胸前不适、刺痛；颈部痛点局部封闭后症状消失，要高度考虑到胸长神经卡压的可能性。

五、鉴 别 诊 断

（一）心绞痛

在左胸前的疼痛必须和心绞痛鉴别，作有关心脏的检查，必要时请心内科专家会诊。

（二）胆绞痛

在右胸前的不适和疼痛应考虑胆囊、胆道的疾病，注意腹部体征和胆道病史，不难排除。

六、治　　疗

（一）保守治疗

颈部痛点局部封闭，颈部理疗。

（二）手术治疗

C_5、C_6神经根松解，肩胛背神经和胸长神经合干松解，如合并TOS，则切断前、中斜角肌和小斜角肌。

（三）结果

作者诊治过16例胸长神经卡压症患者，其中10例合并肩胛背神经卡压，4例合并TOS，2例为单纯胸长神经卡压。10例合并肩胛背神经卡压的患者6例保守治疗，4例经3~4次颈部局部封闭症状消失，2例效果不佳后改手术治疗。手术治疗共10例，包括4例合并TOS的患者，术后胸前不适疼痛均消失，但有3例背部一直仍感不适，1例较术前为重，现仍在间断作颈部局部封闭治疗。

2例单纯性胸长神经卡压，1例经保守治疗，作3~4次颈部局部封闭治疗症状消失。另1例手术治疗，作C_5神经根松解及肩胛背神经与胸长神经合干松解，术后症状完全消失，随访2年未复发。

七、对本病的认识

胸长神经支配前锯肌，前锯肌的作用是使肩胛骨外展外旋。在前推运动中，前锯肌牵拉肩胛骨向外远离脊柱，并使其紧贴胸壁。前锯肌麻痹时上肢外展可能受限，外展不能超过头部。作者在临床上诊断的胸长神经卡压无一例上肢运动受限，这是因为这些患者的胸长神经卡压仅发生在起源于C_5的胸长神经，起源于C_6、C_7的胸长神经并没有卡压，所以未见到有因胸长神经卡压而引起的肩外展功能障碍。肩胛背神经和C_5的胸长神经在起始部常常合干，所以两者常常一起被卡压，两者同时卡压的临床特点是患者有从背后痛到胸前的感觉，有时还可能合并C_5神经卡压，如同时还有肩部的不适，可能诊断会更明确一些。

（沙　轲　陈德松）

第三节　肩胛上神经卡压症

一、概　　述

肩胛上神经卡压是肩部疼痛病因中最常见的原因之一。国外有学者认为该症占所有肩痛患者的1%~2%。

1909年，Ewald描述了一种创伤后肩胛上“神经炎”。1926年，Foster报道了16例有肩胛上神经病变的病例。1948年，Parsonage和Turner报道了136例肩痛病例中有4例患肩胛上神经炎。这些就是最早的有关肩胛上神经卡压症的报道。1959年，Kopell和Thompson对肩胛上神经在肩胛上切迹部的卡压作了详尽的描述，并称之为肩胛上神经卡压综合征（suprascapular nerve entrapment，SNE）。以后有关肩胛上神经卡压的病例报道逐渐增多。1982年，Aiello

等报道了SNE在肩胛冈上关节盂切迹处卡压的病例。1987年，Ferretti等报道了排球运动员出现SNE的病例。近年来还有关于肩胛下肌萎缩及一些特殊卡压病例的报道。

二、应 用 解 剖

（一）大体解剖

肩胛上神经来源于臂丛C_5神经根，偶尔来源于C_6神经根。肩胛上神经穿过肩胛上横韧带下方的肩胛上切迹进入肩胛上窝。当肩胛上神经穿过肩胛上切迹后发出1或2支分支支配到冈上肌及发出小关节支支配盂肱关节、喙肩韧带和肩锁关节。随后，肩胛上神经继续绕过肩胛冈盂切迹达冈下窝，并发出分支支配冈下肌。

（二）肩胛上切迹的解剖分型

肩胛上切迹在解剖上可分为以下6种类型：

（1）肩胛上界较宽呈窝状。

（2）切迹为钝V字形，占肩胛上界的1/3。

（3）对称的U形与侧界平行。

（4）非常小的V形沟。

（5）与第3型相似，但由于韧带骨化使切迹内直径减小。

（6）完全性韧带骨化。

这些变化可能与神经卡压相关。肩胛上动脉和静脉与神经伴行穿过肩胛上横韧带。除关节支外，解剖上未发现肩胛上神经的感觉支（图4-1-3-1）。

三、病因和病理

肩胛上神经卡压可因肩胛骨骨折或盂肱关节损伤等急性损伤所致。肩关节脱位也可损伤肩胛上神经。肩部前屈特别是肩胛骨固定时的前屈使肩胛上神经活动度下降，易于损伤。肿瘤、肱盂关节结节样囊肿以及肩胛上切迹纤维化等，均是肩胛上神经卡压的主要原因。有报道认为肩袖损伤时的牵拉也可致肩胛上神经损伤。各种局部脂肪瘤和结节均可压迫肩胛上神经的主干或肩胛下神经分支，引起卡压。

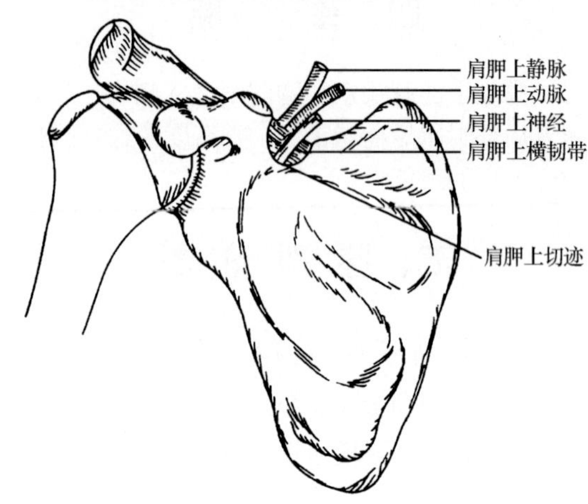

图 4-1-3-1　肩胛上神经解剖示意图

Sunderland认为，肩胛上神经在通过肩胛上切迹时神经相对固定，使其易于在重复运动时受损，肩胛骨和盂肱关节的重复运动使神经在切迹处摩擦，出现神经的炎症反应、水肿，这样就可导致卡压性损害。已经知道，肩胛骨远端的运动可致肩胛上神经拉紧，引起"悬吊效应"，使神经在切迹处绞索，引起神经病变。Mizuno等报道，当副神经麻痹后，肩胛骨向下外侧下垂可使肩胛上神经受到肩胛上横韧带的牵拉。肩胛上神经肩关节支可引起盂肱关节疼痛，这是临床最常见的症状。肩胛上神经病变以单侧为主，也有双侧发病的报道。

四、临 床 表 现

患者常有肩周区弥散的钝痛，位于肩后外侧部，可向颈后及臂部放射，但放射痛常位于上臂后侧。患者常感肩外展、外旋无力，进行性病例可有冈上肌肌萎缩，然而，多数病例无明显的肌萎缩，因此，临床诊断比较困难。

通常患者有创伤或劳损史。肩部受到直接创伤或间接伤，如摔倒时伸手导致肩外展、扭伤。还有部分患者有肩关节过度劳损，如运动性劳损（排球、篮球、网球等），肩部劳作性损伤史。

有创伤或劳损的患者肩部以锐痛为主，肩

部活动可加重。疼痛可为持续性，严重者影响睡眠。无明显的肌萎缩。抬臂困难或患侧手不能达对侧肩部。有些患者除有肩部疼痛外无其他症状，疼痛可持续数年。

肩胛上切迹部压痛或位于锁骨与肩胛冈三角间区的压痛是最常见的体征。斜方肌区也可有压痛。如肩胛切迹处卡压，压痛点在肩胛切迹处，肩外展、外旋肌力减弱。冈上、下肌萎缩，特别是冈下肌萎缩。由于有肩胛上关节支支配肩锁关节，可出现肩锁关节压痛。如肩胛冈盂切迹处卡压，疼痛较肩胛上切迹处卡压轻。压痛位于冈盂切迹处。局部除冈下肌萎缩外，其他表现不明显。

五、诊　　断

肩胛上神经卡压综合征的诊断需通过仔细的病史询问，完整的物理检查及肌电检查来确诊。

以下辅助检查有助于该征的诊断。

（一）肩胛骨牵拉试验

令患者将患侧手放置于对侧肩部，并使肘部处于水平位，使患侧肘部向健侧牵拉，可刺激卡压的肩胛上神经，诱发肩部疼痛。

（二）利多卡因注射试验

对临床表现不典型的病例，可于肩胛上切迹压痛点注射1%的利多卡因。如果症状迅速缓解，可倾向于肩胛上神经卡压综合征的诊断。

（三）肌电检查

肌电检查和神经传导阻滞有助于肩胛上神经卡压综合征的诊断。Khaliki发现肩胛上神经卡压综合征患者诱发电位潜伏期延长，冈上肌肌电可出现正向波、纤颤波及运动电位减少或消失。

（四）X线检查

肩胛骨前后位X线片向尾部倾斜15°~30°，以检查肩胛上切迹的形态，有助于诊断。

六、鉴 别 诊 断

本病应与以下疾病相鉴别：肩关节疾病如肩袖损伤、肩周炎、肩部撞击综合征、臂丛神经炎、颈椎间盘疾病、盂肱关节炎、肩锁关节疾病等。超声、CT、MR有助于鉴别诊断。

七、治　　疗

（一）基本要求

肩胛上神经卡压的治疗仍以手术松解为主。保守治疗如休息、理疗、止痛药物的应用，局部封闭治疗也可选用，对以创伤或牵拉引起的肩胛上神经损伤早期可保守治疗。如为明确的慢性卡压，应早期手术治疗进行神经松解及肩胛上切迹扩大术。

（二）手术疗法

肩胛上神经卡压松解术常采用3种入路：后入路、前入路和颈部入路。后入路是最常用的手术入路，手术步骤如下：

【麻醉与切口】

1. 麻醉　全麻，取侧卧位。

2. 切口　从肩峰开始，沿肩胛冈向内侧延长至肩胛骨的脊柱缘，长约10cm（图4-1-3-2）。

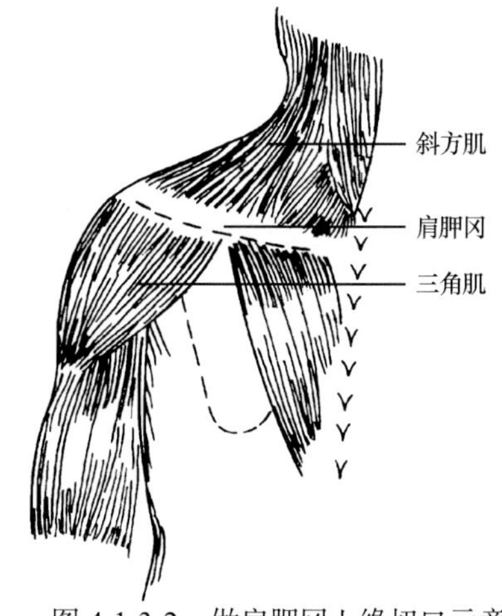

图 4-1-3-2　做肩胛冈上缘切口示意图

【手术步骤】 游离切口上侧皮缘，切开深筋膜，辨明斜方肌止点，顺切口方向切断该肌止点，找到斜方肌与冈上肌的肌间隙作钝性分离，向下分离达肩胛骨的上界，继续向外侧分离，找到肩胛上神经和肩胛上血管。将肩胛上血管向外侧牵开，充分显露肩胛上神经可能存在的卡压因素，如肩胛上横韧带及各种纤维束带等，并对卡压因素进行松解。将肩胛上神经游离、牵开，用骨凿对肩胛上切迹进行扩大。对切开的肌肉回复原位，肢体远端悬吊，尽早功能锻炼。

八、特殊类型的肩胛上神经卡压症

肩锁关节骨关节炎和锁骨远端骨溶解症的手术指征是锁骨远端切除术。近年来，有文献对此手术所致肩胛上神经卡压进行了报道。

通过对锁骨远端切除后的解剖研究发现：肩胛上神经在锁骨远端1.3cm处于距锁骨后缘最近，距离平均为0.9cm。在此范围内，长约3cm的神经与锁骨平行。随后神经斜向后下方通过肩胛上切迹。神经斜转部位距肩锁关节1.8~2.7cm（图4-1-3-3）。因此，对此类病例的手术治疗应当注意以下几个问题。

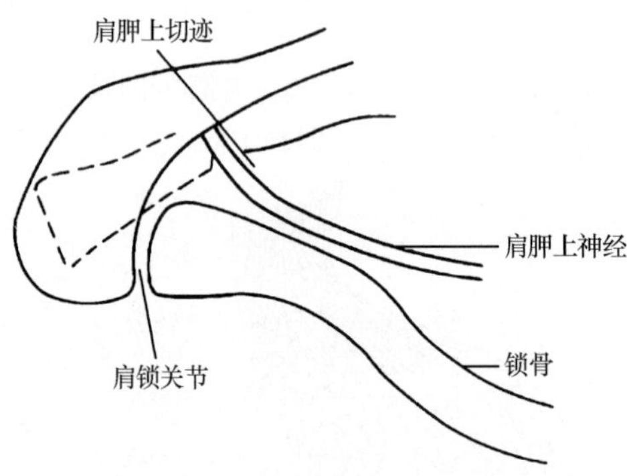

图 4-1-3-3　肩胛上神经与锁骨关系示意图

（1）由于肩胛上神经距锁骨远端1.5cm处，切除锁骨远端时最好勿超过1~1.5cm，同时剥离骨膜时也应不超过此限度。这样既可保证锁骨的稳定，又可使瘢痕形成减少，避免发生肩胛上神经卡压的危险。

（2）锁骨远端切除所致肩胛上神经卡压以瘢痕及骨性因素为主，因此，手术应将全段肩胛上神经松解。

（侯春林　张长青）

第四节　高位正中神经卡压症

一、概　　述

正中神经由臂丛的内侧束和外侧束发出的分支所组成。自臂丛神经发出，经上臂、肘部到达前臂、腕管和手部。近20年来，正中神经卡压所致的腕管综合征已成为临床常见疾病。对腕管综合征的认识也逐渐深入，然而，正中神经在其他部位的卡压常常被忽视。为便于鉴别诊断，加深人们对正中神经在其他部位卡压的认识，有学者将腕管以上、臂丛神经以下部位的卡压命名为高位正中神经卡压（图4-1-4-1）。

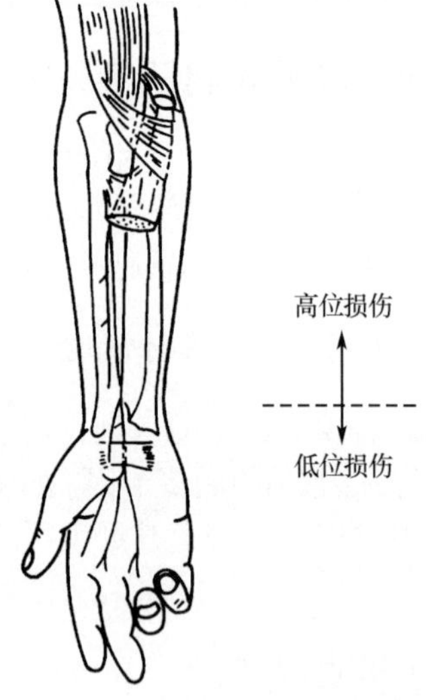

图 4-1-4-1　高位与低位正中神经损伤的分区示意图

Urbaniak认为，虽然腕管综合征是正中神经最常见的卡压综合征，但由于对其他部位正中神经卡压缺乏认识，常常导致误诊和漏诊现象。Dellon注意到，一些腕管综合征患者同时存在高位正中神经卡压，多数在近端，如肘部等。文献中，对腕管综合征的并发症也常常归于腕横韧带松解不全或掌皮神经损伤，然而有研究者发现，一些患者腕管松解疗效不佳的原因可能是对正中神经卡压部位的定位有误，因此，临床疗效不佳，症状持续存在。显然，加深对高位正中神经卡压的理解不仅有助于提高高位正中神经卡压征的诊治水平，而且对提高腕管综合征的疗效也有辅助作用。

二、应 用 解 剖

与正中神经卡压相关的解剖结构如下：在上臂，由于神经与臂部血管相邻，血管结构的变化可引起卡压。在肘部和前臂近端，神经可因骨骼肌肉结构的变化引起卡压。由于神经自身的异常，因此神经卡压的表现复杂，诊断常常比较困难。

正中神经由臂丛神经$C_5 \sim T_1$组成，下行中位于腋动脉前方，并与腋动脉下1/3伴行。神经由臂部到肘部的行进中，与肱动脉始终保持紧密的联系。

在肘部，正中神经周围被一系列重要结构环绕。在肘前，由外而内，二头肌腱、肱动脉和正中神经依序排列。神经一直位于肱肌前部，其深部为纤维束带，虽然肱肌为正中神经提供保护，避免骨性结构的损伤，然而肥大的肌肉也可发生变化，形成纤维束样卡压。正中神经进一步前行，穿过旋前圆肌浅、深头间，当穿越旋前圆肌深头时，尺动脉位于其外侧。继续前行，通过指浅屈肌浅深头形成的腱弓。在前臂远端1/3处正中神经浅出，由指浅屈肌的桡侧进入腕管。

正中神经在肘部的分支少见。肘部近端的第1个分支距肘部1~4cm，穿过并支配旋前圆肌。很快，正中神经又发出分支，支配桡侧腕屈肌、掌长肌和指浅屈肌。在旋前圆肌区，距肱骨内上髁近端5~8cm，由正中神经后外侧发出重要的一个分支——前骨间神经。典型的前骨间神经由正中神经发出后，向远端走行，在指浅屈肌的近端，与正中神经伴行穿过指浅屈肌腱弓。达骨间膜后，与前骨间动脉伴行到达腕部。前骨间神经主要为运动神经，支配拇长屈肌、示指和中指的指深屈肌和旋前方肌。拇长屈肌和指深屈肌的分支在指浅屈肌的腱止点处（距前骨间神经起点约4cm），前骨间神经的终端止于旋前方肌，伴随发出感觉支支配腕部。

正中神经走行和分支的变异与正中神经卡压有关。在上臂，最常见的变异是外侧束延迟分支。在尸体解剖中，24%的标本外侧束在近端发出一小的分支，而肌皮神经在上臂近端发出一分支进入正中神经。内侧束和外侧束的分支在腋动脉的后方形成正中神经。正中神经形成后，向后走行，到达肱动脉内侧。这些变异与肘部和前臂近端卡压无关。

1848年，Struthers注意到，尸体解剖中3%的标本有肱骨髁上骨突。在肱骨内上髁5cm处的骨突发出一韧带，与内髁形成Struthers韧带。正中神经和肱动脉由弓下穿过。Struthers弓的连续性常常不完全，但仍是正中神经和肱动脉卡压的潜在因素。近年来的研究认为，人群中1%~2%可出现 Struthers弓（图4-1-4-2）。

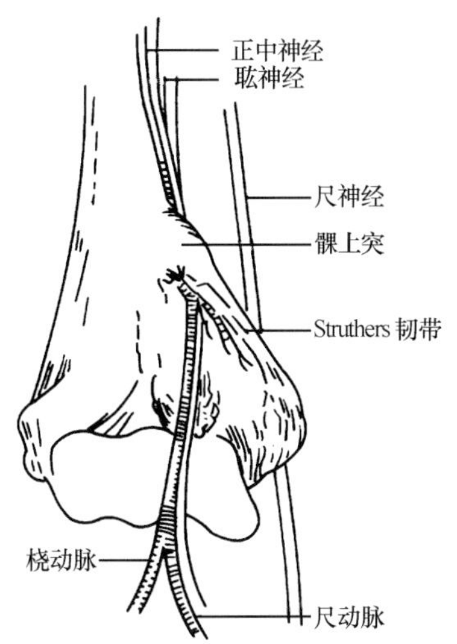

图 4-1-4-2　Struthers 韧带示意图

正中神经与旋前圆肌之间的关系变化较多。典型的解剖关系是，正中神经穿过肌肉后发出内侧支支配旋前圆肌。约82%的神经经旋前圆肌浅、深头间穿出。尸体解剖研究发现，约9%的旋前圆肌深头缺如，7%的神经位于两头的深面，2%的神经穿过旋前圆肌浅头。

Dellon注意到，旋前圆肌浅头常常出现异常。约20%尸解标本中，旋前圆肌浅头在肱骨内上髁近端2cm处与纤维束混合，形成纤维束带。据此推测，当伸肘、前臂旋前时，正中神经与滑车出现挤压。Dellon和Mackinnon报道解剖的31例尸体中，11例出现旋前圆肌浅头下纤维弓，15例出现尺侧旋前圆肌深头下的纤维束带。指浅屈肌腱的两个头（肱头和骨间膜头）也可形成腱弓联系。在Dellon报道的31例解剖研究中，还有10例出现桡侧头，其中4例指浅屈肌腱单纯由桡骨起源。11例指浅屈肌二头间出现巨大纤维束带，当正中神经穿过时，将成为卡压因素。

正中神经内部解剖结构的异常对近端正中神经卡压也十分重要。神经内浅表的神经束易于引起卡压。在前骨间神经发出前2.5cm处，前骨间神经位于正中神经后外侧。虽然解剖学资料多将前骨间神经描述为由正中神经后部发出，但近年来的解剖研究发现，60%的前骨间神经由正中神经桡侧发出，这些变异可能是引起前骨间神经卡压的重要因素。

神经外部异常也是上肢神经卡压的重要原因。常见的有两种类型：

（1）神经间的异常交通支（如Martin-Gurber交通支）。

（2）神经少见的分支。这些异常是引起临床误诊的原因之一。例如，近端神经损伤可引起神经正常支配区肌肉的肌力减弱，如果存在以上异常，可能不出现神经正常支配区的肌力减弱。或某一神经损伤却出现未损伤神经支配区肌力的变化。Martin-Gurber交通支在高位正中神经卡压中具有重要的意义。人群中约有17%存在正中神经和尺神经的异常交通支。肌电检查是鉴别异常交通支的有效手段。

三、正中神经及分支卡压

（一）正中神经在上臂部卡压

正中神经在上臂近端引起的慢性疼痛主要因创伤引起，特别是直接的穿透伤和挤压伤，诊断和定位相对简单。非创伤性卡压以血管性疾病引起为多。假性动脉瘤、动静脉畸形和血液透析引起的动静脉瘘是常见原因。介入性血管检查有助于诊断。

（二）正中神经在肘部卡压

正中神经在肘部和前臂区最常见的卡压点有4个。在这些卡压点正中神经易受到卡压，引起旋前圆肌综合征和前骨间神经卡压综合征的发生。旋前圆肌综合征的卡压发生于正中神经分支前。在分出前骨间神经后（旋前圆肌水平），正中神经卡压所致临床表现因损伤的程度、卡压的部位和神经分支情况的不同而发生变化。

创伤是肘部正中神经卡压的主要原因，因肱骨髁上骨折引起的正中神经损伤较多，其次是肘关节脱位。肱骨髁上骨折正中神经损伤的发生率为5%~19%，前骨间神经损伤也有较高的发生率。一般认为，近端正中神经损伤不是近端上肢疼痛的主要因素。

旋前圆肌和指浅屈肌腱弓的纤维化使神经易于发生卡压。须反复使用前臂，特别是前臂旋转或屈指的患者，肌肉肥厚，正中神经也易受到卡压。除此之外，如果前骨间神经从正中神经桡侧发出，恰位于纤维腱弓之下，发生卡压的可能性也较大。蓄积性损伤是引起神经卡压的因素之一。一些上肢疼痛的病例可因劳累性筋膜间室综合征（exertional compartment syndrome）引起。上肢重复性动作，加之相关的解剖变异、肿胀、肌肉肥厚等，均可引起劳累性筋膜间室综合征的发生。前臂慢性疼痛也可因此而引起。Pedowotz报道了劳累产生的旋前圆肌综合征的病例，经筋膜切开后，症状完全缓解。因此可以认为，手术切开筋膜对改善旋前圆肌综合征的症状是有益的，一方面松解了卡压因素，另一方面减轻了可能引起卡压的肌间隔室的压力。

Struthers韧带形态结构的变异较大。骨突长度和纤维束带常发生变化，有时有束带出现，而骨突却不存在。虽然Struthers韧带的出现率为1%~2%，但实际上由此引发正中神经卡压者却少见。

四、旋前圆肌综合征

（一）概述

1951年，Seyffarth首次报道了旋前圆肌综合征（pronator syndrome），17例病例均为正中神经通过旋前圆肌或指浅屈肌时神经受到卡压所致。当时作者描述的旋前圆肌综合征并非都为旋前圆肌卡压，因此，临床命名并不确切。然而，由于临床长期将此类病变称之为旋前圆肌综合征，所以，这一命名沿用至今。

（二）常见卡压部位

1. Struthers韧带　少见的结构，由此引起的旋前圆肌综合征较少见。

2. 肱二头肌肥厚或紧张　同样可以引起卡压。

3. 旋前圆肌纤维束带　重复性旋前动作可使卡压加重。

4. 指浅屈肌腱形成的浅腱弓　也可引起同样症状（图4-1-4-3）。

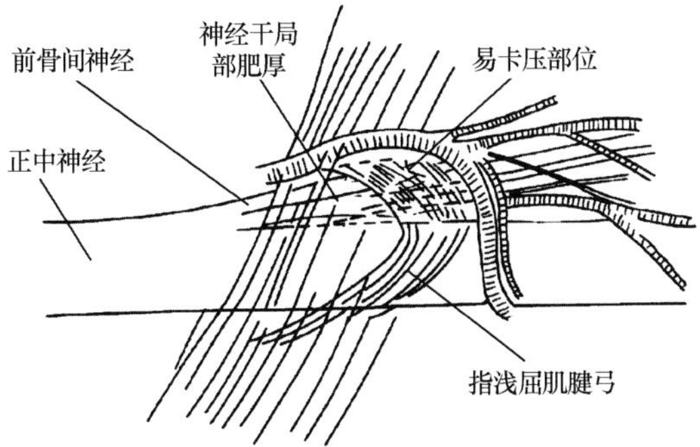

图 4-1-4-3　指浅屈肌腱与正中神经支关系示意图

（三）临床表现

旋前圆肌综合征的发病率远少于腕管综合征。发病年龄多在50岁左右，女性多于男性，为男性患者的4倍以上。早期症状比较复杂，从确诊到治疗的时间往往达9个月~2年。

【主要症状】

1. 疼痛　前臂近端疼痛，以旋前圆肌区疼痛为主，抗阻力旋前时疼痛加剧，可向肘部、上臂放射，也可向颈部和腕部放射。一般无夜间痛史。该特点可与腕管综合征进行鉴别。

2. 感觉障碍　手掌桡侧和桡侧3个半手指麻木，但感觉减退比较轻，反复旋前运动可使感觉减退加重。

3. 肌肉萎缩　手指不灵活，拇、示指捏力减弱，拇、示指对指时拇指的掌指关节、示指的近指关节过屈，而远节关节过伸为特征，鱼际肌有轻度萎缩。

【特殊检查】

1. 旋前圆肌触痛、发硬

2. Tinel征　阳性率较高，常于发病后4~5个月后出现。

3. 正中神经激发试验

（1）旋前圆肌激发试验：屈肘、抗阻力前臂旋前，检查方法见图4-1-4-4。

（2）指浅屈肌腱弓激发试验：中指抗阻力屈曲诱发桡侧3个半指麻木（图4-1-4-5）。

（3）二头肌腱膜激发试验：前臂屈肘120°，抗阻力旋前，诱发正中神经感觉变化（图4-1-4-6）。

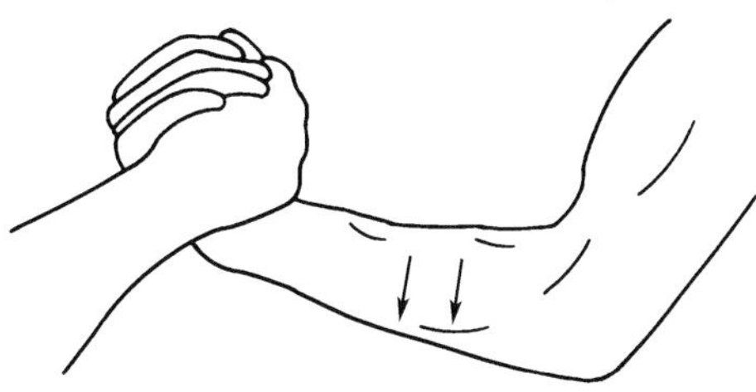

图 4-1-4-4　旋前圆肌激发试验示意图

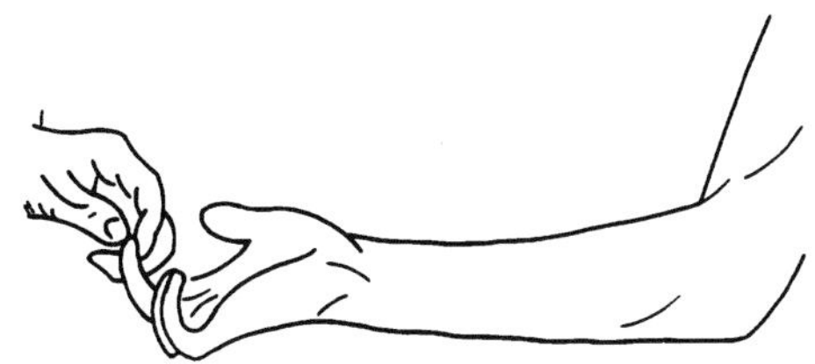

图 4-1-4-5　指浅屈肌腱弓激发试验示意图

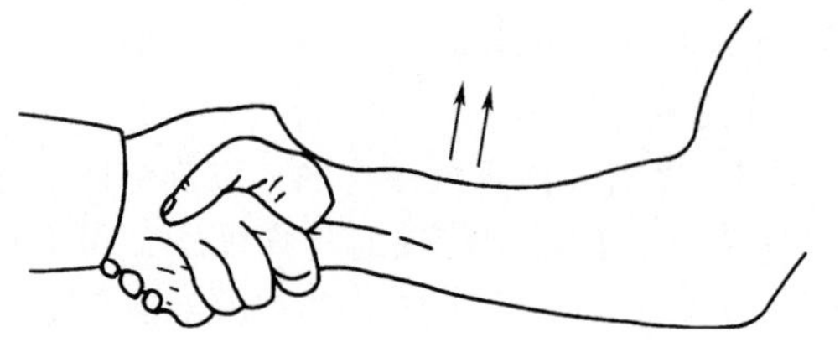

图 4-1-4-6　肱二头肌腱膜激发试验示意图

（四）肌电图检查

Morris和Peters报道的7例旋前圆肌综合征的病例中，6例出现运动传导速度减慢。Buchthal报道的7例病例中，有3例出现感觉传导的异常。然而研究发现，在肘与腕间，运动和感觉传导的减慢对诊断近端正中神经卡压无诊断价值，因为腕管综合征与旋前圆肌综合征患者均可出现正中神经传导异常。

应用针电极对卡压区正中神经支配肌群进行电诊断，通过判断肌肉失神经电位的变化，有助于诊断和鉴别诊断。

（五）鉴别诊断

除需与腕管综合征进行鉴别以外，尚需与胸廓出口综合征、臂丛神经炎、神经根型颈椎病等鉴别。旋前圆肌综合征与腕管综合征临床表现相似。两者的主要相同点：腕部和前臂痛；鱼际肌肌力减弱；桡侧3个半手指麻木或感觉异常。不同点：旋前圆肌综合征无夜间痛；腕部Tinels征阴性；腕部神经传导速度正常；掌皮支区感觉减退。

（六）治疗

【保守治疗】 可根据病情选择不同的治疗方法。对轻度、较重上肢劳动后引起间断性发作的病例，可行保守治疗，包括：避免重体力劳动、夹板固定、非甾体激素类药物局部封闭治疗。文献报道，约50%的患者经保守治疗后病情得已缓解和治愈。一般认为，经8~10周保守治疗后症状和特征不能改善者，应考虑手术治疗。

【手术治疗】

1. 手术治疗原则　旋前圆肌综合征存在许多潜在卡压因素，由于临床定位往往比较困难，因此，手术中应尽可能检查所有可能的卡压点并进行松解。

2. 手术切口　可根据临床表现和习惯选择不同手术切口。目前文献报道的手术切口有：Z形切口、横向切口和纵向切口。Dellon报道采用横跨肘部的S形切口较为理想。手术中应注意：切口勿沿肘横纹切开；手术中应注意保护前臂中部和外侧皮神经。

3. 关键步骤　沿二头肌腱膜间切开深筋膜，显露正中神经和肱动脉。手术中一旦发现肱骨髁上突和Struthers韧带应予切断。分离至旋前圆肌时，应将旋前圆肌浅头牵向中部，以保护尺侧旋前圆肌运动支，此时应松解各种卡压因素（图4-1-4-7）。偶尔可行旋前圆肌浅头Z形延长，以防瘢痕和缺血性肌挛缩的发生。进一步向远端分离，发现指浅屈肌腱弓时应予松解。

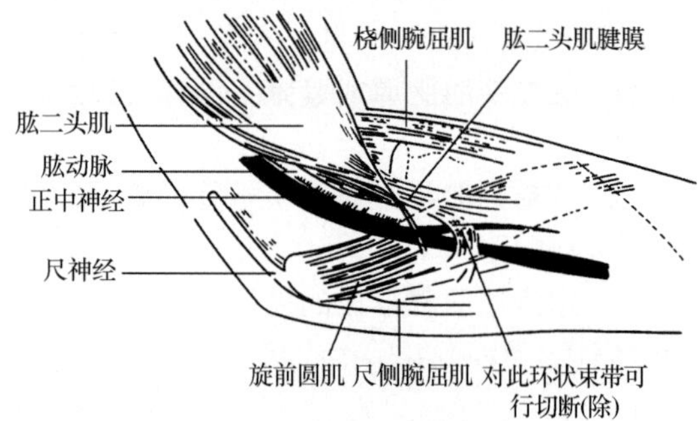

图 4-1-4-7　旋前圆肌松解术示意图

4. 术后处理　屈肘位石膏固定2周，抬高患肢，鼓励手指活动。

五、前骨间神经卡压综合征

前骨间神经卡压综合征（anterior interosseous nerve syndrome）是由Kiloh和 Nevin于1952年报道的。随后有关病例不断见诸报道。发病构成比在前臂远端神经性病变中约占1%（图4-1-4-8）。

（一）病因

前骨间神经卡压征的病因可分为3类：

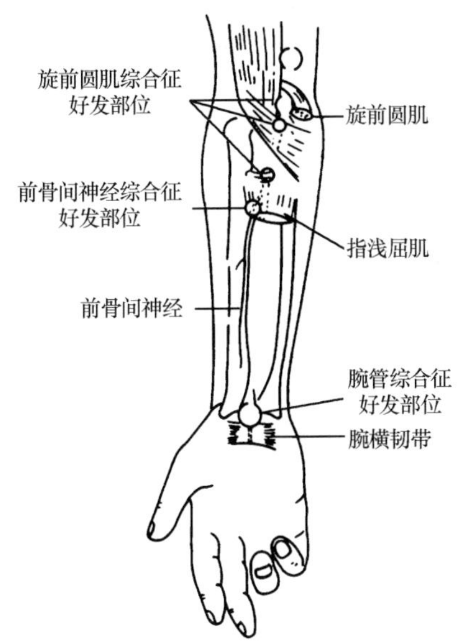

图 4-1-4-8　前骨间神经卡压综合征好发部位示意图

（1）直接创伤。

（2）部分正中神经损伤所致前骨间神经的损伤。

（3）卡压或前骨间神经炎症引起的神经病变。

还有其他一些原因可引起前骨间神经卡压，有关病因见表4-1-4-1。

表4-1-4-1　近端正中神经部分损伤引起的假性前骨间神经卡压综合征

原因	具体因素
创伤	骨折：肱骨髁上骨折、前臂骨折
	脱位：肘脱位
	穿透伤：子弹伤、刺伤
	挤压伤
医源性	动静脉瘘：静脉造口、插管、静脉穿刺
	肌肉松解
	骨折开放复位和内固定
卡压因素	肌肉和肌腱性束带——旋前圆肌、指浅屈肌腱弓神经异常行径
	相邻肌肉影响：指浅屈肌异常大，指深肌、前臂肿块，二头肌腱滑囊增大
血管	异常的桡动脉、尺侧副动脉栓塞
炎症或感染	神经痛性肌萎缩、巨细胞病毒感染、动脉炎、多发性动脉硬化结节

（二）临床表现

前骨间神经卡压综合征为纯运动神经性麻痹，表现为拇长屈肌、示指和中指指深屈肌以及旋前方肌的肌力减弱。此外，前骨间神经有一终末感觉支支配腕部的部分感觉。因此，前臂和腕部的疼痛是该综合征的常见临床表现。

【典型体征】 常有近端前臂掌侧、旋前圆肌区和腕掌侧的自发性疼痛。活动时症状加重，特别是前臂活动时症状更为明显。由于疼痛，限制了肢体的活动。疼痛可于数周或数个月后自行减轻。典型的减弱表现为拇长屈肌、示指和中指指深屈肌以及旋前方肌的肌力减弱。患者主诉常为写字或拿小物品困难，但无手部感觉变化。

临床体征仍以拇长屈肌、示指和中指指深屈肌以及旋前方肌的肌力减弱为主。拇、示指捏握试验有助于诊断（图4-1-4-9）。

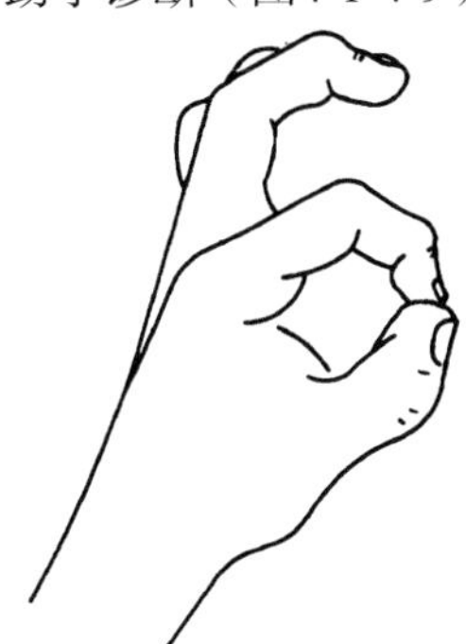

图 4-1-4-9　拇、示指捏握试验示意图

【非典型性前骨间神经卡压综合征的解剖及临床特点】 由于常出现解剖变异，前骨间神经卡压的临床表现存在一定的变化。

1. 中指指深屈肌　可由尺神经支配（约50%），有时临床表现仅为拇长屈肌和示指指深屈肌肌力减弱。

2. 正中神经与尺神经Martin–Gurber吻合　约占17%，其中较常见的异常吻合支为前骨间神经与尺神经的吻合支。当前骨间神经出现卡压，可引起手内肌肌力的减弱。

3. 指深屈肌　可完全由前骨间神经支配，因此，临床可表现为所有指的指深屈肌肌力减弱。

4. 前骨间神经　可发出分支支配指浅屈肌。

（三）诊断

前骨间神经卡压的诊断中，最常见的误诊为拇长屈肌和指深屈肌肌腱的断裂。Hill报道的33例前骨间神经卡压的病例中，10例曾诊断为腱撕裂。也有将腱撕裂误诊为前骨间神经卡压的报道，因此，临床应注意鉴别。本综合征应与胸廓出口综合征、根性颈椎病以及臂丛神经炎、正中神经部分损伤进行鉴别。

电生理检查对鉴别前骨间神经卡压具有重要的诊断价值。

（四）治疗

根据病因选择不同的治疗方法。对创伤引起的前骨间神经损伤，一般观察3~4个月，如果不能恢复应进行手术治疗。对因穿透性伤引起的神经损伤，应立即进行手术治疗。因其他卡压因素引起前骨间神经损伤，可根据具体情况进行处理。

【非手术治疗】 可采用休息、固定、减少前臂活动和局部封闭治疗。对保守治疗8~12周无效者可行手术治疗。有关保守治疗的时间文献中有争议，应根据病因和病情具体确定。

【手术治疗】 手术治疗与旋前圆肌综合征相似。手术应松解Struthers韧带，切除二头肌腱膜，对旋前圆肌进行松解等，并对前骨间神经存在的卡压因素进行松解。

（侯春林　张长青）

第五节　肘管综合征

肘管综合征（cubital tunnel syndrome）是指尺神经在肘部被卡压引起的症状和体征，于1957年由Osborne首次报道了此病并称之为迟发性尺神经炎。于1958年Feined和Stratford称此病为肘管综合征。

一、应用解剖

肘管是一骨纤维性管道，尺神经伴尺侧副动脉通过肘管从肱骨后面至前臂屈侧。肘管的底为肘内侧韧带，肘内侧韧带的深面即为滑车的内侧唇和肱骨内上髁后下方的尺神经沟；顶为连接肱骨内上踝和鹰嘴内侧面的三角形的弓形韧带，因此弓形韧带也就桥接于尺侧腕屈肌的肱骨头和尺骨头之间。肘管的大小随着肘关节的屈伸而有所变化，伸肘时弓形韧带松弛，肘管的容积变大，屈肘至90°时弓形韧带紧张，每屈曲45°肱骨内上髁和尺骨鹰嘴间有距离加宽0.5cm，另外，屈肘时肘内侧韧带隆起也使肘管的容积减小，因而尺神经易受压迫。有人测定，肘关节伸直时肘管内的压力为0.93kPa，屈肘至90°时为1.5~3.2kPa。

尺神经在经过肘关节时发出2~3个细支至肘关节，在肱骨内上髁以远4cm内，尺神经发出支配尺侧腕屈肌的运动支，一般有2支，它们从肌肉的深面进入。支配环、小指深屈肌的分支在尺侧腕屈肌支稍远侧，从肌肉的前面进入并支配此二肌肉。

二、病　　因

任何使肘管容积绝对或相对减小的因素均可引起尺神经的卡压。常见的原因如下：

1. 慢性损伤　肱骨内、外髁骨折和髁上骨折、桡骨头骨折都可因畸形愈合产生肘外翻或其他畸形，使提携角增大、尺神经相对缩短，从而使尺神经受到牵拉、压迫和摩擦。

2. 肘关节风湿或类风湿关节炎　风湿或类风湿关节炎侵及肘关节滑膜，使之增生肥厚，晚期引起肘关节变形、骨赘增生，从而也可引起肘管容积减小。

3. 肿块　如腱鞘囊肿、脂肪瘤等，但较少见。

4. 先天性因素　如先天性肘外翻、尺神经沟变浅而致的尺神经反复脱位、Struthers弓形组织等。

5. 其他　长期屈肘工作，医源性因素引起的卡压、枕肘睡眠引起的“睡眠瘫”。

三、临床表现

多发于中年人，屈肘工作者如键盘操作、乐器演奏者、投掷运动员、枕肘睡眠者。

患者可因尺神经卡压的轻重及病程的长短而表现为疼痛和一系列尺神经功能受损的症状。疼痛位于肘内侧，也可放射至无名指、小指或上臂内侧，疼痛的性质为酸痛或刺痛。感觉症状先表现为无名指、小指刺痛、烧灼感，随后有感觉减退，最终到感觉丧失。运动症状有手部活动不灵活、抓捏无力、手内在肌及小鱼际肌萎缩、爪形手。

检查时可见肱骨内上髁或其后方压痛，尺神经沟处Tinel征阳性，表现为肘管上、下各2cm处轻轻叩击时尺神经疼痛可放射到无名指、小指。有的患者屈肘时可扪及尺神经前脱位，但并非所有尺神经前脱位的患者都有症状。两点间距离辨别力减弱或消失通常为最早表现，肌力减弱的最早表现之一就是第3骨间掌侧肌肌力减弱（与对侧相比），随着病情的进展可出现抓捏无力、夹纸力减弱，小鱼际肌及骨间肌萎缩，爪形手。

四、辅助检查

（一）EMG

对尺神经卡压的具体部位没有确定或诊断不清楚的患者进行肌电图检查是有帮助的，可表现为尺神经传导速度减慢、潜伏期延长，尺神经支配的肌肉有失神经的自发电位出现。

（二）X线片

可发现肘关节周围的骨性改变。对怀疑或诊断为肘管综合征的患者常规应用。

五、鉴别诊断

需与肘管综合征鉴别的疾病很多，包括其他部位的尺神经卡压、全身性疾病及肉芽肿样疾病。如颈椎病（神经根型）、胸廓出口综合征、糖尿病、麻风、肘关节结核等。

（一）颈椎病（神经根型）

低位颈神经根卡压极易与本病相混淆，但颈椎病的疼痛、麻木以颈肩背部为主，疼痛向上臂及前臂内侧放射，椎间孔挤压试验多能诱发疼痛；另外，颈椎X线片及CT可见相应椎间隙狭窄、骨赘增生等改变。

（二）Guyon管综合征

为尺神经的手掌支在腕部的Guyon管受压引起，表现为小鱼际肌、骨间肌、蚓状肌萎缩，爪形手，但支配小指短展肌的肌支多在Guyon管近侧发出，故功能多正常，部分患者尺神经手掌支的浅支也不受累而无手部感觉障碍。

（三）胸廓出口综合征

见“胸廓出口综合征”部分。

（四）麻风

尺神经多受累，尺神经异常粗大，手部感觉障碍区不出汗。

六、治　疗

（一）保守治疗

适用于患病的早期、症状较轻者。可采用调整臂部姿势、防止肘关节长时间过度屈曲，避免枕肘睡眠，带护肘，非甾体类抗炎镇痛药物偶尔可缓解疼痛与麻木，但不提倡肘管内甾体激素封闭。

（二）手术治疗

适用于保守治疗4~6周无效，或有手内在肌萎缩的患者。手术的方法可分为局部减压和神经前植两大类。局部减压分肘管原位切开减压和内上髁切除，因分别有尺神经前脱位、术后复发、肘关节不稳等缺点，现已很少应用。尺神经前植包括皮下、肌间、肌下前植3种。因肌间前植术后并发症少而应用最为广泛。

（陈峥嵘）

第六节 桡管综合征

一、概 述

早在1883年，有人就认为桡神经或桡神经分支的卡压可能是引起网球肘的原因之一。1905年，Guillain报道了1例病例，一位管乐师因前臂反复旋后和旋前，引起骨间后神经卡压。以后，对骨间后神经卡压的病例不断有临床报道。动脉瘤、肿瘤及肘部骨折等均被认为是骨间后神经卡压的原因。然而，多年来，网球肘一直是前臂近端外侧疼痛的主要诊断。1956年，Michele和Krueger描述了桡侧旋前肌综合征（radial pronator syndrome）的临床症状和体征。1960年，作者进一步报道了近端旋后肌松解治疗顽固性网球肘的临床疗效。1972年，Roles和Maudsley提出了桡管综合征（radial tunnel syndrome）的概念，并对解剖区域、结构特点、可能卡压的神经以及引起网球肘的原因进行了分析。1979年，Werner和Lister首次通过详尽的资料，证实了桡管神经卡压与肘外侧、前臂近端外侧疼痛的关系，并提出与肱骨外上髁炎的鉴别要点以及与网球肘的联系。近年来，随着对桡管综合征研究的不断深入，认识日臻完善。

二、应 用 解 剖

桡神经源于臂丛神经后束，其神经纤维来源于C_5~T_1。据Sunderland研究，桡神经干内运动支占71%，感觉支占29%。在腋窝，桡神经位于腋动脉的后面，肩胛下肌、背阔肌和大圆肌之前，斜向下外，经背阔肌下缘与三头肌长头腱所形成的"臂腋角"的前方，与肱深动脉伴行，先行于肱三头肌长头与内侧头之间的肱肌管，紧贴肱三头肌长头与内侧头二肌的表面，旋向外下方，在外侧头起始部的下方，桡神经通过外侧头起始部形成的肌纤维环，进入外侧肌间隙，此环约在肱骨外上髁近侧10cm处。肌间隙开始为肱桡肌与肱肌之间的间隙，随后是肱桡肌与桡侧伸腕肌之间的间隙。桡神经顺肌间隙越过肱骨外上髁的前方进入前臂分为深、浅2支。浅支为桡神经浅支，深支为骨间后神经。桡神经浅支继续前行，位于肱桡肌之下。骨间后神经向后走行在肱桡关节水平进入桡管。桡神经主要支配肱桡肌、桡侧伸腕长肌和肱肌的桡侧部。一般桡神经向这些肌肉发出1~3个分支。桡神经向桡侧伸腕短肌发出单一分支，但发出分支的部位变异较大。由骨间后神经发出者占60%，由桡神经总干发出者占24%，由桡神经浅支发出者占16%。

桡管位于桡骨近端前侧，长约4cm，起于肱骨桡骨小头关节的近端，其远端的止点位于旋后肌浅面，桡神经由其深部穿过。外侧壁由肱桡肌和桡侧伸腕长短肌构成，桡侧伸腕短肌的筋膜边界向内侧与前臂深筋膜相邻，与骨间后神经保持紧密接触，这些肌肉跨过神经形成桡管的前壁。桡管的底部由肱桡关节囊构成。内侧壁由肱肌和二头肌腱构成。

桡管综合征引起骨间后神经卡压的解剖结构有5个，其中4个在桡管内（图4-1-6-1）。

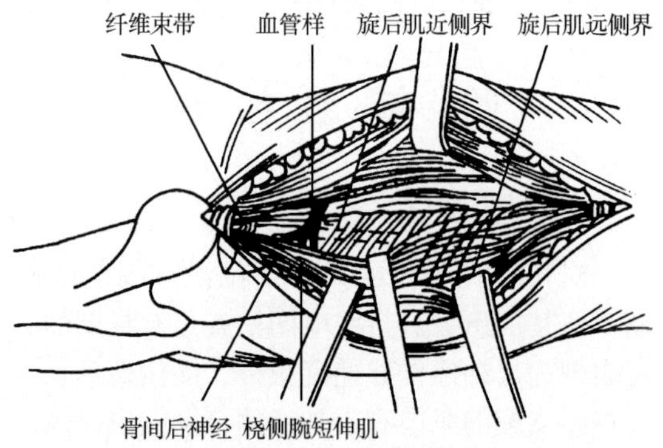

图 4-1-6-1 桡管综合征常见的卡压点示意图

第1个神经卡压点位于桡骨小头水平，为肱肌和肱桡肌之间的筋膜束带或两肌之间的组织粘连引起。由于该束带变异较多，在此部位的压迫临床较少见。

第2个神经卡压点位于桡骨颈水平，由Henry血管袢卡压神经所致。Henry血管袢由桡动脉返支和静脉的分支组成，跨越神经。这些血管有时与神经缠绕，向旋后肌、肱肌和前臂伸肌群发出分支。

第3个神经卡压点是桡侧伸腕短肌近端内

侧引起的功能性神经卡压。桡侧伸腕短肌源于伸肌群止点和肘关节的侧副韧带。它的起点为筋膜，与旋后肌的起点相连续，这一结构具有一定的临床意义。当松解Frohse弓时，同时可减小桡侧伸腕短肌对外上髁的张力，对外上髁炎起到一定的治疗作用。然而，松解桡侧伸腕短肌不能缓解Frohse的卡压。

第4个神经卡压点为Frohse弓，是桡管综合征的最常见的原因。Frohse弓为反折型弓形结构，距桡侧伸腕短肌边界远端1cm，距肱桡关节2~4cm（图4-1-6-2、图4-1-6-3）。

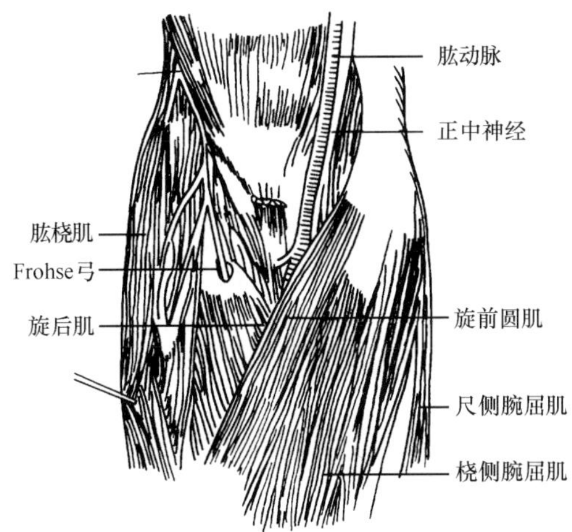

图 4-1-6-2 肘前解剖与 Frohse 弓示意图

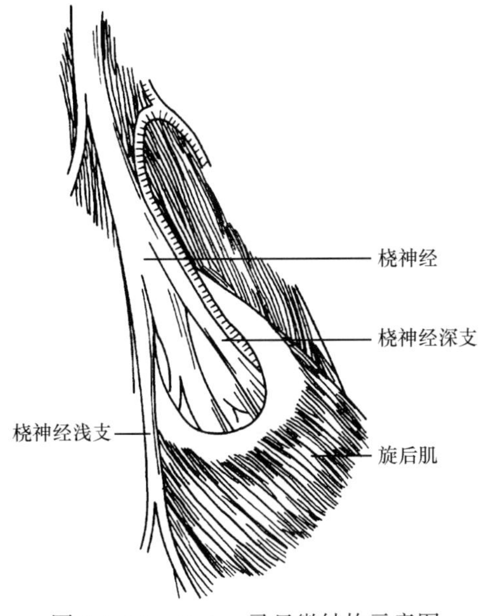

图 4-1-6-3 Frohse 弓显微结构示意图

弓型结构为旋后肌浅头的近端边界，神经由此穿出。该结构的外侧起自外上髁的最外端，为腱性结构。纤维结构向远端形成弓形结构前，回旋并与内侧纤维合并。内侧纤维起自外上髁内侧，恰位于肱骨小头关节面的外侧。内侧纤维为腱性或膜性结构，使腱弓更为坚硬。

纤维腱弓厚度和大小存在明显的变异。Spinner对尸体解剖的研究发现，约30%的成年尸体存在Frohse腱弓的增厚和内侧纤维坚硬。由于新生儿旋后肌浅头近端总是肌性结构，由此可以认为纤维结构的形成与后天前臂旋前和旋后活动有关。

神经穿出桡管后，沿桡骨近端1/3行向后方，位于旋后肌二头间的长度为4cm。二头止点间存在一裸露区，位于桡骨的后部，二头肌结节的水平。在此处前臂旋后时，神经与骨膜可直接接触。当该区域发生骨折、桡骨小头脱位和进行内固定时，易损伤桡神经。当神经穿过旋后肌浅头下后，还有许多束带可引起神经卡压。束带偶尔在旋后肌中部形成。桡管内的变异，如桡侧伸腕短肌起点腱性化和止点分裂可致桡管综合征的发生。

神经出旋后肌后，在前臂背侧，骨间后神经分出浅支和深支。浅支支配尺侧腕伸肌、指总伸肌、小指伸肌。深支支配拇长展肌、拇长伸肌、拇短伸肌、示指固有伸肌。最后神经通过第4伸肌间室支配腕背侧关节囊和指间关节。

三、病　　因

桡管综合征以优势手常见。手工劳动者，需反复用力旋转前臂的运动员易发生此征。40~60岁患者较多见。发病前无明显创伤病史，症状逐渐出现。男女比例相似。这些资料支持“微创理论”，即桡管综合征的发生以重复性前臂慢性损伤为主。据认为，网球肘患者中约5%为桡管综合征。其他引起桡管综合征的原因如下。

1. 外伤　Spinner报道了10例桡管综合征

的病例，其中9例有前臂外伤史；外伤所致前臂损伤，可在桡神经易卡压部位形成瘢痕和粘连，引起神经卡压征的发生。

2. **肿瘤**　旋后肌管内的腱鞘囊肿和脂肪瘤；

3. **骨折和脱位**　桡骨小头脱位和盂氏骨折易致桡神经损伤。

4. **类风湿关节炎**　类风湿病变可使滑膜增厚，晚期可破坏肱桡关节囊，致桡骨小头脱位，损伤神经。

5. **局部瘢痕**　炎症和创伤后，逐渐出现局部瘢痕，可致神经卡压。

6. **病毒性神经炎**　发生症状3个月常可问及“感冒”史，不能追问到其他有关病因，病毒感染后，也可造成神经内外结缔组织增生。

7. **医源性损伤**　主要是局部注射局封药物、中药等，可致神经周围瘢痕形成和神经的损伤。

四、骨间后神经卡压综合征

桡神经在肘部受卡压可引起两种卡压征：桡管综合征和骨间后神经卡压综合征。二者病因相似，卡压部位相近，病理上无明显区别。临床上仅以临床表现加以区分：即桡管综合征以感觉障碍为主，运动障碍不明显，而骨间后神经卡压综合征以运动障碍为主。

五、临床表现

（一）临床特点

【疼痛】桡管综合征最主要的临床表现是疼痛。疼痛为钝痛，肘外侧疼，可向近端沿桡神经放射性疼痛，也可向远端沿骨间后神经放射。上肢活动可使症状加重。夜间痛比较明显，严重者常常夜间被疼醒。静脉淤滞，特别是应用止血带时也可使疼痛加重。

【肌力减弱】感觉迟钝和麻木较少见。伸指、伸拇肌力减弱常因疼痛所致。晚期也可发生肌肉萎缩。

（二）物理检查

【桡管压迫试验】一些患者在距肱骨外上髁约5cm处可触及一可滑动的小束，此为骨间后神经穿过Frohse弓的部位，轻触可有压痛（图4-1-6-4）。检查时应进行双侧对比。

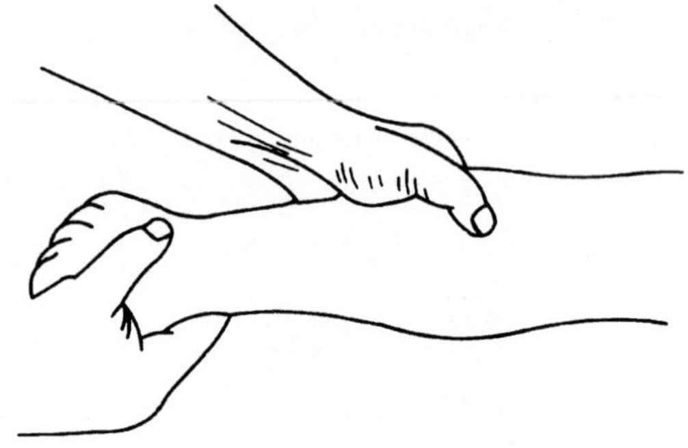

图 4-1-6-4　桡管压迫试验示意图

【中指伸指试验】伸中指使桡侧伸腕短肌筋膜绷紧，压迫骨间后神经。检查方法：肘部旋前位、前臂完全伸直时，中指对抗阻力伸指，桡管区疼痛者为阳性。局部封闭治疗有助于鉴别诊断。

六、鉴别诊断

桡管综合征需与肱骨外上髁炎相鉴别（表4-1-6-1）。

表4-1-6-1　桡管综合征与肱骨外上髁炎的鉴别要点

项目	桡管综合征	外上髁炎
压痛点	定位困难	外上髁
疼痛特点	钝痛，夜间痛	锐痛
中指试验	＋＋	＋
神经传导速度	±	－
桡管局部封闭	－	＋
外上髁局部封闭	＋	－

七、治　　疗

（一）保守治疗

早期可进行保守治疗。保守治疗的方法包括：将前臂固定于伸腕、屈肘、前臂后旋位，最大限度地减轻桡管的张力，达到减轻神经卡压的目的。局部封闭：每周1次，连续2~3次为

1个疗程。同时口服B族维生素及地巴唑。如果保守治疗无效，可行手术治疗。

（二）手术治疗

对早期患者，伸指无力或不能、肘部顽固性疼痛，可行松解手术；对晚期患者，伸肌明显萎缩，时间超过1年半，可考虑直接作肌腱移位术。

手术方法：手术常采用肘前方Henry切口（图4-1-6-5），起于肘关节上，止于肘关节下7cm。在肱肌、肱桡肌间隙找到桡神经（图4-1-6-6），向下追踪直至旋后肌管处，可见桡侧返动脉有多个分支呈扇形覆盖于桡神经深支上，结扎该血管，将Frohse弓和旋后肌管切开，去除所有可能压迫神经的因素。然后，在手术显微镜下仔细检查桡神经深支，必要时应切开外膜，检查每一根神经束，如神经变性明显可切断重新吻合，必要时可考虑行肌腱移位术。

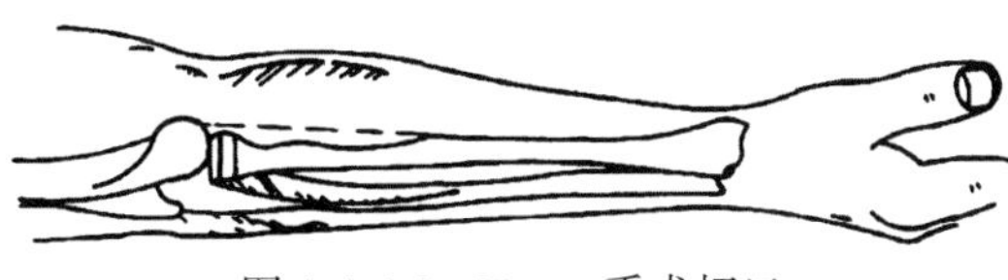

图 4-1-6-5　Henry 手术切口

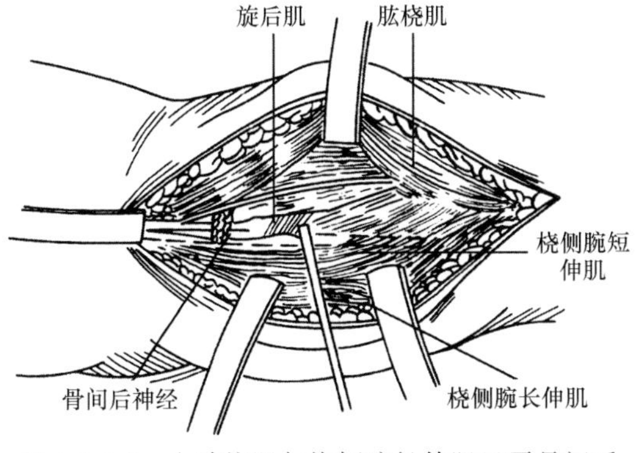

图 4-1-6-6　由肱桡肌与桡侧腕长伸肌显露骨间后神经示意图

（侯春林　张长青）

第七节　腕管综合征

腕管综合征（carpal tunnel syndrome）是周围神经卡压综合征中最为常见的一种，中年人好发，为正中神经在腕部受到卡压而引起的一系列症状和体征。Paget于1853年首先描述此病。

一、应 用 解 剖

腕管是由腕骨沟和桥架其上的腕横韧带共同构成的骨纤维性管道。腕管的桡侧为舟骨及大多角骨；尺侧为豌豆骨及钩骨；背侧为头骨、舟骨、月骨及小多角骨；掌侧为腕横韧带。腕横韧带尺侧附着于豌豆骨及钩骨沟，桡侧附着于舟骨结节和大多角骨顶。腕横韧带很坚韧，近似梯形，大小如一般的小邮票，厚1~2mm，远端与掌腱膜相延续，近端与腕掌侧韧带（前臂深筋膜）相延续，其位置约在近腕骨与掌骨基底部水平。

腕管的横断面略似椭圆形，其顶点在桡侧，在腕管中有9条屈肌腱和1条神经（即正中神经）通过，腕管的面积与9条屈肌腱和1条神经的面积总和之比约为3：1，因此，腕管的面积为腕管内容物的活动提供了一定的空间。9条肌腱分浅、深两层腓列，浅层为指浅屈肌腱，由小指至示指依次重叠排列，深层为指深屈肌腱，由示指至小指部分重叠排列。它们又被两个腱滑液鞘所包绕，即桡侧滑液囊和尺侧滑液囊，拇长屈肌腱位于浅层桡侧，其位置较为恒定。

正中神经在指浅屈肌腱的浅面（多位于中、无名指屈指浅肌腱浅面），位置较为恒定，正中神经总是直接与腕横韧带相接触，这一特定的局部解剖关系以及腕横韧带又是较为坚韧的纤维组织，弹力纤维少，所以任何原因引起的腕横韧带变性必将引起对正中神经的摩擦及卡压，尤其在腕背伸时更为明显。正中神经绝大多数（约95%）在腕横韧带远侧缘分成内、外侧2支，外侧支发出返支支配拇短展肌、拇对掌肌及拇短屈肌（浅头），终末支为第1指掌侧总神经，其末端又分为3支指掌侧固有神经，分别分布手拇指桡、尺侧及示指桡侧缘皮肤，且至示指桡侧缘的固有神经有分支至第

1蚓状肌；内侧支分为第2、3指掌侧总神经，至掌指关节近侧又各分为2条指掌侧固有神经，分布于示、中指与中、无名指相对缘的皮肤，第2指掌侧总神经还分支至第2蚓状肌。因而正中神经卡压后出现相应的感觉运动障碍（图4-1-7-1）。

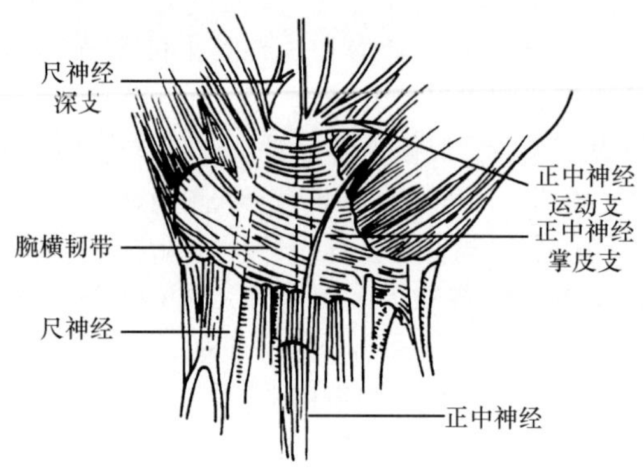

图 4-1-7-1　腕部和腕管的解剖示意图

二、病　　因

引起腕管综合征的原因很多，大致可分为3类：

（一）局部因素

1. 引起腕管容积减小的因素　如Colles骨折、Smith骨折、舟骨骨折及月骨脱位后畸形愈合，肢端肥大症等。

2. 引起腕管内容物增加的因素　如脂肪瘤、纤维瘤、腱鞘囊肿、腕管内肌肉位置异常（指浅屈肌肌腹过低、蚓状肌肌腹过高）、非特异性滑膜炎、血肿。

（二）全身性因素

1. 引起神经变性的因素　如糖尿病、酒精中毒、感染、痛风等。

2. 改变体液平衡的因素　如妊娠、口服避孕药、长期血液透析、甲状腺功能低下。

（三）姿势因素

用腕过度劳动者，手指及腕关节反复屈伸，如计算机操作人员、扶拐杖走路的残疾人。Gellman等人对77例截瘫患者的调查发现，其中有38例（占49%）患有腕管综合征。

但需指出的是，有一部分患腕管综合征的患者病因不清楚。

三、临 床 表 现

腕管综合征的主要症状为正中神经所支配的拇、示、中指疼痛和麻木感，常以中指明显，常在夜间或清晨出现，有的患者有夜间发作或加剧，影响睡眠，所以夜间痛是本病的一大特点，原因是夜间静脉回流差，神经血供差，神经缺血缺氧引起。疼痛虽可放射到前臂、上臂甚至肩部，但感觉异常如麻木感、针刺感、烧灼感只限于腕部以下的正中神经分布区。

于疼痛发生后数周或数个月，患者可出现运动障碍，主要是拇指无力或动作不灵活，病程较长的病例常有鱼际萎缩。

个别患者晚期可有手指发凉、发绀、皮肤发亮、指甲增厚脱落、局部出现水疱或溃疡，以及少汗或多汗等自主神经营养改变。

四、特 殊 检 查

（一）感觉检查

感觉检查是诊断腕管综合征的中心环节，简单易行的是两点间距离辨别检查。这是一种神经支配密度试验，可检测出周围感受器区的神经支配，对早期轻度的神经卡压诊断价值很小，对严重或慢性腕管综合征很有帮助。

（二）肌力检查

拇短展肌和拇对掌肌肌力减弱是神经卡压的晚期表现。

（三）神经激惹试验

【屈腕试验（Phalen征）】　腕自然下垂、掌屈、肘关节伸直，持续 1分钟后引起神经支配区麻木即为阳性。其阳性率约为 71%

（图4-1-7-2）。

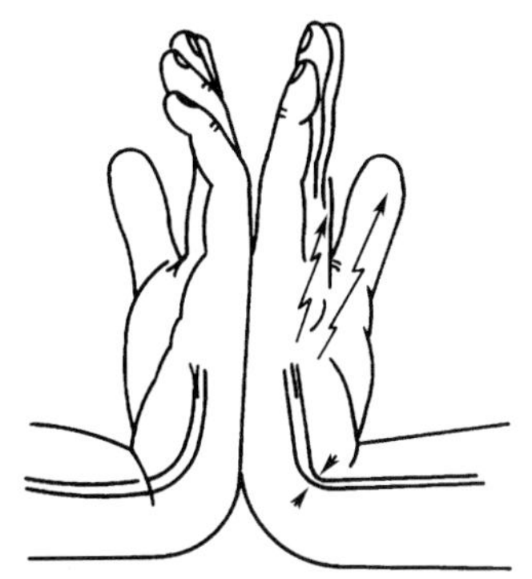

图 4-1-7-2　Phalen 征示意图

【腕部叩击试验（Tinel征）】 用指叩打腕部屈面或腕横韧带时，在桡侧的某个手指出现麻木即为阳性。其阳性率约94%。

【止血带试验】 在患侧上臂缚一血压计的气囊，然后充气，加压至收缩压以上，若在1分钟内出现桡侧的某手指麻木或疼痛者为阳性。阳性率约为70%。

（四）电生理检查

【神经传导速度测定】 于腕掌近侧腕横纹至拇短展肌的正常时间间隔小于5mm，而在腕管综合征时其神经传导时间延长。

【肌肉电位测定】 可见鱼际正中神经所支配的肌肉有失神经改变。

（五）X线片、CT及MR检查

腕部X线片可了解腕部诸骨的情况，腕部CT和MR检查可提供有用的临床信息，了解腕管内情况，但不作为常规检查。

五、诊断和鉴别诊断

腕管综合征的诊断包括两方面：一是正中神经在腕部引起的卡压；二是明确引起卡压的潜在原因。通过了解患者的病史和进行有关的感觉、运动及电生理检查，一般诊断腕管综合征并不困难，并且大多数患者可找出引起卡压的原因。

尽管腕部是正中神经最易卡压的部位，但也必须与其他部位的卡压相鉴别，如C_6、C_7 神经根卡压、胸廓出口综合征、上臂远端、前臂近端部位正中神经卡压（如旋前圆肌综合征、骨间掌侧神经卡压综合征），另外还必须与周围神经炎、糖尿病性末梢神经炎、风湿性及类风湿关节炎、甲状腺功能减低、痛风等相鉴别。

六、治　　疗

（一）非手术治疗

对患病早期、症状较轻者，可用小夹板等固定腕关节于中立位1~2周，多数患者有效果。另外可采用腕管内皮质类固醇激素封闭治疗。通常用确炎舒松A 0.5g加 2%利多卡因1ml局部封闭，每周 1次，用 3~4周。封闭方法：在远侧腕横纹紧靠掌长肌腱（如掌长肌腱缺如就在无名指的延长线）尺侧进针，针尖指向中指，针管与皮肤成30° 角，缓缓进入腕管约2.5cm。如果引起感觉异常则需退出针头重新定位。有人调查，封闭 3次后 81%的患者有缓解，持续1天至 40个月不等，但通常 2~4个月后复发；如果第1次封闭后无效，则不能再次封闭。还有人发现，局部封闭的效果和手术疗效密切相关，局部封闭效果好则手术治疗的效果必然好。必须注意的是，如果患者患有类风湿关节炎、糖尿病、甲状腺功能低下，则必须首先积极治疗原发病。

（二）手术治疗

对症状严重、保守治疗2个月无效者应及早手术治疗。通常行腕横韧带切开腕管减压术。手术切口一般采用小鱼际桡侧缘凸向尺侧的弧形切口，并向腕上延长，这样可以避免损伤正中神经掌皮支，将掌长肌腱及桡侧腕屈肌腱分别向两侧牵开后、即可暴露正中神经及腕横韧带，沿正中神经的尺侧由近及远切开腕横韧带，以免损伤正中神经回返支，因为有约23%的人正中神经回返支穿过腕横韧带至鱼际肌（图4-1-7-3）。切开腕横韧带后，探查腕管内的情况，如正中神经与周围的肌腱滑囊粘连则小心松解，如腕管内有新生物则手术摘除，腕横韧带切开后不需重建，止血彻底后缝合伤口。术后短臂石膏固定手伸腕位7~9天，以免屈肌腱疝出，然后去掉石膏开始主动活动。

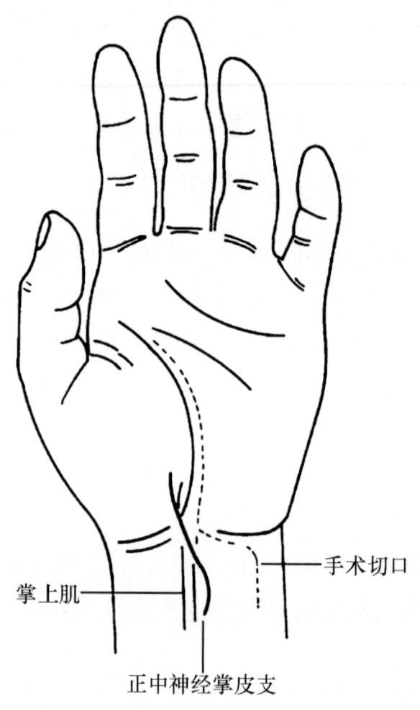

图 4-1-7-3　腕管综合征手术切口示意图

有人建议腕管切开后再在显微镜下行正中神经束组间松解术。但神经束组间分离可引起神经纤维撕断，术后神经内部或周围大量瘢痕形成，并可引起反射性交感神经营养不良。还有人研究发现，单纯腕管切开和腕管切开加神经内松解两者的疗效并无显著性差异，因而神经内松解无多大意义，现很少应用。

关节镜腕管切开减压术：这一新技术近年来才开始应用，应用关节镜进行腕管切开减压因具有手术创伤小、患者日常生活和工作恢复快、住院时间短等优点而受到患者的欢迎。有人做过调查，其疗效和手术腕横韧带切开无明显不同，但关节镜腕管切开减压有正中神经或掌浅弓切断、血肿、腕部尺神经刺激等并发症，应注意避免。

（陈峥嵘）

第八节　尺管综合征

一、概　　述

引起手部掌面尺侧疼痛的因素很多。当人们摔倒时，多以手腕过伸，手掌尺侧着地为主，可致掌部尺侧损伤。使用重锤或气钻的工人易发生小鱼际区损伤。这些损伤可致钩骨钩或豌豆骨骨折，豆骨、三角骨脱位，月三角韧带的撕裂，尺动脉瘤和动脉血栓的形成，以及尺神经的损伤，这些损伤是腕部尺神经卡压的主要因素。除此之外，占位性病变、瘢痕挛缩、异常肌肉和神经瘤等也可引起尺神经卡压。

二、应 用 解 剖

腕尺管也称Guyon管。入口为三角形，由豌豆骨尺侧、腕掌韧带浅面和腕横韧带后侧的横向面组成（图4-1-8-1A）。在Guyon管的底部，豆钩韧带位于中央，腕横韧带纤维位于桡侧，豆掌韧带位于尺侧和远端。顶部由腕横韧带、掌腱膜近端的纤维束和掌短肌远端组成。Guyon管在出口处由钩骨分为2个管道。其远端的裂孔由源自小指展肌和小指屈指肌组成的纤维弓构成，将豌豆骨与钩骨连接在一起。尺神经运动支由裂孔深部穿出，感觉支由浅面穿出（图4-1-8-1B）。

Shea和McClain将尺管分为3个区。在1区，神经卡压位于近端或尺管内。由于神经的运动和感觉支均在此区内，因此，临床表现既有尺神经支配区手内肌肌力减弱或萎缩，又有小鱼际掌侧和尺侧1个半手指的感觉变化。在2区，出现运动神经卡压，解剖区域位于尺管出口处、钩骨钩部、小指展肌和小指屈肌起点之间。当尺神经运动支穿过小指对掌肌时出现卡压，或神经跨过掌部深达屈肌腱和掌侧掌骨时出现卡压。在3区，感觉支出现卡压，卡压的解剖位置位于尺管出口的远端或尺管内，临床表现为小鱼际和环、小指的感觉障碍。

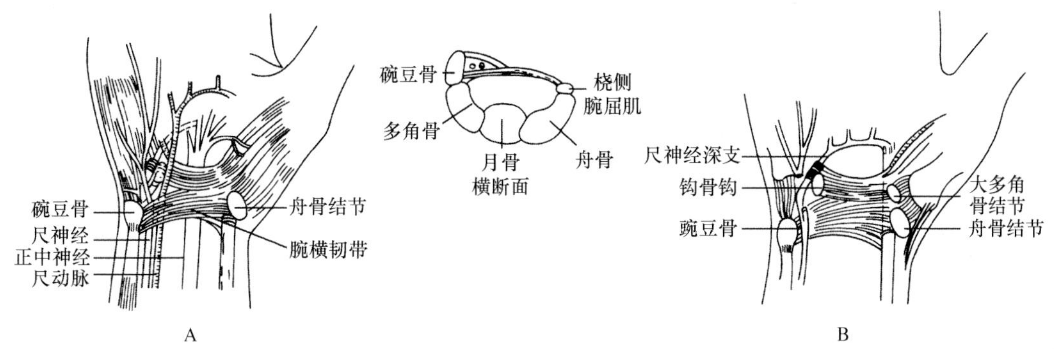

图 4-1-8-1　Guyon 管应用解剖示意图

A.Guyon 管的主要结构及其横断面；B.Guyon 管与尺神经深支

Gross和Gelberman进一步研究了尺神经解剖结构与临床症状的关系，并对尺管结构和分区的解剖特点进行了探讨。作者认为1区从近端到远端长约3cm，顶部由腕掌横韧带和前臂筋膜延续至豌豆骨而成。该韧带是尺侧腕屈肌向掌长肌腱鞘和腕横韧带的伸展。底部由指深屈肌腱和腕横韧带尺侧组成。桡侧壁由腕掌侧韧带的远端纤维组成。尺侧壁由豌豆骨和尺侧腕屈肌腱组成。

在2区内，尺神经的运动支位于尺管远端桡背侧。此区的尺管其顶部由掌短肌组成（起自豌豆骨远端和小鱼际肌筋膜、止于掌腱膜尺侧界和腕横韧带）。底部由豆钩韧带、近端的豆掌韧带和远端小指内收肌组成。豆钩韧带源自豌豆骨远端桡侧，止于钩骨钩掌面尺侧。豆掌韧带起于豌豆骨远端，止于第5掌骨基部掌桡侧。外侧壁由腕横韧带、小指屈肌和钩骨组成。内侧壁由小指展肌组成。在2区的出口处，小鱼际肌形成的纤维腱弓位于神经的掌面，小指对掌肌位于其背面，钩骨和小指屈肌位于外侧，小指展肌位于内侧。尺神经运动支发出分支支配小指展肌，然后穿过小鱼际腱弓。在其由钩骨绕向桡侧前，穿过小指对掌肌。

在3区内，尺神经的感觉支位于2区的掌面尺侧。顶部的近端由掌短肌组成，顶部的远端由尺动脉和纤维脂肪组织组成。底部为小鱼际筋膜，桡侧壁为2区，尺侧壁为小指展肌。

尺动脉和尺神经均位于尺管内。Jabaley认为尺神经运动支位于尺背侧，感觉支位于桡掌侧。Gelberman注意到从神经分支到分叉处长约7cm，通过Guyon时感觉和运动支在同一鞘内。

尺神经深支支配所有掌侧骨间肌，第1、2骨间背侧肌和第3蚓状肌。神经进入肌肉的部位位于掌骨中1/3处。第3、4骨间背侧神经由掌骨的近1/3处进入肌肉。第4蚓状肌由掌骨远端1/3处进入肌肉。

三、病　　因

腕尺神经卡压最常见的病因为结节性压迫。文献报道29%~34%的病例因结节压迫引起。其中无明显创伤的病例中，86%患者由结节性压迫引起，压迫神经的部位多数位于三角骨与钩骨的关节处。肌肉变异，如副小指屈肌、小指展肌，以及掌长肌延伸至Gunyon管等，引起的神经卡压也是尺管综合征的主要原因，约占患者总数的16%。其他因素如脂肪瘤、巨细胞瘤、施万鞘瘤、韧带增厚、豆骨钩骨联合等，也可致尺神经卡压。

骨折导致的尺管综合征是主要的卡压因素。腕尺侧骨折，特别是钩骨骨折，约14%的患者可出现尺神经卡压。骨折片压迫，神经牵拉或瘢痕压迫等均可导致神经病变。尺动脉栓塞可单纯引起感觉障碍，此类因素占尺管综合征的7%。重复性创伤所致尺管综合征约占患者数的6%。类风湿性腱滑囊炎，特别是尺侧腕屈肌和指浅屈肌腱滑囊炎，也与尺管综合征的发生有关。

四、诊　断

根据尺管解剖分区，临床将尺管综合征分为3型：混合型、感觉障碍型和运动障碍型。

（一）病史及临床表现

常以环、小指麻木，手内肌无力为患者的主诉，手部尺侧摔伤史、长期使用振动工具、类风湿关节炎病史、骨性关节炎等病史对诊断具有参考价值。

（二）物理检查

1. 腕钩骨区压痛或肿块　1区和2区卡压最常见的原因为钩骨钩骨折，因此，此类患者常有钩骨附近的压痛。

2. Tinel征　腕尺管区Tinel征阳性对诊断具有一定的价值。

3. 运动和感觉检查　尺侧环、小指感觉异常和手内肌萎缩（图4-1-8-2）。

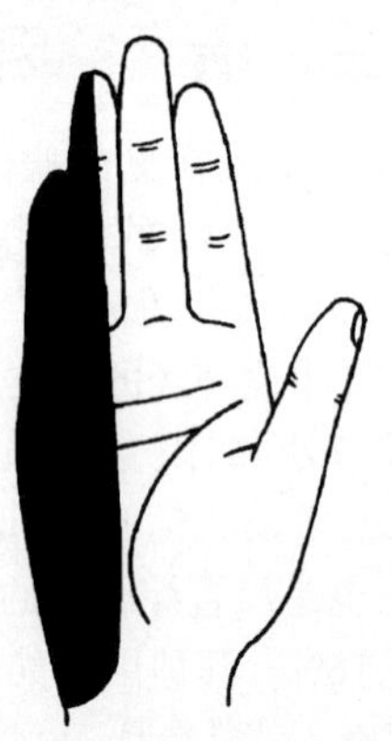

图 4-1-8-2　尺管综合征受累范围示意图

（三）X线、MR及肌电图检查

对临床诊断具有一定的参考价值。

（四）鉴别诊断

应与胸廓出口综合征、肘管综合征进行鉴别。在手背尺侧鉴别要点：对有手部尺侧感觉障碍者，如果存在感觉障碍或前臂内侧皮神经感觉障碍者，可排除尺管综合征的可能。

五、治　疗

诊断明确者，可行手术治疗。手术步骤如下：

1. 切口　经尺管间Z字形切口（图4-1-8 -3）。

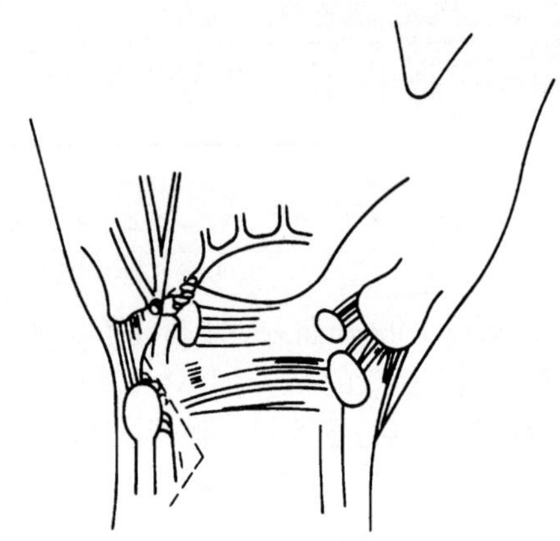

图 4-1-8-3　切口示意图

2. 显露尺神经及其深、浅支　手术中应清晰显露尺管，然后将尺神经显露。

3. 松解粘连　在手术显微镜下检查可能存在的卡压因素，并予松解，可同时注射确炎舒松和其他防粘连药物。

（侯春林　张长青）

第九节　上肢其他神经卡压症

一、副神经损伤与卡压

（一）应用解剖及病理

副神经（spinal accessory nerve）是第11对脑神经，由脑神经和脊髓神经根组成。脊髓根来自$C_{1\sim5}$前后根组成的外侧束。脑神经根与迷走神经同行，最终2支神经组成副神经干。当穿过颈椎间孔后沿颈内静脉同行，跨过颈外静脉，达胸锁乳突肌。神经从胸锁乳突肌中点穿过，并发出分支支配该肌。由胸锁乳突肌中点穿出后，副神经进入颈外三角区，于椎前筋膜和浅筋膜间，斜向下达斜方肌内面支配斜方肌。斜方肌下1/3纤维由颈神经分支支配。在颈外三角，副神经与颈浅动、静脉和淋巴结毗邻。多种因素可导致副神经卡压或损伤，如颅底肿瘤压迫、颈颅连接处先天异常、颅底骨折等。颈部淋巴结活检以及手术，也可致副神经损伤。

（二）临床表现

（1）副神经卡压或损伤，可出现患肩外展上举不能超过90° ，这是因为斜方肌麻痹，悬吊肩胛骨肌力下降，上肢重量使肩胛骨外旋，肩胛下角内移，内上角外移，关节盂面转向下方，限制了肩关节的活动。

（2）斜方肌萎缩，而附着于肩胛骨内上角的肩胛提肌收缩，提高了肩胛骨内上角的位置，而使锁骨上窝后缘增高，锁骨上窝明显加深。

（3）患侧耸肩障碍。

（4）有些患者表现为肩部钝痛，并向臂部放射。

（三）诊断

根据临床表现，可初步作出诊断。肌电图可显示失神经表现，有助于诊断。

（四）治疗

根据症状轻重、持续时间选择不同的治疗方法。早期副神经损伤或卡压，可行神经修复和松解。对晚期病例，肩部明显不适，可考虑行稳定肩关节的手术治疗，如肩胛胸椎融合和肩胛腱固定术。

二、四边孔综合征

（一）概述

四边孔综合征（quadrilateral space syndrome）即旋肱后动脉和神经或腋神经的一个主要分支在四边孔处受压后所引起的一系列临床综合征。其主要表现是腋神经支配的肩臂外侧的感觉障碍和三角肌功能受限。可继发于肩部外伤或继发于上肢过分运动后。

1980年，Cahill首先描述了四边孔综合征。1983年，Cahill等报道了18例四边孔综合征的临床表现，诊断、手术方法及良好的手术效果。

（二）应用解剖

四边孔是小圆肌、大圆肌、三头肌和肱骨外科颈内侧缘组成的解剖间隙。大小圆肌之间有一层筋膜组织，腋神经从后侧束发出后即斜向后行，贴四边孔上缘穿过该孔，沿三角肌深层继续向外向前行走，支配肩背外侧皮肤感觉的皮支穿出肌肉进入皮下。大圆肌起于肩胛骨下角的背面及冈下筋膜，止于肱骨小结节嵴，使肱骨内收内旋，小圆肌起于肩胛骨腋缘背面，止于肱骨大结节下部，使肱骨内收和外旋，三头肌长头起于肩胛骨盂下粗隆，与其他两头合并后止于尺骨鹰嘴。当肩关节外展外旋时，这3块肌肉均受到牵拉，从上方、下方及内侧对四边孔产生压迫。

（三）临床表现与诊断

【症状】 主要发生在优势肢体，可以发生于双侧肢体，开始是上肢的间隙性疼痛和麻木，播散到上臂、前臂和手。在肩关节前屈、外展、外旋时症状加重，一些病例有夜间疼痛史，大多数病例的症状在不知不觉中加重。外伤是常见原因。Johnson认为在腋后注射药物可能造成腋神经损伤。Cormier和Redier各报道1例棒球的投球手患该病，主要表现是进行性肩痛，疼痛不固定在肩前，其中1例向臂部和手部放射，患肢外展外旋时症状均有加重。

【体征】 神经学检查常无异常发现，三角肌可能有萎缩，其他肌肉均正常，肩外展可能受限，或外展力量下降，肩外侧和臂外侧感觉迟钝或消失，从后方按压四边孔有一明显的局限性压痛，压痛可能偏向该孔的外侧，将患肢置外展外旋位1分钟，可诱发出现症状。

【辅助检查】

1. 电生理检查 可发现三角肌有失神经支配电位，腋神经传导速度减慢。

2. 血管造影　通过旋肱后动脉显影的情况，来了解腋神经是否受压。

【诊断】 诊断主要依靠体检结果，即四边孔处的局限压痛，肩和上臂外侧的麻木以及肩外展无力或受限。

（四）治疗

【保守治疗】 包括口服消炎止痛类药物，确炎舒松局部封闭，体疗等。保守治疗无效，可行手术治疗。

【手术方法】 选择平行肩胛冈的切口，至肩峰下沿肱骨后向下切口呈“一”形，在切口暴露大、小圆肌，三头肌长头。切开三角肌下缘的筋膜，并切断该肌在肩胛冈上的止点，充分暴露四边孔。于小圆肌止点处将其切断，切断孔内的斜行纤维束和筋膜组织，进入四边孔，然后认清神经血管束，小心保护并追踪解剖，注意切勿损伤伴行静脉，以免出血而使鉴别神经血管束困难。用手指通过四边孔，切断全部限制和阻挡手指的纤维束，如四边孔减压完全，在肩外展外旋位时仍可扪及旋肱后动脉搏动。

三、肋间臂神经卡压

（一）应用解剖

肋间臂神经（intercostobrachial nerve）为T_2神经的皮支，于腋中线部位发出，穿肋间和前锯肌。臂中皮神经在此处与之交汇，并与T_3外侧皮支汇合。肋间臂神经于腋中部发出是该神经的解剖特点。引起肋间臂神经卡压的主要原因有：肋骨或肱骨骨折对位不良引起过度骨痂形成，纵隔和椎旁肿瘤，医源性因素包括肿瘤放疗、腋部手术损伤等。

（二）临床表现

臂疼，主要以臂后中部为主，也可出现牵涉性胸壁疼痛。疼痛可为钝痛、灼痛，也可为间歇性刺痛。肩外展、肘屈曲可诱发症状加重，疼痛部位大约位于腋前线第2肋处，当手置于头后时易于触及。于腋前线第2肋交汇处，可诱发Tinel征。

（三）治疗

早期可采用保守治疗。如果症状不能缓解，可将神经切除。

四、桡神经感觉支卡压

（一）概述

Robert Wartenbery于1932年首次描述了由桡神经感觉支引起的手部疼痛的病例，临床也称之为Wartenbery综合征。还有人将其称为手痛性麻痹、犯人麻痹和手袖疾病（hand-cuff disease）。Wartenbery认为该病是由桡神经浅支单纯性神经炎和神经炎性疾病引起的。随着有关研究的进展，人们逐渐认识到桡神经浅支的卡压是该病的病因。

（二）应用解剖及病理机制

桡神经浅支从桡侧伸腕长肌与肱桡肌间由深层穿入浅层，深层神经较为固定，在肌腱间隙处有较多的纵横纤维包绕神经。在进入浅层后，桡神经浅支有一定的滑动度，长期反复的手腕活动，引起神经的反复牵拉和摩擦，造成桡神经浅支的损伤。局部外伤导致组织粘连，易诱发此征。

（三）临床表现

1. 疼痛、麻木、刺痛感和感觉减退　疼痛为灼性痛，随腕关节活动而加剧。可向上臂和肩部放射。

2. 手背侧感觉减退　包括痛觉，触觉和两点辨别觉异常。Dellon报道的51例病例中，100%有感觉改变，两点辨别觉异常有42例。

3. Tinel征　于前臂中段，肱桡肌肌腹远端，Tinel征阳性。

4. 桡神经浅支激发试验　见图4-1-9-1。

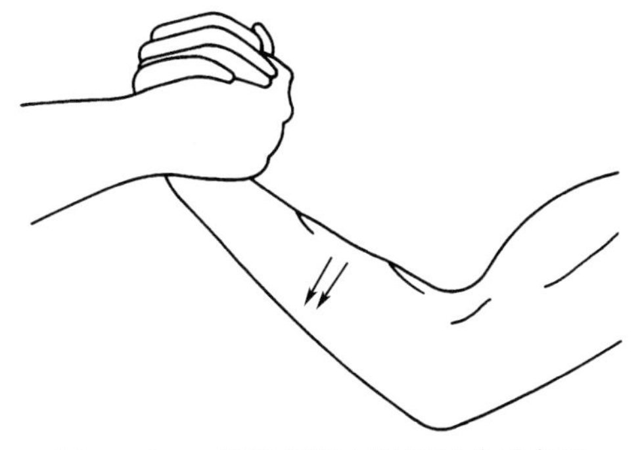

图 4-1-9-1　桡神经浅支激发试验示意图

5. 诊断性神经阻滞　于肱桡肌腱腹交界处注射2%普鲁卡因5ml，10~20分钟后症状改善，疼痛减轻，手指力量加强。因在注射处前臂外侧皮神经与桡神经浅支相距很近，可先于前臂上段，头静脉旁注射普鲁卡因，以排除前臂外侧皮神经引起的疼痛。

6. 电生理检查　严重者记录不到感觉电位，但传导速度减慢。

（四）治疗

【保守治疗】 保守治疗包括夹板固定、制动和抗炎药物治疗。对保守治疗无效或疗效欠佳者，可行手术治疗。

【手术治疗】 手术方法：以Tinel征最明显处为中心，作前臂桡侧面纵向切开，逐层切开，注意保护深筋膜浅层的前臂外侧皮神经。切开深筋膜，在桡侧伸腕长肌和肱桡肌之间找到桡神经浅支，充分将神经游离，对有瘢痕包绕的神经段进行松解，术后注射确炎舒松。

五、前臂内侧皮神经卡压

前臂内侧皮神经（medial antebrachial cutaneous nerve）直接起自臂丛内侧束，与上臂静脉同行。在肘上方穿深筋膜时分为前支和后支，后支再分出数支小分支，跨越肱骨内上髁区支配鹰嘴部。前支支配前臂的前中1/3部，前臂内侧皮神经常可作为指神经移植的来源，以后支应用为主。

肘部手术或瘢痕可引起该神经损伤，诱发疼痛。早期可采用保守治疗，如果无效可行手术松解或神经切除。

六、肌皮神经损伤与卡压

肌皮神经（musculocutaneous nerve）为混合神经，主要来源于C_5和C_6神经根，C_7也参与神经支配。肌皮神经在胸小肌外侧水平由臂丛外侧束发出，在腋部经短暂的行程，至喙肱肌外后侧深部，达喙肱肌。神经继续行向远端，达喙肱肌前外侧，穿二头肌下，二头肌于肱肌间，分别向二头肌长、短头和肱肌发出分支。最终该神经由肘横纹水平浅出，浅出点位于二头肌腱外侧、肱桡肌中部。当肘关节伸直时二头肌腱绷紧，同时当抗阻力肘屈曲和旋前时，二头肌腱绷的更紧。肌皮神经的感觉支——前臂外侧皮神经，位于肘的远端，皮下筋膜的浅面。前臂静脉为该神经的解剖标志。在肘横纹处，前臂外侧皮神经位于头静脉与肘正中静脉之间，大约位于二头肌腱外侧1.5cm处。在前臂中、远端交界处，前臂外侧皮神经分为前支和后支。前支支配前臂桡侧部皮肤，其终末支支配桡腕关节、指间关节和鱼际部分皮肤。后支沿头静脉向后下，至桡骨远端外侧界，支配腕背桡侧和第2、3掌骨基部。偶发分支支配腕背桡侧和拇指背侧。

肌皮神经、前臂外侧皮神经完全性麻痹少见，常因穿透伤所致，手术时偶可损伤。牵拉附着于喙突的肌肉可致肌皮神经损伤。在神经性肩痛、肌肉萎缩的患者，二头肌也可出现麻痹。据文献报道，进行举重练习或射击时，牵拉或后坐力可致肌皮神经损伤。肌皮神经运动支麻痹，临床可出现二头肌、喙肱肌和肱肌功能丧失，出现屈肘和前臂旋后困难。

单纯前臂外侧皮神经卡压少见。临床可表现为急性和慢性卡压两类。急性患者常有重复性屈、伸肘、旋前的病史，打网球者多见。主要症状为前臂桡侧刺痛、烧灼感和麻木。特殊体征：在肘横纹处二头肌腱外侧有明显触痛或Tinel征阳性。慢性患者病史不详，前臂疼痛部位不明确，沿桡神经浅支可有感觉异常。

早期可采用保守治疗，包括应用消炎止痛

药物、局部封闭和肢体固定等，如3~4个月不能改善，可行手术松解。

手术松解方法：前臂外侧弧形切口，显露前臂筋膜和二头肌腱，前臂外侧皮神经位于外髁中部、二头肌腱1.5cm处。分别向近、远端显露神经并予松解。

七、正中神经返支卡压

正中神经在前臂位于指浅、深屈肌肌腹间，常位于指浅屈肌深部的肌膜内。在前臂远端，神经浅出部位位于指浅屈肌和桡侧腕屈肌间，恰位于掌长肌后侧或桡后侧。当穿过腕管的桡掌部屈肌支持带后，在屈肌支持带的远端分为6支，其中正中神经运动返支为主要的分支之一。正中神经返支可通过以下3种形式穿过腕横韧带：韧带外、韧带下和韧带内，主要支配拇短展肌和拇对掌肌。

各种软组织损伤、局部肿块、解剖异常等均可致正中神经返支卡压。临床以拇对掌、对指功能受限为主，疼痛不明显。表现为鱼际肌萎缩，但无感觉异常。一旦确诊应尽早行神经松解术。

八、指神经卡压

因打保龄球常可致拇指桡侧指神经慢性损伤，引起指神经卡压。临床表现以疼痛为主。治疗可采用口服抗炎止痛药物和局部封闭等方法，对保守治疗无效者，可行手术松解。

（侯春林　张长青）

参 考 文 献

陈定章,周晓东,朱永胜,等. 2006. 超声在诊断闭合性上肢神经卡压症中的应用. 中国超声医学杂志,6:458-460

丁小珩,赵冰,程国良,等.2005. 上肢神经非创伤性神经束扭转. 中华手外科杂志,21(4):195-196

顾玉东. 2011. 腕管综合征与肘管综合征的临床分型现状与建议. 中华骨科杂志,31(7):818-819

宣昭鹏,张晓杰,詹亚梅,等.2008. 上肢神经卡压646例分析. 中华显微外科杂志, 4:261-263

Arnold WD,Elsheikh BH. 2013. Entrapment neuropathies. Neurol Clin, 31(2):405-424

Assmus H,Martini AK. 2010. Nerve compression syndromes of the upper extremity. Z Orthop Unfall, 148(5):595-610

Bales JG,Meals R. 2009. Peripheral neuropathy of the upper extremity:medical comorbidity that confounds common orthopedic pathology. Orthopedics, 32(10):758

Bartels RH,Verbeek AL. 2007. Risk factors for ulnar nerve compression at the elbow:a case control study. Acta Neurochir (Wien), 149:669 -674

Bugnicourt JM,Peltier J,Merle PE,et al. 2009. Acute peripheral nerve compression by a lipoma mimicking stroke. Clin Neurol Neurosurg,111(4):395-396

Cai DF. 2010. Warm-needling plus Tuina relaxing for the treatment of carpal tunnel syndrome. J Tradit Chin Med, 30(1):23-24

Cartwright MS,Walker FO. 2013. Neuromuscular ultrasound in common entrapment neuropathies. Muscle Nerve , 48 (5): 696-704

Chang MH,Liao YC,Lee YC,et al. 2009. Electrodiagnosis of carpal tunnel syndrome:which transcarpal conduction technique is best?J Clin Neurophysiol,26(5):366-371

Colbert SH,Mackinnon SE. 2008. Nerve compressions in the upper extremity. Mo Med, 105(6):527-535

Craig A. 2013. Entrapment neuropathies of the lower extremity. PM R,5 (5 Suppl):S31-40

Dong Q,Jacobson JA,Jamadar DA,et al. 2012. Entrapment neuropathies in the upper and lower limbs:anatomy and MRI features. Radiol Res Pract,2012:230-679

Ducic I,Felder JM,Quadri HS. 2012. Common nerve decompressions of the upper extremity:reliable exposure using shorter incisions. Ann Plast Surg,68(6):606-609

Filippou G,Mondelli M,Greco G. 2010. Ulnar neuropathy at the elbow:how frequent is the idiopathic form? An ultrasonographic study in a cohort of patients. Clin Exp Rheumatol, 28(1):63-67

Houtz C,McCulloch PC. 2013. Suprascapular vascular anomalies as a cause of suprascapular nerve compression. Orthop edics, 36(1):42-45

Jacobson JA,Fessell DP,Lobo Lda G,et al. 2010. Entrapment neuropathies I:upper limb (carpal tunnel excluded). Semin Musculoskelet Radiol, 14(5):473-486

Lapierre F,Buffenoir K,Giot JP,et al. 2009. The main tunnel syndromes. Neurochirurgie, 55(4-5):393-412

Linda DD,Harish S,Stewart BG,et al. 2010. Multimodality imaging of peripheral neuropathies of the upper limb and brachial plexus. Radiographics, 30(5):1373-1400

Macadam SA,Gandhi R,Bezuhly M,et al. 2008. Simple decompression versus anterior subcutaneous and submuscular transposition of the ulnar nerve for cubital tunnel syndrome:a meta-analysis. J Hand Surg Am, 33(8):1314. e1-12

Miller TT,Reinus WR. 2010. Nerve entrapment syndromes of the elbow,forearm,and wrist. AJR Am J Roentgenol, 195 (3): 585-594

Neal S,Fields KB. 2010. Peripheral nerve entrapment and injury in the upper extremity. Am Fam Physician, 81(2):147-155

Oskay D,Meriç A,Kirdi N. 2010. Neurodynamic mobilization in the conservative treatment of cubital tunnel syndrome: long-term follow-up of 7 cases. J Manipulative Physiol Ther, 33(2):156-163

Pyo J,Pasquina PF,DeMarco M,et al. 2010. Upper limb nerve entrapment syndromes in veterans with lower limb amputations. PM R,2(1):14-22

Remérand F,Caillaud J,Laulan J. et al. 2012. Tolerance and efficacy of peripheral nerve blocks for carpal tunnel release. Ann Fr Anesth Reanim, 31(1):34-40

Rosenbaum R. 2010. How should we assess quality of electrodiagnostic testing for carpal tunnel syndrome? Muscle Nerve, 41(4):439-440

Sandin KJ,Asch SM,Jablecki CK. 2010. Clinical quality measures for electrodiagnosis in suspected carpal tunnel syndrome. Muscle Nerve, 41(4):444-452

Sieniewicz BJ,McCabe S . 2012. Upper extremity deep venous thrombosis… can you spot the culprit?Emerg Med J, 29 (3):238

Stadie AT,Keiner D,Fischer G,et al. 2010. Simple endoscopic decompression of cubital tunnel syndrome with the Agee system:anatomic study and first clinical results. Neurosurgery, 66(6 Suppl Operative):325-331

Sun JH,Liu CF,Han SD. 2010. Operative treatment of nerve compression syndrome in ulnar nerve of elbow. Zhongguo Gu Shang, 23(5):392-393

Tollestrup T,Berg C,Netscher D. 2010. Management of distal traumatic median nerve painful neuromas and of recurrent carpal tunnel syndrome:hypothenar fat pad flap. J Hand Surg Am, 35(6):1010-1014

Walker JA. 2010. Management of patients with carpal tunnel syndrome. Nurs Stand,24(19):44-48

Wang B,Wang X,Zhou Q. 2010. Anatomic study on injury of simple deep branch of ulnar nerve. Zhongguo Xiu Fu Chong Jian Wai Ke Za Zhi, 24(2):223-225

Yin XC,Zhang X,Dong FH,et al. 2009. Clinical observation on treatment of cutaneous nerve entrapment syndrome of upper limb by Pizhen. Zhongguo Gu Shang, 22(8):641-642

第二章　下肢周围神经卡压症

第一节　腓总神经卡压

腓总神经卡压是指腓总神经及其主要分支受压而引起的病变。

一、临 床 解 剖

坐骨神经于大腿下1/3处分为胫神经和腓总神经2终支，腓总神经于腘窝上外侧沿股二头肌腱的内缘下行，并且约有1/3被该肌所覆盖，达股二头肌腱与腓肠肌外侧头之间，然后便越过腓肠肌外侧头的后面而贴近膝关节纤维性关节囊，进而在腓骨头后面于腓肠肌的深侧绕过腓骨颈，在此处与骨膜紧贴，进而再进入肌腓骨上管之中（肌腓骨上管位于小腿上1/3，在腓骨的外侧面与起自腓骨的腓骨长、短肌之间），腓总神经于此处分为腓浅神经与腓深神经2终支，腓总神经的神经纤维来源于L_4~S_2神经根。腓总神经在行走过程中还发出皮支和关节支，皮支即腓肠外侧皮神经，分布于小腿外侧顶的皮肤；关节支至膝关节。腓浅神经穿腓骨长肌起始部，在腓骨长短肌和趾长伸肌间下行，分出肌支支配腓骨长短肌，然后至小腿下1/3处浅出为皮支，分布于小腿下外侧、足背和趾背皮肤，在浅出处较为薄弱，具有引起肌疝的潜在因素，此处易引起卡压。腓深神经穿腓骨长肌和趾长伸肌起始部，伴胫前动脉，先在胫骨前肌和趾长伸肌间，后在胫骨前肌与拇长伸肌间下行至足背，支配小腿肌前群、足背肌，司第1趾间隙背面的皮肤感觉（图4-2-1-1）。

由于腓总神经在绕腓骨颈处位置固定且不移动，位于皮下，其深面又为坚韧的腓骨，因而此处最易引起卡压。

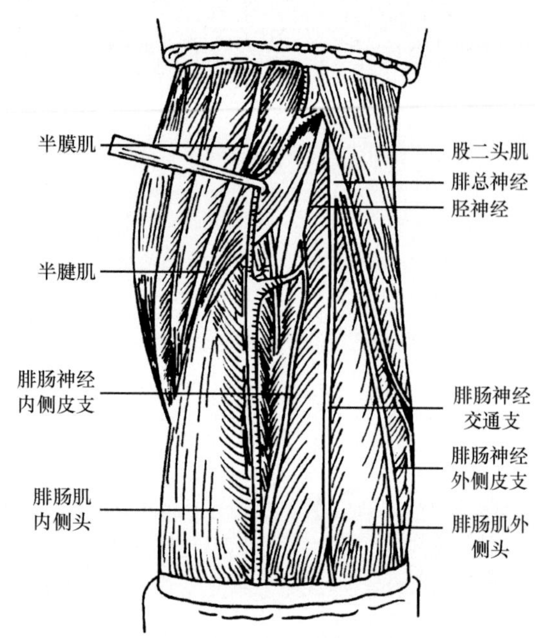

图 4-2-1-1　腓总神经解剖及毗邻组织示意图

二、病　　因

1. 外伤　最为常见，多见于腓骨头、颈处骨折，胫骨外侧平台骨折，足内翻损伤，腘窝外侧软组织损伤等；其好发部位如图4-2-1-2所示。

2. 慢性损伤　多见于长时间蹲位、盘膝而坐、跪地、足内翻畸形等，这都可使腓骨长肌过度紧张，其起始部的腱性组织可卡压腓总神经（图4-2-1-3）。

3. 医源性因素　在临床上也较为常见，如石膏、夹板压迫等。

4. 肿物　腓骨头颈处的肿瘤，如骨巨细胞瘤、骨软骨瘤、血管瘤等，股二头肌腱、腓骨长肌起始部的腱鞘囊肿。

5. 其他　不明原因的卡压。

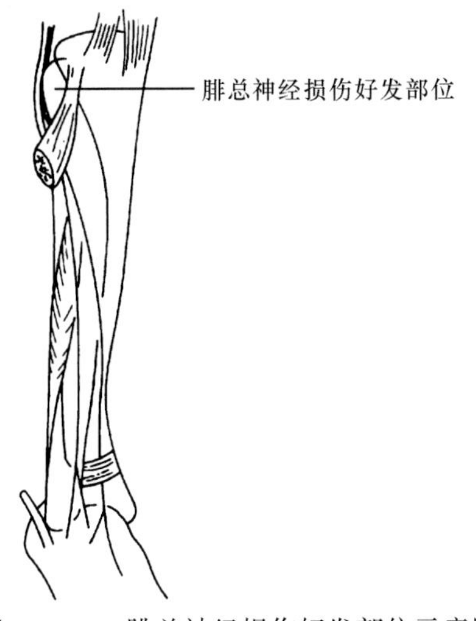

图 4-2-1-2　腓总神经损伤好发部位示意图

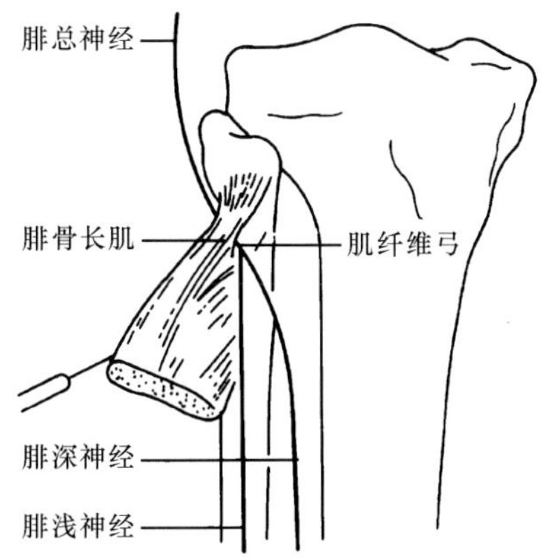

图 4-2-1-3　腓总神经易因腓骨长肌慢性压迫而发生损伤示意图

三、临 床 表 现

慢性损伤的患者开始时主诉小腿外侧的疼痛，行走时加重，休息后减轻，随后渐出现小腿酸胀无力，易于疲劳，小腿外侧及足背感觉减退或消失，胫骨前肌、趾长伸肌、踇长伸肌及腓骨长短肌不同程度的麻痹可引起足下垂并且轻度内翻。急性卡压的患者多在一次局部压迫后出现小腿侧及足背感觉障碍、足下垂（图4-2-1-4、图4-2-1-5）。

四、检　　查

在腓总神经卡压引起完全性损伤的患者，可见足下垂，行走时呈跨阈步态，小腿外侧及足背感觉障碍，伸踇、伸趾、足背伸、足内外翻障碍，小腿前外侧肌群萎缩。腓总神经卡压引起的不完全损伤或某一分支损伤可表现为腓总神经支配区的感觉、运动功能部分丧失，或某一分支受压的表现。

1. Tinel征　腓骨颈部叩打有放射痛为阳性。

2. EMG　可了解损伤的部位及程度，同时可排除其他疾病。

3. X线片　膝关节X线片可发现骨骼的病变。

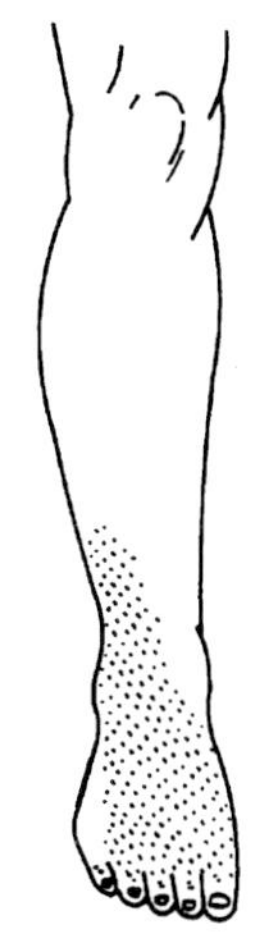

图 4-2-1-4　腓总神经损伤后感觉障碍范围示意图

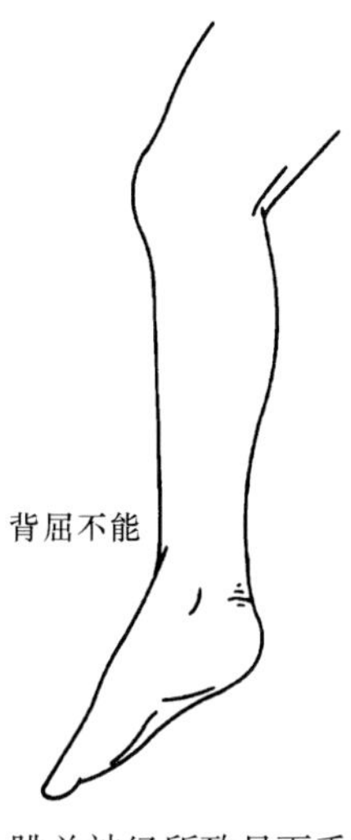

图 4-2-1-5　腓总神经所致足下垂畸形示意图

五、鉴 别 诊 断

（一）小儿麻痹后遗症足下垂

此病为脊髓灰质病毒侵犯脊髓前角细胞，引起支配的肌肉不同程度地瘫痪，胫骨前肌瘫痪在临床上最为常见，因而也可引起足下垂、跨阈步态，但此病很小就发病，病史长，感觉功能正常。

（二）腰椎间盘突出症

中年人好发，主要表现为腰痛伴下肢放射性痛，此病可表现为小腿外侧及足背感觉障碍，但足下垂少见，腰椎CT或椎管造影可鉴别。

六、治　　疗

（一）保守治疗

应用消炎镇痛药物局部封闭，矫正支具固定踝关节于外翻位，同时辅以电刺激及神经营养药物治疗。

（二）手术治疗

对外在压迫因素解除后观察1个月，神经功能无恢复及保守治疗无效者应及早手术治疗。可行腓总神经探查松解术，如腓总神经已完全变性、纤维化，则需行病变段神经切除神经移植术，在晚期的患者，如踝关节功能正常，无骨性改变，可行肌腱移植术，如胫骨后肌代趾长伸肌。如踝关节已有骨性改变则需行骨性手术，如三关节融合术。

（陈峥嵘）

第二节　坐骨神经盆腔出口狭窄症及梨状肌综合征

坐骨神经盆腔出口狭窄症与梨状肌综合征，两者是发生在坐骨神经自骶丛神经分开后，走经骨纤维管道离开骨盆达臀部之前，因局部病变所引起的嵌压综合征。前者病变主要位于盆腔出口周围，而后者主要是梨状肌本身病变所致。因两者在诊断及治疗上有其相似之处，故归在同一章节中阐述。

一、解　　剖

（一）坐骨神经盆腔出口的结构

坐骨神经盆腔出口是坐骨神经穿过骨盆后壁进入臀部的一个骨纤维性管道，上自盆腔口，下至闭孔内肌下缘。若以梨状肌下缘为界，又可分为梨状肌下缘以上的盆腔段和以下的臀段。

【盆壁段】 有上、下两口和前、后、内、外四壁。

1. 上口　即盆腔口，呈半月形，也称半月裂孔（图4-2-2-1）。上口位于盆腔腹膜外的疏松结缔组织中，相当于第5骶椎上缘平面。半月裂孔的前缘呈弧形，称为半月弧；其前外侧部分是尾骨肌的上缘，长（3.0 ± 0.6）cm。半月裂孔的后缘平直，称半月弦，长（4.4 ± 0.7）cm。容许坐骨神经通过的上口扁且狭，裂隙宽度仅有（0.8 ± 0.2）cm。

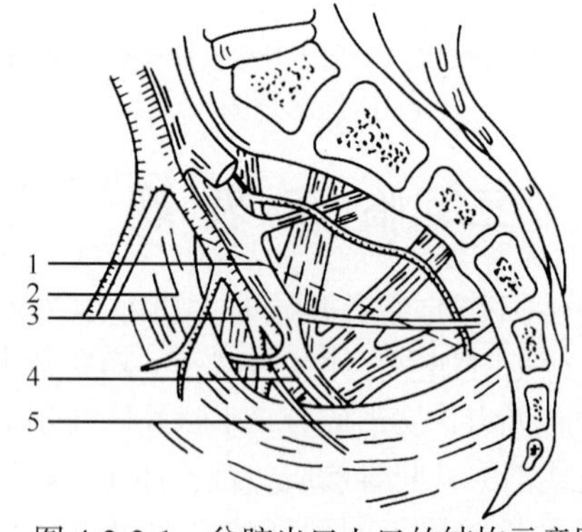

图 4-2-2-1　盆腔出口上口的结构示意图

1.半月弦；2.闭孔内肌；3.臀下和阴部内动脉；4.坐骨神经；5.尾骨肌

2. 下口　即梨状肌下孔，呈三边形的裂隙。前为孖上肌上缘，长（3.4 ± 0.6）cm；后为梨状肌下缘，长（3.9 ± 0.6）cm；内为骶结节韧带。

3. 前壁　为闭孔内肌及坐骨大切迹，长

（2.2±0.5）cm。

4. 后壁　为梨状肌，长（3.5±0.7）cm。

5. 内侧壁　骨骶棘韧带和骶结节韧带，长（1.7±0.5）cm。

6. 外侧壁　为坐骨大切迹及臀小肌与梨状肌接触部，长（3.7±0.6）cm。

【臀段】 为臀部手术切口中可以直视的部分。上接梨状肌上孔，下至上孖肌上缘为止，长（2.7±0.6）cm。前壁为上孖肌和闭孔内肌，后壁是臀大肌；内侧为坐骨结节上部及臀下血管神经；外侧邻转子窝及股骨颈（图4-2-2-2）。

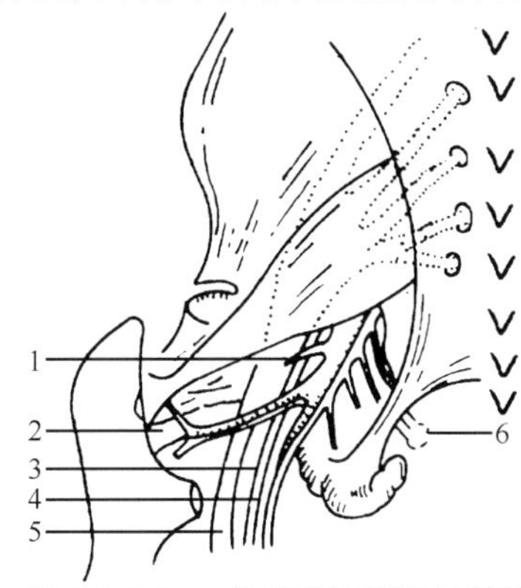

图 4-2-2-2　盆腔出口臀段的结构示意图

1.坐骨神经滋养血管；2.闭孔内肌；3.股后皮神经；4.臀下血管、神经；5.坐骨神经；6.阴部血管、神经

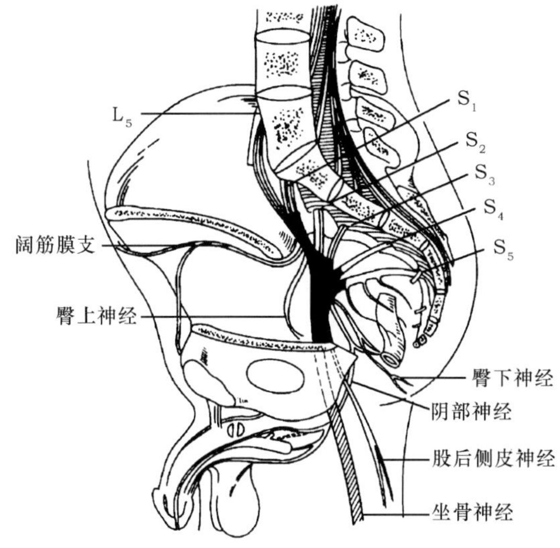

图 4-2-2-3　骶丛的组成示意图

【骶丛神经】 国人的骶丛神经丛多数由L_4、L_5和$S_{1\sim5}$（或$S_{1\sim4}$）构成（图4-2-2-3），呈上宽下窄的三角形，下方合成呈扁带状的坐骨神经起始部，在半月弧最低点上方（1.8±0.7）cm，或梨状肌下缘上方（3.8±0.7）cm处。坐骨神经在臀部的表面投影，位于髂后上棘至大转子与坐骨结节连线内中1/3交界点的下半部。坐骨神经开始部宽（2.4±0.5）cm，平梨状肌处宽（1.3±0.2）cm。坐骨神经出骨盆前有许多血管位于其盆段的前方，但与神经松解减压术关系不大。

【坐骨神经盆腔出口部之血管】 坐骨神经出口臀段的内侧邻较粗的臀下血管本干、臀下神经及股后皮神经，背侧面有臀下血管所发分支跨越。横越坐骨神经背面的血管多分布至股骨头、大转子和髋关节，出现率高达73%，且管径较粗[动脉外径（1.5±0.3）mm]。神经外侧无重要结构毗邻，前方有发往上孖肌、闭孔内肌、下孖肌和股方肌的两支小神经。坐骨神经出口的臀段周围有较丰富的结缔组织，在解剖标本上容易看到高度淤血的静脉，常呈结节状，并易与结缔组织粘连。

（二）梨状肌的解剖特点

【形态及起止点】 梨状肌呈三角形，似梨样外观，故名；其内宽外窄，起自骨盆面第2~4骶骨前孔的侧方，之后肌束通过坐骨大孔走出盆腔，略呈水平状抵达臀部，止于股骨大粗隆上缘后部。约1/4的人群其梨状肌可出现异常型走行。

【梨状肌孔】 由于梨状肌之走行，将坐骨大孔分为上方的梨状肌上孔和下方的梨状肌下孔。

1. 梨状肌上孔　介于坐骨大切迹与梨状肌上缘之间，有臀上神经、臀上动脉和臀上静脉穿出。

2. 梨状肌下孔　位于坐骨棘和骶棘韧带及梨状肌下缘之间，除臀下神经、动脉及静脉通过外，尚有坐骨神经、股后皮神经及阴部神经等穿出。

【神经支配及功能】 该肌由第1、2骶神经支配，当其收缩时，参与髋关节外旋及外展活动。

（三）坐骨神经盆腔出口段的滋养血管

坐骨神经的血供来源是多源性、节段性的在盆腔出口段可分为根部滋养血管和干部滋养血管。根部滋养血管从坐骨神经起始部的前上方进入，由骶外侧动脉和臀上、下动脉发出，施行松解减压手术时，一般不会伤及。干部滋养血管由臀下血管、阴部内血管或它们发往髋关节后方的分支发出。此段坐骨神经干的滋养血管为1~3支，外径平均（0.5 ± 0.2）mm，在梨状肌下缘以上有滋养血管进入的较少（有40%），在梨状肌下缘以下有滋养血管进入的较恒定（占90%）。滋养血管进入神经干的部位多在后内侧部（占80%），少数在神经干后部或前部（各占10%）。

（四）坐骨大孔内各结构的关系

坐骨大孔是坐骨神经盆腔出口段中最关键的部分，由伸展性很小的骨与韧带围成。坐骨大孔内的结构排列可分肌层和血管神经层两层。肌肉是位居后方的梨状肌，其占居坐骨大孔的大部分。血管神经层位居前方，从前外向后内依次为臀上血管神经束、坐骨神经、股后皮神经、臀下血管神经束和阴部血管神经束。坐骨大孔内各种结构中，血管的形态学变化较大，特别是静脉部分，往往重叠交错，盘曲缠绕，并与周围结缔组织粘连。在尸体标本上，静脉由于血块充填多寡不同，以致管径变异的幅度很大，是影响坐骨大孔这个间隙容积取大的一种结构。

（五）坐骨神经的支配范围

【运动神经纤维】 除发出至髋关节囊后部的关节支与大腿后屈肌群外，主要通过胫神经与腓总神经支配膝以下的诸肌群。因此，当该神经受累时，主要表现为股后肌群，小腿前、后和足部肌肉的功能障碍。完全损害时，则踝、趾活动均丧失。

【感觉神经纤维】 其支配区较小，主要是小腿外侧，足底和足前部。

【反射】 主要影响跟腱反射及跖反射（图4-2-2-4）。

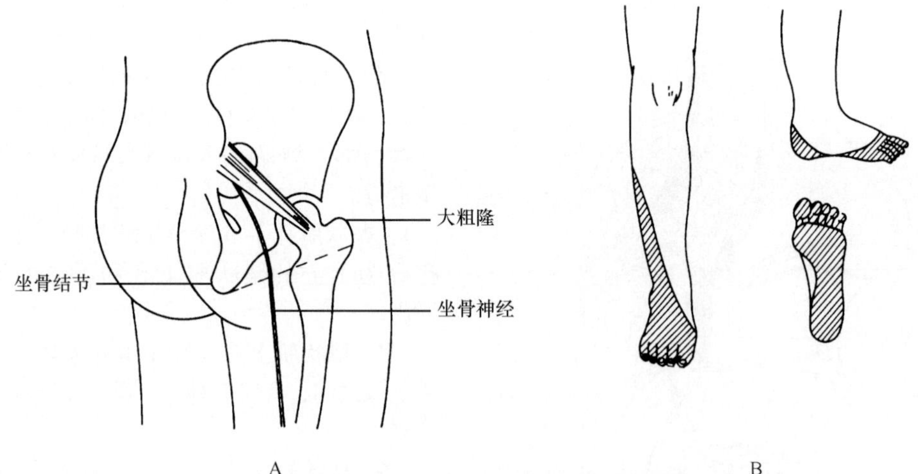

图 4-2-2-4　坐骨神经的投影位置及其受损时的主要症状示意图

A.投影位置；B.感觉障碍范围

（六）临床意义

从前述的解剖特点可以看出，其在临床上具有以下关系。

1. 神经血管密集，易患病　此解剖段除盆腔内口处的骶丛外，通过盆腔底部纤维管道的神经血管即有多根，并分别穿过梨状肌的上方和下方，再发出多根分支达远端组织。由于该处易遭受外伤及寒冷潮湿的刺激而引起局部肌纤维组织的水肿、渗出及纤维析出，从而形成粘连，并波及密集的神经血管支。

2. 诊断易混淆　此处的神经组织既有“丛”又有“干”及“支”，因此，当不同的病变引起不同的节段神经组织的反应时，易相互牵连波及，而使初学者不易定位，以致诊断失误。

3. 一般诊治疗效较差且易复发　指各种非手术疗法一般均难以获得理想的疗效，尤其是用力过大的推拿及推搬术，反而会诱发或加重各神经支的卡压及嵌阻。

二、病理解剖及发病机制

（一）出口狭窄症

【病理解剖特点】本病像其他神经嵌压症一样，系坐骨神经在其走行的肌纤维管道中遭受外来致压物压迫、牵拉和刺激而引起的一系列病理解剖改变。此种病理改变主要表现如下：

1. 纤维粘连　以出口周围为明显。视病程的早晚期不同，可以显示初期的薄膜状纤维蛋白析出、中期的束带状粘连物及后期的条索状瘢痕组织，以致将坐骨神经包绕、牵拉，并影响坐骨神经的正常血供和静脉回流。

2. 臀肌变性　其可能与前者同时出现，此多发生于外伤或重手法推拿术后，局部肌纤维及筋膜组织可出现水肿、胞质外渗、蛋白析出，渐而肌纤维呈现程度不同的变性改变，成纤维细胞活跃，并在肌纤维组织内增生，最后使肌纤维形成纤维化及筋膜肥厚样改变，以致影响其正常功能。

3. 血管支增粗及静脉回流受阻　此多系继发性改变，主要由于纤维粘连物在血管外周围包绕、收缩及纤维化，以致形成动脉壁增厚，管腔狭窄；静脉近端受阻后，因血管回流障碍而引起扩张，甚至可呈瘤状，并有“水囊”肿样物出现。

4. 其他　视病情早晚不同尚可能出现其他病理改变。如神经干长期受条索状束带卡压可以出现变性样改变。梨状肌也可出现与臀大肌相似的改变。少数病例在出口部发现有脂肪瘤样组织，并对坐骨神经干构成压迫。此外，局部组织内液压测定，显示明显高于健侧，可达1倍以上。

【发病机制】根据大量的临床病例观察发现，除了常见的臀部外伤、慢性劳损及长期在潮湿与寒冷情况下工作条件等以外，因重手法推拿后引起局部肌肉组织创伤性反应者，占全部病例的半数以上。因此，笔者不认为重手法推拿，甚至操作者站在患者身上用脚踏法推拿是合理的，原则上应放弃使用。

由于局部组织长时间遭受外伤、劳损、寒冷刺激的持续作用，从而引起臀深部组织的纤维织炎。早期表现为局部水肿与渗出，使多量的纤维蛋白析出，并与后期逐渐形成粘连，组织内压也明显增高，甚至可超过健侧1倍以上。尽管此种高压状态和炎症改变可能在臀大肌内更为广泛，病理切片上显示臀大肌骨纤维横纹减少或消失的变性样改变，而表浅的深筋膜则呈现肥厚、粘连及变性外观，从而更增加了局部组织的内压，缩小了出口处的有效空隙。与此同时，由于坐骨神经本身的敏感性及其在解剖上被固定于狭小的盆腔出口之中而最先遭受压迫，并出现和压迫强度与持续时间相一致的临床症状。

神经干受压后，早期为功能性改变，解除压力后可在短期内恢复；但如果长期压迫，致使发生器质性改变时，特别是在伴有明显外伤情况下，则难以完全恢复。神经干受压后从功能改变到器质性改变的机制目前虽不十分清楚，但由于压迫必然引起神经局部的缺血、内膜水肿，并影响与干扰轴突的生理功能。如水肿持续存在，内膜可形成粘连，且继发静脉压升高；加之局部的机械性压迫因素及粘连形成等，则引起血管支增生扩张和动脉管壁增厚等一系列继发改变。因此，局部的血管怒张和厚壁血管形成，与其说是本病的原因，不如说是本病的发展结果，并又构成使症状持续存在和加重的原因。此种恶性循环必须设法打断，以促使神经功能早日恢复。

（二）梨状肌综合征

【病理解剖特点】 与前者相似，实际上也可将其视为坐骨神经盆腔出口狭窄症的原因之一。本病早期的病理改变，多系局部外伤后（以极度外展、外旋的急性扭伤为多见，次为突然由蹲位站起时）的创伤性反应，轻者表现为梨状肌肌纤维的水肿、渗血和毛细血管扩张，重者梨状肌可出现痉挛、出血和肿胀。如损伤轻微或及时予以有效的治疗，一般可恢复到正常状态。但损伤过重或是反复多次损伤，再加之其他致病因素，如寒冷、潮湿等，则使此病理过程持续发展，形成慢性过程，并出现一系列继发性改变。

本病后期的主要病理改变是梨状肌本身的肥厚、挛缩、瘢痕及粘连形成。其病变范围视病情不同而长短不一，以局限性改变为多见，罕有整条梨状肌出现瘢痕化者。

【发病机制】 真正因梨状肌本身肥厚或瘢痕组织压迫坐骨神经干者少见，多系挛缩的梨状肌构成坐骨神经盆腔出口狭窄，以致坐骨神经等被嵌于此狭窄出口之中而引起症状。其发病机制实质上与前者一致，因此也出现相似的继发性改变，包括局部静脉怒张，动脉壁增厚及其他所见。

三、临床特点与诊治原则

因两者基本相似，基本上按坐骨神经狭窄症阐述，之后再将梨状肌综合征特点提出讨论。

（一）临床特点

在临床上，两者均表现为坐骨神经干性受累症状。其起病可急可缓，慢性者多有间歇期。

【坐骨神经受损症状】 主要表现为干性受累的特征，沿坐骨神经的放射痛及其所支配区的运动（股后，小腿前、后，以及足部诸肌群），感觉（小腿外侧、足底和足前部）和反射（跟腱和跖反射）障碍等。病程较长者，可出现小腿肌萎缩，甚至足下垂等症状。

【压痛点】 以坐骨神经盆腔出口部体表投影位置压痛最剧（环跳处），且沿神经干走行向下放射（见图4-2-2-4）。此外，尚可发现约半数病例于胫点或腓点处有压痛现象。梨状肌综合征时，其压痛点略高于前者1~2cm。

【下肢旋转试验】 肢体内旋使梨状肌及上孖肌、闭孔内肌和下孖肌等处于紧张状态，以致加重出口处狭窄，可诱发坐骨神经症状（图4-2-2-5）。除沿坐骨神经走行的放射痛外，还有小腿外侧达足底部麻木感。但单纯梨状肌综合征者，则为外旋时诱发症状，此主要由于当挛缩、瘢痕化的梨状肌收缩，下肢外旋时，促使出口处狭窄之故。

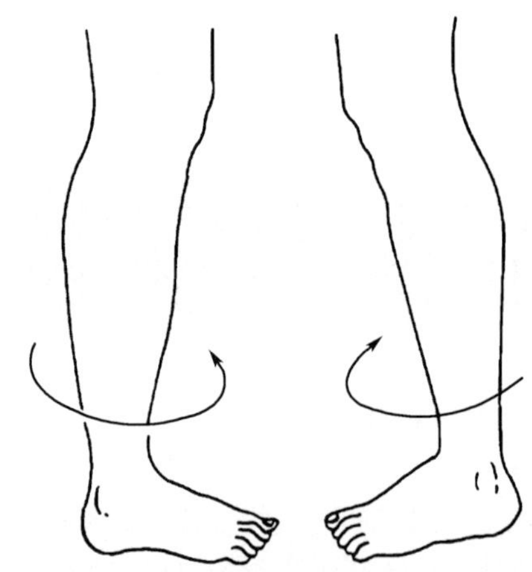

图 4-2-2-5　内旋试验示意图（双下肢同时内旋，并与健侧对比）

【直腿抬高试验】 一般均为阳性，其疼痛程度介于根性痛和丛性痛之间。此试验并非特异性的。

【组织液压测定】 约在正常值（1.33kPa，10mmHg）的1倍以上，如高于正常值50%即属异常。这一测定主要用于某些诊断困难者。

【肌电图改变】 如坐骨神经受压引起损伤、变性，肌电图可呈现震颤电位或单纯相等变化。

【其他】 如神经传导速度测定以判断神经受损的程度；术中探测出口部有无通过性受阻及局部外观有无病理异常等，均有助于确诊。腰骶部X线摄片，除中、老年患者显示与年龄、外伤相应的退行性变外，多无明显异常。

（二）诊断

【病史】半数以上病例既往有重手法推拿史或外伤风寒史。

【临床症状】 主要表现为坐骨神经干性痛，压痛点位于坐骨神经出口处，而非椎旁，屈颈试验阳性，下肢旋转试验90%以上为阳性。

【X线片】 多无阳性所见。

【组织液压测定】 于坐骨神经出口周围压力试验，高于健侧50%者即有诊断意义。

【其他】可酌情行肌电图、神经传导速度等测试。

（三）鉴别诊断

【腰椎椎管狭窄症】 具有间歇性跛行，有主诉多而体征少、腰椎后伸受限及压痛等三大症状，坐骨神经盆腔出口处无明显压痛。

【腰椎间盘突出症】 有典型的下肢放射痛，但属神经根性痛，其所引起的症状不同于坐骨神经干性痛症状，且腰部症状较明显。对个别难以鉴别者，可进一步作组织液压测定或脊髓造影。

【腰椎椎管内肿瘤】 持续性疼痛，尤以夜间加剧，并有与受压神经根相应的症状与体征，发病早期往往出现膀胱直肠症状。对个别难以鉴别者，可行MR、CT检查，或选用副作用较小的造影剂如碘海醇、甲泛葡胺或氧气等行脊髓造影检查。

【盆腔疾患】 以女性多见。因盆腔疾患所引起骶丛神经受压，除了坐骨神经受刺激并出现症状与体征外，臀上神经、股神经、闭孔神经、股外侧皮神经及阴部内神经等也可同时被波及。因此，症状更广泛，与骶丛神经分布相一致，一般不难区别。

【其他】 尚应与风湿症、局部肌纤维织炎、髋部伤患、癔症和局部肿瘤等区别。尤其是肿瘤，易因X线片显示佳而贻误诊断。因此，对疑诊者应于清洁灌肠后摄X线片，以除外病变。

（四）治疗原则

应选择非手术治疗，无效者方行手术治疗。

【非手术疗法】

1. 消除致病因素　诸如长期坐位，腰骶部受寒、受潮，重手法推拿和臀部外伤等均应避免。

2. 防治组织粘连　用胎盘组织液2ml，每天1次，30次为一疗程，效果较好，且无副作用；α-糜蛋白酶作用较强，但有出血倾向，用时应注意，一般每次5mg，加等渗氯化钠注射液5ml，肌内注射，每隔4~5天1次。

3. 补充神经滋养剂　主要为维生素B_1、维生素B_6、维生素B_{12}等。

4. 其他　如理疗、中草药外敷、复方丹参注射液等。对急性发作者，除绝对卧床休息外，可口服氢氯噻嗪（25mg，每日3次，服用3~5天）等利尿药，以消除局部水肿。半数以上病例可奏效。

【手术疗法】 上述疗法无效或症状较严重需早日施术者，可行坐骨神经盆腔出口扩大减压术或梨状肌切断（除）术。

四、坐骨神经盆腔出口松解术及梨状肌切断术

（一）坐骨神经盆腔出口扩大减压术

【手术病例选择】

（1）诊断明确、经非手术疗法治疗无效、且已影响工作及日常生活的坐骨神经盆腔出口狭窄症者。

（2）除外椎管内疾患及腰骶部肿瘤。

（3）除外盆腔疾患及盆腔肿瘤。

（4）对已施椎管内手术者，应仔细检查，并否定系椎管内病变复发或并发症者。

（5）与椎管内疾患并存者，应判定以何者为主而决定施术先后。

【麻醉与体位】 以硬膜外或腰麻为宜。俯

卧位，患侧垫高。

【术式】

1. **切口**　以坐骨神经起点（环跳穴）处为中心，作一“S”形切口，长10~15cm（图4-2-2-6）。

2. **暴露坐骨神经**　切开皮肤、皮下及深筋膜后即显露臀大肌及其筋膜（图4-2-2-7）。术者与助手用直血管钳呈垂直状向臀大肌深部将其分开，直达坐骨神经后方间隙处（有较多的脂肪组织），之后用手指及甲状腺拉钩扩大暴露范围（图4-2-2-8）。

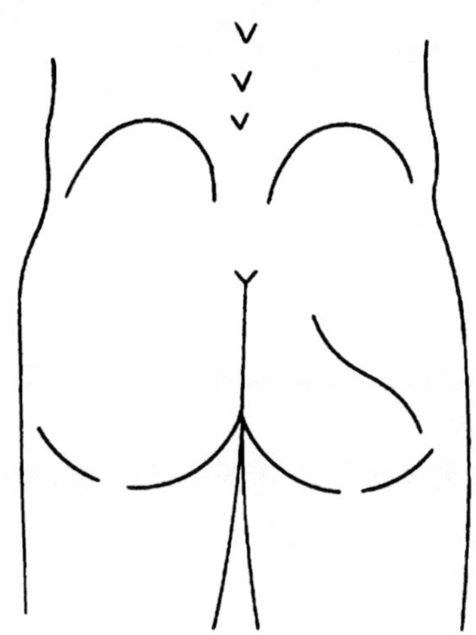

图 4-2-2-6　切口示意图

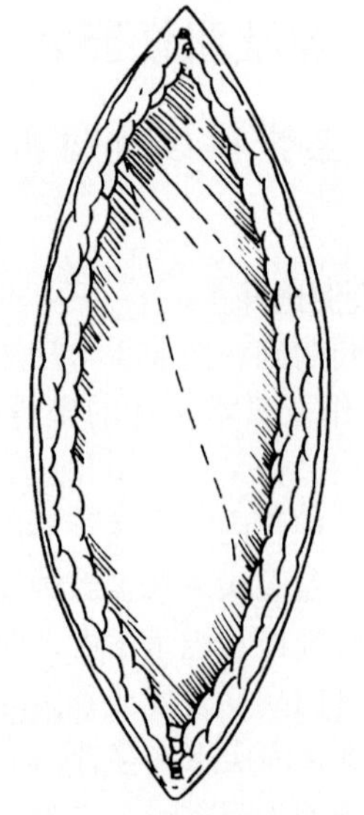

图 4-2-2-7　暴露臀大肌筋膜，并将其向两侧分开示意图

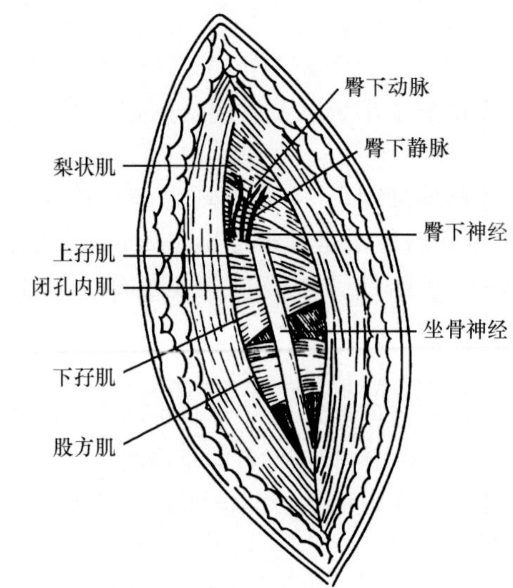

图 4-2-2-8　暴露坐骨神经出口处，并观察局部有无异常所见，注意勿伤及臀下血管，示意图

3. **探查出口处解剖状态**　用自动拉钩将臀大肌向两侧牵开后，可清晰地看出坐骨神经于梨状肌下缘穿出，其内侧有臀下动脉、静脉及臀下神经伴行。此时，应探查出口狭窄的原因，除注意局部有无粘连及其程度与范围外，尚应观察出口处有无肿块、水囊肿、脂肪堆积、小动脉增粗变形及静脉怒张等构成对坐骨神经压迫的致压物。然后检查出口的通过性和判定梨状肌状态。在正常情况下，手指可顺利通过此盆腔出口（图4-2-2-9），如有粘连形成等引起出口狭窄时则无法通过。同时可观察和用手指检查梨状肌的外形、硬度、肌纤维状态及有无瘢痕形成，并酌情取材送病理检查。

4. **消除致压因素**　对明显构成致压因素的病变，如脂肪瘤、增粗并骑压在神经干上的血管支、纤维束带和囊性水肿等，应首先消除。一般是将病变组织松解或切除。对神经血管则应尽量保存，但对不切断无法解除坐骨神经压迫者除外。

5. **扩大坐骨神经盆腔出口**　先用长弯血管钳顺着该神经背侧表面，通过狭窄处进入盆腔（一般距梨状肌下缘3~4cm）（图4-2-2-10），继而轻轻将血管钳头部撑开（间距1.5~2cm），并逐渐向下拉出，使出口部扩大（图4-2-2-11）。随即再用示指或中指沿同一途径将该出口再次扩张，以使指尖可触及疏松的盆腔底部为准（后方为骶髂关节的前壁，此有助于判断）（图4-2-2-12）。在此过程中，再次探查梨状肌状态，如其张力增高并可触及条索状瘢痕组织时，可将其切断（一般近下缘即可）松解。操作时应注意以下3点：

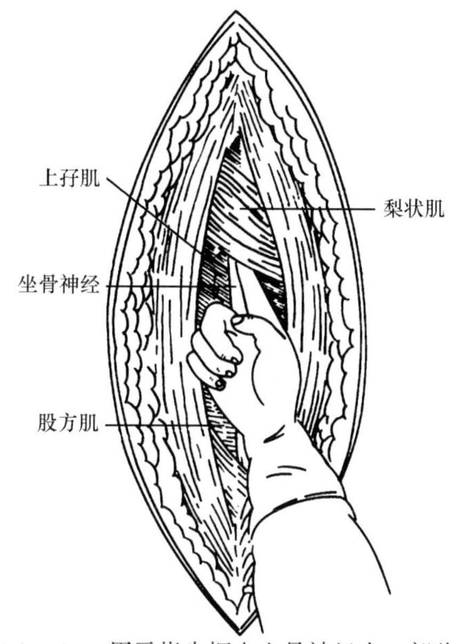

图 4-2-2-9　用示指尖探查坐骨神经出口部狭窄否（顺坐骨神经表面在梨状肌下方进入盆腔，并检查梨状肌有无异常）示意图

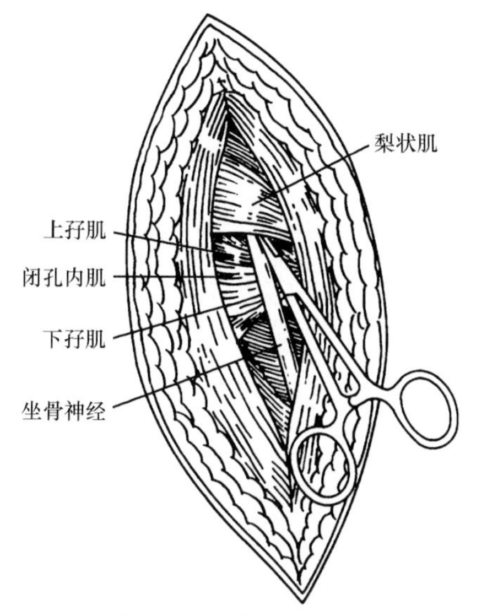

图 4-2-2-10　用钝头血管钳顺坐骨神经表面抵达盆腔底部示意图

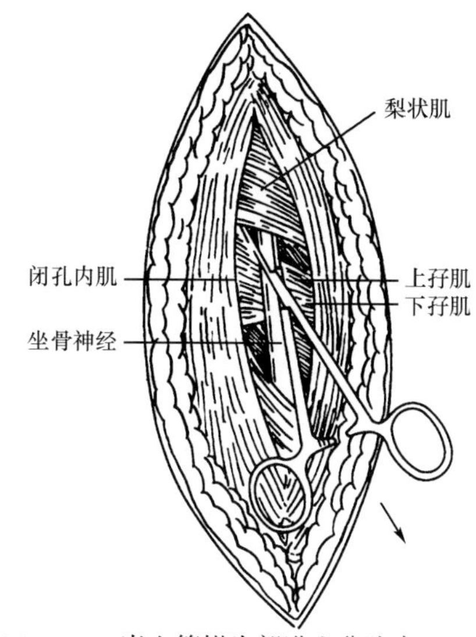

图 4-2-2-11　当血管钳头部进入盆腔内 1cm 左右时，慢慢将尖端分开 1.5～2cm，并向外退出，以扩大出口部示意图

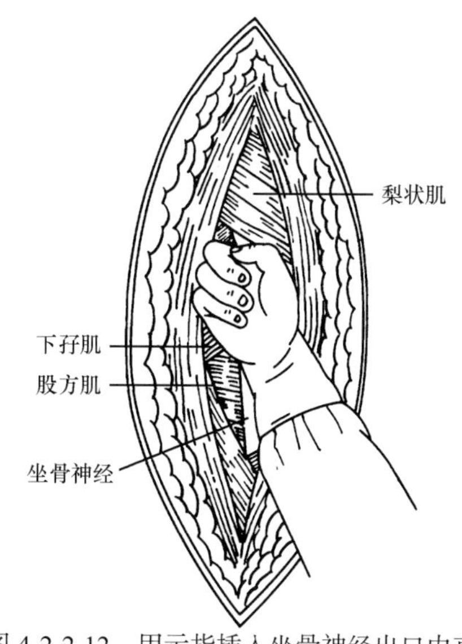

图 4-2-2-12　用示指插入坐骨神经出口内直达盆腔，使其继续扩张示意图

（1）切勿误伤臀下和臀上动脉，以免因断离后缩入盆腔内而导致大出血，危及生命。

（2）血管钳深入盆腔不宜过深，且应保持闭合状态，以减少误伤机会。

（3）切勿伤及坐骨神经及其滋养血管。

6. 闭合切口　减压术毕，以冰盐水反复冲洗局部，而后依序缝合诸层（图4-2-2-13）。为减少局部粘连，于坐骨神经周围切勿放置明胶海绵，臀大肌缝合亦勿过密，一般2~3针即可。

【术后】 术后次日可开始下肢活动及抬举训练，拆线后逐渐开始正常活动。为防止再粘连形成，可辅以药物疗法，并清除诱发因素。

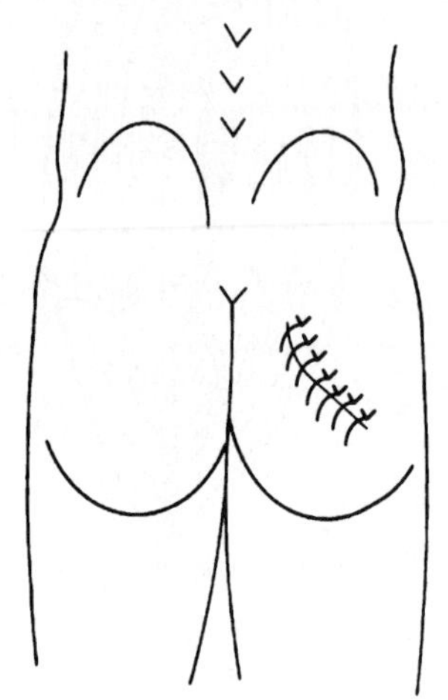

图 4-2-2-13　闭合切口示意图

（二）梨状肌切断（除）术

【病例选择】

（1）诊断明确、经非手术疗法治疗无效者。

（2）不能除外坐骨神经盆腔出口狭窄症者亦可手术，并在术中加以确诊。

（3）与前者相似，应除外椎管内、盆腔及邻近组织的病变（包括肿瘤）。

【麻醉与体位】 同前者。

【术式】 基本操作与前者类同，还应注意以下几点：

1. 切口　与前者基本相似，一般8~10cm即可（见图4-2-2-6）。

2. 显露坐骨神经　如局部无粘连现象则勿将其松解、游离，以防引起误伤。

3. 探查梨状肌　正常状态的梨状肌外观呈鲜红色，肌纤维及其筋膜清晰可见，触之，弹力样柔软；针刺之，肌纤维收缩正常。如该肌出现病变，则以肌组织纤维化为多见，部分或大部梨状肌被瘢痕组织所取代，其表面失去光泽，呈苍白色挛缩状，并对其后方的坐骨神经构成压迫。触之，为弹力样硬或呈条索状；针刺之，其收缩力较差。可同时伴有坐骨神经盆腔出口处粘连性病变。

4. 切断或切除病变的梨状肌　先用神经拉钩将坐骨神经牵开，将病变的梨状肌于瘢痕化处切除以消除对坐骨神经的嵌压，之后再将已纤维化的梨状肌逐段切除。在操作过程中应注意止血，切勿伤及其上、下方的臀上及臀下血管与神经，也勿伤及坐骨神经及其滋养血管。对伴有出口狭窄及其他病变者，应按前述方法处理。对梨状肌异常型者，则需视肌束与胫神经及腓总神经两者关系不同而剪断或切除相应肌束（图4-2-2-14、图4-2-2-15）。

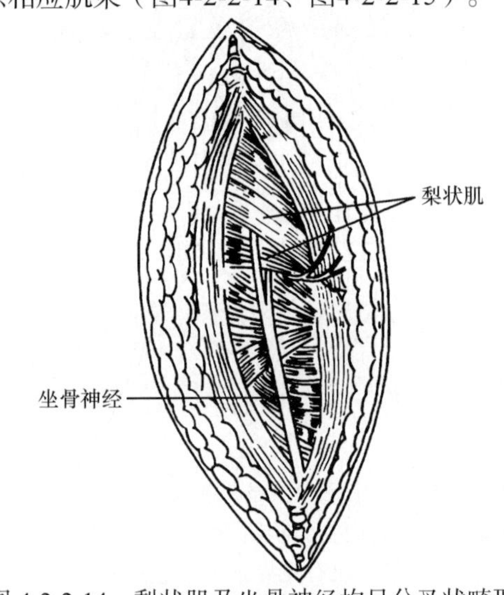

图 4-2-2-14　梨状肌及坐骨神经均呈分叉状畸形示意图

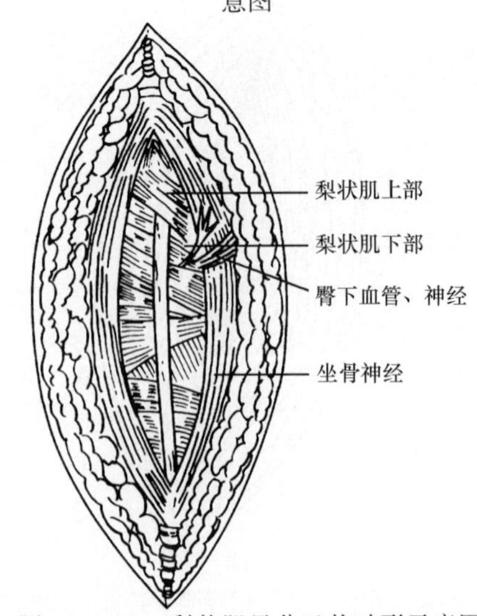

图 4-2-2-15　梨状肌呈分叉状畸形示意图

5. 闭合切口　同前。

【术后】 与坐骨神经盆腔出口扩大减压术术后相同。

（陈峥嵘　赵定麟）

第三节　跖管综合征

跖管综合征（tarsal tunnel syndrome）也称为跗管综合征或踝管综合征，是指胫神经在通过位于内踝后下方的踝管至足底的行程中被卡压所引起的一系列临床症状和体征。由Keck于1962年首先报道。此病多发于青壮年，从事强体力劳动者或长跑运动员。

一、临床解剖

跖管是由连接于内踝后下方与跟骨后内侧的屈肌支持带所形成的一骨纤维性管。跖管长2~2.5cm，其横断面为核形，跖管的顶为屈肌支持带，底自上而下为关节囊及内踝、距骨、跟骨的相应部分。从屈肌支持带的深面发出3个纤维性隔将跖管分隔为4个小的骨纤维性管，通过的结构自前至后分别为：

（1）胫骨后肌腱。

（2）趾长屈肌腱。

（3）胫后动脉、静脉及胫神经。

（4）跖长屈肌腱，肌腱的周围有腱鞘。

胫神经在跖管近端发出的分支为跟内侧神经，此神经为感觉性，司足跟部及内踝后下方的皮肤感觉，在跖管内胫神经分为足底内侧神经和足底外侧神经2个终末支，它们都是混合神经。足底内侧神经的肌支支配邻近肌肉，皮支分布于足底内侧半及内侧三个半足趾底面的皮肤，足底外侧神经的皮支分布于足底外侧半及外侧一个半足趾的皮肤，肌支支配足底深层肌肉，关节支至跗骨间关节和跗跖关节。

跖管最狭窄处在其远端，神经分支均在此通过并穿过外展跗肌起点的纤维孔才进入足部，足底内侧神经孔有跟舟韧带为其上缘，外侧神经孔的四周为跖方肌，故足外翻可牵拉支持带和外展跖肌，使跖内侧神经血管产生扭曲和卡压，容易出现神经受压症状。另外，踝关节背屈或跖屈时，屈肌支持带在跖管处起着约束作用，防止肌腱滑脱，如果足踝部活动骤然增加，肌腱滑动增多、摩擦增强，即可引起腱鞘炎。足踝部活动继续增加，腱鞘充血肿胀日益严重，屈肌支持带也相应增厚，跖管伸缩性下降，因而跖管内压力增高，可挤压胫神经，影响其血供，使神经发生功能障碍（图4-2-3-1）。

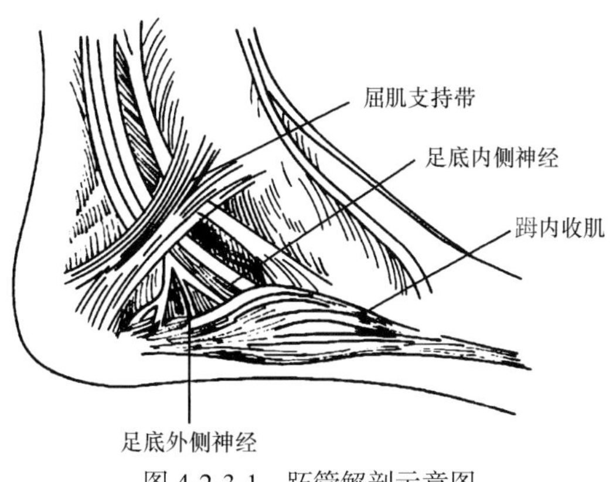

图 4-2-3-1　跖管解剖示意图

二、病　　因

（一）先天性因素

外展蹈趾肌肥大、副外展蹈趾肌、跟骨外翻畸形、扁平足等，都可使跖管的实用容积减小，从而引起胫神经卡压。

（二）跟骨及踝部骨折

如复位不良、畸形愈合也可使跖管容积减小，另外跖管的基底部不光滑可产生压迫、摩擦而伤及胫神经。

（三）慢性损伤

从事强体力劳动、长跑运动员、踝关节频繁高强度跖屈背伸，肌腱滑动增多、摩擦增强可引起腱鞘炎、腱鞘充血水肿，加之屈肌支持带相应增厚、跖管伸缩性减小，其内压力增高，可压迫胫神经并影响其血供而产生神经功能障碍（图4-2-3-2、图4-2-3-3）。另外，类风湿关节炎、老年骨关节病等皆可形成增生的骨赘，骨赘突入跖管亦可使胫神经受压。

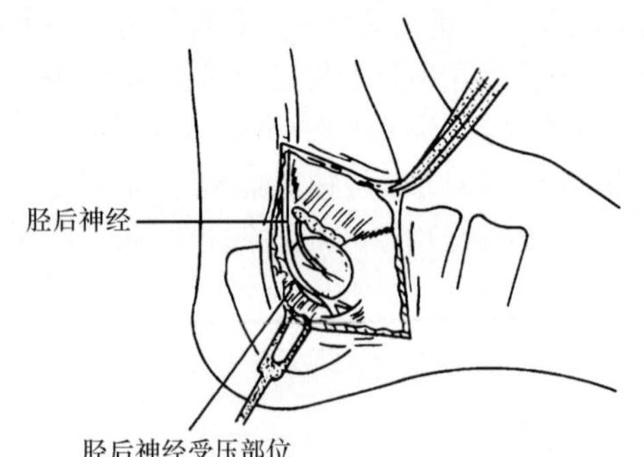

图 4-2-3-2 跖管综合征胫后神经受压部位示意图

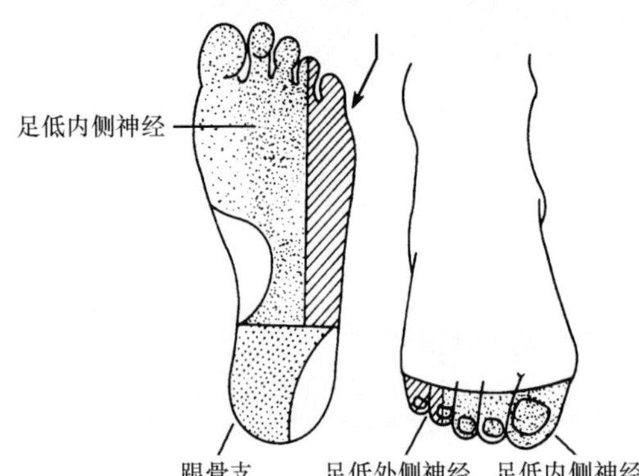

图 4-2-3-3 胫后神经感觉障碍范围示意图

（四）跖管内部因素

腱鞘囊肿、脂肪瘤、曲张的静脉也可引起胫神经卡压（图4-2-3-4）。

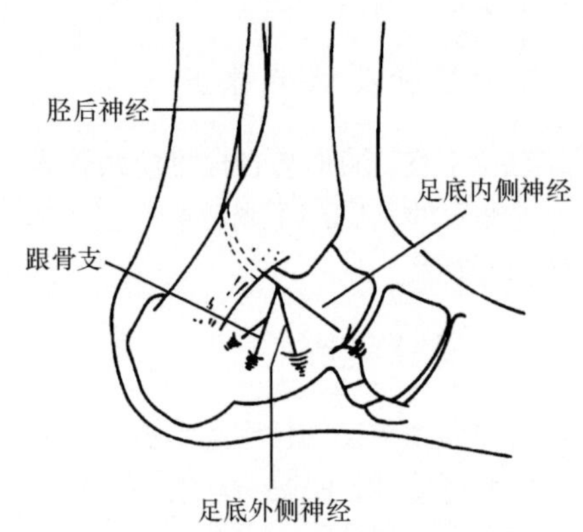

图 4-2-3-4 跖管综合征示意图

（五）其他

如甲状腺功能低下、妊娠、大隐静脉及小隐静脉曲张等。

三、临床表现

患者起病缓慢，多发于一侧。在早期，表现为足底、足跟部间歇性疼痛、紧缩或肿胀不适或麻木感，疼痛有时向小腿放射，沿足弓有时有抽搐，久站或行走后加重，有夜间痛醒病史，多数患者在脱鞋后能缓解。随着病情的进展，疼痛常逐步加重，进一步可出现胫神经在足部的支配区感觉减退或消失，足跟部的皮肤感觉可以是正常的，这是因为跟内侧神经在跖骨以上从胫神经分出，或是由于卡压的部位在跖管下方。晚期可出现足趾皮肤发亮、汗毛脱落、少汗等自主神经功能紊乱征象，甚至有足内在肌萎缩的表现。检查时两点间中距离辨别力消失是早期诊断的重要依据，内踝后下方的Tinel征常为阳性，将足外翻外旋时可诱发疼痛。

四、辅助检查

1. EMG　可见足底内、外侧神经传导速度减慢，潜伏期延长。

2. X线片　可发现及了解踝关节及跟骨骨折愈合情况。

3. CT　双侧对比有助于发现跖管内的囊肿及肿瘤等。

五、鉴别诊断

（一）跖痛

这是一种症状诊断，多见于30岁左右的女性，以穿尖头高跟鞋者好发，最早的症状是前足掌部疼痛，灼痛或束紧感，严重者疼痛可累及足趾或小腿。一般在更换鞋子后缓解，检查时跖骨头外有压痛，可伴有胼胝，足趾可呈屈曲畸形。

（二）糖尿病的足部表现

患者有糖尿病病史，由于患者的小血管多

受累，出现小血管硬化、变性，使累及的器官组织血供不足，引起神经缺血缺氧，代谢退化，还由于糖尿病患者的白细胞抗感染能力减低而易引起感染。在足部患者表现为足趾缺血性疼痛，以小趾为多见，足部的振动觉、痛温觉消失，足内在肌萎缩，近趾间关节背侧（蚓状肌）中跖趾关节跖趾屈（骨间肌）障碍，从而可形成爪状趾畸形，严重者可有小趾坏死、感染。X线片可见跖部血管钙化阴影，足部骨质溶解疏松，夏科关节炎。

（三）足部类风湿关节炎

为全身性病变的局部表现，女性多见，局部表现为足底部痛，行走时痛重，跖趾关节最易受累，此后可侵及足的任何部位。可伴发腱鞘炎，关节周围沿腱鞘有肿胀、疼痛，晚期可出现前足畸形，如尖足、足内翻、足外翻、踇外翻等，发作时ESR增快，X线片可见关节间隙狭窄、骨质疏松、关节破坏及脱位等。

（四）足部痛风性关节炎

多见于男性，初发时多在第1跖趾关节，发病急骤、疼痛剧烈、压痛明显、局部皮肤有红肿，发作时疼痛可持续几天到几周，常反复发作，间歇期无任何症状，发作期血尿酸可增高，关节穿刺液中如找到尿酸钙结晶可明确诊断，慢性病X线片可见关节面附近有虫蚀样阴影。

六、治　　疗

（一）保守治疗

症状轻，发病早期可给予消炎镇痛药物、休息、跖管内泼尼松龙封闭等，应用支具保持足内翻位可使屈肌支持带松弛、跖管变大而缓解疼痛。

（二）手术治疗

对保守治疗无效、神经卡压症状明显者，可做跖管切开减压术，手术除松解屈肌支持带外，还须松解足底内、外侧神经，松解至其进入神经孔处，并将神经入口的纤维切开。

（陈峥嵘）

第四节　Morton跖头痛

Morton跖头痛也称Morton病，是指位于两跖骨头之间的趾底总神经被卡压所引起的临床症状和体征。1845年Durfacher首先对趾底总神经神经瘤的临床表现作了描述，但当时未能被大家接受，直到1867年Morton报道了15个病例并提出了产生这一临床表现的原因和手术治疗的方法，这时才引起人们的注意，因而将趾底总神经瘤称为Morton 跖头痛。此病最多发生于第3、4趾间隙，其次为第2、3趾间隙，其他趾间隙较为少见。

一、临 床 解 剖

趾底总神经位于两跖骨头端之间，它们是由足底内侧神经或足底外侧神经的分支构成的，其纤维成分来自L_4~S_2神经根，趾底总神经的主要功能是司趾皮肤感觉。第3、4趾底总神经和其他趾底总神经不同，它是由足底内侧神经和足底外侧神经的分支共同构成的。每一趾底总神经在跖趾关节处又分为两趾底固有神经，司相邻两足趾底面的皮肤感觉。

趾底总神经在从足底经过跖骨间深横韧带的下方，然后又为两趾底固定神经行向足趾，此时由于跖骨间深横韧带的边缘较硬，通常要形成一定的角度，从这一解剖关系可以看出，在此处此神经容易被卡压（图4-2-4-1）。

二、病因及发病机制

1. 穿高跟鞋　为最常见的发病原因。穿高跟鞋可使前足负重增加，跖趾关节过度背伸，前足跖骨间深横韧带松弛，横弓塌陷，第2、3、4跖骨头下沉，正好对位于此处的趾底总神经过度压迫，产生趾底总神经瘤。另外，由于足横弓的塌陷，跖骨头的下沉可压迫跖骨头处与趾底总神经相邻的趾总动脉，引起动脉阻塞，趾神经缺血、缺氧、纤维化。

2. 蹬外翻　可致足横弓增宽、塌陷，跖骨头下沉，引起趾间总神经卡压。

3. 外伤　跖骨颈骨折、跖趾关节脱位等，可压迫刺激相应的中间总神经。

4. 先天性因素　如平底足、横弓变浅或消失，先天性第1跖骨缩短，可使第1跖骨头受压面积增大，压迫第1、2趾底总神经产生症状。

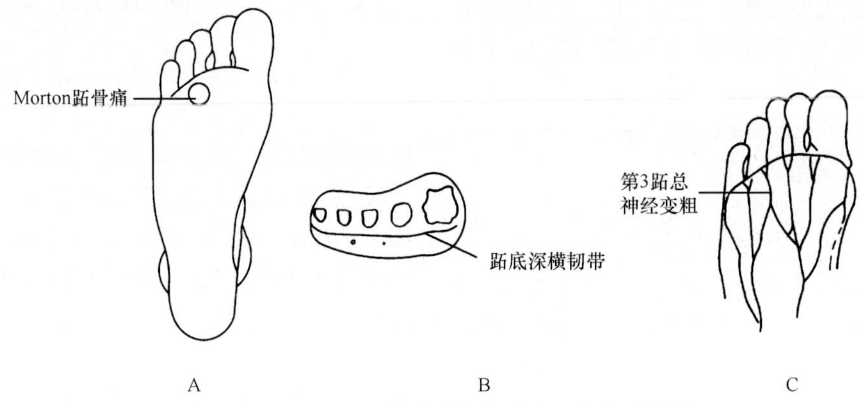

图 4-2-4-1　Morton 跖骨痛部位及病理变化示意图

A.痛点；B.横断面观；C.病变特点

三、临 床 表 现

多发于女性，常为单侧发病，患者主诉足趾的疼痛及相应的趾蹼间隙麻木，站立、行走时加重，休息后脱去鞋子轻轻活动前足可减轻。疼痛的部位通常在受累的跖骨头区域，疼痛的性质可为钝痛、刺痛或烧灼痛。检查时，侧向挤压诸跖骨头，或从背侧和跖侧挤压疑有趾底总神经瘤的相邻跖骨头间隙可产生疼痛，并向相邻的两足趾放射。最常受累的部位为第3趾蹼间隙，因为此处位置最低，趾底总神经最易被卡压。检查者用拇指和示指分别置于疑有神经瘤的趾蹼间隙的背侧和跖侧，前后来回按动，有时可触及神经瘤在跖骨间深横韧带上来回滑动，若存在一个增大的跖骨间滑囊或一个异常增大的趾底总神经痛，受累的两足趾间隙可变宽。检查感觉时可发现受累的趾蹼间隙感觉减退或消失。

四、辅 助 检 查

1. 诊断性局部封闭　用0.5%利多卡因1ml注射至受累的趾间隙，如疼痛消失则为阳性。

2. EMG　对诊断此病无太大帮助。

3. X线片　可发现足部骨质改变，如第1跖骨缩短、第2跖骨颈疲劳骨折等。

五、鉴 别 诊 断

（一）跖骨头骨软骨病

也称为Fieberg病，好发于青少年，女性多见。常发生在第2跖骨头，表现为受累的跖趾关节疼痛，站立行走时加重，跖骨头处有压痛，背侧软组织肿胀，急性症状消退后可扪及跖骨头增大，跖趾关节活动受限。X线片可表现为受累的跖骨骨骺远端不规则且增亮，跖骨头呈月牙形、凹陷和密度增加，并有一些小圆形的透亮区。

（二）跖趾关节处胼胝

也可表现为跖趾关节处疼痛，活动、行走后加重。可见跖趾关节处的足底侧皮肤异常增厚、变硬、可有触痛，而受累的趾蹼间隙皮肤感觉正常，但有时两者可并存。

（三）第2跖骨颈疲劳骨折

常为长途行军引起，或见于长跑运动员，表现为第2跖骨头颈处疼痛，行走活动后加重，休息后减轻，但趾蹼间处的皮肤感觉正常，早期X线片多正常，晚期第2跖骨颈周围有骨膜反应及骨痂形成。

六、治　疗

（一）保守治疗

穿宽松舒适的平底鞋。以便跖趾关节能充分屈曲，足趾能充分活动。把跖骨头垫高可缓解症状，但放置的位置必须准确，太靠前则加重疼痛，太靠后则没有效果。另外，局部类固醇激素，如泼尼松龙等封闭亦可缓解疼痛。

（二）手术治疗

如保守治疗无效则需手术治疗。手术切除神经瘤的疗效比较肯定，可采用背侧切口或跖侧切口，以背侧切口常用，如神经瘤存在，可发现其位于趾底总神经分为两趾底固有神经的分叉处。神经瘤的近侧切除一定要充分，以免残端与跖间深横韧带发生瘢痕粘连。有人喜欢跖侧切口，但此切口易损伤趾固有动脉，应予注意。神经瘤切除后足趾相邻两侧的皮肤感觉缺损，但对足趾的运动没有影响。

（陈峥嵘）

第五节　下肢其他神经卡压症

一、股神经卡压综合征

股神经卡压综合征（femoral nerve entrapment syndrome）是由于股神经途经的鞘管发生狭窄，使股神经受压引起。如处理不及时，往往引起不易恢复的股四头肌麻痹。

（一）解剖与病理

股神经由腰丛发出后，在腰大肌与髂肌之间下行，并随同髂腰肌经肌腔隙入股，在股前方分为数支至耻骨肌、缝匠肌、股四头肌及股前区皮肤，其终支为隐神经（图4-2-5-1）。

髂腰肌为髂腰肌筋膜所包绕，在腹股沟部，其后侧及外侧为髂骨，内侧为髂耻骨梳韧带，前方为腹股沟韧带，筋膜内包有股神经及股外侧皮神经，是一个密闭的腔隙（图4-2-5-2）。在腹股沟韧带下方，髂腰肌筋膜增厚形成纤维弓，构成致密的鞘管。不论任何原因引起的髂腰肌撕裂伤，造成肌筋膜鞘管内水肿、出血等，致使髂腰肌筋膜下张力增加，均可压迫其内的股神经和股外侧皮神经，导致神经卡压综合征。常见原因有髋关节过伸运动引起的髂腰肌牵拉伤，或髂腰肌强烈收缩而致伤，或血友病患者虽轻度损伤而导致局部血肿，均可发病。此外，手术不当也可导致局部瘢痕对神经的压迫。

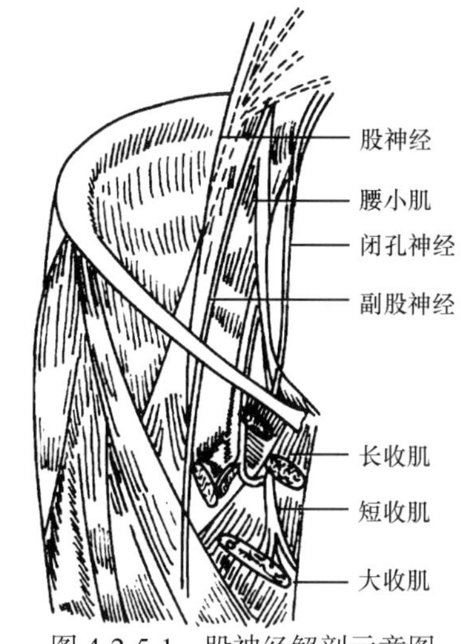

图 4-2-5-1　股神经解剖示意图

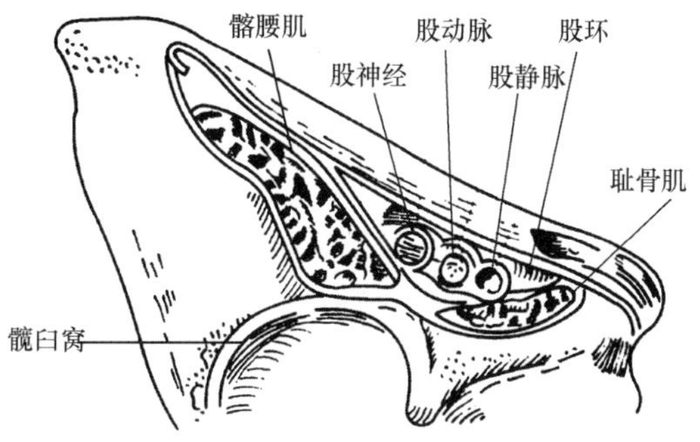

图 4-2-5-2　股神经与肌腔隙的关系示意图

（二）临床表现

外伤后发病者，常为突发而渐加重，病情的进程与髂腰肌出血的缓急有关。患者首先主诉患侧髂窝部疼痛，患髋不能伸直，呈外展、外旋位。此常为髂腰肌内张力增高，引起肌肉痉挛所致。这时，患侧髂窝部可触及肿块或有饱满感，在腹股沟韧带上方有明显压痛，下腹部也有压痛。神经症状常在伤后数小时之后才出现，与肌筋膜鞘管内压增高程度有关。先有大腿前内侧直到膝及小腿前内侧麻木，而后主诉伸膝力弱，膝腱反射由弱到消失，股四头肌逐渐无力而麻痹，肌肉出现萎缩。本征常同时并发股外侧皮神经卡压征，出现股外侧皮肤感觉障碍。

（三）治疗

神经的恢复与手术减压迟早有密切关系。减压不及时，神经受压时间长，则恢复不全或不能恢复，及时彻底的减压可使神经获完全恢复。但在术前必须明确诊断，若为血友病患者，则不宜手术减压，需按血友病治疗原则积极进行止血、止痛和保护功能。止血主要靠输注新鲜血或抗血友病球蛋白，以补充缺乏的凝血因子Ⅷ和Ⅸ。压迫包裹及冷敷也有助于止血，但需注意不要包裹太紧，以免压力过大造成组织损伤。抬高患肢、制动牵引，不仅可止痛，也可减少出血。

对非血友病患者，在硬脊膜外麻醉或全麻下进行神经减压手术。患者仰卧，取患侧下腹部至腹股沟韧带中点、沿髂嵴内侧2~3横指作斜行切口。至腹股沟韧带中点向下垂直作3~4cm的纵切口。切开皮肤，沿腹外斜肌肌纤维的方向分开腹外斜肌肌肉及筋膜，沿切口方向切断腹内斜肌及腹横肌的纤维。用生理盐水纱布裹住手指，将腹膜轻轻推向中线，显露髂腰肌及其筋膜和隆起的肿块。切开髂腰肌筋膜时，勿损伤被肿块挤压变位的神经。清除血肿，沿股神经向下，切断腹股沟韧带，并切开韧带下的髂腰肌筋膜鞘管。注意勿损伤内侧的股血管束。这时，股神经完全显露。对神经进行外松解，清除血块、瘢痕等致压物质。神经如因压迫变形或触之有硬感，应在手术显微镜下用尖刀小心切开神经外膜。进行神经外膜松解，肌肉筋膜鞘无需缝合，腹股沟韧带原位缝合，切口内置负压吸引，按层缝合肌层及皮肤。术后患肢抬高，48小时内拔除负压吸引。拆线后，应进行有利于股神经恢复的理疗，定期随诊。

二、股外侧皮神经卡压综合征

股外侧皮神经卡压综合征（lateral cutaneous nerve of thigh entrapment syndrome）是指该神经在途经之处因某种致压因素卡压引起的神经功能障碍。

（一）解剖与病理

在股部可将股外侧皮神经分为主干型（占42.5%）和无主干型（占57.5%）两类。主干型以一粗大主干跨越腹股沟韧带至股部，再分为前、后两支（占25%）或前支、中间支、后支（占22.5%）两种形式出现。

【主干】 出现率42.5%，横径平均为4.4mm，前后径平均为0.9mm。主干在距髂前上棘10mm处跨越腹股沟韧带进入股部，经缝匠肌的前面或从肌的后面穿过该肌上部，行于阔筋膜两层之间，在股部的长度平均为18mm，多数在穿入浅层以前即分为2个或3个分支，少数以主干的形式穿出深筋膜。

【前支】 出现率为100%，横径平均为2.5mm，前后径平均为0.8mm。无主干型的前支在距髂前上棘13.8（6.1~32.0）mm处越腹股沟韧带至股部，行于阔筋膜两层之间。在髂髌连线（髂前上棘与髌骨外侧缘的连线）的上1/3，股外侧皮神经基本上与此线段平行，绝大多数在其内侧10mm的范围内下降，布于大腿前外侧部皮肤。在股部它的长度平均为85（12.7~257）mm。穿阔筋膜浅出的部位距髂前上棘70.4（17~190）mm。

【后支】 出现率为100%，横径平均为2.4mm，前后径平均为0.7mm。无主干型的后支在距髂前上棘9.3mm处越过腹股沟韧带进入股部，于距髂前上棘30.7（1.0~80.0）mm处，髂髌连线内、外侧各约4mm的范围内，穿深筋膜至浅层，布于大腿外侧部上部的皮肤。此神经在股部的长度平均为30.0（4.8~141）mm。

【中间支】 出现率为40%，横径平均为1.8mm，前后径平均为0.7mm。无主干型中间支在髂前上棘12.2（4.0~16.4）mm处越过腹股沟韧带至股部，行于阔筋膜两层之间，于距髂前上棘63.1（13~126）mm处，髂髌连线内、外侧各约4mm的范围内穿深筋膜至浅层，分布于大腿前外侧部皮肤。此神经在股部的长度为93（42~215）mm。

股外侧皮神经自腰大肌外缘走出后，在髂肌表面、肌筋膜之下走向外下方，在髂前上棘内侧越过旋髂深动静脉，于腹股沟韧带外端附着点下后方通过，进入大腿，穿过缝匠肌和阔筋膜，布于大腿外侧面皮肤，其下端可达膝关节附近。有时，神经穿过腹股沟韧带外端附着点两部分纤维之间的狭窄裂隙中，向下进入股外侧部。该神经在髂前上棘下穿过腹股沟韧带时，几乎由水平位骤然转变成垂直位下降。穿过缝匠肌处时可有变异，走行于该肌上面、浅层或深层。约在髂前上棘下10cm处，分成前、后2支，前支分布于股前外侧皮肤，向下达膝部；后支分布于臀外侧面和股上2/3外侧皮肤。股外侧皮神经在骨盆内行程长，出骨盆入股部形成角度，入肌途径有变异，因此，多种因素可导致神经卡压征。

（二）病因

常见致压原因如下：

（1）股外侧皮神经在出骨盆入股部有成角，加之解剖变异，当肢体活动、体位不当时，神经受到持续性牵拉、摩擦、挤压等，造成局部组织水肿，瘢痕形成，肌肉筋膜鞘管增厚，引起神经卡压。

（2）骨盆骨折、肿瘤、异物、石膏压迫股外侧皮神经，引起卡压。

（3）手术切取髂骨时，刺激或局部瘢痕粘连压迫神经。

（4）外伤或血友病发生的髂腰肌筋膜内血肿，可引起本征。

（三）临床表现

患者主诉股前外侧麻木，有针刺或灼样疼痛，行走时症状加重，卧床休息症状可缓解。髂前上棘内下方有压痛，该处Tinels征阳性，股前外侧感觉减退或过敏。后伸髋关节、牵拉股外侧皮神经时，症状加重。

为了明确诊断，了解致压原因，应进一步用X线检查腰椎、骨盆及髋部有无骨性病变，或采用其他诊断技术除外肿瘤、结核、炎症或血友病等。

（四）治疗

明确诊断后，按照不同病因进行治疗。如为局部瘢痕增生、肌筋膜鞘管狭窄者，宜行保守治疗（休息、理疗）。无效时可进行手术探查，祛除致压因素，切开肌筋膜鞘管，切除神经周围的瘢痕。如神经受压变形或触之有硬感者，或疼痛症状剧烈者，应行神经手术松解。

三、腓浅神经卡压

腓浅神经（superfical peroneal nerve）在小腿中下1/3处由筋膜穿出，神经多在此处受到卡压。引起腓浅神经卡压的可能原因包括：特发性因素、骨折引起的软组织损伤、足踝跖屈内翻性损伤等。

腓浅神经为纯感觉支，临床症状以疼痛，足踝背侧、外侧感觉异常为主。足跖屈、内翻可加重疼痛。触压卡压点可引起疼痛加重。对局部压痛点局部封闭有助于诊治。必要时可行手术治疗。

四、足背皮神经卡压

足背部有3支皮神经支配：内侧皮神经、源于腓浅神经的中部皮神经、支配足外侧的腓肠神经。当腓肠神经缺如时，腓浅神经最外侧支称为外侧足背皮神经。

中部背侧皮神经可于足跖屈、内翻时触及，类似于伸肌腱或浅静脉。该神经卡压常由直接创伤引起，如局部瘢痕、穿鞋过紧及溜冰鞋损伤等。局部骨刺也可引起卡压。局部封闭对该卡压疗效较好。

五、腓深神经卡压

腓深神经由腿部浅出后在胫骨前、中侧，踝关节前与胫前动脉伴行，向外侧过胫前肌腱、伸踇长肌腱，于伸趾长肌下发出运动支支配伸趾短肌，该神经支也可由发自腓浅神经的副腓深神经发出。腓深神经支继续经足部到达足下踝。

腓深神经支由深筋膜下到足远端1/3。该神经卡压可由足背骨骼和深筋膜损害引起，足背压力增高可使症状加重。常见的病变包括：舟骰关节骨关节炎性骨质增生、第1跖楔关节骨增生及内侧骰骨骨突。临床表现为局部触痛，第1、2跖骨间隙感觉减退及Tinels征阳性。对因骨性因素引起者可行手术治疗。对骨刺及骨性突起引起者应手术切除骨刺，并对神经进行松解。

六、胫神经比目鱼肌腱弓处卡压

胫神经在踝管卡压比较常见，但在比目鱼肌腱弓处卡压比较少见（图4-2-5-3）。胫神经在比目肌腱弓卡压的临床表现为足底痛，足底感觉减退，跖屈或被动伸踝关节可加重疼痛，踝管叩击可向足底放射。在此处，卡压征的临床表现常常与踝管综合征及下腰痛混淆。与踝管综合征的鉴别要点如下：胫神经在比目鱼肌腱弓处的卡压除上述症状外，踇长屈肌和趾长屈肌肌力减退是其主要临床特点。此外，比目鱼肌腱弓处可有明显压痛。与下腰痛的鉴别要点：感觉障碍区二者相似，但胫神经在比目肌腱弓卡压处卡压可出现跖屈或被动伸踝关节时疼痛加重。治疗可先进行局部封闭等保守治疗，如果疗效不佳可行手术松解。

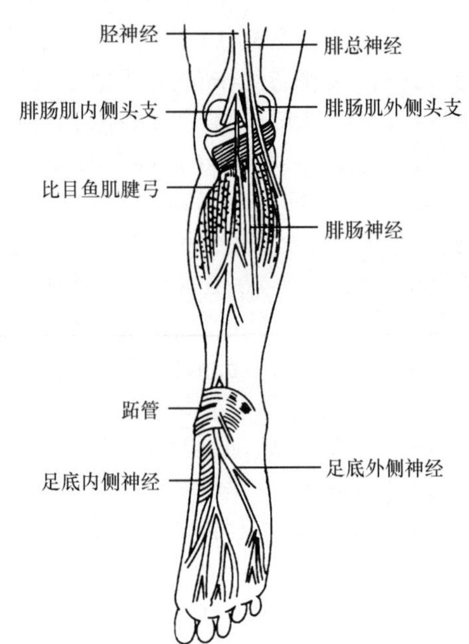

图 4-2-5-3　胫神经及其解剖示意图

七、腓肠神经卡压

腓肠神经由膝关节上约3cm腓总神经发出，位于腘窝部深筋膜下，约38%由腓肠肌二头间穿出，40%由比目鱼肌穿出。神经从足跟到腘窝上2/3处的深筋膜穿出后，发出2个皮支，外侧皮支到足跟部并分支到足背，腓肠神经交通支自腓肠外侧皮神经的下端近腓骨小头处分出，在小腿中点处与腓肠内侧神经会合形成腓肠神经。外伤可引起腓肠神经卡压，出现疼痛及感觉功能的减退。局部封闭可减缓症状，必要时可行神经松解术。

（侯春林　张长青）

参考文献

祁连港,王培吉,赵家举. 2013. 显微外科手术治疗腓总神经卡压综合征26例. 中华显微外科杂志,36(01):89-91

孙荣华,吴晓峰,赵晓鸣,等.2007.军事训练致下肢神经卡压综合征18例. 人民军医,50(1):9-10

王冰梅.2011. 坐骨神经盆腔出口狭窄症26例手术治疗体会. 中国实用神经疾病杂志,14(24):1

余兰伟,韩大为.2013. 手术治疗腓总神经卡压综合征的临床观察. 实用中西医结合临床,2:34,96

赵定麟,张文明,范善均,等. 1985. 坐骨神经盆腔出口狭窄症的诊断和治疗(附48例报告). 上海医学,11:0-14

Bozkurt A,Grieb G,O'Dey D. 2010. Common peroneal nerve compression and heterotopic ossification resulting from severe burn injury:a case report. J Bone Joint Surg Am, 92(4): 978-983

Brubaker,Nancy. 2008. Morton's Neuroma. The Journal for Nurse Practitioners,4(10):785-786

Chitranjan,Kandpal H,Madhusudhan KS. 2010. Sciatic hernia causing sciatica:MRI and MR neurography showing entrapment of sciatic nerve. Br J Radiol, 83(987):e65-66

Dellon AL,Williams EH,Rosson GD. 2012. Intraoperative appearance of lower extremity peripheral nerves in diabetics and nondiabetics. Plast Reconstr Surg,129(1):217-219

Dellon AL. 2007. Neurosurgical prevention of ulceration and amputation by decompression of lower extremity peripheral nerves in diabetic neuropathy:update 2006. Acta Neurochir Suppl, 100:149-151

Donovan A,Rosenberg ZS,Cavalcanti CF. 2010. MR imaging of entrapment neuropathies of the lower extremity. Part 2. The knee,leg,ankle,and foot. Radiographics,30(4):1001-1019

Duran-Stanton AM,Bui-Mansfield LT. 2010. Magnetic resonance diagnosis of tarsal tunnel syndrome due to flexor digitorum accessorius longus and peroneocalcaneus internus muscles. J Comput Assist Tomogr, 34(2):270-272

Flanigan RM,DiGiovanni BF. 2011. Peripheral nerve entrapments of the lower leg,ankle,and foot. Foot Ankle Clin, 16(2):255-274

Gruber H,Peer S,Meirer R,et al. 2005. . Peroneal nerve palsy associated with knee luxation:evaluation by sonography-initial experiences. AJR Am J Roentgenol, 185(5):1119-1125

Hopayian K,Song F,Riera R,et al. 2010. The clinical features of the piriformis syndrome:a systematic review. Eur Spine J, 19(12):2095-2109

Jawish RM,Assoum HA,Khamis CF. 2010. Anatomical,clinical and electrical observations in piriformis syndrome. J Orthop Surg Res, 5(1):3

Kanakis DN,Lazaris AC,Papadopoulos EC. 2010. Piriformis syndrome-an attempt to understand its pathology. Clin Neuropathol,29(2):65-70

Kavlak,Yasemin,Uygur,et al. 2011. Effects of Nerve Mobilization Exercise as an Adjunct to the Conservative Treatment for Patients with Tarsal Tunnel Syndrome. Journal of Manipulative and Physiological Therapeutics,34(7)441-448

Kean JR. 2007. Foot problems in the adolescent. Adolesc Med State Art Rev, 18(1):182-191,xi

Kim S,Choi JY,Huh YM, et al. 2007. Role of magnetic resonance imaging in entrapment and compressive neuropathy—what,where,and how to see the peripheral nerves on the musculoskeletal magnetic resonance image:part 1. Overview and lower extremity. Eur Radiol,17(1):139-149

Kinoshita Mitsuo,Okuda,Ryuzo, Yasuda Toshito,et al. 2006. Tarsal tunnel syndrome in athletes. The American Journal of Sports Medicine, 34(8): 1307(6)

Nelson SC,Little ER 2007. The 36-item Short-Form Health Survey outcome evaluation for multiple lower-extremity nerve decompressions in diabetic peripheral neuropathy:a pilot study. J Am Podiatr Med Assoc, 97(2):121-125.

Pastides Philip,El-Sallakh Sameh,Charalambides,et al. 2012 Morton's neuroma:A clinical versus radiological diagnosis. Foot and Ankle Surgery,18(1):22-24

Pyo J,Pasquina PF,DeMarco M,et al. 2010. Upper limb nerve entrapment syndromes in veterans with lower limb amputations. PMR, 2(1):14-22

Schiffer G,Chan O,Jalan R,et al. 2013. Retrospective review of injection therapy in morton's neuroma. British journal of sports medicine,47(10): e3

Sinha S,Houghton J,Holt PJ,et al. 2012. Popliteal entrapment syndrome. J Vasc Surg, 55(1):252-262

Stoller D W,Rosenberg Z S,Cavalcanti C,et al. 2007. Entrapment neuropathies of the lower extremity. In:Stoller DW Magnetic Resonance Imaging in Orthopaedics and Sports Medicine. Philadelphia,PA；Lippincott Williams & Wilkins: 1051-1098

Wilkinson HA. 2010. Meralgia paresthetica. J Neurosurg, 112(4):902

Windisch G,Braun EM,Anderhuber F. 2007. Piriformis muscle:clinical anatomy and consideration of the piriformis syndrome. Surg Radiol Anat,29(1):37-45

第三章　胸廓出口综合征

第一节　上干型胸廓出口综合征（C_5、C_6神经根卡压）

以往一直认为上干型胸廓出口综合征很少见，仅占胸廓出口综合征的4%~10%。解剖上，笔者看到上干位于前、中斜角肌腹之间，无卡压的解剖基础，而C_5、C_6神经根在出椎间孔处被交叉的前、中斜角肌腱性起始纤维包绕，这才是卡压的基础，所以作者称之为C_5、C_6神经根卡压。其实该病在临床上很常见。主要原因是将这类胸廓出口综合征归纳到神经根型颈椎病。病变均是神经根受压，仅仅是受压部位相差数毫米至1~2cm，临床上确实很难鉴别。随着对颈肩痛的深入研究，发现C_5、C_6神经根卡压不仅可独立存在，还可合并有C_5、C_6，C_6、C_7脊髓受压型颈椎病，也可合并下干型胸廓出口综合征。

一、应 用 解 剖

用25具50侧成人固定尸体，5具新鲜尸体，男性19具，女性11具，作双侧臂丛神经及前、中斜角肌起点的大体和显微解剖（图4-3-1-1）。

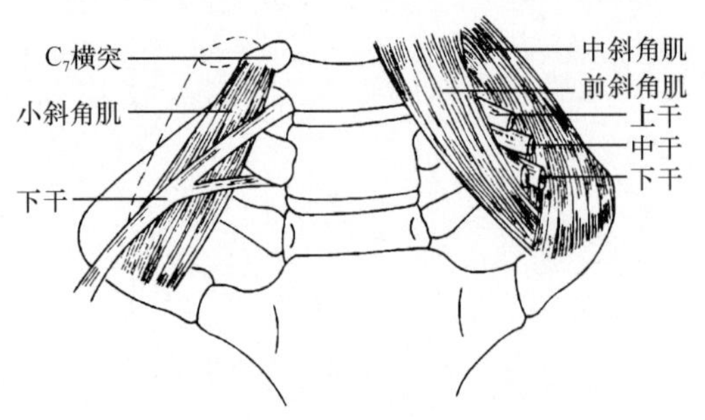

图 4-3-1-1　斜角肌与臂丛神经的解剖关系示意图

（一）前、中斜角肌的起点

1. 前斜角肌的起点　前斜角肌在C_3~C_6颈椎横突的前后结节均有起点，特别是在C_3、C_4横突后结节起点，独立形成一条肌束，从C_5神经根下方由后上向前下汇入前斜角肌肌腹，占25/60侧。

2. 中斜角肌的起点　中斜角肌起源于第2~6或2~7颈椎横突的前后结节，在前结节的起点，于结节顶部共10例20侧，结节中部8例16侧，结节沟底前面9例18侧，沟后侧3例6侧，全部标本在横突后结节均有腱性起点。

（二）前、中斜角肌起点与臂丛神经的关系

【前斜角肌起点和C_5神经根的解剖关系】　可分为3种情况（图4-3-1-2）。

（1）前斜角肌的一部分肌腱、肌肉从后结节经C_5神经根下方通过，占25/60侧。

（2）前斜角肌在C_4神经根横突后结节的腱性起始从C_5神经根下方通过，占27/60侧。

（3）前斜角肌在后结节无起始，起始点位于横突沟的前方，占8/60侧。

【前斜角肌起点和C_6神经根的解剖关系】　也可分为3种情况（图4-3-1-3）。

（1）前斜角肌起于C_5横突后结节顶部的腱性部分从C_6神经根下方，通过并有起于C_5、C_6神经根的部分腱性纤维，占30/60侧。

（2）前斜角肌起源于C_5横突后结节的起点于结节中部，占20/60侧。

（3）前斜角肌在C_5横突后结节无起点，起点在横突沟前缘至前结节顶部，占10/60侧。

【中斜角肌起点和C_5、C_6神经根的解剖关系】　可分为3种情况（图4-3-1-4）。

（1）起点完全通过C_5、C_6神经根下方，占36/60侧。

（2）起点大部分通过C_5、C_6神经根下方，占18/60侧。

（3）起点不通过C_5、C_6神经根下方，占6/60侧。

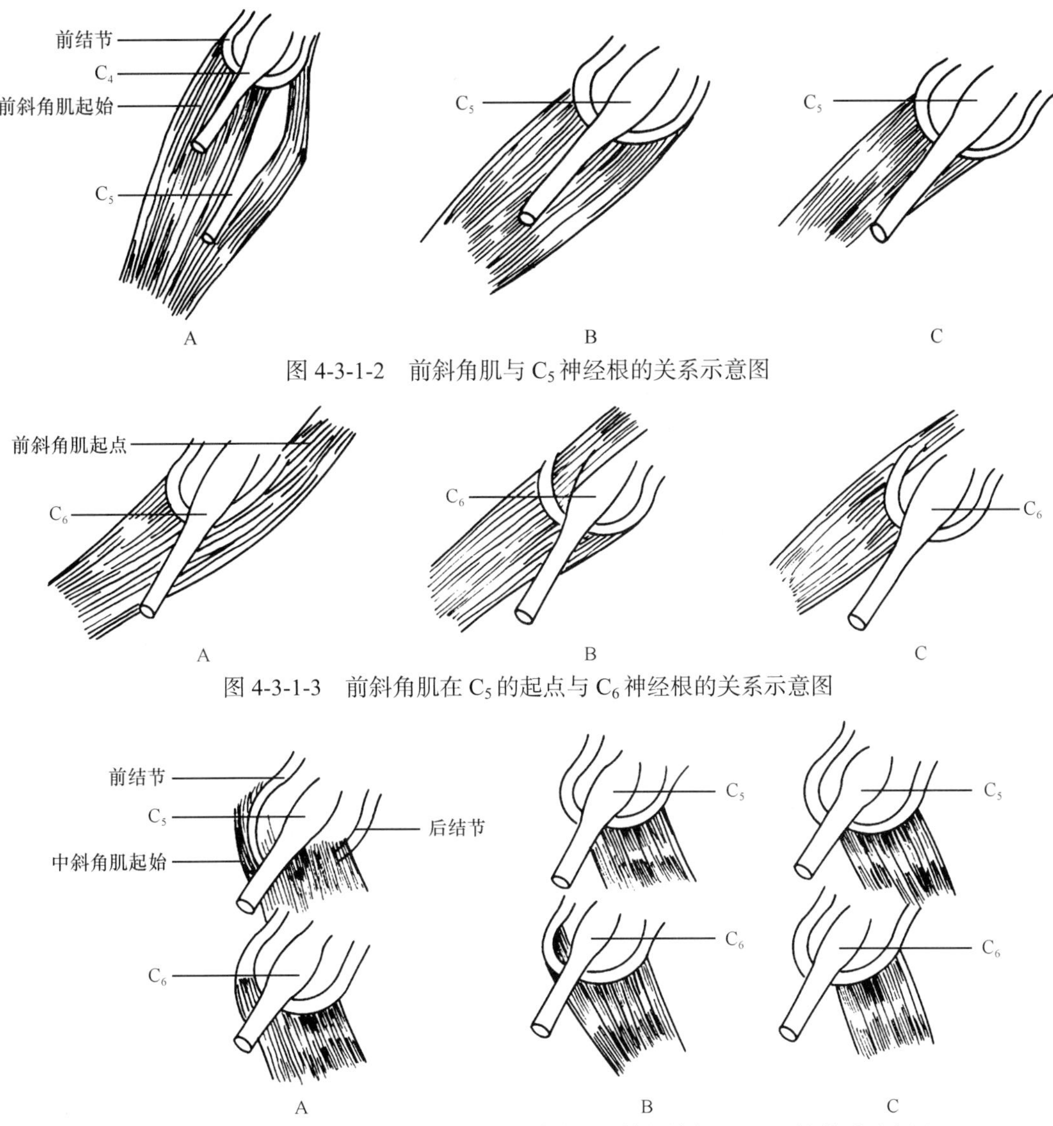

图 4-3-1-2　前斜角肌与 C_5 神经根的关系示意图

图 4-3-1-3　前斜角肌在 C_5 的起点与 C_6 神经根的关系示意图

图 4-3-1-4　中斜角肌在颈椎横突前、后结节的起始纤维与 C_5、C_6 的关系示意图

二、临床表现

（一）病史及症状

【既往史】 大多数患者均有较长的颈肩痛病史，并作为颈肩病或肩周炎治疗。作者曾收治一批长期被误诊之病例，其中近半数被误诊为颈椎病，另有2/5患者被误诊为肩周炎及肩关节冲击症。

【主要症状】 该病主要表现为颈肩部酸痛和不适，可向肩肘部牵涉，患肢无力，患者睡觉时患肢怎么放也不舒服，可伴有头晕、耳鸣等症。

1. 首诊时间　约30%的病例是在发病1年之内来诊，半数患者在1~2年之间来诊，另有20%患者超过2年。

2. 发病肢体　以非优势手多发，占2/3以上。

3. 发病特点　急性发病者占55%，慢性发病约为45%。

4. 疼痛性质　均与体位关系密切，95%患者呈间断性发作。

5. 其他症状　几乎全部病例均有颈、肩、背部异常和不适感，约半数伴有疼痛；此外几乎95%的病例，在睡觉时感到患肢怎么放也不舒服；同时伴有肩上举无力；少数患者可出现耳鸣、头晕及屈肘无力感。

（二）检查和体征

检查时应仔细观察体形、姿势、双肩的对称性及患侧上肢是否有肌萎缩，仔细检查颈部是否有压痛点，肩部有无压痛点，检查上肢的肌力、肌张力、感觉及尺桡动脉搏动的情况，常规作Adson、Wright、Roos试验。

我们发现，几乎全部病例在胸锁乳突肌后缘中点有压痛，另有半数于肩胛骨内上角内侧伴有压痛。三角肌区及上臂外侧感觉减退者占80%以上；其中15%伴有前臂内侧感觉迟钝。另有半数病例肌力减弱，主为冈上肌、冈下肌、三角肌及肱二头肌，并出现肌萎缩征。

（三）特殊试验

1. **Adson试验**　15%~20%阳性。
2. **Roos试验**　阳性率与前者相似。
3. **Wright试验**　80%患者出现阳性结果。

三、特 殊 检 查

（一）肌电图检查

仅少数患者出现阳性后果。其中15%于三角肌、冈上肌、冈下肌、肱二头肌呈单纯相，不足10%的病例表现三角肌、冈上肌和冈下肌有纤颤电位。

（二）X线检查

颈椎X线片可发现颈椎椎体有明显增生性改变及椎间隙狭窄，前者约占70%，后者50%；此外，约1/3的病例出现颈椎生理弧度消失、变直和横突过长，另有10%的病例可有颈肋和椎体前缘骨增生，呈鸟嘴样。

（三）MR检查

约有1/3病例出现椎间盘向后膨出征；但大多数病例可无异常所见。

（四）诊断性治疗

【颈部痛点封闭】临床上多用醋酸曲安奈德2ml加0.5%布比卡因2ml的混合液作颈部痛点封闭。对准痛点相应的横突进针，抵达骨性组织后回抽无血时缓缓推入药物。压痛点注射1分钟后，令患者起立，再次检查三角肌肌力。此时，全部患者感到注射侧肢体比注射前轻松；肩外展肌力明显增加，能抗阻力；其中80%病侧双侧肌力基本对称。对少数双侧颈肩痛患者，也可行双侧封闭。肌力弱的一侧行封闭后，大多明显优于对侧。屈肘肌力稍有减弱者，封闭后屈肘肌力也明显增加。对患肢感觉障碍者局部封闭后3~4分钟，感觉均有不同程度的改善。另外，前臂内侧感觉减退者，亦多恢复或明显改善。其他如肩外侧感觉减退者或是整个上肢感觉减退者，封闭后均显著好转。

【颈椎牵引试验】检查者一手托住患者的下颌，一手托住患者的枕部逐渐向上牵引，用5~10kg 的力量持续向上牵引1分钟，此时令患者颈肩部尽量放松；或用5kg的力量作颈椎牵引10分钟，牵引后立即检查。全部患者的肩外展力量均有增加，感觉减退也有好转，但其效果仅能维持1~2小时。

四、诊　　断

颈肩部及上肢酸痛、乏力及肌萎缩，合并下述情况之一者，要考虑该病的可能性：

（1）肩部肌肉萎缩，肩外展肌力减弱，肩及上臂外侧感觉改变。

（2）前臂内侧感觉明显改变。

（3）锁骨下动脉或静脉有受压征象。

（4）颈椎片可见颈肋或第7颈椎横突过长。

（5）肌电图检查提示上干的分支传导速度减慢。

（6）排除颈椎病等其他疾患。

五、鉴别诊断

主要是与C_5、C_6神经根型颈椎病相鉴别。作者常规用0.5%布比卡因2ml加曲安奈德2ml，于颈外侧压痛点——常常在胸锁乳突肌的后缘中点，对颈椎横突穿刺，回抽无血后缓缓注入，1分钟后，患者感觉肌力明显改善或完全恢复正常，可证实C_5、C_6神经根受压是在椎间孔外，是肌性的，而不是骨性的。必须注意的是，脊髓受压型颈椎病也可同时伴有椎孔外神经受压。如在术前能诊断清楚，颈椎病手术中一并切断前、中斜角肌在C_5、C_6神经根旁的起始纤维，可能就避免了术后颈部仍然疼痛、不适的情况。

六、治疗

（一）保守治疗

1. 颈部局部封闭治疗 在颈部压痛最明显处局部封闭，如用曲安奈德，则每隔1~2周注射1次；如用地塞米松棕榈酸酯（利美达松）1ml加0.5%布比卡因2ml，则每个月局部封闭1次，连续3~4次。

2. 颈椎牵引 牵引重量在5~7kg，以患者感到舒适为度。每日30分钟，连续牵引1个月。

笔者发现各种病例治疗后均有效果，但差别很大。约半数患者经局部封闭和牵引后颈肩病疼痛消失，2~3个月后又感不适，再作牵引或局部封闭可使症状又消失。少数病例经月余的局部封闭和牵引后，颈肩痛明显好转，肩外展力量也有所增加，但症状难以完全消失。个别病例保守治疗效果较差，局部封闭仅能维持颈部不痛1~2天，约占1/10，而且对牵引亦无效果。对非手术疗法无效者，则需作手术治疗。

（二）手术治疗

手术治疗详见图4-3-1-5~图4-3-1-9。

【手术指征】

（1）颈肩背痛严重影响工作和休息，保守治疗无效。

（2）肩外展肌力、屈肘肌力明显降低或肩外展动作不能完成者，以及肩部肌肉萎缩者。

上述两点均应排除椎管内病变及侧隐窝内的椎间盘突出。

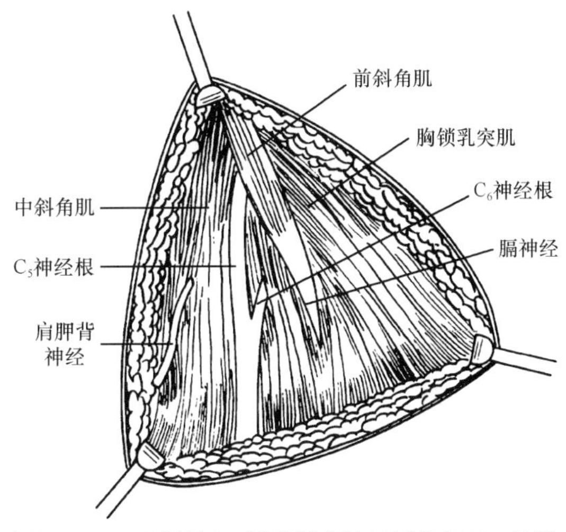

图 4-3-1-5 颈部切口同肩胛背神经松解切口，暴露前、中斜角肌示意图

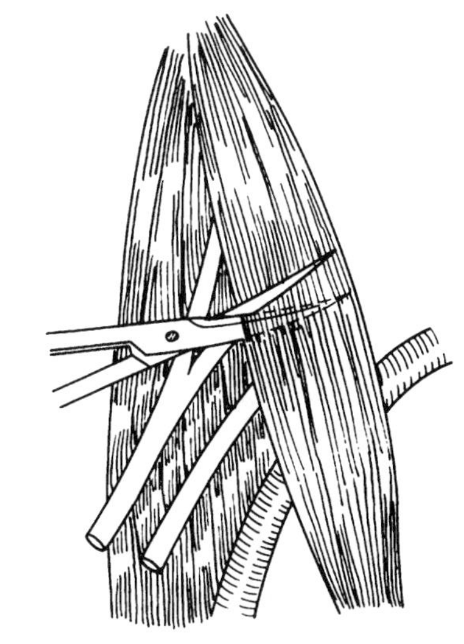

图 4-3-1-6 切断前斜角肌，保护好锁骨下动脉示意图

【术式选择】

（1）对严重颈肩背痛影响休息和工作，上肢感觉明显减退，且伴肩外展肌力降低、外展仅达45°~60°，肩部三角肌萎缩及曾经保守治疗月余无效者，此类手术9例中2例为17岁与18岁的女青年，整个上肢感觉减退。

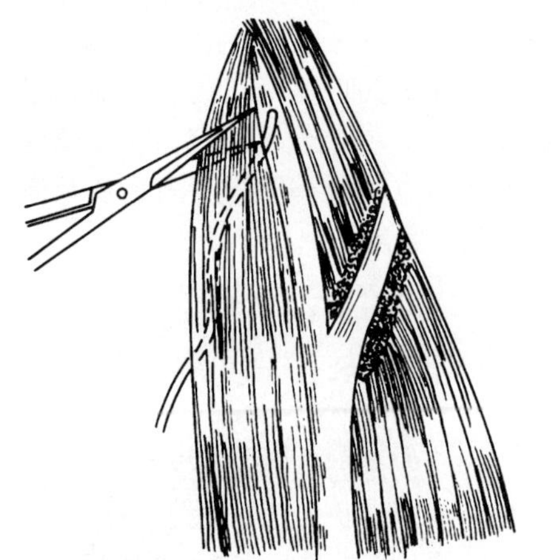

图 4-3-1-7　切断中斜角肌在 C_6 神经根旁的起始示意图

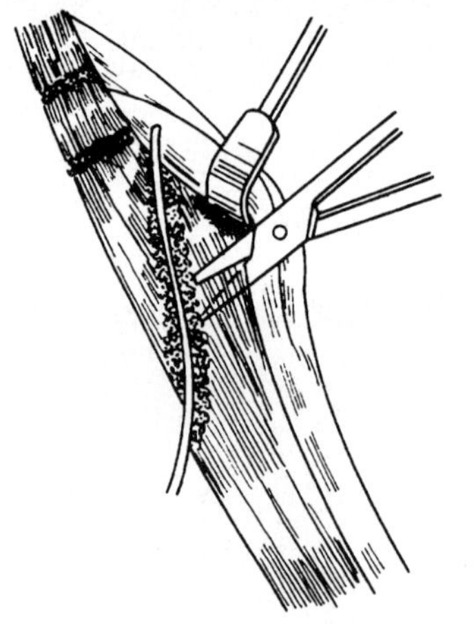

图 4-3-1-8　切断肩胛背神经浅层的中斜角肌及 C_5 神经根旁的中斜角肌起始示意图

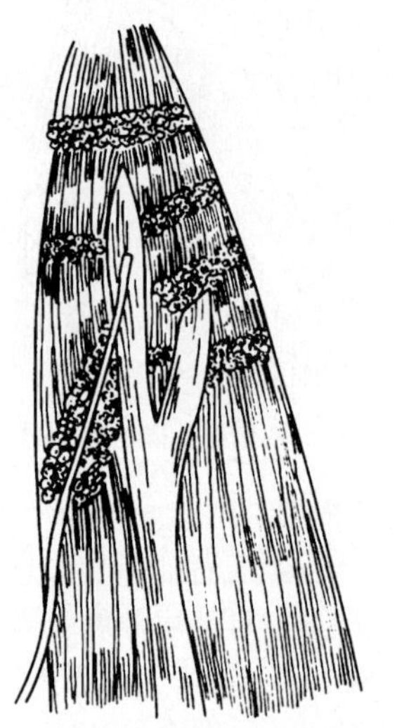

图 4-3-1-9　C_5、C_6 神经根及肩胛背神经均获松解示意图

可选择前、中斜角肌和小斜角肌切断术。术中可以发现前、中斜角肌腱性组织的比例增多、三角肌萎缩及C_5神经根变细变硬，个别病例在上干处有神经瘤形成，神经干变黄色。对C_5神经根被致密的纤维组织包绕者，可行C_5神经根松解术直至C_5椎间孔处。术中用醋酸曲安奈德5ml注入C_5~T_1神经根、上、中、下干部的神经外膜下及被切断的肌肉组织断端（术前在相同体位标记好颈部压痛点，术中发现此点正好在C_5神经根处）。术后大多数病例颈肩痛消失，感觉恢复正常，肩外展肌力、屈肘肌力也恢复正常。

（2）手术时机可选择在颈肩部疼痛最严重时，疗效一般较佳且复发率低。

七、对本病的认识

（一）诊断问题

对颈肩背部疼痛伴肩外展肌力下降、手部感觉减退、颈椎X线片示颈椎明显增生、颈椎间隙狭窄、颈椎生理弧度消失的患者，特别是对颈椎牵引有效果时，很容易诊断为颈椎病。然而本组患者前臂内侧皮肤的感觉亦有减退，作颈部痛点封闭后肌力即刻增加，这两点提示此症状不一定是颈椎病直接造成的。从而提出，此症状的产生和颈部的软组织，特别是肌肉组织和腱性组织对臂丛神经的压迫有关。局部阻滞麻醉使肌肉组织松弛后，对神经的压迫被消除，C_5神经恢复了正常的功能，从而使肩外展肌力和感觉功能恢复。因此，作者认为，这一系列的症状应诊断为胸廓出口综合征合并C_5神经卡压，或者为单纯C_5神经根卡压为妥。

（二）病因问题

臂丛神经的周围组织为何会压迫臂丛神经呢？通常的解释是：

（1）增生的颈椎压迫了支配颈部肌群的神经肌支，引起颈部肌肉痉挛。

（2）局部非细菌性炎症的刺激。

笔者认为，肌肉本身的情况及其所处位置

更可能是压迫神经的原因。笔者在手术中看到，在C_5神经根的四周并不是肌肉组织，而是前、中斜角肌起点的纤维组织，此组织常常很致密、坚韧。这两块肌肉收缩时，C_5神经首先受压。作者在50例尸体解剖中看到，前、中斜角肌的神经面常常是腱性组织，C_8、T_1神经根或下干则正好向上跨越小斜角肌的腱性部分。小斜角肌的收缩肯定将对C_8、T_1神经根或下干产生向上的压迫，造成手部麻木，手尺侧和前臂内侧皮肤感觉减退。一部分人群中，斜角肌中的腱性成分含量较多，后随着年龄的增加，活动减少，部分肌萎缩退化致腱性部分显著增多，并直接和神经相接触。或者肌肉的神经面腱性组织增多，或颈椎增生性改变使斜角肌起点部分腱性组织骨化、移位，就更容易对C_5神经根或整个臂丛神经产生压迫。

当C_5神经根受压时，起源于C_5神经根的肩胛背神经首当其冲，产生了背部不适、酸痛及从颈部向背部的沿肩胛背神经行径的压痛。继之，神经纤维主要起源于C_5的腋神经和肩胛上神经也受累造成了肩外展肌力的下降。所以，C_5神经根受压可产生颈背、背部的不适和肩外展肌力的下降以及三角肌、冈上肌、冈下肌的肌萎缩。

同样，位于C_8、T_1神经根及下干下方的小斜角肌，其腱性部分正对着神经，如腱性组织增多可加重对C_8 、T_1神经的压迫。如横突过长，则使小斜角肌的起点外移，使C_8、T_1神经和下干抬得更高，更容易产生压迫。本组病例中，13例前臂内侧及手尺侧感觉减退，显然是下干受压型胸廓出口综合征。4例整个上肢感觉减退者是全臂丛受压型胸廓出口综合征。20例沿肩胛背神经行径有压痛，且压迫背部时可引起手部发麻者是肩胛背神经卡压的表现。所以，颈肩背痛的患者同时伴有肩外展肌力下降，手尺侧麻痛，前臂内侧感觉减退，可能是由于C_5神经根和C_8、T_1神经根或下干均受到压迫所致，常常不一定是颈椎病。

（三）导致压迫的原因

导致前、中斜角肌压迫C_5神经根的原因，除了前、中斜角肌在C_5神经根部均呈现为较坚韧的腱性纤维组织，容易对臂丛神经造成压迫外，作者还注意到这类患者大多数是文职人员，以护士、会计、经理和办公室职员为多见。多数有较长时期伏案工作的经历，长期将头部和肩部固定在某个位置上，就容易使肌肉疲劳、弹性变差。骨质增生使C_5神经根四周的纤维组织进一步硬化（来自前、中斜角肌）、弹性丧失，最后压迫C_5神经根，从而产生一系列C_5神经根受压的症状。术中证实颈部的压痛点正好位于C_5神经根处。因此，在本组病例中也可说明颈部的疼痛是来自C_5神经根的受压。

（陈德松　沙　轲）

第二节　胸廓出口综合征

典型的胸廓出口综合征即下干型臂丛神经受压症，其中主要表现有手及前臂尺侧麻痛、手部肌肌肉萎缩。长期以来，大多数学者认为是由于第1肋的抬高造成臂丛神经下干受压，但绝大多数病例找不到第1肋抬高的证据，更无第1肋究竟抬高多少才可能产生臂丛神经下干受压的确切资料。更重要的是，在臂丛神经和第1肋之间还存在着一块小斜角肌。虽然半个世纪以前就有人提出这块肌肉，但不知为何一直没有引起临床学和解剖学上的重视。

研究了这块肌肉，就可以理解为什么大多数胸廓出口综合征没有第1肋抬高的X线片表现，为什么第7颈椎横突过长会引起臂丛神经下干受压，颈肋的存在也并不是颈肋直接对神经的压迫。以下为笔者的研究结果。

一、应 用 解 剖

小斜角肌与臂丛下干、C_8和T_1的关系（图4-3-2-1），当C_7横突过长时，如左边的虚线，小斜角肌起点外移，C_8、T_1和下干则要爬越得更高。如C_7横突过长，增加了TOS的发病可能。

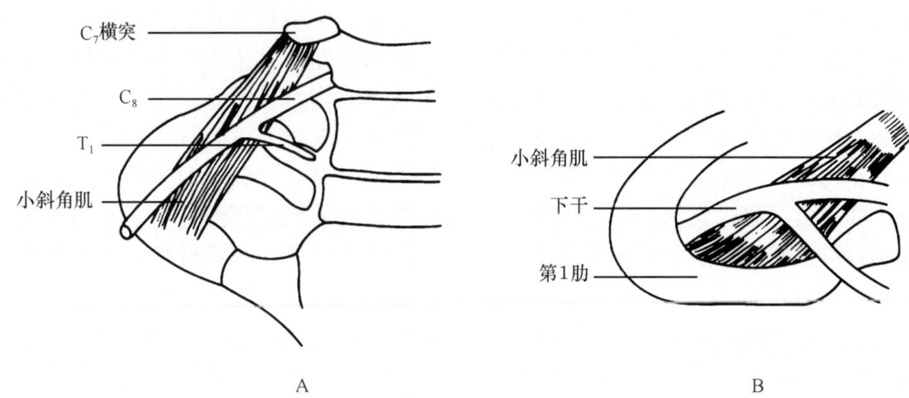

图 4-3-2-1　小斜角肌的解剖示意图

A.小斜角肌的起点和止点；B.从胸腔内观察第 1 肋、小斜角肌及下干的关系

小斜角肌起于第7颈椎横突，少数还在第6颈椎横突后结节有起点，止于第1肋内侧缘。小斜角肌和第1肋成13.2°的角度，覆盖于第1肋的后弓部，其前缘即神经面是腱性组织，十分坚硬，C_8和T_1神经根必须跨过小斜角肌的腱性部分才能进入前、中斜角肌间隙。作者发现C_8和T_1神经根在跨过小斜角肌的腱性部分处，距离第1肋尚有5~8mm的距离，而不是和第1肋直接相触。当第7颈椎横突过长时，也就是说小斜角肌的起点向外移，小斜角肌和第1肋的角度增大，C_8和T_1神经根必须跨越得更高，才能到达前、中斜角肌间隙。笔者还在24具尸体解剖中发现，4例6侧在下干跨越小斜角肌腱性前缘时存在深深的压迹。当颈肋存在时，部分小斜角肌的止点止于颈肋，使整个小斜角肌向前、向外移位，从臂丛神经的下方把整个臂丛神经推向前外侧，因此用小斜角肌与臂丛神经下干的关系，可以解释目前所知的臂丛神经下干受压的各种解剖原因。所以，小斜角肌可能是下干型胸廓出口综合征的主要原因。

在手术中由于有限的暴露，以及臂丛神经不可能完全牵拉开，所以不可能看到小斜角肌的全貌，并可能误认为是中斜角肌的一部分，甚至用手指扪及坚硬的小斜角肌腱性前缘，而误认为是第1后肋的前缘。这就是临床外科医师一直没有重视小斜角肌的原因。

二、临 床 表 现

典型的臂丛神经受压症是下干受压型，常见于中年妇女，男女之比为1∶3，20~40岁占80%以上，主要表现为患侧上肢酸痛、不适、无力、怕冷、手部麻木。体检时可发现患肢肌力稍差，手尺侧特别是前臂内侧针刺痛觉明显改变，同时还可能存在鱼际肌和小鱼际肌萎缩。特殊检查如下：

（一）肩外展试验（Wright test）

患者坐位，检查者扪及患者腕部桡动脉，慢慢使前臂旋后，外展90°~100°，屈肘90°，桡动脉搏动消失或减弱，为阳性。该项检查阳性率很高，但存在一定的假阳性。

（二）斜角肌挤压试验（Adson test）

患者坐位，检查者扪及腕部桡动脉，肩外展30°，略后伸，并令患者头颈后伸，逐渐转向患侧，桡动脉搏动如减弱或消失为阳性该检查阳性率很低，但常常有诊断价值。

（三）锁骨上叩击试验（Moslege test）

令患者头偏向健侧，叩击患侧颈部，出现手指发麻或触电样感，为阳性。

（四）锁骨上压迫试验

检查者用同侧手扪及患者的腕部桡动脉，用对侧拇指压迫锁骨上，桡动脉消失。作者曾在正常人群作过调查，90%的正常人，压迫锁骨上时桡动脉搏动亦消失。但是如果压迫点距锁骨上缘2~3cm，桡动脉搏动亦消失，说明锁骨上动脉抬高明显，较有诊断价值。

（五）Roos 试验

为活动的肩外展试验。双上肢放在肩外展试验的位置上用力握拳，再完全松开，每秒1次，45秒内就不能坚持者为阳性体征。

（六）肋锁挤压试验

站立位，双上肢伸直后伸，脚跟抬起，桡动脉搏动消失，明显减弱为阳性。

（七）电生理检查

电生理检查在胸廓出口综合征的早期无特殊价值，可能会出现F波延长。其他常无异常发现，晚期以尺神经运动传导速度在锁骨部减慢有较大的诊断价值。

三、分　　型

胸廓出口综合征还存在上干受压型，全臂丛神经根干受压型，交感神经刺激型，锁骨下动，静脉受压型，椎动脉受压型及假性心绞痛型等。这些类型都可同时存在头、颈背部痛和不适。

1. 上干受压型 即C_5、C_6神经根卡压型，前已描述。

2. 全臂丛神经根干受压型 表现为上、中、下干均有受压的临床表现，大多数患者有颈肩部疼痛、不适、手麻痛，在发病前3个月内可能有过病毒感染史、发热、全身疼痛，最后局限在患肢疼痛与不适。部分患者可能有外伤史，伤后逐渐出现上肢无力，整个上肢感觉减退。

3. 交感神经刺激型 交感神经纤维受压，除上肢有酸痛外，还常有“雷诺现象”，表现为肢体苍白、发绀、怕冷，也有患者表现为双手大量出汗。

4. 锁骨下动、静脉受压型 表现为肢体易疲劳、乏力，桡动脉搏动明显减弱，双手下垂时肢体充血，呈潮红色，甚至呈紫红色，少数患者可出现肢体水肿。

5. 椎动脉受压型 有椎动脉血供不足的症状，如偏头痛、头晕、眼涩、咽部异物感，可能同时存在颈丛卡压的症状，面部麻木，耳周皮肤感觉减退。

6. 假性心绞痛型 以心前区刺痛、左肩部不适为主要表现。目前已认识到引起心前区的刺痛是由于胸长神经受到刺激造成的，特别是起源于C_5神经根的胸长神经支，常和肩胛背神经合干，一并穿过中斜角肌的起始部腱性纤维，特别容易受压。作者在35例肩胛背神经卡压的患者中，发现4例心前区不适刺痛，在手术松解C_5神经根后症状消失。

四、治　　疗

（一）保守治疗

对早期胸廓出口综合征患者，可通过休息和适当体位来治疗，即患者应避免重体力劳动，将双上肢交叉抱于胸前，并略抬双肩的体位，有利于臂丛神经处于放松位。颈部不适显著者可给予颈部压痛明显点局部封闭。用醋酸曲安奈德2ml加0.5%布比卡因2ml封闭痛点，每周1次，连续4~6次。同时可给予神经营养药物，如维生素B_1、维生素B_6、地巴唑等药物。部分患者对颈椎牵引有较好的疗效，作者认为可能是颈椎在牵引体位时颈部肌肉放松，从而减轻了对臂丛神经的压力。

（二）手术治疗

【手术指征】

（1）凡患肢及颈部不适影响和生活者，患者也有要求，可予手术治疗。

（2）患肢肌力下降，有肌肉萎缩或上肢有

运动障碍者。

（3）手部感觉明显减退，针刺痛觉明显减退，甚至丧失者。

【手术方法】

1. 前、中、小斜角肌切断术（图4-3-2-2~图4-3-2-8）　适用于无骨性压迫因素的全部胸廓出口综合征患者，将前、中、小斜角肌切断后，臂丛神经下方、上方及两侧的压力全部减弱，甚至消除。因此，各型胸廓出口综合征患者均可用这一手术方法，该法也是治疗胸廓出口综合征使用最多的手术方法。作颈根部7~8cm横切口，即可完成手术。斜角肌过分肥大者可将其切除一部分。伴有颈肩背痛或C_5受压的患者，应同时切断前、中斜角肌在C_5、C_6旁的起点。

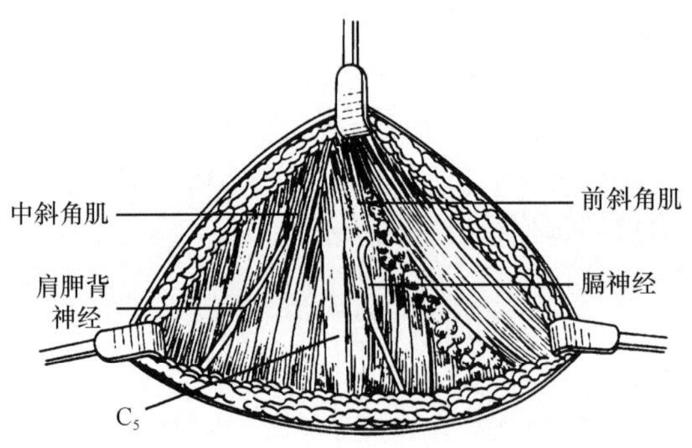

图 4-3-2-2　颈部横切口，7～8cm 长，如行肩胛背神经松解术，暴露前、中斜角肌，即可见到 C_5 神经根和上干示意图

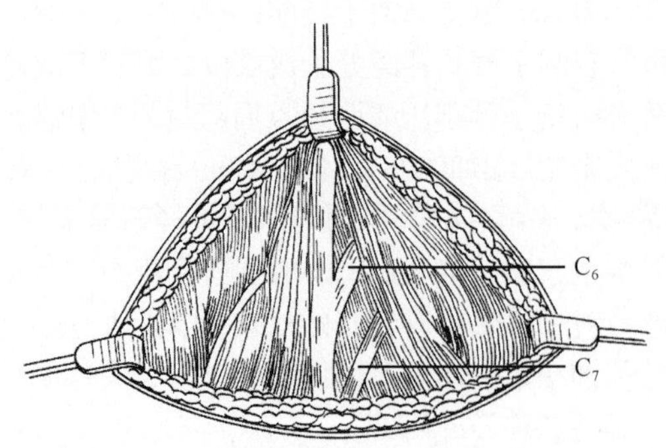

图 4-3-2-3　在上干内侧稍做分离即可见到 C_6 和 C_7 神经根示意图

2. 颈肋切除术　如颈椎X线片上有颈肋者，常常可见前、中、小斜角肌的止点或有部分止点附着其上，将前、中、小斜角肌切断后，切除颈肋。

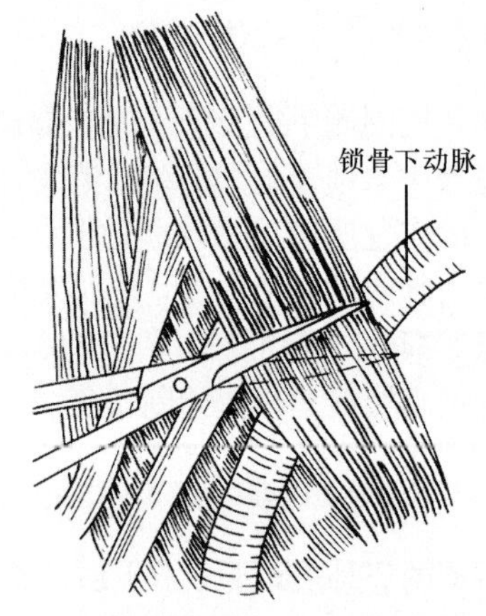

图 4-3-2-4　切断前斜角肌，如锁骨下动脉太高，则在锁骨下动脉浅层切断示意图

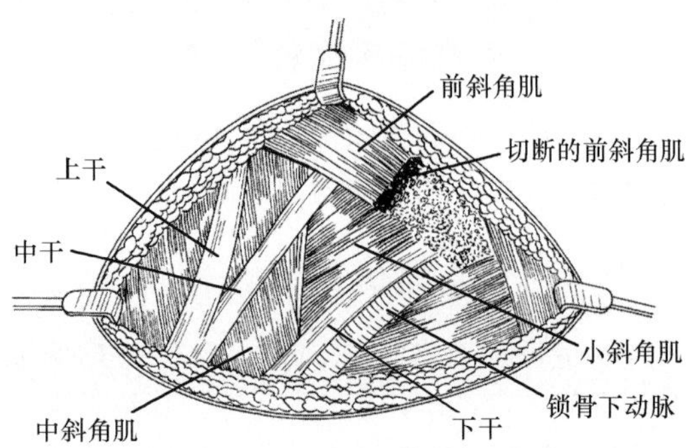

图 4-3-2-5　尽可能近止点切断前斜角肌，此时很容易解剖出 C_7 神经根，并可见到锁骨下动脉及下干示意图

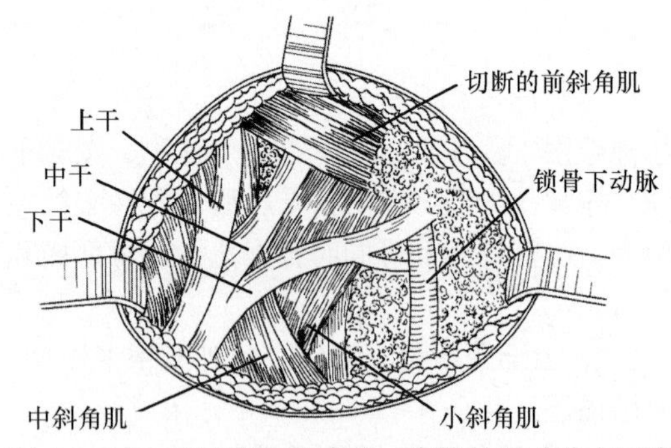

图 4-3-2-6　将下干向上牵拉，将锁骨下动脉向下牵开，可见到小斜角肌的前缘，为腱性组织，十分坚挺

3. 第7颈椎横突切除术　如X线片见有第7颈椎横突长于第1胸椎横突，应将之切除部分。近年来，作者发现过长的第7颈椎横突产生胸廓出口综合征的原因是附着在横突后下方的腱性部分，特别是小斜角肌的肌起点随着

横突的向外沿伸而外移，从臂丛神经的后下方对臂丛神经产生压迫。骨性本身对神经并无影响。切断肌肉起点，游离第7颈椎横突已消除了对神经的压迫。过长的第7颈椎横突本身并不直接压迫神经，而切除后难免要产生创面渗血，造成术后对神经根的刺激。因此，对术中未发现臂丛神经被过长的C_7横突顶压时，可不予切除。

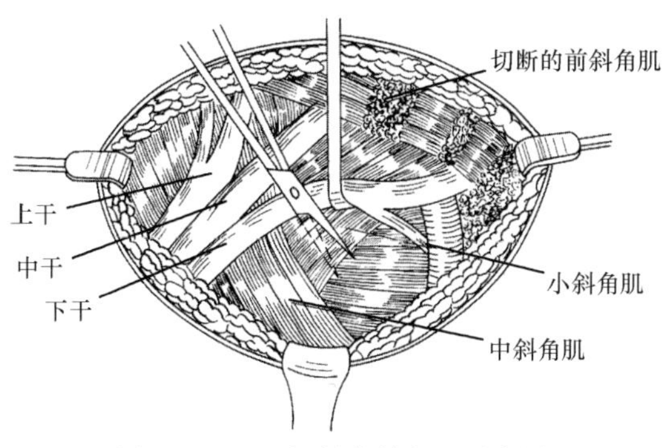

图 4-3-2-7　切断小斜角肌示意图

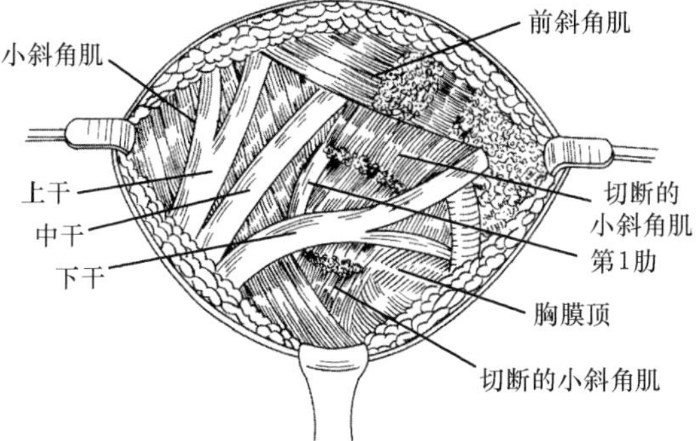

图 4-3-2-8　切断小斜角肌后，下干松弛，完全松解示意图

4. 第1肋切除术　因经颈部切除第1肋前均应先切断前、中斜角肌的止点，然后在骨膜下切除第1肋，因此对无明显骨性压迫及无明显斜角肌异常和无异常束带压迫臂丛神经者可采用该法。Roos很早就开始经腋路切除第1肋治疗胸廓出口综合征，且至今仍在临床上一直选用。这是因为切除了第1肋，前、中、小斜角肌均失去了止点，自下而上对臂丛神经的压力完全解除，效果较好。经颈部横切口，也可切除第1肋，但颈部的瘢痕常不愿被女性患者所接受。

【手术并发症】

1. 臂丛神经损伤　在作颈部切口、切断中斜角肌时，术中需将臂丛神经拉向内侧，如用力不当可能损伤臂丛神经上干，术后肩外展、屈肘功能障碍。作者曾遇到2例，均经保守治疗2~3个月后治愈。

2. 气胸　在切断下干下方的束带时很容易分破胸腔顶部胸膜。特别是切断Sibson筋膜时，更容易将皱叠的胸膜剪破，如术中发现胸膜剪破应将之修补，并立即抽气；如漏气较多，或怀疑损伤脏层胸膜，应作胸腔引流。作者前后共遇到6例，4例作抽气治疗，2例作胸腔引流均完全恢复。

3. 乳糜漏及淋巴积液　左侧胸廓出口综合征有并发乳糜漏的可能，造成乳糜液聚集在伤口内。不一定要直接损伤胸导管，损伤开口于胸导管的小淋巴管，也可能造成乳糜积液。作者遇到2例乳糜漏，1例因误伤扎了胸导管，造成被切断的胸导管分支向伤口漏乳糜，作胸导管颈外静脉套叠吻合而愈，另1例因进入胸导管的淋巴管被切断后未结扎造成的乳糜漏，结扎了该分支而愈。笔者近10年中还曾遇到5例伤口内少量的乳糜积液5~8ml，均经穿刺而愈。因颈部淋巴管丰富，切开颈外三角的脂肪垫时有很多淋巴管和淋巴结被切开，如结扎、烧灼不彻底易造成淋巴液漏，作者曾遇4例淋巴积液的患者，3例经穿刺治愈，但时间很长，历时3~4个月，1例作手术烧灼而愈。

4. 血肿　胸廓出口综合征术后如并发血肿危害很大，是造成症状复发甚至加重的主要原因。因伤口内血肿总是包绕被解剖的神经根干部，一旦机化将对整个臂丛神经产生新的压迫，症状可能比术前还要严重。颈部手术中，外科医师都很注意止血，问题往往不在关闭伤口前，而在关闭伤口时。因外科医师在关闭伤口前均会一遍遍检查伤口的每个角落、仔细止血，但在关闭伤口时常常不那么细致。颈部血管丰富，缝针不小心穿透血管，特别是缝脂肪垫的最后几针，里边刺破血管出血还不知道。因此，在缝合颈部脂肪垫时不要大块缝合，也不要缝得太密。要看清每一个进针和出针。应常规放置引流条，笔者曾遇到2例术后伤口并发血肿的患者，虽作了及时处理，但术后后期症状几乎无明显改善。

【手术结果】 胸廓出口综合征的手术效果不很理想，优良率仅占70%~80%，虽然绝大多数患者术后有不同程度的症状改善，但约40%的患者术后还需要不同程度地作一些辅助治疗，如理疗、局部封闭等，术前均应向患者讲清楚。术后几乎每个患者立即感到患肢轻松舒适，肌力增大，感觉灵敏，3~4天后症状又重新出现，甚至较术前为重，3~4周后症状又逐渐消失。因此，作者后来常规对术后的患者给予地塞米松10mg静脉滴注7~10天，后期症状复发明显减轻，时间也缩短。手术时机应选择在患者症状最为严重、最难以忍受的时期，此时手术效果最佳。

五、对本病的认识

臂丛神经在其行径任何部位受压，均可造成臂丛神经卡压综合征。Rob Standeven（1958）把臂丛和锁骨下动、静脉在胸廓出口处受压所致的症状称为胸廓出口综合征。以往认为对臂丛神经可能产生的压迫因素有：第1肋骨，前、中斜角肌，锁骨，胸小肌间隙。这些是造成胸廓出口综合征的主要病因，其中以斜角肌病变所致占第1位。近年来，对异常束带在胸廓出口综合征中的临床意义引起了大家的重视。从最近的文献看来，多数作者认为，异常的纤维束带是引起胸廓出口综合征最为主要的病因。Kirgis在1948年提出小斜角肌存在于60%~70%的人群中，并可造成臂丛神经血管受压症。Pang和Wessel将这些异常束带总结为5种基本类型。Roos在这方面作了全面的观察，他发现98%的患者存在纤维束带，并将这些异常束带分为9类，提出臂丛神经血管受压症的患者常有异常的纤维肌肉束带位于臂丛神经与锁骨下血管之间，造成类似骨枷的剪力作用，引起臂丛神经血管受压症，其所起的作用与第1肋相似。而小斜角肌是其中之一。笔者的研究进一步证实了上述观点，并有了新的发现。

（一）小斜角肌的出现率及其形态特点

小斜角肌起于C_7横突前缘，止于第1肋内侧缘前、中斜角肌之间，锁骨下动脉沟后方，部分止于胸膜顶。小斜角肌出现率较高，文献报道出现率都在60%~70%，而作者的解剖学研究出现率为87.5%。Roos在其98%的患者中发现有异常束带的存在，他所描述的9种类型纤维束带中，有两型为小斜角肌；另外，起于第7颈椎横突，止于第1肋前、中斜角肌止点之间的有3型，而这5型他认为是最为常见的。Roos的这些研究都是在手术中的观察，经腋部切口是不可能看得清楚的。作者认为，这5型的纤维束带实际上均为小斜角肌。根据解剖学教材描述，这5型均符合小斜角肌的解剖学特点。这与作者的临床观察也基本相符。

（二）小斜角肌与臂丛的关系

小斜角肌与臂丛神经特别是下干关系极为密切，是引起臂丛神经血管受压症的原因之一。作者经研究发现，小斜角肌止于第1肋骨内侧缘前、中斜角肌止点之间，臂丛神经下干从第1肋的后下方向前上方跨过第1肋时，由于小斜角肌的存在，增加了其跨过的高度[小斜角肌止点处厚度（5.1±1.4）mm]；而且由于小斜角肌的存在，使斜角肌三角的底增高，缩小了斜角肌三角的间隙，连同前、中斜角肌一起，对臂丛下干造成上、下两方面的拱抬及挤压作用，导致臂丛神经血管受压症。此外，臂丛神经下干跨过第1肋骨直接接触的是小斜角肌而非第1肋骨，小斜角肌的神经面为坚硬的腱性组织组成，呈现为锐性边缘，与臂丛神经下干以腱性成分粘在一起，也可因慢性的摩擦而组成臂丛神经下干的损伤。因此，小斜角肌的存在是臂丛神经下干受压的最主要因素。

（三）小斜角肌与第1肋的关系

小斜角肌均止于第1肋内侧缘，锁骨下动脉沟后方，前、中斜角肌止点之间，呈现为一狭长而尖锐的边缘，其位置隐蔽，难以发现，加上重视不够，术中常被忽视。即使发现，也常被误认为第1肋后缘或附着于第1肋的其他软组织或异常组织。由于该肌的存在，如第1肋抬高，更可导致肋锁间隙更加狭窄，从臂丛神经下干下方向上托起下干，同时，小斜角肌内侧缘与第1肋骨侧缘相距（8.0±2.4）mm，臂丛神经下干跨过第1肋骨是与小斜角肌接触，而不与第1肋骨直接接触。临床上第1肋切除术受到多数作者的选择，并取得了较好的疗效，是因为该手术由于切除了第1肋而彻底解除了位于第1肋上的所有结构，包括小斜角肌在内，故松解臂丛神经周围组织最为彻底。近年来，由于呈现了较高的复发率，第1肋切除术没有以前采用得那么广泛，特别是前、中斜角肌的起始对C_5、C_6的压迫不能解除，颈肩痛的问题不能完全解决。所以，笔者认为切断前、中斜角肌的起点，治疗胸廓出口综合征更为合理。

（四）临床意义

胸廓出口综合征的手术方式主要有前斜角肌切断术，前、中斜角肌切断术，第1肋切除术，颈肋切除术，胸小肌切除术，甚至还有锁骨切除术。其中第1肋切除术仍是目前使用最广，被认为疗效最佳的手术。由于切除了第1肋而彻底去除了对臂丛神经的压迫，对无明显骨性因素者，采用前、中斜角肌切断术也有一定的疗效，但由于未能切断中斜角肌后下方坚硬的小斜角肌，从而未能彻底解除小斜角肌对臂丛神经的挤压作用，造成部分病例疗效欠佳。Roos等认为，位于第1肋与C_6、C_7横突间，前、中斜角肌当中的异常束带，多数就是小斜角肌，如在切断前、中斜角肌的同时，在止点处切断小斜角肌，可取得彻底的减压作用。最近，作者为16例患者经切断前、中斜角肌及小斜角肌后，症状基本消失，说明了对于下干型胸廓出口综合征患者切断小斜角肌的重要性。

因此，了解了颈神经根与前、中、小斜角肌及颈旁的一些小肌肉的关系后，就不难理解临床上常见的颈肩疼痛合并颈肩部的感觉改变、部分肌力减退的原因。临床上常可见到C_3、C_4、C_5神经根同时受压或C_4、C_5、C_6神经根同时受压，甚至可能发现颈全部神经根及上胸部的神经根同时受压，至今笔者已遇2例，患者从一侧头皮顶，耳周、颈部、肩部直到手部，包括上臂内侧（T_2神经支配区）针刺痛觉减退，整个上肢肌力减退。在颈外侧，压痛最明显处，用0.5%布比卡因3ml、加曲安奈德3ml局部封闭后，大部分症状和体征消失。术中，切断前、中、小斜角肌，作C_6、C_5、C_4及C_3神经根直至椎间孔旁的神经松解，症状完全消失。1例至今已随访两年，未复发。因此，笔者认为颈部神经根受压的大部分患者，其病因主要是有椎管外的腱性纤维组织压迫神经根，也就是病变在椎孔外。应该引起临床医师高度重视的是，颈部神经根卡压的患者可同时存在颈椎病，而颈椎病患者（包括脊髓受压型颈椎病）也可同时存在颈神经根卡压。在诊断颈肩疼痛时要仔细检查、全面考虑，特别是手术前；如能全面考虑，手术中从一个切口就可以解除椎管内外的病因，就大大提高了手术效果，减少手术后患者仍诉颈部疼痛不适的并发症。

六、胸廓出口综合征手术效果不佳的原因分析

（一）手术指征及时机的掌握

作者认为大部分胸廓出口综合征的患者可能是人生过程中的“阶段性”疾病，时好、时差，过一段时间（或长或短）慢性症状逐渐改善，甚至消失。如张云岐观察其所在医院的两名女职工，保守治疗5~6年，正常工作，仅有颈肋而无需手术。作者所在单位的一位手术室护士，30年前就诊断为胸廓出口综合征，上班至今而从未手术。另一位患者左侧有一大的颈肋，虽然左侧上肢力量明显较右侧为小，感

觉明显减退，且左侧肢体较右侧上肢稍细小，但5~6年来也一直正常上班，时有颈肩痛、手麻痛发作，作封闭和休息1~2周后就好转，至今不愿手术治疗，但能一直坚持到何年何日不得而知。对胸廓出口综合征的患者并不是一经确诊立即手术。可以先作保守治疗，随访病情的发展，如出现了感觉障碍的加重或有肌肉的萎缩，则应告诉患者应该手术治疗，如症状加重影响生活和工作，也有手术指征。

最好的情况是患者症状严重，自己要求手术治疗，而且应把手术安排在症状最严重期，不要在缓解期手术，更不能在无症状期手术。须知，手术带来的轻松和手术带来的症状加重，将产生不同的结果。作者收集到14例术后仍有较重症状的患者，有11例手术不是在症状最严重期进行的，其中6例是住院后休息了几天，症状显著好转后才手术。作者还观察到患者的临床症状不与手术中的发现成正比，也就是颈肩和患肢的疼痛不适十分严重而术中发现的神经问题并不十分严重，仅仅看到无具体标准的斜角肌肥大和结缔组织增生。而有些患者症状并不严重，手术时可能发现下干有明显的压迹，臂丛神经根干部变硬。这可能与患者的耐受能力和重视程度有关。个人的耐受能力差别很大，痛阈不同，对相同刺激反应就不一样。还有一些患者可能为了引起医生的重视将症状说得重一些，并稍有些神经质，而医生又检查不出阳性体征，很易将这些患者归纳到神经官能症一类的疾病中。

众所周知，顾玉东设计的健侧C_7神经根移位术后，健侧上肢可能无任何运动和感觉障碍，说明单根神经单个部位损伤可不产生任何症状。这也告诉我们为什么的损伤和症状不成正比，为什么EMG对胸廓出口综合征的诊断价值不大。

（二）患者的心理准备

虽然臂丛神经有完善的代偿能力，外科医师仍然要时时考虑到手术损伤对臂丛神经带来的刺激，可能产生的后果大于疾病本身对神经的刺激。上述14例术后仍有明显症状的患者曾向我们陈述：“手术前，医师对我讲：你这个病手术后就好了，问题已经很清楚，不手术是不解决问题的，我做的手术还没有出现过问题呢……。”当然这些不一定是手术医师的原话，但作为手术医师不可以把话说得没有余地，应婉转一些，把并发症介绍得更清楚一些，如术后3~7天可能症状会有反复甚至更为严重，需2~3周才能逐渐好转。又如术后瘢痕压迫可能出现症状，可能还会加重，可能还要做相当一段时间的保守治疗等。让患者在术前有充分的思想准备和选择，之后再决定是先手术治疗还是先保守治疗，这样不仅更为合理和符合客观情况，而且也避免了术后纠纷。

（三）手术本身的原因

【术后血肿的形成】 颈部手术是十分精确的手术，必须十分当心，仔细止血，充分引流，一旦发生血肿，应毫不犹豫地立即手术清除血肿，再次止血。须知，一旦出血，被游离过的臂丛神经根、干部将被积血包裹，不充分清除，机化后必然会压迫神经产生更严重的症状。如前所述的14例患者中有2例发生。

【乳糜漏】 笔者先后在临床上发现6例TOS术后发生乳糜漏的患者，有2例术后早期发现及时手术，1例作胸导管-颈外静脉吻合，1例作胸导管分支结扎，其余4例均于术后月余，因伤口下积液穿刺而发现。立即手术的2例没有留下后遗症，而4例后来发现的病例，均是从外院转来的病例，虽经反复穿刺治愈了乳糜积液，但遗留的颈部不适、手麻痛的症状持续了很长时间，其中3例1年后逐渐好转，1例一直疼痛不适，在门诊作多次局部封闭治疗，至今3年余仍未好转。

由于禁食，乳糜漏成了无色透明的液体，缓缓向伤口渗出，因此不容易被医师及时发现。手术医师对绛红和紫红的出血是十分重视的，颈部手术闭合伤口前，还要在伤口内灌满清水并仔细观察有无出血迹象，而就在这时无色的淋巴液就更难发现了。解决的办法是用电刀手术，切开的颈外三角脂肪垫一定要电凝彻底，电刀不要走得太快，一些大的淋巴结附近该结扎的还要结扎，关闭伤口前仔细止血后，再仔细观察有无清亮的液体向外渗。

【过分的神经松解】 TOS手术都是切断前、中、小斜角肌，以及前、中斜角肌在C_4、C_5的腱性起点，并不需要作全面的臂丛神经松解术。过分的松解必然会带来结缔组织过度的增生，有时增生的结缔组织对神经的压迫比前、中斜角肌得更甚，造成比术前症状更严重的后果。目前作者对臂丛神经基本不作松解术。即使有神经瘤出现或神经干变硬，出现神经干的压迫，也仅作神经的外膜切开松解，然后再予未切开外膜的一侧外膜下注射醋酸曲安奈德。

【臂丛神经旁的软组织松解不彻底】 这是指颈肩痛患者，没有常规切断C_4、C_5神经根旁的前、中斜角肌的腱性部分，而造成术后颈肩痛没有解决，甚至造成颈肩痛加剧。笔者随访了4年前手术的45例TOS患者，当时没有考虑TOS与颈肩痛的关系，未作在C_4~C_6神经根旁的前、中斜角肌起点的切断，其中37例手术后19例颈肩痛的仍然存在且还有7例加重，其中2例再次手术，术中切断前、中斜角肌的起点在C_4~C_6旁的组织，解决颈肩部的疼痛。

不少患者认为手麻、肌肉萎缩属于手外科的疾病范畴，而颈肩痛患者是骨科的疾病范畴，不愿将颈肩痛的情况告诉手外科的医师，医生也没有询问；即使医师知道了，也认为是骨科疾病，与本病无关，从而失去了在同一切口同一时间可以解决问题的机会。因此笔者认为，在为TOS患者手术前要全面检查，要从C_1神经根检查到T_2神经根，对患者要有充分的认识和估计，这样才能取得较好的结果。

【未切断小斜角肌】 通过近3年的临床与解剖学研究，笔者认识到小斜角肌是从臂丛神经下方向上顶压臂丛下干的主要原因，以往没有重视小斜角肌的作用。在切断前、中斜角肌后，没有进一步切断小斜角肌，而造成下干型TOS的术后复发。笔者已为3例这样复发的患者作了第二次手术。术中明显见到臂丛神经除了上次手术造成的其周围结缔组织增生外，还看到臂丛下干跨越小斜角肌处，明显存在一压迹，局部神经干变硬。切断小斜角肌后，压迫处很快充血水肿，作切开神经外膜的松解术，并予外膜下注入曲安奈德，术后均解除了症状。

在正常人群中，小斜角肌的存在率在90%以上。作者在60余例的尸体解剖上没有发现1例存在异常束带。而文献上报道的异常束带，特别是经腋路发现的异常束带，其起、止点正好是小斜角肌的起、止点，实质上是小斜角肌的前缘腱性部分。从腋窝看小斜角肌，正好是小斜角肌的侧面，其腱性组织在最浅层，特别容易误认为是异常腱性束带。而从颈部切口观看小斜角肌，其浅层有臂丛神经将之覆盖。从C_7和下干之间观察小斜角肌，也不能看清其全貌。如没有对小斜角肌的认识，也很容易误认为是异常束带。

因此，强调术中切断小斜角肌是必需的，也是十分重要的。

（陈德松　沙　轲）

第三节　小儿胸廓出口综合征

小儿胸廓出口综合征的患者十分少见，但作者在近年来曾收治多例4~9岁的小儿TOS患者，其均以一侧肢体不适、疼痛、力量差为主要临床表现，如仔细检查还可发现患肢较健侧肢体细小、感觉迟钝。该病主要应与轻度产瘫相鉴别，详细地询问病史和电生理检查可以将两者区别开。小儿TOS一旦确诊，应及早手术，否则可能影响患肢的生长发育。

一、一般症状

以女性小儿多见，男女之比为1∶30，年龄分布在4~9岁（男孩）。大多由家长发现患儿发病，主要是患肢不适、无力及疼痛，常半夜啼哭，一夜仅能睡3~4小时。学龄儿童则主诉写字无力，连续写字超过30分钟时，则感到上肢明显不适。

二、体 格 检 查

患儿体检时都能合作，患肢均显得较对侧细小，但长度未查到差别。70%患儿整个上肢，包括上臂内侧，痛觉均减退（一般用磨圆后的回形针检查感觉）。30%的患儿针刺手部和前臂内侧痛觉减退，全部患儿肩部呈外展状，屈肘和握拳力量均较对侧差，颈椎X线片均未见到异常。按压锁骨上桡动脉搏动均消失，40%病例Weight 试验阳性，Adson试验仅个别呈阳性。

三、手 术 方 法

大部分病例需行手术治疗。在全麻下，肩下垫枕，头转向对侧，术中发现前、中斜角肌均较紧张、肥厚，在锁骨下动脉水平均予切断，C_5、C_6神经根旁的前、中斜角肌起始纤维亦予切除部分。术中见到全部患儿臂丛神经外膜均有不同程度的增生。其中1/3病例在前、中斜角肌表面有白色、质地较韧的结缔组织，病理检查为增生的胶原组织和纤维组织。以疼痛为主的患儿在手术时发现C_5~T_1神经根及上、中、下干均被增厚的结缔组织包裹，摸上去很硬，切开包绕的结缔组织后，其神经干质地较好。90%病例术中均是下干或C_8、T_1 神经根在跨越小斜角肌处有一明显的跨越弧，此处的小斜角肌均为腱性或腱膜性组织。对双侧病例，可以在严重一侧获得疗效后再对另一侧施术。

术后每日用地塞米松5mg静脉滴注，并给予维生素B_6、维生素B_1各10mg，每日3次口服。

此外，术后应指导家长每日迫使患儿作患肢的上举、屈肘和抓玩具的训练，将健肢和身体缚在一起，作主要活动患侧上肢的游戏。

四、对本病的认识

【病因】 目前不少学者认为，前、中、小斜角肌是产生中年妇女TOS的主要原因，而在儿童，这些肌肉都很娇嫩，是不是也可能压迫臂丛神经呢？作者在手术中看到绝大多数患儿臂丛神经外膜不同程度的增生，前、中斜角肌还存在一层白色结缔组织。这些可能与感染炎性变有关，在颈后三角的脂肪垫中存在着大量的淋巴管和淋巴结，儿童难免发生上呼吸道感染和咽部感染，感染引起颈部的淋巴管与淋巴结炎，反复的炎症造成臂丛神经周围软组织的结缔组织增生，炎症刺激又使前、中、小斜角肌痉挛，从而使臂丛神经受到挤压，产生疼痛不适和患肢无力。实质上，上呼吸道炎症是臂丛神经外膜及其周围结缔组织增生的原因，也是刺激前、中、小斜角肌痉挛的原因。

【诊断】 笔者均详细询问患儿的父母，其孩子在生时的情况，包括体重、胎位、出生的先露部位、有无难产，特别是有无患肢在出生后即活动少，或有部分障碍，以后再逐渐好转的过程。这主要是为了和轻度产瘫，即臂丛神经轻度损伤相鉴别。在成人、TOS的主要临床表现是颈肩部不适、手麻痛、患侧肢体无力，检查时可以发现手部及前臂内侧针刺感觉改变，肩、肘、手部肌力下降。小儿应该有如上相同表现，但孩子诉述不清，可能只诉疼痛和不舒服，只有在很合作的情况下才能作感觉和肌力的检查。特殊检查如肩外展试验（Wright test），斜角肌试验（Adson test）可能有助于诊断，但两者的阳性（脉搏减弱）率分别为30%和10%，而锁骨上按压试验的阳性率高达90%。由于前臂内侧感觉改变、手细小，或整个上肢感觉改变、肌力减退，所以病变大多可能在臂丛水平，从而诊断为TOS。

【治疗】 作者认为手术治疗是彻底解决病因的治疗方法，当然还必须包括术后的积极康复和患肢的力量训练，因为小儿在不断的生长，臂丛神经一旦受压，将影响到患肢的生长和发育，及早解除压迫是很重要的。作者见到的患儿，患肢都有不同程度的变细。且其肌力可能下降，对此种病例应及早施术，如长大成人再施术必然影响疗效。

【结论】 小儿TOS 可能与感染及颈部炎

症有关。炎症物质刺激前、中、小斜角肌，造成这些肌肉的痉挛及肌肉旁的结缔组织增生而压迫臂丛神经，因此，及早松解臂丛神经周围组织和术后积极的康复是十分重要的。

（陈德松　沙　轲）

参 考 文 献

顾玉东. 2011. 胸廓出口综合征的分型、分度及功能评定标准. 中华手外科杂志,27(3):129

林浩东,陈德松,顾玉东.2007. 胸廓出口综合征术后并发症临床分析. 中国矫形外科杂志,15(23):1795-1797

Abdul-Jabar Hani,Rashid Abbas,Lam Francis. 2009. Thoracic outlet syndrome. Orthopaedics and Trauma,23(1):69-73

Aralasmak A,Cevikol C,Karaali K,et al. 2012. MRI findings in thoracic outlet syndrome. Skeletal Radiol,41(11):1365-1374

Bamford RF,Holt PJ,Hinchliffe RJ,et al. 2012. Modernizing the treatment of venous thoracic outlet syndrome. Vascular, 20(3):138-144

Birkeland P,Stiasny J. 2012. Surgical treatment of thoracic outlet syndrome. Ugeskr Laeger, 174(25):1746-1747

Braun RM,Rechnic M,Shah KN. 2012. Pulse oximetry measurements in the evaluation of patients with possible thoracic outlet syndrome. J Hand Surg Am, 37(12):2564-2569

Caputo FJ,Wittenberg AM,Vemuri C,et al. 2013. Supraclavicular decompression for neurogenic thoracic outlet syndrome in adolescent and adult populations. J Vasc Surg, 57(1):149-157

Chan YC,Gelabert HA. 2013. High-definition video-assisted transaxillary first rib resection for thoracic outlet syndrome. J Vasc Surg, 57(4):1155-1158

Chang K,Graf E,Davis K,et al. 2011. Spectrum of thoracic outlet syndrome presentation in adolescents. Arch Surg,146 (12): 1383-1387

Chang KZ,Likes K,Davis K,2013. The significance of cervical ribs in thoracic outlet syndrome. J Vasc Surg, 57(3):771-775

Christo PJ,McGreevy K. 2011. Updated perspectives on neurogenic thoracic outlet syndrome. Curr Pain Headache Rep, 15(1):14-21

Dahlstrom KA,Olinger AB. 2012. Descriptive anatomy of the interscalene triangle and the costoclavicular space and their relationship to thoracic outlet syndrome:a study of 60 cadavers. J Manipulative Physiol Ther, 35(5):396-401

Deane L,Giele H,Johnson K. 2012. Thoracic outlet syndrome. BMJ, 345:e7373

Dubuisson A,Lamotte C,Foidart-Dessalle M,et al. 2012. Post-traumatic thoracic outlet syndrome. Acta Neurochir (Wien), 154(3):517-526

Ferrante MA. 2012. The thoracic outlet syndromes. Muscle Nerve,45(6):780-795

Foley JM,Finlayson H,Travlos A. 2012. A review of thoracic outlet syndrome and the possible role of botulinum toxin in the treatment of this syndrome. Toxins (Basel), 4(11):1223-1235

Hooper TL,Denton J,McGalliard MK,et al. 2010. Thoracic outlet syndrome:a controversial clinical condition. Part 2:non-surgical and surgical management. J Man Manip Ther, 18(3): 132-138

Illig KA. 2011. Thoracic outlet syndrome in adolescents is real:comment on “Spectrum of thoracic outlet syndrome presentation in adolescents”. Arch Surg, 146(12):1388

Khashram M,Dharmaraj RB,Ramanathan A,et al. 2011. Medical image. Unusual case of thoracic outlet syndrome. N Z Med J, 124(1330):78-80

L Grier ,Arthur ,Steven, et al. 2008. Pediatric Thoracic Outlet Syndrome:A Disorder With Serious Vascular Complications. Journal of Pediatric Surgey ,43(6):1089-1094

Laulan J,Fouquet B,Rodaix C, et al. 2011. Thoracic outlet syndrome:definition,aetiological factors,diagnosis,management and occupational impact. J Occup Rehabil, 21(3): 366-373

Le EN,Freischlag JA,Christo PJ. 2010. Thoracic outlet syndrome secondary to localized scleroderma treated with botulinum toxin injection. Arthritis Care Res (Hoboken), 62(3):430-433

Marty FL,Corcia P,Alexandre J,et al. 2012. True neurological thoracic outlet syndrome. A series of 30 consecutive cases with amyotrophy. Chir Main, 31(5):244-249

Matur Z,Dikici F,Salmaslioglu A,et al. 2013. Teaching NeuroImages:Swollen T1 nerve root in neurogenic thoracic outlet syndrome. Neurology, 80(23):e247

Mizouni H,Kaouel K,Fourati M,et al. 2012. Thoracic outlet syndrome and multidetector computer tomography. Tunis Med, 90(11):831-823

Olinger A,Borman W,Benninger B. 2012. A possible relationship between reliability of thoracic outlet syndrome diagnostic testing and the position of the axillary artery. Surg Radiol Anat, 34(6):499-507

Ozçakar L,Güney MS,Ozdağ F. 2010. A sledgehammer on the brachial plexus:thoracic outlet syndrome,subclavius posticus muscle,and traction in aggregate. Arch Phys Med Rehabil, 91(4):656-658

Ozgnenel L,Akyüz G,Ozgnenel B,et al. 2012. Provocative F wave in the diagnosis of nonspecific neurogenic-type thoracic outlet syndrome. Am J Phys Med Rehabil, 91(4):316-320

Ozoa G,Alves D,Fish DE. 2011. Thoracic outlet syndrome. Phys Med Rehabil Clin N Am, 22(3):473-483

Ried M,Diez C,Wiebe K,et al. 2010. Progredient neurogenic and vascular thoracic outlet syndrome due to bilateral cervical ribs. Ann Thorac Surg, 89(3):988

Rochlin DH,Gilson MM,Likes KC,et al. 2013. Quality-of-life scores in neurogenic thoracic outlet syndrome patients undergoing first rib resection and scalenectomy. J Vasc Surg, 57(2):436-443

Schroeder S,Cannizzaro E,Kellenberger C J,et al. 2012. A 12-year -old girl with absent radial pulse:arterial thoracic outlet syndrome with subclavian artery aneurysm and thrombosis of the brachial artery. European journal of pediatrics,171(11): 1707-1709

Tekaya R,Neji O,Mahfoudhi M,et al. 2011. Thoracic outlet syndrome. Tunis Med, 89(11):809-813

Terao T,Ishii T,Kawamura D,et al. 2012. Diagnosis of patients with thoracic outlet syndrome (TOS)using physiological measures of the medial antebrachial cutaneous nerve. No Shinkei Geka, 40(8):685-694

Terzis JK,Kokkalis ZT. 2010. Supraclavicular approach for thoracic outlet syndrome. Hand (N Y), 5(3):326-337

Thompson RW. 2012. Challenges in the treatment of thoracic outlet syndrome. Tex Heart Inst J, 39(6):842-843

Vogelin E,haldemann L, Constantinescu MA, et al. 2010. Long-term

Outcome Analysis of the Supraclavicular Surgical Release for the Treatment of Thoracic Outlet Syndrome. Neurosurgery, 66 (6):1085-1091

第五篇　其他骨关节及腱鞘滑囊疾病

第一章　腱　鞘　炎

第一节　腱鞘炎概述

腱鞘炎是指腱鞘因机械性摩擦而引起的慢性无菌性炎症改变。腱鞘炎是骨科常见病，多见于手工劳动者，特别是用手指反复做伸、屈、捏、握操作的人，易患此病，一般女性多于男性。

肌腱为条索状没有弹力的组织，依靠肌肉收缩和肌腱牵引，实现关节的活动。肌腱经过关节或骨隆起处时易产生摩擦，在这些部位都有腱鞘起到保护作用。腱鞘是肌腱辅助装置的一种，是肌腱周围的结缔组织为适应肌腱的滑动而分化形成的包围肌腱的双层套管状结构，多见于腕、踝、指、趾等腱长且活动多的部位。腱鞘分为2层，外侧为纤维性腱鞘，由深筋膜的横、斜行纤维增厚而成，附着于骨及关节囊，对肌腱起约束、支持、滑车和增强拉力的作用。内层为滑膜性腱鞘，位于纤维性腱鞘内。滑膜鞘又分脏、壁两层，壁层衬于腱纤维鞘内面，在骨面形成折叠的部分称为腱系膜，包绕在肌腱表面的一层即为脏层。脏壁层滑膜两端封闭为盲腔，其间含有少量滑液，起着润滑和保持肌腱活动度的作用（图5-1-1-1）。

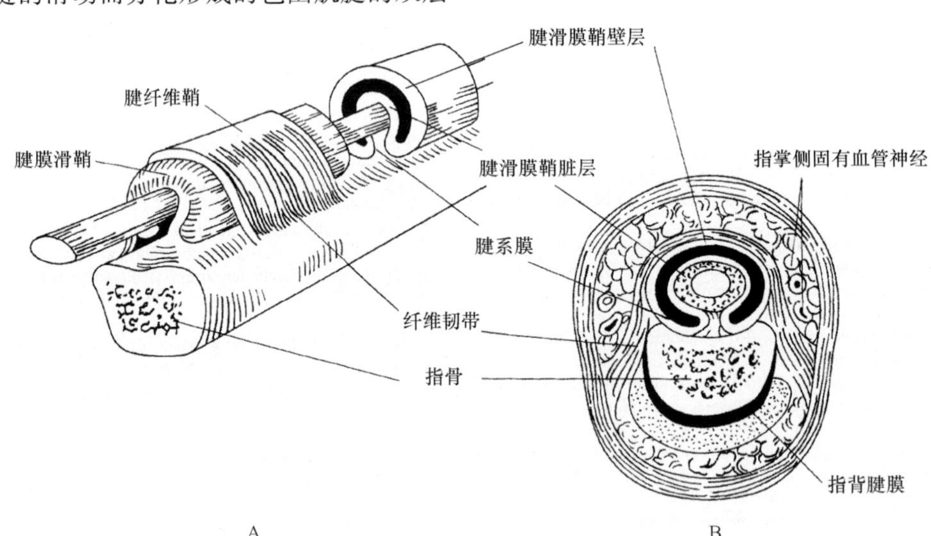

图 5-1-1-1　腱鞘结构示意图

A.剖面观；B.横切面观

日常生活和工作中，由于频繁活动引起肌腱与腱鞘间的过度摩擦，加之某些部位有骨性隆起或肌腱走行方向发生改变形成角度，就更加大了肌腱和腱鞘之间的机械摩擦力。老年人滑膜鞘分泌功能衰退，更易出现症状。其病理改变，早期为充血、水肿、渗出等无菌性炎症反应。反复刺激或迁延日久，则发生慢性纤维结缔组织增生、肥厚、粘连等变化。腱鞘厚度可由正常时的1mm以下，增厚至2~3mm，致使腱鞘发生狭窄，肌腱也发生变性、变形。狭窄性腱鞘炎也可能是某些静止期或亚临床型结缔组织病（如风湿、类风湿关节炎）的后果。增生狭窄的腱鞘犹如紧张的束带压迫肌腱，使邻近未受压的肌腱水肿、膨大成葫芦状，严重者受压部位肌腱粘连、增生、变粗，形成中间膨大、两端正常的纺锤形。临床表现为受累部位疼痛、压痛、活动受限，当肌腱通过狭窄的腱鞘时，可发生如扳机样的交锁、弹响和弹跳。

狭窄性腱鞘炎多发生在手部，常见的有桡骨茎突部腱鞘炎、手部屈指肌腱鞘炎、肱二头肌长头腱鞘炎和足踝部腱鞘炎。

第二节 桡骨茎突部狭窄性腱鞘炎（de Quervain病）

一、病 因 病 理

桡骨茎突部有一窄而浅的骨沟，底面凹凸不平，沟面覆以腕背横韧带，形成一骨纤维性鞘管，构成腕背第一腱鞘间隔。拇长展肌腱和拇短伸肌腱通过此鞘管后，折成一定的角度，分别止于第1掌骨和拇指近节指骨（图5-1-2-1）。肌腱滑动时产生较大的摩擦力。研究指出，手腕背伸并向桡侧倾斜工作时，拇长展肌腱和拇短伸肌腱在桡骨茎突部约成105° 角转折，此时腕部与拇指活动时腱鞘与肌腱产生摩擦，久之导致损伤，致使鞘管壁变厚，肌腱局部增粗，逐渐产生狭窄症状。尤其是拇长展肌腱，参与拇指的对掌运动，活动较多，对发病的作用较大。因为女性的肌腱折角大，发病率较男性高。另外，有时鞘管内有迷走的肌腱存在（多为伸肌腱），这种解剖变异也可产生狭窄性腱鞘炎的症状。

二、临 床 诊 断

（一）一般症状

本病常见于家务劳动及手工操作者。中老年妇女多见，女性与男性比例约为6：1。起病缓慢，主要表现为桡骨茎突部局限性疼痛、隆起。伸拇受限，拇指作大幅度伸屈活动时产生疼痛，可放射至手、肘、肩等处。

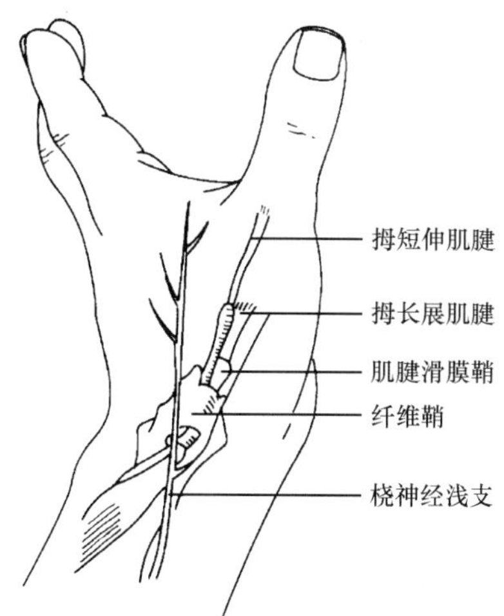

图 5-1-2-1 桡骨茎突部解剖示意图

（二）局部症状

检查时桡骨茎突处有轻度肿胀，局部压痛明显。有时可在局部触及一硬结，或在拇指外展时有摩擦感和摩擦音，少数可有弹响。芬氏征（Finkelstein）阳性，即拇指内收屈曲，其他四指握拇指于掌心，此时将腕关节向尺侧偏倾，桡骨茎突处产生剧烈疼痛即属阳性，为本病的特有体征（图5-1-2-2）。

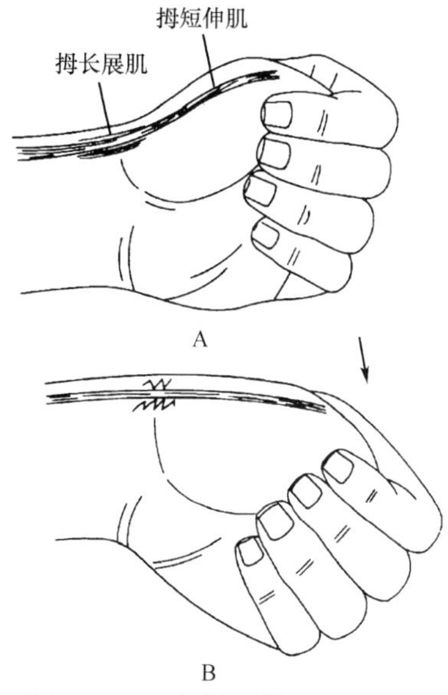

图 5-1-2-2 握拇尺偏试验示意图

A.正常位；B.尺偏位

三、治　　疗

（一）非手术疗法

一般非手术疗法有效，如减少手腕活动，腕托保护，外涂红花油等活血消肿药物，贴服膏药。

方法：口服非甾体消炎药（NSAID）和物理治疗等。必要时可局部封闭治疗。1%利多卡因5ml加醋酸确炎舒松12.5mg，在局部严密皮肤消毒下注射于腱鞘内，一周1次，可连续注射3~4次。

（二）手术疗法

经非手术疗法无效者，可在局麻下行狭窄腱鞘切开术。术中注意探查拇短伸肌腱与拇长展肌腱是否包裹在同一腱鞘内。若是分别在两个腱鞘中，则必须把两个腱鞘都切开。如有迷走肌腱则必须切除。将肌腱提起，检查腱鞘底部有无异常，如有骨刺则需切除。术后早期练习拇指活动。术中需注意勿损伤在局部走行的桡神经浅支和头静脉。

第三节　手指屈肌腱鞘炎

一、病 因 病 理

手指屈肌腱鞘炎的发病部位，在与掌骨头相对应的指屈肌腱纤维鞘管的起始部（即A1滑车），此处由较厚的环形纤维腱鞘与掌骨头构成相对狭窄的鞘管入口处，指浅屈肌和指深屈肌挤入一个狭窄的区域，两个肌腱长期与腱鞘摩擦，引起炎症。拇指的腱鞘虽与腕部滑囊相连，但在掌骨头处有两枚子骨，通道狭小（图5-1-3-1）。当抓握物品时，肌腱滑动拉紧，在掌指关节的滑车处，肌腱出现折弯，摩擦最多；且腱鞘受到物品和掌骨头的前后挤压，容易出现损伤，逐渐增生而致狭窄（图5-1-3-2）。

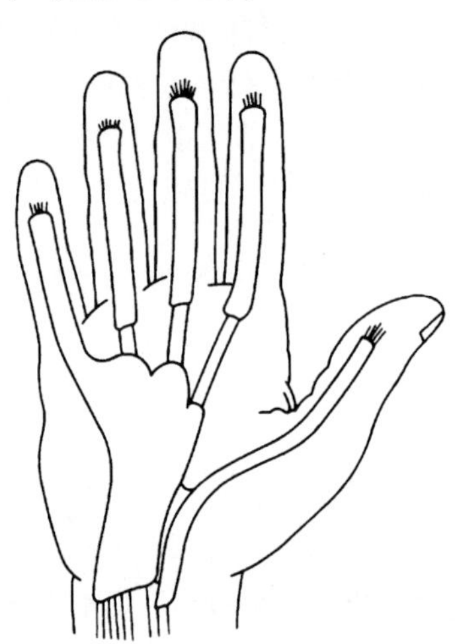

图 5-1-3-1　手指屈肌腱示意图

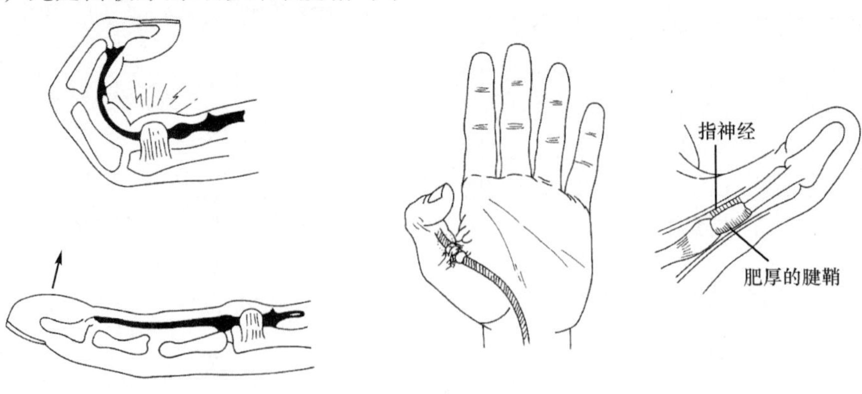

图 5-1-3-2　手指屈肌腱鞘炎发病机制示意图

A.环指；B.拇指

二、临 床 诊 断

（一）一般症状

起病缓慢，常见于家务劳动及手工操作者。中老年妇女多见。任何手指均可发病，但以拇指、中指和环指最多见。主要表现为掌指关节掌侧局限性疼痛和手指活动受限。随着腱鞘狭窄的加重和肌腱受压后呈葫芦状膨大，膨大部分将难以或不能滑动通过狭窄的腱鞘，则手指停留在伸直位或屈曲位，出现交锁现象。

（二）局部体征

检查时在掌骨头的局部压痛，可触及一结节状物，手指屈伸时可感到结节状物滑动，但常因腱鞘狭窄而受阻，继续用力时可突然滑过，类似扣动扳机，伴有弹响或弹跳，疼痛明显，故该病又称扳机指、弹响指、弹拨指等。

三、治　　疗

（一）非手术疗法

非手术疗法多可奏效，如减少手部活动，外涂中药红花油等活血消肿药物，贴服膏药，口服非甾体消炎药。必要时可局部封闭治疗，将0.5~1ml利多卡因与醋酸确炎舒松的混悬液注射于腱鞘之内（图5-1-3-3），早期者一针即可见效，顽固者一周1次，不超过4次。

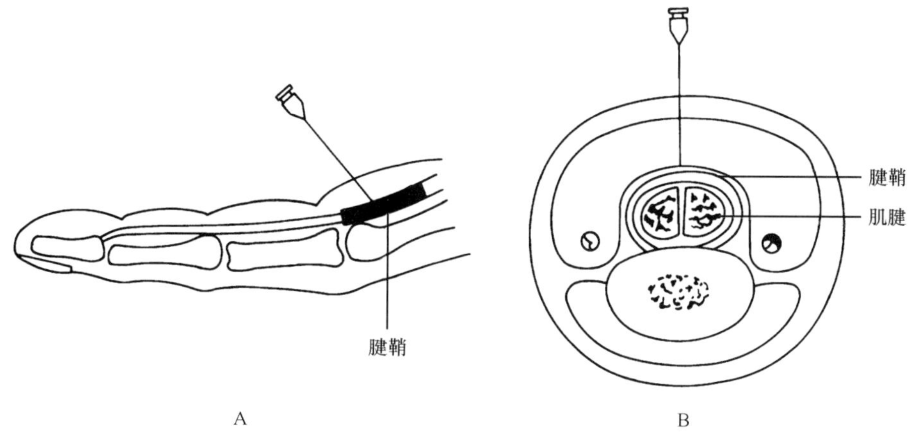

图 5-1-3-3 手指屈肌腱鞘炎鞘内注射治疗示意图

A.侧面观；B.横断面观

（二）手术疗法

经上述方法治疗无效者，可行小针刀松解术或腱鞘切开术。在掌横纹处作切口，以血管钳分离直达腱鞘，避免损伤指血管神经束。将腱鞘纵行切开2cm，并去除部分腱鞘，松解肌腱粘连，并嘱患者活动手指，直至弹响消失。

第四节 肱二头肌长头腱鞘炎

一、病 因 病 理

肱二头肌长头起于肩胛骨盂上粗隆，一部分在肩关节囊内，经肱骨结节间沟、结节间韧带的深面穿出肩关节囊。肱二头肌长头肌腱的滑液鞘位于结节间沟段，腱鞘与肩关节囊相通。当肱二头肌收缩时，此肌腱张力增加而无滑动；当肩关节运动时，此肌腱即在沟内滑动及摩擦，过度滑动即造成损伤性无菌性炎症反应，引起肱二头肌长头腱鞘炎。40岁以上患者的退行性改变和过度使用性磨损，是该病的主要原因。此外，肩袖的损伤、钙盐沉积、肩关节内慢性炎症，均可累及此腱鞘而造成腱鞘炎。

二、临 床 诊 断

（一）一般症状

本病多见于中年人，是肩部疼痛的常见原因之一。主要表现为肩痛，夜间更明显，肩部活动后加重，休息后减轻。疼痛主要局限在肱二头肌的肌腱附近，也可牵涉至上臂前侧。凡是能使此肌腱紧张、滑动或受到牵拉的动作，均能使疼痛加重。

（二）局部症状与特征

检查时肱骨结节间沟或肌腱上有压痛。在前臂旋后位抗阻力屈时，在结节间沟处出现疼痛，称Yergason征，是诊断的主要依据。在急性期，可致肩关节主动和被动活动受限，三角肌可出现保护性痉挛。病程较久者或合并肩周炎或其他疾病者，可见肩关节僵硬和肌肉萎缩。

三、治　　疗

1. 非手术疗法　其保守治疗方法同前。

2. 手术疗法　适于个别顽固的病例。方法是在结节间沟下方将肱二头肌的长头肌腱切断，远侧断端与肱二头肌短头腱缝合，或固定于肱骨上，消除肌腱的摩擦，解除症状。

第五节　踝部腱鞘炎

一、病 因 病 理

小腿的长肌腱在通过踝部到达足部时，均有腱鞘包绕。前侧有胫前肌、蹬长伸肌、趾长伸肌的肌腱，肌腱紧贴于骨面，浅面又有小腿横韧带和十字韧带约束。在外踝后侧，有腓骨长、短肌腱经过，有腓骨下支持韧带约束。当踝关节及足部用力活动较多时，肌腱手摩擦后可产生腱鞘炎。

二、临 床 诊 断

本病多发生在踝部活动较多者，如田径运动员、舞蹈演员、长跑、长途行军和急行军等。临床表现为踝关节无力、易疲劳，踝前部疼痛。检查时可有压痛、肿胀、皮下有摩擦音和摩擦感等。

三、治　　疗

（1）主要为非手术治疗，方法同前。

（2）手术疗法，较少采用，主因大多数病例可经封闭疗法治愈。

（张世民　刘大雄）

参 考 文 献

Afshar A. 2012. Sarcoid flexor tenosynovitis in the hand. J Hand Surg Eur Vol,37(7):700-701

Alizadeh K,Danielpour PJ,Brewer B,et al. 2013. Outpatient management of flexor tenosynovitis:use of On-Q system to deliver constant antibiotic irrigation and pain control improves rehabilitation. Ann Plast Surg, 70(2):172-174

Babwah TJ,Nunes P,Maharaj RG. 2013. An unexpected temporary suppression of lactation after a local corticosteroid injection for tenosynovitis. Eur J Gen Pract, 19(4):248-250

Barn R,Turner DE,Rafferty D,et al. 2013. Tibialis posterior tenosynovitis and associated pes plano valgus in rheumatoid arthritis:electromyography,multisegment foot kinematics,and ultrasound features. Arthritis Care Res (Hoboken), 65(4):495-502

Bishop GB,Born T,Kakar S,et al. 2013. The diagnostic accuracy of inflammatory blood markers for purulent flexor tenosynovitis. J Hand Surg Am, 38(11):2208-2211

Ferree S,Neuhaus V,Mudgal CS. 2013. Isolated tenosynovitis of the extensor carpi radialis brevis and longus tendons in the second dorsal compartment of the wrist. J Hand Surg Eur Vol, 38(5):568-569

Goubau JF,Goubau L,Van Tongel A,et al. 2014. The wrist hyperflexion and abduction of the thumb (WHAT)test:a more specific and sensitive test to diagnose de Quervain tenosynovitis than the Eichhoff's Test. J Hand Surg Eur Vol, 39(3):286-292

Hill FC,Yuen A,Ramakrishnan A. 2012. Vascular malformation of the flexor tendon presenting as tenosynovitis. Hand (NY), 7(2):200-203

Lambot K,Boavida P,Damasio MB,et al. 2013. MRI assessment of tenosynovitis in children with juvenile idiopathic arthritis:inter- and intra-observer variability. Pediatr Radiol, 43(7):796-802

Liang J,McElroy K. 2013. Hypopigmentation after triamcinolone injection for de Quervain tenosynovitis. Am J Phys Med Rehabil, 92(7):639

McDermott JD,Ilyas AM,Nazarian LN,et al. 2012. Ultrasound-guided injections for de Quervain's tenosynovitis. Clin Orthop Relat Res,470(7):1925-1931

Peck E,Ely E. 2013. Successful treatment of de Quervain tenosynovitis with ultrasound-guided percutaneous needle tenotomy and platelet-rich plasma injection:a case presentation. PMR, 5(5):438-441

Shin JE,Park JH,Yi HS,et al. 2013. Treatment of chronic isolated finger flexor tenosynovitis through 50% dehydrated alcohol installation. Ann Rehabil Med,37(4):586-590

Taylor ED,Froimson AI. 2013. Tethered thumb sign:a unique observation in the physical examination of de quervain

tenosynovitis. J Hand Surg Am,38(6):1258
Vuillemin V,Guerini H,Bard H,et al. 2012. Stenosing tenosynovitis. J Ultrasound, 15(1):20-28
Woo WA,Lee J. 2012. Sea urchin spine-associated tenosynovitis — recovery with hand therapy. Rheumatology (Oxford), 51(7):1160

第二章　腱鞘囊肿与腱鞘炎

第一节　腱 鞘 囊 肿

腱鞘囊肿是发生于腕背软组织中最常见的一种肿块。腱鞘囊肿在足背也有较高的发病率。

一、病 因 病 理

发病原因尚不清楚。多数人认为，是关节囊或腱鞘中多余的结缔组织因局部营养不良，发生退行性的黏液样变性所形成。腱鞘囊肿与滑膜炎决然不同。部分患者有外伤史。腱鞘囊肿的囊壁为致密的纤维结缔组织，有时在衬里内可发现滑膜细胞。囊腔内为无色透明的胶冻黏液，较滑液黏稠。囊腔多为单房，表面可有分叶，也有多房者。腱鞘囊肿与关节囊或腱鞘滑膜腔有密切关系，不少人认为它们是相通的，但也有人认为它们只是在根部相连，囊腔并不相通。

二、临床表现与诊断

（一）一般症状

腱鞘囊肿可发生于任何年龄，多见于青年和中年，女性多于男性。囊肿生长缓慢，圆形，直径一般不超过2cm。也有突然发现者。少数可自行消退，也可再长出。部分病例除局部肿物外，无自觉不适，有时轻度压痛。多数病例有局部酸胀或不适，影响活动。

（二）局部症状

检查时可触及一外形光滑、边界清楚的圆形包块，表面皮肤可推动，无粘连。囊肿多数张力较大，肿块坚韧，少数柔软，但都有囊性感。囊肿的根基固定，几乎没有活动。B超可帮助确定肿块性质。

【手腕部腱鞘囊肿】 多发生于腕背侧，少数在掌侧。最好发的部位是指总伸肌腱桡侧的腕关节背侧关节囊处；其次是桡侧腕屈肌腱和拇长展肌腱之间，在腕关节的掌侧，有时需与桡动脉瘤相鉴别。该处在切除囊肿时要保护好桡动脉、头静脉和桡神经浅支。腕管内的屈指肌腱鞘亦可发生囊肿，压迫正中神经，诱发腕管综合征。少数可发生在掌指关节以远的手指屈肌腱鞘上，米粒大小，硬如软骨（图5-2-1-1）。

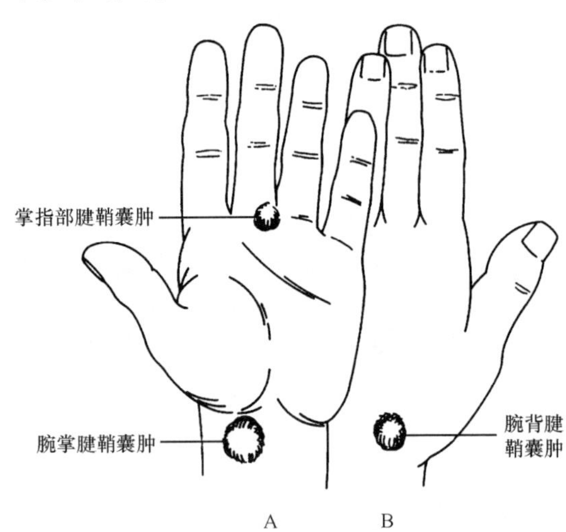

图 5-2-1-1　手腕部腱鞘囊肿好发部位示意图
A.掌侧面观；B.背侧观

【足踝部腱鞘囊肿】 足踝部共有8个腱鞘：前方3个（胫前肌腱、踇长伸肌腱和趾长伸肌腱）、内侧3个（胫后肌腱、踇长屈肌腱和趾长屈肌腱）、外侧1个（腓骨长、短肌腱）、后侧1个（跟腱）。以足背腱鞘囊肿较多见，多起源于足背动脉外侧的趾长伸肌腱腱鞘。跗管内的腱鞘囊肿可压迫胫神经，是跗管综合征的原因之一。

三、治　　疗

（一）非手术疗法

非手术疗法多数有效，但有复发。最常用

挤压法：即将囊肿挤破，经出血机化而愈。针刺挤压法和穿线挤压法：皮肤消毒后用粗针头刺破囊壁，或用粗的三角针带粗丝线贯穿囊肿，共缝2针成“十”字形，按压囊肿挤出囊液。包扎后嘱患者每日按压多次，1周拆除缝线。穿刺注药法：用粗针头穿刺，尽量抽出囊液，然后注入确炎舒松，加压包扎。

（二）手术疗法

对囊肿较大和保守治疗复发病例，可行囊肿切除术。但因腱鞘囊肿常为多房，仅切除较大的囊肿则肯定要复发，因此术中应彻底切除囊壁。对于复发病例可再切除。

第二节　滑囊炎的基本概念

一、概　　述

滑囊又称滑液囊、滑膜囊或黏液囊，与腱鞘同是肌肉和肌腱的一种附属结构，为一结缔组织扁囊。滑囊多数独立存在，少数与关节腔相通。人体凡是摩擦频繁或压力较大的部位都有滑囊，多存在于人体坚韧结构的两个摩擦面之间，如骨突、肌肉、肌腱、韧带或皮肤等相互之间。滑囊壁分两层，外层为薄而致密的纤维结缔组织，但并不形成包膜；内侧为滑膜内皮细胞，起源于原始的间叶组织，有分泌滑液的功能。正常滑囊呈裂隙状，仅含少量滑液。滑囊有减少摩擦、减轻压力、促进运动灵活性的功能。

二、病 因 病 理

人体的滑囊很多，分布较广。滑囊分两种，一部分是恒定存在的，在胎儿期已形成，称为恒常滑囊，全身有100多个，重要者如上肢的肩峰下滑囊、鹰嘴滑囊，下肢的大粗隆滑囊、坐骨结节滑囊、髌前滑囊、跟后滑囊等。另一部分是不定滑囊，因人而异，数目更多，是为了适应生理或病理的摩擦需要而继发的，称为摩擦囊或附加滑囊，其囊壁多由纤维组织增生而来，比恒常滑囊的囊壁厚得多。

滑囊根据其存在的部位，可分为皮下滑囊、肌腱下滑囊、肌肉下滑囊、筋膜下滑囊、韧带间滑囊、关节滑囊等。

滑囊炎是滑囊的急、慢性炎症，根据其病因和性质可分为：创伤性滑囊炎、化脓性滑囊炎、结核性滑囊炎、类风湿性滑囊炎、痛风性滑囊炎、化学性滑囊炎等。

临床上以慢性无菌性滑囊炎最常见，多与持久的摩擦、受压有关。当滑囊受到过度的摩擦和（或）压迫时，滑囊壁发生炎症反应，滑液分泌增多，同时囊壁渗出增加，使滑囊膨大、肿胀。急性期囊内积液为血性，以后红细胞破溃，含铁血黄素沉积，滑液呈黄色，至慢性期可为正常黏液，但囊壁增生、肥厚、纤维化，滑膜增生可呈绒毛状，有的囊底出现钙质沉着，可影响关节活动。

三、临 床 诊 断

（一）一般症状

临床慢性创伤性滑囊炎可见于任何年龄和各种职业，中老年人多见。但都有该部位的过度摩擦、压迫病史。主要临床表现为肿块和疼痛。无疼痛的肿块多是在洗澡等无意中发现。有时肿块可影响关节活动，或压迫周围的神经引起不适。

（二）局部症状

检查时肿块大小因部位而异，圆形，囊性，与皮肤无粘连，肿块硬度与其囊内压力有关，多数较硬，边界清楚，少数柔软，边界不清。肿块无压痛或仅有轻压痛，自发性疼痛少见。可因摩擦、加压等出现症状加重，休息后多能缓解。B超、穿刺、X线片等也有助于诊断。尚需检查全身情况，排除结核、痛风、类风湿等病因。

四、治　　疗

首先针对病因进行治疗。对慢性无菌性滑

囊炎以保守治疗为主，经休息、祛除病因如过度摩擦、受压后，炎症常可消退。穿刺抽液、注入甾体药物如醋酸泼尼松或醋酸氢化可的松并加压包扎，常能获得较好的效果。对保守治疗无效者或滑囊炎致滑囊增厚明显影响关节功能，方可考虑做滑囊切除术。对于滑囊炎继发感染者应先行外科切开引流，并应用抗生素，控制感染后再行手术治疗。

第三节　临床上常见的滑囊炎

一、肩峰下滑囊炎

（一）概述

肩峰下滑囊又称三角肌下滑囊，是全身最大的滑囊之一，位于肩峰、喙肩韧带和三角肌深面筋膜的下方，肩袖和肱骨大结节的上方。肩关节外展并内旋时，此滑囊随肱骨大结节滑入肩峰的下方，而不能被触摸到。肩峰下滑囊有许多突起，以伸入到肩峰下部分的最明显；另外，此囊附着于冈上肌的囊底较小而游离缘较大，对肩部的运动很是有利。因此，肩峰下滑囊对肩关节的运动十分重要，被称为“第二肩关节”。

肩峰下滑囊炎在大多数情况下是作为肩袖病变的继发损害出现的，以冈上肌最为重要，如肌腱的损伤、退行性改变、钙盐沉积等。少部分由滑囊的直接或间接损伤引起。由于损伤或长期受到挤压、摩擦等机械性刺激，使滑囊壁发生充血、水肿、渗出，后期出现增生、肥厚、粘连等无菌性炎症改变。

（二）临床诊断

【一般症状】 疼痛、运动受限和局限性压痛是肩峰下滑囊炎的主要症状。疼痛为逐渐加重，夜间痛较著，运动时疼痛加重，尤以外展和外旋时（挤压滑囊）为著。疼痛一般位于肩部深处，涉及三角肌的止点等部位，也可向肩胛部、颈部和手等处放射。

【局部症状】 检查在肩关节、肩峰下、大结节等处有压痛点，可随肱骨的旋转而移位。当滑囊肿胀积液时，整个肩关节区域和三角肌部均有压痛。为减轻疼痛，患者常使肩关节处于内收和内旋位，减轻对滑囊的挤压刺激。随着滑囊壁的增厚和粘连，肩关节的活动范围逐渐缩小以致完全消失。晚期可见肩胛带肌肉萎缩。X线片可发现冈上肌的钙盐沉着。

（三）治疗

首先查明原发病因，施以针对性的处理。急性期的治疗包括休息、消炎止痛药、物理治疗、针灸和将患肢置于外展外旋位，甾体激素局部注射有较好效果。慢性期除了上述疗法外，要强调不增加疼痛的康复治疗，主要恢复肩关节在3个轴上的运动功能。经保守治疗无效者，可考虑手术治疗，包括滑囊切除术、冈上肌腱钙化灶刮除术、肩峰和喙肩韧带切除等成形手术等。

二、鹰嘴滑囊炎

鹰嘴滑囊位于肘部，深、浅各一。浅者位于鹰嘴突与皮肤之间，深者位于肱三头肌腱与鹰嘴上端的骨面之间（图5-2-3-1）。鹰嘴滑囊炎主要发生于浅者。病因以创伤最多见，常因经常碰撞和摩擦而致，如以上肢劳动肘部经常受力者，又称“矿工肘”或“学生肘”。主要表现为鹰嘴部囊性皮下肿物，直径2~4cm，一般无疼痛和功能障碍。

治疗可在抽液后注入甾体激素类药物。严重者可手术切除。

三、腰大肌滑囊炎

腰大肌滑囊炎位于髂腰肌和耻骨之间，又名髂耻滑囊，常与髋关节腔相通，与股神经关系密切。此滑囊发炎时，股三角区肿胀、疼痛、压痛，并可刺激股神经出现大腿前侧和小腿内侧的放散痛。患肢常处于屈曲位，如将其被动伸直、外旋或内旋时，可诱发疼痛。髋关节功能障碍，但并不严重。本病需与髋关节炎、髂腰肌脓肿和股疝相鉴别。

保守治疗为主。如手术治疗，应防止损伤股三角内血管神经，术后下肢皮牵引，防止髋关节屈曲挛缩。

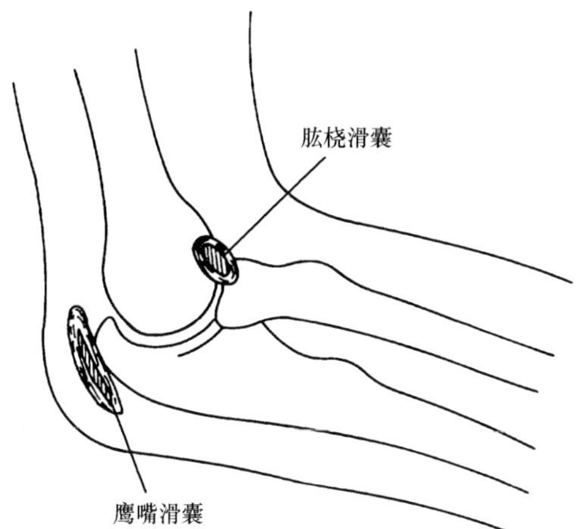

图 5-2-3-1　鹰嘴及肱桡滑囊炎示意图

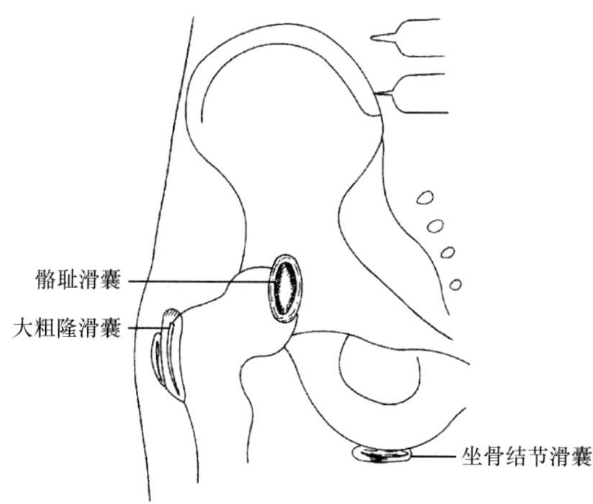

图 5-2-3-2　坐骨结节等滑囊炎示意图

四、坐骨结节滑囊炎

坐骨结节滑囊炎位于臀大肌与坐骨结节之间，又名坐骨臀肌滑囊（图5-2-3-2）。常见于坐位工作和年老瘦弱的妇女。发病与长期坐位摩擦有关，又称“编织臀”。主要表现为局部疼痛、不适感和肿块。肿块大小不定（4~10cm），张力较大。此滑囊易出血，抽出液常为不同程度的血性。

治疗以保守方法为主。可在坐具上加一软垫，或穿刺抽液后注入甾体激素。较大者需手术治疗，因其位置较深，邻近坐骨神经且离肛门较近，手术应防止损伤坐骨神经，避免伤口感染。

五、大粗隆滑囊炎

大粗隆滑囊位于股骨大粗隆与臀大肌腱之间，可因臀大肌腱与大粗隆的摩擦而发生明显滑囊炎，但也可发生结核性和化脓性滑囊炎。发病时大粗隆部肿胀、疼痛、压痛，其后方的生理性凹陷消失。为减轻疼痛，患肢常处于屈曲、外展和外旋位，如被动内旋则引起症状。髋关节活动不受限。X线片检查有时可见钙化斑（见图5-2-3-2）。

治疗原则同前。首先采用休息、理疗、局部注射甾体激素药物等，如非手术疗法无效，可行手术切除。

六、髌前滑囊炎

髌前滑囊炎位于髌骨前方的滑囊有3个（图5-2-3-3），即髌前皮下囊（在皮下与深筋膜之间）、髌前筋膜下囊（在阔筋膜与股四头肌腱之间）、髌前腱下囊（在股四头肌腱与髌骨骨质之间）。由外伤或反复摩擦而产生的急性或慢性滑囊炎，多为皮下囊与腱下囊。常见于跪着工作或洗衣妇女中，故有“女仆膝”之称。主要表现为髌前局限性肿胀，触之有波动感。只有轻度疼痛或无痛，膝关节活动不受影响。

治疗包括抽液、加压包扎、囊内注射甾体激素药物，也可手术切除。

七、鹅足滑囊炎

鹅足滑囊位于缝匠肌、股薄肌和半腱肌3个肌腱与胫侧副韧带之间，由于3个肌腱有致密的纤维膜相连，形同鹅足而得名。局部经常反复的微小创伤，如骑马、骑牲口等常是本病的病因。主要表现为膝关节内侧肿物，无痛。有时需与内侧半月板囊肿相鉴别。

一般可用非手术疗法治愈。手术切除时需小心，术前充分了解局部结构和滑囊位置，勿损伤联合腱、副韧带和关节囊。

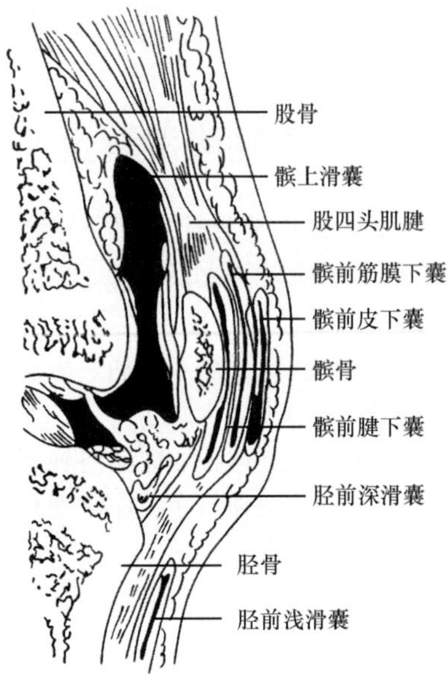

图 5-2-3-3　髌前滑囊炎示意图

八、跟后滑囊炎

跟后滑囊有两个，一个位于跟腱与皮肤之间，称跟腱后滑囊；另一个位于跟腱与跟骨后上角之间，称跟骨后滑囊（图5-2-3-4）。此两囊均可因慢性创伤而致滑囊炎，统称跟后滑囊炎。可能与跑、跳等过度提跟有关，或为穿鞋过紧压迫摩擦所致，也可因跟骨的后上结节过于隆突刺激所致。在类风湿关节炎中，此滑囊也可受累。主要症状为跟腱疼痛及肿胀，如系

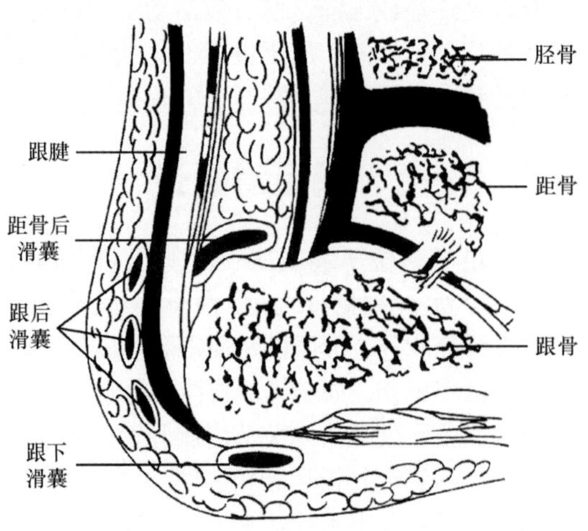

图 5-2-3-4　跟后诸滑囊示意图

跟腱后滑囊炎，则局限性隆起更为明显。疼痛在走路时加重，在跟腱附着点的上方有压痛。跟骨后滑囊炎时，在踝关节的侧位片上，可见其后方的透亮三角形区消失或不清晰。

保守治疗可作热敷、适当制动、减少压迫和抽液后甾体激素药物注射。也可手术摘除滑囊。如系因跟骨后上结节过分隆突，需在切除滑囊的同时行骨突部分切除。

（张世民　刘大雄）

参考文献

赵定麟,赵杰.2000. 实用创伤骨科学及新进展.上海:上海科学技术文献出版社

Akagi R,Saisu T,Segawa Y,et al. 2013. Natural history of popliteal cysts in the pediatric population. J Pediatr Orthop, 33(3):262-268

Bermingham WH,Klaber RE. 2012. Coal miner's ankle in a child:bilateral malleolar bursitis. Arch Dis Child, 97(11):1009

Bruns J,Ewerbeck V,Dominkus M,et al. 2013. Pigmented villo-nodular synovitis and giant-cell tumor of tendon sheaths:a binational retrospective study. Arch Orthop Trauma Surg , 133(8):1047-1053

Bulut M,Yilmaz E,Karakurt L,et al. 2013. Rice body formation characterized by the chronic non-specific tenosynovitis in the tibialis anterior tendon. Acta Orthop Traumatol Turc, 47 (2):142-145

Choi JH,Lee KT,Lee YK,et al. 2012. Endoscopic versus open bursectomy of lateral malleolar bursitis. Knee Surg Sports Traumatol Arthrosc,20(6):1205-1208

Chun WJ,Checa A. 2011. Patellar fracture masked by concomitant prepatellar bursitis:clinic-based ultrasonographic findings. J Clin Rheumatol, 17(5):289

Cigna E,Özkan Ö,Mardini S,et al. 2013. Late spontaneous rupture of the extensor pollicis longus tendon after corticosteroid injection for flexor tenosynovitis. Eur Rev Med Pharmacol Sci, 17(6):845-848

Coffey MJ,Rahman MF,Thirkannad SM. 2008.Pediatric ganglion cysts of the hand and wrist:an epidemiologic analysis. Hand(N Y), 3(4):359-362

Del Buono A,Franceschi F,Palumbo A,et al. 2012. Diagnosis and management of olecranon bursitis. Surgeon, 10(5):297-300

Di Sante L,Paoloni M,De Benedittis S,et al. 2014. Groin pain and iliopsoas bursitis:Always a cause-effect relationship? J Back Musculoskelet Rehabil,27(1):103-106

Donigan JA,Wolf BR. 2011. Arthroscopic subacromial decompression: acromioplasty versus bursectomy alone-does it really matter? A systematic review. Iowa Orthop J, 31:121-126

Finsen V,Håberg O,Borchgrevink GE. 2013. Surgery for ganglia of the flexor tendon sheath. Orthop Rev(Pavia),　5(1):e6

Fong CM. 2011. Calcific tendinitis of the supraspinatus tendon in a 7-year-old boy:diagnostic challenges. Hong Kong Med J, 17(5):414-416

Iwata T,Nozawa S,Ohashi M,et al. 2013. Giant iliopectineal bursitis presenting as neuropathy and severe edema of the lower limb:case illustration and review of the literature. Clin Rheumatol, 32(5):721-725

Jacobs JW,Michels-van Amelsfort JM. 2013. How to perform local soft-tissue glucocorticoid injections? Best Pract Res Clin Rheumatol, 27(2):171-194

Ji JH,Shafi M,Kim WY. 2008. Calcific tendinitis of the biceps-labral complex:a rare cause of acute shoulder pain. Acta Orthop Belg, 74(3):401-404

Jose J,O'Donnell K,Lesniak B. 2011. Symptomatic intratendinous ganglion cyst of the patellar tendon. Orthopedics, 34(2):135

Kameyama M,Chen KR,Mukai K,et al. 2013. Histopathological characteristics of stenosing flexor tenosynovitis in diabetic patients and possible associations with diabetes-related variables. J Hand Surg Am, 38(7):1331-1339

Kang HJ,Koh IH,Jang JW,et al. 2013. Endoscopic versus open release in patients with de Quervain's tenosynovitis:A randomised trial. Bone Joint J, 95-B(7):947-951

Kim SW,Choi JH,Kim MS,et al. 2011. A ganglion cyst in the second lumbarintervertebral foramen. J Korean Neurosurg Soc, 49(4):237-240

Kondreddi V,Gopal RK,Yalamanchili RK. 2012. Outcome of endoscopic decompression of retrocalcaneal bursitis. Indian J Orthop, 46(6):659-663

Kuroyanagi G,Yamada K,Imaizumi T,et al. 2013. Leg lymphedema caused by iliopectineal bursitis associated with destruction of a rheumatoid hip joint:A case report. Exp Ther Med,6(4):887-890

Leitner E,Valentin T,Hoenigl M,et al. 2013. First report of Nocardia asiatica olecranon bursitis in an immunocompetent traveler returning to Austria. J Clin Microbiol, 51(7): 2461-2462

Long SS,Surrey DE,Nazarian LN. 2013. Sonography of greater trochanteric pain syndrome and the rarity of primary bursitis. AJR Am J Roentgenol, 201(5):1083-1086

Mao Y,Dong Q,Wang Y. 2012. Ganglion cysts of the cruciate ligaments:a series of 31 cases and review of the literature. BMC Musculoskelet Disord,13:137

Millett PJ,Gaskill TR,Horan MP,et al. 2012. Technique and outcomes of arthroscopic scapulothoracic bursectomy and partial scapulectomy. Arthroscopy, 28(12):1776-1783

Mun JH,Lee RS,Lim BC,et al. 2012. Intraspinal ganglion cyst. Chonnam Med J,48(3):183-184

Nicholson LT,Freedman HL. 2012. Intramuscular dissection of a large ganglion cyst into the gastrocnemius muscle.Orthopedics, 35(7):e1122-1124

Osarumwense D,Wright J,Gardner K,et al. 2013. Conservative treatment for acute Achilles tendon rupture:survey of current practice. J Orthop Surg (Hong Kong), 21(1):44-46

Oshri Y,Palmanovich E,Brin YS,et al. 2012. Chronic insertional Achilles tendinopathy:surgical outcomes. Muscles Ligaments Tendons J, 2(2):91-95

Park KH,Lee J,Choi WJ,et al. 2013. OK-432 sclerotherapy for malleolar bursitis of the ankle. Foot Ankle Int, 34(10): 1389-1394

Salvarani C,Barozzi L,Boiardi L,et al. 2013. Lumbar interspinous bursitis in active polymyalgia rheumatica. Clin Exp Rheumatol, 31(4):526-531

Skedros JG,Keenan KE,Trachtenberg JD. 2013. Candida glabrata olecranon bursitis treated with bursectomy and intravenous caspofungin. J Surg Orthop Adv, 22(2):179-182

Soro Marín S,Sánchez Trenado MA,Mínguez Sánchez MD,et al. 2012. Trochanteric bursitis due to tuberculosis in an immunocompetent young woman. Reumatol Clin, 8(1):34-35

Subramaniam R,Tan JW,Chau CY,et al. 2012. Subacromial bursitis with giant rice bodies as initial presentation of rheumatoid arthritis. J Clin Rheumatol, 18(7):352-355

Tormenta S,Sconfienza LM,Iannessi F,et al. 2012. Prevalence study of iliopsoas bursitis in a cohort of 860 patients affected by symptomatic hip osteoarthritis. Ultrasound Med Biol, 38(8):1352-1356

Urruela AM,Rapp TB,Egol KA. 2012. Massive subacromial-subdeltoid bursitis with rice bodies secondary to an orthopedic implant. Am J Orthop(Belle Mead NJ), 41(9):418-421

Van Hofwegen C,Baker CL, Savory CG,et al. 2013. Arthroscopic bursectomy for recalcitrant trochanteric bursitis after hip arthroplasty. J Surg Orthop Adv, 22(2):143-147

Vuillemin V,Guerini H,Bard H,et al. 2012. Stenosing tenosynovitis. J Ultrasound, 15(1):20-28

Zarezadeh A,Nourbakhsh M,Shemshaki H,et al. 2012. Intraosseous ganglion cyst of olecranon. Int J Prev Med,3(8): 581-584

Zejjari H,Louaste J,Cherrad T,et al. 2012. Intraosseous ganglion cyst of the capitate:a case report. Chir Main, 31(5):262-265

索　引

其他